JN335019

専門医のための
眼科診療クオリファイ

シリーズ総編集
大鹿哲郎
筑波大学
大橋裕一
愛媛大学

24

前眼部の画像診断

編集
前田直之
大阪大学

中山書店

シリーズ刊行にあたって

　21世紀はquality of life（生活の質）の時代といわれるが，生活の質を維持するためには，感覚器を健康に保つことが非常に重要である．なかでも，人間は外界の情報の80％を視覚から得ているとされるし，ゲーテは「視覚は最も高尚な感覚である」（ゲーテ格言集）との言葉を残している．視覚を通じての情報収集の重要性は，現代文明社会・情報社会においてますます大きくなっている．

　眼科学は最も早くに専門分化した医学領域の一つであるが，近年，そのなかでも専門領域がさらに細分化し，新しいサブスペシャリティを加えてより多様化している．一方で，この数年間でもメディカル・エンジニアリング（医用工学）や眼光学・眼生理学・眼生化学研究の発展に伴って，新しい診断・測定器機や手術装置が次々に開発されたり，種々のレーザー治療，再生医療，分子標的療法など最新の技術を生かした治療法が導入されたりしている．まさにさまざまな叡智が結集してこそ，いまの眼科診療が成り立つといえる．

　こういった背景を踏まえて，眼科診療を担うこれからの医師のために，新シリーズ『専門医のための眼科診療クオリファイ』を企画した．増え続ける眼科学の知識を効率よく整理し，実際の日常診療に役立ててもらうことを目的としている．眼科専門医が知っておくべき知識をベースとして解説し，さらに関連した日本眼科学会専門医認定試験の過去問題を"カコモン読解"で解説している．専門医を目指す諸君には学習ツールとして，専門医や指導医には知識の確認とブラッシュアップのために，活用いただきたい．

大鹿　哲郎
大橋　裕一

序

　眼科医に，「どの検査装置が使えなくなると，日常の診療に一番支障がでますか？」とたずねたら，多くの眼科医は，迷わず「細隙灯顕微鏡」と答えるのではないだろうか．当たり前だが細隙灯顕微鏡検査は，それほど眼科診療に必須である．

　細隙灯顕微鏡のみでも多くの疾患が診断できるし，フルオレセイン，前置レンズ，Goldmann眼圧計，ミラーなどを使えば，さらに守備範囲は広くなる．特に前眼部疾患の診断については，本装置が普及して以来何十年もその絶対的な地位は揺らいでいない．

　しかしながら，眼疾患に対する治療法の急速な進歩と高度化によって，細隙灯顕微鏡の限界が見え隠れするようになり，その不十分な部分を補うべく，新しい画像診断の検査が多数開発されるようになった．これら新しく登場した画像診断では，細隙灯顕微鏡でみることができない所見を可視化し，画像として提供してくれることに加えて，細隙灯顕微鏡が苦手な定量的な評価も可能である．前眼部画像診断の発展によって，診断はより的確となり，さらに新しい治療が開発されるという，よい循環が繰り返されている．

　このように，前眼部画像診断は，診断の精度向上と治療の最適化に大変有用であるが，問題がないわけではない．その一つは，画像診断はあくまで主観的であるということである．検者により，あるいは同一検者でも日によって，結果の解釈は異なる可能性がある．また，測定法や結果の解釈に関する知識と多数例の経験が必要で，熟練するには多大な時間を要する．しかも多数の検査装置があり，多忙な臨床医にとって，これらすべての装置に習熟することは決して容易でない．

　そこで，本巻では，前眼部画像診断を実際の臨床に則して理解することを目的として内容を構成した．前半では，各測定装置の原理，測定の方法とコツ，結果の読みかたを示し，各検査の目的が何で，検査結果から何がわかるかを明示した．次いで後半では，実際の臨床現場を想定し，屈折矯正，前眼部疾患，緑内障，白内障手術といった分野別に，重要あるいは頻度が高い疾患および手術に関して，それぞれの場面における前眼部画像診断の目的，必要な装置，具体的な使いかたを，典型的症例を示しながら解説した．

　本巻だけでは，前眼部画像診断装置を網羅できていないし，用途や結果の解釈もすべてを示せたわけではないが，前眼部疾患の治療における画像診断の概略を効率よく理解し，使いこなすための入門書としてご活用いただきたい．本巻が，日常臨床で少しでも役にたてれば望外の喜びである．

　最後に，執筆者の先生がたには，多忙にもかかわらず快く執筆していただき，大変わかりやすい内容となった．この場を借りて，厚くお礼申しあげる．

2014年8月

大阪大学大学院医学系研究科視覚情報制御学寄附講座／教授
前田　直之

専門医のための眼科診療クオリファイ
24 ■ 前眼部の画像診断
目次

1 前眼部測定装置の原理と結果の読みかた

涙液の画像診断	横井則彦	2
CQ 角膜形状解析で涙液の状態がわかりますか？	山口昌彦	11
前眼部サーモグラフィー	原 祐子	14
マイボグラフィー	有田玲子	19
生体共焦点顕微鏡	近間泰一郎	25
CQ 生体共焦点顕微鏡で感染症の病原体がわかりますか？	近間泰一郎	33
波面収差解析の測定原理 カコモン読解 18 一般 68　20 一般 15	広原陽子，不二門 尚	37
Hartmann 波面収差測定装置／WaveScan WaveFront™ System と iDesign® Advanced WaveScan	福岡佐知子	46
Hartmann 波面収差測定装置／角膜形状測定装置複合機 カコモン読解 23 臨床 31	平岡孝浩	50
OPD 波面収差測定装置／角膜形状測定装置複合機	岡本茂樹	60
眼球光学特性解析装置	神谷和孝	65
角膜形状解析の測定原理	湖崎 亮	70
プラチド角膜形状解析装置	東浦律子	73
スリットスキャン角膜形状解析装置／Pentacam® HR カコモン読解 24 一般 26	根岸一乃	78
デュアルスリットスキャン角膜形状測定装置	金谷芳明，堀 裕一	86
CQ 角膜形状測定装置の使い分けについて教えてください	戸田良太郎	92
Scheimpflug カメラ／EAS-1000 カコモン読解 22 臨床 18	佐々木 洋，坂本保夫	96
前眼部 OCT の測定原理	前田直之	102
time-domain 前眼部 OCT カコモン読解 24 臨床 39	福田玲奈，臼井智彦	108
spectral-domain 前眼部 OCT	戸田良太郎	112
swept-source 前眼部 OCT	森 秀樹	116

CQ "クリニカル・クエスチョン"は，診断や治療を進めていくうえでの疑問や悩みについて，解決や決断に至るまでの考えかた，アドバイスを解説する項目です．

カコモン読解 過去の日本眼科学会専門医認定試験から，項目に関連した問題を抽出し解説する"カコモン読解"がついています．（凡例：21 臨床 30→第 21 回臨床実地問題 30 問，19 一般 73→第 19 回一般問題 73 問）
試験問題は，日本眼科学会の許諾を得て引用転載しています．本書に掲載された模範解答は，実際の認定試験において正解とされたものとは異なる場合があります．ご了承ください．

バイオメカニクス／Ocular Response Analyzer®	川守田拓志, 魚里 博	122
バイオメカニクス／Corvis®	渕端 睦, 前田直之	127
スペキュラーマイクロスコープ　カコモン読解 21 一般12 23 一般36 24 一般2	白石 敦	131
CQ　角膜内皮の形態で内皮の機能がわかりますか？	白石 敦	136
超音波生体顕微鏡　カコモン読解 18 臨床34 18 臨床35	酒井 寛	138
周辺前房深度計	柏木賢治	148
瞳孔計	石川 均, 戸塚 悟	155
前眼部蛍光検査	東原尚代	161

2　屈折矯正での使いかた

コンタクトレンズ処方のための画像診断	糸井素純	166
CQ　眼瞼圧の測定法と結果のとらえかたについて教えてください	白石 敦	176
オルソケラトロジーのための画像診断	平岡孝浩	179
LASIK 適応決定のための画像診断　カコモン読解 18 一般4	井手 武	186
EV　エクタジアスコアについて教えてください　カコモン読解 24 臨床48	井手 武	196
波面収差ガイド LASIK のための画像診断	稗田 牧	200
ICL 適応決定, レンズ選択のための画像診断	中村友昭	209
LRI, フェムトセカンドレーザー AK のための画像診断	子島良平	216

3　前眼部疾患での使いかた

ドライアイの画像診断	高 静花	220
涙道疾患の画像診断	井上 康	227
結膜炎の画像診断	米田 剛, 福島敦樹	235
眼表面疾患の画像診断	稲富 勉	242
円錐角膜の画像診断　カコモン読解 18 一般65 19 一般16	中川智哉	250
CQ　ペルーシド角膜辺縁変性と円錐角膜の違いを教えてください	大家義則	258
角膜内リングの画像診断	荒井宏幸	260
角膜クロスリンキングの画像診断	加藤直子	264
角膜内皮疾患の画像診断　カコモン読解 20 臨床39	中川紘子, 小泉範子	269
前眼部疾患の共焦点顕微鏡	小林 顕	275
角膜移植適応決定のための画像診断	相馬剛至	280
CQ　角膜移植のドナーの内皮はどのように検査しているのですか？	﨑元 暢	285

EV　"エビデンスの扉"は, 関連する大規模臨床試験など, これまでの経過や最新の結果報告を解説する項目です.

角膜移植術後の画像診断 ……………………………………………………… 島﨑　潤　288

4　緑内障での使いかた

閉塞隅角緑内障の画像診断　カコモン読解 20 臨床 38 ……………………… 栗本康夫　298
CQ　眼底検査でわからない毛様体脈絡膜剥離はあるのですか？ ……………… 酒井　寛　307
発達緑内障の画像診断 …………………………………………………………… 松下賢治　309
続発緑内障の画像診断　カコモン読解 24 臨床 35 ………………… 多田香織，森　和彦　321
OCT による隅角の評価 ………………………………………………………… 三嶋弘一　326
線維柱帯切除術後の画像診断 ……………………………………… 上野勇太，大鹿哲郎　331

5　白内障手術での使いかた

白内障の定量的解析　カコモン読解 22 臨床 17 …………………… 佐々木　洋，坂本保夫　340
白内障手術前の画像診断 ……………………………………………… 森　洋斉，宮田和典　347
CQ　波面収差測定装置で白内障の手術適応を決めることができますか？ …… 平岡孝浩　355
トーリック IOL 術前の画像診断 ………………………………………………… 二宮欣彦　362
CQ　トーリック IOL の軸ずれは，どのように対応したらよいのですか？ ……… 二宮欣彦　374
多焦点 IOL 術前の画像診断 ………………………………………… 小川聡一郎，林　研　377
IOL 度数決定のための角膜形状解析 …………………………………………… 福本光樹　384

文献* 　389
索引　　405

---

*"文献"は，各項目でとりあげられる引用文献，参考文献の一覧です．

編集者と執筆者の紹介

シリーズ総編集	大鹿　哲郎	筑波大学医学医療系眼科
	大橋　裕一	愛媛大学大学院医学系研究科視機能外科学分野（眼科学講座）
編集	前田　直之	大阪大学大学院医学系研究科視覚情報制御学寄附講座
執筆者 (執筆順)	横井　則彦	京都府立医科大学大学院医学研究科視覚機能再生外科学（眼科学教室）
	山口　昌彦	愛媛大学大学院医学系研究科視機能外科学分野（眼科学講座）
	原　祐子	愛媛大学大学院医学系研究科視機能外科学分野（眼科学講座）
	有田　玲子	伊藤医院
	近間泰一郎	広島大学大学院医歯薬保健学研究院視覚病態学教室（眼科学）
	広原　陽子	株式会社トプコン　研究開発センター
	不二門　尚	大阪大学大学院医学系研究科感覚機能形成学
	福岡佐知子	多根記念眼科病院
	平岡　孝浩	筑波大学医学医療系眼科
	岡本　茂樹	岡本眼科クリニック
	神谷　和孝	北里大学医学部眼科学教室
	湖崎　亮	湖崎眼科
	東浦　律子	大阪警察病院眼科
	根岸　一乃	慶應義塾大学医学部眼科学教室
	金谷　芳明	東邦大学医療センター佐倉病院眼科
	堀　裕一	東邦大学医療センター大森病院眼科
	戸田良太郎	広島大学大学院医歯薬保健学研究院視覚病態学教室（眼科学）
	佐々木　洋	金沢医科大学眼科学講座
	坂本　保夫	東北文化学園大学医療福祉学部リハビリテーション学科視覚機能学専攻
	前田　直之	大阪大学大学院医学系研究科視覚情報制御学寄附講座
	福田　玲奈	東京大学大学院医学系研究科眼科学
	臼井　智彦	東京大学大学院医学系研究科眼科学
	森　秀樹	東京医科大学臨床医学系眼科学分野
	川守田拓志	北里大学医療衛生学部リハビリテーション学科視覚機能療法学
	魚里　博	北里大学医療衛生学部リハビリテーション学科視覚機能療法学
	渕端　睦	国立病院機構大阪医療センター眼科
	白石　敦	愛媛大学大学院医学系研究科視機能外科学分野（眼科学講座）
	酒井　寛	琉球大学医学部附属病院眼科
	柏木　賢治	山梨大学大学院医学工学総合研究部眼科学講座
	石川　均	北里大学医療衛生学部リハビリテーション学科視覚機能療法学
	戸塚　悟	北里大学医療衛生学部リハビリテーション学科視覚機能療法学
	東原　尚代	ひがしはら内科眼科クリニック
	糸井　素純	道玄坂糸井眼科医院
	井手　武	南青山アイクリニック
	稗田　牧	京都府立医科大学大学院医学研究科視覚機能再生外科学（眼科学教室）
	中村　友昭	名古屋アイクリニック
	子島　良平	宮田眼科病院
	高　静花	大阪大学大学院医学系研究科眼科学
	井上　康	井上眼科
	米田　剛	高知大学医学部眼科学講座

福島　敦樹	高知大学医学部眼科学講座
稲富　　勉	京都府立医科大学大学院医学研究科視覚機能再生外科学（眼科学教室）
中川　智哉	住友病院眼科
大家　義則	大阪大学大学院医学系研究科眼科学
荒井　宏幸	みなとみらいアイクリニック
加藤　直子	防衛医科大学校眼科学講座
中川　紘子	京都府立医科大学大学院医学研究科視覚機能再生外科学（眼科学教室）
小泉　範子	同志社大学生命医科学部医工学科ティッシュエンジニアリング研究室
小林　　顕	金沢大学医薬保健研究域医学系視覚科学
相馬　剛至	大阪大学大学院医学系研究科眼科
﨑元　　暢	日本大学医学部視覚科学系眼科学分野
島﨑　　潤	東京歯科大学市川総合病院眼科
栗本　康夫	神戸市立医療センター中央市民病院眼科
松下　賢治	大阪大学大学院医学系研究科眼科学
多田　香織	京都府立医科大学大学院医学研究科視覚機能再生外科学（眼科学教室）
森　　和彦	京都府立医科大学大学院医学研究科視覚機能再生外科学（眼科学教室）
三嶋　弘一	東京逓信病院眼科
上野　勇太	筑波大学医学医療系眼科
大鹿　哲郎	筑波大学医学医療系眼科
森　　洋斉	宮田眼科病院
宮田　和典	宮田眼科病院
二宮　欣彦	行岡病院眼科
小川聡一郎	林眼科病院
林　　　研	林眼科病院
福本　光樹	南青山アイクリニック

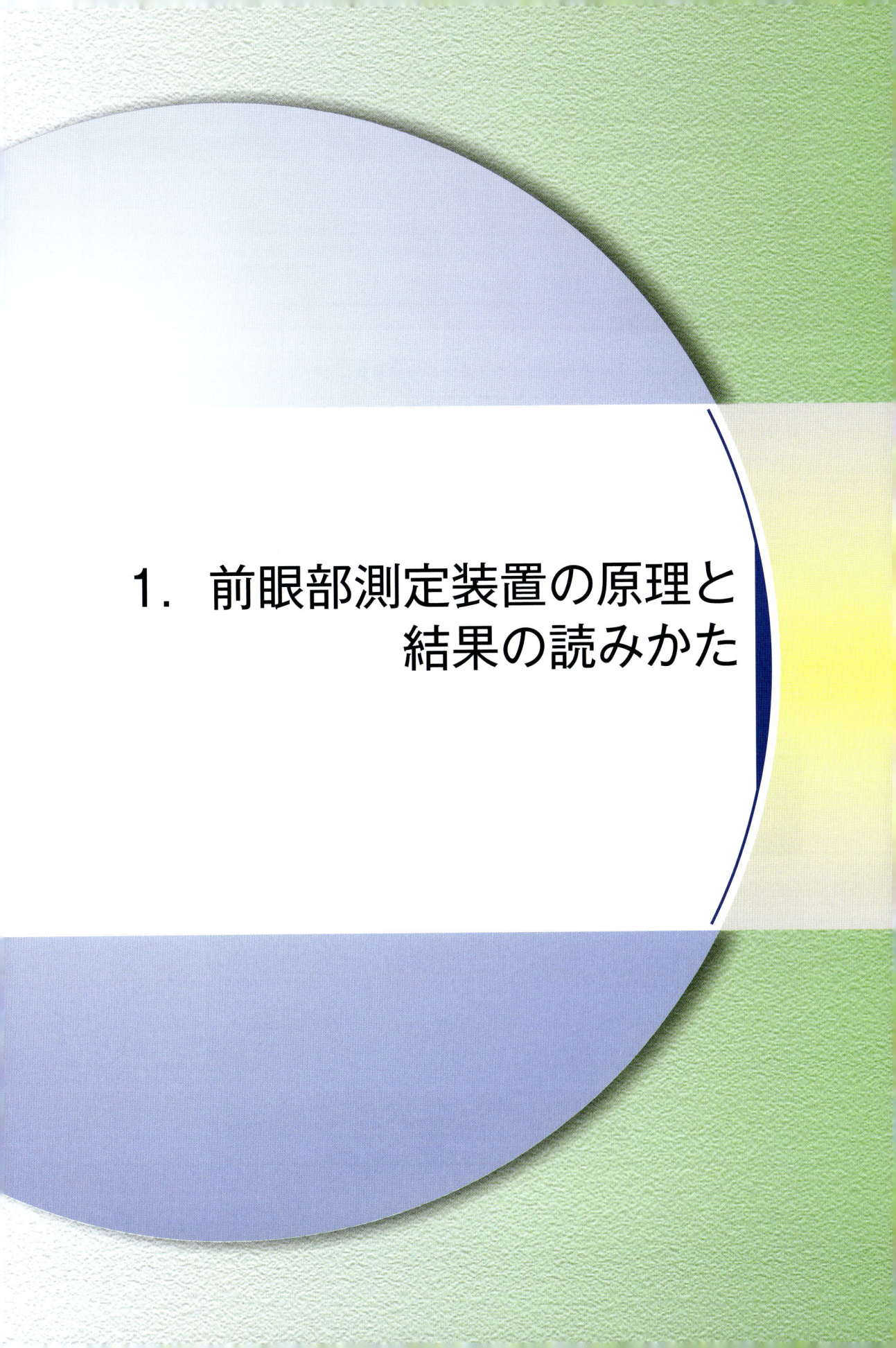

1. 前眼部測定装置の原理と結果の読みかた

涙液の画像診断

涙液と涙液層の機能

広義の"涙液"は，上・下の涙液メニスカスから結膜嚢にかけて貯留する狭義の"涙液"と瞼裂部の角結膜上皮を覆う"涙液層"とに分けられる（**図1, 2**）．健常眼においては，涙液層は，開瞼後，約2秒で構築され，black line[*1]の形成とともに，上・下のメニスカスとは異なるコンパートメントを構成し，開瞼維持によって涙液破壊に至る．開瞼から涙液破壊が生じるまでの時間は，涙液層破壊時間（breakup time of tear film；BUT）と呼ばれ，健常眼に比べて，ドラ

[*1] **Black line**
上・下の涙液メニスカスに隣接して，メニスカスの毛管圧によって隣接する涙液の液層の菲薄化が生じる．Black lineとは，この菲薄化した領域が，涙液のフルオレセイン染色により，暗い領域として見えるために名づけられた用語であり，涙液メニスカスに沿って，帯状に分布する．

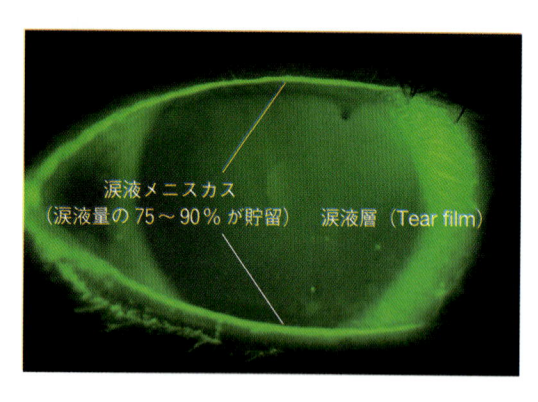

図1 開瞼時の瞼裂部における涙液および涙液層の分布

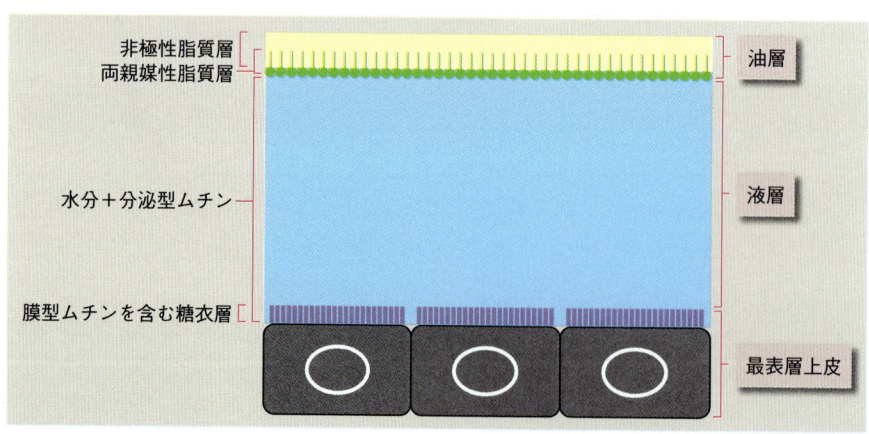

図2 涙液層の構築
涙液層の安定性に重要な成分のみを示した．

イアイで短い．一方，開瞼後，涙液メニスカスの涙液は，涙道ポンプの働きによって涙道へと流れ込み，同時に，メニスカスには新しい涙液が流れ込んで，メニスカスの涙液量は，ほぼ一定に保たれる．

　涙液層（**図2**）の最も重要な機能の一つは，開瞼維持において瞼裂部の角結膜上皮を可能な限り長時間被覆することであり，これが良好な視機能と眼の快適さに寄与する．そして，この涙液層の安定性維持のために，涙液油層（マイボーム腺に由来する非極性脂質層とその直下の両親媒性脂質層の2層からなる），結膜杯細胞に由来する分泌型ムチンと主に涙腺に由来する水分からなるムチンゲルとしての液層，および膜型ムチンを含む糖衣によってその水濡れ性が維持される最表層上皮が働く．一般に，メニスカスの涙液量は，角膜上の液層の厚みと相関し，メニスカスの涙液貯留量が多いほど，液層厚は増してBUTは長くなる．

　以上のように，ドライアイをはじめとする眼表面疾患の病態を考えるうえで，涙液には，量と質の二つの重要な視点があり，質は，安定性という"性質"が重要である．眼表面全体の涙液量のうち，75～90％が上・下の涙液メニスカスに保持される[1]ことから，量の視点においてはメニスカスの涙液貯留量が，質の視点からは角膜上の涙液層の安定性が，涙液の客観的評価における有用な指標を提供する．涙液の画像診断においても，これらの指標を評価するための検査法が発達してきており，これらの指標が反射性涙液分泌の介入によって容易に変化しうることを考えると，非接触，低侵襲な検査法が望まれる．その一方で，ドライアイのスクリーニングやその重症度診断，治療効果の判定においては，定量性のある検査が望まれる．本項では，われわれが長年とり組んできた，メニスカスの涙液貯留量の評価法であるメニスコメトリー法[1,2]と角膜上の涙液油層の評価法であるインターフェロメトリー法[3-5]を中心に紹介する．

文献はp.389参照．

涙液メニスカスの画像診断法

　先に述べたように，眼表面の涙液貯留量の低侵襲・定量評価法として涙液メニスカスの画像診断法が発達してきている．歴史的には，フルオレセインで染色された涙液メニスカスをフォトスリットランプで撮影して解析するところから始まったが，最近では，前眼部光干渉断層計（前眼部 optical coherence tomography；OCT）を用いた評価法にとって代わられつつある（**図3**）．メニスカスの断面から

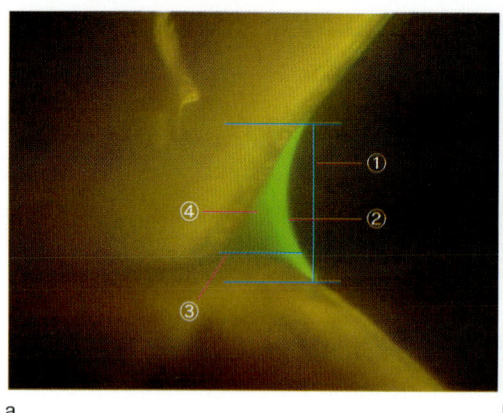

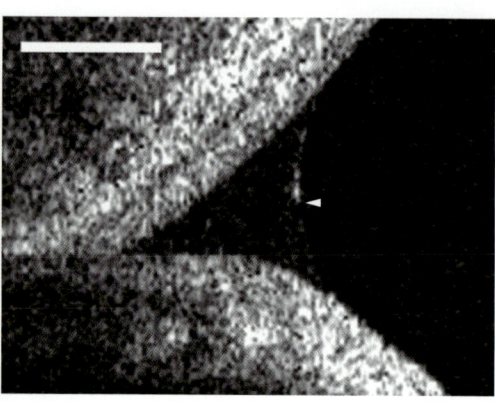

図3 涙液メニスカスの評価法と得られるパラメータ
a. フォトスリットランプで得られたフルオレセイン染色された下方メニスカスの断面. ①高さ, ②曲率半径（近似円弧の半径を算出）, ③奥行き, ④断面積
b. 前眼部OCTで得られた同一眼の下方涙液メニスカス（白矢頭）. バーは250μm.

は, "高さ", "曲率半径", "奥行き", "断面積"といった情報を得ることができ（図3）, フォトスリットランプを用いた方法で, ドライアイと健常眼を区別できる指標として, 高さと曲率半径が有用であるとされる. OCTによる評価法では, 高さを指標とするものが多いが, どの程度の涙液減少まで評価できるかについては, まだ明確ではない.

ビデオメニスコメトリー法[1,2]

メニスコメトリーとは, 涙液メニスカスの凹面に水平の縞からなるターゲットを投影してその鏡面像を得, ターゲットとイメージの線幅を凹面鏡の光学式にあてはめて, 涙液メニスカスの曲率半径（R, mm）を算出する方法である（図4）. 原理はOxford大学眼科のBron教授（当時）によって1997年に考案され, その後, 筆者と興和株式会社の共同研究により, ビデオメニスコメーターが開発された（図5）. ビデオメニスコメーターでは, ハーフミラーを用いて投影系と撮影系が同軸に配置され, かつ投影系をxy平面上で回旋することができるため, 眼瞼縁のカーブに沿って正確なRの測定が可能であり, しかも, 高度の涙液減少眼についても鮮明な像を得ることができる（図6）. 実際の計測では, 得られたイメージをパソコンにキャプチャーし, 画像解析ソフトを用いてRに換算する.

その後, ビデオメニスコメトリーにより, 下方涙液メニスカスの中央のRの値が, 眼表面全体の涙液貯留量と一次相関することが見出され, Rの計測によって, ドライアイや涙道疾患の診断や治療における涙液量の評価が行えることが明らかになった. 一方, Rの経

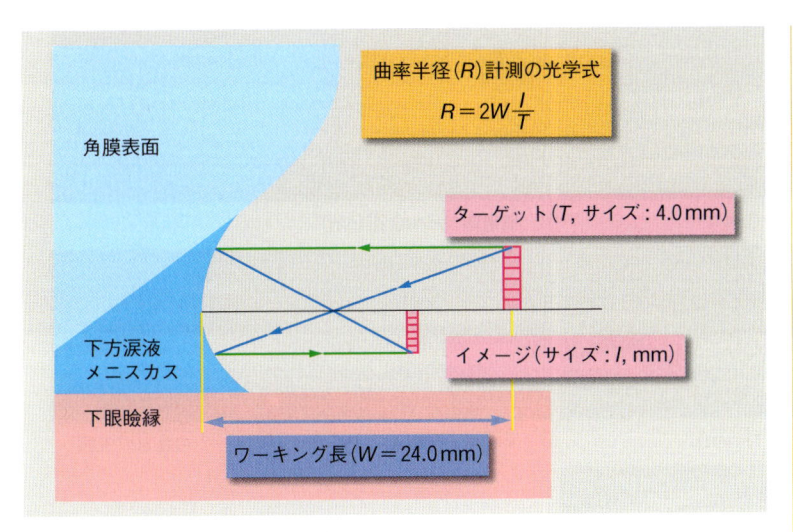

図4 メニスコメトリーの原理
水平縞からなるターゲットを涙液メニスカスに投影して,イメージを得,凹面鏡の光学式に基づいて,涙液メニスカスの曲率半径 R (mm) を得る.

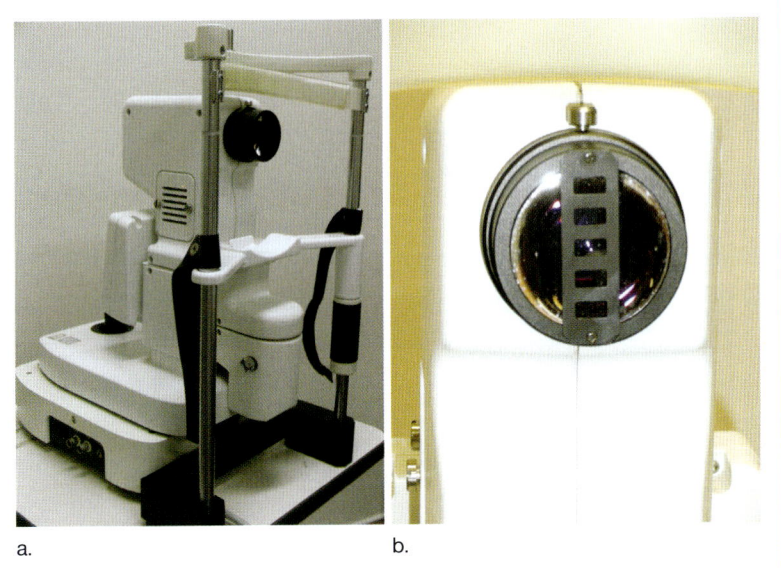

図5 ビデオメニスコメーターの全体像 (a) と投光系の最先端部にとりつけられたターゲット (b)

時変化を調べることで,眼表面の水分動態の解析ができ,それにより点眼液の滞留性の評価を行うことも可能である(図7).

　涙液メニスカスの形状は,眼瞼縁の形状を反映しながら,外眼角から内眼角までの間で前方にゆるやかに凸面を示し,マイボーム腺開口部や結膜弛緩症の影響を受けて局所的に変化する(図6).OCTがメニスカスの断面を評価するのに対して,ビデオメニスコメーターでは,メニスカスの各部に対して,その正面からアプローチで

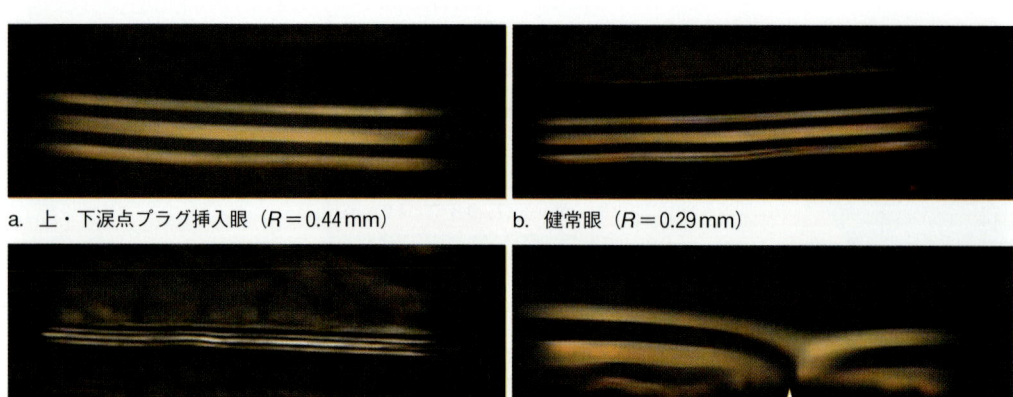

a. 上・下涙点プラグ挿入眼（$R=0.44$ mm）

b. 健常眼（$R=0.29$ mm）

c. 涙液減少型ドライアイ（$R=0.11$ mm）

d. マイボーム腺開口部におけるイメージの乱れ（矢頭）

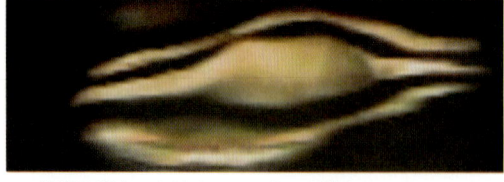

e. 結膜弛緩症におけるメニスカスの乱れ

図6　ビデオメニスコメーターで得られるイメージ
いずれも下方涙液メニスカスの中央において撮像．

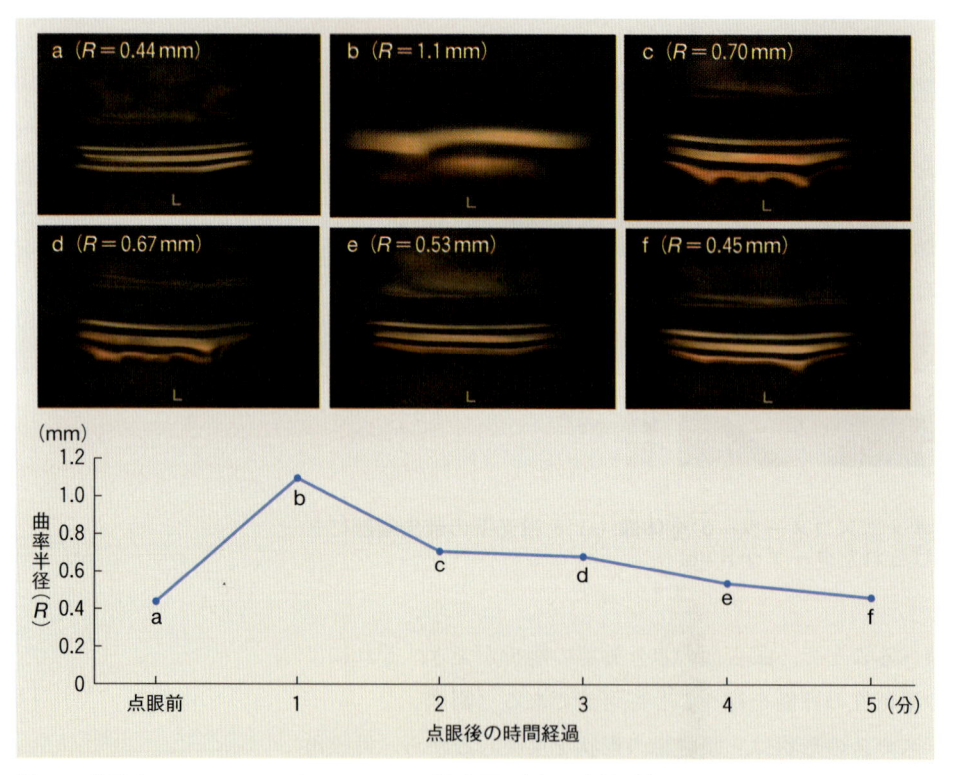

図7　ビデオメニスコメーターによる一滴点眼（生理食塩水）後のメニスカスのイメージと R の経時変化（5分以内）

き，いずれの部位においても正確なメニスカスの計測が可能である．
そして，これはメニスコメトリー法の大きな利点といえるだろう．

表1 涙液メニスカスの評価法とその特徴

検査法	汎用性	利点	欠点
フォトスリットランプ	◎	同時に他の眼組織の観察が可能	涙液の染色を必要とし半定量的，反射性涙液分泌の影響を受けやすい
前眼部OCT	○	各種のメニスカスパラメータが得られ，隣接組織も観察可能	涙液減少の評価に限界あり？
ビデオメニスコメーター	×	計測部位の選択が容易（結膜弛緩，マイボーム腺開口部の影響を回避）	市販機がなく，曲率半径計測のみ

各涙液メニスカスの評価方法の特徴を表1にまとめた．

涙液油層の画像診断法

先に述べたように，涙液の質的視点からは，涙液層の安定性が最も重要であり，その異常は，容易な涙液破壊としてとらえられる．そして，BUT は，涙液安定性の良否を評価するうえで有用な指標となる．非侵襲的な涙液層の安定性の評価法としてビデオインターフェロメトリー法による non-invasive BUT（NIBUT），ビデオケラトグラフィーによる評価法（あるいは，TSAS〈Tear Stability Analysis System〉），波面収差解析などがある．

ビデオインターフェロメトリー法[3-5]：涙液油層は，約 100 nm 程度（健常眼）の薄膜として涙液層の最表層を構成するため，光の干渉原理に基づいてその干渉像を得ることができる．涙液油層に対するインターフェロメトリー法とは，角膜上の涙液油層に白色光を照射し，その表面と裏面の鏡面反射光の干渉像を観察することにより，涙液油層像やその動態から涙液層の層別評価を定性，あるいは定量的に行う方法である（図8）．涙液油層観察装置 DR-1™（興和，図9）を用いれば，スリットランプでは得られない涙液層の油層と液層の動態に関する多くの生情報を得ることができる．本装置は，その発展の歴史において，初期には，静止像の分類と NIBUT の計測が，得られる指標の中心を成していたが，近年，定量的な解析も行えるようになるとともに，最近，誕生したドライアイの新しい診断法である眼表面の層別診断（tear film oriented diagnosis；TFOD）においては，その鍵を握る可能性がある．

DR-1™ による涙液層の画像診断：本装置には，観察モードとして，高倍モード（角膜上の縦 2.3 mm×横 3.2 mm の矩形領域）と低倍モード（同様の 6.8 mm×8.8 mm の矩形領域）の二つがあるが，先に，われわれは，高倍モードを用いて，涙液油層の伸展が完了し，

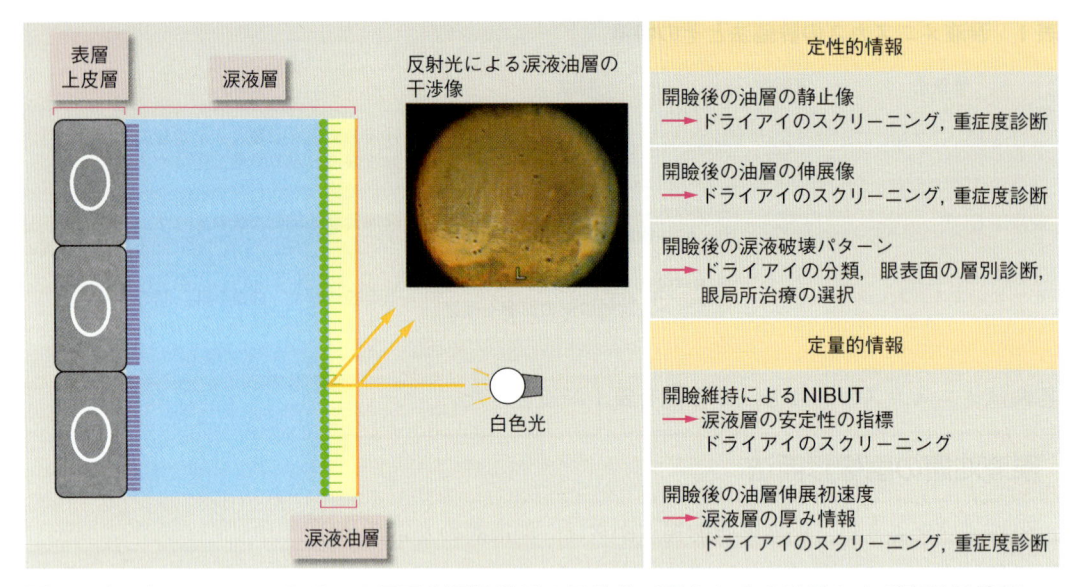

図8 インターフェロメトリーの原理と涙液油層の干渉像で得られる定性的および定量的情報
NIBUT：non-invasive BUT

静止した時点での角膜中央における観察像を分類し，報告した[3]．それによると，あらゆる観察眼において，油層の観察像は五つのGradeのうちのいずれかに分類され（**図10**），健常眼にはGrade 1, 2が，ドライアイにはGrade 2, 3, 4, 5がみられ，Gradeが2から5に進むにつれ，ドライアイが重症になることが示された．しかし，この分類には，Grade 2〜4（観察領域の全域に涙液層が存在）とGrade 5（観察領域の少なくとも一部で涙液層が存在せず，角膜表面が露出）との間に，大きなドライアイの重症度の差があることや，Grade 2に健常眼とドライアイがオーバーラップして存在するために，スクリーニング法としては，感度がよくない（Grade 3をカットオフとすると感度58.3％，特異度99.0％）といった評価における限界があった．その後，低倍モードによる涙液油層の伸展分類を考案し（**図11**），この分類がビデオメニスコメトリー法で計測したR値と有意な相関を示したことから，油層の伸展動態に涙液量が反映することがわかってきた．そして，この事実は，涙液油層動態の定量的評価が可能になれば，DR-1™だけで，涙液の量と質（NIBUTで評価可能）の評価が可能であることを意味している．ところが，近年，レオロジー[*2]のVoigt modelを用いれば，開瞼後の涙液油層の伸展初速度が計算できる[4]ことが判明し，この初速度もRと有意な相関を示したことから，われわれは，油層伸展初速度とNIBUTをそれぞれx軸，y軸にプロットすることでドライアイをスクリーニングする方法

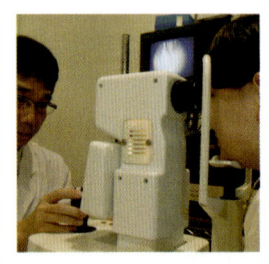

図9 涙液油層観察装置 DR-1™（興和）よる検査風景

[*2] レオロジー
物質の粘弾性挙動を扱う学問分野．粘性と弾性は相反する性質であり，最も単純なモデルとしてMaxwell model（粘性と弾性が直列に配列される）とVoigt model（粘性と弾性が並列に配列される）がある．これらのモデルのいずれかが当てはまる単純な挙動もあるが，一般には，もっと複雑なモデルの組み合わせとなる．

a. Grade 1   b. Grade 2   c. Grade 3

d. Grade 4   b. Grade 5

図10 DR-1™の高倍モードによる涙液油層の観察像のGrade分類

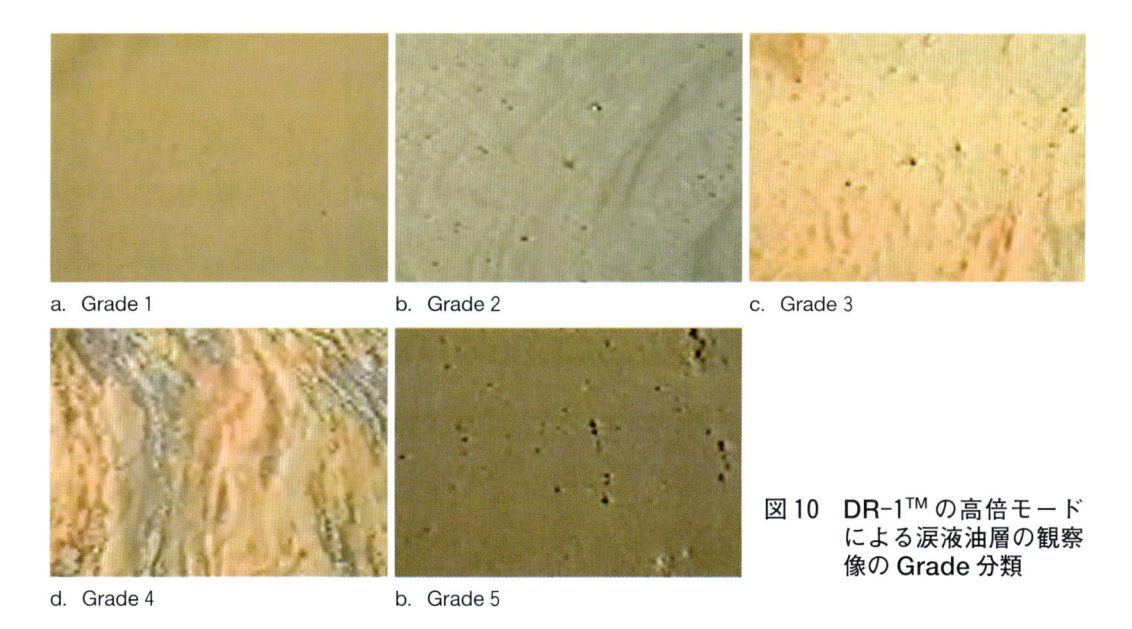

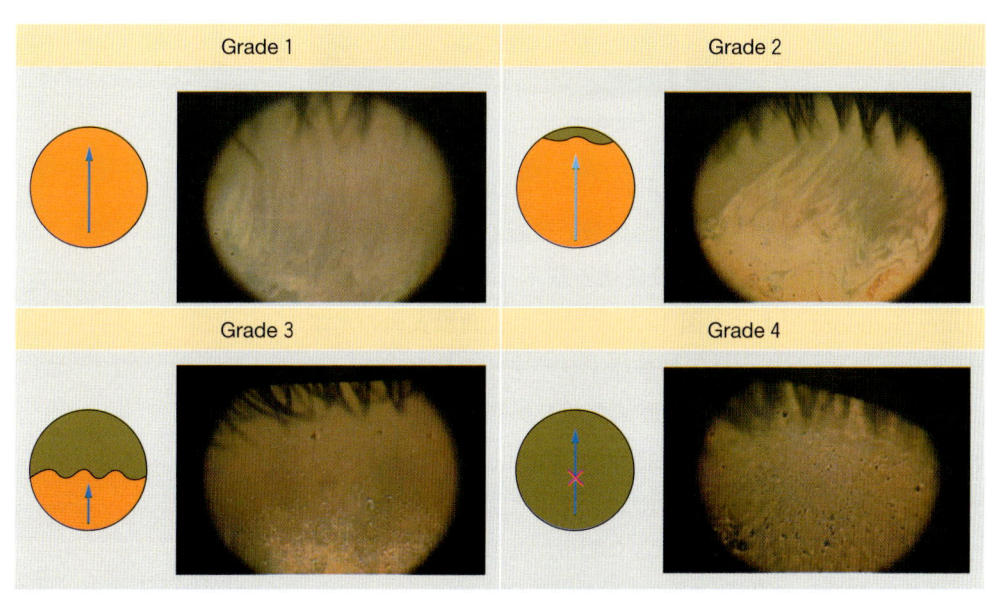

Grade 1   Grade 2
Grade 3   Grade 4

図11 DR-1™の低倍モードによる涙液油層の伸展動態のGrade分類

(涙液マップ)を提唱している.一方DR-1™は,ソフトコンタクトレンズ(SCL)上の涙液層の厚みや安定性の評価にも有用であり[5],われわれは,SCL上の涙液の厚みのGrade分類を報告するとともに,NIBUTを併用して,SCL上の涙液層の評価が行えることを報告している.

DR-1™による眼表面の層別診断:近年,世界に先駆けてわが国においてTFOT(tear film oriented therapy;眼表面の層別治療)と呼ばれるドライアイの局所治療の新しい考えかたが生まれ[6],局所治

a. Spot　　b. Area

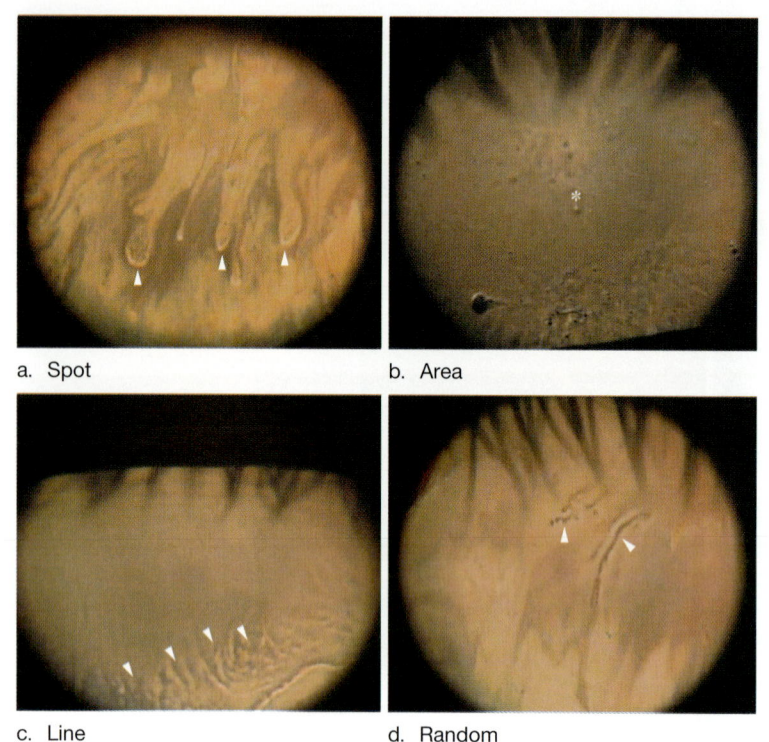

c. Line　　d. Random

図12 TFODを実践する際の涙液破壊の基本パターン
矢頭：涙液破壊，＊：角膜表面に涙液層が存在しない（全体の涙液破壊）．

療を選択するうえで，TFOD（tear film oriented diagnosis；眼表面の層別診断）と呼ばれるドライアイの新しい診断の考えかたが生まれてきている．それによれば，涙液破壊の基本パターンは，Spot, Area, Line, Randomであり（図12），それぞれ，角膜表面の水濡れ性が低下したドライアイ（BUT短縮型ドライアイの最重症例），涙液減少型ドライアイの最重症例，涙液減少型ドライアイの軽症～中等症例，蒸発亢進型ドライアイの涙液破壊に相当し，これを指標にTFOTを実践することができる．DR-1™では直下の液層の量を反映して伸展する涙液油層を直接観察しながら，涙液破壊も評価できるため，今後のTFODの発展に大きく役立つと思われる．

まとめ

涙液層は，その動態において，物理現象としての定量性や客観性を有するため，涙液の画像診断は，今後は，その動態を評価しうる方法が大きく発展していくことと思われる．現在のところ，涙液の量的視点からは涙液メニスカスの画像解析，量的あるいは質的（涙液層の安定性）視点からは涙液油層の動態解析に，大きな期待がもてるのではないかと考えている．

（横井則彦）

1. 前眼部測定装置の原理と結果の読みかた　11

クリニカル・クエスチョン

角膜形状解析で涙液の状態がわかりますか？

Answer　角膜形状解析装置を用いてドライアイ眼を検査すると，涙液層の破綻によって開瞼直後から投影マイヤーリング像のゆがみやにじみが生じ，不正乱視様のトポグラフィーになることがあります．この現象を利用し，ある一定時間，持続開瞼したままビデオケラトグラフィーを撮影し，マイヤーリングの経時的な乱れを解析することによって，涙液安定性を評価する Tear Film Stability Analysis System（TSAS）が開発されました．

Tear Stability Analysis System（TSAS）とは？

　角膜形状解析装置を用いて涙液層の安定性を解析するシステムである．角膜表層を覆う涙液層が平滑であればマイヤーリング像に乱れは生じないが，涙液層に破綻が生じて平滑性が崩れると，投影マイヤーリング像にゆがみやにじみが生じ，トポグラフィー上では不正乱視様変化となる．この現象を利用して，持続開瞼したまま涙液層破壊時間（tear film breakup time；BUT）を測定する要領で毎秒の角膜トポグラフィーを撮影し，不正乱視様変化を波形解析によって定量化し，涙液安定性の評価を行う．

TSAS の実際

　オートレフトポグラファー RT-7000（トーメーコーポレーション，図1）に TSAS のソフトをインストールし，通常6秒間の持続

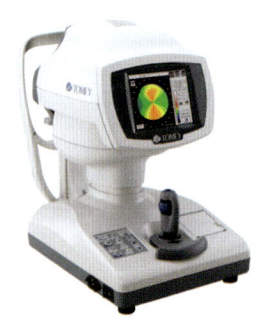

図1　オートレフトポグラファー RT-7000（トーメーコーポレーション）

この装置に Tear Stability Analysis System（TSAS）のソフトをインストールすることによって，毎秒の角膜トポグラフィーを撮影することができる．被検者に持続開瞼の指示をし，ワンボタンのみでオートアライメント機能により6秒間連続撮影可能である．

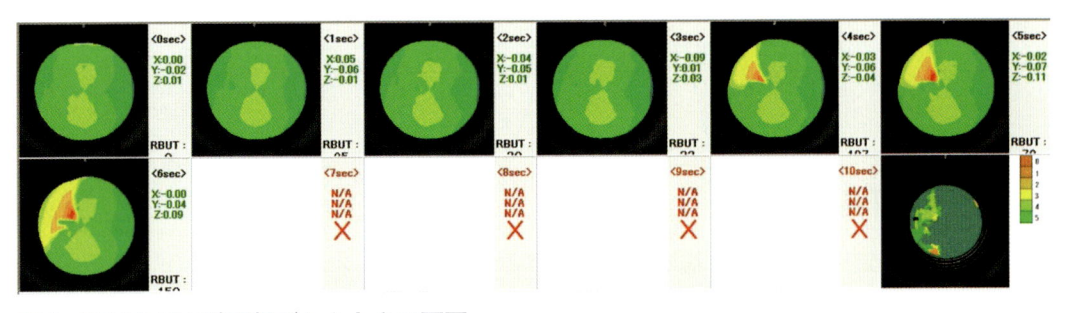

図2　TSAS で6秒間撮影したときの画面
ドライアイでは，時間を経るごとに角膜トポグラフィーのマップが変化しているのがわかる．

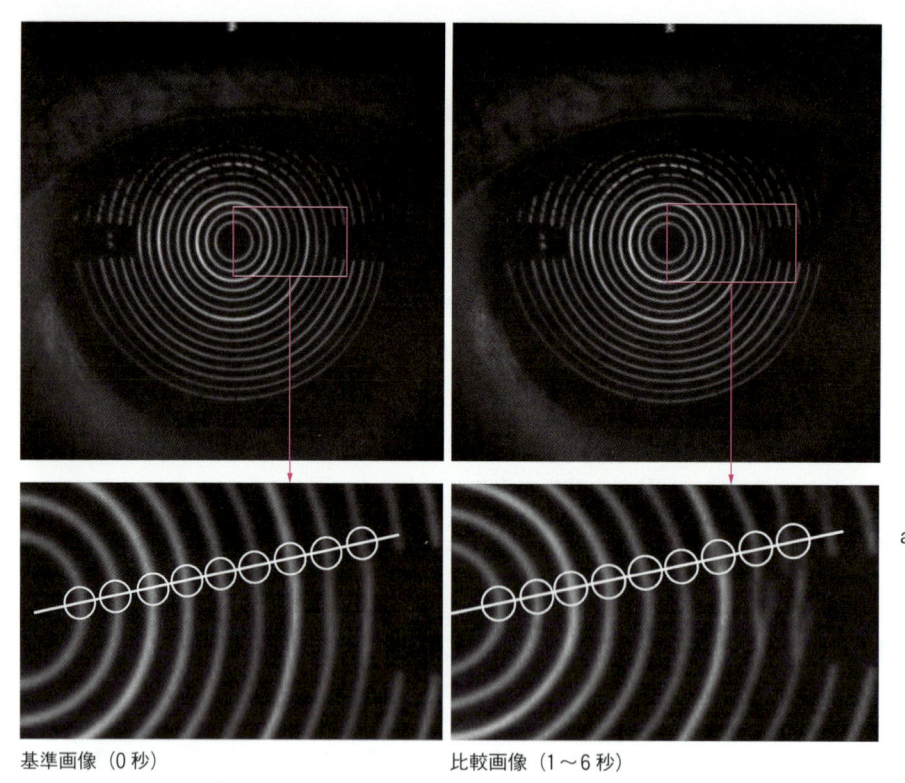

a. 0秒時の画像を基準として，1〜6秒時と比較し，それぞれのpoint（256 points/ring 存在する）におけるリングの乱れを検出する．

基準画像（0秒）　　　比較画像（1〜6秒）

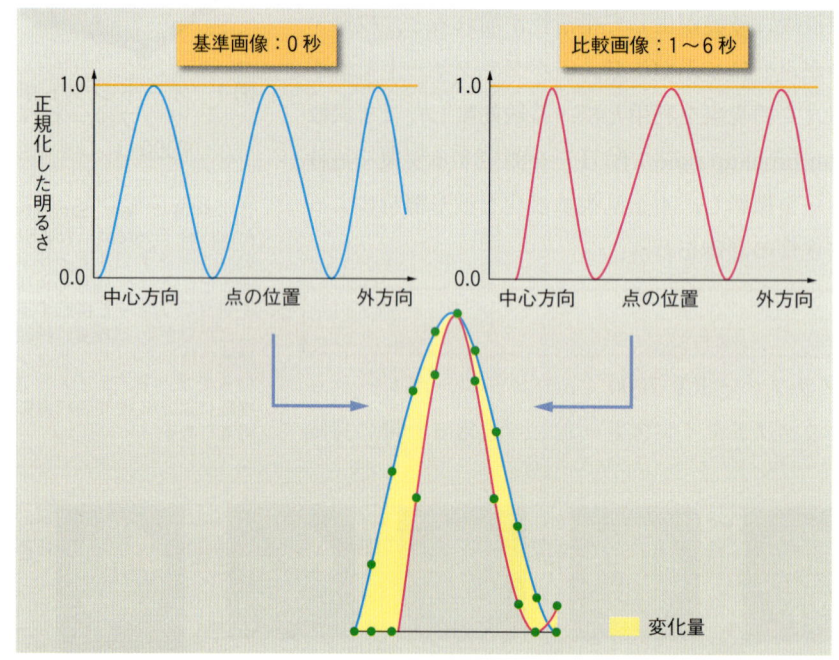

b. 波形解析により，基準画像と比較画像の差分をとり，リングの乱れの変化量として算出する．

図3　Ring BUT 算出の方法

開瞼によって測定する（**図2**）．基準となる0秒時のマイヤーリング画像と1〜6秒時の画像を波形解析して比較し，n 秒ごとの変化量を加算してヒストグラムを描く．このヒストグラム上のある一定の

秒	インデックス	ヒストグラム
0	0	0
1	83	83
2	5	88
3	37	125
4	21	146
5	89	235
6	4	239

n秒ごとの変化量を算出し加算

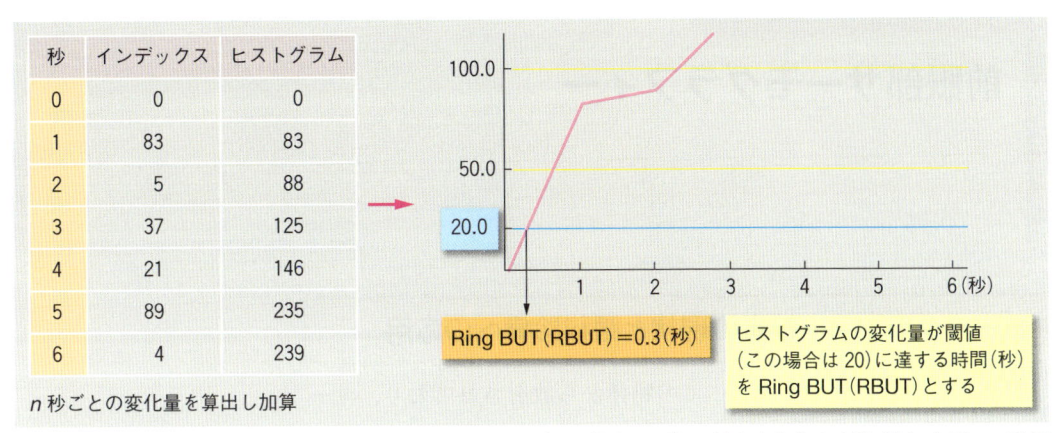

Ring BUT(RBUT)=0.3(秒)

ヒストグラムの変化量が閾値(この場合は20)に達する時間(秒)をRing BUT(RBUT)とする

c. n秒ごとの変化量を加算してヒストグラムを描き，閾値（この場合は20）に達したときの時間（秒）をRing BUT（RBUT）とする．この例では，RBUT＝0.3秒となっている．

（図3のつづき）

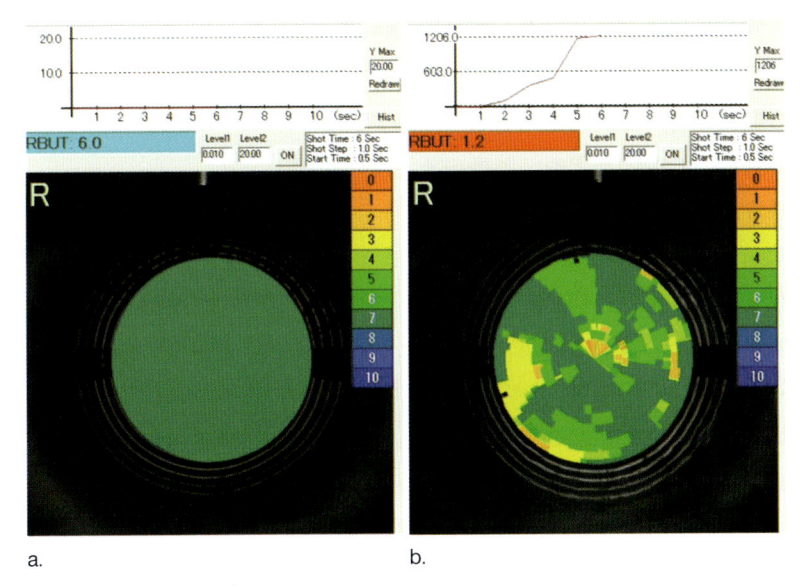

図4 Ring BUT Map
a. 全面青緑色のマップで，計測点全域において6秒まで涙液層のブレークは生じていないことを表している．ヒストグラムは6秒間0のままであり，RBUT＝6.0秒と最大値である．
b. 赤から黄色の色が目立ち，開瞼後早期から涙液層がブレークしていることを表している．ヒストグラムは右肩上がりで，RBUT＝1.2秒と低下している．

閾値（現在は20に設定されている）を超えたときの時間（秒）をRing BUT（RBUT）と定義し，BUTと同様に，短いほど涙液安定性は低下しているということになる（図3）．また，涙液層がブレークして，ある一定の閾値を超えてマイヤーリング像に変化が生じた箇所を，その時間（秒）とともにカラーコードマップで表示する（図4）．

（山口昌彦）

前眼部サーモグラフィー

サーモグラフィー検査の現状と眼科診療への応用

　赤外線は絶対零度以上のすべての物体から放射されており，サーモグラフィーはこの赤外線を非侵襲的に分析し，画像として表示する装置である．国際空港や公共施設で，新型インフルエンザなどの伝染性疾患で発熱しているかどうかの簡易検査として用いられていることは知られているが，建築現場や軍事分野としても使用されている．医療用に特化したものとしては，体表面の温度を測定することで，皮膚温度の分布から血行障害の診断に用いられたり，アレルギーやアトピー性皮膚炎の炎症の程度の判定や，腫瘍の悪性度の判定にも有用と報告されている．

　眼科領域で眼表面の温度に初めて着目したのは，1968年，Mapstoneら[1]で，以後，さまざまな眼科疾患の病態評価が試みられてきた．温度変化が何を意味するのかということに関してはいまだ不透明な部分も多いが，新しい切り口で病態を解析できる可能性もあり，興味深い．

　近年，眼表面の温度測定に特化した機種としてトーメーコーポレーションがTG-1000を開発した．現在のところ国内の一般市場には出ておらず，受注生産されている．従来のサーモグラフィーに比べ簡便に測定でき，再現性もよく，さまざまな解析が可能な機種である．

文献はp.389参照．

前眼部サーモグラフィー TG-1000

機器と測定原理：TG-1000の外観，測定画面を図1a, bに示す．外観は角膜トポグラフィーに似ており，可視光カメラと赤外線カメラの二つが搭載されている．赤外線カメラは測定対象物から放射された赤外線をゲルマニウムレンズで結像させることにより検出し，温度に変換している．検出波長域は8〜14μmで，温度測定可能域は20〜50℃である．装置内部，および外気の温度変化を補正するセンサーを備えている．オートアライメント機能があり，焦点が合う部

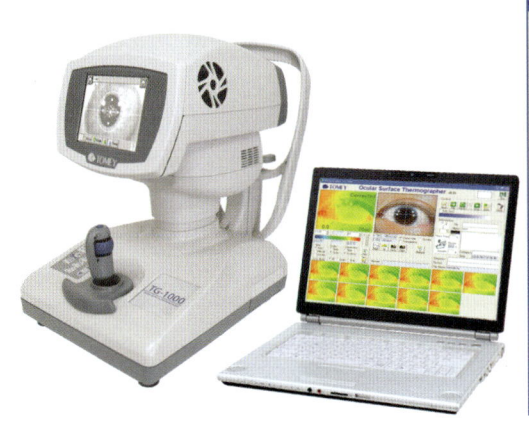

1．前眼部測定装置の原理と結果の読みかた　15

a．外観 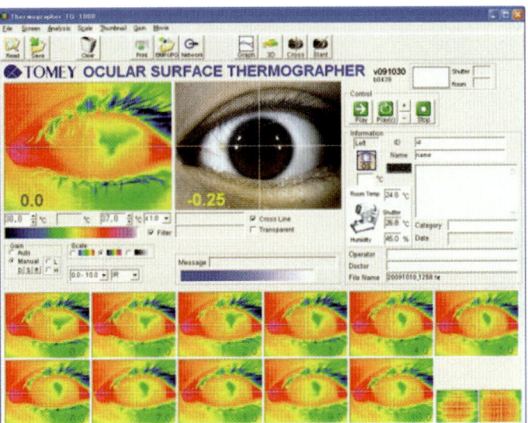　　　　　　　　　　　　　　b．測定画面

図1　TG-1000

分の温度を測定しているが，多少の距離の誤差は温度測定にはあまり影響を与えない．観察範囲は縦22×横30 mmで，解像度は320×240 pixelsである．

　可視光カメラの解像度は1,600×1,200 pixelsで，二つのカメラの前に45°傾斜したスライドミラーが0.25秒ごとに左右に動くことによって光軸を変化させているので，1秒間に4枚，同じ部位の画像を二つのカメラで交互に撮影しており，最大10秒間の温度を測定することが可能である．

測定，解析方法：測定は通常のオートレフケラトメータと同様で，顎台に顔を固定し，ピントを合わせ，ボタン一つ押すだけで容易に行うことができる．1〜10秒連続測定することもでき，温度の変化量を測定することも可能である[*1]．データはコンピュータにTG-1000のViewerをインストールすると，手持ちのコンピュータでも解析ができ，任意のポイント，あるいは閉領域の平均温度，また，温度の変化をグラフにすることも可能である．

緑内障濾過胞の機能評価（図2）[2)]

　緑内障術後の濾過胞は，細隙灯顕微鏡所見やOCT，UBM（ultrasound biomicroscope；超音波生体顕微鏡）などで形態学的に評価できるが，"形態が良好＝眼圧コントロールが良好"では決してない．サーモグラフィーで濾過胞部分の結膜温度を測定すると，眼圧コントロール良好群（濾過胞内に房水が循環していると考えられる群）では周辺結膜温度に比べて有意に低く，不良群（房水が循環していないと考えられる群）では周辺結膜との温度差が少ない結果になっ

[*1] TG-1000 測定方法
眼表面の温度変化は非常に鋭敏である．涙液の状態などにも左右されるため，測定する際には，なるべく同じ条件で行うことがポイントである．一般的には5秒閉瞼したのちに開瞼し，素早く測定を行う．

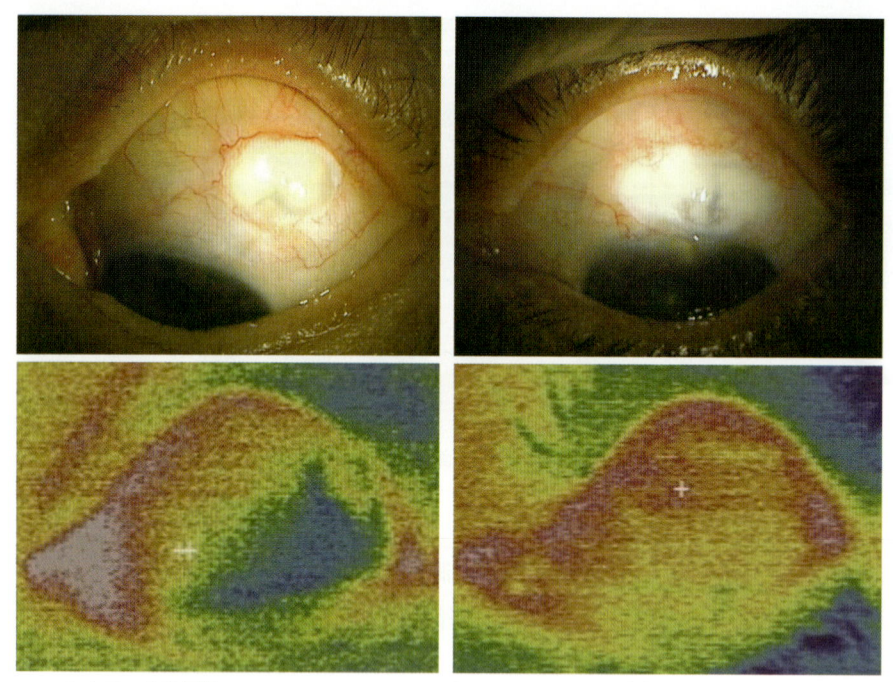

a. コントロール良好例　　　　　　　　　　b. コントロール不良例

図2　緑内障濾過胞の機能評価
コントロール良好例では，濾過胞に一致した部分の温度が周辺部に比べて低下しているが，コントロール不良例では周辺結膜の温度と差がない．

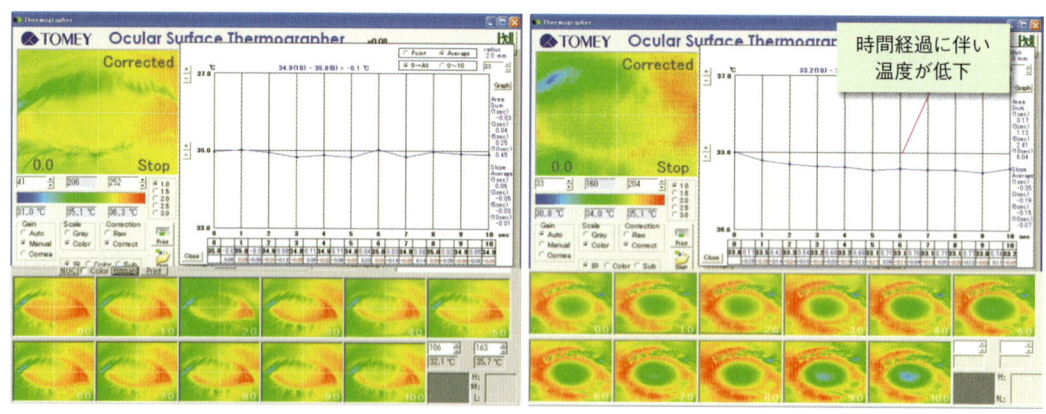

a. 健常者　　　　　　　　　　　　　　　b. ドライアイ患者

図3　ドライアイの診断
10秒間連続撮影をすると，健常者の温度は10秒間安定しているが，ドライアイ患者では中央部から温度が低下している．

た．温度が低下する原因としては，前房内で冷却された房水が濾過胞内に流入するためと考えているが，いずれにしても新しい切り口で濾過胞の機能評価が可能となった．

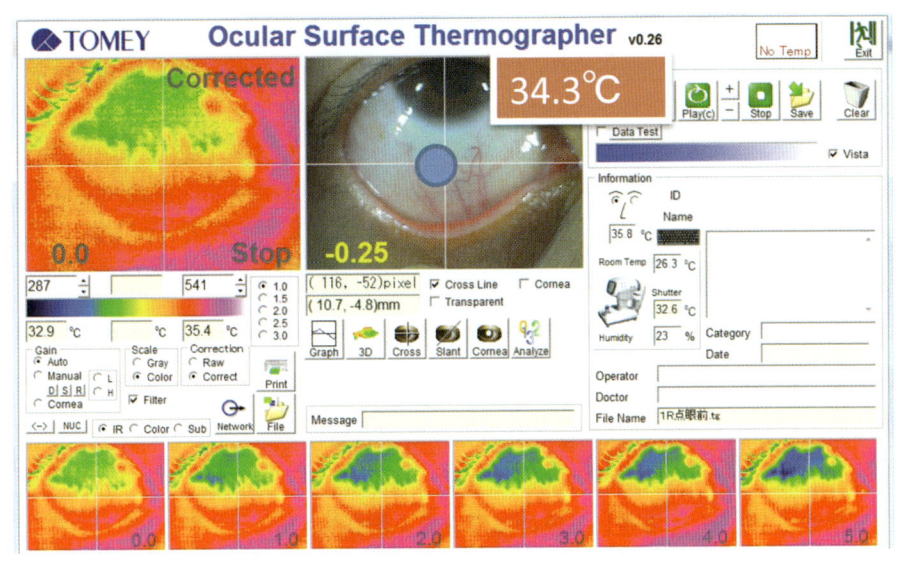

a. 抗原液点眼前

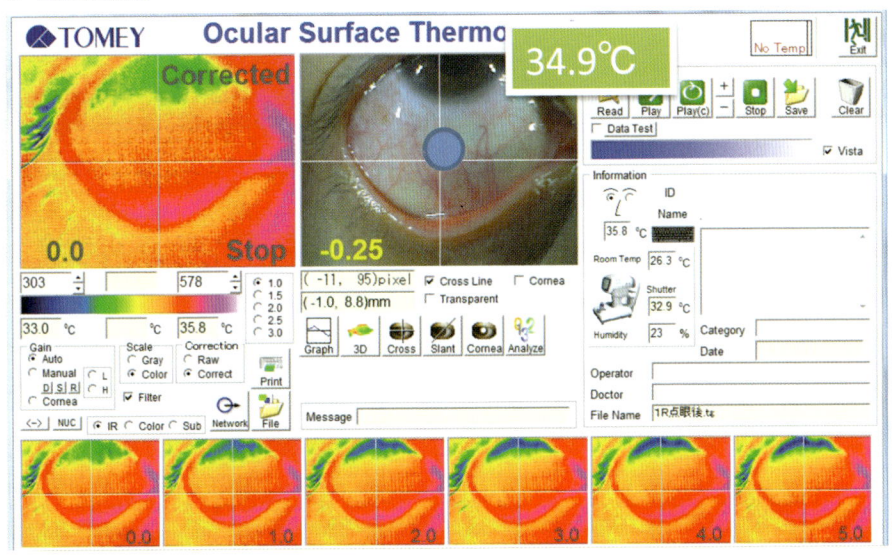

b. 抗原液点眼後

図4 アレルギー性結膜炎
抗原を点眼することでアレルギー性結膜炎を発症させると,温度が上昇する.

ドライアイの非侵襲的診断（図3）[3]

　ドライアイの診断のゴールデンスタンダードは, Schirmer 試験による涙液量の測定であるが, 検査時には痛みを伴うこともある. TG-1000 では非侵襲的にドライアイを診断することが可能である. 健常人の角膜表面温度は平均 34.58 ± 0.75℃ であり, 10秒間開瞼し連続撮影を行っても, ほとんど温度の変化は認められない. しかし,

ドライアイ患者の眼表面は，開瞼直後は 34.45±0.86℃ と健常人と差はないが，10 秒間開瞼すると，表面温度が有意に低下する結果になった．ドライアイ患者では眼表面の涙液の安定性が悪くなるため，気化熱が発生し，温度変化につながっているのではないかと考えている．

アレルギー性結膜炎の評価（図 4）[4]

アレルギー性結膜炎の重症度スコアリングは，自覚症状と他覚所見で行われているが，再現性，公平性の面では限界がある．抗原誘発試験でアレルギー性結膜炎を強制的に発症させると，結膜表面の温度が有意に上昇し，充血スコアと相関を認めた．また，抗アレルギー点眼薬を投与することにより，有意に結膜の温度上昇を抑制し，点眼効果を眼表面温度という数値で示すことが可能であった．

（原　祐子）

マイボグラフィー

マイボーム腺とは？

マイボーム腺は皮脂腺の一種であり，涙液の油層を形成し，過剰な涙液の蒸発を防ぐ役割をしている．瞼板腺ともいう．上眼瞼に約25〜30本，下眼瞼に約15〜20本ある．

マイボーム腺関連疾患はドライアイの主因

最近，ドライアイの主因はマイボーム腺機能不全(meibomian gland dysfunction；MGD)であることが報告された[1]．この報告によると，マイボーム腺機能不全が原因のドライアイは全体の約86％と，涙液減少型が原因のドライアイより圧倒的に多いことがわかった．

文献は p.389 参照.

マイボグラフィーとは？

マイボグラフィーとは，マイボーム腺を皮膚側から透過すること

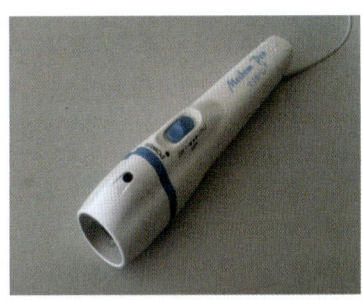

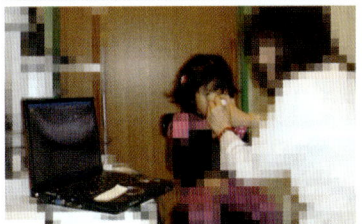

a. ノンコンタクトマイボグラフィー DC-4（トプコン）　　b. マイボペン®（JFC）

図1　非接触型マイボグラフィー装置
a. ノンコンタクトマイボグラフィー DC-4（トプコン）．スリットランプに赤外線照明とCMOSカメラを付属させている．眼表面診察の一連の流れのなかにマイボーム腺形態観察を組み込むことが可能．
b. マイボペン®（JFC）．赤外線LED光源とCMOSカメラよりなる．120gと軽量でポケットに入るサイズ．

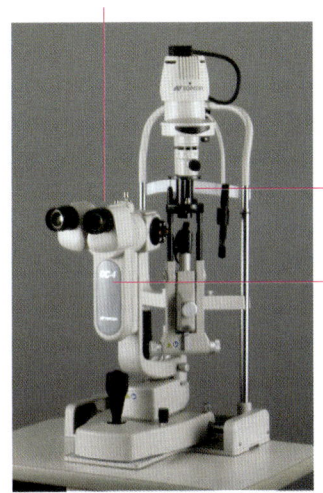

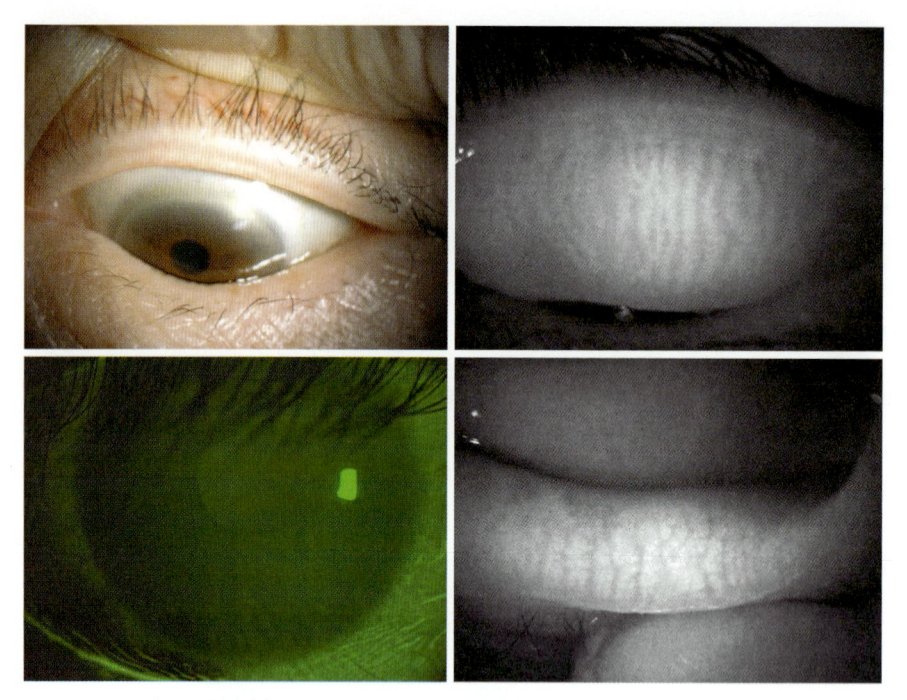

図2 マイボーム腺観察の一連の流れ（健常眼）
42歳，男性．眼瞼縁所見（左上図），フルオレセイン染色をして角結膜上皮障害，涙液層破壊時間，メニスカスの観察（左下図）のあと，マイボーム腺の形態を非侵襲的に観察する（右上図，下図）ことが可能．白いほうがマイボーム腺．健常眼で，鼻側から耳側までマイボーム腺がきれいに並ぶ．

により，マイボーム腺の構造を生体内で形態学的に観察する方法である．30年以上前，Tapie R[2]によって初めての報告があって以来，さまざまな改良がなされてきたが，光源プローブが患者眼瞼に直接接触することによる，疼痛や不快感を解消することはできなかった．また，従来の光源プローブの照射範囲も狭く，上下眼瞼耳側から鼻側まで全体を把握するためには時間と苦痛を伴う侵襲的検査と位置づけられ，一般外来で普及することはなかった．そこで，筆者らは，非侵襲的にマイボーム腺を観察できるマイボグラフィーの開発を行った[3,4]．

非侵襲的マイボグラフィーの開発

スリットランプ付属式非侵襲的マイボグラフィー（**図1a**）：赤外線照明，CMOSカメラ[*1]をスリットランプに付属させたもの．スリットランプ付属式マイボグラフィー（ノンコンタクトマイボグラフィーDC-4，トプコン）の利点は，一般外来で患者を診察する流れのなかにマイボグラフィーを自然に組み込むことが可能なことである．マイボーム腺開口部周辺や眼瞼の状態を細隙灯顕微鏡の散乱光

[*1] **CMOS**
complementary metal oxide semiconductor.

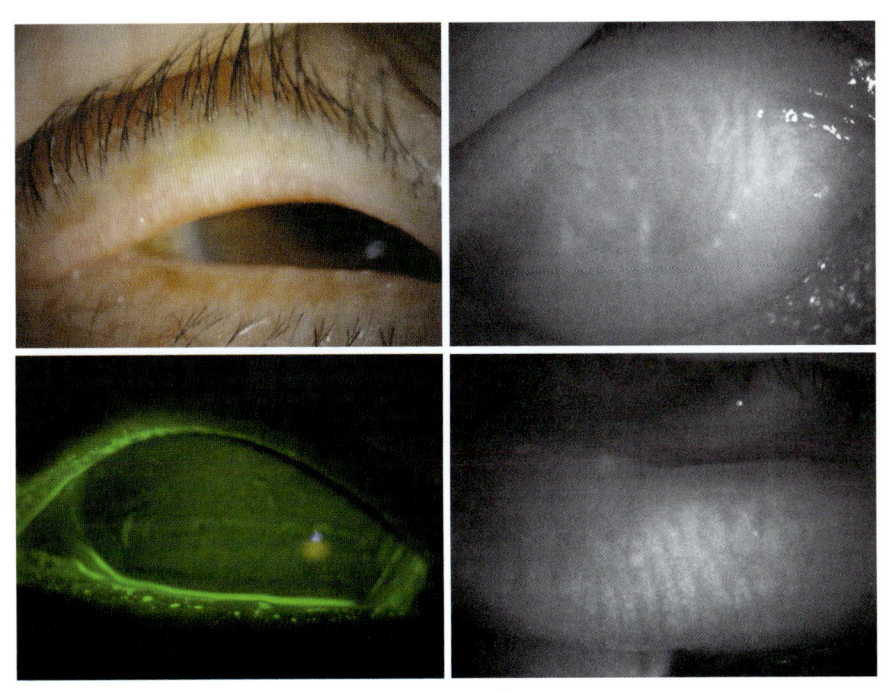

図3 マイボーム腺観察の一連の流れ（MGD眼）
73歳，男性．眼瞼縁所見で開口部閉塞を認める（左上図）．角結膜上皮障害がなくても涙液層破壊時間の短縮がある（左下図）．マイボグラフィーでマイボーム腺の短縮，導管の狭小化，脱落，拡張所見を認める（右上図，下図）．
MGD：meibomian gland dysfunction（マイボーム腺機能不全）

を用いて観察したのち，フルオレセイン染色をして，ブルーフィルタ（もしくはブルーフリーフィルタ）で角結膜上皮障害の観察，涙液層破壊時間（tear film break-up time；BUT）の計測を行う．その後，さらにフィルタを赤外線透過フィルタにし，患者の上下眼瞼の瞼結膜を翻転しながら，観察用モニターでマイボーム腺を観察，評価する（図2）．このとき，倍率は細隙灯顕微鏡の範囲内であれば自由に変更できるので，まず弱拡大で眼瞼全体を観察し，マイボーム腺の脱落，短縮，途絶，拡張，歪曲など異常所見を見つけたら，その部分を強拡大にして腺房まで詳細に観察する（図3）．ここまで通常3分以内で終了する．

持ち運び式非侵襲的マイボグラフィー（図1b）：赤外線LED（波長940nm），CMOSカメラよりなる．持ち運び式マイボグラフィー（マイボペン®，JFC）の利点は，まさに持ち運び可能なことである．往診，手術室，検診，海外など，ポケットに入るサイズで重さも120gと軽量なため，どこでもマイボーム腺を観察することができる．細隙灯顕微鏡の顎台に顔をのせられない乳児や，重症の全身疾患を抱えた入院患者のマイボーム腺も観察可能である．

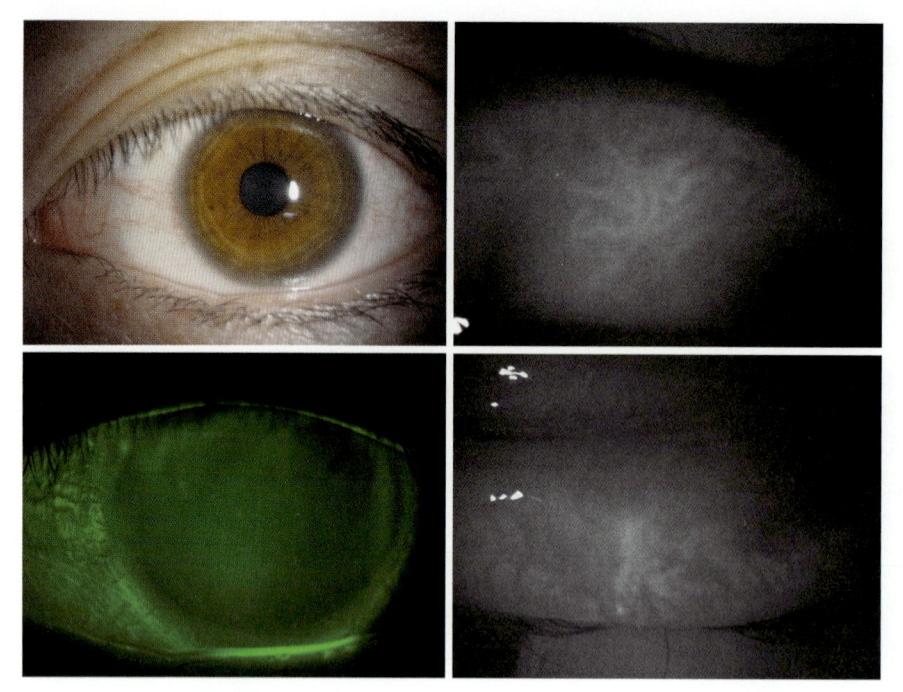

図4 マイボーム腺観察の一連の流れ（ハードコンタクトレンズ装用眼）

32歳，男性．ハードコンタクトレンズを23年間装用している．ドライアイ症状が強い．球結膜充血，下眼瞼縁の不整を認める（左上図）．BUTは2秒，Schirmer検査は5mm．角結膜上皮障害はない．メニスカス低い（左下図）．非侵襲的マイボグラフィーで上下眼瞼のマイボーム腺に高度の脱落，短縮，屈曲を認める（右上図，下図）．

従来型と非侵襲的マイボグラフィーの見えかたの違い

　従来のマイボグラフィーは皮膚側にプローブを接触させ，透過光でマイボーム腺を観察するため，マイボーム腺は黒く見える．非侵襲的マイボグラフィーは結膜側からの反射光によりマイボーム腺を観察するため，マイボーム腺は白く見える．

非侵襲的マイボグラフィーは何を見ているか？

　非侵襲的マイボグラフィーで白く写る部分は，マイボーム腺分泌脂（meibum）の自発蛍光を反映していると考えられている．黒く写る部分はmeibumの充填されていないところなので，①腺構造が破壊されたdrop outと，②腺構造は破壊されておらず角化物が堆積しただけの部分や，meibumの成分や量が変化，減少した部分と考えられる．

マイボグラフィーと油層の関係

　マイボグラフィーはマイボーム腺の構造の検査であり，インターフェロメトリー法で得られるような涙液油層の検査ではない．しか

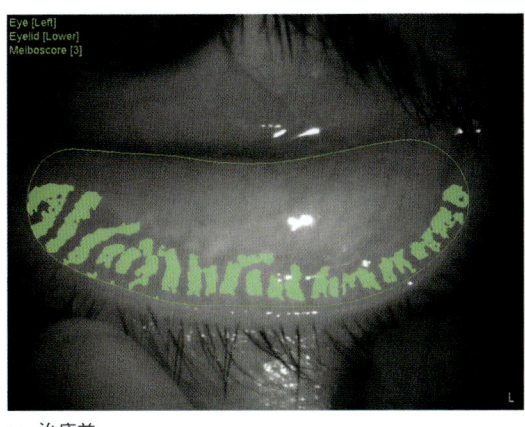

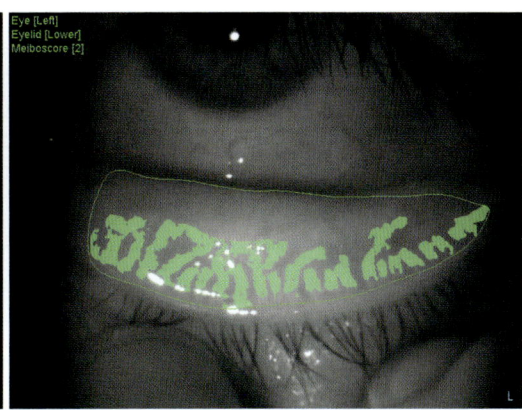

a. 治療前　　　　　　　　　　　　　　　　b. 治療後

図5　温罨法の効果の定量解析
28歳，女性．温罨法（あずきのチカラ〈桐灰化学〉を1日5分間，朝晩の2回，2週間施行）前後でマイボーム腺領域を定量評価した．治療前（a）と後（b）を比較すると，マイボーム腺領域は17.5％増加した．温罨法前後でBUTも有意に延長し，meibumの性状も改善した．

し，非侵襲的マイボグラフィーを用いて観察したマイボーム腺消失面積と自覚症状，涙液油層の厚み，NIBUT（non-invasive break-up time）と相関があった，との報告がされている[5,6]．

ocular surface 関連疾患とマイボーム腺の形態変化

　コンタクトレンズ装用（**図4**）やアレルギー性結膜炎，抗緑内障薬長期点眼によってもマイボーム腺の形態が変化することが，筆者らの研究で明らかになった．最近では，lid and meibomian gland working group（LIME研究会）の多施設研究により，角膜フリクテンを繰り返す小児のマイボーム腺の形態に変化があることが報告された．さらに，脂腺癌と霰粒腫の鑑別に有用であったという報告もされている[7]．

非侵襲的マイボグラフィーを用いたマイボーム腺の定量化

　マイボーム腺の消失面積は，半定量的にマイボスコア[2]が用いられてきたが，治療前後での評価にはさらに詳細なマイボーム腺領域の定量化が必要であった．筆者らはDC-4（トプコン）で撮影したマイボーム腺領域を定量解析するソフトウェアをトプコンと共同開発した．これを用いれば，点眼によるMGD治療，温罨法によるMGD治療（**図5**），内服薬によるMGD治療前後での評価を容易にすることができる[8,9]．

マイボグラフィーの今後

　マイボーム腺機能不全の患者数の多さから，その重要性は再認識

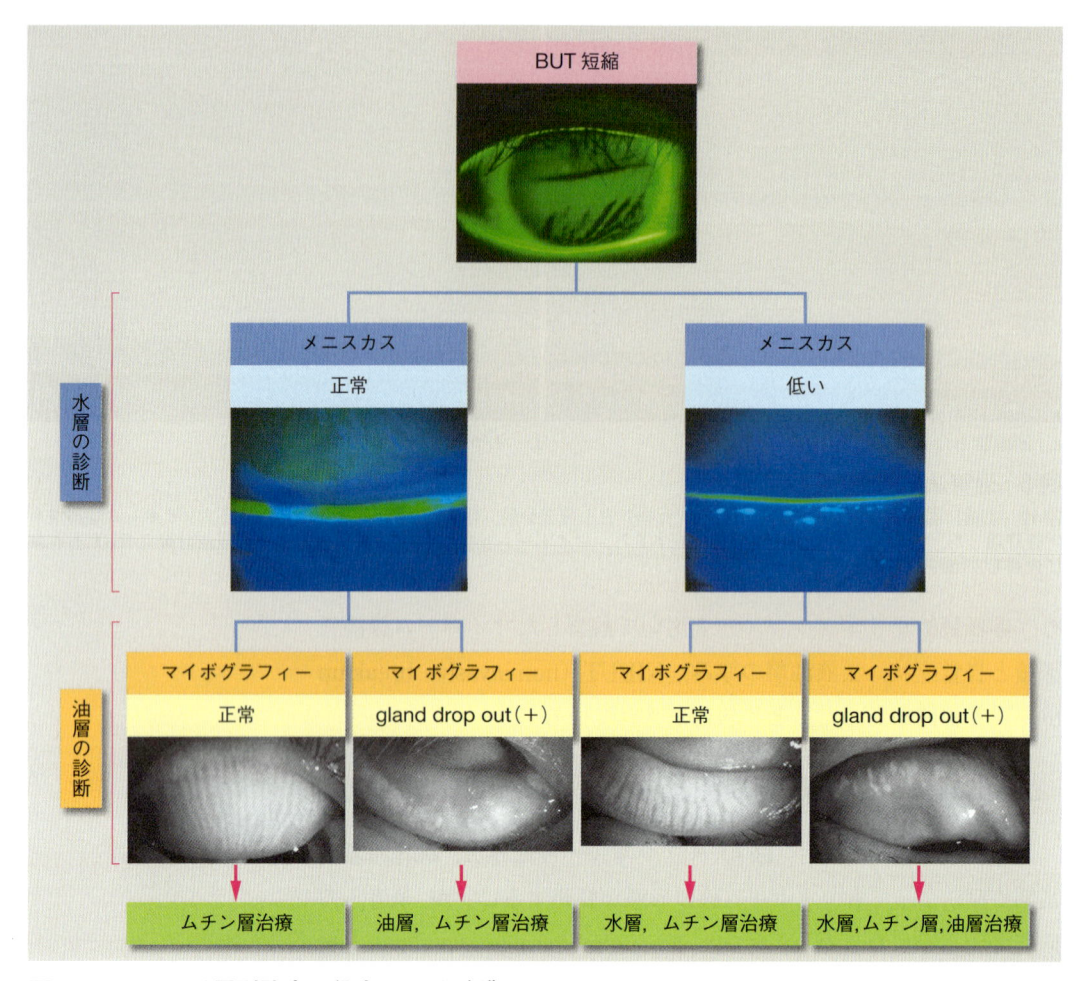

図6 ドライアイ層別診療に役立つマイボグラフィー
角結膜上皮障害がなくても涙液層破壊時間の短縮がみられたら涙液不安定化のサインと考え，水層，油層の診断をする．水層の診断はメニスカス観察が簡易的である．油層診断では眼瞼縁異常所見とよく相関し，再現性，客観性の高い検査がマイボグラフィーである．層別診断に基づき，ドライアイ診断を行ったのちは，油層にダメージがある場合，油層の治療を行う．油層の治療とは，温罨法，眼瞼清拭，油成分の補充などである．

されているが，残念ながら特効薬といえるような治療法はまだない．病態の解明がまだ完全には進んでいないのが現状である．しかし，早期に診断し，早期に治療することができれば病状をコントロールすることが可能である．マイボーム腺の形態観察は客観的で再現性が高い．マイボーム腺領域を定量することによって治療の効果も判定できる．ドライアイ層別診療においても油層診断のキーとなる検査である（図6）．著しくQOLを低下させるドライアイ患者，MGD患者の早期診断，早期治療のためにも，今後マイボグラフィーはocular surface関連疾患診断の要として"特殊検査"ではなく，"Routine examination"になるものと考える．

〔有田玲子〕

生体共焦点顕微鏡

測定原理

共焦点顕微鏡は共焦点原理を利用した顕微鏡で，近年の科学研究分野では一般的に広く用いられている．一方で，生体共焦点顕微鏡は，角膜のみならずオキュラーサーフェスを非侵襲的に細胞レベルで観察できることから，主に眼科領域で臨床に用いられるようになってきた．

共焦点光学系とは，対物レンズと観察対象との間にピンホールまたはスリットを置くことで，焦点面からの光（映像）のみを対物レンズでとらえ，焦点面以外からの光（映像）を排除することにより高い空間解像度を有する画像を獲得する光学系である（図1）．

検査機器

これまで，生体角膜を観察する共焦点顕微鏡として tandem scanning confocal microscope（TSCM）や slit scanning confocal microscope（SSCM）が開発・応用されてきた．現在おもに使用されてい

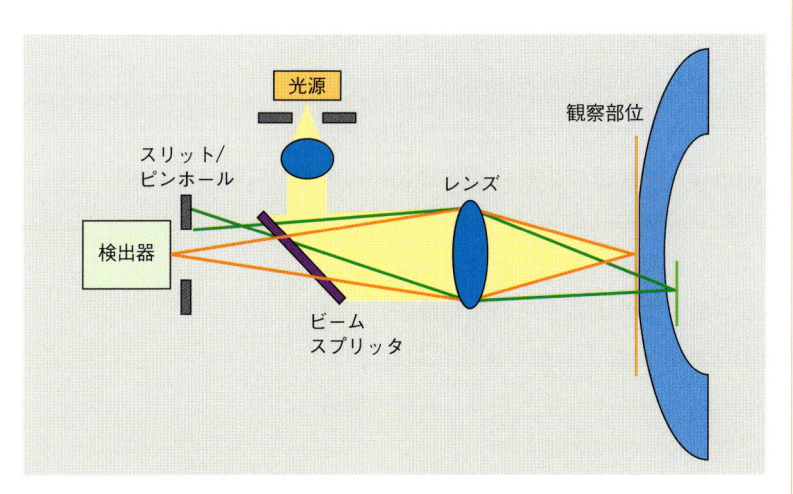

図1 共焦点の原理
光源・対物レンズの焦点・ピンホールの3か所が光学的に共役な位置（共焦点）にある．緑線で示される非焦点面からの光は，検出器の前に設置してあるスリットまたはピンホールによりカットされるため，焦点面からの光（オレンジ線）のみ検出される．

機器名 (メーカー)	tandem scanning confocal microscope	Confoscan (トーメーコーポレーション，ニデック)	HRT II-RCM (Heidelberg Engineering)
スキャン方法	pinhole scanning	slit scanning	laser-scanning
光源	水銀灯	ハロゲンランプ	ダイオードレーザー
外観		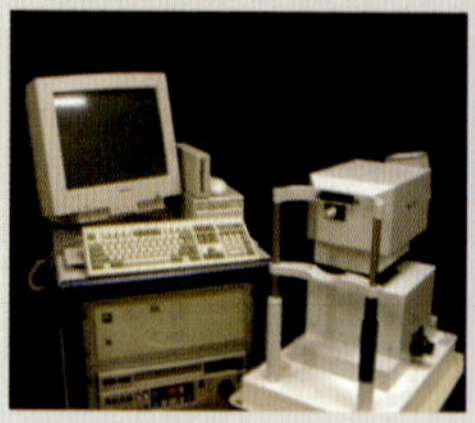 Confoscan 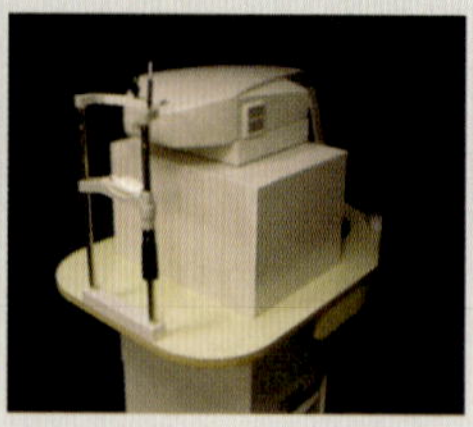 / Confoscan 2	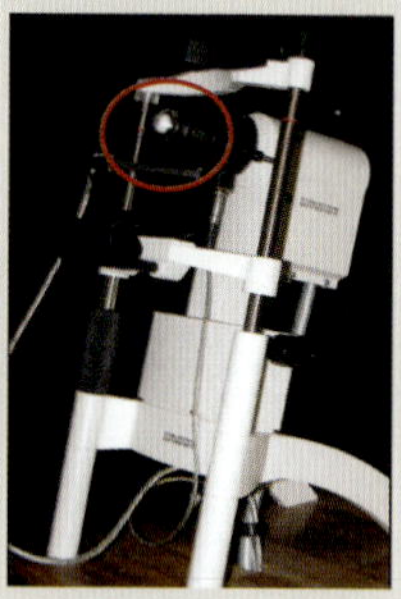 HRT II-RCM (○：RCM 〈Rostock Cornea Module〉)

図2　生体共焦点顕微鏡の種類とその特徴

る生体共焦点顕微鏡には，ハロゲン光を光源とするConfoscan 3あるいは4（ニデック）と，ダイオードレーザー光を光源とするHeidelberg Retina Tomograph IIあるいはIII（HRT II or III, Heidelberg Engineering）に前眼部観察用のモジュール（Rostock Cornea Module；RCM, Heidelberg Engineering）を装着するものがある（図2）．本項では，HRT II-RCMにより得られた画像を提示している．HRT II-RCMは，光源がダイオードレーザーであることで高い解像度の画像が得られ，角膜以外にも結膜などの組織も観察可能となり，その応用範囲が拡大してきている．また，生体共焦点顕微鏡は組織を直接採取することなく細胞レベルで病態の把握を可能とした非侵襲的な検査機器であり（*in vivo* biopsy）[1]，疾患の診断の補助的使用のみならず，繰り返し検査することで治療の効果判定にも用いることができる有用な検査機器である．生体組織内の構造や構成細胞がライブ画像として観察できるため，病変部の所見をその場で解釈し，ほかの検査結果とともに診断の一助とすることができる．現在では，生体共焦点顕微鏡を用いた臨床研究が数多く報告され，結膜や眼瞼疾患の病態解明に応用範囲は拡大してきている．

文献はp.390参照．

生体共焦点顕微鏡での観察（1）健常所見

角膜上皮細胞層：1〜2層の表層細胞層，2〜3層の翼細胞層，1層

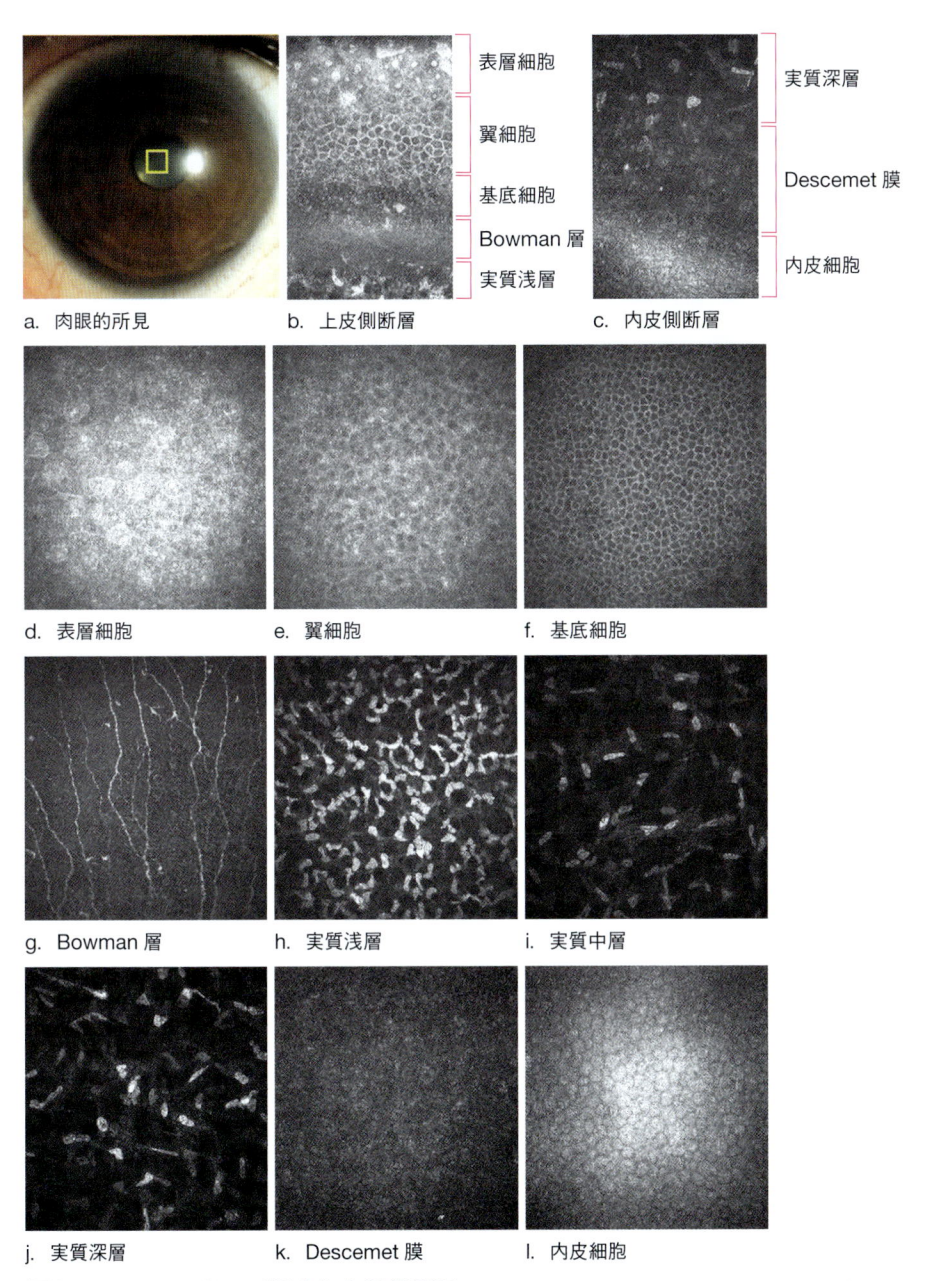

1. 前眼部測定装置の原理と結果の読みかた　27

a. 肉眼的所見　　b. 上皮側断層　　c. 内皮側断層

（b画像ラベル：表層細胞／翼細胞／基底細胞／Bowman層／実質浅層）
（c画像ラベル：実質深層／Descemet膜／内皮細胞）

d. 表層細胞　　e. 翼細胞　　f. 基底細胞

g. Bowman層　　h. 実質浅層　　i. 実質中層

j. 実質深層　　k. Descemet膜　　l. 内皮細胞

図3　HRT II-RCM で観察した健常所見（aの黄色四角の1辺，b，cの長辺，およびd〜l の各画像の1辺は400μm）

の基底細胞層と，細胞密度・形態の異なる細胞の層構造が明瞭に観察される．表層細胞と翼細胞では，ほとんどの細胞で核が明瞭に認識される．一方，基底細胞では細胞が小さく，核の識別が困難である．また，Bowman層に比較的直線的に周辺から中央に走行する上皮下神経叢が観察される．角膜実質では，実質細胞の核および細胞質がみられ，実質内の神経線維もみられる．実質を浅層，中層，深

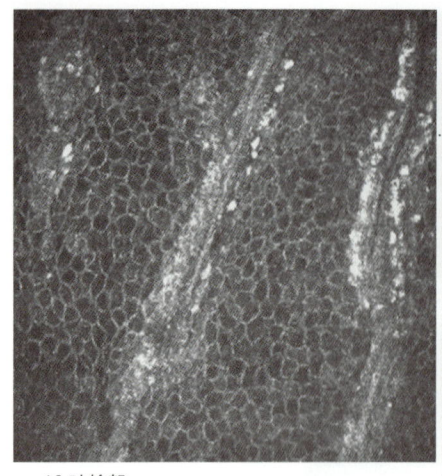

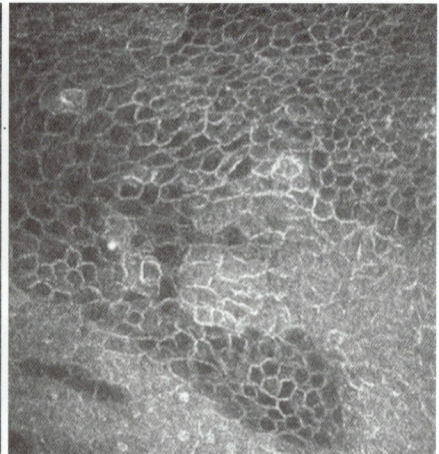

a. 12時輪部　　　　　　　　　　　　b. 3時輪部
図4　角膜輪部のHRT II-RCM所見

層に分けて観察すると，細胞密度は浅層＞＞深層＞中層である．細胞形態は，浅層の実質細胞は，中層，深層の実質細胞に比べてやや小さい．角膜内皮層の観察においては，スペキュラーマイクロスコープで用いられている鏡面反射の原理ではなく直接観察しているために，内皮面の凹凸がある場合でも内皮細胞をとらえることができる．また，断層像を撮影すると，あたかも組織切片を見ているかのように角膜各層の層構造を細胞レベルで観察が可能である（図3）．

角膜輪部：特徴的なpalisades of Vogt（POV）構造が認識され，結膜との境界が明瞭に観察される．12時，6時方向と，3時，9時方向で所見が異なる．12時，6時方向ではPOVである線状構造がみられるが，3時，9時方向では輝度の異なる細胞群が地図状や島状を呈し混在している（図4）．

結膜：上皮表層細胞は角膜に比べて高輝度で細胞密度が高く，ところどころに低輝度な杯細胞がみられる．基底細胞層においては，表層細胞よりは細胞密度が高いものの細胞形態は角膜に比してばらつきが大きい．結膜上皮下組織である粘膜固有層には，線維性構造物と血管が観察される．さらに深層にあるTenon囊には，高輝度で規則的な方向性をもたない線維性構造物が観察される（図5）．

その他：マイボーム腺や結膜などの透明性の低い組織でも，透明性に応じた深さまで細胞レベルでの観察が可能である．

生体共焦点顕微鏡での観察（2）病的所見

細隙灯顕微鏡で認識できる角膜の異常所見としては，種々の原因

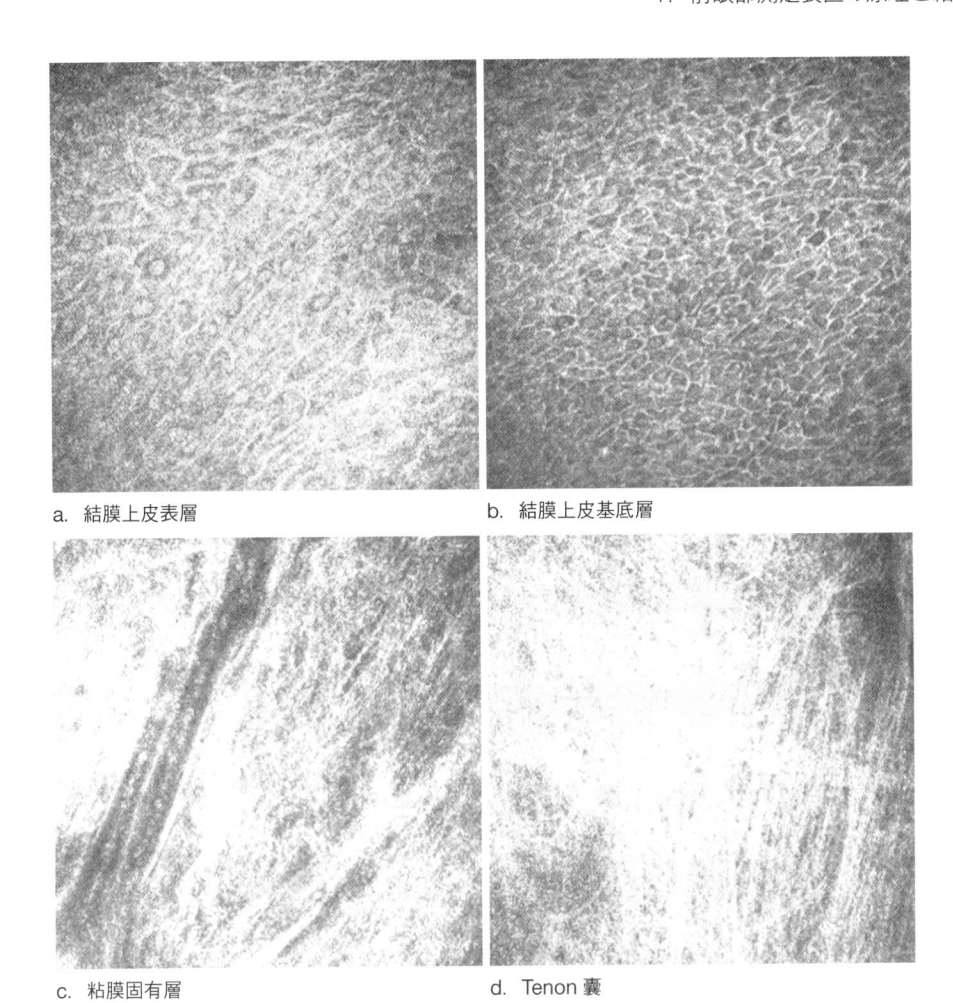

a. 結膜上皮表層
b. 結膜上皮基底層
c. 粘膜固有層
d. Tenon 囊

図5 健常結膜の HRT II-RCM 所見

疾患に伴う浮腫，浸潤，沈着，瘢痕などによる角膜の透明性低下（混濁）や，生体染色により明らかになる点状表層角膜症やびらんなどがある．生体共焦点顕微鏡を用いることで，それぞれの所見がより高倍率で観察でき，その病態が細胞レベルで観察できる．具体的には，好中球や樹状細胞などの病変に浸潤してきた炎症細胞や実質細胞の形態変化（活性化）あるいは角膜後面沈着物（keratic precipitates；KPs）などの内皮の変化がみられる．感染症症例では，病巣部に真菌やアメーバシストなどの起炎病原体が観察されることもある．また，同時に直径 10〜15μm の分葉核をもつ好中球を思わせるものや，非感染性角膜疾患ではリンパ球と思われる円形構造物が角膜実質内に観察される．さらに，上皮基底細胞から Bowman 層上に Langerhans 細胞やマクロファージと考えられる樹状細胞の浸潤がみられる（**図6, 7**）．角膜移植後の拒絶反応を疑わせる症例では，感

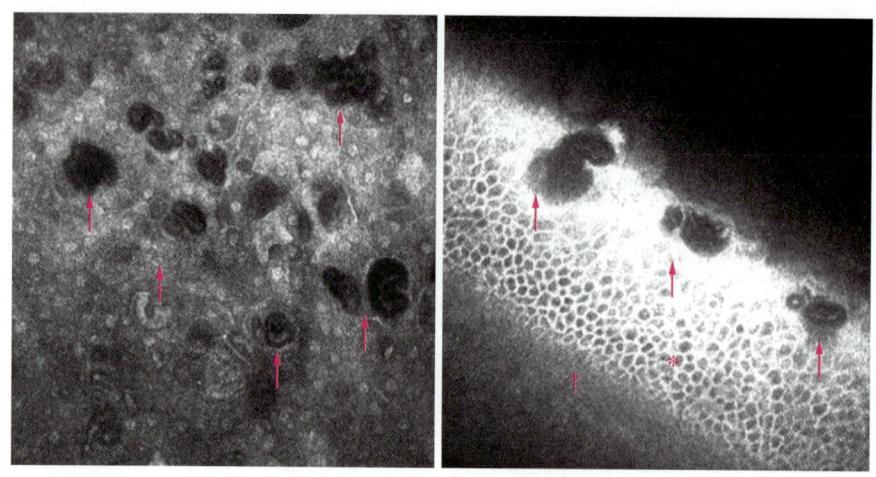

a. 上皮浮腫

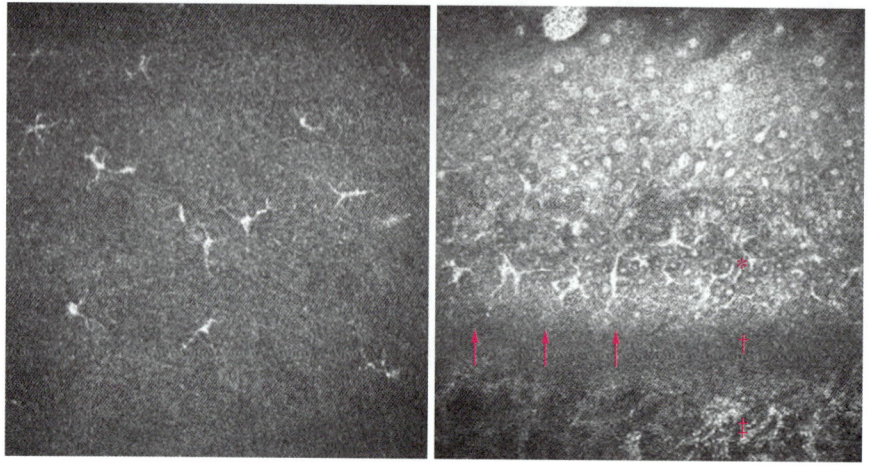

b. 樹状細胞の浸潤

図6 断層像による病変の局在確認（＊：基底細胞層，†：Bowman層，‡：実質浅層）
a. 上皮浮腫は，上皮層のより表層側に存在することがわかる（矢印）．
b. 樹状細胞の浸潤は，主として基底細胞層に生じていることがわかる（矢印）．

染症との鑑別も重要となる．その際，角膜後面沈着物を観察すると，拒絶反応で樹状細胞やクラスターになったリンパ球と思われる小球状細胞がみられる（図8）．一方，細菌や真菌による感染性角膜炎の場合は，好中球を思わせる孤立した球状細胞が観察される．したがって，浸潤細胞の種類から原因を推測することもできるので，ぶどう膜炎の鑑別にも応用が可能である．

さらに，上皮内癌の症例では上皮細胞の核の大小不同や細胞分裂像，癌真珠様の所見も観察され，さながら病理標本をみているような像が得られることもある（図9）．

各種疾患において特徴的な所見や疾患横断的な生体反応を観察することができる．これらの異常所見は，ほかの検査所見とあわせて

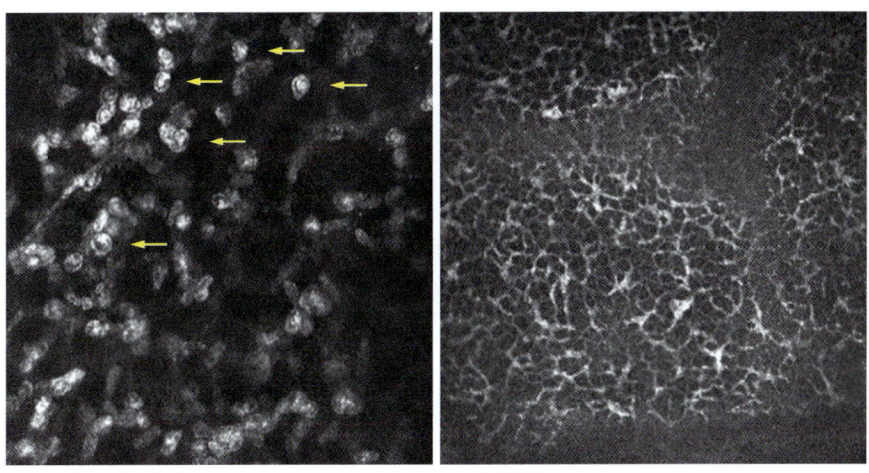

a. 分葉核をもつ好中球   b. 樹状細胞

図7 浸潤の HRT II-RCM 所見
a. 直径 10〜15μm の分葉核をもつ好中球を思わせる円形構造物（矢印）が多数みられる．
b. Bowman 層にみられた樹状細胞．

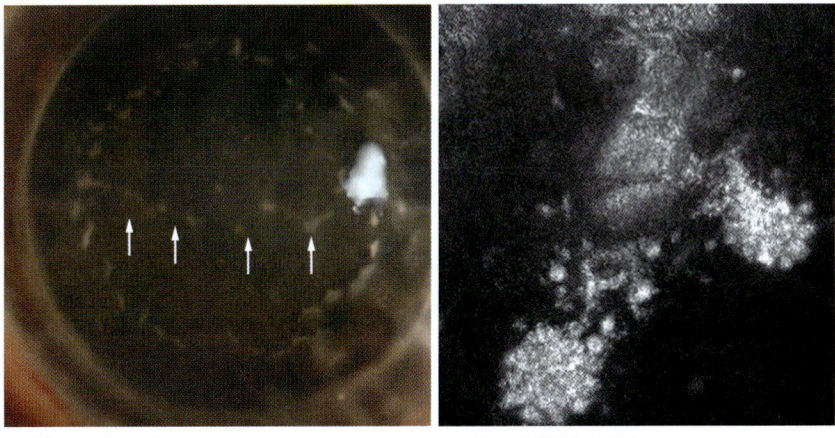

a. Khodadoust line   b. リンパ球のクラスター

図8 角膜移植術後拒絶反応の HRT II-RCM 所見
a. 角膜移植術後拒絶反応症例の前眼部写真．拒絶反応の特徴的所見である Khodadoust line（矢印）がみられた．
b. 内皮面に多数のリンパ球と思われる小円形細胞がクラスターを形成した角膜後面沈着物がみられた．

総合的に診断や治療効果の判定に用いる．

まとめ

　生体共焦点顕微鏡は，生体生検（*in vivo* biopsy）[1] として病態を把握・予測できる有用なツールである．細胞レベルで観察可能であり，異常所見の局在と形状の把握に優れている．また，非侵襲的に繰り返し検査が可能で，治療の前後を検査することにより治療効果の判

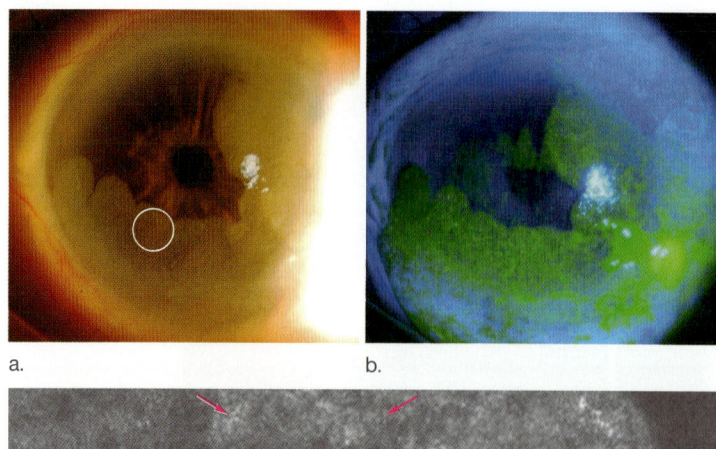

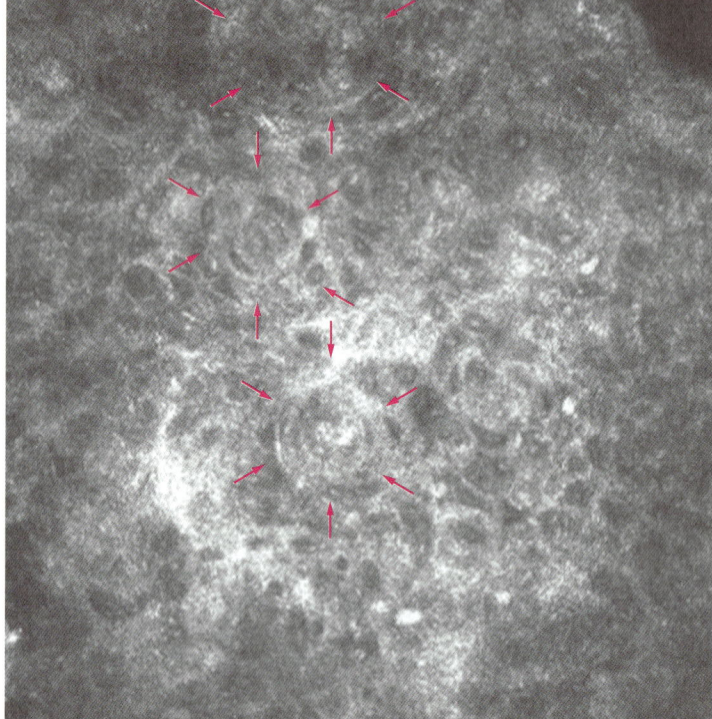

図9 上皮内癌（CIN）の HRT II-RCM 所見

a. CIN（conjunctival intraepithelial neoplasm）症例の前眼部写真．
b. フルオレセイン染色で CIN の拡大範囲が確認できる．
c. 前眼部写真（a）の白丸で囲まれた部位の HRT II-RCM 像．輝度の高い上皮層で，核の大小不同や複数の癌真珠様所見（矢印）がみられる．

定や再発の発見に力を発揮する．しかしながら，得られる画像が白黒であり細胞内微細構造の描出は困難である．また，混濁が強い場合には観察に限界があり，現在使用できる機種では観察部位の正確な同定が困難である．今後，同一部位の観察における高い再現性と取得データを3次元画像に再構築が可能となれば定量的な検討も可能となる．さらに，より高倍率で細胞レベルでの情報が得られるようになり，自動撮影モードなどのハードウェアの発展とソフトウェアの開発による再現性や定量的解析の実現により診断精度の向上が期待される．

〔近間泰一郎〕

クリニカル・クエスチョン
生体共焦点顕微鏡で感染症の病原体がわかりますか？

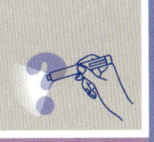

Answer 現在，使用できる生体共焦点顕微鏡では，拡大率と解像度の限界で見える病原体は限られます．見える病原体は，真菌，特に糸状菌と，大きさから酵母菌とアカントアメーバのシストです（図1, 2）．より高い拡大率での観察が可能となれば，各種細菌の観察が可能となります．

a.

b.

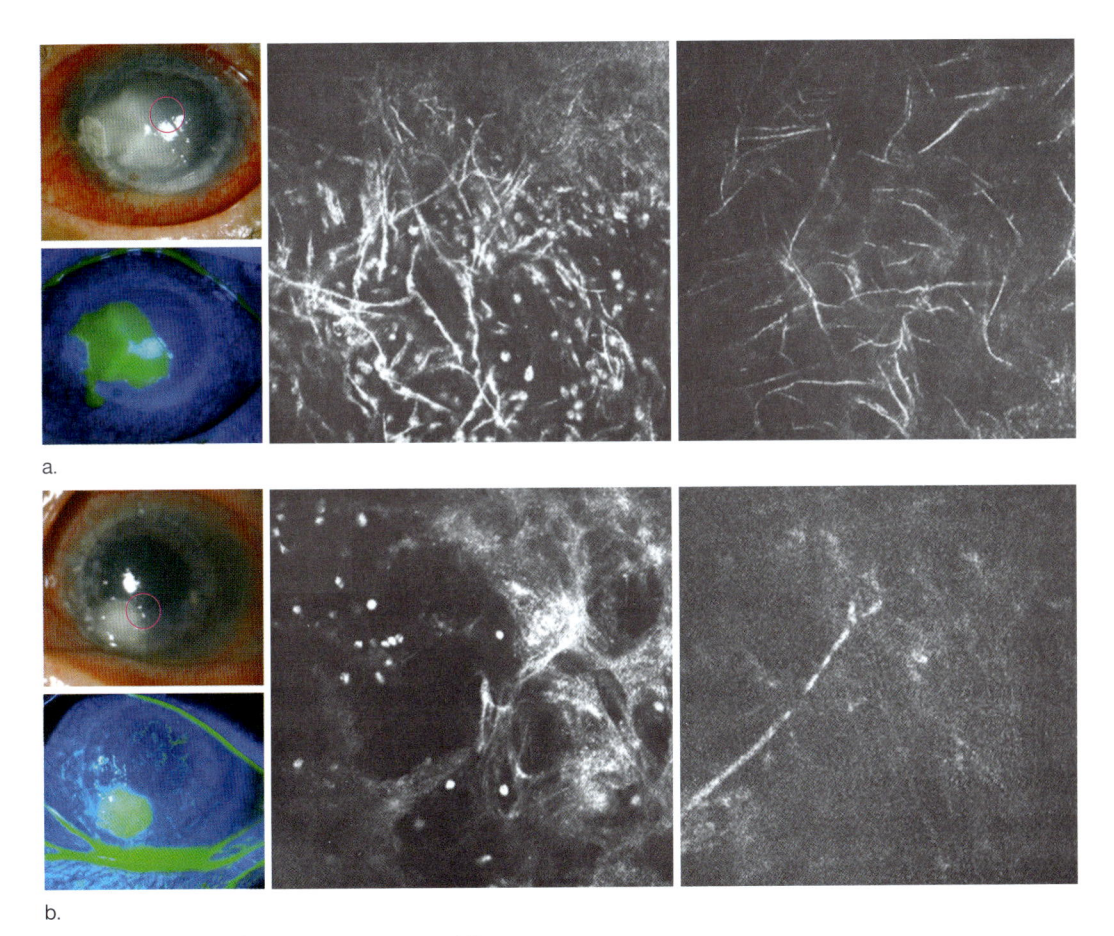

図1 真菌性角膜炎の HRT II-RCM 所見
2症例とも角膜移植術後にみられた真菌感染症．上皮欠損を伴った実質混濁がみられた．右のそれぞれ2枚の画像は，前眼部写真の赤丸で囲まれた部位のHRT II-RCM像で，左から実質浅層，実質深層の所見である．
a. 実質浅層から深層にわたり，糸状菌を思わせる線状の構造物が多数観察された．
b. 実質浅層には，約10μmの大きさの円形構造物がみられ，酵母型真菌による感染が疑われた．実質深層には，菌糸様構造物がみられた（培養検査結果：カンジダ）．

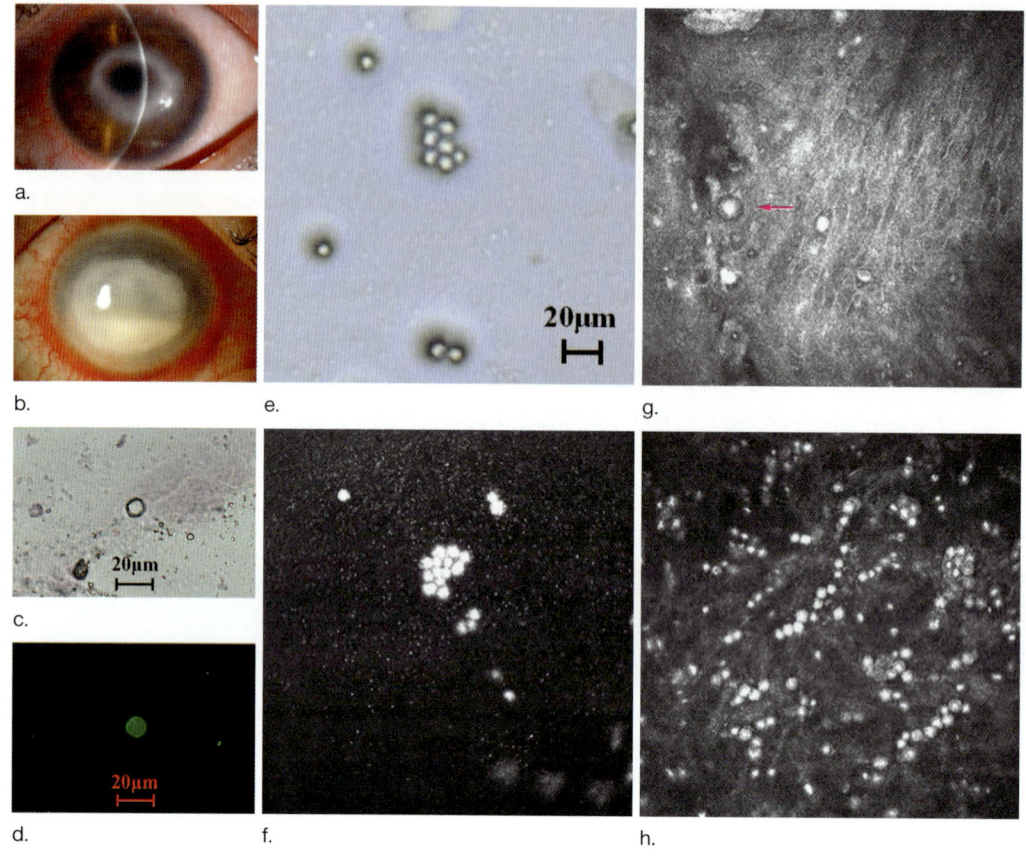

図2 アカントアメーバ角膜炎のHRT II-RCM所見
a. 移行期症例の前眼部写真.
b. 完成期の前眼部写真.
c, d. 病巣部擦過塗抹標本のファンギフローラY染色像. 約10μmの蛍光陽性であるアカントアメーバシストが観察された.
e, f. アメーバ培地上に確認されたシストと, そのHRT II-RCM所見.
g. 上皮細胞層内に観察されたアカントアメーバシスト. 10μm前後の多角形で高輝度な内容物を有する円形構造物が観察された.
h. 完成期の症例では, 実質内に多数のシストが観察された.

病原体の大きさを知ろう！

既存の生体共焦点顕微鏡で判別可能な細胞の大きさは, 少なくとも5μm必要である. その大きさを有する病原体は, 酵母型真菌やアカントアメーバのシストあるいは形態学的に特徴のある糸状型真菌である. 細菌の大きさは1～2μmしかなく, 画像上ではほぼ白色の点にしか認識されない.

高い拡大率が必要！

われわれは, 現存の生体共焦点顕微鏡の対物レンズに200倍の対物レンズを, 特別に作製したアタッチメントを介して, 非接触でス

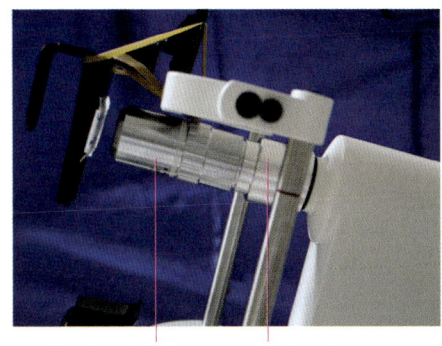

1. 前眼部測定装置の原理と結果の読みかた　35

図3　200倍の非接触対物レンズをアタッチメントで装着したHRT-III

今回は，各種病原微生物臨床分離株を培地からスライドグラス上に希釈・塗布し，乾燥したものを図のように固定して観察した．

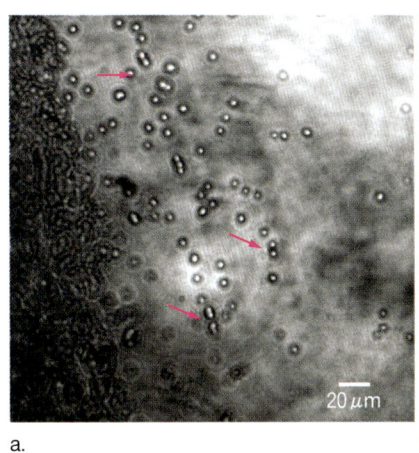

200倍の非接触対物レンズ　特製アダプター

a. 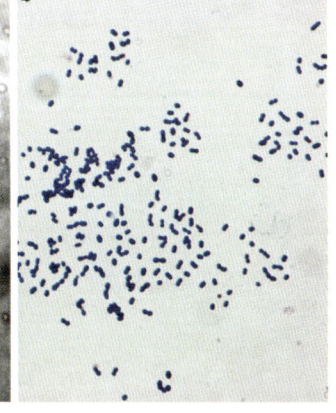　　　　　　　　　　　　b. フェイバーG染色（グラム陽性）

図4　スライドグラス上の肺炎球菌（*Streptococcus pneumoniae*）の観察像

莢膜様構造を有する双球菌の形態が描出された（矢印）．

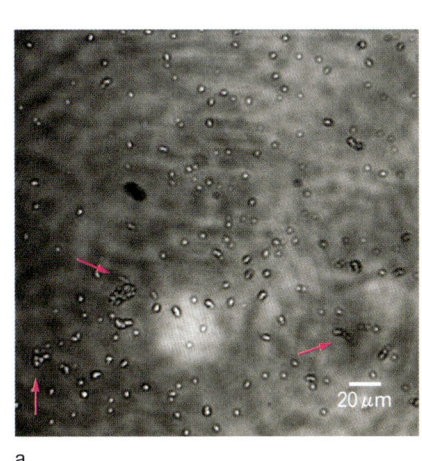

a. 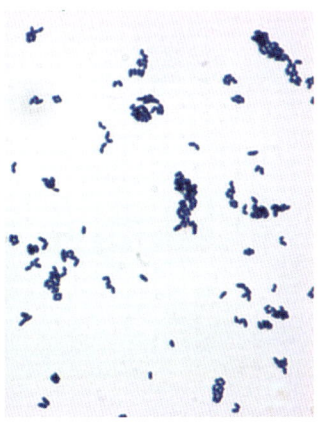　　　　　　　　　　　　b. フェイバーG染色（グラム陽性）

図5　スライドグラス上の*Corynebacterium* sp.の観察像

球状，棍棒状，団子状の多彩な形態が描出された（矢印）．

ライドグラス上の病原体を観察した（図3）．拡大率は，従来と比較して約1.6倍で，特徴的な形態を有する細菌は判別が可能であった．特に，角膜炎の起炎菌のひとつである双球菌で莢膜を有する肺炎球菌は，その形態を認識できた．また，コリネバクテリウムも同様に屈曲した形状の菌体を認識できた（図4～6）．

図6 スライドグラス上の緑膿菌（*Pseudomonas aeruginosa*）の観察像
a.
b. フェイバーG染色（グラム陽性）
小型の球菌から棍棒状の形態が描出された（矢印）．

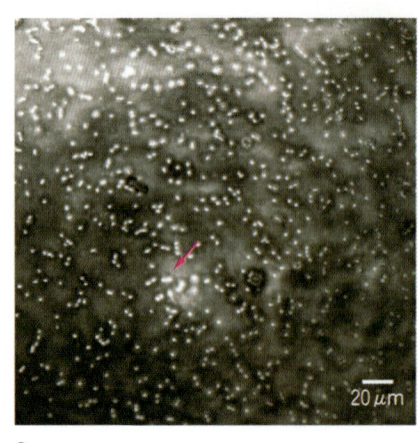

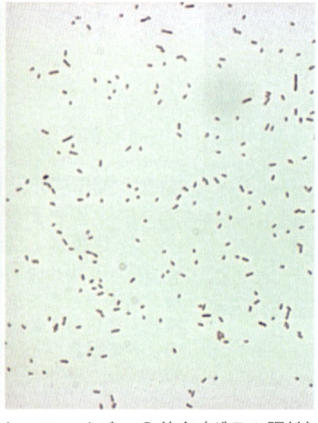

問題点は？

しかしながら，現時点のスペックでは作動距離が短く，非接触の対物レンズを使用していることもあり，画質に限界がある．より高倍で質の高い画質を得るために，光学系と撮影条件の最適化が必要である．

（近間泰一郎）

波面収差解析の測定原理

測定装置開発の背景

　眼の前眼部系は，涙液，角膜，前房水，水晶体，硝子体という透光体と，撮像する網膜が配置される光学系となっている．光学系であるため，個々の形状，屈折率による影響を受けた収差が存在し，網膜上への集光状態に影響を与える．屈折矯正手術や白内障手術など，透光体の形状を変化させたり，置き換えてしまったりすると，集光状態はさらに変化し，見えを大きく左右する．近年，屈折矯正手術の普及に伴い，眼の光学系を評価する必要性がさらに生じた．そこで眼の光学系を評価するために，波面センサーの開発が進められた．

波面収差測定の種類

　初めて行われた眼の収差測定として挙げられるのが，1600年頃に開発されたScheiner（シャイネル）の原理である[1]．Scheiner diskと呼ばれる二つのピンホールを眼前に置き，遠くの点光源からの光が網膜上で1点に見えるか，分離して見えるかで屈折異常の判定を行った．その後，さらに細かく瞳孔上の収差分布を測定できる装置が開発されていった．以下に代表的な波面収差測定の例を示す．

Hartmann-Shack（ハルトマン-シャック）波面センサー：眼の波面収差測定として最も多く利用されており，波面センサーというと，一般的にはこのHartmann-Shack波面センサーを指すと考えられる．詳細は後述する．

laser ray tracing（LRT）：細い光を視軸に平行に，瞳上の各位置にスキャンしながら眼に入射し，眼底に当て，その反射光をposition sensitive detector（PSD）などの検出器で取得する．正視で収差がなければ，各位置から入射した光の反射光は，検出器の同じ位置で検出されるが，屈折異常があったり，収差があったりすると，その量に対応して，ずれて検出される．そのずれ量を瞳上の入射した座標と対応させ解析することで，屈折量や収差が算出される（図1）．図1は，近視眼の測定であるため，周辺部に入射した光は，眼の光軸か

文献はp.390参照.

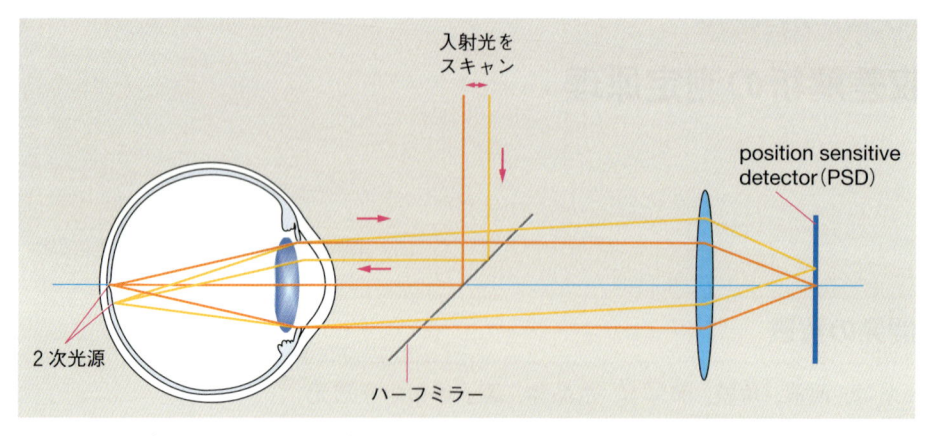

図1 LRT（laser ray tracing）の原理（近視眼の場合）

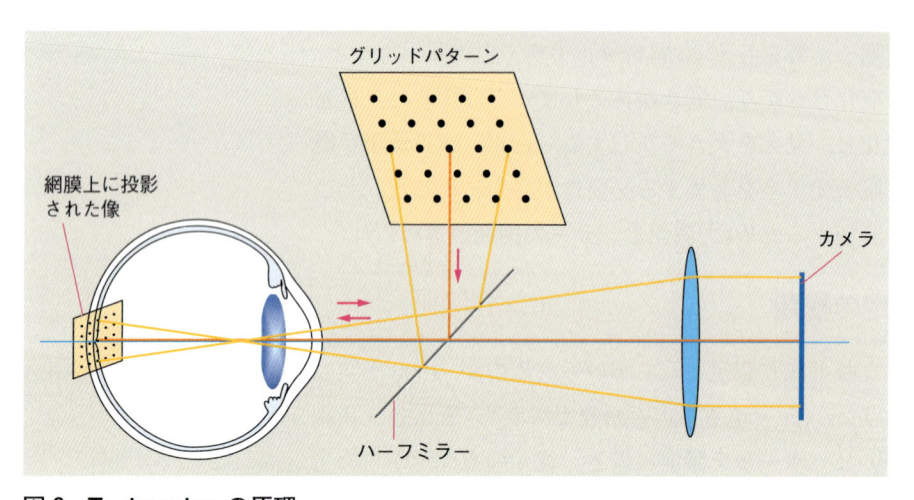

図2 Tscherningの原理

らずれた網膜上に当たっている．Hartmann-Shack 波面センサーと違い，光が入射する局所ごとに検出を行うため，各位置でのずれ量の対応づけを間違う可能性がきわめて低く，光学系の反射などによるノイズにも比較的強い．しかし，各位置でのデータ取得に時間のずれがあるため，眼球運動や涙液変化など時間的変化の影響を受けやすい．

iTrace™ Vision Analysis System（Tracey Technologies）はLRTを原理として製品化された装置である．波長785nmのレーザー光で瞳孔上256点，約400msで測定される．角膜トポグラファーも搭載され，両眼開放で物を見たときの片眼の測定も可能である[2]．

Tscherning 波面収差測定装置：グリッドパターンを眼底に投影し，その眼底上に投影されたグリッドパターンを観察する（**図2**）．眼底上のグリッドパターンは，眼の光学系を通ってきているため，眼の

収差の影響を受けてゆがむ．そのゆがみ具合から収差を計算する[3]．

WaveLight® Analyzer (Alcon) は，Tscherning 波面収差測定装置をベースとした装置である．波長 660 nm のレーザー光を 13×13 のグリッドパターンにして眼底に投影している．約 250 ms で測定される．

OPD-Scan：検影法を利用しているのが OPD-Scan（ニデック）である[4]．一定速度，一定方向に走査されるスリット状の近赤外光を角膜の中心から細い光で網膜上に投影する．眼底からの反射光を，絞りを通してフォトダイオードアレイで受光する．絞りは正視のときに眼底位置と共役になるように配し，近視で角膜側，遠視でその逆側に共役位置がずれる．絞りを通過した光のみフォトダイオードで検出され，絞りの共役位置が眼の屈折量によって変化するため，スキャンしたときに検出される光の時間関係が屈折量によって変わる．この時間関係から，スキャンした1経線上での屈折力誤差分布を測定できる．これを 180°回転させることで 360 経線のデータ取得が可能である．屈折力誤差分布データを波面収差に換算することで，波面収差分布を算出する．OPD-Scan は角膜トポグラファーも搭載されている．

その他：レーザーを眼に入射して自覚で測定する spatially resolved refractometer (SRR) なども挙げられる．

Hartmann-Shack 波面センサーによる波面収差測定

Hartmann は，1900 年頃にアレイ状の開口を用いて光学系を評価する方法を開発した[1]．その後，1970 年頃，Shack と Platt により，開口の代わりに小レンズを用いて改良し，これが Hartmann-Shack 波面センサーとなった[1]．この方法は，天文台での望遠鏡の光学的な改善のためにも使用されている．1990 年に，Liang らが Hartmann-Shack 波面センサーを初めて眼の光学測定に応用した[1]．測定された収差を補正することで眼の視細胞観察をするという応用もされている．

Hartmann-Shack 波面センサーを使用している装置は，トポグラファーを搭載して角膜収差と同時測定が可能な KR-1W（トプコン），WASCA Analyzer (Carl Zeiss Meditec), WaveScan WaveFront™ System (Abbott Medical Optics) などが挙げられる．

波面収差測定の原理：Hartmann-Shack 波面センサーの原理を**図3**に示す．Hartmann-Shack 波面センサーは，小レンズが格子状に並んでいる Hartmann 板と，小レンズの焦点面に位置するカメラで構

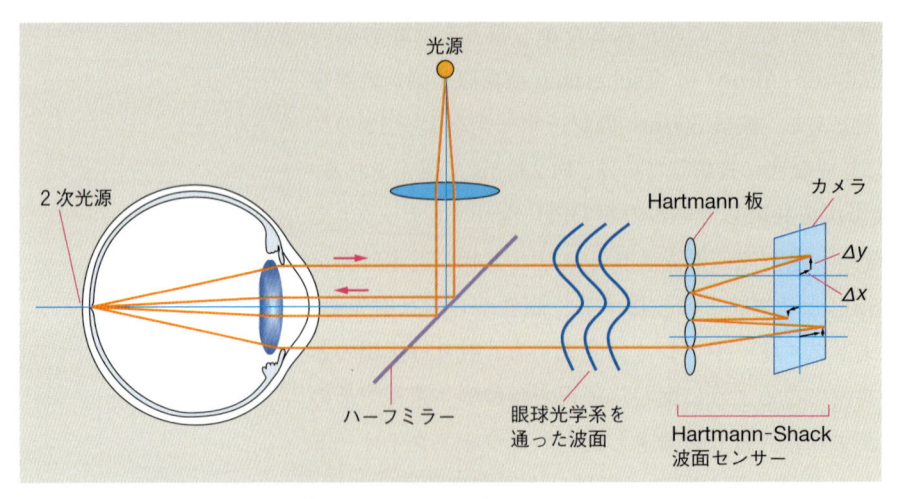

図3　Hartmann-Shack 波面センサーの原理

成されている．光源から出た光は，眼の収差の影響を受けない程度の細い光で，眼底上に集光するように眼に入射される．この光は眼底上に集光した点を2次光源として拡散反射され，瞳孔の全領域を通って眼の外に射出される．そして，波面センサー部で受光する．この波面センサー部への入射光は眼球内の光学系を通ってきているため，眼の光学系に収差があればゆがんだ波面をもつ光束となっている．この光束が各小レンズを通った後，この小レンズの光軸上に結像せず，ずれた位置に結像することになる．このずれ量を測定し，各小レンズを通った波面の傾きを測定する．

眼の収差を表すために，Hartmann-Shack 波面センサーへの入射波面 $W(X,Y)$ を式（1）のように n 次まで多項式近似する．

$$W=(X,Y)=\sum_{i=0}^{n}\sum_{j=0}^{i}C_i^{2j-i}Z_i^{2j-i}(X,Y) \quad (1)$$

ここで，Z_n^m には眼の収差を表すときに一般的に使用されている Zernike（ゼルニケ）多項式を用いた．C_n^m は Zernike 係数である．それぞれの焦点位置と対応する光軸の位置（無収差である場合の焦点位置）との X-Y 平面内のずれ量を Δx, Δy とし，小レンズの焦点距離を f とすると，各小レンズに入射した光束の X 方向と Y 方向，それぞれの傾きと波面の関係は，次の偏微分方程式で表される．

$$\frac{\partial W(X,Y)}{\partial X} = \frac{\Delta x}{f} \quad (2)$$

$$\frac{\partial W(X,Y)}{\partial Y} = \frac{\Delta y}{f} \quad (3)$$

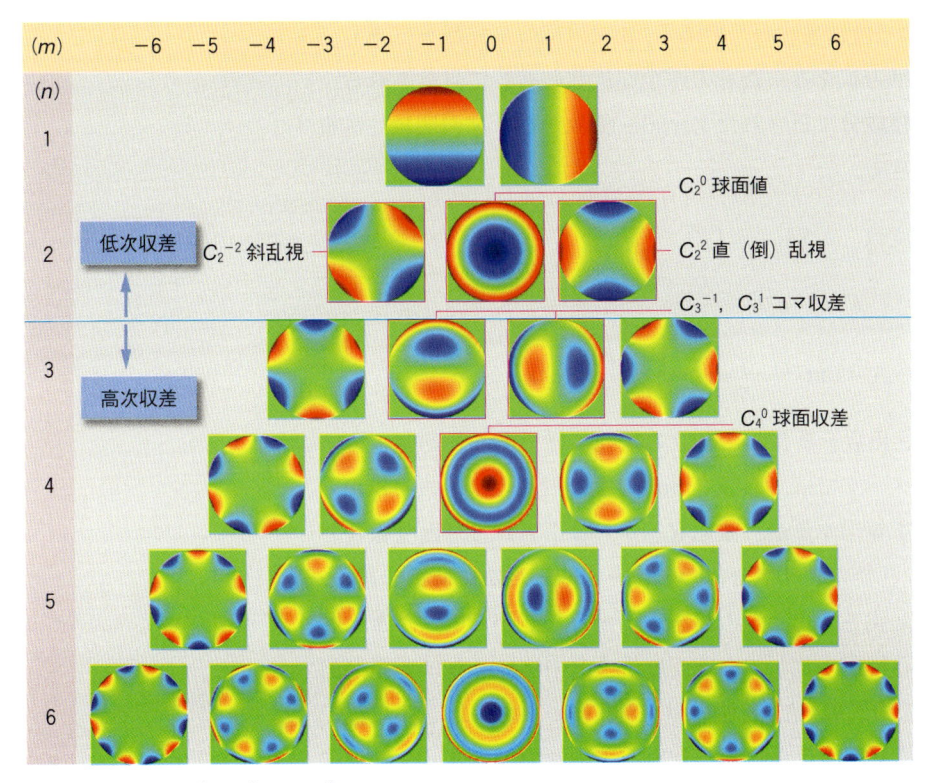

図4 Zernike多項式マップ

　小レンズごとに測定されたずれ量 Δx, Δy と, 波面を多項式近似した式 (1) を式 (2), (3) に代入し, 係数 C_n^m を最小二乗近似して求めることにより波面 $W(X,Y)$ が求まる. 求められた Zernike 係数 C_n^m が収差量として眼の収差測定時に一般的に表示される.

　波面は, 通常解析する瞳孔径を選択し, 瞳孔の中心を原点として瞳孔径で規格化した座標系で計算する. よって測定時の瞳孔径だけでなく, 縮瞳したときや散瞳したときなどの径を仮定して状況に応じた波面収差を算出することができる.

Zernike 多項式：コマ収差, 球面収差など, 光学で使用される Seidel (ザイデル) 収差は, Zernike 多項式 Z_n^m の係数と対応している. また, Zernike 多項式は, 直交多項式である. それぞれの Zernike 多項式をマップで表すと図4のようになる. 図4では1次から6次までのマップを表している. 縦が Zernike 多項式の次数を表し, Z_n^m の n に対応している. 横が m の列になる. Zernike 多項式の1次の項は傾き, 2次の項はそれぞれ球面値, 斜乱視, 直・倒乱視成分を表している. この2次の項までが低次収差と呼ばれ, 自覚視力検査やオートレフラクトメータなどで測定でき, 一般的な眼鏡で矯正が可

能である．3次以降は高次収差である．3次以降の全係数を二乗して足し合わせ，平方根をとったものが全高次収差として計算される．

球面度数，乱視成分：得られた Zernike 係数から，球面度数，乱視成分を計算できる．

等価球面度数　　$SE = -4\sqrt{3} \cdot \dfrac{c_2^0}{r^2}$

乱視度数　　$C = -4\sqrt{6} \cdot \dfrac{\sqrt{(c_2^{-2})^2 + (c_2^2)^2}}{r^2}$

乱視軸　　$A = \tan^{-1}\left(\dfrac{c_2^{-2}}{c_2^2}\right) \cdot \dfrac{1}{2} \cdot \dfrac{180}{\pi} + 90$

r は Zernike 係数を解析したときの瞳孔半径である．通常，オートレフラクトメータでは，直径3mm程度の円周上の情報のみから球面度数などを算出するが，波面収差から算出される球面度数などは，選択した瞳孔径のエリア全体の影響を加味した値を解析できる．また瞳孔径を変化させたときの値を算出することができ，たとえば健常眼では瞳孔径が変化しても球面度数などの値にそれほど差が出ないが，従来の術式の LASIK 眼では，瞳孔径が小さいときに正視であっても，瞳孔径が大きくなると球面収差の影響が大きくなり，球面度数が減少して近視化する傾向にあり，夜間の見えが悪くなるといったことも予測できる．

マップ表示：得られた Zernike 係数から，収差マップを作成することができる．収差マップは，収差の傾向や，大きさを視覚的に見ることができ，数値とあわせて眼の光学系評価の参考となる．

シミュレーション（PSF, MTF, 網膜像）：測定された眼の波面収差から，光学系のみの影響を考慮した，見えのシミュレーションを行うことができる．波面収差を Fourier 変換することにより，点光源を見たときの網膜像に対応する点像強度分布（point spread function；PSF）が算出される．PSF は，収差量が少ないとピーク値が高くなる傾向にあり，収差量が多くなるとピーク値が低くなり周囲に広がっていく傾向にあり，光学特性が悪くなる．

PSF を Fourier 変換すると，空間周波数特性（modulation transfer function；MTF）が算出される．MTF は，空間周波数と光学系の各周波数での最大強度，最小強度から算出されるコントラスト感度の関係を示したものである．

PSF と見ている像，もしくは MTF と見ている像の空間周波数分布を用いると，光学系の影響による網膜像をシミュレーションすることが可能である．見えについては，波面センサーができる前は自

	無収差	円錐角膜	LASIK	二重視眼	三重視眼
高次収差マップ					
視力 1.0 Landolt 環シミュレーション					

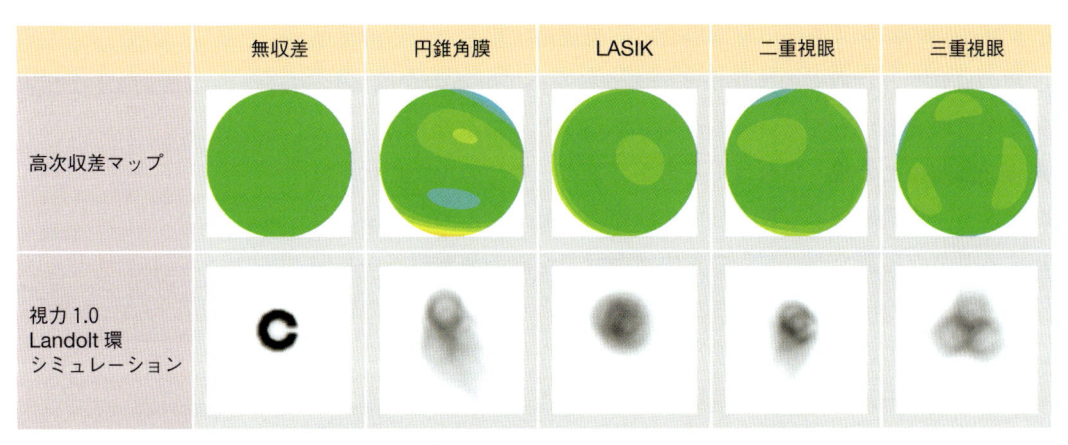

図5 高次収差マップと Landolt 環シミュレーション

覚的な訴えに従うしかなかったが，このシミュレーションにより，光学系に異常がある場合は被検者の自覚的な訴えと比較することで，光学系の異常を，ある程度予測することが可能である．図5は，瞳孔径 4 mm での高次収差マップと視力 1.0 における Landolt 環のシミュレーション画像の例である．コマ収差が多い円錐角膜眼では，下方に尾を引くようなイメージとなり[5]，球面収差が多い従来の術式の LASIK 眼では，ほぼ回転対称にぼけている．また，二重視，三重視の被検眼では，シミュレーション画像も実際に二重，三重になっていることがわかる[6,7]．

波面収差測定の応用

測定時の眼の波面収差を評価する以外に，動的な収差評価や局所的な収差との比較など，種々の評価に応用できる．以下にその例を示す．

連続測定：波面収差を連続測定することで，涙液の変化などによる収差の変動，見えの変化を測定することが可能である[8]．開瞼し続けている眼に対し連続測定を行うと，波面収差の変化からドライアイの程度などを類推できる可能性がある[9]．

調節測定：通常，波面収差測定は，被検眼の遠点にある視標を見ているときの波面収差測定を行うが，固視標の位置を近方にずらすことで，調節しているときの波面収差を測定することが可能である．眼が調節すると，水晶体の変化により球面収差が負の方向に変化することが知られている[10]．この変化をとらえたり，連続測定と組み合わせて調節や高次収差の揺らぎを測定したりすることから，眼の疲労測定につなげられる可能性がある．また，多焦点のコンタクト

レンズや眼内レンズを装用した場合に，視標をずらしたときの球面度数の変化や高次収差の変化がどのようになっているのか測定し，見える範囲を広げられているのか検討することもできる．

角膜波面収差との組み合わせ：トポグラファーなどの角膜形状測定結果から，角膜屈折率を仮定して角膜前面で発生する波面収差を算出することが可能である．この角膜波面収差を眼の波面収差から引くことで，眼の内部の波面収差を推定することができる．この機能により，収差の起因場所を角膜なのか，内部なのか類推することが可能である．円錐角膜眼は角膜収差が眼の収差と同じような傾向にあり，白内障眼は内部収差が大きいことが測定されている．また，白内障手術後の評価も行える．KR-1W に搭載されている IOL セレクションマップを使用すると，特にトーリック IOL で，角膜起因乱視と IOL の乱視の関係性がみやすくなっている．

また，コンタクトレンズ装用時の評価も行え，コンタクトレンズによる角膜表面形状の変化と眼の波面収差への影響を検討することも可能である．

カコモン読解　第18回 一般問題68

波面高次収差で正しいのはどれか．2つ選べ．
a 正視眼では少ない．　　b 加齢に伴い増加する．
c コマ収差が含まれる．　　d 視機能評価には用いられない．
e 角膜屈折矯正手術で増加する．

解説　a は，一般的に正視眼は高次波面収差は少ない傾向にあるが，収差が多い眼も正視眼といえるため，正しいとはいえない．b は，一般的に角膜収差，水晶体の収差とも加齢に伴い増えるため，正しい．c は，コマ収差は高次波面収差のうちの一つの成分であるため，正しい．d は，高次波面収差は視機能に大きな影響を与えるため，視機能評価に用いられ，間違い．e は，球面度数補正のみの一般的な屈折矯正手術では増えるが，波面補正する矯正手術では減らすことも可能であるため，正しいとはいえない．

模範解答　b，c

> **カコモン読解** 第20回 一般問題15
>
> レンズの光軸を通る光線と光軸から離れたところを通る光線との結像点が異なることによって生じるのはどれか.
> a コマ収差　b 球面収差　c 波面収差　d 非点収差
> e 歪曲収差

解説　bの球面収差が正解. aのコマ収差は, 軸外の1点から出た光束が, 像面で1点に集まらずに彗星の尾のように広がる収差. cの波面収差は, 焦点に向かって理想的に集光する波面（理想波面）から実際にある波面のずれのこと. dの非点収差は, 縦方向と横方向で集光位置が違う収差. 乱視に相当する. eの歪曲収差は, 周辺部がゆがんで見える収差. 選択肢のうち, 波面収差以外は, 幾何光学のSeidel（ザイデル）の5収差にあたる.

模範解答　b

（広原陽子, 不二門　尚）

Hartmann 波面収差測定装置／WaveScan WaveFront™ System と iDesign® Advanced WaveScan

Hartmann 波面収差測定装置とは

　Hartmann 波面収差測定装置は波面収差測定装置の一つで，WaveScan WaveFront™ System（Abbott Medical Optics）や Wave-Front Analyzer KR-1W（トプコン）などがあり，眼球光学系の低次収差だけでなく，高次収差も測定することができる[1,2]．この測定装置の登場により，近年の LASIK（laser *in situ* keratomileusis）は眼球の全収差を矯正する wavefront-guided LASIK[3-5] が多く行われるようになった．波面収差測定装置で得られたデータは，エキシマレーザーの照射パターンに変換して治療に応用される[6-8]．ここでは，主に LASIK の術前検査時に従来から使用している WaveScan Wave-

文献は p.390 参照．

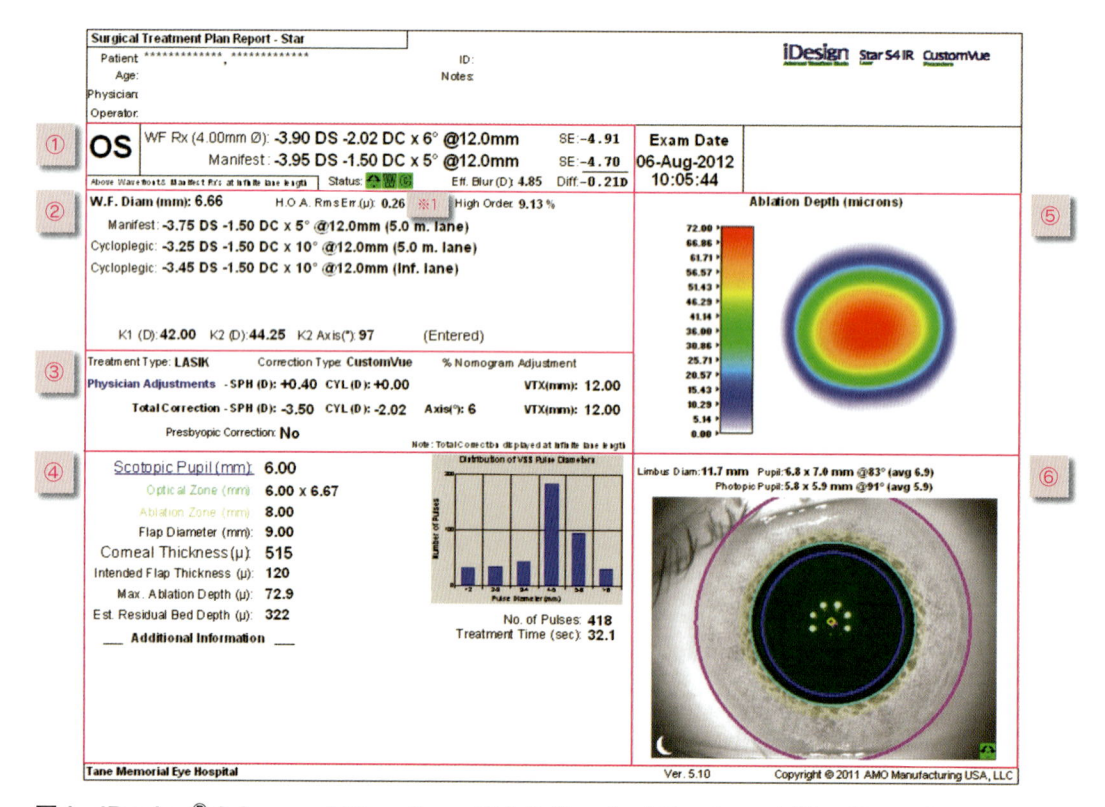

図1　iDesign® Advanced WaveScan による Surgical Treatment Plan Report

表1 WaveScan WaveFront™ System と iDesign® Advanced WaveScan の比較

	WaveScan WaveFront™ System	iDesign® Advanced WaveScan
球面屈折力（φ6mm）	−12.0〜+9.0D	−16.0〜+12.0D
円柱屈折力（φ6mm）	±6.0D	±8.0D
データ取得範囲	φ7mm	φ8.5mm
ビデオターゲット	赤色の視標	クモの巣様の視標
Hartmann-Shack 波面センサー	φ7mmで255ポイント	φ7mmで1,257ポイント
波面Fourier解析	Zernike 6次相当	Zernike 16次相当
解像度	400μm	177μm

（図1のつづき）

① 上段 "WF Rx（wavefront refraction）" は iDesign® Advanced WaveScan で測定した屈折度数，下段 "Manifest" は自覚屈折度数の無限遠の度数で，自覚屈折度数を入力すると自動的に換算して表示される．"@12.0mm" は頂点間距離が表示されている．"SE"（spherical equivalent）は等価球面度数で，両検査の差が "Diff" に算出されている．この差が多い場合は，手術の際に iDesign® Advanced WaveScan の測定したデータに基づく照射量に自覚屈折度数を考慮し補正を行う必要がある．"Status" にあるマークは左から虹彩紋理認識システム（Iris Registration；IR）や Wavefront, Corneal Topo で，検査が治療に使えるかどうか，緑（Usable Treatment）・黄（Usable for Treatment with Review）・赤（Not Usable）で表示される．

② "H.O.A."（high order aberration；高次収差）の "Rms Error"（root mean square error；二乗平均平方根誤差）は，測定波面と理想波面との誤差である．"High Order" は高次収差の割合（％）で，測定した収差の RMS（root mean square）合計に占める高次収差の割合を示す．結果内の収差表示は Fourier（※1）と Zernike（※2）の場合がある（図2）．

"Manifest" は5mの自覚屈折度数，"Cycloplegic" の上段は5mの調節麻痺下自覚屈折度数，下段は無限遠の調節麻痺下自覚屈折度数である．前二つは測定した実測値を直接入力した値である．下方のK値は iDesign® Advanced WaveScan で測定したデータが表記されているが，涙液層が不安定など測定不可能な場合は，オートケラトメータで測定したK値を直接入力している．この場合は "(Entered)" と表記される．

③ "Physician Adjustments" は，AMO（Abbott Medical Optics）臨床試験から得られた iDesign® Advanced WaveScan 治療の経験に基づいた推奨医師調整である．iDesign® Advanced WaveScan の測定した乱視度数から球面度数に対して調整を行うが（表2），遠視・混合乱視症例は調整の必要がない．この症例の iDesign® Advanced WaveScan 推奨照射は，iDesign® Advanced WaveScan で測定した−3.90DS−2.02DC×6°の値に Physician Adjustments−SPH（D）：+0.40 を追加した値，つまり "Total Correction" に記載された SPH（D）：−3.50 CYL（D）：−2.02 Axis（°）：6 となる．実際の照射は "Total Correction" 値と自覚屈折度数とを比較し，さらに術者が必要と判断すれば追加補正を行う．

④ "Scotopic Pupil"：暗所瞳孔径，"Optical Zone"：矯正照射領域，"Ablation Zone"：Optical Zone の周囲に約1mmの Blend Zone と称するなめらかな切除面にするための領域を含めたトータルの照射領域．"Flap Diameter"：フラップ直径，"Corneal Thickness"：角膜厚，"Intended Flap Thickness"：フラップ厚，"Max. Ablation Depth"：最大切除深度，"Residual Bed Depth"：残存ベッド．フラップ厚や照射径などは調整可能であり，予定または実測値を入力している．

右のグラフの "VSS"（Variable Spot Scanning）は可変スポットスキャニングと称し，理想的な形状に矯正するために，0.65〜6.5mmのさまざまなスポットサイズの照射を組み合わせて切除するパルスの値の分布である．グラフ下の "Treatment Time" はエキシマレーザー照射時間を表示している．

⑤ "Ablation Depth"：切除深度．どこをどのくらい切除するかをイメージすることができる．

⑥ "Limbus Diam"：角膜径，"Pupil"：暗所瞳孔径，"Photopic Pupil"：明所瞳孔径が表示されている．下図は開瞼できているか，角膜輪部や瞳孔縁の誤認識がないかなど，測定結果のクオリティを確認することができる．図には角膜輪部と角膜中心（magenta），瞳孔と瞳孔中心（cyan），角膜頂点（yellow diamond），Optical Zone（green），Ablation Zone（pale brown）が表示され，④ に表示された項目の色と対応していて，視覚的に治療計画がイメージできるようになっている．左下の三日月は暗所のマークである．

※1 Fourier．

表2 近視における iDesign® Advanced WaveScan 球面調整の推奨医師調整（Physician Adjustment）

術前の iDesign® Advanced WaveScan 円柱度数（D）	iDesign® Advanced WaveScan 球面調整 Physician Adjustment（医師調整）（D）
0.00〜0.25	−0.25
0.26〜0.75	−0.13
0.76〜1.00	0.00
1.01〜2.00	+0.20
2.01〜3.00	+0.40
3.01〜4.00	+0.60
4.01〜5.00	+0.80
5.01〜6.00	+1.00

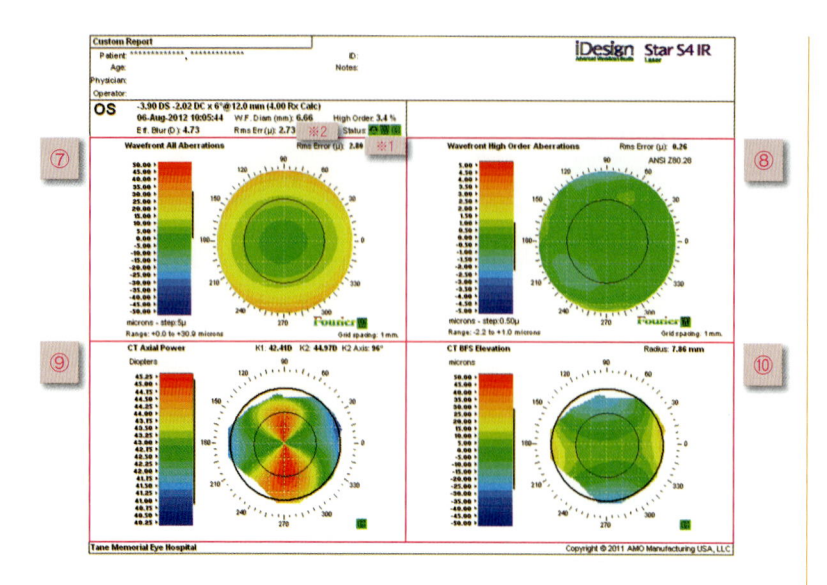

図2 iDesign® Advanced WaveScan による Custom Report

⑦ Wavefront All Aberrations：眼球全収差マップ．眼球の低次収差（球面・円柱面）と高次収差のすべての収差が含まれ，裸眼の全屈折状態が把握できる．マップの中央が緑で周辺が赤ければ近視，中心が緑で周辺が青ければ遠視の状態であり，この場合は裸眼視力不良と予測ができる．非対称性パターンは不正乱視が疑われる．

⑧ Wavefront High Order Aberrations：高次収差マップ．低次収差を差し引いた残りの高次収差を評価するマップで，矯正視力と相関する．高次収差がほとんどない場合は緑一色となり，矯正視力が良好と推測される．高次収差を眼球全収差と比較し，パターンがほぼ一致する場合は角膜前面起因，異なる場合は角膜前面以外（角膜後面・水晶体など）に起因する高次収差の存在が推定できる．

⑨ CT（corneal topography）Axial Power：角膜前面の形状解析で屈折力分布マップ．カラーコードが暖色ほどスティープ（小さな曲率半径）で，寒色ほどフラット（大きな曲率半径）であることを示している．

⑩ CT BFS（best fit sphere）Elevation：測定された角膜形状に最もフィットする球（BFS）を最小二乗法で求め，その基準面からの距離をカラーコード表示したものである．暖色ほど基準面より前方へ，寒色ほど基準面より後方へ移動している．Axial Power と Elevation では，パターン認識が異なる点に注意が必要である．

※1 Fourier, ※2 Zernike.

Front™ System と，その進化型で 2012 年 5 月に登場した iDesign® Advanced WaveScan（Abbott Medical Optics）について記す．

　WaveScan WaveFront™ System と iDesign® Advanced WaveScan の特徴を表 1 に示す．iDesign® Advanced WaveScan は測定できる屈折度数やデータ取得範囲が拡大した．また，測定時の検査データのばらつきが少なく再現性のある結果が得られ[9]，高解像度で多収差眼でも測定が可能となった．得られたデータから精密な照射パターンを作製し LASIK に反映させるため，より精緻な他覚的検査データを用いた LASIK が可能となった．

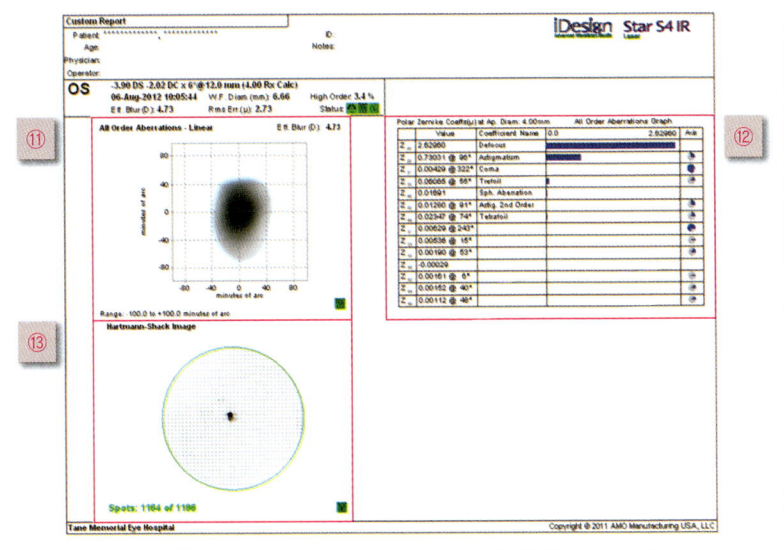

図3　iDesign® Advanced WaveScan による Custom Report

⑪ Point Spread Function（PSF；点像強度分布）の All-Order Aberration/High Order Aberration．PSF は点光源がどのように見えているかが表示され，全収差または高次収差を表示している．

⑫ Zernike Table：高次収差を定量的に評価するために，波面収差解析で測定した波面を，Zernike 多項式を用いて収差を成分ごとに展開している．WaveScan WaveFront™ System は測定した瞳孔径しかデータがないが，iDesign® Advanced WaveScan は表示範囲が変更可能で術前後の収差の比較評価が可能である．

⑬ Hartmann-Shack Image：ドットを正確にとらえているか，ピントが合っているか確認する．角膜や水晶体に混濁があるとドットが描出されず，照射量にも影響するので注意を要する．

結果の読みかた

　iDesign® Advanced WaveScan の検査結果を示す．図1は"Surgical Treatment Plan Report"で，測定した結果と自覚視力などの実測値を直接入力して治療計画をまとめたものである．図2, 3 は"Custom Report"である．

　"Custom Report"では，⑦～⑬のほかに Refractive correction の All-Order Aberration, High Aberration などがあり，表示したい項目や場所は自由にレイアウトできる．また，WaveScan WaveFront™ System は，実際のレーザー照射は Fourier 解析で再構築されているが，測定結果の表示は Zernike 解析の結果のみであった．しかし iDesign® Advanced WaveScan は，Zernike 解析と Fourier 解析ともに表示可能で，さらに3D表示ができるので，実際に患者に照射するプログラムそのもののイメージを見ることが可能である．

〔福岡佐知子〕

Hartmann波面収差測定装置／角膜形状測定装置複合機

複合機による測定の意義

　眼球全体としての収差量を測定すれば，眼球全体の光学特性を把握することが可能であり，その測定値に基づきLandolt環のシミュレーション像を構築すればquality of vision (QOV) を推し測ることができる．もし，その光学特性やQOVが低下している場合，角膜に起因するのか，それとも角膜以外の要因（水晶体や眼内レンズ (intraocular lenses；IOL) など）に起因するのかに関しては，通常のHartmann波面収差測定装置での測定値のみからでは判別が困難である．別途に角膜形状解析を行うことにより角膜正乱視・不正乱視を評価すれば，その原因がどこに由来するのかを判断できるが，時間と場所を変えて二度の測定を行わなければならない．しかし，近年では複合機が登場しており，眼球の波面収差と角膜形状解析を別々に行わなくても，一度の測定で両者を評価することが可能である．本項では，その代表機種としてKR-1Wをとりあげ，その特徴やさまざまな利点について解説する．

KR-1Wの特徴

　Wave-Front Analyzer KR-1W（トプコン）は，従来のレフラクトメータ／ケラトメータに加え，Hartmann-Shack波面センサーから得られる眼球収差情報と，トポグラファー機能から得られる角膜収差情報により，患者の他覚的な見えかたの評価，IOL選択時のサポート，明所・暗所での瞳孔径解析などに資する多機能屈折検眼装置である．その用途は多岐にわたり，屈折，角膜曲率半径，瞳孔径，眼球波面収差，角膜波面収差の計測を行うことができる．また，眼球収差から角膜収差を差し引くことにより内部収差を算出することが可能であり，これは複合機ならではの特殊機能であるといえる．

　まず，眼球全体の収差解析に必要となるHartmann-Shackセンサーであるが，測定ポイントが旧機種 (KR-9000PW) では169 (13×13) ポイントだったのに対して，本機は2,209 (47×47) ポイントと高

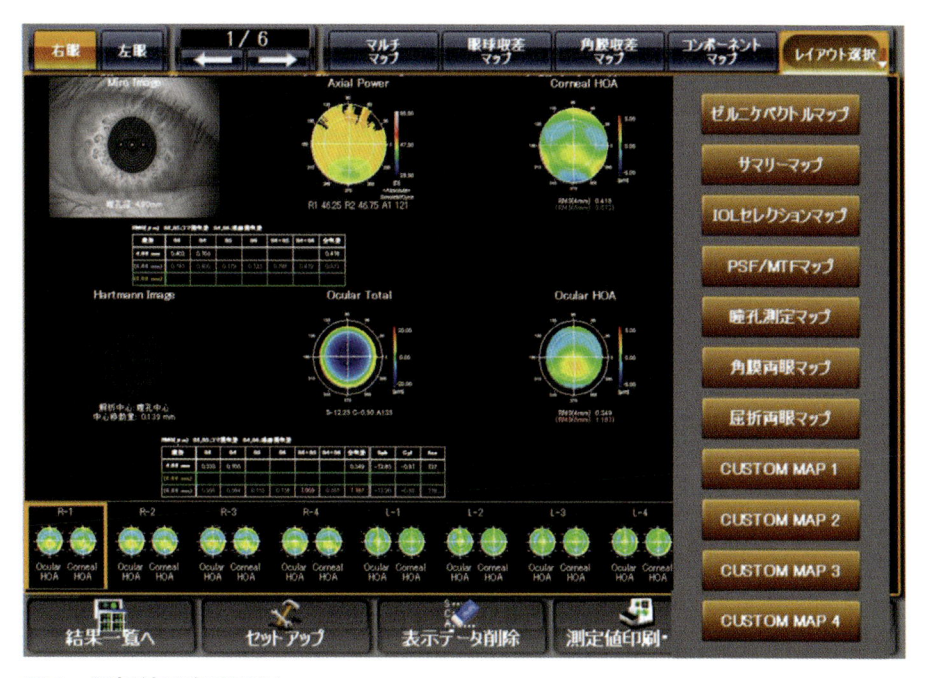

図1　解析結果表示画面
多彩なマップ機能が本機の特徴の一つである．上方のメニューバーから目的に応じたマップを選択できる．また，レイアウト選択をクリックしてプルダウンメニューを表示すれば，さらに細かいマップ選択が可能である．

密度になっており，より詳細な測定・解析が可能となった．そして，角膜前面形状解析のためのプラチドリングタイプの角膜トポグラファーに関しても改良が加えられており，旧機が 11 本だったのに対して，本機では 19 本に増設されており，より多くの情報を取得できるようになった．それぞれから得られた情報を Zernike 多項式により展開することで高次収差を算出する．デフォルトとして，瞳孔 4 mm 領域の収差量は 4 次まで，瞳孔径 6 mm 領域は 6 次までの解析結果が提示されるが，設定の変更により解析次数を 10 次まで増加することも可能である．また，任意の瞳孔径における収差量の算出も可能となった（解析径を指定できる）．これらの機能により，さらに実践的な視機能評価を行うことができる．また，本装置は連続測定機能も搭載し，経時的な収差変化を評価できるようになった．結果の表示においても多彩なマップ機能[*1]を有し，さまざまな目的での使用に対応する．

解析結果表示画面

　KR-1W では，レフ・ケラト測定値，角膜マイヤー像，Hartmann 像，角膜形状解析結果，角膜・眼球収差量，瞳孔径はもちろんのこ

[*1] **KR-1W の解析結果のマップ表示機能**

マルチマップ
眼球収差マップ
角膜収差マップ
コンポーネントマップ
経時変化マップ
ゼルニケベクトルマップ
IOL セレクションマップ
PSF/MTF マップ
瞳孔測定マップ
角膜両眼マップ
屈折両眼マップ
カスタムマップ

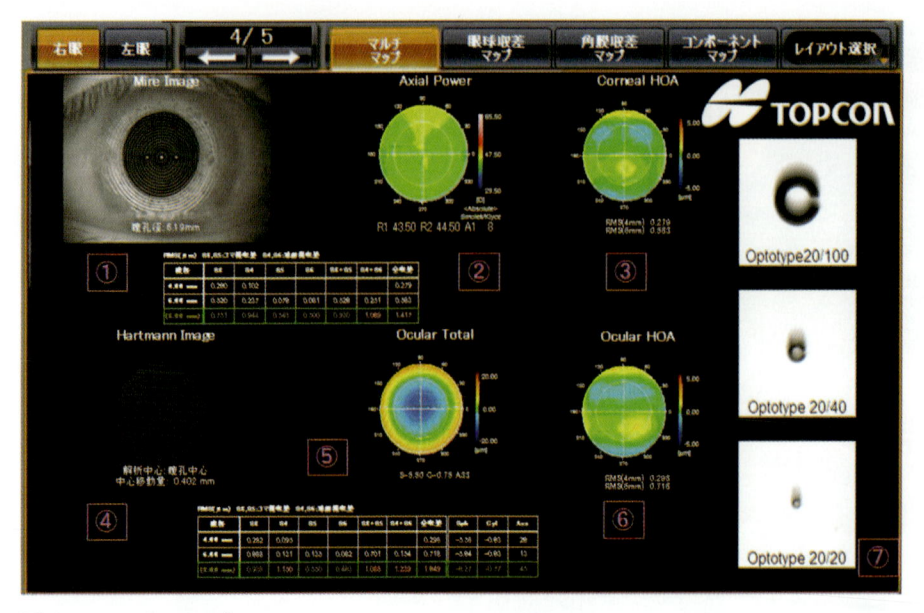

図2　マルチマップ

① 角膜マイヤー像（左上）．角膜にプラチドリングを投影した画像で，これをもとに角膜形状解析が行われる．画像下部に撮影時の瞳孔径も表示される．マイヤー像の歪みやパターンを定性的に把握できる．
② 角膜 Axial Power（角膜屈折力）マップ（中上）．角膜屈折力の分布をカラーコード表示するマップである．マップ下部にはケラト値が表示される．角膜屈折分布を大まかにとらえ，乱視の程度や軸を定性的に把握する．
③ 角膜高次収差マップ（右上）．角膜前面由来の高次収差の分布がカラーコード表示される．マップ下部には，解析範囲が 4 mm および 6 mm のときの角膜高次収差量を RMS（root mean square）値で表示している．
④ Hartmann 像（左下）．眼球内部から瞳を通って反射してきた点像が表示される．この点像の配列の乱れから収差量が算出される．点像が格子状に規則正しく配列していれば，高次収差は小さい．逆に，点像のずれが大きければ，明らかに高次収差が大きいと判断できる．
⑤ 眼球全収差マップ（中下）．眼球の低次収差（球面，円柱面）と高次収差のすべての収差が含まれるカラーコードマップである．まず中心部分の色を確認し，暖色系なら遠視眼，寒色系なら近視眼と判断できる．緑色であれば正視に近いことがわかる．マップ下部にはレフ値も表示される．また，同心円状ではなく非対称なパターンを示す場合は，不正乱視が存在する可能性が高い．
⑥ 眼球高次収差マップ（右下）．眼球全収差のうち高次収差だけをとり出して表示するマップである．つまり眼鏡などで矯正できない不正乱視成分のみが表示されていると考えてよい．マップ下部には 4 mm および 6 mm 領域の高次収差量が RMS 値で表示される．マップ全体が均一な緑色であれば，高次収差はほとんど存在しないと判断できる．暖色系や寒色系の混在が目立つ場合は，高次収差が大きい．
⑦ Landolt 環シミュレーション（右端）．眼球高次収差量に基づいた Landolt 環シミュレーション像である．低次収差は除外されているので，眼鏡などで完全矯正した場合の見えかたと考えてよい．上段から視力値 20/100（小数視力 0.2），20/40（小数視力 0.5），20/20（小数視力 1.0）の視標の見えかたをシミュレーションしている．

と，それぞれの項目に対してさらに詳細な解析結果を表示することができる．通常はマルチマップを参照することが多いと思うが，上方のメニューバーから目的に応じたマップを選択するとよい．レイアウト選択をクリックしてプルダウンメニューを表示すれば，さらに細かいマップ選択が可能である（**図1**）．以下に代表的なマップについて解説を加える．

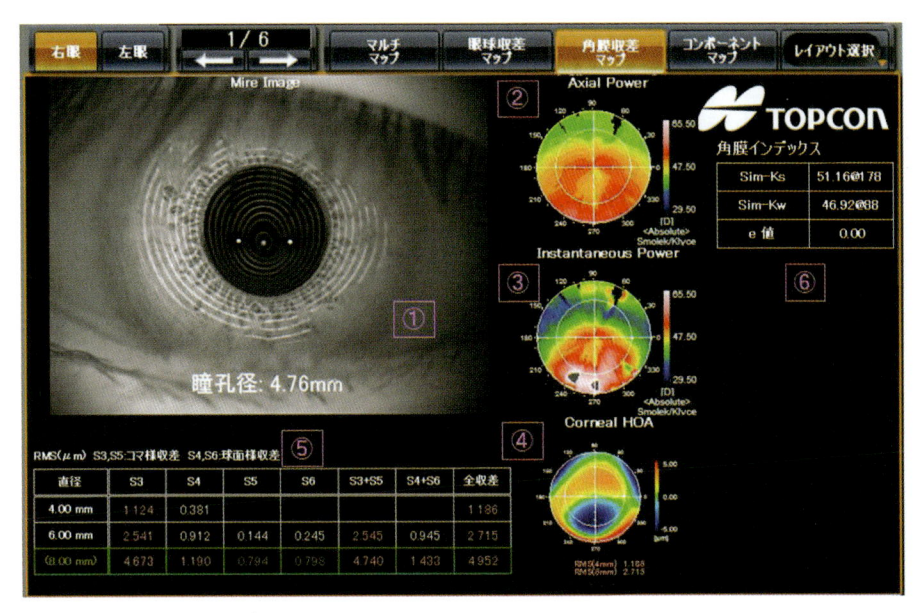

図3 角膜収差マップ
① 角膜マイヤー像．マイヤー像の歪みを確認しやすいように拡大表示される．
② 角膜 Axial Power マップ．角膜形状解析装置のスタンダードなマップ．
③ 角膜 Instantaneous Power マップ．角膜屈折力の局所的な変化をとらえやすいマップ．
④ 角膜高次収差マップ．角膜前面由来の低次収差と高次収差をあわせて表示している．
⑤ 角膜収差の RMS．角膜収差を瞳孔径別に定量的に表示．
⑥ 角膜インデックス．角膜に関する代表的なインデックスを定量的に表示．
Sim-Ks：角膜上 3 mm 領域の強主経線の屈折力と軸度．
Sim-Kw：角膜上 3 mm 領域の弱主経線の屈折力と軸度．
e 値：非球面度を表す離心率を表示．

解析結果表示（1）マルチマップ

　最もスタンダードなマップである（**図2**）．角膜収差（上段）と眼球収差（下段）を同じ画面上で比較できるので非常にわかりやすい．たとえば，眼球全体としての高次収差（不正乱視）が大きい症例の場合，その高次収差が角膜（前面）に起因するのか，それとも角膜以外（水晶体や角膜後面）に起因するのか，あるいは両方に起因するのかを判断することができる．また，Landolt 環シミュレーション像は瞳孔径 4 mm での眼球全高次収差に基づいて構成されており，明所での患者の見えかたをシミュレーションしたものである（低次収差は含まれていないので，眼鏡で完全矯正した状態での見えかたと考えてよい）．患者の見えかたを感覚的にとらえるのに便利であるばかりでなく，患者に説明する際にも有用である．

解析結果表示（2）角膜収差マップ

　角膜に起因する情報をさらに詳細に知りたい場合は，角膜収差マッ

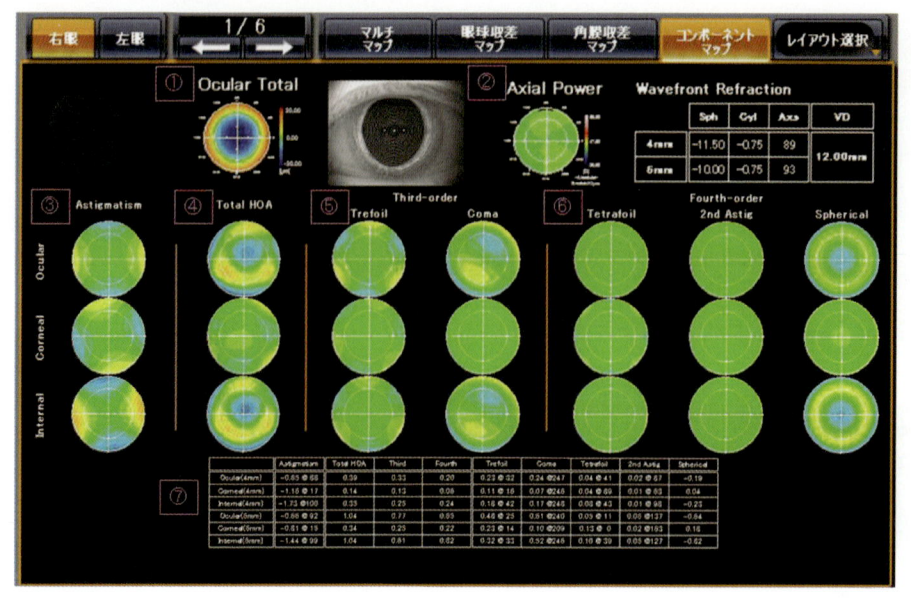

図4 コンポーネントマップ
① 眼球全収差マップ．低次収差＋高次収差．
② 角膜 Axial Power マップ．角膜の屈折力分布．
③ 乱視マップ．低次収差は球面成分と円柱成分からなるが，このうち円柱成分のみをカラーコードマップで表示．上段の眼球収差のパターンが中段の角膜収差のパターンと類似していれば，角膜由来の乱視が主体であると判断できる．
④ 全高次収差マップ．3次と4次の高次収差を合算したマップ．
⑤ 3次収差．Zernike 係数の3次の収差成分（Trefoil とコマ収差）を表示．
⑥ 4次収差．Zernike 係数の4次の収差成分（Tetrafoil，非点収差，球面収差）．
⑦ 各コンポーネントの収差量．眼球収差，角膜収差，内部収差のそれぞれに対して，瞳孔径4mm径および6mm径で算出された収差量が表示される．

プを選択する（図3）．このマップでは角膜収差はもちろんのこと，通常の角膜トポグラファーと同じように Axial Power マップや Instantaneous Power マップも表示される．また，Sim-K や e 値などの代表的な角膜インデックスも表示される．角膜収差に関しては，撮像されたマイヤーリング像の高さ情報から各数値を算出しているので，角膜前面由来の収差量であることに注意が必要である．角膜後面は考慮されていない．

解析結果表示（3）コンポーネントマップ

このマップでは構成要素別の収差量を提示する（図4）．つまり3段に分けて，眼球全体の収差（上段），角膜収差（中段），内部収差（下段）が表示される．横軸には左から乱視成分，全高次収差，3次収差（Trefoil，コマ収差），4次収差（Tetrafoil，非点収差，球面収差）が配置されており，各成分が一覧できる．内部収差は主に水晶体や眼内レンズに起因するが，角膜前面以外（角膜後面から網

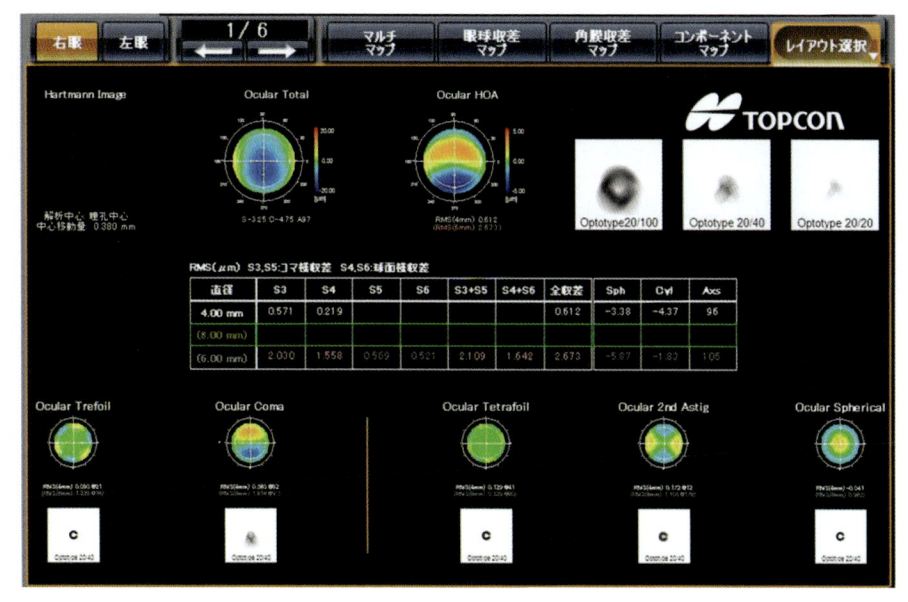

図5　ゼルニケベクトルマップ

上段の左から Hartmann 像，眼球全収差マップ，眼球高次収差マップが配置され，下段にベクトル合成された各収差成分が収差量と軸度をもって表示される．3次の収差成分として Trefoil とコマ収差，4次の収差成分として Tetrafoil，非点収差，球面収差が順に表示される．最下段には各成分ごとの Landolt 環シミュレーション像が提示される．
この症例は円錐角膜眼であり，コマ収差の増加が顕著である．ベクトル合成したマップでも上下方向の収差（垂直コマ）が主体であることがわかり，シミュレーション網膜像では下方へ尾を引く網膜像が確認できる．

膜まで）に起因する収差すべてが含まれる．したがって，マップ上で内部収差の増加を見た場合に，水晶体や眼内レンズが原因であると短絡的に考えてはいけない．角膜後面の収差が大きく寄与しているケースもある．

解析結果表示（4）ゼルニケベクトルマップ

　Zernike 多項式ではペアの項が多数存在する（たとえば，垂直コマ $[C_3^{-1}]$ と水平コマ $[C_3^1]$）．このマップではペアの係数同士をベクトル合成し，合算した収差量を軸度とともに表示する（図5）．3次と4次だけでもペアの項は4組あるため，九つの高次収差成分を五つにまとめることができ，煩雑さが緩和される．たとえば，円錐角膜眼では非対称な角膜形状変化に伴い，コマ収差などの非対称成分の増加が特徴的であるが，水平コマの数値が何 μm で垂直コマが何 μm といわれてもピンとこない．しかし，ベクトル合成したコマ収差量が 0.71 μm で軸度は 87°と表示されれば，比較的大きな非対称性の収差が垂直方向に存在することが理解できるし，シミュレーション像もあわせて表示されるので下方に尾を引くぼけ像を生じている

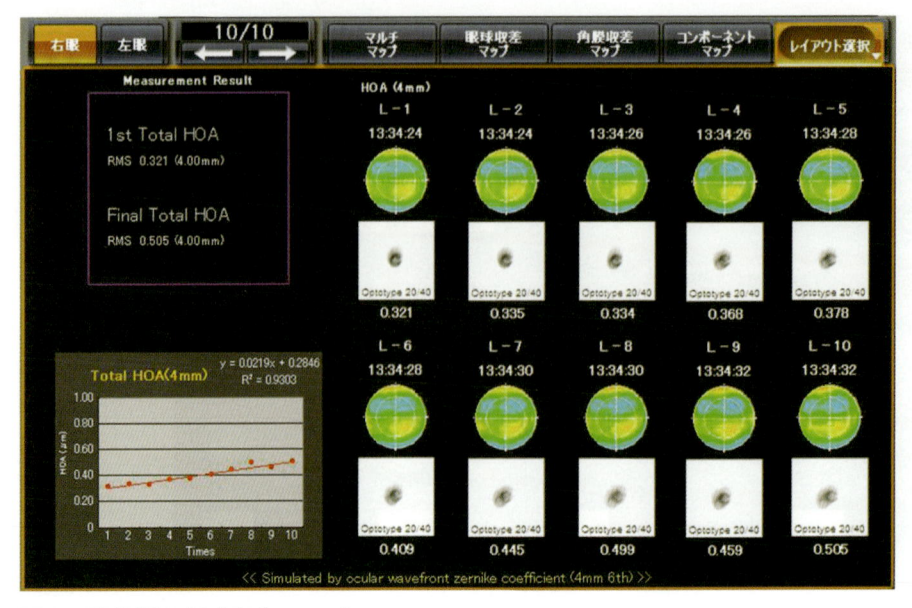

図6 連続測定経時変化マップ
10秒間に連続撮影された10フレームの眼球全高次収差カラーコードマップが，それぞれLandolt環シミュレーション像とともに表示される．また，収差量（RMS値）も示される．
左上のボックスには最初の測定（1秒）および最後の測定（10秒）での収差の値が表示され，左下には全高次収差の推移を示すグラフ（横軸に測定回数，縦軸に眼球高次収差の値）が表示される．収差の経時的な変動を感覚的にとらえるのに有用である．
この症例はドライアイ患者であり，開瞼していると経時的に高次収差が増加していく．

ことが把握できる．さらにデータをまとめる際の統計処理も容易になる．円錐角膜疑いや外傷後の角膜の評価においては，ぜひとも参照したいマップである．

解析結果表示（5）経時変化マップ

1枚/1秒の間隔で10枚連続測定を行う経時変化測定モードにより得られるマップである（図6）．ドライアイや点眼後など，開瞼時間が長くなるにつれて涙液状態が刻々と変化するような場合，その光学特性の変化をダイナミックに評価することができる．マップ左下のグラフで全高次収差の推移が容易に確認でき，グラフ右上に近似直線の式とその当てはまり度を示す相関係数も表示される．重症のドライアイ症例では経時的に収差量が増加することが多く（右肩上がりのグラフ），また，流涙症や点眼後では収差の変動が大きくなることが多い（グラフの上下変動が目立つようになる）．

解析結果表示（6）IOLセレクションマップ

白内障手術で使用するIOLを選択する際に有用なマップである（図7）．特に非球面IOLや多焦点IOL，トーリックIOLなど付加価

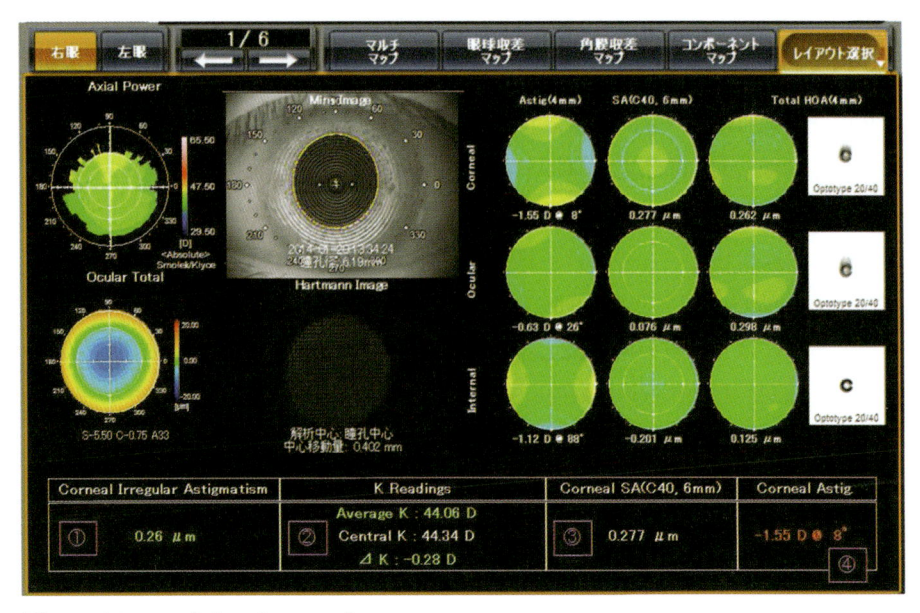

図7 IOL セレクションマップ

左列の上方から角膜 Axial Power マップ，眼球全収差が表示され，中列（左）に角膜マイヤー像，Hartmann 像，中列（右）に各収差カラーコードマップ，右端に Landolt 環シミュレーション網膜像が配置されている．
収差カラーコードマップは乱視マップ（左），球面収差（中），高次収差（右）の3種類が提示され，それぞれに対して角膜乱視（上），眼球乱視（中），内部乱視（下）が表示される．
最下段の表が最も重要な情報で，各種 IOL を選択する際に有用である．各数値が正常範囲なら緑色，境界領域は黄色，異常値は赤色で表示される．
① 角膜高次収差．角膜の高次収差が異常値を示す場合，付加価値 IOL を適用しても術後の矯正視力が満足に得られない可能性がある．
② K 値．解析径6mm から算出された Sim-K 値（Average K）と，解析径1mm のときのケラト測定値（Central K）と，その差分を表示する．Average K と Central K の差が大きい場合は，屈折矯正手術後や角膜形状異常を疑う．このような症例では IOL パワー計算誤差を生じやすいので注意が必要である．
③ 角膜球面収差．非球面 IOL または球面 IOL の適応判断に使用．
④ 角膜乱視．多焦点 IOL やトーリック IOL の適応判断に有用．

値をもったレンズの選択の際に参考になるデータが表示される．また，円錐角膜眼や LASIK 手術後眼など IOL 度数計算に誤差が生じやすい症例の検出にも役立つ．左列は上方から角膜 Axial Power マップ，眼球全収差が表示され，中列（左）に角膜マイヤー像，瞳孔径，Hartmann 像，中列（右）に各収差マップ，右列に Landolt 環シミュレーション網膜像が配置されている．

下段の表が最も重要な情報で，左端の角膜高次収差が異常高値（赤字で表示）であれば，不正乱視が強いことを意味しており円錐角膜や外傷，手術後などを想起させる．このような症例は概して IOL パワーエラーが生じやすいので，通常のパワー計算（SRK/T 式）ではなく特殊な計算式（Holladay 2 式，Double-K 式など）を用いたり，光線追跡法によるパワー計算（OKULIX）を考慮しなければならない．中央左の K 値においても異常高値や異常低値には注意が必要

で，6 mm 径（Average K）と 1 mm 径（Central K）の差が大きい症例においてもパワーエラーの危険性が高くなる．中央右の角膜球面収差は，非球面 IOL と球面 IOL の選択基準となるパラメータである．当たり前であるが，角膜の球面収差には個人差があるので，個々の測定値をもとに最適のレンズを選択するのが望ましい．非球面 IOL をオートマチックに選択しているのでは，真の QOV 向上は達成できない．各メーカーによって球面収差の補正効果が異なるので，非球面 IOL を選択する際にはくれぐれも注意していただきたい．ただし，最適な球面収差量には議論があり，術後に 0 μm を狙うのか，もしくは若年者と同程度 +0.1 μm を狙うのか，という点については決着がついていない．右端の角膜乱視は，トーリック IOL の適応を決める際に参照する．また，乱視量が大きい症例では多焦点 IOL は適応となりにくいので，この判断においても重要な情報となる．

　このマップは術前評価のみならず，術後評価にも応用できる．たとえば，内部収差評価によりトーリック IOL の効果判定や軸ずれの検出などが可能である．また，IOL 縫着後の IOL 偏位や傾きに伴う内部収差の増加も評価できる．つまり，本装置は複合機ならではの内部収差の評価機能を搭載したことにより，白内障診療において非常に有用なツールとなったといっても過言ではない．

まとめ

　そのほか，PSF/MTF マップで点像強度分布（point spread function；PSF）や空間周波数特性（modulation transfer function；MTF）を知ることができ，QOV を推測できる．また，別売りのソフトウェアをインストールすれば，術前後の高次収差の変化量を知るために有用な Differential マップも表示できる．カスタムマップ機能を用いれば，自分の用途にあわせレイアウトを自由に設定することも可能である．

　上述のように KR-1W は，短い測定時間できわめて多くの情報を取得できる眼光学機器である．従来，波面センサーは研究目的での使用が主体であったが，本装置は角膜トポグラファーとしての機能をあわせもつことにより，臨床での用途も幅広い．また，アプリケーションソフトウェアの充実により，角膜診療や白内障診療に特化した専門外来においても威力を発揮できる仕様となっている．もちろん最先端の臨床研究を行ううえでも有用で，内部収差評価など複合機ならではのユニークな機能を有している．あらゆる疾患や治療

においてQOVの重要性が浸透してきた昨今，本機は眼科診療全般に広く活躍できる機能を有しているといえる．特に，多くのマップ表示においてLandolt環シミュレーション網膜像が提示されるため，患者への説明の際にも大変便利である．

カコモン読解 第23回 臨床実地問題 31

55歳の男性．右眼の視力低下を訴えて来院した．視力は右0.5（1.5×2.50D◯cyl−1.00D 90°）．右眼（裸眼）でLandolt環視標を見たときのシミュレーション像を図に示す．正しいのはどれか．

a ⓐ　b ⓑ　c ⓒ　d ⓓ　e ⓔ

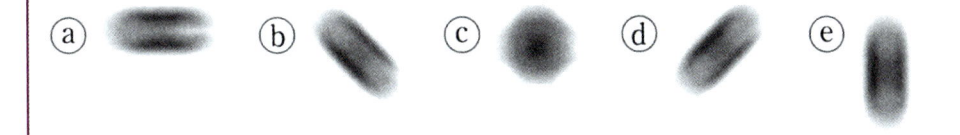

[解説] 遠視性倒乱視眼である．等価球面度数は＋2.00Dであり，最小錯乱円は網膜の後方にあることがわかる．倒乱視眼なので水平方向の屈折力が強く（曲率半径が小さく），手前に結像する（前焦線）．垂直方向は水平方向より屈折力が弱い（曲率半径が大きい）ため，後方に焦点を結ぶ（後焦線）．したがって，前焦線が最も網膜面に近く，後焦線が網膜面から最も遠く後方へシフトしているという位置関係になり，その結果Landolt環は水平方向にはぼけにくいが，垂直方向には大きくぼけてしまう（図8）．

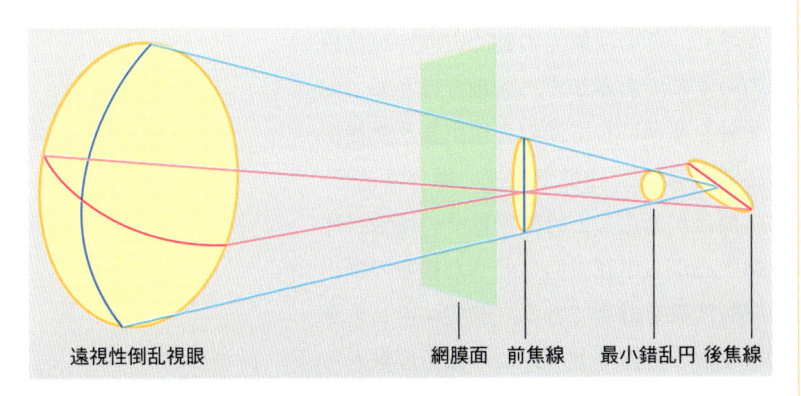

図8　遠視性倒乱視眼の屈折力の模式図

[模範解答] e

（平岡孝浩）

OPD波面収差測定装置／角膜形状測定装置複合機

測定機器の概要

　OPD-Scan III（ニデック）は，検影法を利用して，角膜上では9mm径までの2,520点の屈折力の測定と，プラチドリング方式を用いた角膜トポグラフィーを測定することができる．これによって，エキシマレーザー屈折矯正手術の術前後の検査，手術の計画，ならびにエキシマレーザー EC-5000 シリーズ（ニデック）とソフトウェア（Final Fit, ニデック）を介して連携し，カスタム照射を行う．さらに光干渉式眼軸長測定装置 AL-Scan（ニデック）とも連携して，IOLパワー計算や，特に屈折矯正手術眼の白内障手術に伴うIOLパワーの測定など，白内障手術に使用することができる．本項ではOPD-Scan III の原理やその使用方法について述べる．

屈折度測定原理

全眼屈折分布測定：ダイナミックレチノスコピーの原理（検影法）により測定する．屈折要素の影響を受けない近赤外光の細いビームを眼内へ入射して眼底を走査し，その反射光を受光素子アレイで検出する．光の帯を眼底で走査させ，その反射光の動く方向が瞳位置で同行，中和あるいは逆行のいずれであるかを，光軸をはさんで配置した複数の検出素子が，光軸を基準にして光の各検出素子を横切る時間を計測することにより測定する．近視や遠視の場合は逆行，同行となり各検出素子間に時間差が発生し，時間差はその度数に比例している．これにより光軸中心から半径方向に並べた複数の検出素子のそれぞれの位置での屈折度数を計測できる．測定ユニットを回転すれば瞳孔内全域の屈折度数を計測できる．この屈折度数から瞳孔内全域の屈折分布マップやレフ値としての近視，遠視および乱視とその軸を算出できる．OPD-Scan III では，角膜上 φ2.0〜φ9.5mm の最大 2,520 点（＝7×360）を計測する．

その他の測定機能

角膜形状解析：プラチドリング方式を採用している．同心円状の明・暗のリングパターンを角膜に投影し，33リングの像をCCDカメラで撮像する．既知の曲率半径をもつ基準球面のリング像との比較から，角膜上で最大11,880点の曲率半径を測定することができる．

瞳孔径測定：全屈折（OPD）および角膜トポグラフィーの測定時に前眼部像を撮影することで，薄暮視環境，および明所視環境での瞳孔画像から瞳孔形状，瞳孔径，瞳孔中心と角膜反射像（角膜頂点）との距離を計算する．波面収差を計算するときは，瞳孔径が解析径の上限となる．

徹照像：近赤外光ビームを投光し照明された網膜を背景にして，水晶体を撮像・観察する．水晶体の混濁（白内障）やIOLの挿入状態を確認できる．

波面収差の測定，計算：全眼屈折分布を波面収差に換算することで得られる．0D（diopter）が基準波面となる．角膜の波面は，角膜トポグラフィーで実測された角膜形状と，測定された角膜中心曲率をもち無収差となる角膜形状（基準面）の高さの差を波面収差に換算する．波面収差をZernike展開することによりComa, Trefoil, 球面収差などの各種収差に展開できる．また，低次・高次収差マップ，PSF（point spread function），MTF（modulation transfer function），見えかたシミュレーションなどの有用な解析マップが得られる．

Internal OPD（眼内OPD）：角膜後面から網膜までを眼内とすれば，屈折および収差には，［角膜］＋［眼内］＝［全眼］の関係が成り立つ．OPD-Scan IIIでは全眼屈折と角膜屈折が測定される．Internal OPDは，この関係式で眼内の屈折分布を求めたものである．屈折力（D）あるいは収差（μm）の単位で，マップ表示することができる．水晶体およびIOLの屈折分布を調べるために有用である．

実際の応用（1）屈折矯正手術

屈折矯正手術に際して，OPD-Scan IIIは円錐角膜などの合併症の有無を調べる適応検査から，手術眼の屈折状態および高次収差の解析，さらにそれらのデータをもとにFinal Fit（ニデック）を用いて，照射パターンのシミュレーションと照射データの作成まで行うことができる．**図1**は屈折矯正手術用にカスタマイズしたサマリーで，眼屈折力，角膜形状および波面収差が表示される．また，**図1d**で

a. 角膜形状　　b. 全眼屈折力　　c. 高次収差マップ

d. 自動診断　　e. Eye image　　f. Zernike グラフ

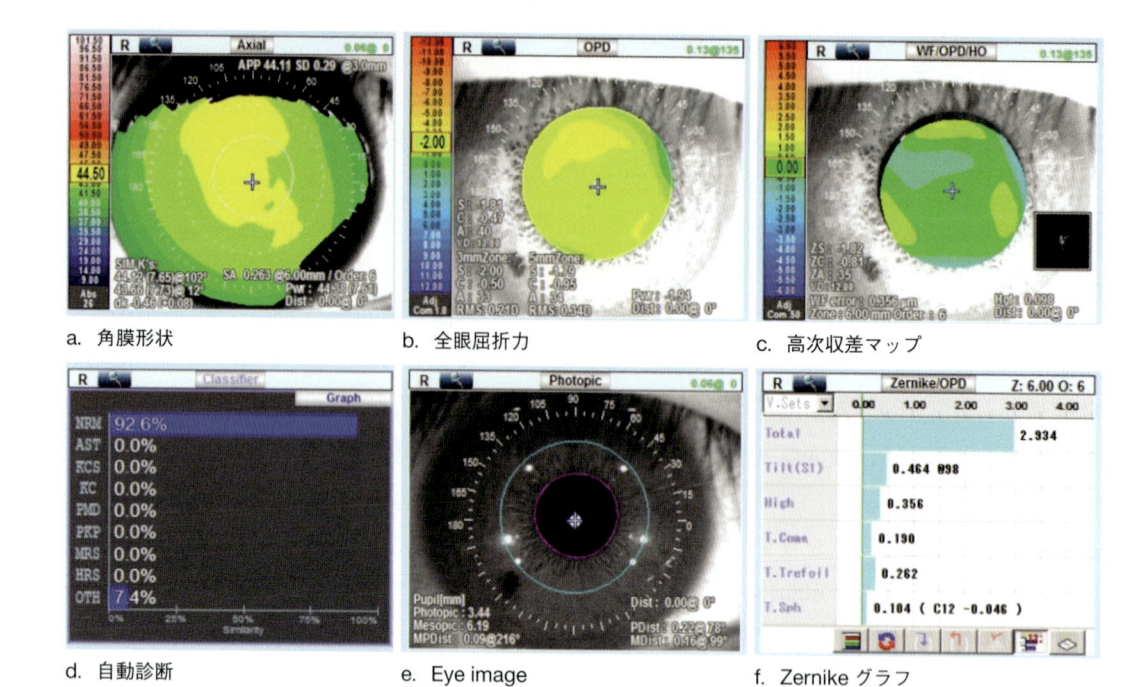

図1 屈折矯正手術用にカスタマイズしたサマリー

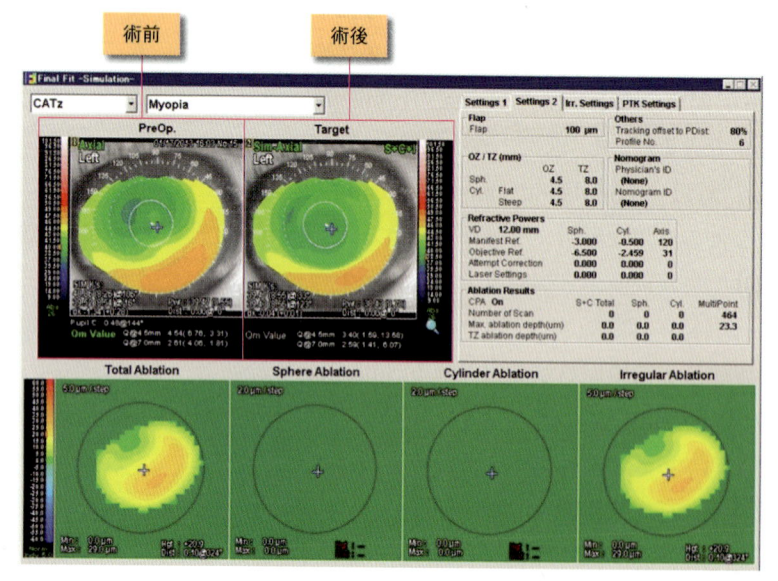

術前　　術後

図2 Final Fit（アブレーション形状シミュレーションソフトウェア）

術前の Axial マップより偏心照射を確認したため，トポリンク（CATz）照射を選択した．術後予測の Axial マップから，瞳孔領域内の不正成分が除去される可能性が高いことがわかる．

は円錐角膜眼をはじめ角膜の特徴を自動診断する Corneal Navigator 機能で，円錐角膜の有無を判定する．サマリーシートは，さまざまな形式に設定することができる．Eye Image によりレーザー照射位置（照射中心）の決定と，Zernike グラフより高次収差量の確認をして最適な照射方法を選択する．OPD-Scan III で測定したデータを使用して，アブレーション形状シミュレーションソフトウェアで

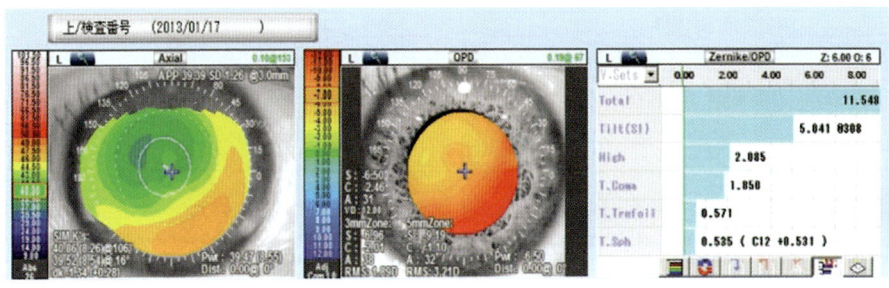

a. LASIK 術前

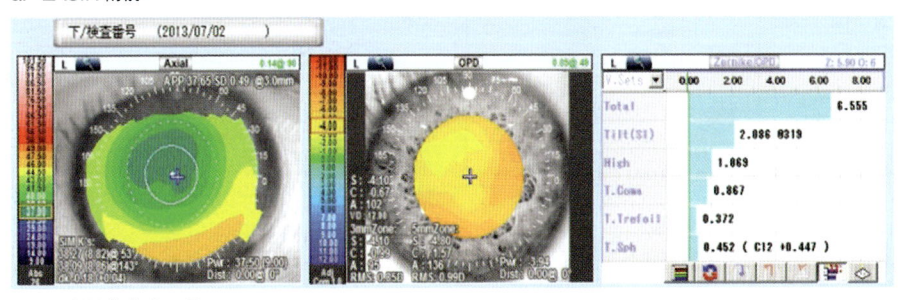

b. LASIK 術後 6 か月

図 3　OPD-Scan III による LASIK 術前/術後の比較
術後の Axial マップより，図 2 の Final Fit でのシミュレーションと似た角膜形状が確認できる．また，Zernike グラフより，Tilt（プリズム）の減少と Coma, Trefoil 収差の減少から高次収差（High）が改善されたことがわかる．

ある Final Fit（ニデック）でエキシマレーザーでの照射パターンのシミュレーションを行い，エキシマレーザー装置（EC-5000，ニデック）に使用するショットデータを作成する（図 2）．

PRK 後の角膜不正乱視と核性近視がみられた症例への対応：近視と強いグレアのため，LASIK を希望して岡本眼科クリニックを受診した 44 歳の男性である．15 年以上前に海外で両眼に PRK（photorefractive keratectomy）手術を受けており，角膜厚は右眼 480 μm，左眼 520 μm であった．視力は右眼 0.05（0.6×S−5.0 D ◯ C−2.5 D Ax 180°）左眼 0.1（0.6×S−3.0 D ◯ C−0.5 D Ax 120°）であり，矯正視力は不良であった．OPD-Scan III による全屈折検査および角膜形状検査により，PRK による照射中心のずれ（デセンター）が原因と考えられる強い角膜不正乱視を認めた．角膜不正乱視を LASIK で除去した後に矯正目的の白内障摘出と人工水晶体挿入術を行うこととし，2013 年 1 月にエキシマレーザーにて角膜の不正成分除去の照射を行い，屈折が安定したことを確認したうえ（図 3）で 2013 年 7 月に白内障手術を行った．術後視力は右眼 1.2（1.5 C−0.25 D Ax 35°），左眼 1.5（矯正不能）と向上した．

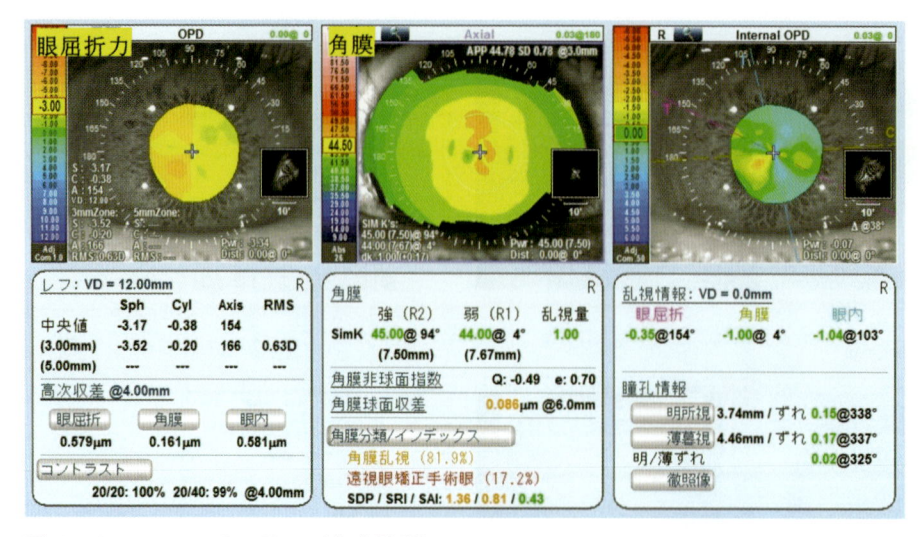

図4 Overview サマリー（白内障眼）
患者の屈折値，高次収差，角膜形状，角膜形状から得られるインデックス，眼内/瞳孔情報を一つにまとめたサマリーである．各ボタンをクリックする詳細情報が表示される．

実際の応用 (2) 白内障手術への利用

Overview サマリー：患者の屈折値，高次収差，角膜形状，角膜形状から得られるインデックス，眼内/瞳孔情報を一つにまとめたサマリーである．白内障眼では，高次収差は（眼内の高次収差）＞（角膜の高次収差）で，症例では眼内高次収差 0.581＞角膜高次収差 0.161 で，白内障が視力低下の原因であることが推定される（図4）．

眼内レンズの選択：角膜球面収差 @6.0mm の数値から，球面IOLか非球面IOLを選択するか，さらに角膜球面収差を補正するにはどの程度の球面収差をもつ非球面IOLを選択すべきかを決めることができる．

IOL-Station との連携：OPD-Scan III では，IOL パワー計算ソフト IOL-Station により IOL パワーを計算できる．IOL 度数計算式は SRK/T，Hoffer Q，Holladay，Haigis などの全7式に加え，角膜矯正手術眼用の Shammas-PL，Camellin-Calossi 式の2式を備えている．また，球面・非球面・トーリック眼内レンズでの視力表や風景の見えかたシミュレーションが可能である．

まとめ

OPD-Scan III は LASIK などの屈折矯正手術での使用だけでなく，屈折矯正手術的な要素が増えてきた白内障手術でのより詳細で精密な術前検査や IOL パワー計算にも使用できる．

（岡本茂樹）

眼球光学特性解析装置

Optical Quality Analysis System II

　Optical Quality Analysis System II（OQAS II，Visiometrics）は，生体眼における眼球光学特性を解析する装置であり，非侵襲的かつ定量的に PSF（point spread function）や MTF（modulation transfer function）の測定が可能である（図1）．本装置は，double pass 法によって収差や散乱の情報を含んだ眼球光学特性を測定するものであり[1]，測定の再現性も良好であることが報告されている[2,3]．さらに，眼内の散乱光を定量的に評価しうる唯一のパラメータである objective scattering index（OSI）や，さまざまなコントラスト条件における推定視力の算出，調節に伴う網膜像や前方散乱の動的解析なども可能である．従来の Hartmann-Shack 波面センサーは，高次収差を詳細に解析することができたが，散乱に対する情報は得られなかった．しかしながら，視機能を正確に評価する観点からは，収差のみの情報では当然不十分であり，波面センサーでは PSF や MTF を過大評価している可能性がある．特に白内障眼，高齢者眼，屈折矯正手術後眼では散乱の影響が強くなり，正確な視機能を収差のみで評価することは限界がある[4]．ここでは，今回，新たに開発された眼球光学特性解析装置 OQAS II について概説する．

文献は p.391 参照．

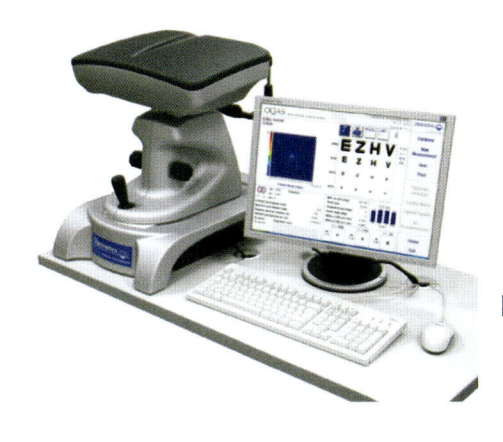

図1　**Optical Quality Analysis System II の外観**（OQAS II, Visiometrics）

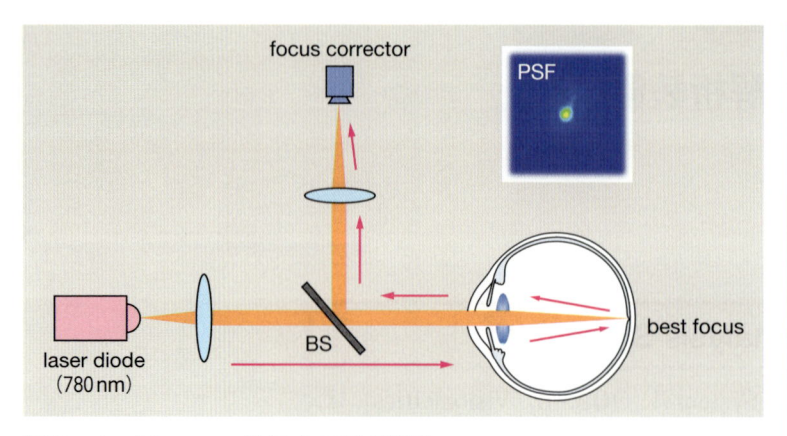

図2 double pass 法による測定原理
波長 780 nm のダイオードを光源として使用し，レーザー光源を網膜まで入射し，その後，網膜からの反射光は射出瞳を通して CCD カメラでとらえられる．
BS：beam spliter，PSF：point spread function

測定原理

本装置は double pass 法によって測定されるが，その原理について図2に示す．波長 780 nm のダイオードを光源として使用し，レーザー光源から網膜までの入射光がシングルパスの構成要素となる．網膜からの反射光は，ビームスプリッタから射出瞳を通して CCD カメラでとらえられる．この射出瞳は 2〜7 mm と可変できるために，さまざまな瞳孔径における眼球光学特性が解析可能である．

測定の実際

実際の測定画面については，① Objective Refraction，② Optical Quality，③ Scatter Meter，④ IOL Accommodation の四つから構成されており，それぞれの測定内容について以下に説明する．

Objective Refraction：焦点ずれを補正するため，異なった球面補正から最良の PSF を走査して，自動的に他覚屈折度数を決定する．つまり，一種のオートレフラクトメータの役割を果たす．球面度数は −8 D までが自動的に補正されるが，それ以上の球面度数や乱視度数については，外部レンズにより補正する必要がある．

Optical Quality（図3）：この測定画面から，2D・3D 画面表示による PSF やそれをフーリエ（Fourier）変換することにより，MTF が算出される．さらに，以下に示すような，さまざまな定量的なパラメータが計測できる．

1. MTF cut off：MTF の最大値の 1％ におけるカットオフ周波数を

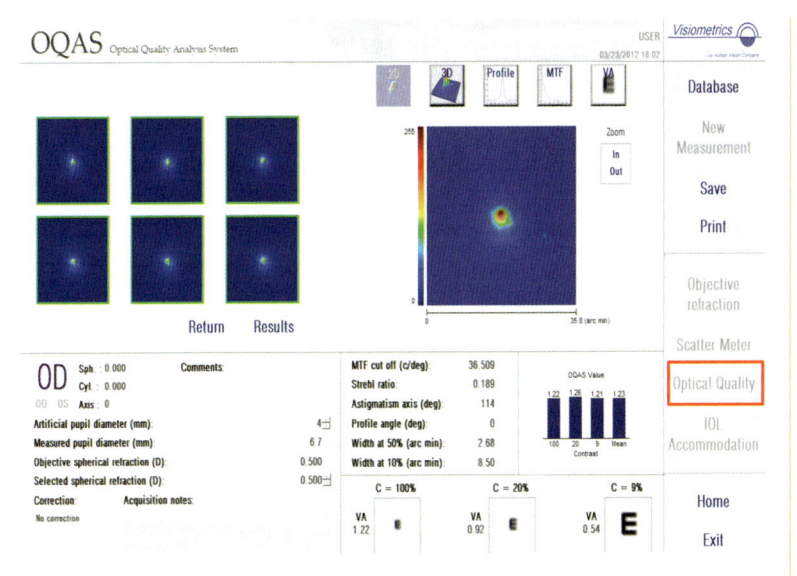

図3　Optical Quality
2D・3D 表示による PSF や MTF が算出される．
MTF：modulation transfer function

指し，像のコントラストが対象物のそれと同様であれば，MTF は高くなる．つまり，MTF cut off が高いほど光学的な質が高いことを意味する．double pass 法を用いて得られる PSF 像は，高周波数ノイズの影響を受けやすく，MTF の低い部分の周波数は不安定となりやすい．よって，本装置では，1％におけるカットオフ周波数を使用している．

2. Strehl 比：眼球光学特性を表す定量的指標の一つであり，眼の MTF と回折限界の比として表される．収差のある状態と収差のない状態の PSF の比であり，1 に近づくほど光学的な質が高く，0 に近づくほど質が低くなる．
3. Astigmatic axis：他覚的な乱視軸を表示する．
4. Profile width at 50％, Profile width at 10％：プロファイルの最大値のそれぞれ 50％，10％ のカットオフ値を表す．
5. VA 100％，VA 20％，VA 9％：コントラスト 100％，20％，9％ における見えかた，視力の推定値を表す．ただし，人間の脳による画像処理は関与せず，あくまで光学的な観点からの視力を推定している．実際にシミュレーション画像も表示されるので視覚的に理解しやすい．

Scatter Meter（図4）：objective scattering index（OSI）と呼ばれる，眼内の散乱光を定量的に評価するパラメータを算出できる．これは PSF の周辺部と中央部の光強度の比として表され，実際には周

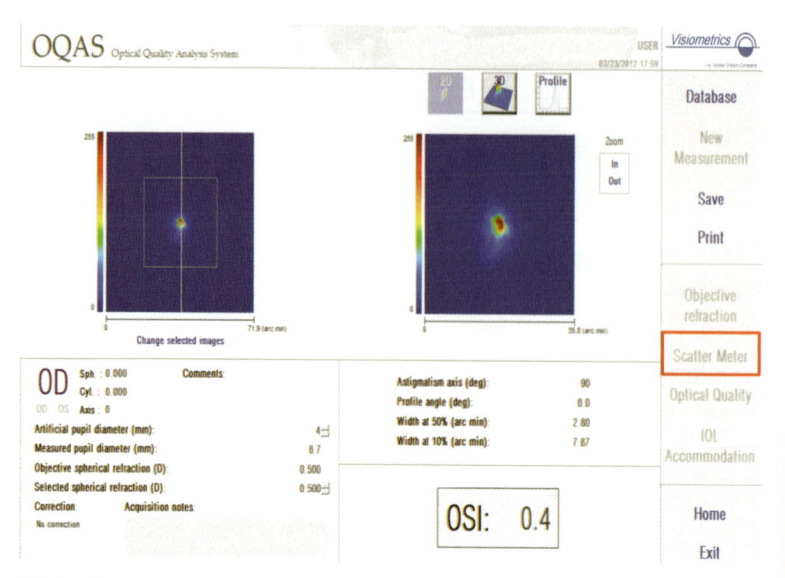

図4 Scatter Meter
眼内の散乱光を評価する定量的指標である objective scattering index（OSI）を算出する．

辺12～20 arc の光強度を中心1 arc の光強度で除すことで算出される．この値が大きくなるほど，眼内の散乱の影響が大きい．年齢にも影響を受けるが，通常1前後の値をとり，5以上では大きな散乱を生じていると考えられる．

IOL Accommodation：白内障手術後の網膜像について動的な解析をすることが可能であり，偽調節力を推定できる．

Tear Film Analysis：OSI の経時変化（0.5秒刻み，20秒間）を定量化するソフトウェアが開発されている．今後ドライアイ領域など，眼表面の散乱に注目した視機能を動的に評価するうえで興味深い．

眼球光学特性の加齢変化

自験例における健常眼100例100眼（年齢44.6±15.5歳，20～69歳）における MTF cut off，Strehl 比，OSI の検討では，それぞれ27.76±8.41，0.17±0.05，1.29±0.76 cycles/degree であり，加齢に伴い，MTF cut off や Strehl 比は有意に低下し，OSI は有意に増加することが明らかとなった[5]．したがって，このような眼球光学特性を考えるうえで，必ず年齢を考慮に入れる必要がある．各年代における MTF cut off，Strehl 比，OSI の平均および標準偏差を**表1**に示す．特に50歳代以降の症例では，スリット上明らかな変化を認めなくても散乱は増加しており，網膜面結像特性は劣化していることに注目したい．わが国における最初の検討であり，各年代における

表1 各年代における眼球光学特性

年齢	MTF cut off (cpd)	Strehl 比	OSI
20 歳代（20～29 歳）	33.96±8.58	0.21±0.05	0.73±0.27
30 歳代（30～39 歳）	31.61±5.58	0.18±0.04	0.84±0.30
40 歳代（40～49 歳）	30.47±5.68	0.17±0.03	1.08±0.35
50 歳代（50～59 歳）	23.09±6.53	0.15±0.03	1.71±0.67
60 歳代（60～69 歳）	19.69±5.81	0.13±0.02	2.09±0.90

平均±標準偏差（$N=100$），瞳孔径 4 mm，OSI：objective scattering index，cpd：cycles/degree.
加齢によって MTF cut off や Strehl 比は有意に低下し，OSI は有意に増加する.

これらの数値は，今後，器質的疾患群での評価のコントロールとして有用性が高い．

有水晶体眼内レンズ挿入眼における眼球光学特性

後房型有水晶体眼内レンズ（implantable collamer lens；ICL）は，LASIK などの角膜屈折矯正手術に比較して，視機能の優位性が報告されている．高度近視性乱視に対して ICL 挿入術を施行した 19 例 38 眼における MTF cut off，Strehl 比，OSI はそれぞれ，28.7±8.6，0.17±0.04，1.06±0.48，であり，健常眼とほぼ同等であった[6]．有水晶体眼内レンズ挿入術は，散乱に及ぼす影響は少なく，優れた網膜面結像特性を維持しうることが示唆された．

まとめ

本装置の使用用途については，上述の通り臨床上多岐にわたるが，特に注目したいのが，白内障眼，高齢者眼，屈折矯正手術後眼のような眼内に散乱を生じる疾患群における評価であろう．従来，定量的に評価することが困難であった眼内レンズのグリスニングやサブサーフェスナノグリスニングなどの些細な光学特性変化についても把握できる可能性がある．これまで視機能を評価するうえで，波面センサーによる高次収差のみが注目されていて，特に前方散乱に関してはほとんど検討されていないのが現状である．よって本装置を使用することによって，散乱を含めたより正確な視機能の定量化が可能であり，臨床の現場において多くの疾患群への応用が期待される．

（神谷和孝）

角膜形状解析の測定原理

計測機器の開発経緯

　角膜の形状を測定する試みは，1882年Placidoによる角膜反射（マイヤー像）を観察するプラチド角膜計が発明され基礎となった（**図1**）．この原理を用いて，1896年，角膜反射像を写真に記録するフォトケラトスコープがGullstrandにより開発され，さらにカメラで撮影することで，記録できるようになり，円錐角膜などの診断に大いに役立つようになった（**図2**）．1984年，Klyceらによりマイヤー像をカラーコードマップで表示して定量解析するビデオケラトスコープが開発されると，フォトケラトスコープで判断のつかない微細な角膜形状の変化も解析できるようになった[1,2]．さらに1995年にはスリット光で角膜を連続的にスキャンし，角膜後面の形状についても解析できるスリットスキャン装置ORBSCAN® (Bausch & Lomb) が発売され，プラチド装置がさらに組み込まれて，前後面の解析が可能になった．2005年には，航空写真などで応用されているScheimpflug（シャインプルーク）の原理を用いたPentacam® (OCULUS) が発売された．さらに近年では，前眼部OCT (optical coherence tomography) のCASIA（トーメーコーポレーション）でも角膜形状解析ができる．

　現在，角膜形状解析装置としては，プラチド式とスリットスキャン式および前眼部OCT[*1]が市販されている．本項では，プラチドと

文献はp.391参照．

[*1] 前眼部OCTについては，本巻他項目を参照されたい．

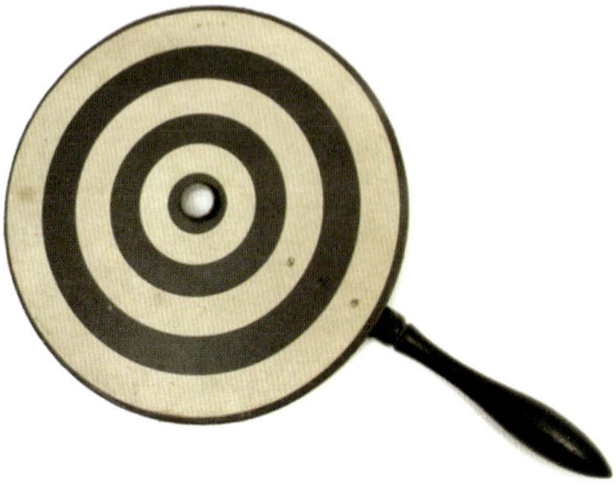

図1　プラチド角膜計
中央のレンズから，被検者の角膜に写ったマイヤーリングのゆがみを観察する．
(http://phisick.com/item/placidos-disk-for-astigmatism/)

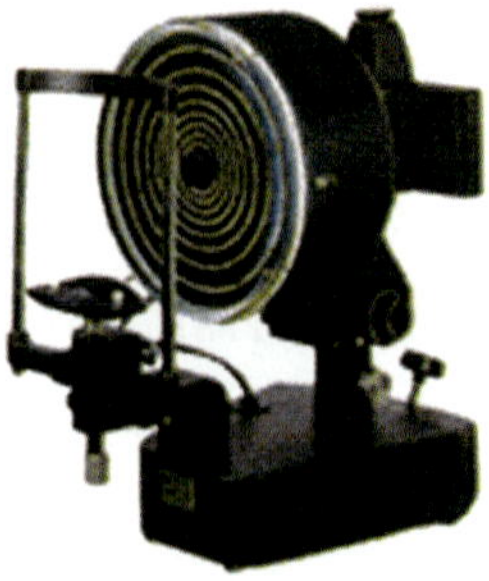

図2　フォトケラトスコープ PKS-1000
1977年にサンコンタクトレンズで開発された装置．

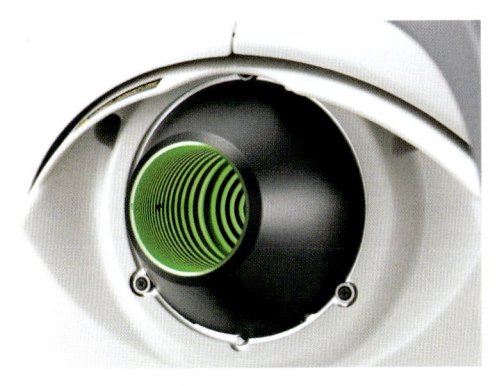

図3　TMS-5のプラチドコーン
リング数は標準で25本，オプションで31本のコーンがある．

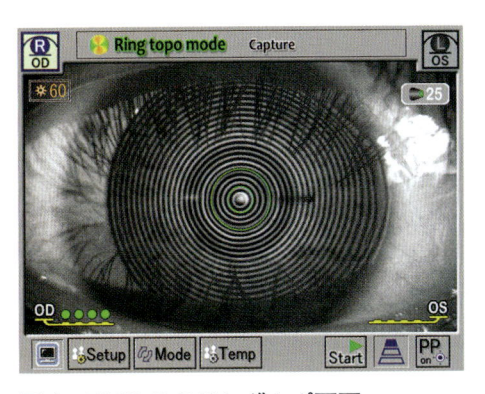

図4　TMS-5のリングトポ画面
25本のマイヤーリングが角膜に反射している．

スリットスキャン角膜形状解析装置の原理について述べる．

プラチド角膜解析装置[3]

　プラチド角膜計の原理を応用した装置で，プラチドリングを角膜に反射させ，得られたマイヤー像を解析する装置である（図3,4）．数千点の微細な角膜前面の形状を解析することができるが，角膜反射像であるため，涙液層や角膜上皮の状態が不安定であると，マイヤー像が不整となり，測定値のばらつきやエラーを起こす．また，重度の円錐角膜や全層角膜移植術後などで形状の変化が大きくなると，装置の測定限界を超えるため，データの脱落を起こす場合もある．プラチド解析装置は，KR-1W（トプコン）やOPD-Scan III（ニデック）などの波面収差解析装置や，RT-7000（トーメーコーポレーション）のようなオートレフケラトメータにも組み込まれている．単独機としては，TMS-4 Advance（トーメーコーポレーション），PR-8000（サンコンタクトレンズ）がある．

スリットスキャン角膜形状解析装置[3]

　原理としては細隙灯顕微鏡と同じでスリット光を投射し，カメラで撮影することで角膜前面および後面を測定する装置である．ORBSCAN® IIzではスリット光が左右にスキャンするが，眼瞼，睫毛が写り込みやすいのに対し，航空写真などで斜めから撮影した場合の像のひずみの補正に使われているScheimpflugの法則を応用したScheimpflug装置では，スリット光を回転させ，Scheimpflugカメラで斜めから撮影することで，測定範囲がより広くなっている（図5,6）．また，スリットスキャン装置は，プラチド式と比べ，角膜上皮や涙液の影

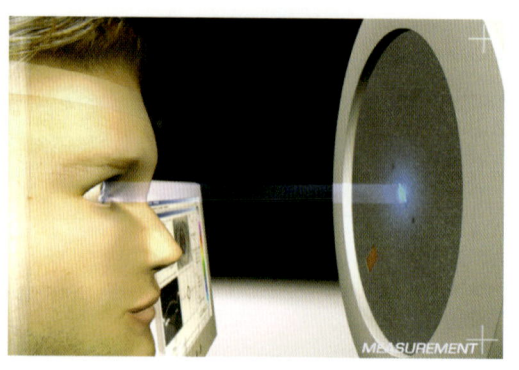

図6 Pentacam® のスリット光照射のイメージ
スリット光が角膜に照射され，回転することで，角膜前後面を全周，Scheimpflug カメラで撮影する．

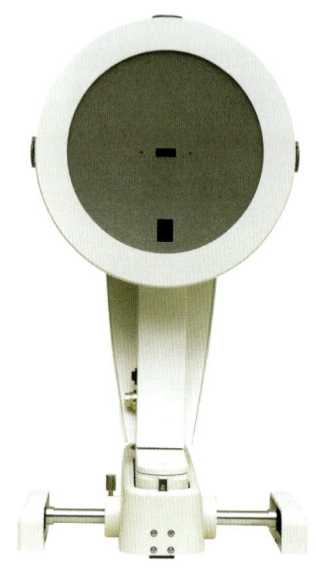

図5 Pentacam® HR のドラム
中央にスリット光，周辺に Scheimpflug カメラがある．

表1 角膜トポグラファーの比較

装置	種類	形状解析方法	最大測定ポイント	撮影条件	撮影方法	販売メーカー（製造元）
PR-8000	前面のみ	プラチド	3,840	明室	手動	サンコンタクトレンズ
TMS-4 Advance	前面のみ	プラチド	6,400	明室	自動	トーメーコーポレーション
ORBSCAN® IIz	前後面	プラチド+スリットスキャン	9,600	暗室	手動	キヤノン（Bausch & Lomb）[※1]
DSA	前後面	プラチド+Scheimpflug	122,000	暗室	手動	アールイーメディカル（Ziemer Ophthalmic Systems）
TMS-5	前後面	プラチド+Scheimpflug	40,960	明室	自動	トーメーコーポレーション
Pentacam® Classic	前後面	Scheimpflug	25,000	暗室	自動	中央産業（OCULUS）
Pentacam® HR	前後面	Scheimpflug	138,000	暗室	自動	中央産業（OCULUS）
CASIA	前後面	SS-OCT[※2]	8,192	明室	自動	トーメーコーポレーション

[※1] すでに生産終了
[※2] swept-source OCT の略

響を受けにくいが，スリット光の拡散反射を利用しているため，基本的には透明角膜でないと後面のデータは正確性に欠ける．ORBSCAN® IIz は，すでに生産終了しているが，現在，わが国で販売されている装置として，単独機では Pentacam® があり，プラチド前面解析も導入されている複合機としては，TMS-5（トーメーコーポレーション）と DSA（Ziemer Ophthalmic Systems）がある（**表1**）．

（湖﨑　亮）

プラチド角膜形状解析装置

原理

　1本のリング状の光を角膜に投影すると，反射して得られるマイヤーリングの形状や大きさにより角膜形状を知ることができる[*1]．この原理を利用し投影するリングを同心円状に何本も重ね（プラチドリング），角膜前涙液層に投影し，角膜中央だけでなく周辺部までの角膜形状を観察可能にしたのが，プラチド角膜形状解析装置である．現在のプラチド角膜形状解析装置は，ビデオカメラで撮影したマイヤー像をコンピュータにとり込み（図1a, b），画像解析によって角膜曲率半径を求め，その値に基づいた角膜屈折力が計算されるもので，ビデオケラトスコープとも呼ばれる．算出された屈折力を段階別に色分けしカラーコードマップ（図1c）として表示することが可能であり，角膜上の屈折力分布が一目でわかる．

[*1] マイヤーリングのサイズは角膜曲率半径によって変化し，曲率半径が小さい角膜はマイヤーリングが小さく，曲率半径が大きい角膜はマイヤーリングが大きくなる．乱視がない角膜ではマイヤーリングが正円になるのに対し，直乱視では横長の楕円形，倒乱視では縦長の楕円形になる．

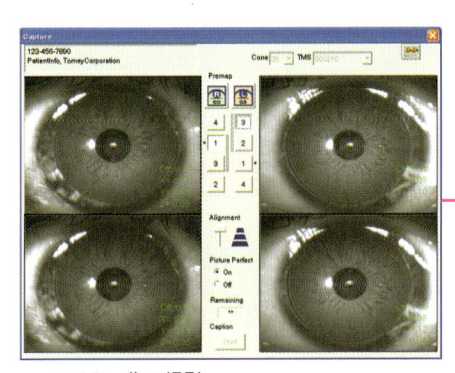

a. マイヤー像の撮影

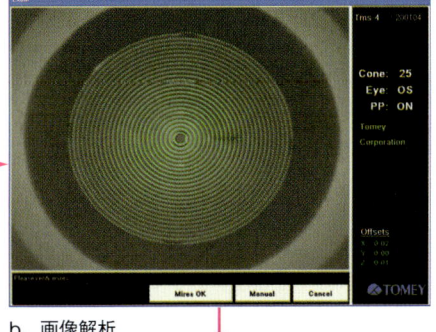

b. 画像解析

c. カラーコードマップ作成

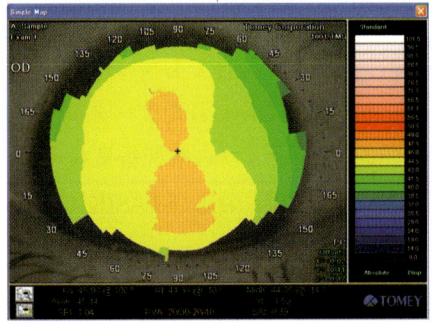

図1　プラチド角膜形状解析装置の解析方法

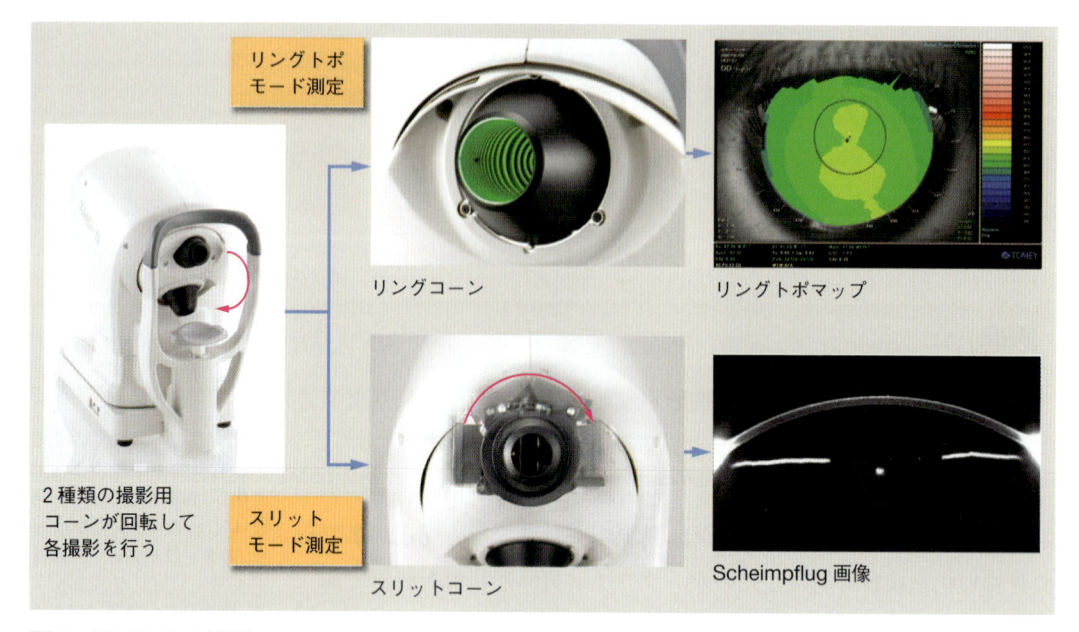

図2　TMS-5の概要
リングトポモード測定でマイヤー像を撮影し，続いてスリットモード測定でScheimpflug画像測定を行う．

　マイヤー像という投影像を用いるため，これまでのプラチド角膜形状解析装置は測定対象が角膜前面のみであった．現在，TMS最上位機種であるTMS-5（トーメーコーポレーション）は，あらたにScheimpflug画像撮影機能も搭載しており，角膜前面の形状解析に加え角膜後面の形状と前眼部断面画像の解析が可能である．

測定方法

　TMS-5には，リングコーンを用いた"リングトポモード"とスリットコーンを用いた"スリットモード"の2種類の測定モードがあり，それぞれ順に切り替えて使用する（図2）．

　まず行うリングトポモード測定[*2]でマイヤー像を得，続いてスリットモード測定でScheimpflug画像測定を行う．マイヤー像にScheimpflug画像のデータを補完した角膜前面マージマップでは，角膜形状異常が高度で解析が困難な場合でもマップの拡張表示が可能である．またScheimpflug画像で得られたデータより，角膜前後面Elevationマップ，Pchymetryマップの解析結果も表示される．図3～5に正常（直乱視），円錐角膜，およびLASIK（laser *in situ* keratomileusis）後の一例を示す．

[*2] リングトポモード測定には，"オートショット"機構が搭載されている．1枚0.5秒で片眼4枚を連続でとり込むことができるため，熟練者でなくても短時間で測定ができ，安定した測定結果が期待できる．

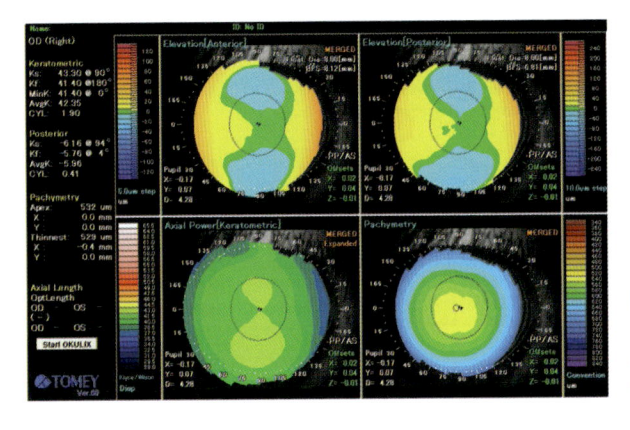

1. 前眼部測定装置の原理と結果の読みかた　75

図3　TMS-5の4マップ画面（1）正常（直乱視）

角膜前面マージマップ（左下）で縦の蝶ネクタイパターンを示しており，直乱視の典型例である．

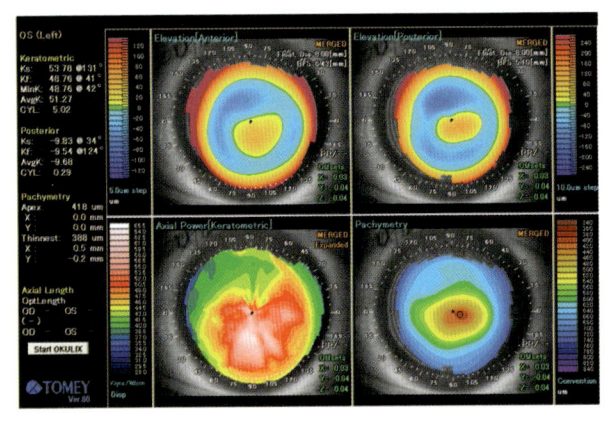

図4　TMS-5の4マップ画面（2）円錐角膜

角膜前面マージマップ（左下）では，典型的な円錐角膜の症例パターンを示す暖色カラーを角膜下方に認め，高度な急峻化を認める．また，角膜前面（左上）および後面（右上）のElevationマップの中央には，BFS（best fit sphere）から島状に突出した暖色領域を認める．Pachymetryマップ（右下）では，中心角膜厚388μmと菲薄化しており，角膜前後面の突出した部位と一致して菲薄化を示す暖色パターンがみられる．

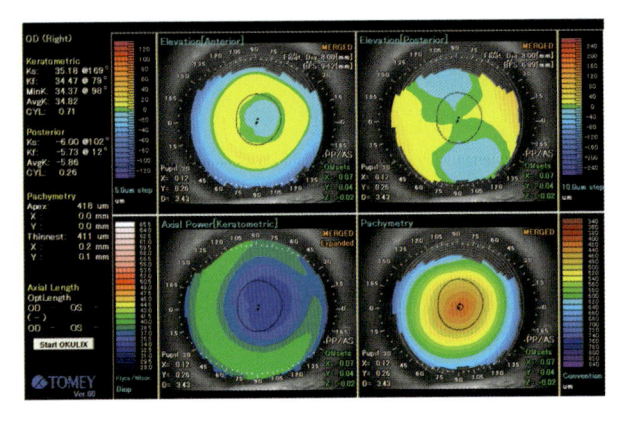

図5　TMS-5の4マップ画面（3）LASIK後

角膜前面マージマップ（左下）では，レーザー照射部位が寒色パターンとなり屈折力の低下部位が確認できる．角膜前面のElevationマップ（左上）の中央も同様に，レーザー照射部位の高さの変化が顕著に示されており，角膜後面のElevationマップ（右上）には突出を示す暖色カラーはなく，角膜の前方偏位は認めない．Pachymetryマップ（右下）では，レーザー照射により中心角膜厚418μmと菲薄化しており，照射部位に一致して暖色カラーがみられる．

測定時の注意点

　角膜形状を正確に把握するためには，正確に撮影された結果を得ることが大前提である．正しいマイヤー像を得るためには，開瞼が十分によい状態で撮影しなければならない．また，角膜表面に十分な涙液層が必要であり，涙液層が不均一であるとマイヤー像に歪みを生じ，正確な測定ができない．フォーカスやアライメントを合わ

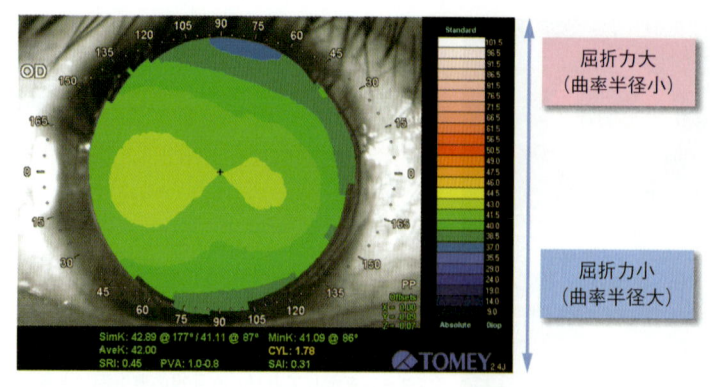

図6　角膜前面マージマップとインデックス
横の蝶ネクタイパターンを示しており，倒乱視の典型例である．マップの右にabsolute scale が表示されている．また，マップの下方に各インデックスが表示されている．

せることも，正確な測定には重要である．ほとんどの装置には撮影条件が許容範囲内かどうかの警告表示機能があるため，測定されたデータが信頼できる結果であるかチェックするとともに，撮影は最低2回行い再現性を確かめることも重要である．

検査所見の読みかた

power の定義：角膜形状解析で用いられる角膜屈折力には複数の定義がある．マイヤー像から角膜曲率半径を計算し角膜屈折力に換算する際に用いる定義により，表示されるマップも異なってくる．標準的な表示方法は"Axial Power Map"であり，各測定点と測定中心は同一球面にあると仮定して算出されるマップである．"Instantaneous Power Map"は測定部位における局所の曲率半径より計算される屈折力を表示したマップであり，局所の角膜形状を反映しやすい特徴がある．円錐角膜などの局所的な角膜形状の変化が大きい疾患や，屈折矯正手術のセンタリングやコンタクトレンズの角膜への影響を調べるときなどに応用される．

スケールの設定：スケールには大きく分けて標準スケール（normalized scale）と絶対スケール（absolute scale）の2種類があり，日常臨床では absolute scale を用いることが多い．absolute scale は 10～100 D の範囲を 26 色に色分けしたスケールで，30.5～50.5 D の間は 1.5 D ステップで，その上下は 5 D ステップの表示が行われる（図6）．特定の色は，常に特定の範囲の角膜屈折力に対応しているため，ほかの測定結果と比較がしやすい．一方，normalized scale は被検眼がもつ屈折力の最大値と最小値をもとに 11 色に色分けしたスケール

表1 Axial Power Map での代表的なインデックス

Sim K（Simulated keratometry）	6〜8番目のリングの平均値中で最も高い値を示す．Sim K_1（または Ks）は強主経線，Sim K_2（または Kf）は弱主経線を示す．
Ave K	Sim K_1 と Sim K_2 の平均値を示す．
Min K	最も低い屈折力を示す．
CYL	角膜乱視で Sim K_1－Sim K_2 から求められる．
SRI（Surface Regularity Index）	角膜形状の滑らかさの指標となる．
SAI（Surface Asymmetry Index）	角膜の測定中心に対する非対称性の指標となる．
PVA（Potential Visual Acuity）	SRI から予想される矯正視力を示す．

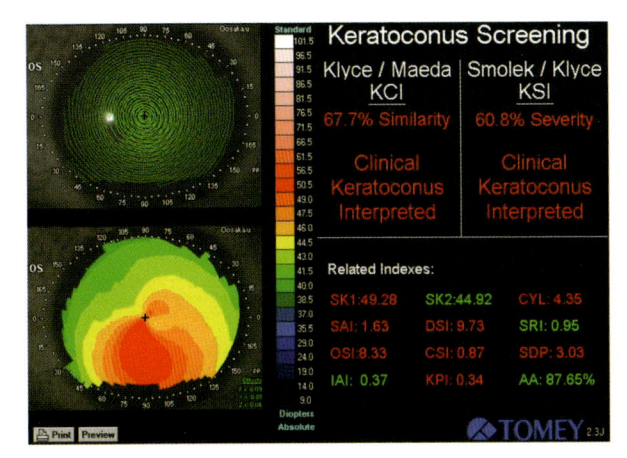

図7 円錐角膜スクリーニングプログラム
マップの角膜下方に局所的急峻化を認め，円錐角膜である．このプログラムによると，円錐角膜の可能性を％表示する Klyce/Maeda の KCI は "67.7％ Similarity"，また円錐角膜の程度を％表示する Smolek/Klyce の KSI は "60.8％ Severity" と，円錐角膜であることが自動診断されている．

で，どんな角膜でもスケールの範囲を超えることがない半面，対象により色の範囲が異なるためほかの測定結果との比較は難しくなる．

インデックス：角膜形状解析装置にはさまざまなインデックスがあり，カラーコードマップとともに表示される（図6）．Axial Power Map での代表的なインデックスを表1に示す．

自動診断プログラム：TMS には円錐角膜スクリーニングプログラムが搭載されており，異常を自動診断できる．円錐角膜の可能性を％表示する Klyce/Maeda の KCI，円錐角膜の程度を％表示する Smolek/Klyce の KSI がよく使用されている（図7）．また Fourier（フーリエ）解析プログラムも搭載されており，屈折力分布を ①球面成分，②正乱視成分，③非対称性成分，④高次不正乱視成分の4成分に分離して定量化し，さらにカラーコードマップを4成分ごとに分けて表示することもできる．

（東浦律子）

スリットスキャン角膜形状解析装置／Pentacam® HR

測定原理

　Pentacam® HR（OCULUS）は，スリット照明システムと回転式Scheimpflugカメラを使用した非接触型前眼部解析装置である（**図1a**）．測定は青色light-emitting diode（LED）によるスリット光で照明された前眼部を回転式Scheimpflugカメラが180°回転して撮影することにより，Scheimpflug画像を360°取得することが可能である．この機器の主な特徴としては，①角膜前面の涙液の影響を受けにくい，②固視点があるので固視しやすい，③角膜頂点を中心に回転しながら撮影するため，臨床的に重要度の高い角膜中央部を細密に測定できること，などが挙げられる．**表1**にPentacam® HRの仕様を示す．

　Scheimpflugの原理とは被写体面と光軸が直交していない場合，被写体面，レンズの主面，像面の三つを延長した面が1か所に交われば像面全体でピントが合うことを指す（**図1b**）．この原理を用いて測定すると画像がゆがむために補正を必要とするが，被写界深度

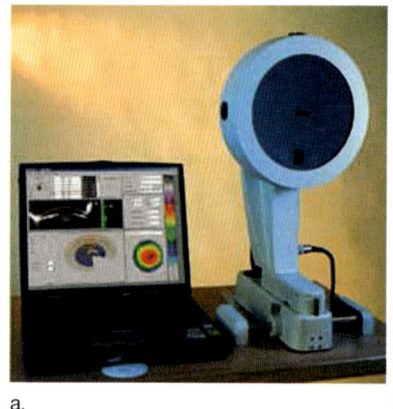

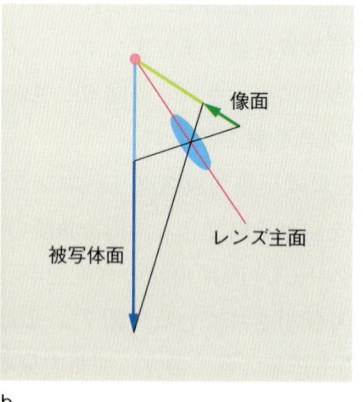

a.　　　　　　　　　　　　　　b.

図1　Pentacam® HRの外観と測定原理
a. Pentacam® HRの外観．
b. Scheimpflugの原理．被写体面と光軸が直交していない場合，被写体面，レンズの主面，像面の三つを延長した面が1か所に交われば像面全体でピントが合うことを指す．

表1　Pentacam® HR の仕様

カメラ	デジタル CCD カメラ
光源	Blue LEDs（475 nm, UV-free）
大きさ（高さ×幅×奥行）	535×280×360 mm
重量	9 kg
操作距離	80 mm
データポイント数	138,000
最大画像取得枚数	100 枚
測定範囲　曲率半径・屈折力	3～38 mm 9～99 D
測定範囲　測定精度	±0.1 D
測定範囲　再現性	±0.1 D

が増加し広い範囲（Pentacam® HR においては角膜前面から水晶体後面まで）で，シャープな画像を取得できる．このようにして計測・構築された正確な 3 次元の画像データをもとに，角膜の高さデータ，角膜曲率，角膜厚，前房深度などを算出する．また，青色 LED によるスリット光を利用して角膜および水晶体の混濁を定量する densitometry，高解像度の cornea fine モード，accommodation mode など，多彩な解析が可能である．

プラチドトポグラフィーとの違い

　プラチドトポグラフィーは，角膜前面上にプラチドリングを投影して得られたマイヤー像から曲率を測定し，それをもとに角膜全屈折力を推定する．この推定には角膜前面と後面曲率半径の比が一定で，かつ角膜厚が 0 であると仮定されているため，LASIK 術後眼など，正常角膜以外では誤差が生じる可能性がある．また，涙液層の破たんや眼表面の局所的不整に対してはマイヤー像が崩れやすいため，そのような症例では解析が不正確になる可能性がある．また，角膜頂点の方向と視軸が大きくずれるとアーチファクトが生じる可能性があり，注意が必要である（**図 2**）．

　一方，Pentacam® HR は角膜を含む前眼部情報を測定点の高さ情報（ハイトデータ）に基づいて解析する Elevation based topography であり，角膜前面の環境や軸，方向，位置に依存せずに曲率マップが計算され，眼表面の状態や固視によるアーチファクトの影響を受け

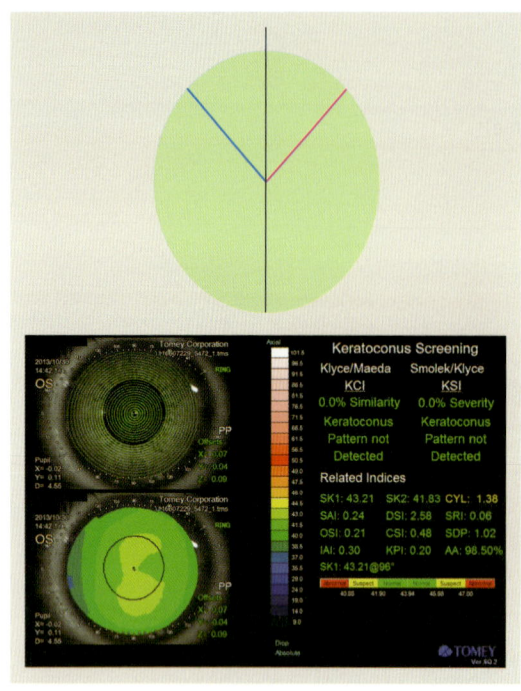

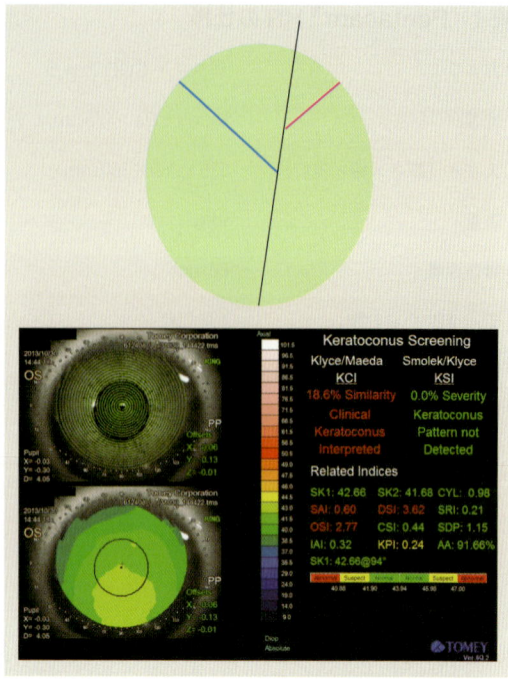

図2 プラチド角膜トポグラファーによるアーチファクト
上段の模式図において，黒線は視軸，赤線は測定される角膜上方曲率半径，青線は測定される上方角膜の曲率半径を示す．下段に示すトポグラフィーは，直乱視のある同一眼の検査結果である．
a. 直乱視眼において角膜頂点と視軸が一致している場合．
b. 直乱視眼において角膜頂点と視軸が一致しない場合．固視ずれによるアーチファクトのため，円錐角膜疑いと診断される．

にくいことが特徴である．また，角膜後面曲率や角膜厚が計測可能であるため，角膜全屈折力をより正確に評価することが可能である．

全マップの基本となるエレベーションマップは，基準体（自動的に算出される角膜形状に最もフィットする球面〈best fit sphere；BFS〉，図3a）に対する角膜の高さ情報をカラーコードマップにしたものである．たとえば，正乱視眼の場合，エレベーションマップでは強主経線（赤線）方向が寒色系，弱主経線（青線）方向が暖色系となる（図3b，中図）．Pentacam® HRでは，固視や瞬目異常，フォーカス・アライメント，頭位固定ずれなど，アーチファクトが発生したときのデータの信頼度に関する係数表示や，データが欠落したときに値を補正するプログラムが搭載されている．

測定方法

まず，被検者の顎を顎台にのせてもらい，青いスリット光の中央にある固視点を固視させる．検者はScheimpflug像を確認しながら，

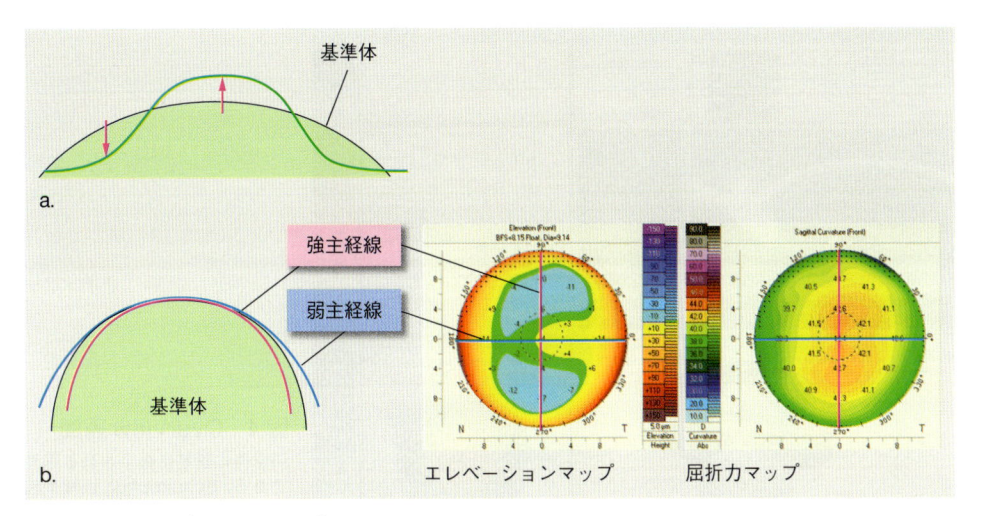

図3 エレベーションマップ

a. 基準体（best fit sphere；BSF）．基準体とはエレベーションマップの高さの基準面で，通常は，基本的には角膜形状に最もフィットする球面（best fit sphere）が自動的に算出される．基準面としては，球面（sphere）以外にトーリック面なども選択可能である．
b. 正乱視眼のエレベーションマップ（中図）と屈折力マップ（右図）．正乱視眼の場合，エレベーションマップ（中図）では強主経線（赤線）方向が寒色系，弱主経線（青線）方向が暖色系となり，屈折力のマップ（右図）と配色が逆になるので注意．

ジョイスティックを用いて位置を修正し，適切な位置（オートリリースポイント）になると，自動的に測定が開始される（自動測定ができない場合は，マニュアル測定も可能である）．1回の測定時間は約2秒である．測定中の眼球運動は別のカメラ（pupil camera）で記録され，数学的にデータが補正されるため，測定不能となることは少ない．そのため，測定後にデータの信頼性をその場で必ず確認し，信頼性が低い場合は再検する．データの信頼性は，固視や瞬目異常，フォーカス・アライメント，頭位固定ずれなど，アーチファクトが発生したときのデータの信頼度に関する係数表示であるQF値（旧機種ではQS値）で確認できる．QF値は，測定後の最初の画面であるOverview画面で表示されるほか（図4の　　），ほかの解析マップでも表示されるので，診断前に必ず確認する必要がある．

代表的な解析マップ

　円錐角膜などの角膜疾患の診断や白内障，および屈折矯正手術の術前後の検査として有用な診断マップが用意されている．以下，代表的なマップについて述べる．

Belin/Ambrósio Enhanced Ectasia display（円錐角膜のスクリーニング）：上段が通常のエレベーションマップ，中段は角膜最薄部付近3.5mm範囲内を除外して計算されたBSFに基づくエレベーシ

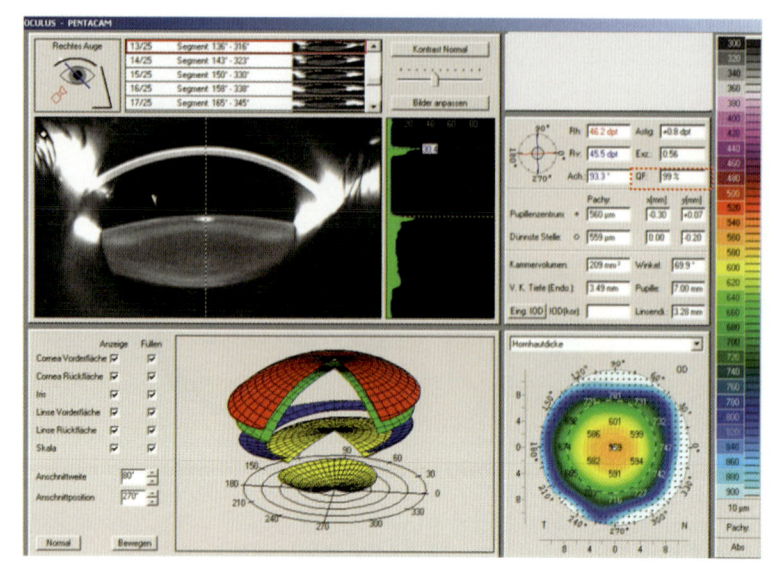

図4 Overview画面
測定後に最初に表示される画面である．Scheimpflug画像や前眼部計測値の基本的データが表示される．データの信頼性は，QF値で確認できる（▭）．

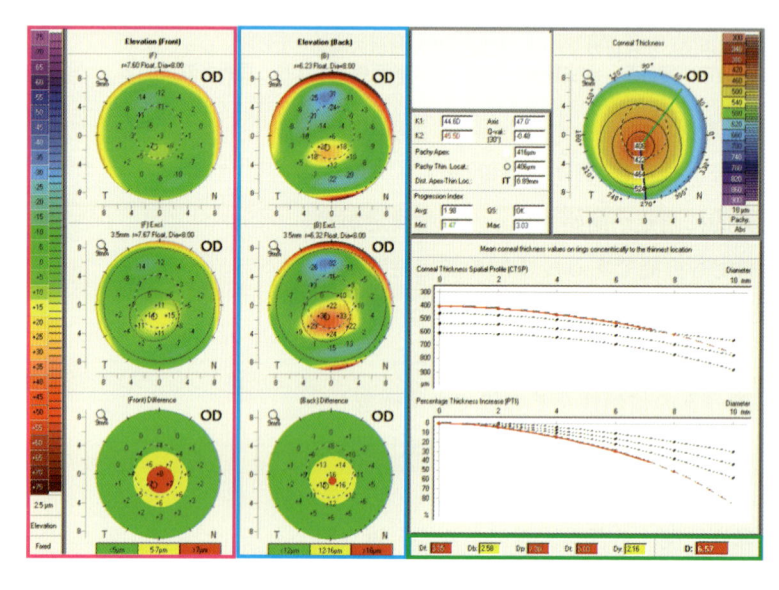

図5 Belin/Ambrósio Enhanced Ectasia display
▭：角膜前面形状，▭：角膜後面形状，▭：overall reading.
上段が通常のマップ，中段は角膜最薄部付近3.5 mm範囲内を除外して計算されたBSF（best fit sphere）に基づくenhanced height map，下段はそれらの差のマップである．enhanced height mapでは，突出が強調されていることがわかる．黄色～赤色となる場合は，円錐角膜の疑いがある．

ョンマップ（enhanced height map），下段はそれらの差のマップである（**図5**）．円錐角膜眼では突出部位を除外してBSFを計算すると，突出部位が強調されて表示されるため，初期円錐角膜の診断に有用である（**図6**）．これらのエレベーションマップで，黄色～赤色の部分がみられる場合は円錐角膜の疑いがある．また，Belin/Ambrósio Enhanced Ectasia display（**図5**）右下のOverall readingは角膜形状異常の指標で，①Df（front surface；角膜前面エレベーション変化），②Db（back surface；角膜後面エレベーション変化），③Dp（pachymetric progression；中央から周辺方向への角膜の厚み増加率），④Dt（Thinnest point；角膜最薄点の厚み），⑤Dy

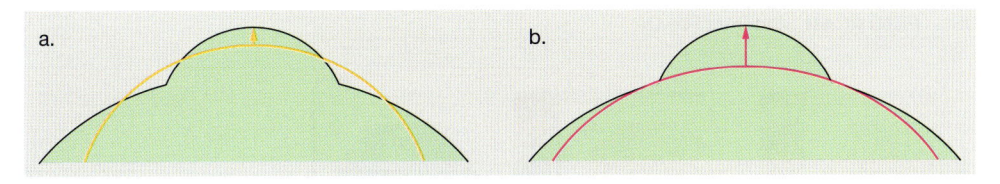

図6 基準体の違いによる同一眼の見かけ上の差異
同じ突出した形状でも基準体によりエレベーションマップは異なる.
a. 突出部 (cone) の影響で BSF は steep になり, cone と BSF の差は小さい.
b. 突出部 (cone) を BSF 算出の除外ゾーンとすると, new BSF は flat になり, cone と BSF の差が強調される.

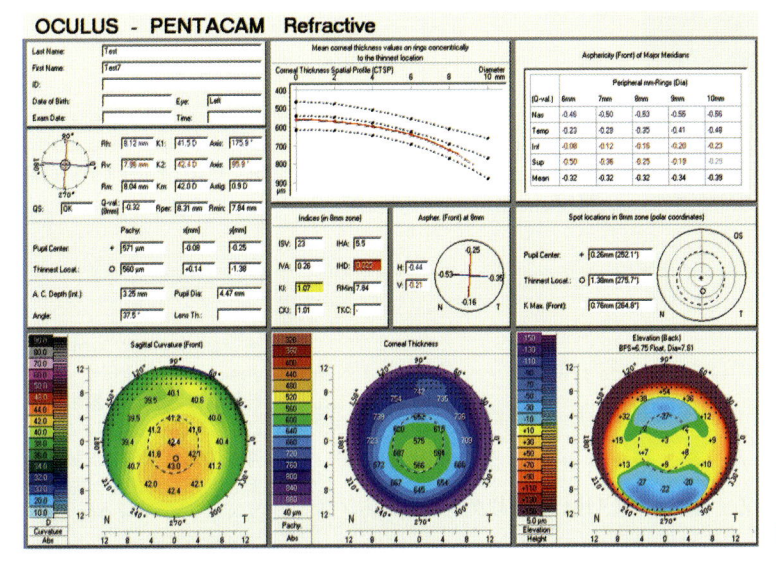

図7 Refractive map

(Thinnest point displacement；角膜頂点と最薄点の偏位量), の五つからなり, 数値は平均値から何 SD 分ずれているかを示す. D はこれら五つのパラメータを考慮した場合の総合的な評価値である. 2 SD 以上値が正常から外れる場合は赤い表示となり, 円錐角膜などの角膜疾患を疑う.

Refractive map：角膜屈折矯正手術の術前スクリーニングとして有用な, 角膜屈折力, 角膜厚, 前房深度 (角膜内皮〜水晶体前面まで), 円錐角膜の自動診断プログラムなどが, 一画面にまとめられている (図7).

Cataract Pre-OP map：白内障手術術前において, 非球面眼内レンズやトーリック眼内レンズなどの高機能眼内レンズの選択に必要な角膜球面収差, 角膜乱視などのデータが一画面にまとめられている (図8).

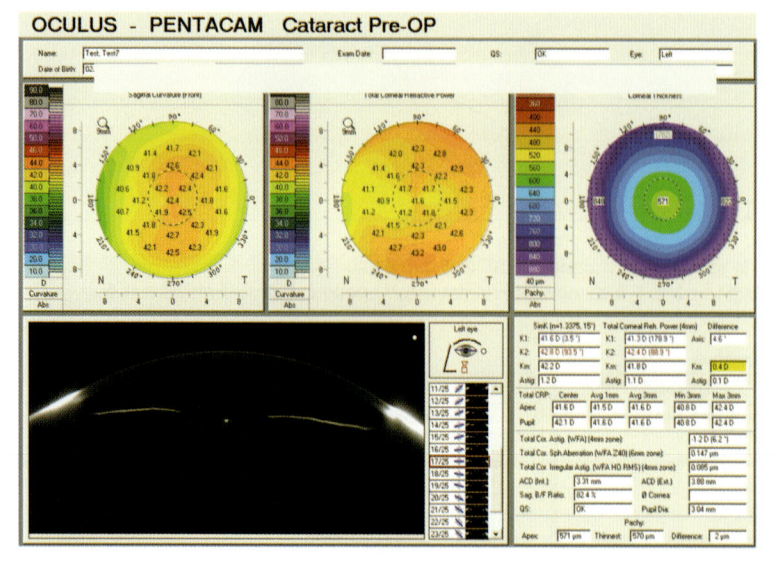

図8 Cataract Pre-OP map

その他

　Pentacam® HR には，そのほかにも緑内障スクリーニング，水晶体，および角膜混濁の評価（densitometry），角膜高次収差解析，前房型有水晶体眼内レンズ挿入シミュレーションなどの多彩な解析ソフトウェアが搭載されている．また，OCULUS 製以外の眼内レンズ度数計算式とのインタフェースをサポートしており，それぞれの計算式が必要とするデータを Pentacam® からエクスポート可能になっている（対象プログラム：PhacoOptics®〈Dr. Olsen〉，OKULIX〈Dr. Preussner〉，BESSt II〈Dr. Borasio〉）．また，他装置で測定した眼軸長データのインポートが可能であり，眼内レンズ度数計算の際の誤入力防止と効率化が図れるようになっている（対象機器：AL-Scan〈ニデック〉，LENSTAR®〈Haag-Streit〉，OA-1000〈トーメーコーポレーション〉）．

カコモン読解　第24回 一般問題26

疾患と検査法の組合せで正しいのはどれか．

a posterior corneal vesicle[*1] ——— 前眼部 OCT
b 角膜移植後 ——— impression cytology[*2]
c 眼類天疱瘡[*3] ——— スペキュラマイクロスコープ
d ペルーシド角膜辺縁変性[*4] ——— ビデオケラトグラフィ
e 偽水晶体水疱性角膜症 ——— Seidel 試験

[*1] posterior corneal vesicle は，非遺伝性・非進行性・片眼性の角膜内皮面にみられる小水疱様あるいは帯状の線状混濁で，鏡面反射を利用した細隙灯検査やスペキュラーマイクロスコープで診断可能．

[*2] impression cytology は，ニトロセルロース膜を角膜や結膜上皮に圧迫して，表層の細胞を採取・固定後に PAS（periodic acid-Schiff）染色や HE（hematoxylin-eosin）染色を行う細胞診で，結膜杯細胞，角結膜上皮の角化や異型性などをみる目的で行う．

[*3] 眼類天疱瘡は眼粘膜のみが標的となる自己免疫疾患で，高齢の女性に好発する．

[*4] ペルーシド角膜辺縁変性は，下方周辺角膜が非炎症性に菲薄化し突出するまれな疾患で原因は不明である．角膜形状解析のカラーコードマップで角膜中央に縦に寒色の蝶ネクタイ，下方に三日月状の急峻化を認める特徴的なパターンを呈する（図9）．

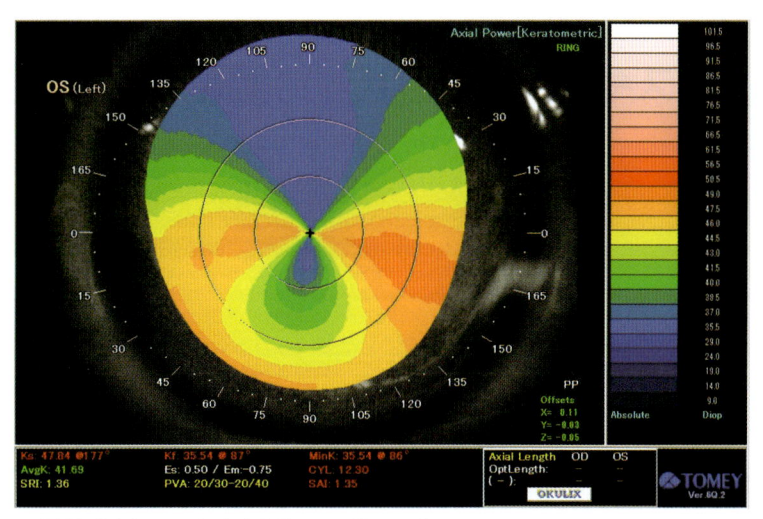

a. TMS-5 Advance によるカラーコードマップ

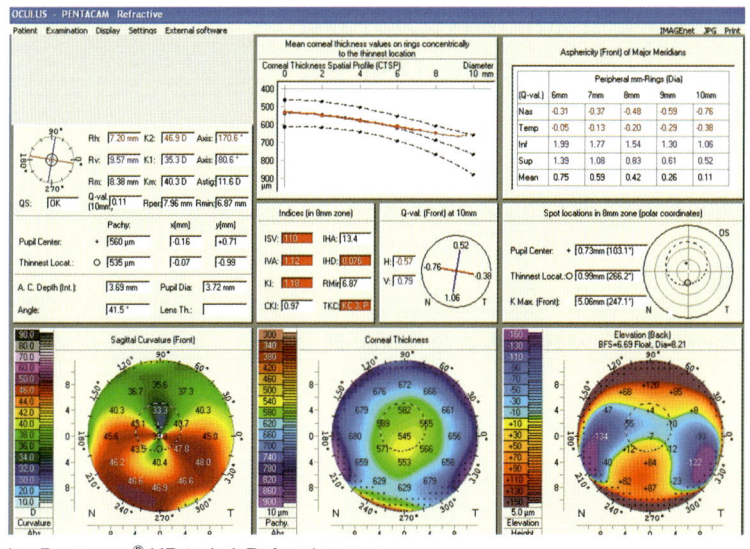

b. Pentacam® HR による Refractive map

図9 ペルーシド角膜辺縁変性の角膜形状解析

解説 posterior corneal vesicle は角膜内皮異常であり，前眼部OCT では診断できない．impression cytology は結膜杯細胞，角結膜上皮の角化や異型性などをみるための細胞診である．スペキュラーマイクロスコープは，主として角膜内皮細胞の形態を観察する検査で，定量的には角膜内皮細胞密度，六角形細胞出現率，CV（coefficient of variation）の指標がある．ペルーシド角膜辺縁変性は角膜形状解析のカラーコードマップで，角膜中央に縦に寒色の蝶ネクタイ，下方に三日月状の急峻化を認める特徴的なパターンを呈する．Seidel 試験は房水漏出の有無をみる検査である．

模範解答 d

（根岸一乃）

デュアルスリットスキャン角膜形状測定装置

角膜形状解析装置

　角膜形状解析装置にはプラチド型，スリットスキャン型，Scheimpflug（シャインプルーク）型，OCT型などがあり，わが国で使用できるScheimpflug型はGALILEI™（Ziemer），Pentacam® HR（OCULUS）とTMS-5（トーメーコーポレーション）である（表1）．角膜形状異常の検出や不正乱視の検出だけでなく，IOL（眼内レンズ）度数計算のための正確なケラト値測定にも使用されており，LASIK術後などの角膜屈折矯正手術後における白内障手術のIOL度数（パワー）計算にも用いられ，有用であるという報告[1-3]が散見される．ここでは，GALILEI™ Dual Scheimpflug Analyzerについて解説する．

文献はp.391参照.

GALILEI™ の測定原理

　二つのScheimpflugカメラが180°ずつ回転することで360°撮影した3次元画像と，プラチドトポグラファーで得られたデータを統合したシステムである．測定時間は1～2秒（設定により異なる）で15～60枚のScheimpflug画像が撮影され，計122,000の測定ポイントを得ている（図1）．

GALILEI™ で可能なこと

　プラチドトポグラファーで角膜前面の解析を行い，二つのScheimpflugカメラにより，角膜後面，角膜厚の解析，さらに角膜収差を解

表1　Scheimpflug角膜形状解析装置の仕様比較

	GALILEI™	Pentacam® HR	TMS-5
プラチドトポグラファー	○	×	○
Scheimpflugカメラ	二つ　360°撮影	一つ　180°撮影	一つ　180°撮影
Wavefront	○	○	×
撮影環境	暗室	暗室	明室可能

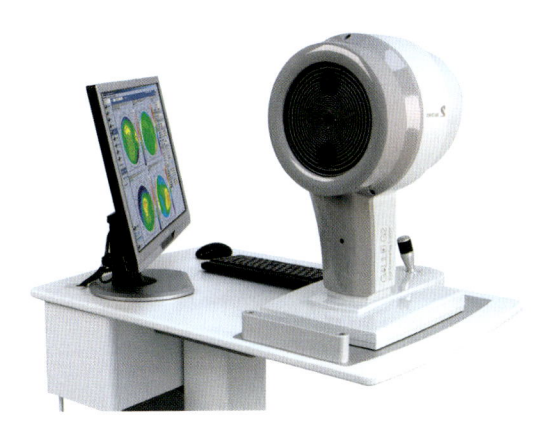

図1 GALILEI™ Dual Scheimpflug Analyzer
二つのScheimpflugカメラとプラチドトポグラファーをあわせもつ．
（galilei.ziemergroup.com）

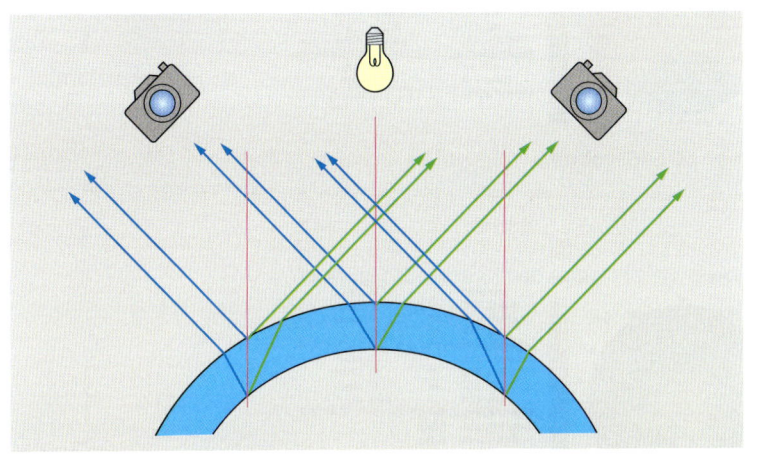

図2 GALILEI™の眼の動きによる中心ずれ補正のしくみ
二つのScheimpflugカメラから得られた画像を平均化することで，眼の動きによる中心のずれを補正している．
（galilei.ziemergroup.com）

析する機能も搭載されている．

ほかのScheimpflug前眼部解析装置との比較（表1）

GALILEI™では，二つのScheimpflugカメラから得られた画像を平均化することで，眼の動きによる，中心のずれを補正している（図2）．eye tracker systemによる，眼の動きをどの程度捕捉できたかを示す指標があり，このシステムにより高い精度と再現性を獲得している．

測定結果の表示

レフラクティブレポート（図3, 4）：角膜の全体像を把握するための4種類のマップで表される．Anterior Axial Curvatureマップ，Corneal Pachymetryマップ，Anterior Elevationマップ，Posterior Eleva-

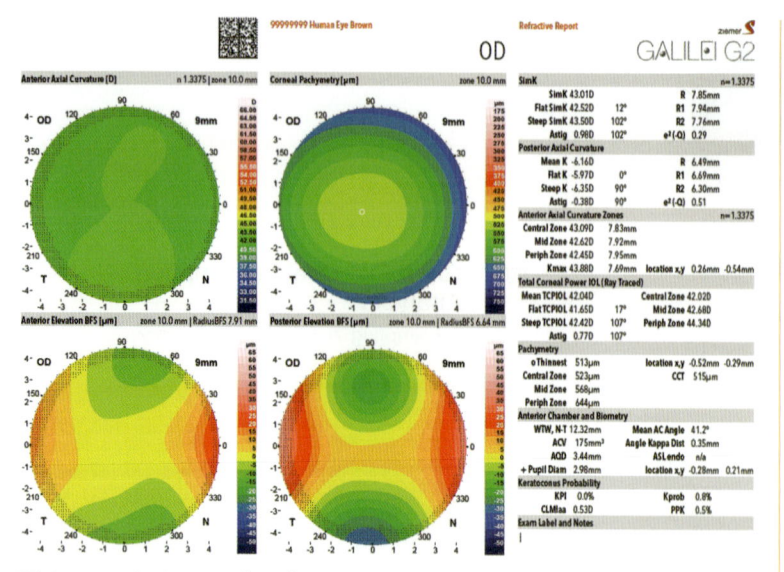

図3 レフラクティブレポート (非 LASIK 健常眼)

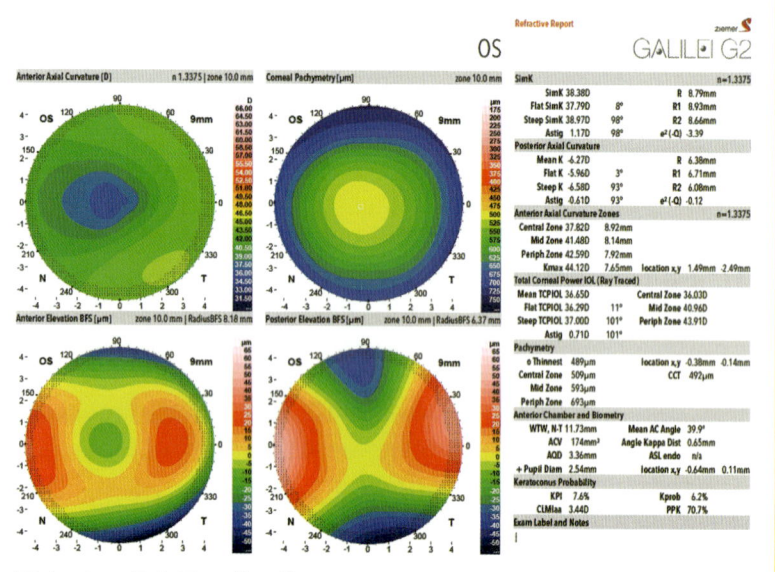

図4 レフラクティブレポート (42歳, 女性. LASIK 眼)
角膜中央部が flat になっており, Sim K 値と Total Corneal Power の値の差が大きくなっている.

tion マップがある.

Sim K：角膜前面曲率半径のみを測定し, 1.3375 の換算屈折率を用いて算出される.

Total Corneal Power：角膜前後面を光線追跡法により, Snell の法則を用いて算出される. 屈折率は, 実際の角膜屈折率 1.376 を使用している. LASIK などの屈折矯正術後の白内障手術の際の IOL 度数計算に用いられる. 図4 の LASIK 眼では, Sim K 値と Total Corneal

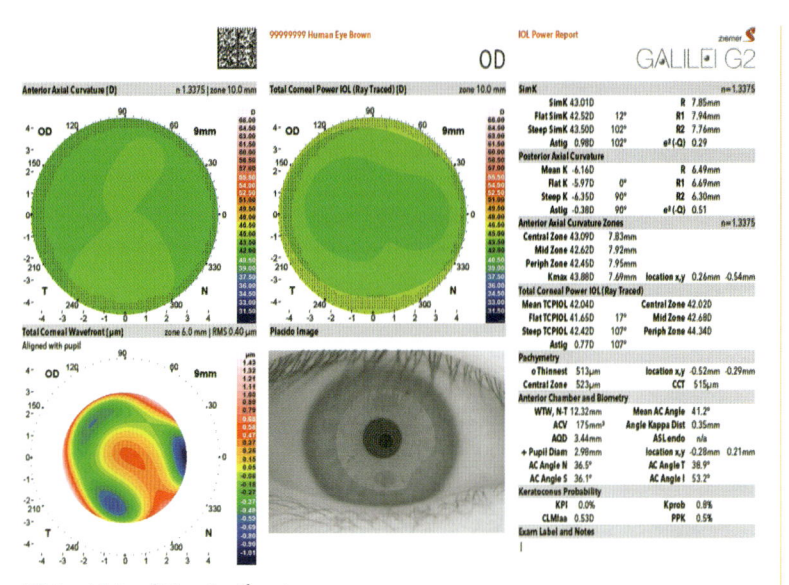

図5 IOL パワーレポート

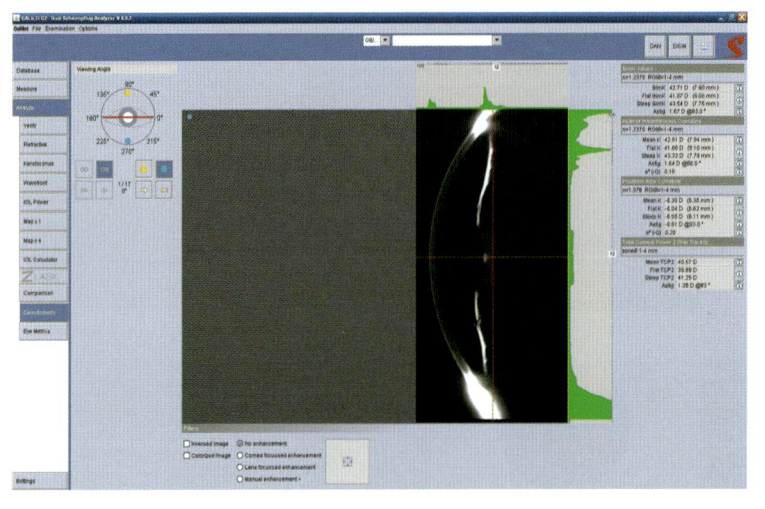

図6 densitometry

Power の値の差が，図3の健常眼と比べて大きいことがわかる．このような眼に白内障手術をする際，通常の IOL 度数計算では，術後の予測屈折値に度数ずれが生じてしまうことになる．

IOL パワーレポート（図5）：Anterior Axial Curvature マップ，Total Corneal Power マップ，Total Corneal Wavefront マップ，プラチドイメージが表示され，白内障手術における IOL 選択において必要な情報が1枚で表示される．

densitometry（図6）：Scheimpflug 画像の表示とともに，角膜・水晶体混濁を定量化することが可能である．

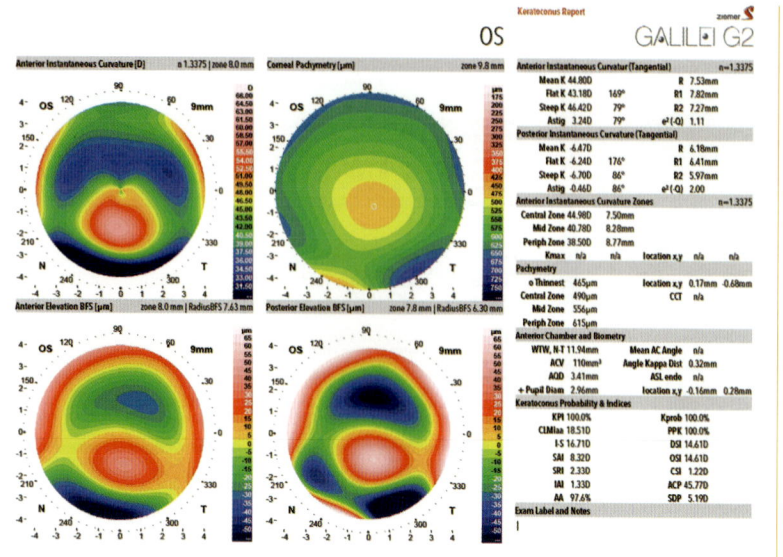

図7 円錐角膜レポート
30歳，男性．円錐角膜症例でKPIは100％と表示されている．
KPI：keratoconus prediction index（円錐角膜予測指数）

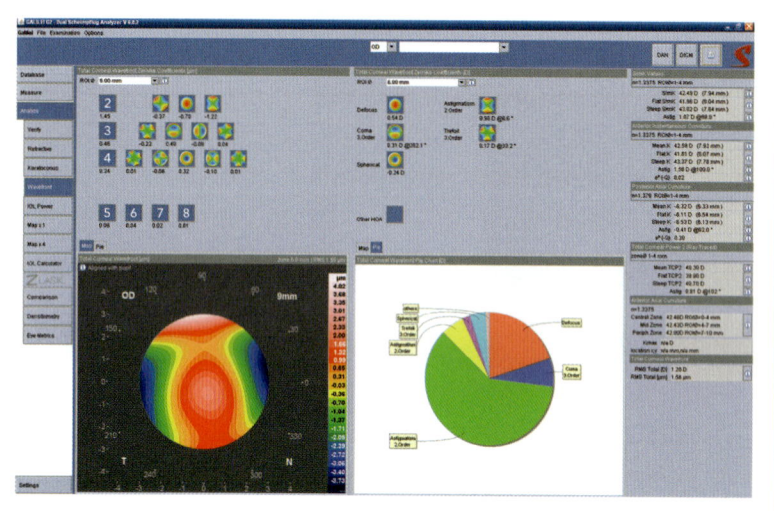

図8 波面収差解析レポート

円錐角膜レポート（図7）：レフラクティブレポートと同じく4種類のマップで表示されるが，Anterior Axial Curvatureマップの代わりにAnterior Instantaneous Curvatureマップが表示され，さまざまなパラメータを用いて，円錐角膜予測指数（keratoconus prediction index；KPI）が表示される．

波面収差解析レポート（図8）：角膜前後面および角膜前面の波面収差マップが表示される．Zernike（ゼルニケ）多項式が使用され，ピラミッド状にRMS（root mean square）が表示される．

まとめ

　角膜形状異常の検出，角膜不正乱視の定量を行うだけでなく，LASIK 術前スクリーニングや LASIK などの屈折矯正術後の白内障手術の際の IOL 度数計算に，角膜全屈折力が測定可能な前眼部解析装置が有効であるという報告があり，American Society of Cataract and Refractive Surgery（ASCRS）のウェブサイト上では，LASIK や PRK（photorefractive keratectomy）後の白内障手術における眼内レンズ度数計算ソフトが無料で使用可能となっている（http://iolcarc.org/）．このサイトでは，"EyeSys Vision"，"トーメーコーポレーション"，"GALILEI™"などのトポグラファーを用いた計算方法も使用可能であり，GALILEI™ の場合は Total Corneal Power の Central Avg を入力することで推奨度数が計算される．通常の白内障手術でも GALILEI™ に搭載されているソフトを使用し，IOL 度数計算を行うことができるが，眼軸長が測定できる機種とできない機種があり，前者の場合は，ほかの測定機器で測定した眼軸長を代入することで計算される．以前，東邦大学医療センター佐倉病院眼科では GALILEI™ と Pentacam® HR との角膜屈折値の比較と再現性の評価を行っているが，どちらの機種も高い再現性が得られ，角膜全屈折力においては GALILEI™ のほうが Pentacam® HR と比べ，値が小さく測定される傾向にあった．

今後の動向

　現在 GALILEI™ には G2，G4，G6 という機種があり，ここでは G2 という機種について紹介した．GALILEI™ は角膜形状解析のみならず，今後増加していくことが考えられる屈折矯正手術後の IOL 度数計算にも有用であると考えられ，角膜全屈折力から眼軸長測定まで 1 台で行うことができる機種（G6）もあり，その付加価値はますます高くなっていくと思われる．

（金谷芳明，堀　裕一）

クリニカル・クエスチョン
角膜形状測定装置の使い分けについて教えてください

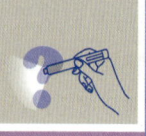

　現在の角膜形状測定装置は，角膜前面のみの解析であるプラチド写真をもとに解析を行う装置と，光学断面を撮影し角膜の高さ情報を取得し角膜前後面の解析や角膜厚マップの作成が可能な装置に大別できる．前者は，オートケラトメータやプラチド角膜形状解析装置が属し，後者に属するもののうち，原理にスリット光を使用したものはスリットスキャン角膜形状解析装置，光干渉断層計（optical coherence tomography；OCT）を使用したものは光干渉角膜形状解析装置と呼ぶことができる．本項では，それぞれの角膜形状解析装置における原理と適応を述べる．

オートケラトメータ

原理：最も一般的に使用され，なじみがある角膜形状解析装置である．測定原理は，リング状の照明を角膜に投影し，角膜前面により反射して生じる Purkinje-Sanson 第 1 像（マイヤー像）の大きさを測定することによって角膜曲率半径あるいは角膜屈折力を算出する[1]．測定部位は，角膜中央ではなく，角膜傍中央 3 mm 付近である．

適応：ケラトメータは，解析アルゴリズムがシンプルなのでデータの再現性がよい．また，眼内レンズや眼内レンズ度数計算式はケラトメータに最適化されている．そのため，健常な角膜であれば何ら問題なく正確な測定ができる．注意点としては，角膜形状異常の有無と程度が定量化できないことである．たとえば，laser-assisted in situ keratomileusis（LASIK）眼では，角膜屈折力が角膜中央と測定部位で異なるため，オートケラトメータを用いて眼内レンズ度数計算を行うと誤差が生じる．また，角膜不正乱視の評価はできないので，トーリック眼内レンズや多焦点眼内レンズなどの高機能眼内レンズの適応評価には不向きである．

文献は p.391 参照．

プラチド角膜形状解析装置

原理：ビデオカメラを用いて撮影したマイヤー像をコンピュータにとり込み，得られた画像から自動的にリング間の距離を測定し角膜

屈折力を算出する[2]．代表的な装置は TMS（Topographic Modeling System）である．従来は，角膜屈折力の大小を擬似カラー表示するカラーコードマップを作成し，角膜屈折力をパターンとして視覚的に表示することに機能が絞られていたが，その後，センタリングの自動補正，円錐角膜の自動診断や Fourier 変換を行い角膜正乱視と不正乱視を分離できるなどの新しい機能が加わり，角膜後面の測定を可能とするためスリットスキャン式との複合機まで登場しており，角膜前面だけでなく後面を含めた角膜異常の診断に加え光学的特性の評価も可能になった．また，オートケラトメータ同様，角膜前涙液層で反射する光をマイヤー像として利用するため，マイヤーリングが正確にデジタイゼーションされているかどうかが結果を左右する．それを逆手にとり，マイヤー像が涙液層の破壊とともに歪んでいく現象に着目し，経時的に解析することによって涙液層の安定性を評価するのが Tear Stability Analysis System（TSAS）である[3]．

適応：プラチド角膜形状解析装置は，角膜前面の形状異常の検出に最も敏感である．したがって，よい適応は LASIK のスクリーニングや高機能眼内レンズの適応評価，角膜不正乱視の検出やオルソケラトロジーレンズの効果判定などに有用で，TSAS ではドライアイ患者の視機能評価も行える．

注意点：角膜形状異常のスクリーニングには優れるが，角膜厚や角膜後面の解析ができないこと，高度の円錐角膜のような角膜変形が高度な症例では，マイヤーリングの読み飛ばしが生じることや，涙液層の破綻前後で画像が異なるため撮影には注意が必要であることなどである．

Scheimpflug 角膜形状解析装置

原理：Scheimpflug 角膜形状解析装置は，細隙灯顕微鏡のようにスリット光を用いて角膜をスキャンし，得られたスリット像の角膜前後面や虹彩前面のエッジを自動検出し，前眼部の 3 次元構造を解析する．代表的な機種は，Scheimpflug カメラを回転させ角膜断面情報を取得する Pentacam® (OCULUS) である．特徴は，角膜前後面および角膜厚の評価に加えて，涙液層破壊による測定結果へのアーチファクトが少なく，Scheimpflug イメージにより前房深度と白内障の病態も確認できる点である．

適応：Pentacam® で測定した中心角膜厚は，超音波パキメーターの結果とよく相関することが報告され[4]，マップ表示することで角膜

最菲薄部の局在が特定でき，円錐角膜やペルーシド角膜変性などの診断に有用である．また，best fit sphere（BFS）に対する角膜前・後面の距離を示すエレベーションマップは，角膜前面の形状変化が主体のLASIK眼や角膜後面の変化が主体である角膜内皮移植後の光学的特性の評価が行える．また，Belin/Ambrósio Enhanced Ectasiaプログラムは，通常のエレベーションと角膜菲薄部を中心とした直径3.5mm領域との差を表示するものであるが，これにより円錐角膜の微細な角膜形状異常を検出することができる．角膜高次収差は，角膜の前面と後面あるいは前後面でZernike解析が行えるため，LASIKのスクリーニング，角膜不正乱視の定量化，高機能眼内レンズの適応評価などに有用である．

注意点：測定時間が約1秒と比較的長いため，被検眼の固視が悪い場合や，測定光に可視光を用いるので角膜混濁が強いとスリット光による散乱により角膜の境界がデジタイゼーションされず，結果の正確性が低下する．

光干渉による角膜形状解析装置

原理：光干渉角膜形状解析装置は，OCTによって得られた角膜断面を3次元立体構築するものである．原理の違いによりtime-domain式，spectral-domain式，swept-source式に大別される．代表的な前眼部専用OCTとしては，赤外光である測定波長1,310 μmの光源を用いたSS-1000 CASIA（トーメーコーポレーション）がある．

適応：光干渉角膜形状解析装置は，角膜前面形状だけでなく角膜後面形状や角膜厚分布が評価できる点はスリットスキャン式と同様であるが，測定時間が0.34秒と短いため検査時の固視不良によるアーチファクトが少ないことや，最大16mmレンジのOCT画像が計測可能のため，角膜最周辺部を含めた広範囲な観察ができる．そのため，隅角の評価，有水晶体眼内レンズの適応決定や術後の虹彩・水晶体・角膜との位置関係の評価に加え，LASIK眼におけるフラップ厚みや実質ベッド厚の設定，原理にOCTを用いるため混濁した角膜においても角膜形状解析が可能であり，角膜の内部構造の検出に優れる．検査対象としては，高度な円錐角膜の光学的特性や3次元解析を利用して全層角膜移植後の周辺虹彩前癒着の評価，DALK（deep anterior lamellar keratoplasty；深層層状角膜移植術），DSAEK（Descemet's stripping automated endothelial keratoplasty；角膜内皮移植）などの角膜パーツ移植術後におけるgraft形状および光学

表1　各種角膜形状解析装置の特徴

測定原理	ケラトメータ	プラチド	Scheimpflug	光干渉
測定部位	傍中央の2点	広範	広範	広範
結果の出力	角膜曲率半径	マップと指数	マップと指数	マップと指数
不正乱視判定	不可能	可能	可能	可能
対象	正常角膜のみ	正常〜中等度の不正乱視	正常〜高度の不正乱視	正常〜高度の不正乱視
角膜後面	測定不可	測定不可	測定可	測定可
角膜厚	測定不可	測定不可	測定可	測定可
角膜混濁	△	△	○	◎
再現性	◎	○	△	△

◎：最もよい適応である．
○：よい適応である．
△：症例によって注意が必要である．

ケラトメータが角膜曲率半径のみ表示されるのに対して，プラチド，Scheimpflug，光干渉の各装置は，得られた画像情報がデータ処理され，カラーコードマップや指数として表示される．そのため，角膜形状異常の診断だけでなく，角膜不正乱視などの角膜光学的特性の評価が可能である．Scheimpflug，光干渉の装置は断層像であるので，角膜厚マップや角膜後面の評価が可能である．光干渉の装置は原理にOCTを用いているので，混濁した角膜でも検査可能である．検査の再現性は，解析アルゴリズムのシンプルなケラトメータが最も高い．カラーコードマップや指数は，データ処理されたものであることに留意する．

的特性の評価，顆粒状角膜ジストロフィの沈着部位の3次元把握などに有用[5,6]である．

まとめ

これまで述べた各測定装置の特徴を**表1**にまとめる．角膜形状解析装置は，決して複雑なものではない．各機種にはそれぞれ個性があり，原理を理解して，使用目的に応じて選択すれば，正確な診断と適切な治療につながり，質の高い医療の実践に寄与するものと考える．

（戸田良太郎）

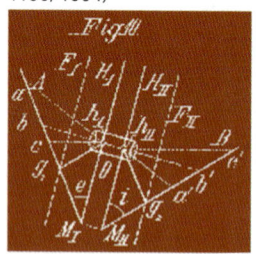

Scheimpflug カメラ／EAS-1000

Scheimpflug の原理

　Scheimpflug の原理とは，1906 年，Theodor Scheimpflug[*1] により報告された写真撮影上の手法である．一般には"あおりの原理"[*2] として知られている．傾いた被写体や奥行きのあるものを撮影するとき，通常のカメラでは被写体全面に焦点を一度に合わせることはできない．そこで対物レンズと像面を適宜傾けて（あおって）撮影すると，焦点の合う範囲が深くなる．

　図 1 のように物体面（PQ：被写体），像面（P′Q′：フィルム・CCD 面），対物レンズ主平面（OO′）の 3 平面を 1 線（1 点）に交わるように配置すると，物体面上の点はすべて像面上に結像する．ただし厳密には，均質な媒質中で，この原理は成り立つ．

Scheimpflug カメラ

　Scheimpflug 原理が眼科領域の細隙灯顕微鏡に応用されたのは，1960 年代である[2]．これにより角膜から水晶体までのスリット像が，1 回の撮影で鮮明にとらえることが可能となった．さらに画像解析をとりいれ，前眼部の形状，透明度の定量を目的とした数種の装置

[*1] Theodor Scheimpflug（1865〜1911）．ウィーン生まれの海軍士官で軍事地理学者．航空写真のパイオニア．パノラマ地形図を効率的に作成するための写真撮影装置などを発明[1]．

文献は p.392 参照．

[*2] Scheimpflug の特許
Theodor Scheimpflug's 1904 British Patent（GB 1196/1904）

図 1　Scheimpflug 原理の一般的結像関係

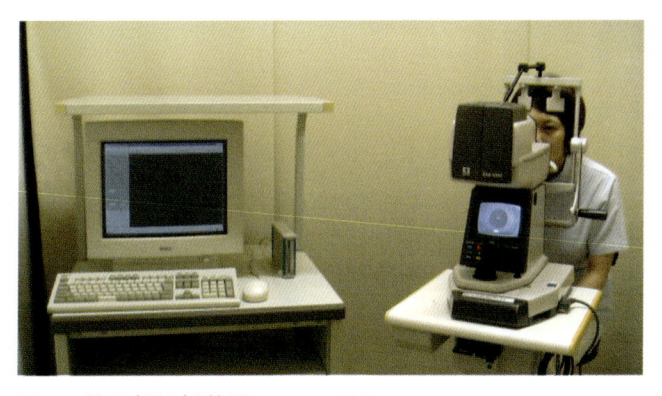

図2　前眼部解析装置 EAS-1000（ニデック）

が市場に出た[3]．その後，デジタル解析による水晶体後方散乱光強度測定をはじめ，総合的な前眼部解析装置 EAS-1000（ニデック，図2）が1990年に発売された[4]．

Scheimpflug スリット像の撮影と情報

1. 透光体の後方散乱光強度測定：前眼部透光体の透明性を測定するには，眼の軸上のdensitometry法を行う．スリット像の画像濃度を測定することにより，後方散乱光強度が得られる．測定値を比較するために，Scheimpflug スリット像撮影は，通常，耳側からの垂直断面で行う．また，撮影光量は200Wsの固定である．水晶体層構造を測定する場合は，極大散瞳した状態で撮影する．機器内部の点滅固視灯を注視させると，ほぼ水晶体の光軸に近い軸で撮影ができる（ただし，約±2D以内の屈折異常）．測定層は，主に前囊（a），前皮質最透明部（b），前成人核（c），前胎生核（d），中心間層（e）である（peak height 法，図3）．透明水晶体の加齢変化では，前成人核の変化が最も大きく，40歳代後半から後方散乱光強度が指数関数的に上昇する（図4）．

2. 前眼部形状：前房隅角角度測定以外，撮影法は1. と同様である．主な測定項目は角膜厚，前房深度，水晶体（層）厚である（axial biometry）．Scheimpflug スリット像の光学距離を計測する場合，撮影原理による像歪みと眼屈折要素（角膜，房水，水晶体）による歪みを除去する必要がある．EAS-1000では，これに光線追跡法を用いている[5]．ただし，補正計算では Gullstrand 精密模型眼の値を用いている．透明水晶体231眼の水晶体厚の正常加齢変化では，20歳代平均値：3.28mm，30歳代：3.53mm，40歳代：3.71mm，50歳代：3.89mm であった．

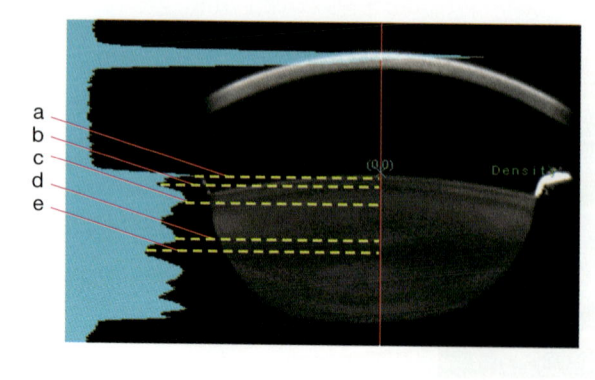

図3 Scheimpflugスリット像と後方散乱光強度測定の主な水晶体層
a：前嚢，b：前皮質最透明部，c：前成人核，d：前胎生核，e：中心間層．

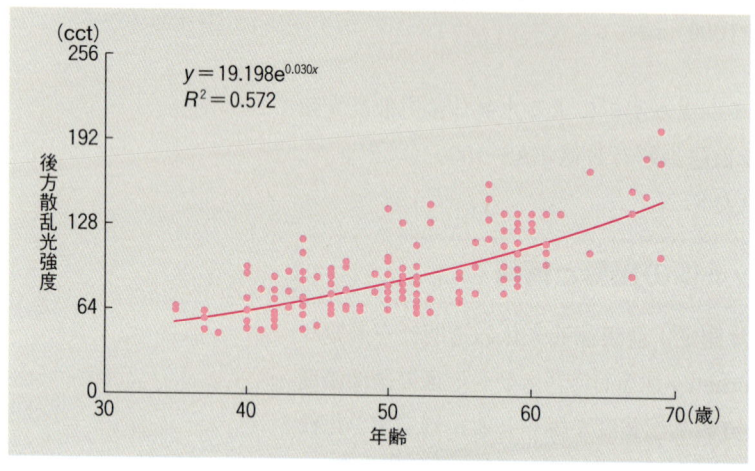

図4 透明水晶体の後方散乱光強度の加齢変化（前成人核）

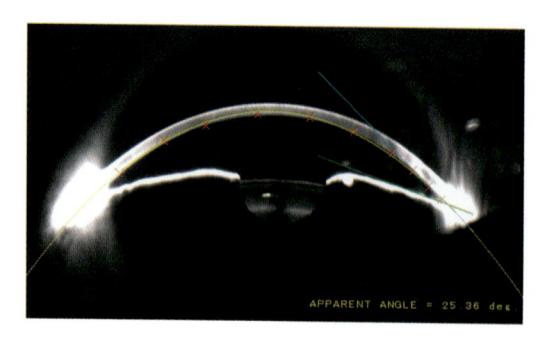

$y = 19.198e^{0.030x}$
$R^2 = 0.572$

図5 前房隅角角度測定

　隅角角度計測では縮瞳状態での撮影が必要なため，対側眼の対光反射を用いる．撮影条件ではスリット長は角膜輪部までとらえるために11～14mm長とする．角膜輪部のハレーションを防ぐため，スリット光量は最低の50Wsを用いる（図5）．

3. 眼内レンズの眼内位置固定状態：IOL（intraocular lens；眼内レンズ）の囊内挿入・固定状態は，直交した2枚のScheimpflugスリット像から計測する．通常は垂直・水平の2断面を用い，IOLの偏心・傾きを計測する（図6）．偽水晶体眼では後嚢混濁の正確な後方

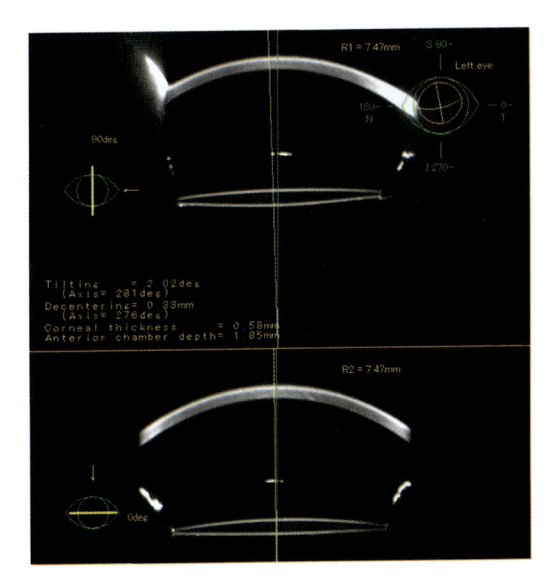

図6　眼内レンズの偏心・傾き測定

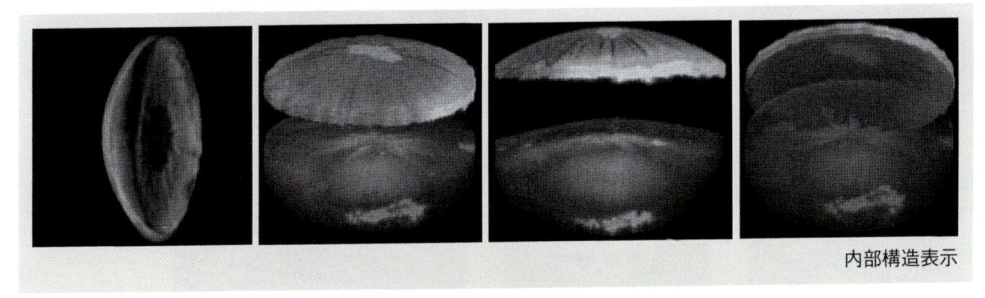

図7　EAS-1000で回転撮影した像を画像処理した前眼部3D
（坂本保夫：水晶体所見の三次元解析とその表現法．日本白内障学会誌 1997；9：5-10．）

散乱光強度の計測はできないが，Scheimpflugスリット像はIOLのsub-surface nano glistening（SSNG）やglisteningを観察するには有用である．

4. **EAS-1000による前眼部3D（3次元表示）**：EAS-1000では，1°単位で回転撮影が行える．得られた数十枚のScheimpflugデジタルスリット画像を，PC（パソコン）レベルでも3次元画像解析・処理が可能である．図7のような前眼部の3次元表示（前眼部3D）が可能で，インフォームド・コンセントにも有用である[6]．

Scheimpflug画像解析でのアーチファクト

　Scheimpflugカメラでは一見，鮮明なスリット像が得られるが，画像そのままの形状，画像濃度を直接評価することはできない．あおり角，スリット幅，光源の種類，角膜反射像除去（Purkinje第1像，図8），固視灯の位置など，装置の仕様によって画像の形・質は大き

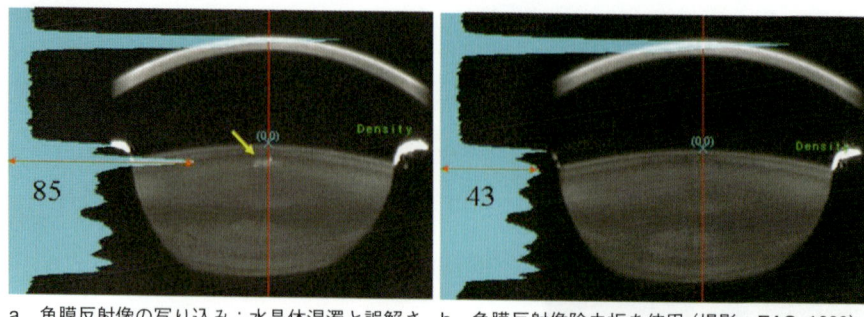

a. 角膜反射像の写り込み：水晶体混濁と誤解されやすい．
b. 角膜反射像除去板を使用（撮影：EAS-1000）．これまでの装置には常備．

図8　画像解析でのアーチファクト (1)
EAS-1000では角膜反射像（Purkinje第1像，aの矢印）が写り込まないような構造になっている．角膜反射像除去板を使用しなかった場合や偽水晶体眼の場合，角膜反射像が写り込むことがある．この状態では，densitometry法による水晶体皮質浅層の後方散乱光強度は43cct（b）ではなく，反射像の値である85cct（a）として判定されてしまう．

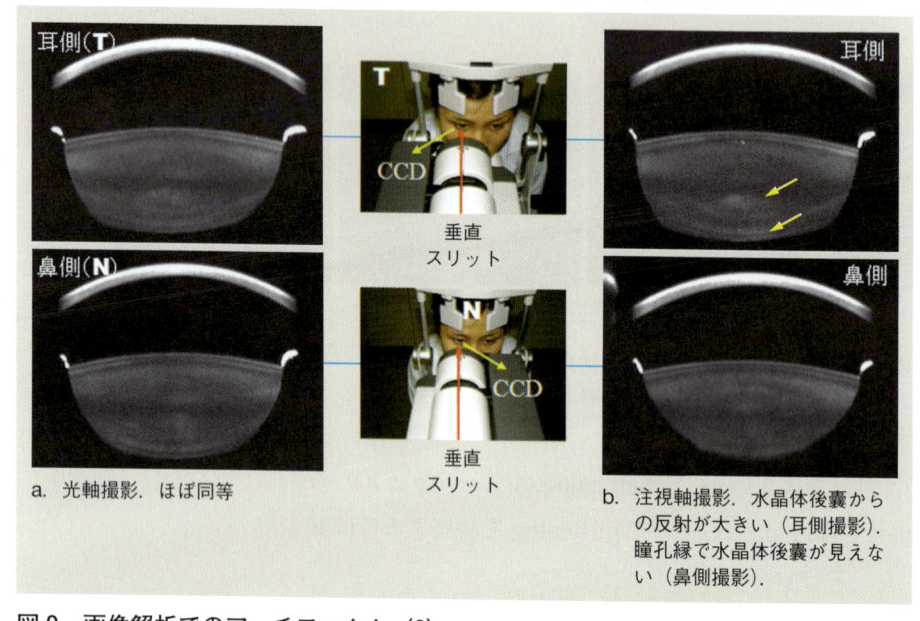

a. 光軸撮影．ほぼ同等．
b. 注視軸撮影．水晶体後囊からの反射が大きい（耳側撮影）．瞳孔縁で水晶体後囊が見えない（鼻側撮影）．

図9　画像解析でのアーチファクト (2)
EAS-1000では，内部点滅固視灯（鼻側4°，上側1°）を使用すれば，ほぼ水晶体基準軸（a，光軸撮影）で撮影でき，回転角度の違いによる後方散乱光強度の差は少ない（同一断面を耳側と鼻側から撮影）．注視軸撮影（b，スリット光軸上）では，耳側と鼻側の撮影像の形状が大きく異なり，水晶体後部（b，矢印）の強度が強く現れてしまう．

く異なる（図9）．

　形状計測では，二種類の大きな像歪み（あおり撮影による歪み，眼球屈折要素による歪み），後方散乱光強度計測では撮影光量の変動，あおり角，撮影軸など多くの因子を補正・考慮しない限り信頼性のある計測値は得られない．種々の計測装置にもいえることだが，各機器の特徴を熟知したうえで計測値を評価することが重要である．

カコモン読解 第22回 臨床実地問題18

74歳の男性．右眼の霧視を主訴に来院した．6年前に右眼の白内障手術を受けている．右眼前眼部写真とScheimpflugカメラ写真を図A，Bに示す．適切な治療はどれか．

a 硝子体切除　　b 眼内レンズ摘出　　c 眼内レンズ交換　　d 抗菌薬硝子体内注射
e Nd：YAGレーザー後囊切開

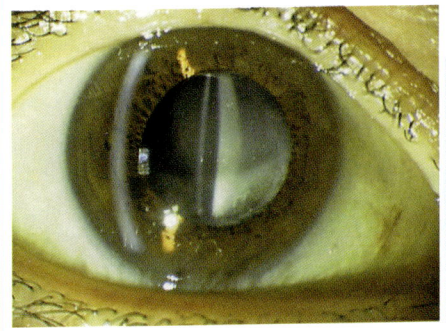

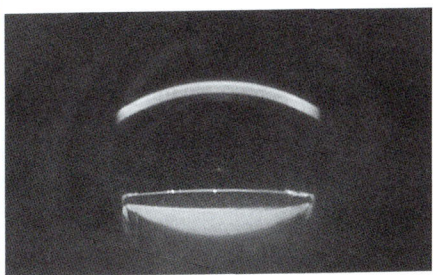

図A　　図B

解説　細隙灯顕微鏡では，眼内レンズ（IOL）の後方に白濁が観察される．Scheimpflugスリット像では，IOL後面と水晶体後囊の中間に白濁が確認できることから，この症例は乳白色の液状物質が貯留している液状後発白内障と考えられる．continuous curvilinear capsulorrhexis（CCC）のエッジ全周とIOLの光学部がfibrosisによって密着し，閉鎖腔が形成されることが原因となって起こる．IOLの内部異常（glistening；グリスニング）はみられない．Scheimpflugスリット像1断面からでは明確ではないが，この断面からはIOLの偏位はみられない．また，前部硝子体，前囊付近の混濁もみられない．

模範解答　e

（佐々木　洋，坂本保夫）

前眼部 OCT の測定原理

前眼部診断における意義

　前眼部の断層像は細隙灯顕微鏡検査で得ることができるが，前眼部光干渉断層計（optical coherence tomography；OCT）では，それに加えて混濁部位の観察，高倍率の観察，前眼部の測量が可能である．OCT の測定原理を理解すれば，どのような装置がそれぞれの特徴を生かすために有利か理解でき，OCT と細隙灯顕微鏡検査を相補的に活用することができる．

OCT の進歩

　OCT は，眼球組織の 3 次元構造を詳細に測定する検査装置として発達し，近年急速に臨床において普及している．OCT を用いれば，非侵襲・非接触に，眼組織の断面像が高解像度で即座に表示される．しかも短時間に，羞明すらなく測定が可能である．その結果，網膜疾患や緑内障の早期診断，経過観察，治療方針決定，治療の効果判定における有用性が示され，眼底疾患や緑内障における必須の検査になっている．同様に，OCT は前眼部疾患に対しても応用されつつある．

　この OCT の適応の拡大は，測定技術の進歩によってもたらされており，最新の測定原理を理解することが，OCT を活用するために大切である．

測定原理

　われわれが眼底写真や前眼部写真を撮影する場合には，眼球に対して白色光を投影して，その反射光，すなわち後方散乱光を CCD カメラで取得している（図 1）．

　これに対して，OCT は光干渉の原理を利用し，echo time delay と後方散乱光を測定することによって断層像や 3 次元像を取得する装置である．その測定原理によって，time-domain（TD）OCT と Fourier-domain（FD）OCT に大別され，さらに Fourier-domain

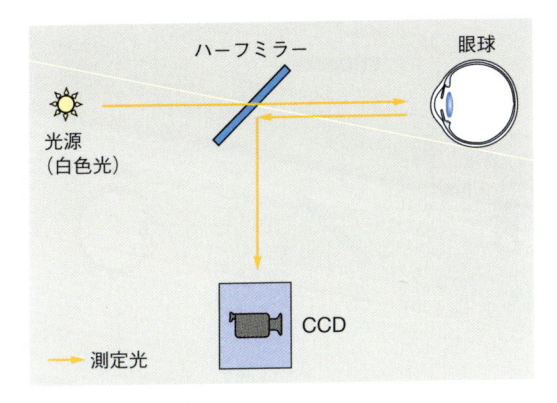

図1 眼底撮影
眼底写真や前眼部写真を撮影する場合には，眼球に対して白色光を投影して，その反射光，すなわち後方散乱光をCCDカメラで取得している．

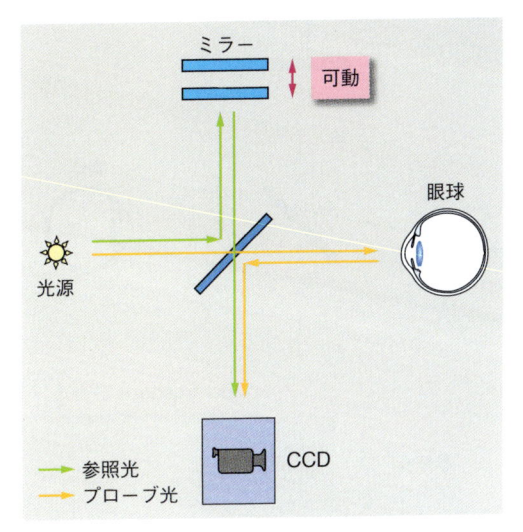

図2 time-domain (TD) OCT
TD-OCTでは，A-scan画像を得るためには機械的に参照ミラーを移動させる必要がある．そのため，測定にある程度の時間を必要とし，高速に断層像を取得することは困難である．

(FD) OCTには，spectral-domain (SD) OCT と swept-source (SS) OCT がある．

OCTでは，眼球にプローブ光を投影すると同時に，同じ距離の部分に参照ミラーを設置してそちらにも光を投影する．この参照光とプローブ光によって生じる干渉信号は，測定する組織によって異なるため，組織の変化をとらえることが可能である．

TD-OCTでは，A-scan画像を得るためには機械的に参照ミラーを移動させる必要がある（図2）．そのため，測定にある程度の時間を必要とし，高速に断層像を取得することは困難である．

一方，FD-OCTでは，参照光とプローブ光を分光し，スペクトル領域で干渉信号を計測し，フーリエ（Fourier）変換して組織の断層情報を得ている．そのため，参照ミラーを機械的に動かす必要がなく，TD-OCTより高速に撮影することが可能である．

FD-OCTとして最初に登場したSD-OCTでは，広帯域波長の光源を分光器を用いてスペクトル分解し，スペクトル干渉信号を取得する（図3）．これに対してSS-OCTでは，光源の波長を時間的に掃引させ，その波長変化を時間的に計測することでスペクトル干渉信号を取得している（図4）．そのため，FD-OCTではTD-OCTと異なり，高速に測定することが可能である．

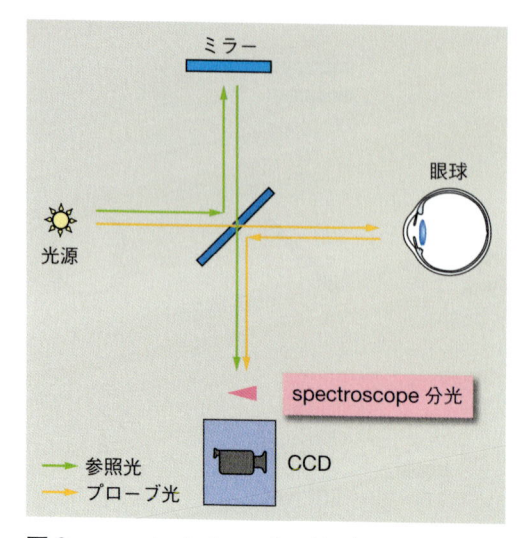

図3 spectral-domain (SD) OCT
SD-OCTでは,広帯域波長の光源を分光器を用いてスペクトル分解し,スペクトル干渉信号を取得する.

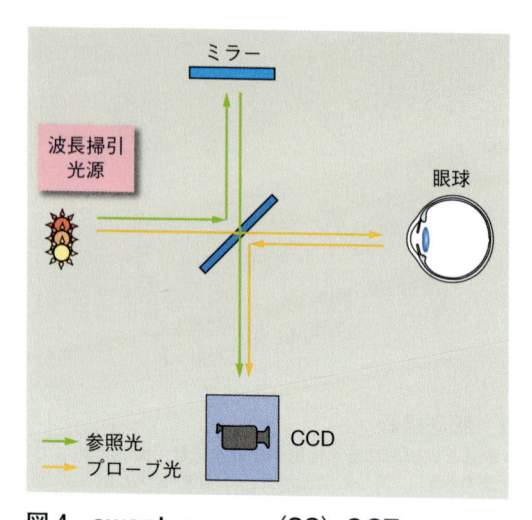

図4 swept-source (SS) OCT
SS-OCTでは,光源の波長を時間的に掃引させ,その波長変化を時間的に計測することでスペクトル干渉信号を取得している.

OCTの特性に波長の及ぼす影響

　OCTで得られる画像の解像度は,低コヒーレンス光の波長幅によって縦方向の解像度が決定される.そのため,たとえばチタンサファイアレーザーのような広帯域波長の光源を使用すると,分解能はとてもよくなるが,大変高価なため使用は研究に限られる.市販されているOCTでは,光源としてsuper luminescent diode (SLD) が使用されている.たとえば830 nmの波長で20～30 nmの波長幅のSLDであれば,10 μm程度の解像度が得られる.

　OCTでは組織侵達性を高めるため,OCTの光源として近赤外光のように長波長の光が用いられる.そのため白色光と異なり,被検者は検査中に羞明を感じなくてすむという利点にもつながっている.

　現在,臨床で使用されているOCTの波長は,800 nm台,1,000 nm台,1,300 nm台の3種類がある.これらの波長によるOCTの特性の違いを表1に示す.

　波長が短いほど分解能が高くて水による吸収も少ないが,侵達性が低くなる.そのため,目的の組織に応じて使用される波長が異なってくる.

　表2に現在,前眼部観察に使用可能なOCTを示す.1,310 nmの前眼部用装置に加えて,800 nm台の後眼部用OCTでも前眼部の測定が可能である.

表1 波長のOCTの特性に及ぼす影響

波長（nm）	800	1,000	1,300
組織侵達性	低	← →	高
解像度	高	← →	低
水による吸収	低	← →	高
目的組織	網膜	網膜，脈絡膜	前眼部

表2 現在のOCTとその特徴

	機種名/製造	原理	発売年	波長(nm)	OCT解像度 横×縦(μm)	最大スキャン長 長さ×深さ(mm)	スキャン速度 A-scan/sec
後眼部 OCT	Cirrus™ HD-OCT (Carl Zeiss Meditec)	SD	2007	840	15×5	6×2.0	27,000
	RTVue®-100/iVue®-100 (Optovue)	SD	2007/2009	840	15×5	12×2.3	26,000/25,000
	Spectralis® (Heidelberg Engineering)	SD	2007	870	14×7	16×1.9	40,000
	RS-3000 (ニデック)	SD	2009	880	20×7	9×2.1	53,000
	3D OCT-2000 (トプコン)	SD	2010	840	20×6	12×2.3	50,000
	OCT-HS100 (キヤノン)	SD	2012	855	20×3	10×2.0	70,000
	DRI OCT-1 Atlantis (トプコン)	SS	2012	1,050	20×8	12×2.6	100,000
前眼部 OCT	Visante™ OCT (Carl Zeiss Meditec)	TD	2007	1,310	60×18	16×6	2,000
	SS-1000 CASIA (トーメーコーポレーション)	SS	2008	1,310	30×10	16×6	30,000

検査目的

　前眼部OCTを用いれば，細隙灯顕微鏡と同様に組織の断層像が得られるが，それに加えて，混濁部位の観察，高倍率の観察，前眼部の測量の三つの目的に使用することができる．

混濁部位の観察：細隙灯顕微鏡検査では，可視光で観察している．そのため混濁が強い部位では，散乱によってその奥の組織の観察が困難になる．これに対して，OCTは赤外光を使用しているために可視光よりは組織侵達性がよく，ある程度の混濁であっても奥の組織

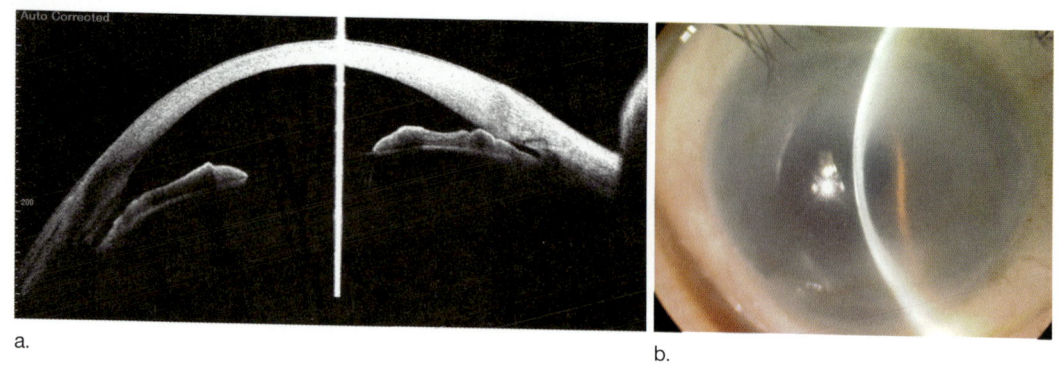

図5 混濁部位の観察
Scheie症候群の症例で，細隙灯顕微鏡（b）では隅角の観察は不能であるが，SS-OCT（a）では角膜周辺で，虹彩と角膜内皮が接触していることがわかる．

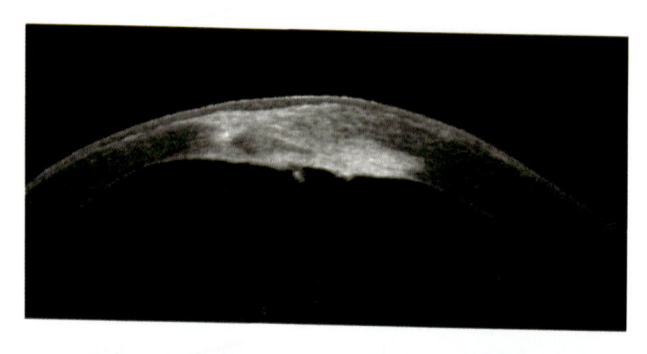

図6 高倍率の観察
急性角膜水腫後の円錐角膜の症例をSD-OCTで測定した．角膜上皮厚が部位によって異なること，急性角膜水腫による実質の瘢痕部位やDescemet膜破裂後の創傷治癒がわかる．

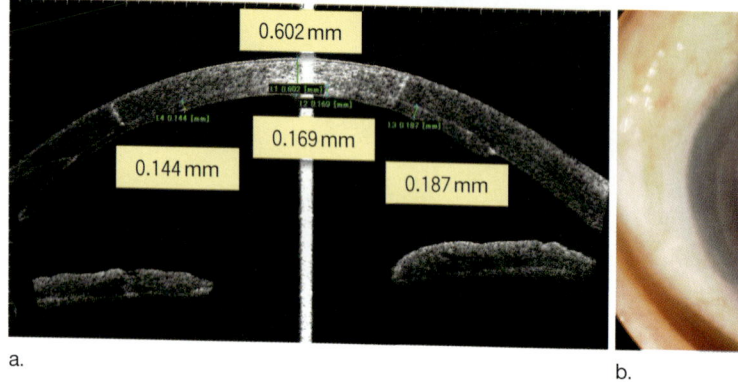

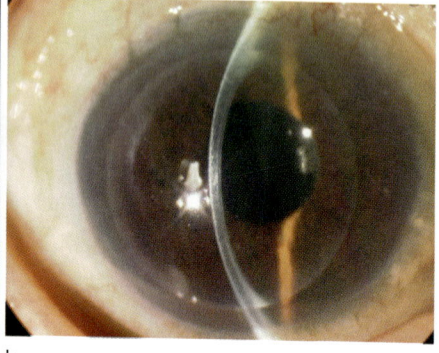

図7 前眼部の測量
DSAEKの症例（b）をSS-OCTで測定した（a）．前房深度（anterior chamber depth；ACD），角膜中心厚（central corneal thickness；CCT），あるいはドナーエッジでの前房深度など，任意の部位の距離が測定可能である．
DSAEK：Descemet's stripping automated endothelial keratoplasty

像が観察できる（図5）．この目的のためには，前眼部用OCTが有利である．

高倍率の観察：細隙灯顕微鏡検査では，たとえば角膜上皮の厚みを評価することは難しい．しかしOCTを使用すると，病理組織のように高倍率，高解像度で生体組織を観察することが可能である．こ

れにより，角膜上皮と角膜実質を別々に評価することが可能である．さらに，tear meniscusや実質の創傷治癒や移植した羊膜なども観察することができる（**図6**）．この目的のためには，後眼部用OCTのほうが分解能がよいため有利である．

前眼部の測量：細隙灯顕微鏡検査では，前眼部の測量はできない．これに対してOCTでは任意の部位の距離を定量的に測定することが可能である．そのため，閉塞隅角緑内障では，前房深度，前房容積，あるいは隅角の定量的解析が可能であるし，トラベクレクトミー術後の濾過胞の形状も評価できる．LASIK術後では，フラップ厚，残存実質ベッド厚が測定されている．術前検査としては，角膜内皮移植や有水晶体眼内レンズの術前には，前房のパラメータで適応を検討できる．術後検査としては，深層角膜移植での残存実質厚，白内障の自己閉鎖創などを定量的に評価することが可能である（**図7**）．

〔前田直之〕

time-domain 前眼部 OCT

　光干渉断層計（optical coherence tomography；OCT）は，近赤外光の干渉を利用した画像解析装置である．前眼部 OCT は非侵襲的に涙液，角膜，隅角および前房を含む前眼部の断層像を画像化する機器であり，疾患の病態掌握や生体計測において非常に有用である．現在，前眼部 OCT は time-domain OCT（TD-OCT）から，高速，高解像度3次元解析が可能な Fourier-domain OCT への流れにあるが，TD-OCT からもさまざまな情報を得ることが可能である．

測定原理

　time-domain OCT は，干渉計のミラーを機械的に動かしながら，一つの測定光において1点の情報を取得して断層像を作成する方法である（図1）．現在市販されている前眼部撮影可能な time-domain OCT は，SL-OCT™（Heidelberg Engineering）と Visante™ OCT（Carl Zeiss Meditec）である．後眼部 OCT の光源は 840 nm が一般的であるが，time-domain 前眼部 OCT の光源は 1,310 nm であり，組織侵達度が高く，低倍率で広い範囲の測定が可能である（表1）[1]．

　SL-OCT™ は 2003 年に EU で認可された，初めての商用前眼部断層撮影装置である[*1]．細隙灯顕微鏡に OCT 機能を搭載した前眼部 OCT であり，OCT のレーザー光はスリット光と同軸で，照射さ

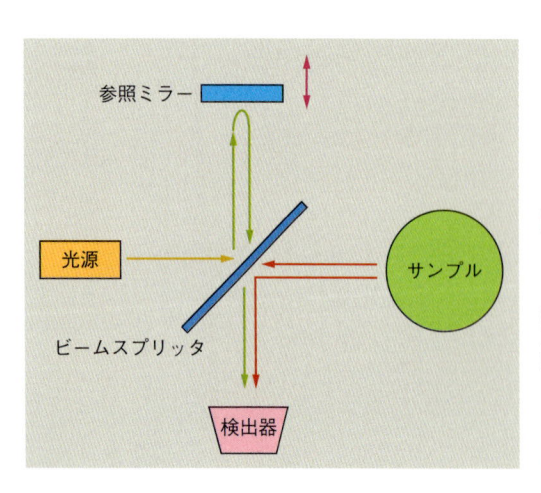

文献は p.392 参照．

[*1] 1991 年に Fujimoto らが眼底 OCT 画像化に成功し，1996 年に眼底 OCT が商用化された．1994 年に Izatt らが初めて角膜の OCT 画像化を報告している[2]．

図1　time-domain OCT の測定原理の図

光源から出た光が画像を取得する対象の経路と，参照用のミラーで反射させる経路に分かれる．双方から返ってきた光を再び一つにし，検出器で電気信号に変換する．

表1 time-domain 前眼部 OCT の仕様

	SL-OCT™	Visante™ OCT
メーカー	Heidelberg Engineering	Carl Zeiss Meditec
撮影時間（秒）	1	0.125
速度（A-scan/sec）	200	2,000
スキャン幅（mm）	4〜15	10〜16
スキャン深度（mm）	7	4〜8
軸方向解像度（μm）	25	18
横方向解像度（μm）	20〜100	60

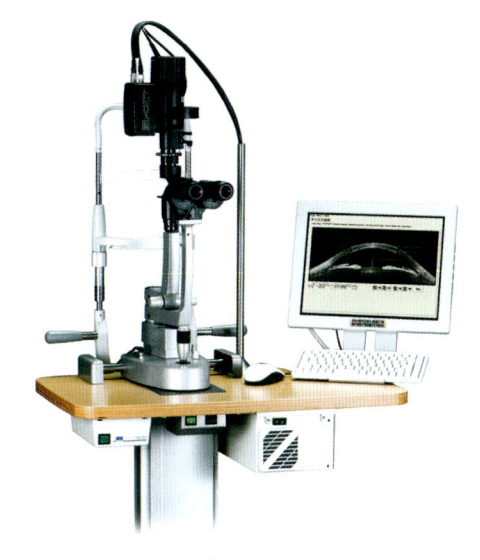

図2 SL-OCT™（Heidelberg Engineering）
スリットランプに OCT 機能が搭載されている．

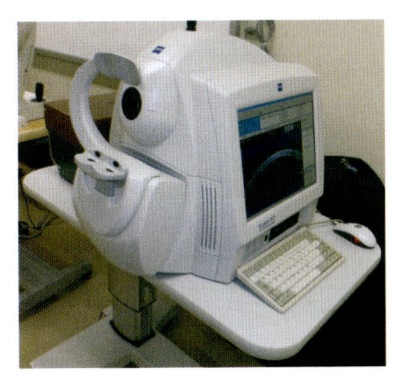

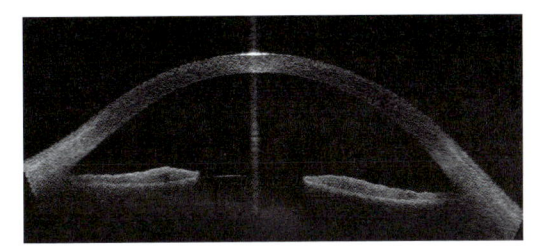

図4 Visante™ OCT の standard resolution で撮影した健常眼の前眼部断層像

図3 Visante™ OCT（Carl Zeiss Meditec）

れたスリット光と同一部位の断層画像を得ることができる（図2）．細隙灯顕微鏡と一体化されていることで細隙灯所見とあわせて評価でき，スペースや費用の面で利点が挙げられる．

Visante™ OCT は2005年に商用化され，SL-OCT™ と比較して，より高速，高解像であり，スキャン光も自動で，より多くの機能が搭載されている（図3）．Visante™ OCT には二つのモード（standard resolution と high resolution）があり，standard resolution モードでは幅16 mm，深度6 mm の範囲で角膜，隅角，水晶体前面を含む全体像の撮影が可能である（図4）．一方，high resolution モードでは幅10 mm，深度3 mm の範囲と狭くなるが，角膜や隅角の詳細な構造評価を可能としている．Visante™ OCT 2.0 version には Enhanced

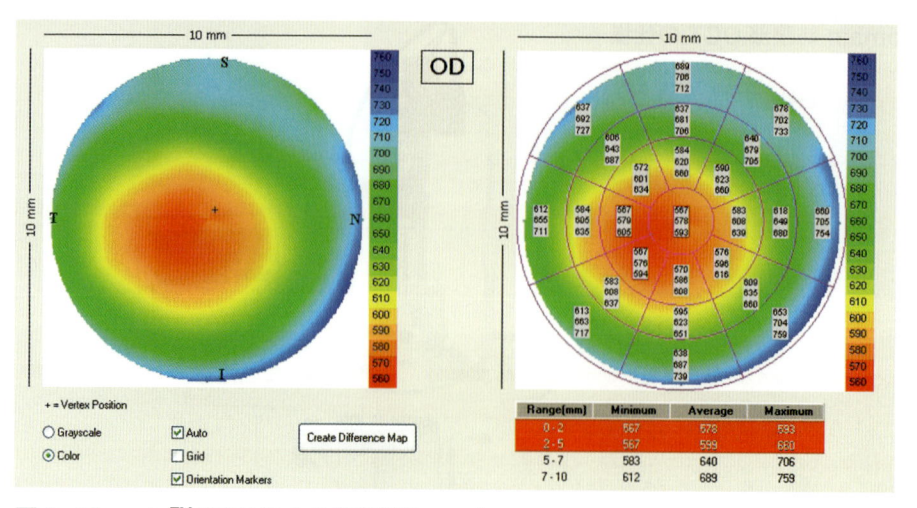

図5 Visante™ OCT による健常眼の pachymetry map
角膜中心と8方向の角膜厚が計測されている.

モードが追加され,1計測に4連続スキャンを行うため高いコントラスト画像が取得可能となった[*2]. また Visante™ OCT には,角膜厚を測定しマッピング表示できる pachymetry map の機能が搭載されている(図5)[3]. 角膜中央を起点として180°回転しながら角膜全体の厚みを測定し,初期には8方向の断面をスキャンしていたが,2.0 version では16方向の断層像を1秒で取得可能である.

SL-OCT™ と Visante™ OCT による生体計測

SL-OCT™ と Visante™ OCT は検査機器として,ともに高い再現性が報告されており[4,5],両機器の隅角解析には angle-opening distance(AOD)や trabecular-iris angle(TIA)といった,ほぼ同様の各種パラメータを用いている.隅角評価においては,隅角鏡検査所見と SL-OCT™ および Visante™ OCT の解析結果を比較したところ,SL-OCT™ と隅角鏡検査がより高い整合性を示したとの報告もある[6]. これは隅角鏡と SL-OCT™ は,観察時に使用するのが同一のスリット光であり,このことが整合性に関与している可能性が考えられている.一方,隅角閉塞の検出には Visante™ OCT がより優れていたとも報告されている.SL-OCT™ ではスリット光による縮瞳が認められるが,Visante™ OCT で用いる測定光および観察光は赤外光のため,自然な散瞳状態で検査を行うことが可能である.また,測定速度や解像度の違いなども要因として挙げられている[7].

なお,前房深度の測定において,Visante™ OCT と SL-OCT™ では有意な差がないと報告されているが[8],中心角膜厚の測定に関し

[*2] Visante™ OCT では,角膜前面と後面を自動補正するプログラムが内蔵されているが,誤認識する可能性もあるため画像上確認し,必要に応じて手動補正を行う.

ては有意な差が報告されている[9]．SL-OCT™ では角膜屈折率に 1.376 を用いているのに対して，Visante™ OCT では 1.389 を用いていることも測定値の差異の要因と考えられる[10]．測定する環境や眼の調節状態を考慮するとともに，測定値の解釈にも注意が必要である．

カコモン読解　第24回 臨床実地問題39

4週の新生児．眼の異常に母親が気付き来院した．前眼部 OCT 像を図に示す．この疾患で誤っているのはどれか．

a 両眼性が多い．
b 緑内障を合併する．
c 後部胎生環がみられる．
d 角膜混濁は次第に軽減する．
e 神経堤由来細胞の遊走異常が原因である．

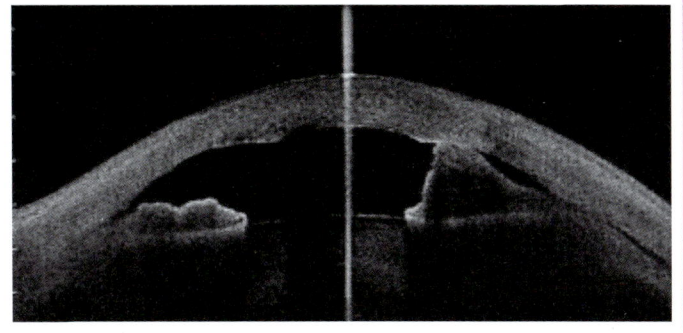

解説　前眼部 OCT 像で角膜中央の不均一な反射や肥厚と，画像右側の角膜虹彩間癒着が認められ，Peters 異常の症例と考えられる．Peters 異常は前房形成異常のための角膜内皮，Descemet 膜，実質の一部が欠損し，角膜中央ないし角膜全体に混濁をきたす先天疾患である．水晶体が健常の Type 1 と，水晶体も混濁し，角膜に接着している Type 2 に分類される．

a. Type 1 では 80％，Type 2 ではほとんどが両眼性である．
b. 小角膜，扁平角膜，無虹彩症，隅角の形成異常による緑内障を約 50％ の症例で合併する．
c. 後部胎生環は，肥大し前方に突出した Schwalbe 線であり，健常眼の約 15％ にも認められるが，Axenfeld-Rieger 症候群で特徴的に認める所見である．よって誤りである．
d. 角膜混濁は，軽症例であれば次第に軽減することが多い．
e. 胎生 4〜7 週における神経堤由来細胞の遊走異常が原因である．

模範解答　c

（福田玲奈，臼井智彦）

spectral-domain 前眼部 OCT

　前眼部 OCT は，基本的に細隙灯顕微鏡と同様に角膜の断層像を観察しているが，細隙灯顕微鏡で透見できない部分を可視化したり，より高倍率で観察したりすることに優位性がある．本項では，spectral-domain 前眼部 OCT の特徴を，各症例から得られる所見を交えて述べる．

spectral-domain OCT とは

　高速で画像取得が可能（20,000 A-scan/秒）である Fourier-domain OCT に属する．原理は，広帯域波長の光源を回折格子と1次元センサーを用いて，得られたスペクトル干渉信号から画像情報を得る．本来は，網膜用のための測定波長が 840 nm であるので，これに比べると測定範囲は狭いが，解像度が高く高倍率表示が可能である[1]．前眼部撮影が可能な spectral-domain OCT は多数あるが，本項では，RTVue®-100（Optovue）を用い，測定の際は前眼部撮影レンズを装着して測定したものを示す（図1）．

文献は p.393 参照．

spectral-domain OCT でわかること

　角膜断面は，角膜上皮層と基底膜である Bowman 層，角膜実質，Descemet 膜，内皮細胞層から成る．このような層構造を評価するためには，病理組織標本が必要であるが，組織採取による侵襲性が高いため角膜移植など以外では困難である．spectral-domain OCT を用いると，非侵襲かつ高解像度な断面情報を得られる利点がある（図2）．

　日常診療では，本装置の特徴である高い解像度を生かし，涙液メニスカスの観察（図3）[2]や角膜上皮と上皮下組織の層構造を詳細に評価できるため，続発性角膜アミロイドーシス（図4,5）や角膜ジストロフィにおいては，術前に前眼部 OCT で評価しておくと沈着の局在や切除量の検討ができる．治療を行う際は，前眼部 OCT をガイドとして利用することで安全かつ比較的容易に行えるので，有用である．RTVue®-100 は，角膜を 6 mm 幅で 8 方向スキャンして

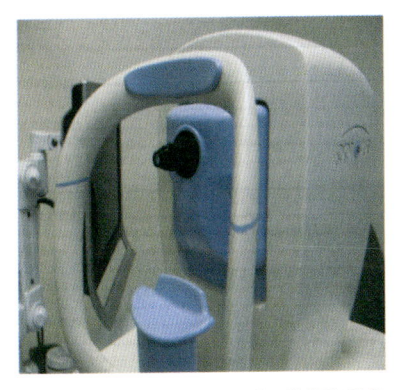

1. 前眼部測定装置の原理と結果の読みかた　113

図1　spectral-domain OCT である RTVue®-100（Optovue）の外観

前眼部 OCT として使用する際は，前眼部撮影レンズを接続する．レンズは，測定範囲が 3 mm の CAM-S と 6 mm の CAM-L の 2 種類*1 があり，目的に応じて使い分けるが，一般的には CAM-L を用いることが多い．

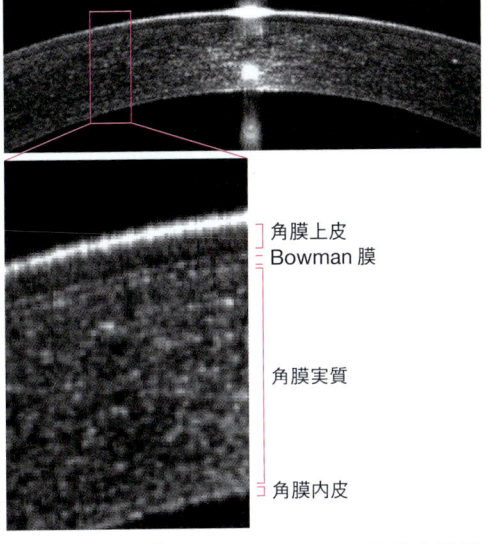

図2　RTVue®-100 で撮影された健常角膜所見と拡大像

角膜上皮，高輝度の平行した二重線として Bowman 膜が確認できる．

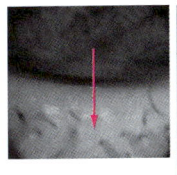

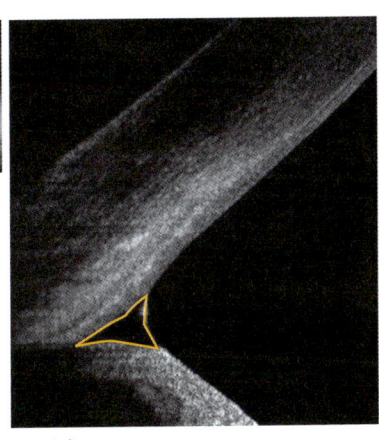

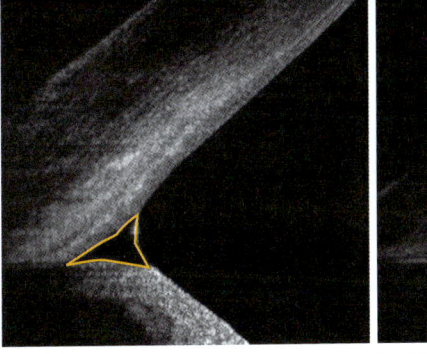

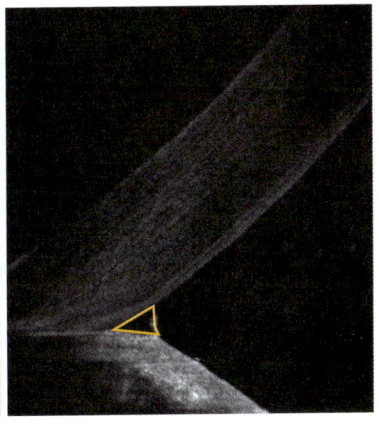

a. 健常眼　　　b. ドライアイ症例

図3　下眼瞼中央で撮影した涙液メニスカスの所見

tear meniscus area（黄色の線で囲まれた部分）を比較すると，健常眼は 0.05 mm^2（a）であるのに対して，ドライアイ症例は 0.01 mm^2（b）と低下している．

　角膜厚マップが表示でき，それは超音波パキメーターと相関することが報告されている[3]．角膜厚分布の定量的評価ができるため，角膜実質内に水腫が生じるような病態では，経時的な観察ができ，治療の反応性が詳細に評価できる（図6）[4]．

　また有償であるが，角膜上皮厚マッピングが可能であり，円錐角膜における角膜実質の菲薄化と角膜上皮厚についての検討[5]が行われている．

[*1] CAM-S：cornea/anterior module-short
CAM-L：cornea/anterior module-long

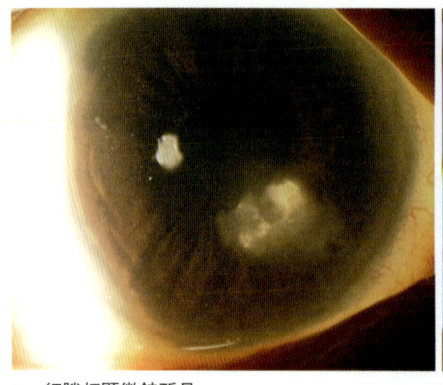

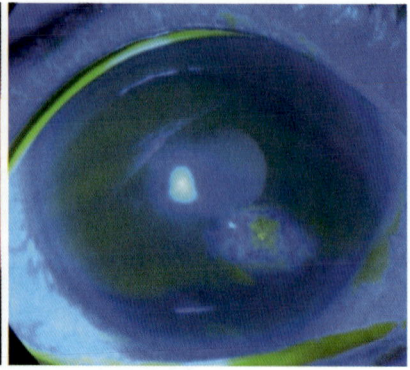

a. 細隙灯顕微鏡所見　　　　　　　　　　b. フルオレセイン染色所見

図4　続発性角膜アミロイドーシスの細隙灯顕微鏡およびフルオレセイン染色所見

細隙灯顕微鏡検査では，角膜傍中央に実質浅層に及ぶ孤立性の白色隆起性病変がみられ（a），フルオレセイン染色では，隆起性病変による染色液のはじきがみられた（b）．

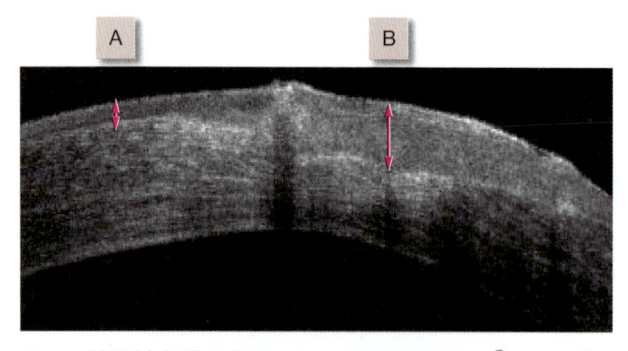

図5　続発性角膜アミロイドーシスのRTVue®-100所見

健常の上皮（A）と比較し，病変（B）は高輝度で菲薄化した実質の上に観察され，Bowman膜は破壊され，実質との境界は明瞭である．沈着病変の最深度は150μmで，健常角膜上皮50μm（A）の約3枚分の深さであることがみてとれる．切除する際は，OCT所見をガイドとして使用することで容易かつ安全に行える．

測定における限界

本装置は，840nm波長を用いて角膜を6mm幅で8方向スキャンする．したがって，組織侵達度が低いため，隅角，水晶体，角膜周辺部を含めた解析や，前眼部専用OCTではないので角膜形状異常の診断には不向きである．

期待されること

spectral-domain OCTの奥行きの解像度は5μmであるが，さらに解像度を細かくし，ケラトサイトの観察や角膜輪部細胞の観察を行った報告がある[6,7]．OCTの利点のひとつに，赤外光を用いて測

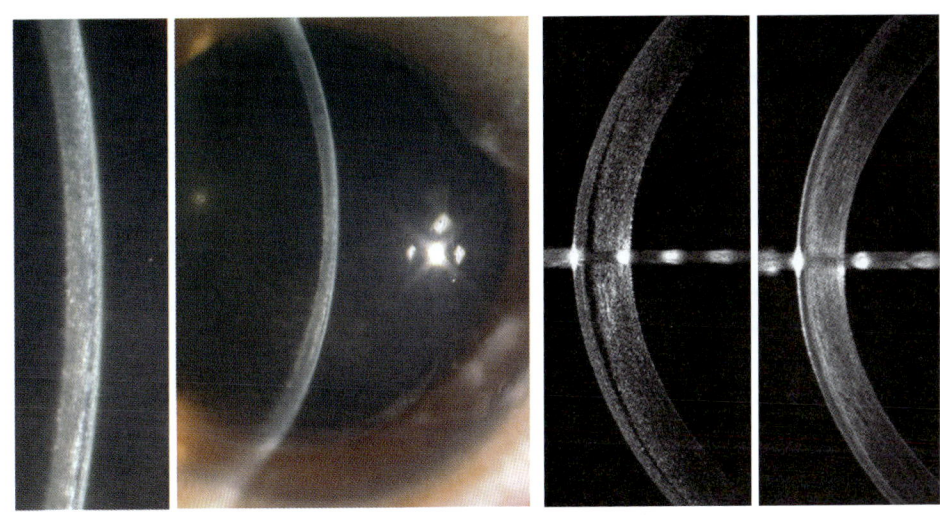

a. 細隙灯顕微鏡所見　　　　　　　　　　　b. RTVue®-100 所見

図6　LASIK 後に生じた interface fluid syndrome
a. 細隙灯顕微鏡所見．LASIK フラップ下に水腫がみられるが，わかりにくい．
　LASIK：laser-assisted *in situ* keratomileusis
b. RTVue®-100 所見．フラップ下の水腫が確認できる（左図）．本症例はヘルペス性ぶどう膜炎が関与しており，ステロイド局所投与およびアシクロビル眼軟膏を使用した結果，フラップ下水腫は軽快した（右図）．

定を行うため，可視光を用いて測定を行うスリットスキャントポグラファーと異なり，瘢痕による組織内における拡散光が生じても，取得された断面情報にはハレーションの少ない画像が得られる点がある．今後さらに解像度の高い装置が出現すれば，組織採取を行うことなく非侵襲に角膜組織に生じた生体反応を評価でき，短時間でより詳細な病態の把握ができる可能性がある．

まとめ

　spectral-domain OCT は，短時間で，高解像度な断面情報を得ることができ，非接触で，操作性がよくコメディカルでも検査可能である．重要なことは，診察医自身が細隙灯顕微鏡からの断面情報を正確に把握したうえで，検査員に目的と部位を適切に伝えることである．また，すべての画像診断にいえることであるが，最終的には自身で結果の再現性を確認する思考を怠ってはならない．

〈戸田良太郎〉

swept-source 前眼部 OCT

swept-source OCT（SS-OCT）

　Fourier-domain OCT の一つである SS-OCT では，干渉計の参照光の反射ミラーは固定され，光源自体の光周波数が高速変化（掃引；swept）し，Fourier 空間で光干渉が行われる．SS-OCT の光源は，SLD（super luminescent diode）の代わりにレーザーが用いられている．SS-OCT システムによって前眼部 OCT は高速化し，前眼部における 2 次元断層像だけでなく 3 次元画像が取得できるようになった．前眼部 SS-OCT のシステムは Yasuno らのグループによって開発され[1]，その後この技術はトーメーコーポレーションに移転し，SS-1000 CASIA が市販化された．現在のところ，世界で使用されている前眼部 SS-OCT は，SS-1000 CASIA のみである（図 1）．CASIA によって，断層像だけでなく立体像による観察が可能となったため，角膜形状解析や隅角や濾過胞の 3 次元解析ができるようになった．本項では，CASIA による 3 次元解析の測定方法と特徴について述べる．

文献は p.393 参照．

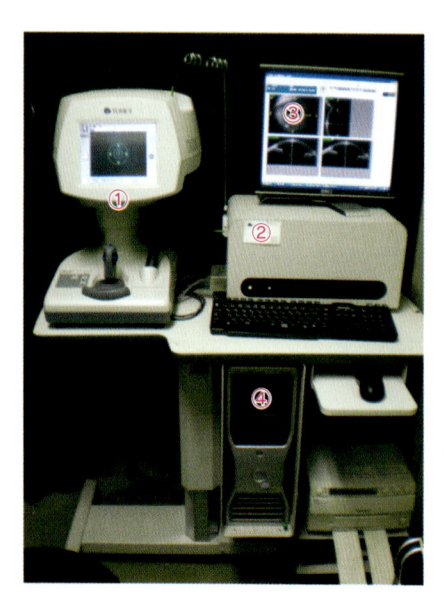

図 1　SS-1000 CASIA 装置の概要

CASIA は ① 測定ユニット，② 光源ユニット，③ PC モニター，④ PC 本体の四つの部分からなる．基本的な操作は，測定ユニットのタッチパネルと PC モニター上で行う．測定ユニットのタッチパネルでは，スキャンタイプの選択と測定の開始を行う．測定後は，PC モニターで被検者の基本情報の管理や測定結果の解析を行う．

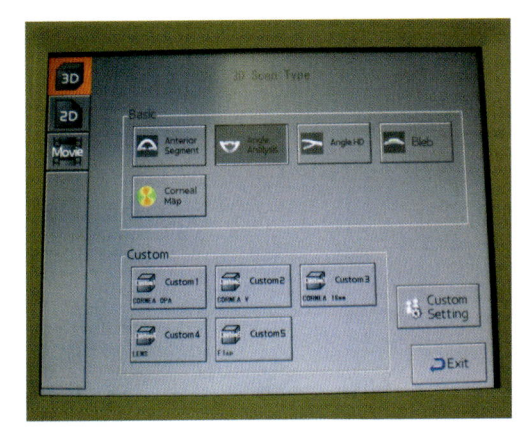

図2 スキャンタイプの選択
ベーシックスキャンタイプには，Anterior Segment, Angle Analysis, Angle HD, Bleb, Corneal Map がある．Custom スキャンを用いると，スキャンモード，スキャン範囲，スキャン数などを自由に設定できる．Anterior Segment, Angle Analysis, Angle HD では Movie モードが使用できる．

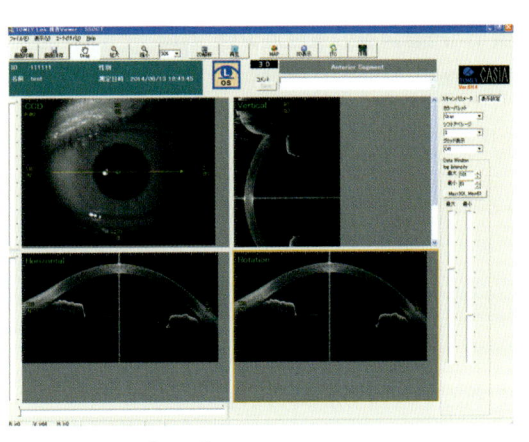

図3 基本解析画像
左上に CCD 画像，左下に水平断層像（Horizontal 画面），右上に垂直断層像（Vertical 画面），右下に Radial scan 断層像（Rotation 画像）が表示されている．CCD 画像上の黄色の線を，ドラッグして回転すると，任意の断層像が得られる．

CASIA の基本操作

目的にあったスキャンタイプを選択する（図2）．センタリングとフォーカシングはオートアライメントによって自動的に行われる．任意の部位を測定したいときは，"Auto"でオートアライメントを"off"にする．測定ユニット画面の"Scan"を押すと，スキャンが開始される．測定が終了すると，PC 画面にデータ確認画面が表示される．測定したデータを保存すると基本解析画面が開く．

基本解析画面には，四つの画像が表示される（図3）．画面の上部には，解析目的別にアイコンが表示されている．それぞれ"2D 解析"，"再生"，"MAP"，"3D 表示"，"ITC"，"体積"のアイコンをクリックすると各種解析ができる．

前眼部 OCT では，正しい断層像を得るために屈折補正が必要である．CASIA では角膜前面と角膜後面で自動的に屈折補正が行われる．正しく屈折補正が行われるか確認するためには，角膜前面と後面をトレースするラインが正しく前面と後面に沿っているかをみる．誤ったラインである場合には，マニュアルでラインの修正を行う．

角膜形状解析

角膜形状測定の場合，スキャンタイプは"Corneal Map"を指定する．"Corneal Map"は測定範囲が 10×10 mm で，スキャン方向

表 1 円錐角膜の重症度分類

a. Amsler-Krumeich classification

Stage	角膜屈折力 (角膜曲率半径)	近視性乱視	角膜厚	その他
I	<48.0D (>7.0mm)	<5.0D		eccentric steeping
II	<53.0D (>6.4mm)	5.0〜8.0D	400μm	absent of scarring
III	>53.0D 以上 (<6.4mm)	8.0〜10.0D	300〜400μm	absent of scarring
IV	>55.0D 以上 (<6.1mm)	測定不能	200μm	central corneal scarring

b. PKS を用いた分類（中山分類）

軽度	中等症	重症
最外周のプラチドリングが角膜周辺まで投影される	最外周のプラチドリングが角膜径の約2/3程度に縮小	プラチドリングが角膜中央に収束

c. CASIA を用いた分類（森分類）[3]

Stage	角膜曲率半径
I（軽度）	≧7.0mm
II（中等度）	<7.0mm
III（強度）	<6.0mm
IV（最強度）	<5.0mm

円錐角膜の重症度分類には，Amsler-Krumeich 分類が知られており，軽度の円錐角膜を対象としたクロスリンキングの分野で用いられている．コンタクトレンズの分野ではフォトケラトスコープ（PKS）を用いた中山分類が知られており，重症の円錐角膜を含めて大まかに分類できる．CASIA を用いた森分類を用いると明確に分類することが可能になり，Amsler-Krumeich classification における Stage IV は，さらに強度と最強度の円錐角膜に分けることができる．

はラジアル（radial）である．スキャン数は 16 本で，測定時間はおよそ 0.3 秒である．スキャンタイプを"Anterior Segment"で測定した場合でも，角膜形状解析は可能である．"Anterior Segment"では測定範囲は 16×16mm と広いが，スキャン数が 128 本と多く，測定時間がおよそ 3 秒かかるため，角膜形状測定には不向きである．あらかじめ Custom スキャンで，測定範囲は 16×16mm で，スキャン数が 16 本のスキャンタイプをつくっておくとよい．16mm の範囲における角膜形状解析はペルーシド角膜変性のような角膜周辺部の形状異常で有用である．

CASIA は，OCT 断層像から高さ情報を得て角膜形状解析を行っているため，elevation based topographer と呼ばれており，特に Elevation Map の正確性が高い．さらに，従来の角膜トポグラファーと比較して以下のような特徴がある[2]．①まぶしくない，②角膜断層像の観察が可能，③角膜混濁眼の形状評価が可能，④高度な角膜不正乱視眼の形状評価が可能，⑤広範囲の角膜形状評価が可能，⑥瞳孔径（入射瞳と実瞳孔）の計測が可能．

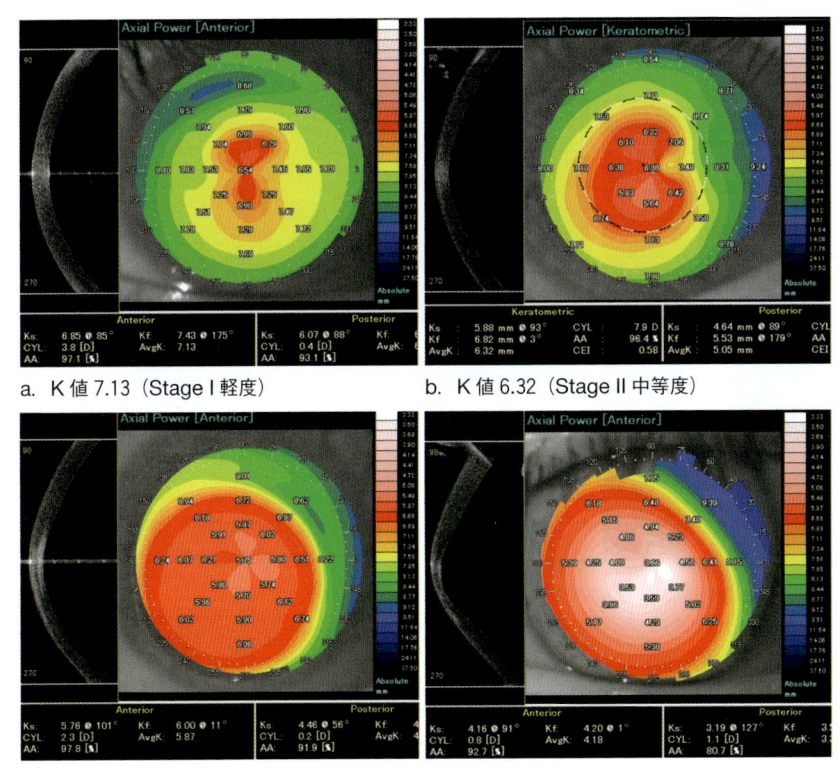

a. K値 7.13（Stage I 軽度）
b. K値 6.32（Stage II 中等度）
c. K値 5.87（Stage III 強度）
d. K値 4.18（Stage IV 最強度）

図4　角膜形状解析
CASIA を用いると，高度な不正乱視や混濁を伴う角膜の角膜形状解析が可能である．そのため，強度の円錐角膜の角膜形状評価や重症度の判定に適している．

　これらの特徴は，円錐角膜の診療に進歩をもたらした．円錐角膜のコンタクトレンズ処方の分野では，ケラトメータや従来の角膜トポグラファーによる測定が困難であるような，高度な円錐角膜を治療の対象とすることが多いため，フォトケラトスコープ（photokeratoscope；PKS）のマイヤー像を用いた分類が，国内では用いられている．CASIA を用いると強度の円錐角膜の重症度分類や角膜形状評価ができる（**表1，図4**）[3]．

　角膜形状解析の結果は，これまでの角膜トポグラファーと同様に Axial Map，Tangential Map，Elevation Map，Pachymetry Map が表示される．さらに Fourier 解析や円錐角膜スクリーニングも利用できる．角膜形状解析の結果から眼内レンズのパワー計算を行う OKULIX を用いると，不正乱視眼の眼内レンズのパワー決定ができる．OKULIX は光線追跡法に基づいた計算式で，LASIK 後のケースに特に有用である．

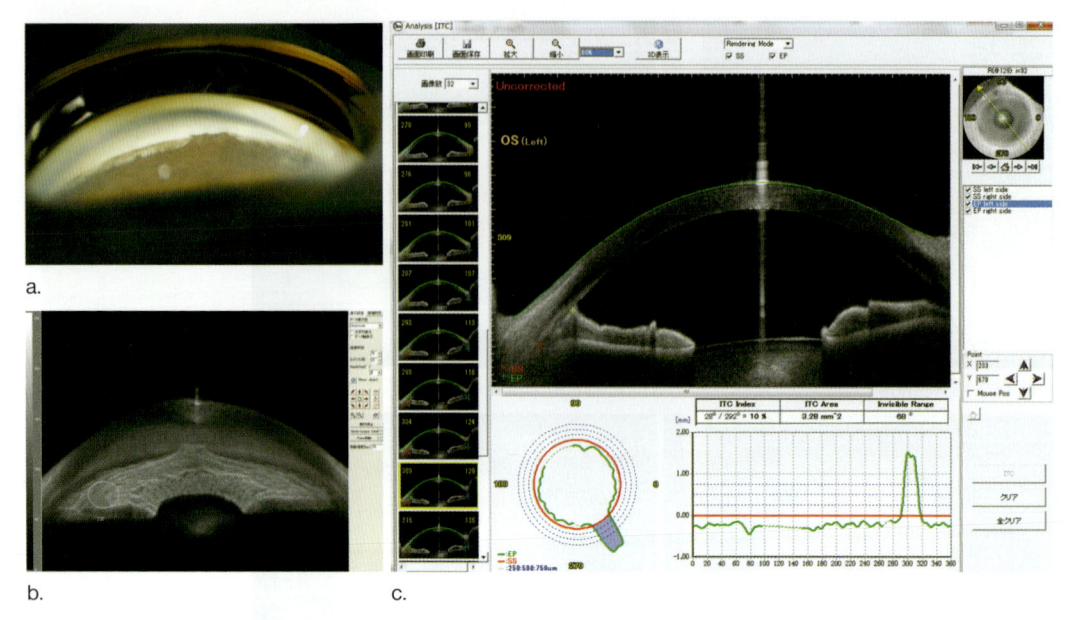

図5　隅角の3次元解析
a. ぶどう膜炎患者の周辺虹彩前癒着の隅角所見.
b. Gonioscopic View を用いると隅角鏡様所見が得られる.
c. ITC（iridotrabecular contact；虹彩線維柱帯接触）機能によって，半自動的に隅角チャートが作成される.

隅角の解析

　隅角の解析の場合，スキャンタイプは"Angle Segment"を指定する．"Angle Segment"は測定範囲 16×16 mm で，スキャン方向はラジアル（radial）である．スキャン数は 128 本で，測定時間はおよそ 3.0 秒である．"Anterior Segment"でも測定できるが，"Angle Segment"のほうが隅角をより鮮明に描出できる．隅角を高解像度で撮影するときは，スキャンタイプは"Angle HD"を用いる．測定範囲は 8×8 mm で B スキャン画像を平行に 64 枚取得できる．

　固視がよい例では，十分な開瞼を行うことで 360°方向の隅角を観察できる．Rotation 画面を用いると隅角閉塞をスクリーニングできるが，OCT は非接触の検査であるため隅角閉塞が機能的隅角閉塞か器質的隅角閉塞かを区別することはできない．

　Gonioscopic View を用いると，隅角鏡で得られるような隅角鏡様所見が得られる（図5）．隅角結節，新生血管などの詳細な形態異常や色素沈着，充血などの異常は評価できないが，角膜混濁例など隅角鏡では観察困難な例には有用である．隅角所見は，通常 Shaffer 分類や Scheie 分類に従って記述し，PAS（peripheral anterior synechia；周辺虹彩前癒着）などの隅角所見は隅角チャートに記載す

る．CASIAの隅角3次元解析では，半自動的に隅角チャートを作成するITC（iridotrabecular contact；虹彩線維柱帯接触）機能が利用できる．ITCは，機能的隅角閉塞と器質的隅角閉塞（つまりPAS）をあわせた概念である．断層像で強膜岬とITC端点（Schwalbe line側）を指定することで，ITCチャートが表示される．

濾過胞解析

濾過胞の場合，スキャンタイプは"Bleb"を選択する．スキャン方向は水平（Horizontal）と垂直（Vertical）の両方を測定できる．両方測定しておくと，解析に必要な断面が得られやすい．撮影範囲は8×8mm，もしくは12×12mmを選択する．12×12mmで撮影した場合は，より広範囲をとらえることができる．スキャン数はともに256本である．

"2D解析"では，水平断層像などを選択して，その画像の2点間距離や選択した平均輝度を求めることができる．"再生"のアイコンを選ぶと，すべてのスキャン画面が自動的に順番に表示される．"3D表示モード"では3次元再構築した画像を表示できる．スキャン方向に沿った断層像を表示することができ，濾過胞の3次元構造をとらえることができる．

濾過胞解析ソフトによって，濾過胞の3次元画像から任意の断層像が得られ，その断層像における距離測定や輝度測定といった定量解析が可能である．"Blebモード"は濾過胞内の液腔の体積を測定できるモードである．"Range"で液腔を認識する範囲を選択し，"Center"で液腔の部位を指定すると自動的に液腔領域が認識される．"自動解析"のアイコンをクリックすると自動解析が開始され，液腔領域の体積が表示される．

〔森　秀樹〕

バイオメカニクス／Ocular Response Analyzer®

バイオメカニクスとは？

　角膜のバイオメカニクス（biomechanics）[*1] に関しては，多くの研究者が，in vitro における粘性調査からコンピュータシミュレーションによる有限要素解析に至るまで，さまざまなアプローチでとり組んできた[1]．ただし，これらの計測と解析，評価は容易ではなく，比較的シンプルなパラメータで表示され，使用しやすい市販機器はなかった．しかし，最近では Reichert の Ocular Response Analyzer®（ORA，図1）や OCULUS の Corvis® など，非接触眼圧計で採用されている圧平式の原理を応用し，簡便かつ非接触で角膜バイオメカニクスを定量的に評価できるデバイスが登場し，注目を集めている．

　バイオメカニクス解析装置は，何を計測しているのか直感的にイメージしにくいが，図2のように空気噴射で角膜に圧力を与え，粘性や抵抗力を評価する機器である．また，角膜バイオメカニクスが関係する臨床事例としては，"角膜の厚い症例では，眼圧計の値が高くでやすい"，"laser in situ keratomileusis（LASIK）施行後の眼圧は過小評価される"，"円錐角膜やケラトエクタジアの症例では，角膜の前方突出が起こる"などが挙げられる．本項では，このような角膜バイオメカニクスに着目し，特に ORA について，概要と有効性，今後について述べる．

[*1] バイオメカニクスは，生体力学と訳される．力学は，物体の運動やそれに働く作用について考察する学問分野であり，バイオメカニクスは，生物の構造を力学的に探求し，その結果を応用する学問である．

文献は p.393 参照．

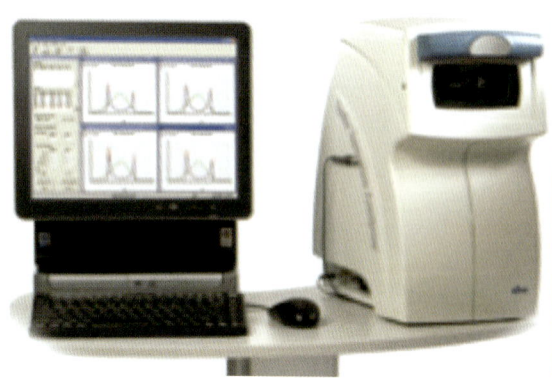

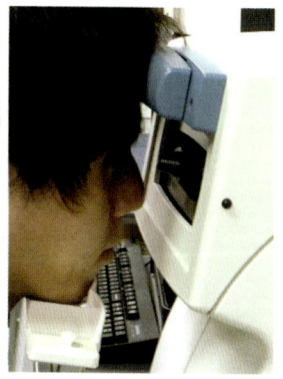

図1　Ocular Response Analyzer®（ORA）の外観

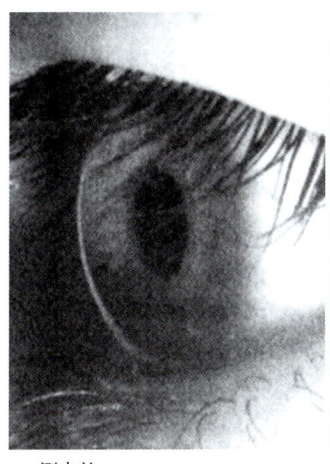

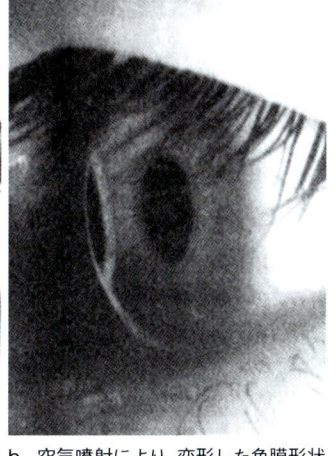

図2 空気噴射後,変形した角膜形状(ハイスピードカメラ CR450×2〈Optronis〉による撮影)
角膜バイオメカニクスにより,空気の噴射を受けたときの変形度や角膜変形に必要な圧力が異なる.

a. 測定前
b. 空気噴射により,変形した角膜形状

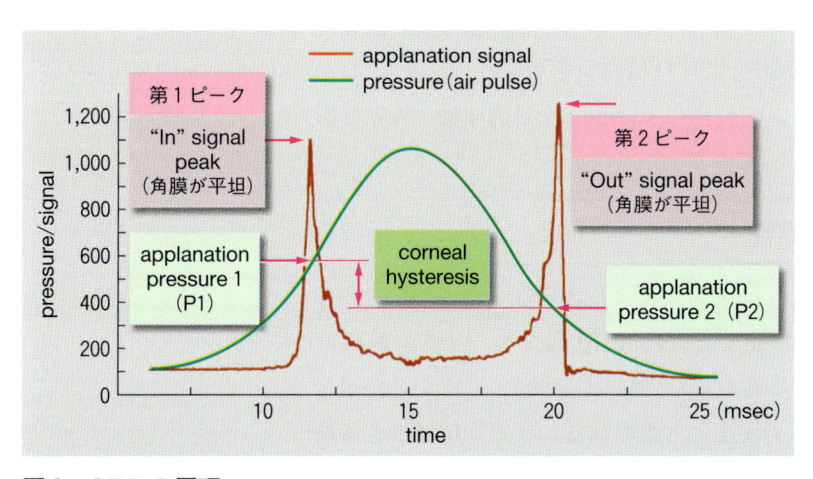

図3 ORA の原理
空気噴射を与えながら赤外線を用いて眼球から反射されるシグナルを検出する.このシグナルをもとに,角膜が空気噴射により一過性に変形していく過程で最初に角膜が平坦になったときの圧力 pressure 1(P1)と,角膜が再びもとの形に戻る過程でもう一度角膜が平坦になったときの圧力 pressure 2(P2)を算出し,この P1 と P2 の差を corneal hysteresis(CH)として定義している.

機器の概要

ORA は,2005 年に販売され,角膜バイオメカニクス解析,眼圧測定,超音波パキメータによる角膜厚の評価が可能な機器である[*2].

ORA の原理としては,空気噴射を与えながら赤外線を用いて眼球から反射されるシグナルを検出する.このシグナルをもとに,角膜が空気噴射により一過性に変形していく過程で最初に角膜が平坦になったときの圧力 pressure 1(P1)と,角膜が再びもとの形に戻る過程でもう一度角膜が平坦になったときの圧力 pressure 2(P2)を算出し,この P1 と P2 の差を corneal hysteresis(CH)として定義

[*2] 計測自体は,非接触かつ短時間で済み,いったん慣れてしまえば,患者データの入力から計測,解析結果を印刷するまで5分程度で終了する.

している（図3）．この評価パラメータは，角膜組織がエネルギーを吸収し，分散する能力（粘性減衰）を示すとされている．また，P1とP2を含むアルゴリズムから計算され，角膜厚に依存する角膜全体の抵抗力を反映するcorneal resistance factor（CRF）がある．このCRFは，眼圧の影響を受けにくいとされる．

機器の測定結果に影響を与える因子，与えない因子

ORAは，既報により測定結果に影響を与える因子と，与えない因子が多くあることが明らかになっており，評価する際に，把握しておく必要がある．角膜厚が薄く，眼圧が高い例では低CHとなる[2]．また，加齢[3]や－6.0Dよりも強度の近視でも低CHとなる[4]．点眼麻酔では影響がないものの，涙液が減少すると赤外線の反射強度が低下するためか不正確になり，CHは偽高値を示すとされる[4]．しかし，ソフトコンタクトレンズ脱後のswellingや日内変動，性差は影響を与えないことがわかっている[4]．

機器の信頼性と有効性

機器の信頼性：Bland-Altmann plotによる再現性（2回計測差95％一致限界の幅）は，健常眼で±1.5mmHg程度[5]，円錐角膜眼で±1.7mmHg程度であることから，2回以上計測し，CHが2mmHg以上ずれたら再計測するのがよいと思われる．また，信頼できる結果を得るためには，頭位，涙液，上眼瞼に注意して計測し，波形をチェックしたうえで評価するとよい（図4）．

屈折矯正手術と角膜力学特性：photorefractive keratectomy（PRK）やLASIKなど，角膜屈折矯正手術によりCHは低下する[6]．Kamiyaら[6]によるとケラトエクタジアを防ぐ目的で，角膜屈折矯正手術の適応には生体力学特性の測定が重要といわれ，Kerautretら[7]によってCH 8.0mmHg未満では"pre-ectatic"な状態を示すかもしれないとの報告がある．また，近視の矯正量とCH変化量，また屈折誤差とCH変化量においては，おのおの相関関係があり，角膜力学特性が術後屈折誤差や近視の戻りに影響している可能性があるとされる[6]．その他，屈折矯正手術に関しては，PTK（phototherapeutic keratectomy）で低CHを示すが，眼内レンズ挿入，penetrating keratoplasty, corneal ring 挿入では不変との報告がある[4,8]．

角膜疾患と角膜力学特性：円錐角膜眼は，健常眼に比べ，CHが低値を示すと報告される[9]*3．シグナルピーク値低下や幅の増加，第1

*3 空気が角膜上方に噴射されやすく，突起部がやや下方位置になっているためか，低CHにならないこともある．

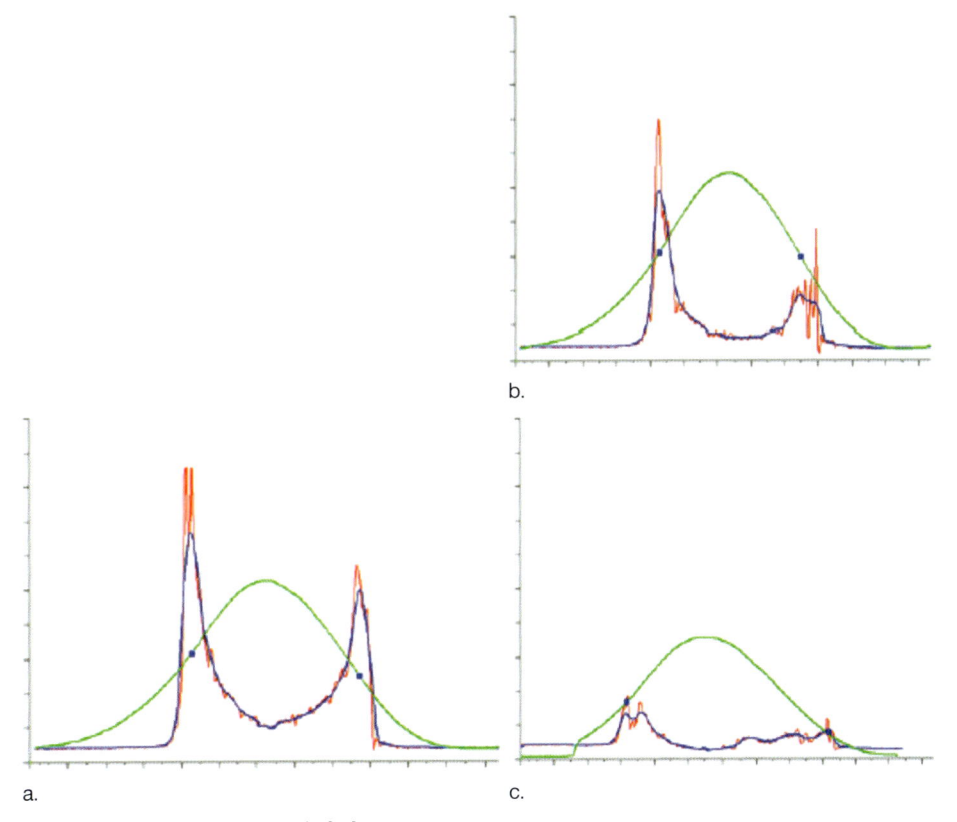

図4 ORA 測定における注意点
a は，測定波形が良好な例．b, c は，波形が悪い例．

ピーク，第2ピークシグナルの非対称性も特徴とされており，CH や CRF のような数値だけでなく，波形解析も重要と思われる（図5)[*4]．また，ペルーシド角膜変性症や角膜浮腫でも CH が減少するとあり，角膜疾患のスクリーニングや進行評価への応用，クロスリンキングの治療評価などに応用できる可能性がある．

緑内障分野と角膜力学特性：中心角膜厚は，緑内障進行のリスクファクター[10]，あるいは正常眼圧緑内障患者の CH は，健常眼よりも有意に低い[11]など，緑内障と角膜バイオメカニクスの関連性が指摘されている．また，眼圧に影響を与える因子は，角膜厚，角膜曲率半径，涙液，眼軸，年齢，性差，日内変動など多くある．正確な眼圧を評価するために補正式の考案に関しては，多くの研究者がとり組んでおり，角膜厚や角膜曲率半径の影響を補正した式などがある．これらの式の有効性に関しては議論はあるが，ORA おいても Goldmann 眼圧計の値に近づけた眼圧値である Goldmann equivalent IOP (IOPg)，角膜力学特性の影響を補正した眼圧値である corneal

[*4] ORA の新しいバージョンでは，円錐角膜眼の評価や波形解析が追加されるとのことである．

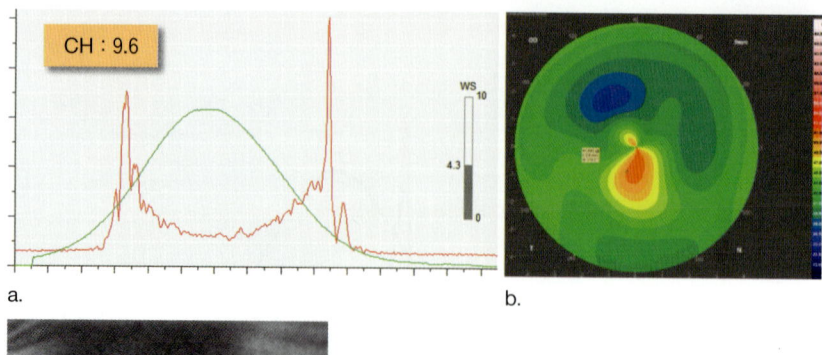

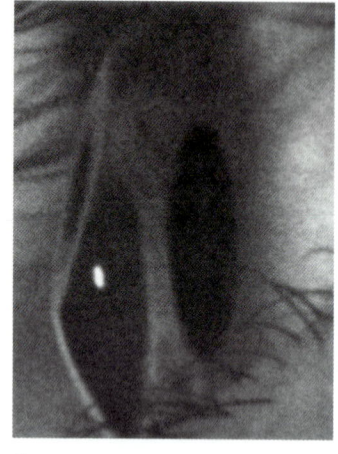

図5　円錐角膜眼の波形解析と変形した角膜形状（22歳，男性）
a. ORA（Reichert）による波形解析．
b. 角膜形状マップ．GALILEI™（Ziemer）によるInstantaneous map．
c. ハイスピードカメラ CR450×2（Optronis）による撮影．
第1ピークが若干低下し（非対称波形），第1ピークと第2ピークの幅が広がっており，角膜が変形してからもとに戻るまで時間がかかっていることがわかる．

compensated IOP（IOPcc）が計測可能となっている[*5]．これらのパラメータは，緑内障など眼圧評価が重要な症例，屈折矯正手術施行眼など，従来の眼圧計の精度が低下しやすい症例で有効とされており，この分野においての応用が期待されている．

機器の課題と今後

　ORAによるバイオメカニクスの結果は，角膜が球面で一様な厚み，角膜への空気の気流は一様な圧力という仮定を含んでいる．また，角膜力学特性は，角膜の測定位置によって異なる可能性がある．加えて，補正眼圧の精度および有効性は，さらなる検証が必要と思われ，検証すべき課題は多い．しかしながら，正常角膜厚だがCHが低いのでLASIKを避けるなど，ケラトエクタジアのリスク把握や屈折矯正手術後regression予測モデル，および円錐角膜進行予測モデルの作成，角膜屈折矯正手術施行眼や緑内障などに対する正確な眼圧評価など，期待できる点も多々あり，今後も発展が期待される．

（川守田拓志，魚里　博）

[*5] LASIK術前後のP1, P2から算出した回帰式をもとに導き出されており，角膜厚の影響を受けにくいパラメータとされる．

バイオメカニクス／Corvis®

測定原理と計測機序

　Corvis® ST (corneal visualization Scheimpflug technology；Corvis®) は，OCULUS より 2012 年に発売された新しい眼圧計で，角膜に圧縮空気を当てたときの動的な変化をとらえて，角膜の生体力学的特性（バイオメカニクス）や眼圧[*1]を測定する（図1）．空気の噴流によって角膜を圧平させ，圧平されるまでの時間から眼圧値を測定するという，従来の非接触式空気眼圧計と同様の測定方法を用いている．2013 年の 6 月からわが国でも承認され，臨床での使用が可能となった．

　一定量の空気で加圧し，角膜を圧平したのち陥凹し，再び圧平してもとに戻る過程を従来の NCT (non contact tonometer) のような光の反射輝度ではなく，Scheimpflug 像を用いて画像としてとらえられるようになったことが，前項の Ocular Response Analyzer® と異なる点である．動画をコマ送りで再生することが可能であり，最陥凹時の角膜の変形振幅（deformation amplitude；DA）や，平坦となるまでにかかる時間，角膜の変形する速度などを測定できる．

　直径 8mm の範囲の角膜断面について，1 秒当たり 4,330 画像を撮影，1 回の撮影は 31 ミリ秒間で 140 画像を取得できる．6〜60 mmHg

[*1] Corvis® は Goldman 眼圧計と同様に，正確な眼圧が測定でき，さらに非接触で測定できる点が新しく，これから眼圧計という点でも注目される器械である．

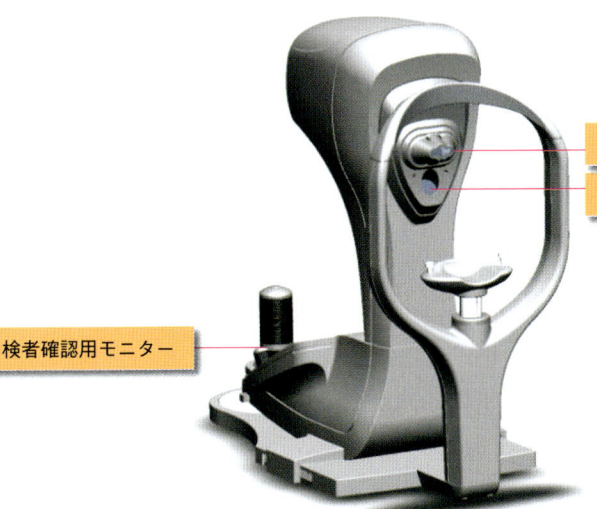

図1　Corvis® ST の外観

Corvis® を被検者側からみたところ．圧縮空気の出る孔の下にカメラがあり，角膜の水平断を撮影する．検者は対側に座り，モニターを見ながらジョイスティックで角膜にピントを合わせる．通常オートショットで測定が可能であるが，混濁や形状異常がある際にはマニュアルショットで測定する必要がある．

（圧縮空気噴出孔／Scheimpflug カメラ／検者確認用モニター）

a.

b.

c.

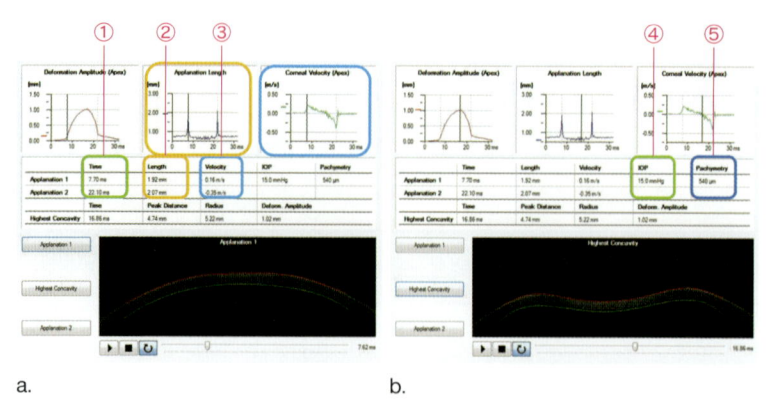

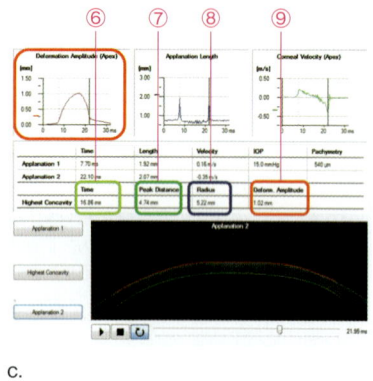

図2 測定の実際（症例：20歳，男性）

a は内向きに平坦化したとき，b は最陥凹，c は外向きに平坦化したときの測定画面である．グラフ上には測定時間が縦線で示され，どの時点の角膜の状態も下段の Scheimpflug 像で再現できる．

中段にはそれぞれの測定項目の測定値が表示されている．Applanation1, 2 は，内向きに平坦化したとき（inward applanation），外向きに平坦化したとき（outward applanation）であり，それぞれの時間（① Time）と，長さ（② Length），速度（③ Velocity）が算出されている．眼圧（④ intraocular pressure；IOP）と角膜頂点での角膜厚（⑤ Pachymetry）が右側に表示され，その下に最陥凹時（⑥ Highest Concavity；HC）の，時間と角膜の陥凹周辺部の 2 頂点の距離（⑦ Peak Distance），陥凹部の曲率半径（⑧ Radius），移動距離（⑨ Deformation Amplitude；DA）が表示される．

上段には，左から角膜の頂点の位置の移動距離（⑨ DA），平坦化したときの平坦な部分の長さ（② Length），角膜の変形速度（③ Velocity）がグラフ表示されており，DA が一段あるいは二段の凸の形になっているか，Applanation1 または Applanation2 での Length が垂直に立ち上がっているか，Velocity が上下ほぼ差がないかどうかを確認することで，計測が正確に行われたかを判断する目安にもなる．

の範囲で眼圧を測定でき，同時に角膜中央部での角膜厚（300〜1,200 μm）も測定可能である[1,2]．

文献は p.394 参照．

バイオメカニクスの測定意義

眼圧については，Goldmann 眼圧計での測定が標準であるが，角膜の厚みや生体力学的特性，角膜曲率半径などが眼圧値に影響し，それらの影響を除いた正確な眼圧の測定が重要とされている[3]．

また，屈折矯正術後の角膜拡張症（keratoectasia）の可能性を術前に予測するために，従来は角膜形状解析装置による診断を行っていたが，画像診断の方法は術者によりさまざまで，確立された方法がなかった．術前の角膜のバイオメカニクスが測定できれば，より確実に術後を予測できる[*2]．あるいは角膜クロスリンキングの効果判定にも，有用ではないかと考えられる．

Corvis® は，眼圧計として Goldmann 眼圧計との相関もよいと報告されており[1]，今後の臨床応用が期待される．実際に LASIK 後の症例で，Goldmann 眼圧計では眼圧が低く測定された症例でも，よ

[*2] 角膜のバイオメカニクスの測定は，円錐角膜の進行や治療の効果判定において有用であり，今後は眼周囲の組織のバイオメカニクスにも応用し，近視や緑内障の進行の予測も可能となることが期待される．

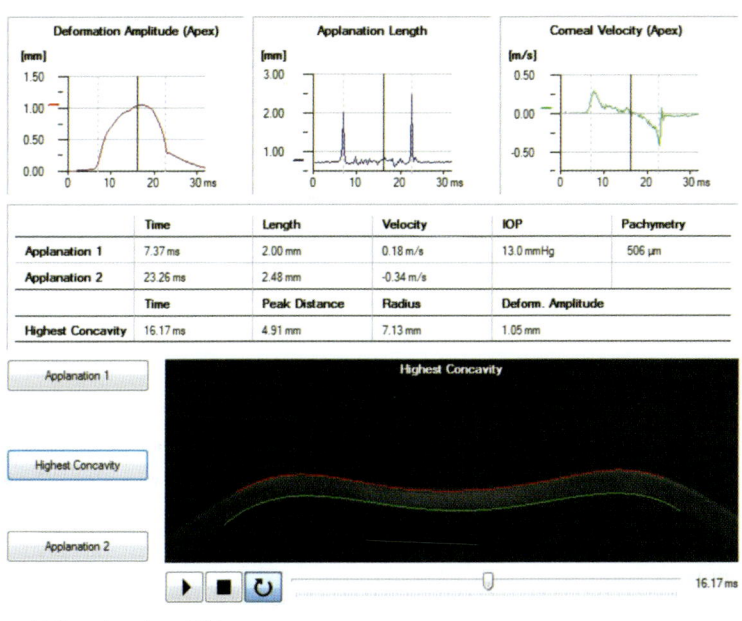

a. 健常眼（26 歳，女性）

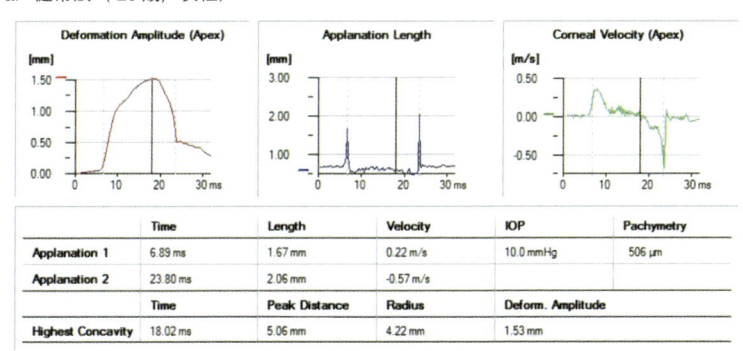

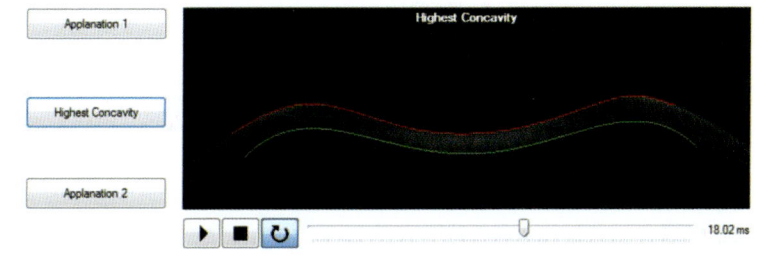

b. 円錐角膜（16 歳，女性）

図3　健常眼と円錐角膜の比較

a は健常眼の 26 歳，女性，b は円錐角膜眼の 16 歳，女性の測定画面である．左上に DA の変化を示すグラフがあり，右下に最大測定値が示されている．健常眼では約 1.0 mm，円錐角膜眼では約 1.5 mm と円錐角膜で大きくなっていることがわかる．

り正確な眼圧測定が可能であったという報告もある[4]．

測定結果の読みかた

　測定項目とその読みかたについて図2に示す．下段の角膜のScheimpflug 像の部分は実際にはビデオ画像であり，再生ボタンをクリックすることで空気が当たる前から，一度平坦化（図 2a）し，

陥凹（**図 2b**）したのち，平坦化（**図 2c**）して戻るまでを動画で追うことができる．

臨床データ

健常眼：Reznicek らは，健常眼と，高眼圧症，緑内障眼において，Corvis® と Goldmann 眼圧計で眼圧を比較した結果，どの群でも眼圧値の相関が高く，また，超音波パキメータでの角膜厚と Corvis® での角膜厚の相関が高かったと報告している[5]．眼圧や角膜厚については，再現性も非常に高かったという報告もあり[6]，今後の臨床への応用が期待できる．

また，DA については従来機器では測定ができなかったが，Corvis® では可能になった項目であり，角膜厚が薄くなると DA 値も上昇することが報告されている[2]．

円錐角膜：角膜中央部の菲薄化がみられる非炎症性角膜形状異常疾患であるが，角膜が変形しやすく前方突出が生じると考えられている．図 3 に示すように，同じ空気圧に対する DA は円錐角膜で大きくなる．また角膜厚が薄いため，眼圧が通常よりも低く測定されることが以前より指摘されている．NCT では角膜の薄い症例では眼圧が低く，厚い症例では高くなる傾向にあるが，Corvis® では角膜厚による変動が少ない可能性がある．NCT では角膜の菲薄が高度な症例や瘢痕のみられる症例では眼圧が測定できないケースがあるが，Corvis® では測定原理の違いで，測定できる可能性もある．

角膜手術後眼：近年，角膜移植は全層角膜移植が主流であったものが，病的な部位のみにドナーの組織を移植する選択的層状角膜移植を第一選択する方向に移行している．これらのさまざまな角膜移植により角膜の生体力学的特性がどのように変化するかを知っておくことは，外傷に対する強度や真の眼圧を推定するうえで，今後興味深い．

（渕端　睦，前田直之）

スペキュラーマイクロスコープ

角膜内皮細胞観察の原理

　角膜内皮は，角膜内側（前房側）に六角形の角膜内皮細胞が均一に単層で配列しており，細隙灯顕微鏡でも細胞鏡面反射法を用いると観察することができる[*1]．スペキュラーマイクロスコープとは，細隙灯顕微鏡における細胞鏡面反射法と同様の原理を用いて，角膜内皮細胞を撮影する検査方法である．鏡面反射法とは，観察光を斜めから当てることによる角膜上皮面と内皮面からの反射光のずれを利用して，内皮面からの反射光をとらえることにより，内皮細胞の観察を行う方法である（図2）．スペキュラーマイクロスコープには接触型と非接触型があり，原理は同じであるが，それぞれに長所，短所がある．現在では，術前後のスクリーニングに簡便に用いられるため，非接触型のスペキュラーマイクロスコープが広く普及している．しかしながら，観察光の反射を利用しているため上皮や実質に混濁のある症例での観察は困難である．

[*1] 細隙灯顕微鏡の光源を約90°にして高倍率（32倍）で角膜を観察すると，角膜上皮面からの光の反射がまぶしく観察されるが，そのすぐ横に内皮面からの反射が観察できる．焦点を内皮面に合わせると内皮細胞が観察できる（図1）．

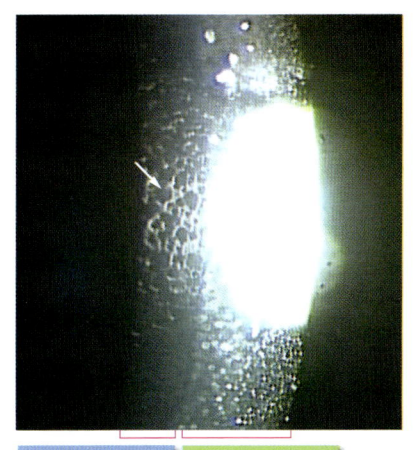

図1　細胞鏡面反射法を用いた細隙灯顕微鏡による角膜内皮の観察
多数の滴状角膜（cornea guttata）が，暗く抜けて観察されている（矢印）．

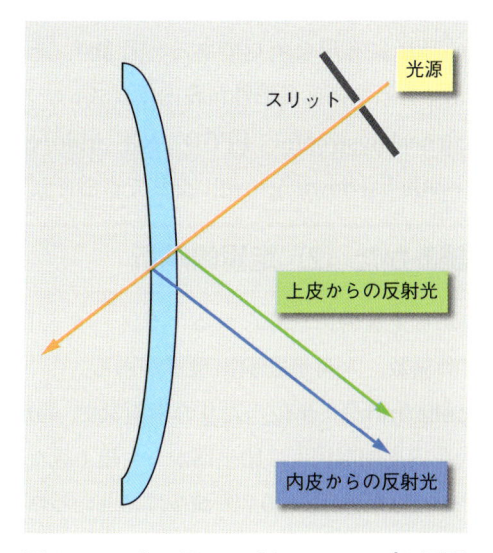

図2　スペキュラーマイクロスコープの原理

a.　　　　　　　　　　b.　　　　　　　　　　c.

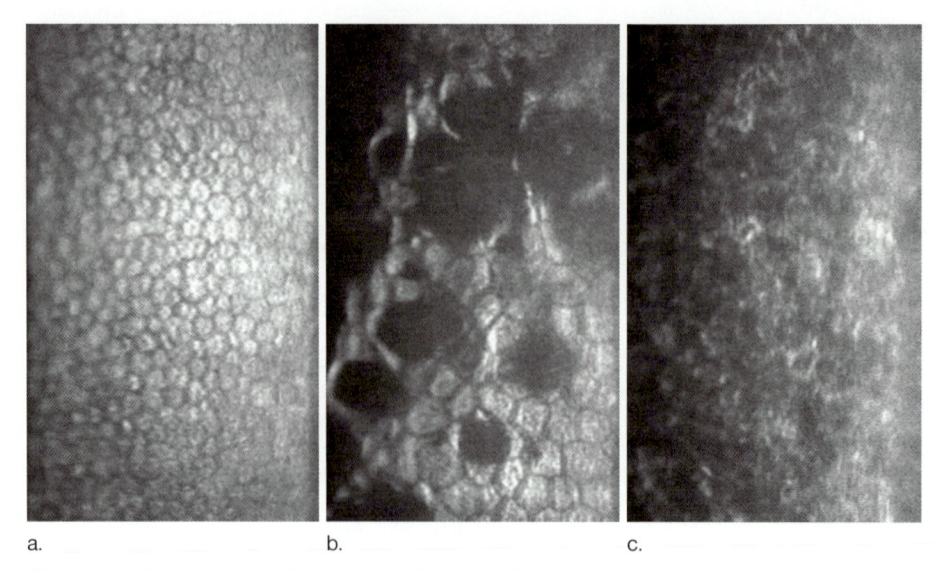

図3　スペキュラーマイクロスコープでの撮影像
a. 正常の角膜内皮細胞.
b. Fuchs 角膜内皮ジストロフィの角膜内皮細胞. cornea guttata（滴状角膜）が dark spot として黒く抜けている.
c. ICE（irido-corneal endothelial）症候群の角膜内皮細胞. beaten silver appearance と呼ばれる，金属を金槌でたたいたような像がみられる.

検査所見の読みかた（1）定性的解析

　一層に規則正しく配列した内皮細胞が観察されるため，細胞形態，細胞の大きさ，配列に不整がないかの判断が可能である．なかでも Fuchs 角膜内皮ジストロフィでは滴状角膜（cornea guttata）[*2]が認められ，スペキュラーマイクロスコープでは円形に黒く抜けた dark spot として観察されるため，診断に有用な所見である（図3b）．そのほかにも，異常な内皮細胞形態を示す後部多形性角膜内皮ジストロフィ（posterior polymorphous corneal dystrophy；PPCD），ICE（irido-corneal endothelial）症候群，epithelial down-growth などでも診断に重要である．

検査所見の読みかた（2）定量的解析

　得られた画像から定量的に求められるパラメータとして，角膜内皮細胞密度，変動係数，六角形細胞出現率がある．

内皮細胞密度（cells/mm^2）：単位当たりの細胞数で，1 mm^2 当たりの細胞数で表す．角膜内皮細胞密度は胎生期から生後1歳くらいまでは急速に減少し[*3]，その後は年に 0.3〜0.7％ 減少するといわれている[1,2]．日本人の内皮細胞数を示した代表的なデータを図4に示す．若年者では正常値は 3,000 cells/mm^2 以上，高齢者でも 2,500〜3,000 cells/mm^2 とされており，2,000 cells/mm^2 以下が異常値とされる．また，角膜内皮細胞

[*2] **cornea guttata（滴状角膜）**
滴状角膜とは，Descemet 膜に異常なコラーゲンが蓄積し，内皮側にいぼ状に突出する病態であり，スペキュラーマイクロスコピーでは突出部分での反射光がなくなり，円形に黒く抜けた dark spot として観察され，診断に有用な所見である．

[*3] 胎児期から生後1歳くらいまでの急激な内皮細胞密度の減少は，成長による角膜径の増加に伴うものであり，角膜内皮細胞の脱落による密度の減少ではないとされている．

文献は p.394 参照.

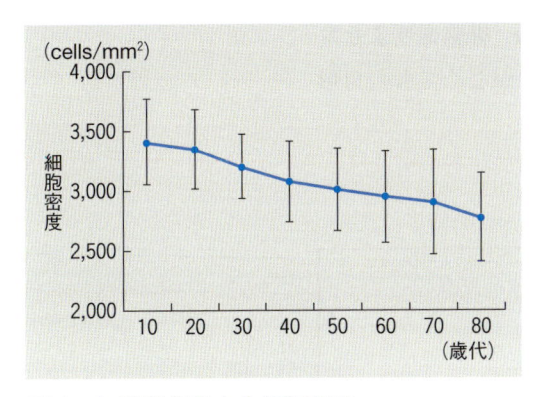

図4　年代別角膜内皮細胞密度
(大原國俊ら：角膜内皮細胞形態のパラメーター．日本眼科学会雑誌 1987；91：1073-1078．)

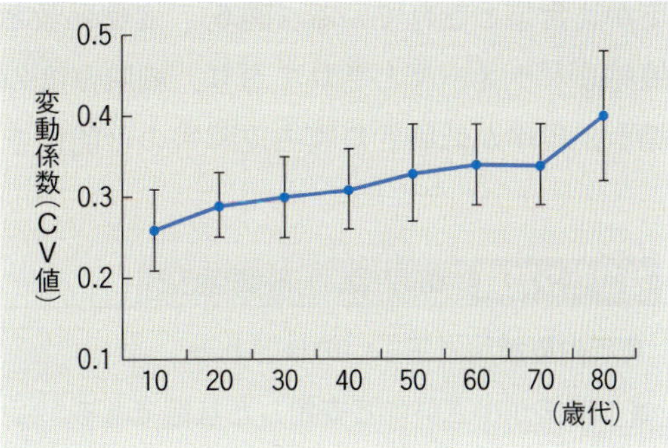

図5　年代別変動係数（CV値）
(大原國俊ら：角膜内皮細胞形態のパラメーター．日本眼科学会雑誌 1987；91：1073-1078．)

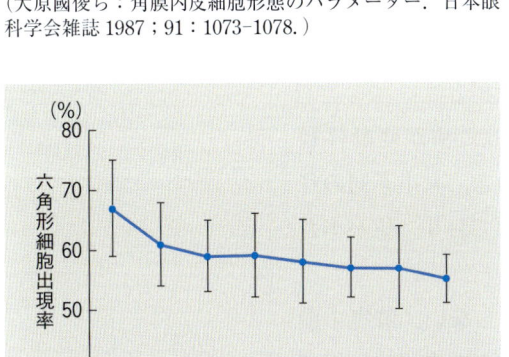

図6　年代別六角形細胞出現率
(大原國俊ら：角膜内皮細胞形態のパラメーター．日本眼科学会雑誌 1987；91：1073-1078．)

はポンプ機能を有しており，角膜実質内の水分を前房側に汲み出している．正常に，この機能を果たすためには 500 cells/mm² 以上の細胞数が必要とされ，400～500 cells/mm² 以下になると，水疱性角膜症となる．

変動係数（CV値；coefficient of variation）：細胞面積の標準偏差を平均値で割った値が，変動係数（CV値）である．角膜内皮細胞の大きさのばらつき，大小不同の程度を表している．変動係数の正常値は 20～40 歳で 0.20～0.25，60 歳以上で 0.25～0.30 とされ，年齢とともに上昇する傾向にある．0.35 以上が異常値とされている（図5）．細胞密度よりも敏感なパラメータとされており，細胞密度の減少がなくても変動係数が高いと角膜内皮障害の可能性を疑う．

六角形細胞出現率：解析した細胞の中の六角形細胞の頻度を表したものである．正常な角膜内皮細胞は六角形をしており，出現率は細胞形態の均一性の指標である．障害などにより角膜内皮細胞の脱落が起こると，周辺の内皮細胞の拡大，伸展，遊走が生じ，角膜内皮細胞の形態が変化するため．六角形細胞出現率が低下する．正常値は 20～40 歳で 65～70％，60 歳以上で 60～70％ とされ，50％ 以

下が異常値とされている（図6）．変動係数と同様，細胞密度よりも敏感なパラメータとされており，細胞密度の減少がなくても六角形細胞出現率が低いと角膜内皮障害の可能性を疑う．

カコモン読解　第21回　一般問題12

角膜内皮細胞で正しいのはどれか．
a　CV値が小さいほど安定した状態である．
b　創傷治癒は活発な細胞分裂により行われる．
c　内皮機能が正常であれば角膜上皮浮腫は生じない．
d　細胞密度が1,000個/mm² 以下になると水疱性角膜症を発症する．
e　バリア機能維持にナトリウムイオンが重要な役割を果たしている．

解説　a．細胞面積の標準偏差を平均値で割った値が変動係数（CV値）であり，角膜内皮細胞の大きさのばらつき，大小不同の程度を表している．CV値0.35以上が異常値とされており，値が小さいほど安定した状態である．
b．角膜内皮細胞は，生後には細胞分裂・増殖はしない．障害を受けた角膜内皮細胞は脱落し，その周囲の内皮細胞が遊走して欠損部を埋めるとされている．
c．角膜浮腫は，内皮機能と眼圧によって左右される．角膜実質の膨潤圧は約55 mmHgであるため，眼圧が55 mmHgを超えるような緑内障発作では，実質浮腫は生じないが，上皮浮腫が生じる．
d．一般に細胞密度が400〜500個/mm² 以下になると，内皮機能不全に陥るといわれている．
e．ナトリウムイオンはポンプ作用による水移動には重要であるが，細胞間のバリア機能に重要な働きをしているのはカルシウムイオンである．

模範解答　a

カコモン読解　第23回　一般問題36

角膜内皮スペキュラーマイクロスコープで正しいのはどれか．2つ選べ．
a　加齢に伴い角膜内皮細胞は毎年2％減少する．
b　細胞密度が500個/mm² 以下になると内皮機能不全に陥る．
c　20代健常者の角膜内皮細胞の平均面積は約200 μm² である．
d　CV値が0.3と0.4の場合，後者の方が内皮細胞の大小不同は大きい．
e　コントロール不良な糖尿病患者では六角形細胞率が70％まで上昇する．

解説 a. 角膜内皮細胞密度は，胎生期から生後1歳くらいまでは急速に減少するが，その後は1年に0.3〜0.7％減少するといわれている．年2％の減少率だと5年で約90％に減少してしまう．
b. 一般に細胞密度が400〜500個/mm²以下になると，内皮機能不全に陥るといわれている．必ずしも細胞密度が500個/mm²以下になると内皮機能不全に陥るわけではないが，ここでは，ほかの設問との関係から正解となる．
c. 20代健常者の角膜内皮細胞密度は，約3,000〜3,500個/mm²である．3,300個/mm²として計算すると，平均面積は約300μm²である（図7）．
d. 細胞面積の標準偏差を平均値で割った値が変動係数（CV値）であり，数値が大きいほど大小不同が大きい．CV値0.35を超えると異常とされている．
e. 六角形細胞率は若年健常者でも65〜70％であり，糖尿病患者では低下するといわれている．文献的に六角形細胞率は，健常者：63±6.7％，増殖糖尿病網膜症患者：55.7±6.1％という報告もあり，70％に上昇することはない．

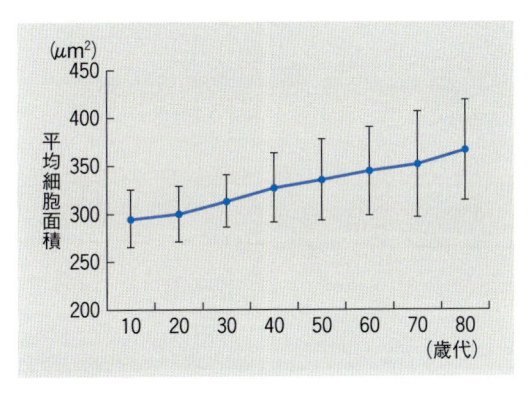

図7 年代別角膜内皮平均面積
（大原國俊ら：角膜内皮細胞形態のパラメーター．日本眼科学会雑誌 1987；91：1073-1078．）

模範解答 b, d

カコモン読解 第24回 一般問題2

正常角膜内皮細胞層の六角形細胞出現率はどれか．
a 40％以上〜50％未満　　b 50％以上〜60％未満　　c 60％以上〜70％未満
d 70％以上〜80％未満　　e 80％以上〜90％未満

解説 六角形細胞出現率は若年健常者でも65〜70％である．文献的に六角形細胞出現率は，健常者：63±6.7％という報告がある．

模範解答 c

（白石　敦）

クリニカル・クエスチョン
角膜内皮の形態で内皮の機能がわかりますか？

Answer 角膜内皮の検査はスペキュラーマイクロスコープで行いますが，その解析には細胞密度だけでなく，形態を数値化する変動係数と六角形細胞出現率があります．細胞密度の減少がなくても，変動係数が高かったり，六角形細胞出現率が低いと，角膜内皮障害の可能性を疑います（図1, 2）．

スペキュラーマイクロスコープでの解析 (1) 定量的解析

得られた画像から定量的に求められるパラメータとして，角膜内

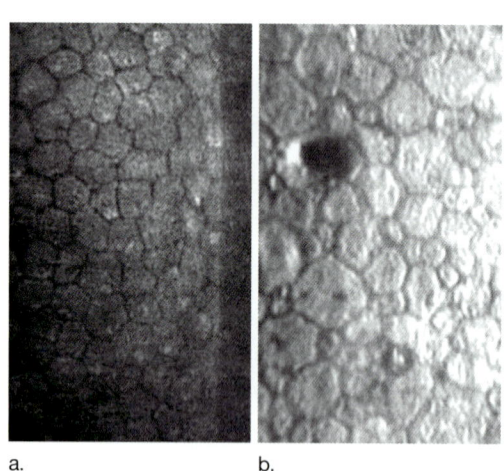

	a.	b.
CD	910 cells/mm²	1,390 cells/mm²
CV 値	0.46	0.71
6A	67%	48%

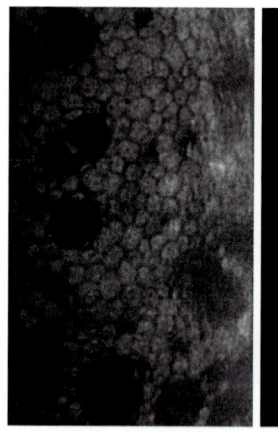

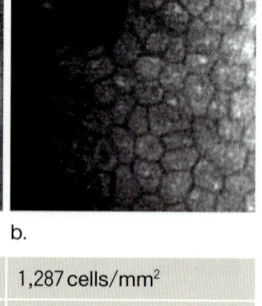

	a.	b.
CD	2,483 cells/mm²	1,287 cells/mm²
CV 値	0.34	0.40
6A	70%	62%

図1 角膜内皮細胞密度の減少がみられる症例
年齢70歳前後で角膜内皮細胞密度が1,000 cells/mm² 前後の症例a，bを示す．
aの症例は変動係数が異常値ではあるものの，bの症例よりも低値であり，六角形細胞出現率は正常値である．一方，bの症例は変動係数が0.71と高値を示し，六角形細胞出現率も50％以下であることから，内皮細胞密度はbの症例がaの症例よりも多いものの内皮機能障害の程度が強く，白内障手術などの内眼手術を行う場合には，より注意が必要である．

図2 Fuchs角膜内皮ジストロフィによる滴状角膜がみられる症例
滴状角膜（cornea guttata）が認められる症例であり，両症例ともFuchs角膜内皮ジストロフィのStage 1と考えられる．
a. 70歳，女性．細胞密度，変動係数，六角形細胞出現率はほぼ正常範囲ではあるが，白内障手術などの内眼手術施行後には急激な内皮細胞数減少をきたすことがあり，注意を要する．
b. 62歳，女性．変動係数が異常値であり，細胞密度も1,287 cells/mm²まで減少しており，白内障手術などの内眼手術施行時には，近い将来，角膜内皮減少による水疱性角膜症の発症や角膜移植手術が必要となる可能性を患者に説明しておく必要がある．

皮細胞密度，変動係数，六角形細胞出現率がある．

内皮細胞密度（CD；cells/mm^2）：単位当たりの細胞数で，1 mm^2 当たりの細胞数で表す．若年者では正常値は 3,000 cells/mm^2 以上，高齢者でも 2,500～3,000 cells/mm^2 とされており，2,000 cells/mm^2 以下が異常値とされる．また，角膜内皮細胞はポンプ機能を有しており，角膜実質内の水分を前房側に汲み出している．正常に，この機能を果たすためには 500 cells/mm^2 以上の細胞数が必要とされ，400～500 cells/mm^2 以下になると，水疱性角膜症となる．

変動係数（CV 値；coefficient of variation）：細胞面積の標準偏差を平均値で割った値が変動係数（CV 値）である．角膜内皮細胞の大きさのばらつき，大小不同の程度を表している．変動係数の正常値は 20～40 歳で 0.20～0.25，60 歳以上で 0.25～0.30 とされ，年齢とともに上昇する傾向にある．0.35 以上が異常値とされている（図 5〈p.133〉参照）．細胞密度よりも敏感なパラメータとされており，細胞密度の減少がなくても変動係数が高いと角膜内皮障害の可能性を疑う．

六角形細胞出現率（6A；%）：解析した細胞の中の六角形細胞の頻度を表したものである．正常な角膜内皮細胞は六角形をしており，出現率は細胞形態の均一性の指標である．障害などにより角膜内皮細胞の脱落が起こると，周辺の内皮細胞の拡大，伸展，遊走が生じ，角膜内皮細胞の形態が変化するため六角形細胞出現率が低下する．正常値は 20～40 歳で 65～70 %，60 歳以上で 60～70 % とされ，50 % 以下が異常値とされている（図 6〈p.133〉参照）．変動係数と同様，細胞密度よりも敏感なパラメータとされており，細胞密度の減少がなくても六角形細胞出現率が低いと角膜内皮障害の可能性を疑う．

スペキュラーマイクロスコープでの解析（2）定性的解析

一層に規則正しく配列した内皮細胞が観察されるため，細胞形態，細胞の大きさ，配列に不整がないかの判断が可能である．なかでも Fuchs 角膜内皮ジストロフィでは滴状角膜（cornea guttata）が認められ，スペキュラーマイクロスコープでは円形に黒く抜けた dark spot として観察されるため，診断に有用な所見である．

〔白石　敦〕

超音波生体顕微鏡

特徴

　超音波生体顕微鏡（ultrasound biomicroscope；UBM）は，Pavlinらにより開発された．高周波を用いた超音波断層装置（Bモードエコー）であり，前眼部の精密な断面画像が得られることから，生体顕微鏡の名がつけられた．通常のBモードエコーでは描出ができない隅角など，前眼部撮影に用いることができる．現在では，こうした目的に使用される高周波超音波断層装置を総称としてUBMと呼ぶ．通常，40または50MHz以上の高周波の超音波が使用される．アイカップを使用した水浸法や，薄いメンブランと粘弾性物質の併用により直接接触させて撮影する方法がある．

　隅角鏡と比較したUBMの利点は，隅角の断面像が得られることである．また，光も用いた隅角鏡による隅角の観察と異なり，暗室下での自然散瞳状態の隅角が観察可能である点も利点である．角膜，結膜，強膜，前房，後房，虹彩，水晶体の一部，毛様小帯の一部，毛様体，周辺部網膜などが描出可能である．前眼部OCTでも隅角の断層像がより高解像で得られるが，虹彩の後方が描出されないため，後房，毛様体突起，毛様小帯などは描出できない．

原発閉塞隅角緑内障の診断基準とUBM

　現在，原発閉塞隅角緑内障は，その病期として①原発閉塞隅角症疑い，②原発閉塞隅角症，③原発閉塞隅角緑内障に分けられている．国際的にも，わが国においても原発性の隅角閉塞の診断は隅角鏡検査により行うのが基準とされている（表1）．これは，主に疫学的な国際比較のためである．隅角鏡検査における隅角閉塞の基準は，暗室で第1眼位で行う静的隅角鏡検査（static gonioscopy）において隅角線維柱帯が全周の3/4以上（または1/2以上）観察されないこと，とされている．この状態は，"occludable angle"と呼称される．個別の隅角においては，静的隅角鏡検査で線維柱帯色素帯後方が観察されない場合には隅角閉塞と考える．隅角閉塞とは，虹彩と

表1 原発閉塞隅角症の診断基準（ISGEO分類，WGA改訂）の概要

primary angle closure suspect（原発閉塞隅角症疑い）	静的隅角鏡検査（static gonioscopy）において線維柱帯色素帯がみえない iridotrabecular contact（ITC；線維柱帯虹彩接触）が3/4象限以上（2/4とする場合もある）存在する原発性の閉塞隅角眼で，眼圧上昇や周辺虹彩前癒着はない．
primary angle closure（原発閉塞隅角症）	隅角鏡において線維柱帯色素帯が3/4象限以上（2/4とする場合もある）みえない原発性の閉塞隅角眼であって，眼圧上昇か周辺虹彩前癒着，または両方が存在する．ただし，緑内障性視神経症はない．
primary angle closure glaucoma（原発閉塞隅角緑内障）	原発閉塞隅角症に緑内障性視神経症を伴ったもの．

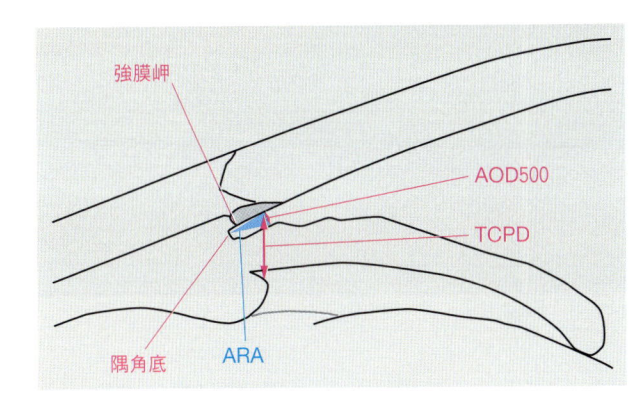

図1 主なUBMの指標

UBMにおける隅角の定量は，基準位置として強膜岬と隅角底を用いる．隅角開大度（angle opening distance；AOD）は，強膜岬から500μmの線維柱帯上の点から，強角膜に垂直な垂線上の虹彩表面までの距離として測定される．同じ点から虹彩に垂直な垂線上の毛様体突起までの距離が線維柱帯毛様体突起間距離（trabecular-ciliary process distance；TCPD）であり，毛様体の位置の指標とされる．隅角角度（θ，図には表示していない）は，隅角底を起点に強膜岬からAOD500の線維柱帯上と，虹彩上の点の3点からなる三角形の角度であり，この面積が隅角底面積（angle recess area；ARA）である．

線維柱帯が接触した状態であるということから，個別の隅角閉塞の記述には"iridotrabecular contact（ITC）"という呼称も提案されている．正確な隅角閉塞の診断および閉塞機序の理解のためにはUBMが有用であるが，UBMは普及度が高くなく，いまだ診断の基準としては用いられていない．

UBMによる隅角閉塞機序の解明と定量評価

隅角鏡においても診断可能ではあるが，UBMを用いると虹彩が前方凸であるか，平坦か，などの診断が容易であり，瞳孔ブロックの程度が推測可能である．また，虹彩の厚みや毛様体の位置なども診断可能である．UBMの開発者のPavlinは，隅角開大の指標として隅角角度（θ）のほかに隅角開大度（angle opening distance；AOD）を，毛様体の位置の指標として線維柱帯毛様体突起間距離（trabecular-ciliary process distance；TCPD）を提唱した（図1）．

UBMを用いた隅角閉塞診断のポイント

1. **暗室下で診断する**：UBMを暗室で施行すると，対光反応による

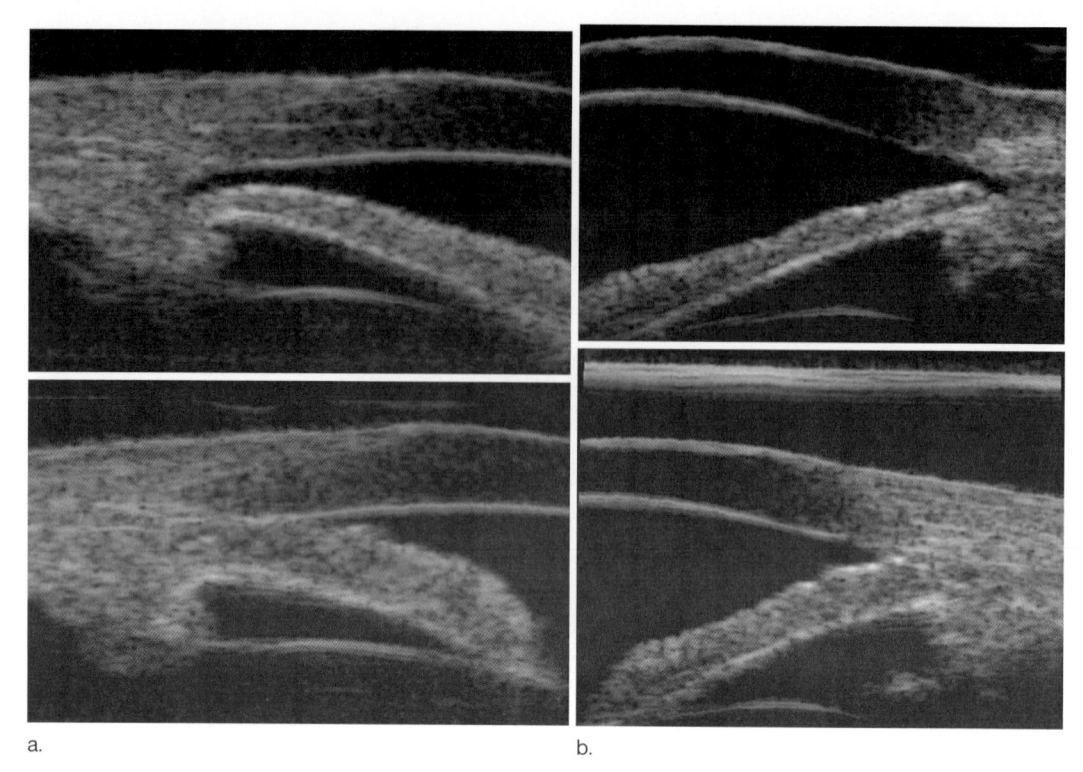

図2 暗室散瞳下での隅角閉塞
対光反応による縮瞳状態では隅角は開放している（a, b とも上図）が，暗室散瞳状態では虹彩根部の厚みの増加により隅角は閉塞（a, b とも下図）している．
a. 瞳孔ブロック主体の原発閉塞隅角眼．虹彩裏面は上方に凸であり，後房圧＞前房圧により虹彩が弯曲していると推測される．
b. プラトー虹彩主体の原発閉塞隅角眼．虹彩裏面はほぼ直線であり，前後房圧較差による虹彩の前方膨隆は明らかではないが，隅角は暗所で閉塞している．中心前房もaと比べると深いことがわかる．

縮瞳を避けることが可能であり，また，暗いことと眼にアイカップを装着し浸水状態になることから固視ができないため，調節による縮瞳も避けることができる．この自然散瞳状態による隅角閉塞が診断できるところは，UBMの大きな長所である（**図2a, b**）．

2. 4方向を撮影する：隅角鏡で診断すると，隅角は上方が狭く下方が広い．一方，UBMで観察すると上方に次いで下方が閉塞しやすく，耳側がいちばん広く閉塞しにくい．これは，体位も影響していると考えられる．隅角閉塞は早朝の起床前など臥位になっているときに生じることも多いので，UBMの結果は重要である．4方向すべてが閉塞している場合には，急性発作の可能性を考慮する必要がある．逆に，隅角が狭くても根部の部分に閉塞が生じていない場合には閉塞隅角眼ではなく，狭隅角眼である（**図3b**）と診断可能である．

3. 虹彩の前方凸を観察する：虹彩の裏面が平坦か前方に凸か，または後方に凸か診断する．これは，相対的瞳孔ブロックの程度を示

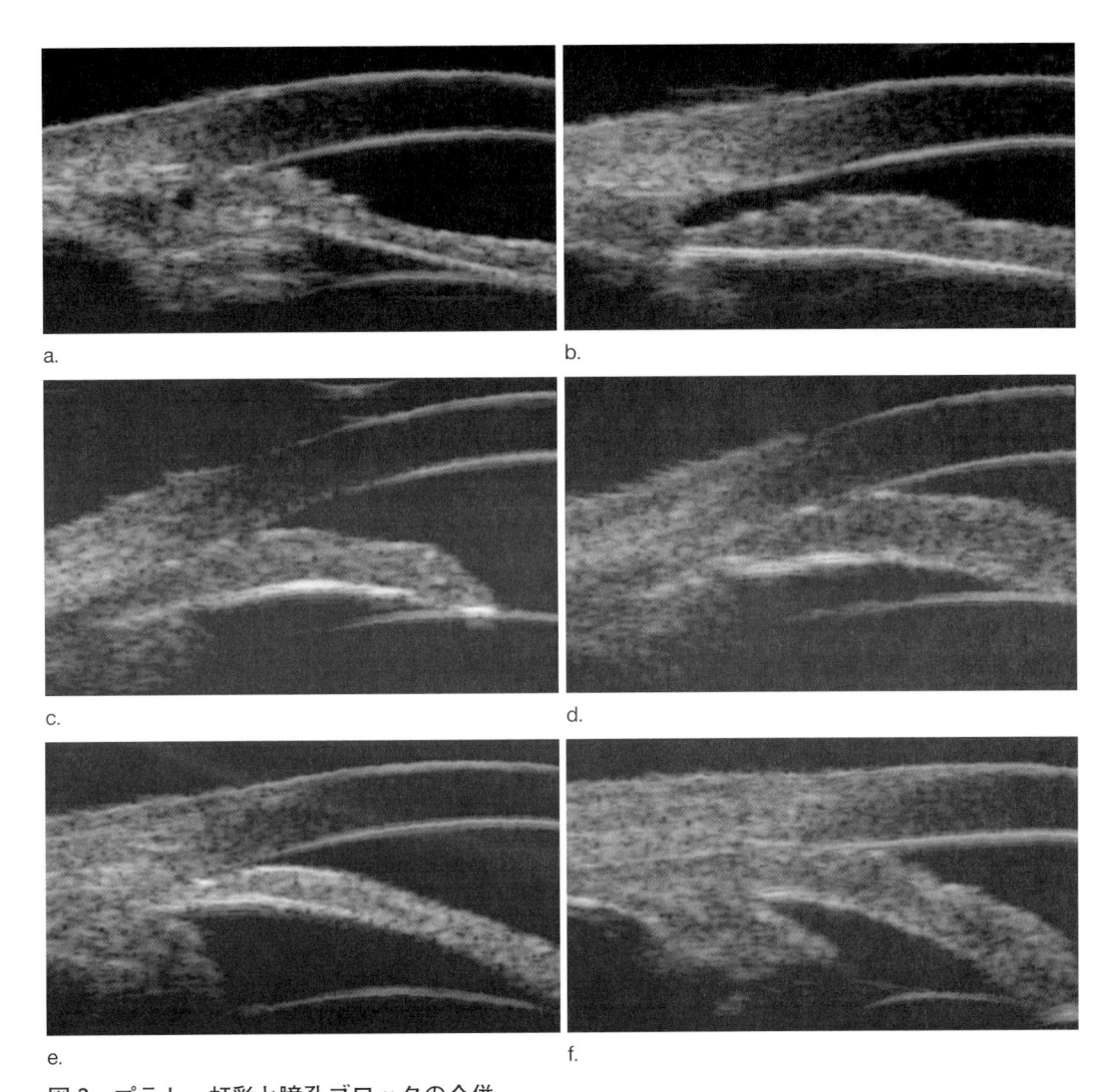

図3 プラトー虹彩と瞳孔ブロックの合併

いずれも暗室で撮影された，異なる眼の UBM 写真である．
上段の a, b は虹彩裏面が平坦でプラトー虹彩形状を示す．a は閉塞しているが，b は隅角は狭いが閉塞していない．瞳孔ブロックが強くないので，レーザー虹彩切開術（LI）の効果は期待できないことが推測可能である．
中段の c, d と下段の e, f は虹彩裏面が上方凸であり，ある程度以上の相対的瞳孔ブロックが存在することを推定させる．中段の c, d では毛様体突起の位置が下段の e, f と比べ，より前方に位置する．
c, d, f の虹彩は厚く，LI を行っても隅角は開放しにくいことが推測できる．

す所見である．虹彩の前方は必ず凹凸があり前方に凸にみえるが，虹彩裏面は平滑であるので，虹彩の凹凸が判定しやすい．虹彩裏面が平坦な虹彩（**図 3a, b**）では，プラトー虹彩の可能性がある．こうした眼では，瞳孔ブロックを解除するレーザー虹彩切開術（laser iridotomy；LI）の効果は期待できないと推測される．一方，ほとんどの眼では，虹彩は前方に凸の形状を示す（**図 3c～f**）．これは，前後房の圧較差による相対的瞳孔ブロックの存在を示していると考えられる．

4. 毛様体突起の位置を診断する：毛様体突起が虹彩に接している眼（図 3a, c, d）と接していない眼（図 3e, f）が存在する．プラトー虹彩においては，虹彩裏面に毛様体突起が幅広く接触していることが特徴であるとされる．しかし，隅角虹彩の形状は非常に似ている図 3c, d, f のような場合において，隅角閉塞の機序が異なるのかどうかは不明である．また，続発性の閉塞隅角緑内障の一病型である悪性緑内障では，著しい高硝子体圧により毛様体突起は水晶体に圧迫され扁平化する（図 4）．一方，水晶体脱臼により生じた続発性の隅角閉塞眼では，毛様体突起の形は正常である（図 5）．

5. 虹彩の厚みを観察する：虹彩が非常に厚い場合には，単独で原発性の隅角閉塞の主因になりうる（図 6）．また，虹彩の前方凸の程度が同じでも虹彩の厚みは異なることが多い（図 3e, f）．厚い虹彩の眼では，薄い眼と比べて LI により多くのエネルギーを必要とする可能性がある．虹彩根部が薄い眼は，LI の適応としやすいと考えられる．急性発作眼では散瞳により虹彩が厚いことが多く（図 7），LI に多くのエネルギーを要する可能性がある．

　また，虹彩の厚みは散瞳，縮瞳など瞳孔の状態を反映する．悪性緑内障眼では，虹彩は水晶体，硝子体などと一体となって前方に押し出されるのが原因であり，縮瞳薬が誘因となることもあることから虹彩は薄く伸展されている（図 4）．水晶体起因性緑内障眼でも同様に虹彩は比較的薄い（図 5, 8）．一方，慢性（図 6）または急性（図 7）の原発閉塞隅角症眼では，散瞳に伴い隅角閉塞が強まっているため虹彩は厚い．

6. 水晶体赤道部に注目する：UBM では，通常水晶体の赤道部は毛様体突起の裏面にあり描出されない．水晶体の赤道部が描出されている場合（図 8），水晶体の亜脱臼により水晶体が前方に偏位している可能性を考える．毛様体突起と水晶体の距離が長いことも，水晶体亜脱臼や毛様小帯脆弱のサインである（図 8）．水晶体亜脱臼による水晶体起因性緑内障の場合，瞳孔ブロックが隅角閉塞に関与しない場合（図 5）と，瞳孔ブロックを伴い虹彩が前方凸の場合（図 8）が存在する．

7. 毛様体，脈絡膜を観察する：毛様体脈絡膜剝離はさまざまな原因で生じるが，一般的に浅前房化を伴う．続発性の閉塞隅角の原因となるものは，主なものとしてぶどう膜炎，特に Vogt-小柳-原田病，抗てんかん薬トピラマート（topiramate）による薬剤性，鈍的眼外傷など外傷性，線維柱帯切除術後，網膜剝離のバックル術後，汎網

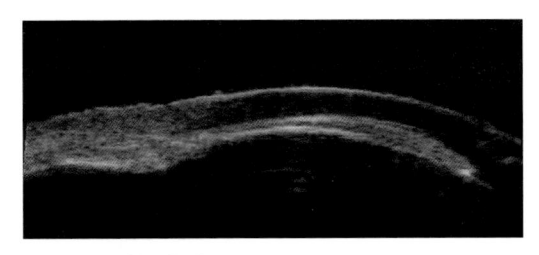

1. 前眼部測定装置の原理と結果の読みかた　143

図4　悪性緑内障眼
前房は消失し，後房も確認できない．虹彩，毛様体は薄く，硝子体圧の上昇により水晶体が後方から虹彩，毛様体突起を含め前方に圧迫していることが推測できる．毛様体と水晶体の間で起きる房水のブロック（毛様ブロック）が病態であると考えられている．毛様体突起の扁平化が診断の根拠となる．

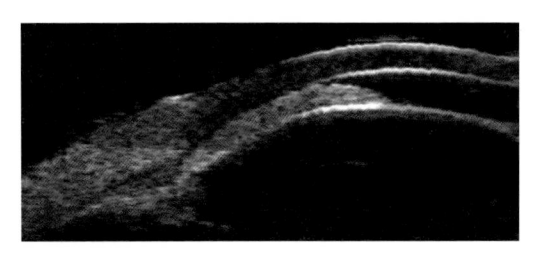

図5　水晶体起因性緑内障（瞳孔ブロックの関与なし）
前房はほぼ消失し，後房も確認できない．虹彩は比較的薄く，虹彩と水晶体が一体となって前房を占拠している点は悪性緑内障と同様である．毛様体ブロックによる硝子体圧の上昇が著明ではないために，毛様体突起は扁平化していない．毛様体突起の形から悪性緑内障と鑑別が可能である．

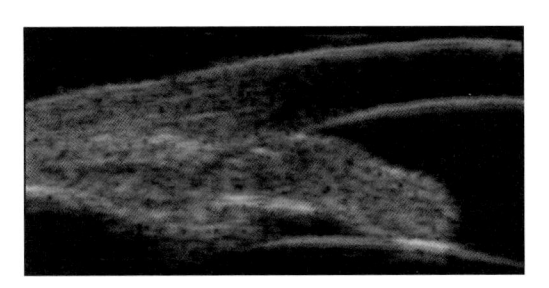

図6　厚い虹彩による原発閉塞隅角症眼
虹彩が非常に厚く，隅角を閉塞している．虹彩裏面はわずかに前方凸であるので瞳孔ブロックも関与している．虹彩が厚いので虹彩裏面の前方凸の程度は少ないが，前後房の圧較差は存在すると推測される．

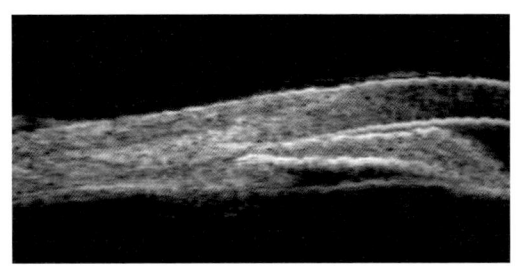

図7　急性原発閉塞隅角症
前房は非常に浅いが，後房が確認できる．虹彩の厚みは正常で，虹彩裏面は瞳孔縁付近でわずかに前方凸である．瞳孔ブロックよりも極度の浅前房自体が閉塞により引き起こされた隅角閉塞と考えられる．後に水晶体再建術を施行した際にも，毛様小帯の脆弱や水晶体の亜脱臼は確認されなかった．非常に前房の浅い急性の原発閉塞隅角眼．瞳孔ブロックの関与のない水晶体起因性緑内障や悪性緑内障では，後房が観察されない点で鑑別される．

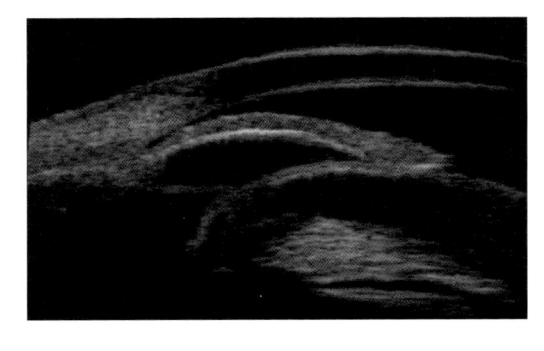

図8　水晶体起因性緑内障（瞳孔ブロックの関与あり）
中心前房は極端に浅くない．虹彩が薄く前方凸が著明である．水晶体の赤道部が描出されている点が異常所見である．毛様体突起と水晶体の距離も長い．水晶体内部の高反射は白内障の存在を示唆する．毛様小帯の脆弱による水晶体亜脱臼により浅前房化し，瞳孔ブロックが増大して虹彩が前方凸になり隅角閉塞を引き起こしたと考えられる．撮影時には高浸透圧薬などで眼圧は下降し，隅角はわずかに開放している．

膜光凝固術後などがある．また，毛様体脈絡膜剝離[*1]は急性発作後など原発閉塞隅角眼にも一定の割合で存在するが，その程度は軽い．

[*1] 毛様体脈絡膜剝離と隅角閉塞の詳細は，本巻"眼底検査でわからない毛様体脈絡膜剝離はあるのですか？"(p.307)の項を参照されたい．

カコモン読解 第18回 臨床実地問題34

図と所見の組合せで正しいのはどれか．2つ選べ．

a ⓐ———虹彩突起
b ⓑ———狭隅角
c ⓒ———新生血管
d ⓓ———高度色素沈着
e ⓔ———毛様体解離

解説　a. 虹彩は平坦にみえるが，周辺の虹彩が波を打つようにテント状に盛り上がり，線維柱帯に達している．サルコイドーシスなど，ぶどう膜炎で観察されるテント状の周辺虹彩前癒着（peripheral anterior synechia；PAS）と考えられる．虹彩突起はより密に配列する線維状の組織で，隅角が未発達な状態であるとされる．小児緑内障（発達緑内障）で観察されることがあるが，健常眼でも観察される場合がある．よって，×．

b. 瞳孔は縮瞳しており，瞳孔の近くには観察光が当たっているが，周辺部は暗い．虹彩が前方に凸の状態にあると考えられる．線維柱帯は観察されない．隅角が狭く線維柱帯が観察されない状態と考えられる．よって，○．

c. 隅角部に黒い帯状の色素沈着が確認される．隅角の色素沈着は高度であるといってよい．また，より角膜に近い位置にも細い色素沈着の線が確認できる．落屑症候群の眼に観察されるSampaolesi線の可能性がある．よって，×．

d. 最も色素沈着の強い部分が線維柱帯であると考えると，それより下の部分がかなり広いことがわかる．隅角後退であると考えられる．毛様体が解離しているかどうかは，この隅角写真からは不明である．鈍的眼外傷による隅角後退では，虹彩色素の散布により隅角色素沈着が高度になることがある．この写真の隅角の色素沈着も高度であるといってよい．よって，○．

e. 写真が全体的にぼんやりとしており，線維柱帯の位置がわかりにくい．中央の部分が落ち込んでいるようにみえるが，その部分の隅角には線維柱帯が確認できるようである．そうすると，左右の盛り上がった部分が異常であると考えられ，血管新生緑内障などでみられる，非常に丈の高い周辺虹彩前癒着である可能性がある．よって，×．

模範解答　b，d

カコモン読解　第18回　臨床実地問題35

図Aは図Bのどれに相当するか．
a ⓐ　　b ⓑ　　c ⓒ　　d ⓓ　　e ⓔ

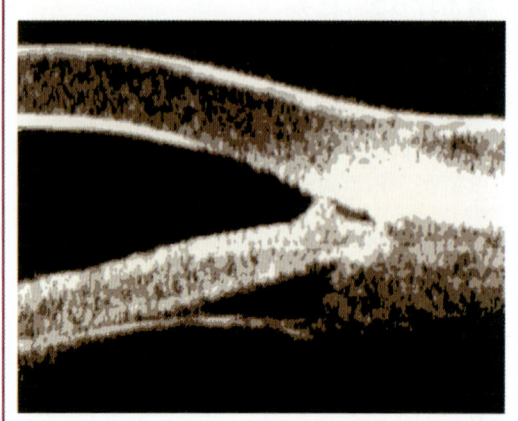

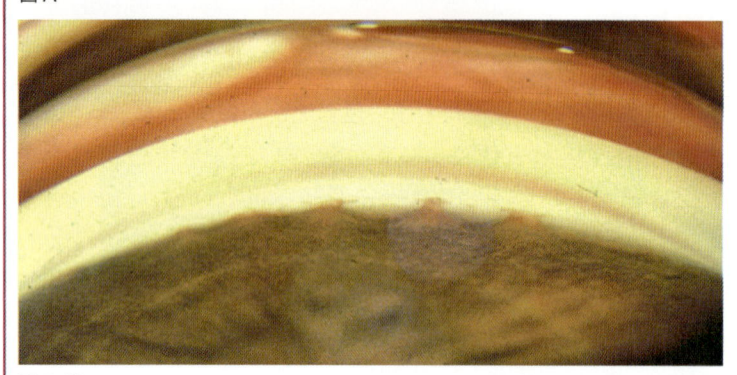

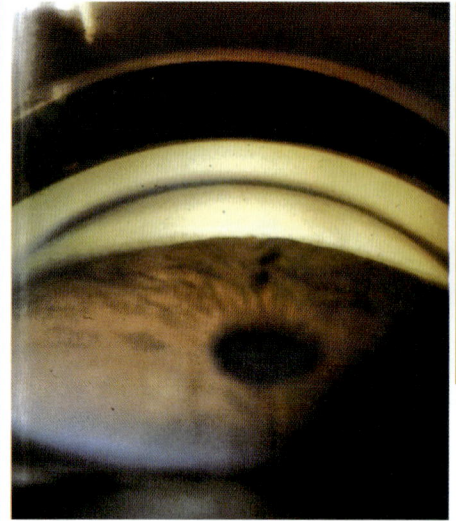

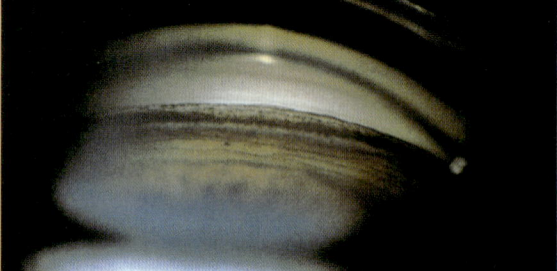

図A

図B ⓐ

図B ⓑ

図B ⓒ

図B ⓔ

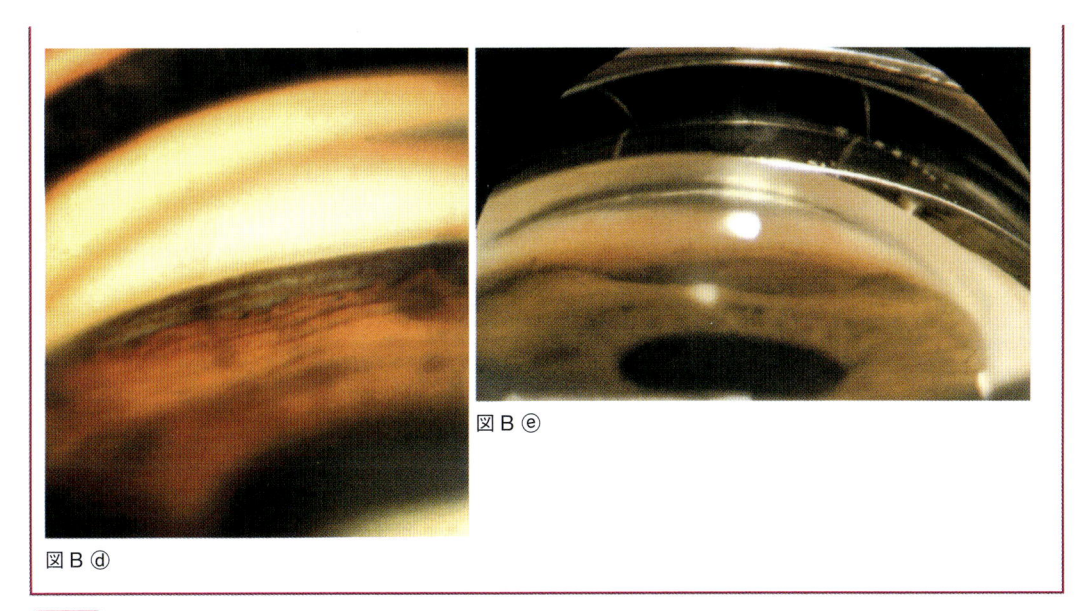

図B ⓓ

解説 図Aは超音波生体顕微鏡の矢状断であり周辺虹彩，毛様体，周辺角膜，水晶体周辺部，一部毛様小帯，毛様体，強膜の一部など隅角が描出されている．虹彩は平坦であり，虹彩全体と強角膜のなす角度自体は狭くない．周辺の虹彩が隅角底から離れた部分に接触しており，隅角底との間には隙間が空いている．周辺虹彩前癒着であると考えられるが，狭隅角の結果というよりもぶどう膜炎によるものと考えられる．

模範解答 a

(酒井　寛)

周辺前房深度計

前房深度の有用性

　前房形態は，生理的房水動態の理解や緑内障をはじめとする種々の疾患の診断，治療において非常に重要である．これまで前房形態の評価の指標は，主に中心前房深度であった．その理由として，中心前房深度は定量的評価が容易で，検査機器間において結果の一致性が高いことなどによる．しかしながら，これまでの研究により中心前房深度より周辺前房深度のほうが，病態により関係性が深いことが明らかになっており，周辺前房の評価の重要性が注目されてきている．これまでの周辺前房深度の評価は定性的，主観的なものが多く，測定方法間での結果の一致性が低いという課題があった．近年，検査機器の進歩から周辺前房深度の客観的，定量的な評価が可能となってきた．ここでは，光学式の周辺前房測定計でScheimpflug型前眼部撮影装置である，走査型周辺前房深度計（scanning peripheral anterior chamber depth analyzer；SPAC）を中心に，周辺部前房深度の測定法を紹介し，その活用法や今後の課題などについて記述する．

周辺前房深度測定法の種類

　現在，周辺前房深度の評価が可能な一般的方法や検査機器としては，細隙灯顕微鏡を用いたvan Herick法，隅角鏡，Scheimpflug型前眼部撮影装置，超音波生体顕微鏡（ultrasound biomicroscope；UBM），前眼部光干渉断層装置（anterior segment optical coherence tomography：AS-OCT）などが挙げられる．表1にこれらの相違点や特徴についてまとめた．隅角鏡は現在，周辺前房隅角評価のゴールドスタンダードとなっているが，操作に習熟する必要があること，眼表面に接触するため，患者に不快感を与え，感染のリスクを有するなどの課題がある．また評価が主観的になりやすく，検者間の評価の変動が大きい点も問題である．周辺前房評価法として重要なことは，定量的評価が可能であること，再現性が高いこと，客観性が

表1 主要な周辺前房深度評価方法の比較

	隅角鏡	超音波（UBM）	Scheimpflug型前眼部カメラ	前眼部光干渉断層装置（AS-OCT）
操作性	×	×	○	○
検査者制限	×	×	◎	◎
測定再現性	×	△	◎	◎
安価性	◎	×	×	××
定量性	△	△	◎	◎
隅角底観察	◎	◎	×	○

◎：非常に優れている，○：優れている，△：やや劣っている，×：劣っている

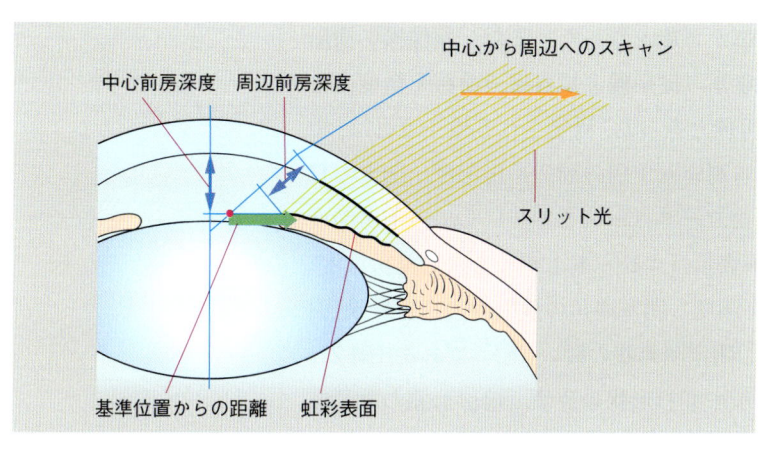

図1 SPACの測定原理

高いこと，患者への侵襲性が低いこと，操作性が高いことなどである．光学的解析装置やAS-OCTなどは，これらの課題に応える検査機器である．

SPACの測定原理と特徴

SPACは，光学的手法を用いて前房形態を定量的に評価するものである．測定は非接触性に自動的に行われるため，眼科医以外の検者によっても測定が可能である．図1に示すように外側60°から入射する幅0.1 mm，高さ5 mmの細隙灯光が耳側へ移動しながら一定の間隔で連続的に画像を撮影し，角膜中央部から周辺部まで前房深度を測定する．画像の取得にはScheimpflug理論が採用され，画像解析は角膜曲率半径，中心角膜厚データをもとにゼルニケ（Zernike）多項式を用いて補正をして行っている．最近改良された新型SPACは光源を従来の可視光から赤外光に変更し，撮影侵達度の増加によ

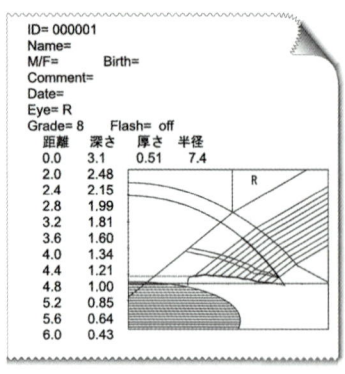

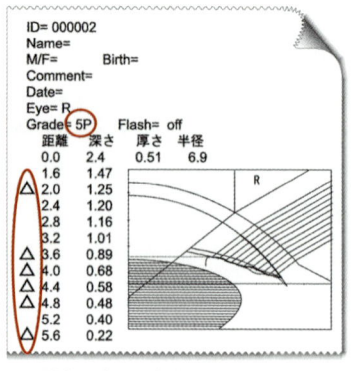

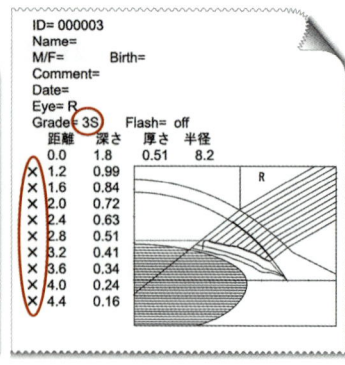

a. 深い前房深度

b. 閉塞隅角眼可能性あり

c. 閉塞隅角眼疑い

図2　前房深度測定例
前房深度のグレード判定，閉塞隅角眼の危険度判定などの諸検査の表示サンプル．
△は正常±1SDを超える値に，×は正常±2SDを超える値に，それぞれ測定値があることを示す．

り隅角底に近い部分まで撮影が可能となった．また，画像撮影間隔が0.2mmと従来の半分となり，従来機よりも周辺前房を精度高く3次元的に評価することも可能となった．測定される検査項目は，中心角膜厚，中心前房深度，各測定部位別の周辺前房深度，加えて日本人を対象とした作成されたデータベースを参照にして，前房深度を12段階に分けたグレード表示（グレード1が最も狭い前房深度，グレード12が最も深い前房深度），閉塞隅角の危険性の判定結果（閉塞隅角眼の可能性あり〈P〉，閉塞隅角眼の疑い〈S〉）である（図2）．さらに改良型では，前房容積や虹彩形状の評価，前房形態の継時的変化を検討することが可能となっている．

定量的前房隅角観察の活用

　これまで，周辺前房深度は主として閉塞隅角眼の評価に活用されてきたが，最近の研究によって，多くの活用法があることが明らかになった．以下に周辺前房深度の活用法について記述する．

1. 閉塞隅角眼のスクリーニング：これまでは住民検診などにおいて行われる眼科検診項目は，視力，屈折，眼圧，後極部眼底検査が主なものであった．このため，眼圧が正常範囲の閉塞隅角眼や閉塞隅角眼疑い患者の検出は不可能であった．しかしながら閉塞隅角眼もしくは閉塞隅角眼疑い眼は，多治見スタディで0.5％[1]，久米島スタディでは12.5％存在すると報告されている[2]．これらの多くは現在の検診システムでは検出が困難であると思われる．発症危険眼のスクリーニングには，周辺前房深度の評価は有用である．実際，われわれが山梨県中央市で行ったSPACを一次検診に用いた地域検診によって，535人中7.1％がPAC（primary angle-closure；原発閉

文献は p.394 参照．

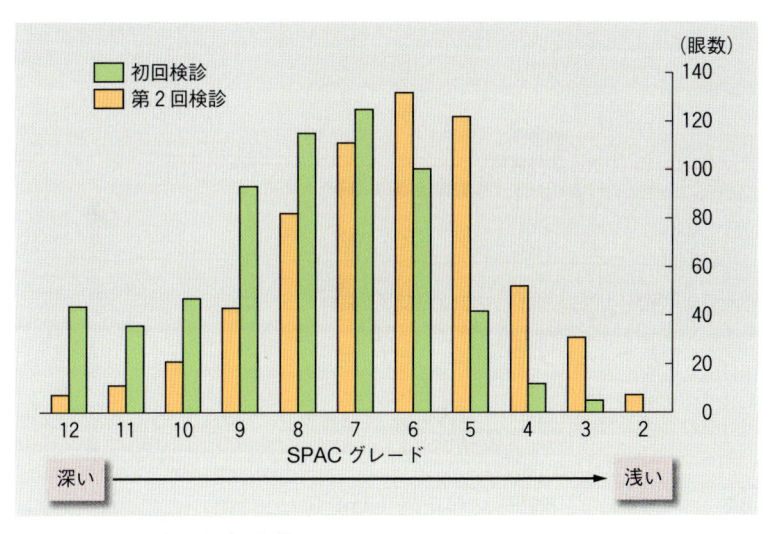

図3 前房深度の経年変化
40歳以上を対象とした住民検診の結果，5年間（初回検診と第2回検診）にグレードが全体に浅前房化している．

塞隅角症）もしくは PACS（primary angle-closure suspect；原発閉塞隅角症疑い）を検出することができた[3]．従来，閉塞隅角眼のスクリーニングには中心前房深度を指標として行ってきた例が多いが，プラトー虹彩では中心前房深度は正常域にあることが多く，検出感度はあまり高くない．このためより精度の高い閉塞隅角眼のスクリーニングには，周辺前房深度の評価が必要である．

2. 経年的浅前房化の評価：前房隅角は，加齢によって狭くなることが多くの横断的研究でよって明らかになってきた．これまでの前房深度の評価方法は定量的，他覚的評価が難しく，同一眼の継時的経過観察が困難であった．われわれは SPAC を用いて地域検診受診者の開放隅角眼から閉塞隅角眼への移行率について検討した．その結果，前房深度は加齢によって減少すること（**図3**），40歳以上の5.4％が5年間で閉塞隅角化を示すことが判明した[4]．また，開放隅角緑内障眼においても経時的に浅前房化が進むこと，浅前房眼ほど視野障害の進行が強いことを見いだした[5]．このことから，開放隅角眼においても定期的に前房深度の変化を調べることが重要であることが示された．特に眼底疾患を有する場合，定期的に散瞳検査を行う必要があり，浅前房化の進行によって，閉塞隅角症発作や眼圧上昇を惹起する可能性がないかを，簡便で定量的かつ他覚的評価が可能な周辺前房深度計によって経時的に検討する必要があると思われる．

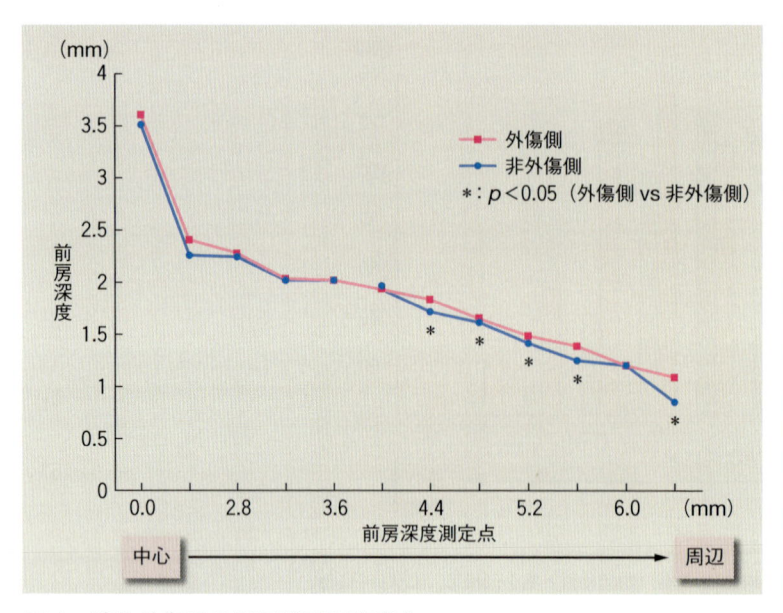

図4　鈍的外傷眼の周辺前房深度変化
中心前房深度は変化を受けていないが，周辺部において前房深度が深くなっている．

3. **周辺前房深度の左右差による外傷などの検出**：鈍的外傷は長期経過後白内障の発症や眼圧上昇をきたすことがあるが，比較的軽度の外傷では検出が難しい．このような場合でも，外傷眼の周辺前房が開大し左右差が発症し，特にこの変化が周辺前房に強いことを見いだした（図4)[6]．外傷の既往などの検出に周辺前房深度を活用することができる．

4. **白内障手術の眼圧への影響予測**：白内障手術と術後の眼圧の関係性についてはすでに多くの報告があるが，眼圧が下降するとの報告と変化がないとの報告があり一致がみられていない．われわれは，周辺前房が浅い浅前房眼ほど術後眼圧が下降することを報告した（図5）．眼圧コントロールのひとつの対策として，白内障手術を検討することが周辺前房深度の評価で可能となる可能性がある．

5. **その他の病的前房深度変化の検出**：Vogt-小柳-原田病などのぶどう膜炎では，炎症に関連して前房深度の変化がみられることがある（図6）．またVogt-小柳-原田病ではステロイド治療により前房深度が変化することが報告されており，前房深度の変化は炎症の状態や治療効果の指標となる可能性がある．また，網膜色素変性ではしばしば健常眼に比べ浅前房化が強く閉塞隅角症を発症する．このような場合も経時的な周辺前房深度の評価が有用である．

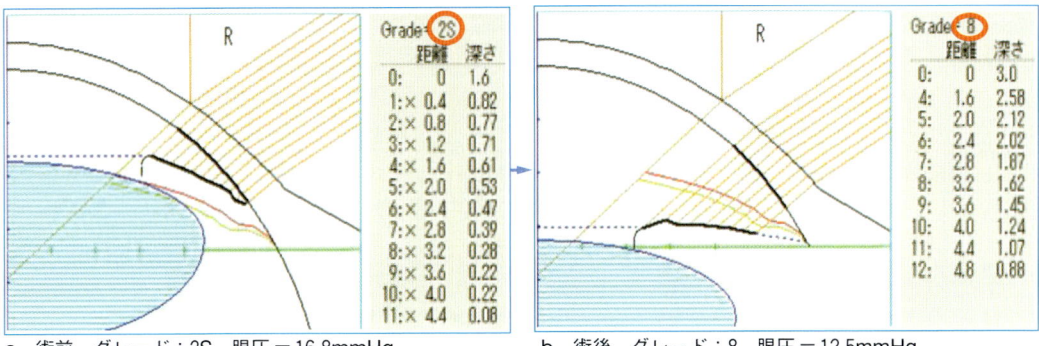

a. 術前. グレード：2S　眼圧＝16.8mmHg.

b. 術後. グレード：8　眼圧＝12.5mmHg.

c.

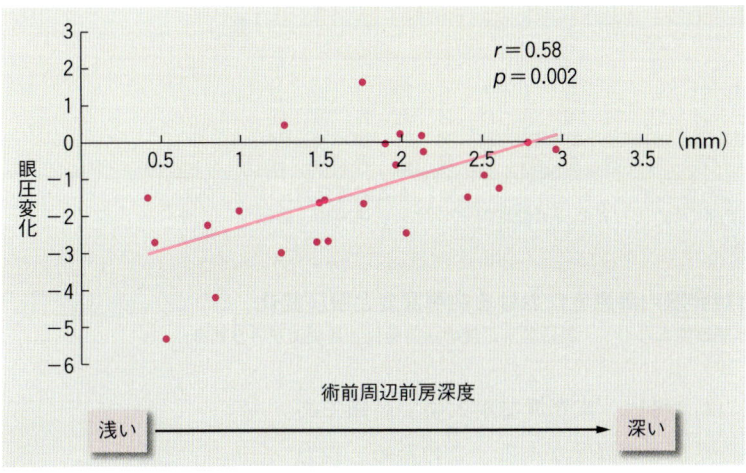

図5　白内障手術による前房形態と眼圧変化
水晶体超音波乳化吸引ならびに眼内レンズ挿入手術によって，術前（a）に比べ，術後（b）は前房は深くなり（グレード2Sよりグレード8）眼圧が低下している．cに示すように多数例での解析では，浅前房眼ほど眼圧の下降が強い．

前房深度測定の課題

　前房深度の評価は多くの眼疾患において有用であり，今後活用を広げる必要があるが，下記に示すような課題も残されている．

1. 閉塞隅角眼のスクリーニングに周辺前房深度測定は有用であるが，効率的に危険眼を検出するために段階的検査法なども提唱されている．今のところ，横断的検査では，まだ検出感度特異度が十分ではない．このため今後は経時的検査によって危険眼を検出することが必要になる．また眼科医以外によるスクリーニングが重要であるが，非眼科医と眼科医の間に危険眼に関する理解の一致とスムースな連携体制の構築が必要である．

2. 周辺前房の測定法は検査機器によって異なるため，機器間での評価の比較がより正確になるようにする必要がある．

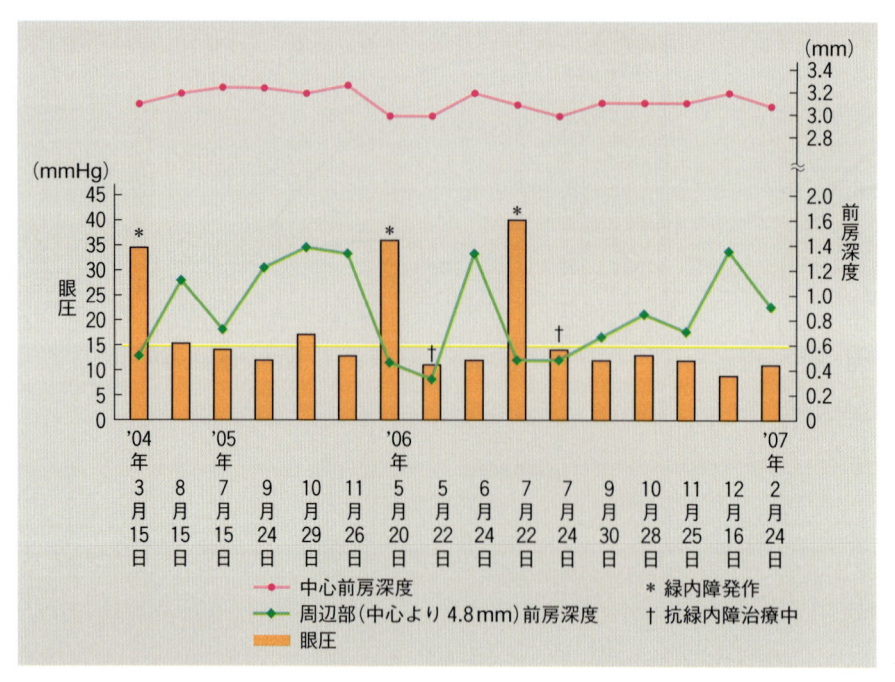

図6 再発性多軟骨炎による続発緑内障患者における前房深度と眼圧変化
眼圧の上昇と中心前房深度はあまり関連性がないが，周辺前房深度の浅前房化とは相関がみられる．

3．日常の診療で活用するには，現状，検査機器が大型で高価である．また暗室内での操作が必要などの課題がある．このため，視力や眼圧などと同様に診療の一環として周辺前房深度の測定が可能な機器の開発が必要である．

まとめ

　前房深度の臨床での活用は，これまで主に閉塞隅角眼に対して行われ，中心前房深度が指標となることが多かったが，上記のように，より多くの疾患や病態に関して前房深度，特に周辺前房深度が有用であることが明らかになってきた．今後は現在の課題を念頭に，定量的かつ簡便で外来一般検査の一環として前房形態の評価を行い，広く眼科疾患管理に活用すべきであると考える．

　　　　　　　　　　　　　　　　　　　　　　（柏木賢治）

瞳孔計

瞳孔の観察法

　瞳孔は左右直径の差，光刺激や近見視に対する反応を観察することで視力低下を他覚的に判定でき，かつ脳内に発生したエピソードや自律神経異常を瞬時に，しかも無侵襲に判断できる．基本的に瞳孔観察は肉眼で行うのが原則である[*1]．動脈瘤が原因の動眼神経麻痺による瞳孔散大，視力低下の著しい視神経炎，Horner症候群やAdie症候群は，機器を一切用いず肉眼的瞳孔所見のみで，その診断が可能である．肉眼で観察する際は診察室を半暗室にし，十分に暗順応を与え，瞳孔を散瞳させた後に行うことが重要である．しかし，時に肉眼観察では困難なときがある．その場合は細隙灯顕微鏡を用い観察を行うとよい．瞳孔の形態異常は内眼手術，虹彩炎，鈍的外傷後の虹彩離断などで生ずることがほとんどで，脳内の原因を考える前にまずは虹彩自体を観察すべきである．さらに細隙灯顕微鏡での観察の際にはスリット光を弱める，強める，また一度光を消すなどと工夫すると，より詳細な形態，直径，反応異常も発見できるので日頃より意識し，まずは健常所見を十分に観察するのがよい．

　現在，われわれは瞳孔所見の記録にはフォトスリットによる前眼部写真，赤外写真やビデオ，瞳孔計（pupillometer）を用いて行っている．瞳孔計は対光反射を確認するもの，近見反射を確認するものと大きく分かれるが，本項では瞳孔計の有効な利用，使用方法，結果の読みかたを解説する．

瞳孔計開発の歴史と測定原理

　瞳孔計の開発の歴史は古く，1920年代にLowensteinが瞳孔記録計を用い感情の変化による瞳孔の変動を記録した．当時，光源を冷やすために巨大な水冷式の機器を用いたこと，また瞳孔撮影向きのフィルムがないことが大きな問題であったと伝えられている．その後，虹彩面の反射光量を測定する，電子的走査と光電管を用いる，テレビジョンの技術を駆使するなどが考案されたが，ほとんどは実

[*1] 瞳孔観察は，まず肉眼で行うのが原則である．しかし微細な瞳孔径の左右差，入力の差を判断するには瞳孔計を用いるべきである．しかし，1回の測定データや計測された数値を用い，疾患の診断や手術の適応を決定することは避けるべきである．

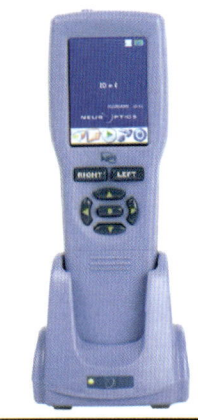

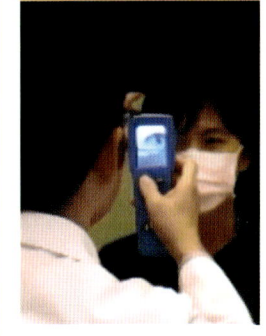

図1　小型瞳孔計
（NPi™-100, NeurOptics）
測定者が片手で操作可能である（およそ350g）．本機器では瞳孔径および潜時，平均瞳孔収縮速度，最大瞳孔収縮速度，平均散大速度などが計測可能である．医師が自ら診察室で機器を用いて検査，記録できる．

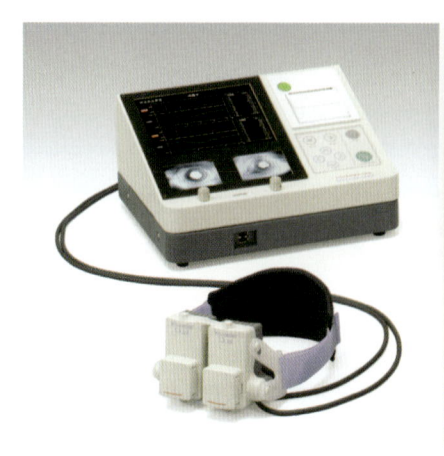

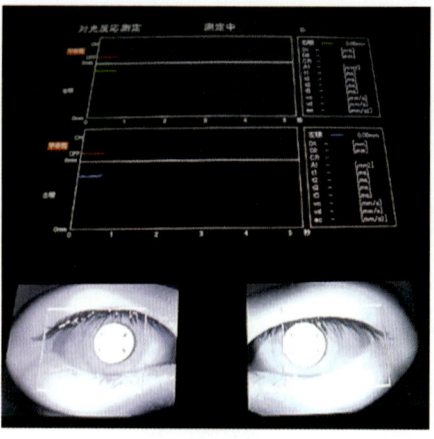

図2　瞳孔計 (イリスコーダデュアル C10641, 浜松ホトニクス)
異なった色調（赤635nm, 青470nm), 強さ, 刺激時間での光刺激, また, 両眼交互刺激などが可能.

験室レベルのもので実用化にはほど遠いものであった．しかし，1970年代に赤外線に高感度を有する静電型撮像管-赤外線ビジコンと面積変換回路とをもち，テレビジョン利用によるイリスコーダが開発された．すなわち，赤外線照明により得られた瞳孔画像を赤外線テレビカメラで観察することにより，暗所で瞳孔の観察を可能にした．本機器にて瞳孔の微小な面積変化をアナログ面積値としてリアルタイムに計測でき，不可視光を用いるので瞳孔に影響を与えず，焦点合わせも容易となった．現在では赤外線テレビカメラに代わり，そのほとんどがCCDカメラを用いたものとなった．最近の機器は非常に小型化された（図1）．さらに異なった色調・強さでの光刺激，両眼交互刺激による同時測定などが可能となり（図2），種々の測定因子が記録可能である．現在の瞳孔計は，眼を覆う閉鎖型と開放型，単眼視，両眼視型がある．閉鎖型では覆われている分，やや暗所の状態となることで，開放型より瞳孔径はわずかに散大した値となる．また，単眼視の瞳孔径は両眼開放と比較して瞳孔径に変化が生ずる．そのため日常視（日常生活）での瞳孔径を評価する際には両眼開放，視力や視野などの視機能検査への影響を検討する場合は単眼視での測定がよい．

瞳孔計による測定因子と落とし穴

　イリスコーダデュアル C10641（浜松ホトニクス，図2）を例にとると，瞳孔直径や光刺激を与えた後の縮瞳率，縮瞳速度，潜時など，11種類の測定因子が計測される（図3）．しかし日常の診察でこれらすべての因子を使用することはない．また1回の測定後，これら

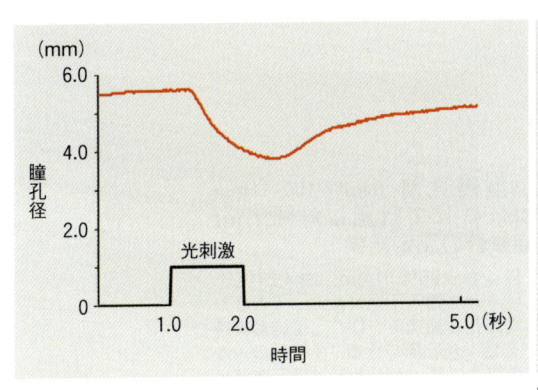

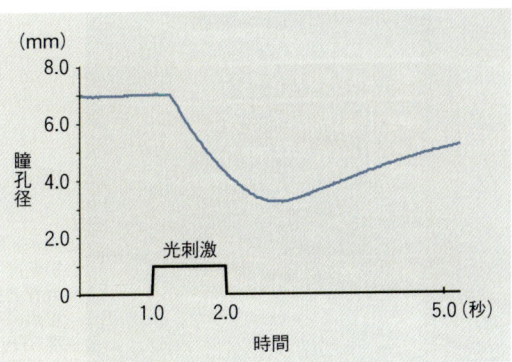

		a	b
①	初期状態の瞳孔	$D1 = 5.4$ mm	$D1 = 7.0$ mm
②	光刺激後の最小瞳孔径	$D2 = 3.8$ mm	$D2 = 3.2$ mm
③	縮瞳率 $D1 - D2/D1$	$CR = 0.29$ (%)	$CR = 0.54$ (%)
④	初期状態の瞳孔面積	$A1 = 22.9$ mm^2	$A1 = 38.1$ mm^2
⑤	光刺激から縮瞳開始までの時間	$t1 = 316.7$ ms	$t1 = 266.7$ ms
⑥	瞳孔径の変化の 1/2 まで変化するのに要した時間	$t2 = 316.7$ ms	$t2 = 483.3$ ms
⑦	瞳孔が最小になるまでに要した時間	$t3 = 1100.0$ ms	$t3 = 1533.3$ ms
⑧	瞳孔が最小から散瞳して瞳孔径の変化の 63％ まで回復するのに要した時間	$t5 = 1383.3$ ms	$t5 = $ 測定不可能
⑨	縮瞳速度の最高値	$vc = 3.7$ mm/s	$vc = 5.0$ mm/s
⑩	散瞳速度の最高値	$vd = 1.8$ mm/s	$vd = 1.9$ mm/s
⑪	縮瞳の加速度最高値	$ac = 37.1$ mm/s^2	$ac = 55.6$ mm/s^2

図 3 瞳孔計（イリスコーダデュアル, 浜松ホトニクス）**にて測定した正常対光反射波形**

a. 50 歳, 男性. 赤色光刺激（635 nm：10 cd/m^2）にて 1 秒間刺激. 初期瞳孔径 ① や潜時 ⑤ など 11 項目が提示される.
b. 20 歳, 女性. 青色光刺激（470 nm：250 cd/m^2）にて 1 秒間刺激. 年齢, 刺激条件によって縮瞳の程度はまったく異なる.

すべてのデータから有意差を算出し，入力障害の判定，交感神経優位，副交感神経優位を論じるのはまったく誤った結果を生じる可能性が高く，避けるべきである．さらに昨今，瞳孔径の計測は神経眼科領域のみならず，白内障手術を含めた屈折矯正手術分野でも非常に重要である．現在，ほとんどの既存機器では，瞳孔径を小数点第 2 位まで検査値として表示される．しかし単回の計測結果から判断し，手術方法，挿入レンズなどを決定することは，瞳孔計の精度の限界や結果へ影響を与える因子を加味すると非常に危険であり，奨められない．

図 4 小型瞳孔計(Npi™-100, NeurOptics)にて計測した Horner 症候群の測定結果

初期瞳孔径は右 5.96（6.0）mm，左 4.24（4.3）mm と，明らかな瞳孔不同がある．そのほか左眼の平均瞳孔収縮速度（CV），平均散大速度（DV）の低下が判断できる．本機器のみならず既存の機器では，われわれは瞳孔直径は小数点第 2 位を繰り上げて用いている．
CV：average constriction velocity
DV：average dilation velocity

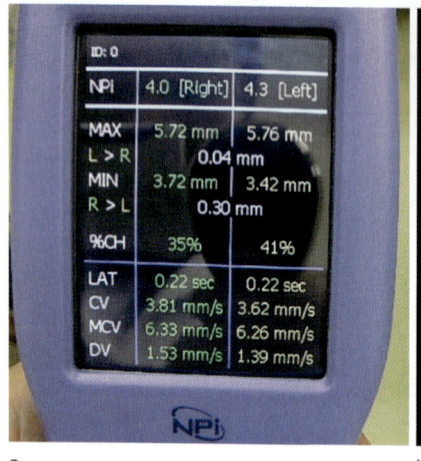

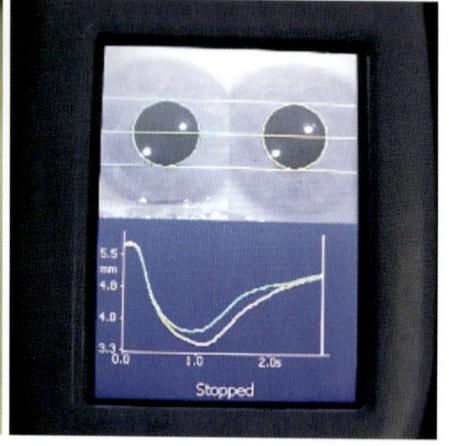

a. b.

図 5 小型瞳孔計(Npi™-100, NeurOptics)にて計測した右視神経症の測定結果
初期瞳孔径は右 5.8 mm，左 5.8 mm（小数点第 2 位繰り上げ）と瞳孔不同はない．しかし光刺激により右の縮瞳率（%CH）が小さく，その結果は実波形からも明らか．この程度の入力障害，すなわち視神経障害は肉眼観察では不可能で，瞳孔計を用いて検査すべきである．

瞳孔計による計測結果の評価

1. 瞳孔不同（anisocoria）の有無：病的な左右の瞳孔不同を生ずる疾患は，Horner 症候群（図 4），Adie 症候群が有名である．肉眼で判断可能なものは問題ないが，1〜2 mm 程度の差では判定が困難となる．さらに左右瞳孔径の差が 1 mm 以下（通常は 0.5 mm 以下）で，明室，暗室での左右差がない場合は生理的瞳孔不同と考えるが，この場合も瞳孔計を用いたほうが正確である．

2. 点眼試験結果判定：Horner 症候群や Adie 症候群を診断する際には点眼試験を用いるが，点眼薬の濃度が薄い場合，さらに脱神経過敏症が少ない場合は効果の判定には瞳孔計を用いる．

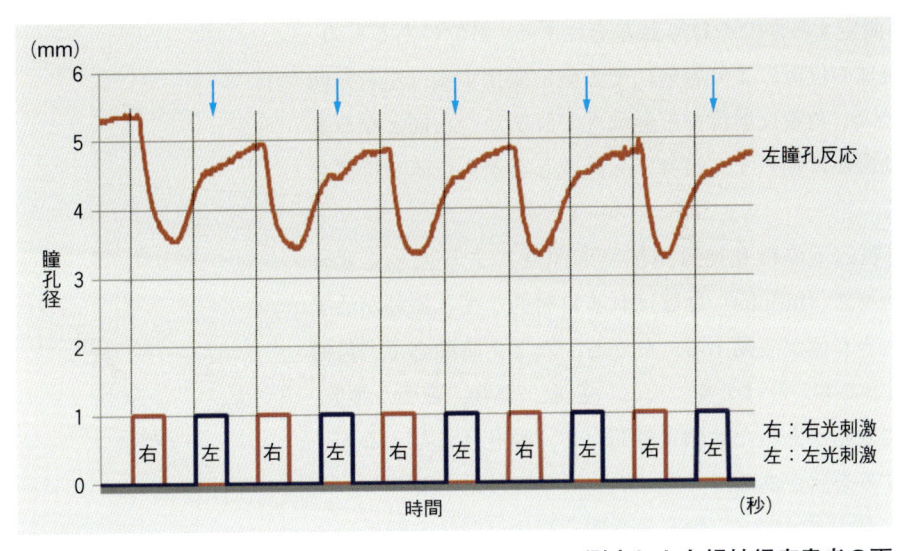

図6 瞳孔計（イリスコーダデュアル，浜松ホトニクス）にて測定した左視神経症患者の両眼交互刺激波形

赤色光刺激（635 nm：100 cd/m²）にて左右1秒間刺激（間隔1秒）．右光刺激では縮瞳し，刺激が左に移動すると散瞳．青矢印：relative afferent pupillary defect（RAPD）陽性．瞳孔径・運動に左右差がないため左瞳孔反応のみ表示．

3. **視神経障害（入力障害）の診断・重症度，治療効果の他覚的判定**：視神経症では光刺激に対する縮瞳率，縮瞳速度が障害に比例して減少する．各機器の年齢別正常値から判断し，また片眼性の場合は，左右差を比較し異常を発見する（図5）．また，両眼交互刺激が可能な機器では相対的瞳孔求心路障害（relative afferent pupillary defect；RAPD）を観察，記録する（図6）．しかし RAPD は左右の入力障害が存在するため生ずるので，片眼単純刺激の結果を比較しても判定は十分可能である．

測定結果へ影響を与える因子

　自律神経支配を受ける瞳孔は，径という，きわめて定量性の高い数値として表すことが可能だが，変動しやすいうえ，個人差が非常に大きい．特に研究目的で使用中に測定回数や症例数が少ないと，思わぬ誤差が生じる可能性が高く危険である．測定に影響を与える因子を以下に列挙する．

1. **瞳孔径やその反応の計測**：眼前に固定設置された CCD カメラを通して計測される．そのため測定機器の撮像部と眼球までの距離（前後方向のずれ）により，容易にその値が変化する．すなわち，ピント合わせのためのカメラの押し込みすぎ，引きすぎは測定の誤りが確実に生ずる．また，瞳孔横径測定機器ではカメラの位置が眼直

前か，斜めから測定するかでやはり誤差を生ずる．斜位のあるもの，また測定時の眼球の位置により容易にその値は変化する（左右方向のずれ）．そのため，角膜反射像や虹彩紋理が鮮明かつ正面となるように機器の自動機能に頼らず，自身でも確認しながら正確な位置合わせを心掛ける．

2. **暗順応**：明順応下の瞳孔径は当然室内照度により大きく変化し，また，ヒップス（hippus）と呼ばれる自発的な瞳孔振動が活発に生じやすく大きく値が変動する．しかし，たとえ暗順応下（最低3分以上）であっても，たばこやコーヒー摂取，薬物，疲労，睡眠，また瞳孔は日内変動があるため測定時間など，瞳孔径に与える因子について検討する必要がある．

3. **眼瞼，睫毛**：瞼裂幅が狭く，瞳孔領を覆う場合は眼瞼や睫毛による影響をなくすために眼瞼挙上もやむをえないが，瞼板筋を介して自律神経系に影響するとされ，値の解釈には十分な注意を払う必要がある．

4. **瞬き**：瞬目による影響は，特に対光反射測定において問題となる．光視標呈示中に瞬目が混入した場合は暗順応を含め，再測定を行うことになり要注意である．測定因子の値は，瞬目が混入するとまったく不正確な値となるので十分注意する．

5. **測定時間**：日内変動を考慮して，瞳孔が最も安定するとされる午前10時から午後2時の間に開始終了させるが，昼食後1時間以内の測定は避ける．

輻湊反応計測機器

TriIRIS C9000（浜松ホトニクス，ワック）は，イリスコーダと定屈折近点計 D'ACOMO を組み合わせた機器である．実空間にて外部視標を往復させ，追従に伴う瞳孔径変化が測定可能．また眼球運動（輻湊・開散）は遠方視時（測定開始時）の瞳孔中心を基準に，近方の調節負荷時での瞳孔中心の移動距離（mm）にて測定している．日常視に近い測定条件で両眼同時に近見縮瞳と輻湊運動の評価はできるが，調節反応の測定はできない．近年，近見反応の3要素が測定可能な機器も現れ（Plusoptix），今後の臨床，研究応用が期待される．

〔石川　均，戸塚　悟〕

前眼部蛍光検査

血液房水関門とは？

　血液房水関門[*1]は，虹彩血管の内皮細胞と毛様体突起の上皮細胞層（色素上皮および無色素上皮）で構成され，前眼部組織の生理的環境の維持に関与する．房水は，毛様体突起部の毛様体動脈毛細血管の血漿成分からなり，正常房水は血清アルブミンなどの低分子蛋白が主体で分子量の大きい成分は含まない．このことから，血液房水関門は，血漿蛋白の房水内移行を制御していると考えられている．

前眼部蛍光検査が意味するもの

　房水中の蛋白濃度は，加齢とともに増加することが知られている[1,2)]．これは，加齢によって血液房水関門が障害されるためであるが，これが臨床上，問題になることはまずない．実際，70歳以上の健常人を対象に前眼部蛍光検査を施行しても，加齢による蛍光色素の微細な漏出などの変化を検出することはない．また，欧米人と異なり，有色人種の虹彩血管は多量の色素を含有する色素上皮に覆われているため，フルオレセインナトリウムで虹彩内の健常血管の走行を描出することはできない[*2]．

　前眼部蛍光検査は，スリットランプでは観察できない虹彩血管の透過性亢進や血管異常の部位を描出できるだけでなく，房水動態の経時的な観察を行うことができる[3)]．ただし，虹彩血管の透過性亢進は血液房水関門が障害されていることを意味するが，フルオレセインの分子量は房水中の蛋白であるアルブミンよりも非常に小さいため，フルオレセインの漏出をもって血液房水関門の機能を直接評価できるわけではない[4)]．検査はあくまで定性的であり，血液房水関門の障害の指標となるにすぎない．定量的に血液房水関門の評価を行うには，前眼部フルオロフォトメトリー法[*3]の併用が必要となる[5)]．

　血液房水関門の障害は，内眼手術後や内因性のぶどう膜炎，糖尿病などの全身疾患でみられる．また，前房穿刺や眼球マッサージなどの機械的刺激や，薬剤（エンドトキシンやプロスタグランジン）でも血

[*1] 1940年代に血液房水関門（柵）（blood-aqueous barrier）の概念が示された．

文献はp.394参照．

[*2] 近年，前眼部蛍光造影でもインドシアニングリーンが用いられるようになり，虹彩色素が多い症例でも虹彩内の血管観察が可能になった[4)]．

[*3] フルオロフォトメトリー法
フルオレセインナトリウムをマーカーとして励起光を当てて，放出される蛍光強度を測定する定量的検査法である．

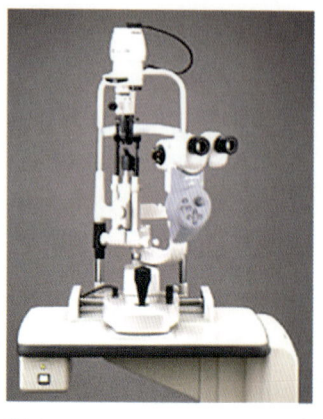

図1 フォトスリットランプ
（SL-D7, トプコン）

表1 撮影条件

スリット照明	スリットオープン, ディフューザー
背景照明	なし
フラッシュ光量	5（160 Ws×2）最大
照明光量	最大（120 V 30 W）
絞り	9（オープン）
撮影倍率	16 倍（実視野）φ14 mm

表2 静止画像および動画撮影に使用した機器

静止画像撮影	ファイリング装置	IMAGEnet（トプコン）
	カラーデジタルカメラ	KY-F70（ビクター, 2004 年まで製造） （3CCD カメラ, 140 万画素〈1,360×1,024〉）
動画撮影	3CCD カラービデオカメラ	DXC-C33（ソニー） （3CCD カメラ, 38 万画素〈768×494〉）
	テレビリレーレンズ	SD-003（f＝45 mm）（サイメンデザイン）
	ビデオタイマー装置	C4609MD II（浜松ホトニクス）
	デジタルビデオカセットレコーダー	DSR-20MD（ソニー）
	ビデオモニター	PVM-14L2MD（ソニー）

液房水関門の障害が生じることがわかっている．その他，偽落屑症候群でも血液房水関門が障害されることが知られている．本疾患は，近年，全身臓器の血管障害をもたらすとして注目されており，眼合併症として水晶体振盪や緑内障以外にも，血液房水関門の障害やpseudouveitis（偽ぶどう膜炎），角膜内皮細胞の代償不全があり，血液房水関門の障害が内皮細胞の減少に影響を及ぼすことも示唆されている[6,7]．

使用する薬剤と機械器具

撮影は蛍光眼底造影検査と同様に，対象を坐位にて前額部と顎を装置に固定し，10％溶液のフルオレセインナトリウム 5 mL を静脈内投与する．検査は無散瞳の状態で行う[*4]．フォトスリットランプはトプコンのスリットランプ SL-7F（1989〜2003 製造；後継機 SL-D7/D8Z）を使用する（図1）．これには，写真撮影装置とテレビリレーレンズ，前眼部蛍光フィルタユニットが装備されている．撮影時は蛍光モー

[*4] フェニレフリン点眼やトロピカミド点眼で房水動態が変化するので，検査は無散瞳の状態で行う．

a.　　　　　　　　　　　　　b.

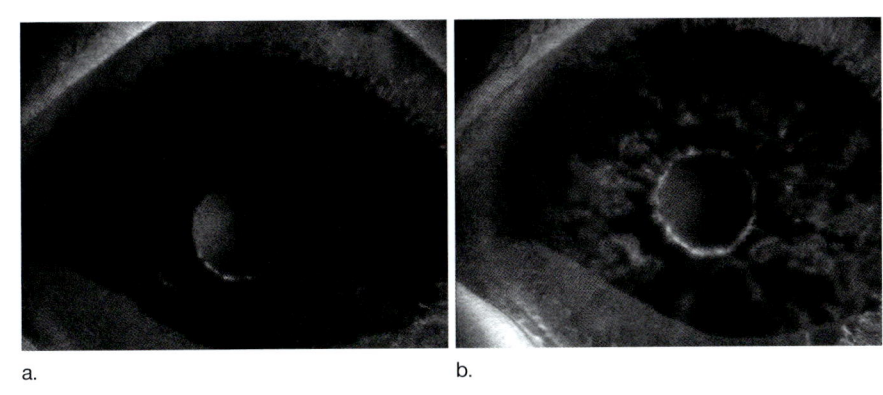

図2　偽落屑症候群を伴う角膜内皮障害例の前眼部蛍光検査
a. 造影開始30秒後から瞳孔領に蛍光色素が漏出している．
b. 造影40秒の写真では，虹彩の広い範囲から著しいフルオレセインの漏出が認められ，虹彩血管の変化が前眼部蛍光造影で確認できた．
(東原尚代；レーザー虹彩切開術後水疱性角膜症の病態―血液・房水柵破綻説―．あたらしい眼科 2007；27：871-878．)

ドに設定し，**表1**に示す撮影条件で造影を開始する．基本的に造影所見は静止画像で保存する．フォトスリットランプに市販デジタルカメラとデジタルビデオレコーダーをとりつければ，動画撮影も可能である（**表2**）．動画映像は，静止画像ではとらえきれない微細な変化も見逃すことなく記録できるので非常に便利である．

撮影のポイント

　虹彩が一見健常に見える症例では，どこから蛍光色素が漏出するか予測できないため，検査開始前に通常の前眼部撮影を行って，虹彩前面にフォーカスをあわせておくとよい．特に造影初期の蛍光色素の漏出は絶対に見逃さないよう，できるだけ間隔を短くして撮影する．しかし，撮影にはフラッシュの羞明と強制開瞼など患者に負担がかかるため，極端な連続撮影にならないよう配慮する．撮影中期から後期には，前房内に多量の蛍光色素の漏出がみられ，主に蛍光色素の前房内での動態やその滞留時間に注目しながら観察するとよい．

　筆者は，角膜内皮障害と虹彩血管の透過性亢進の関係に注目し，レーザー虹彩切開術後や偽落屑症候群に合併する角膜内皮障害例に対して積極的に前眼部蛍光造影を施行している[8,9]．**図2**は，偽落屑症候群を伴う角膜内皮障害例に対して施行した前眼部蛍光検査の写真である．造影初期より虹彩血管から著しいフルオレセインの漏出が認められ，スリットランプで観察できない虹彩血管の異常を検出することができた．このことから，前眼部蛍光検査は非常に有用な検査法と考える．

（東原尚代）

2. 屈折矯正での使いかた

コンタクトレンズ処方のための画像診断

コンタクトレンズ処方に有用な画像診断装置

　コンタクトレンズ（contact lens；CL）処方に有用な画像診断装置として，プラチドリング角膜形状解析装置，スリットスキャン角膜形状解析装置，前眼部光干渉断層計（optical coherence tomography；OCT）などが挙げられる．CL処方における画像診断は，CL処方前検査，定期検査，トライアルレンズの選択，ハードコンタクトレンズ（hard contact lens；HCL）のカスタムデザインなどで利用されているが，それぞれの場面で，どの機器の，どのマップ，どのインデックスを利用するか，適切な判断が要求される．

　CL処方前検査，および定期検査の画像診断には，角膜形状解析装置の角膜前面形状を表すカラーコードマップとして，一般的に用いられているAxial Power表示ではなく，Instantaneous Radius表示（True Radius表示）を用いたほうが角膜形状を理解しやすい（図1）．Instantaneous Radius表示は角膜形状の局所的な変化を表現した曲率半径マップである．Axial Power表示に比べ，より顕著に角膜局所

文献はp.395参照．

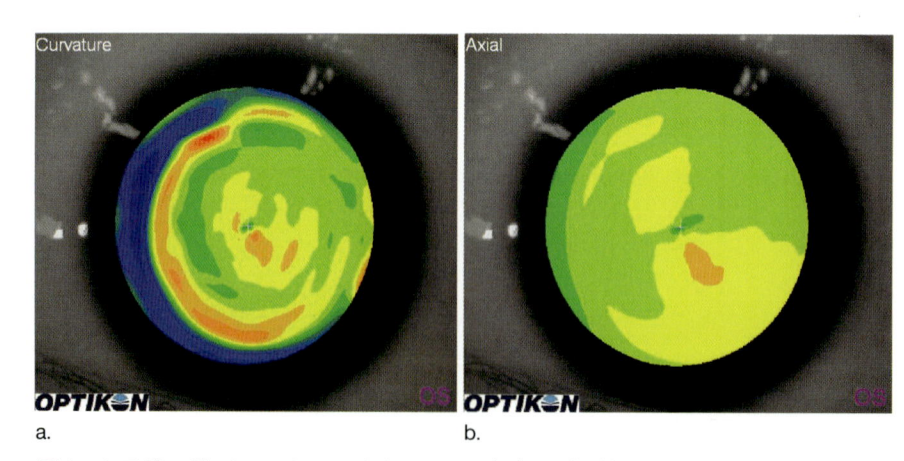

a.　　　　　　　　　　　　　b.

図1　1日使い捨てソフトコンタクトレンズ（SCL）装用による角膜変形
a. プラチドリング角膜形状解析装置（Keratron Scout）のInstantaneous Radius表示（True Radius表示）．角膜変形を明瞭に認める．
b. プラチドリング角膜形状解析装置（Keratron Scout）のAxial Power表示．1日使い捨てSCL装用による角膜変形．aの表示方法とは違い，角膜変形が明瞭ではない．

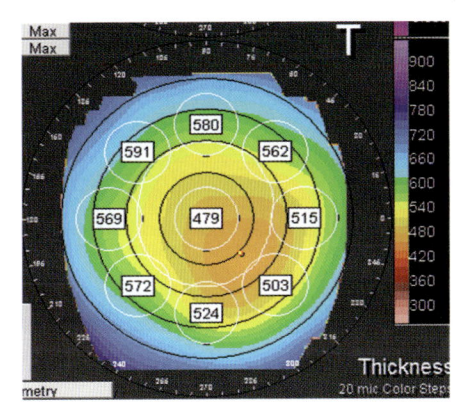

2. 屈折矯正での使いかた　167

図2　円錐角膜眼
スリットスキャン角膜形状解析装置（ORB-SCAN®）のPachymetry Map. 角膜外下方に菲薄化を認める.

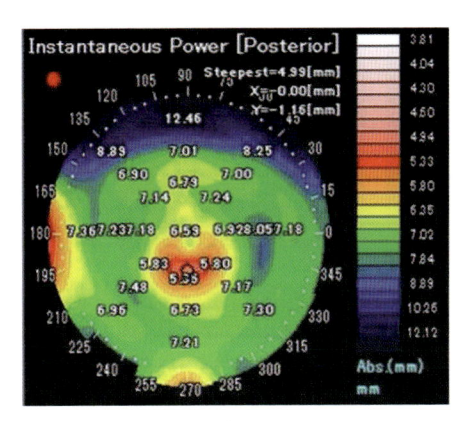

図3　初期円錐角膜
前眼部光干渉断層計（CASIA）の角膜後面のInstantaneous Radius表示. 円錐角膜の初期変化を角膜中央部からやや下方に認める.

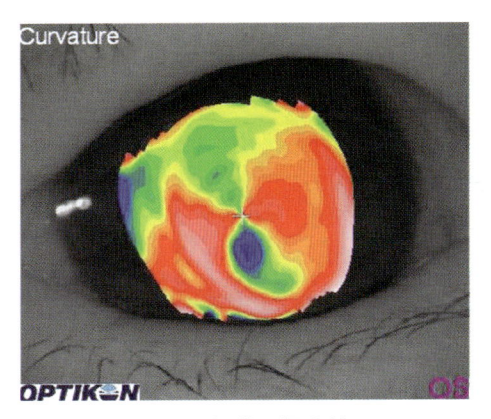

図4　ペルーシド角膜辺縁変性
プラチドリング角膜形状解析装置（Keratron Scout）のInstantaneous Radius表示（True Radius表示）.

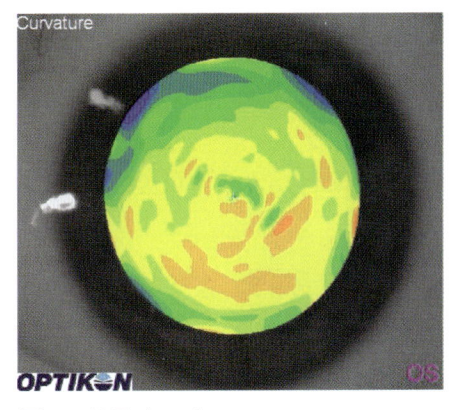

図5　ドライアイ
プラチドリング角膜形状解析装置（Keratron Scout）のInstantaneous Radius表示（True Radius表示）. 角膜不正乱視を認める.

の変化がマップに反映されるため，角膜の微妙な形状変化を把握することができる．このほか，スリットスキャン角膜形状解析装置ではPachymetry Map，前眼部OCTではPachymetry Mapと角膜後面のInstantaneous Radius表示のカラーコードマップが有用である（図2, 3）.

処方前検査

　CLを処方する前に，画像診断装置を用いて，円錐角膜，ペルーシド角膜辺縁変性（図4）などの角膜疾患，高度角膜乱視，ドライアイ（図5）による角膜不正乱視などを把握し，どのCLの処方が適切であるかを判断する．円錐角膜，ペルーシド角膜辺縁変性の診断には，画像診断装置付属のスクリーニングプログラム（図6, 7）が有用となる．また，CL既装用者においては，CL装用による角膜変

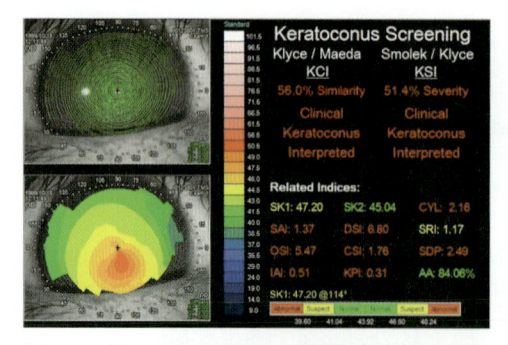

図6 プラチドリング角膜形状解析装置（TMS-4 Advance）付属の円錐角膜スクリーニングプログラム

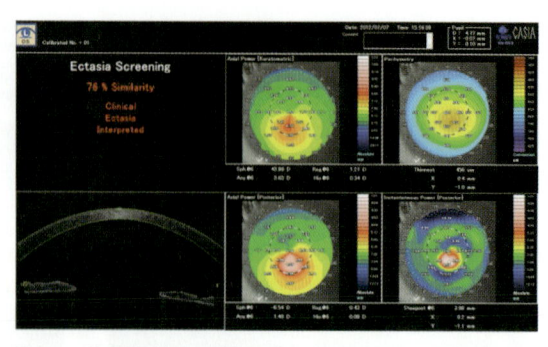

図7 前眼部光干渉断層計（CASIA）付属のエクタジアスクリーニングプログラム

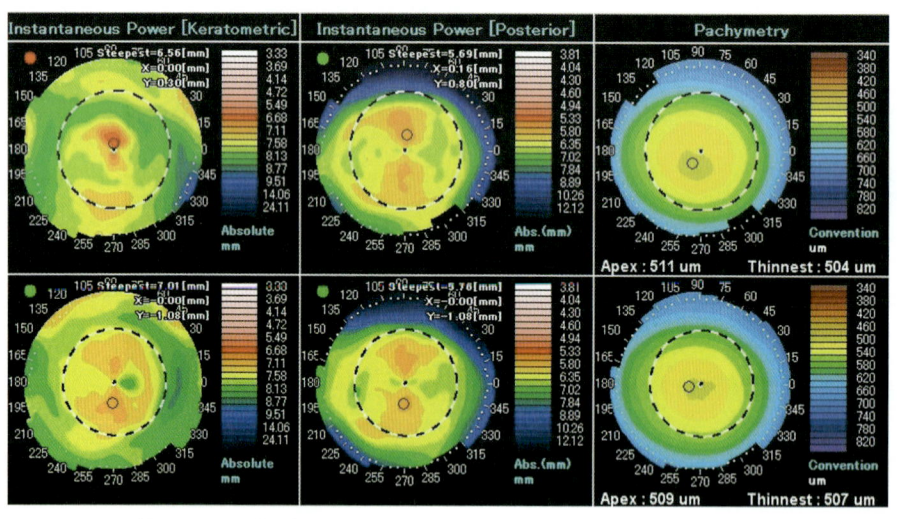

図8 HCL装用による角膜形状変化
前眼部光干渉断層計（CASIA）．上段がHCL装用開始1か月後，下段がCL装用開始前（初診時）．

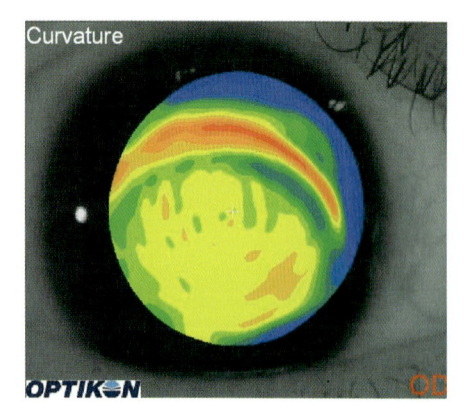

図9 HCLの下方固着による角膜変形
プラチドリング角膜形状解析装置（Keratron Scout）のInstantaneous Radius表示（True Radius表示）．

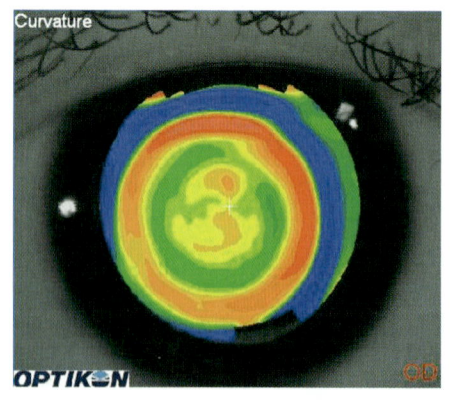

図10 1日使い捨てSCL装用による角膜変形
プラチドリング角膜形状解析装置（Keratron Scout）のInstantaneous Radius表示（True Radius表示）．

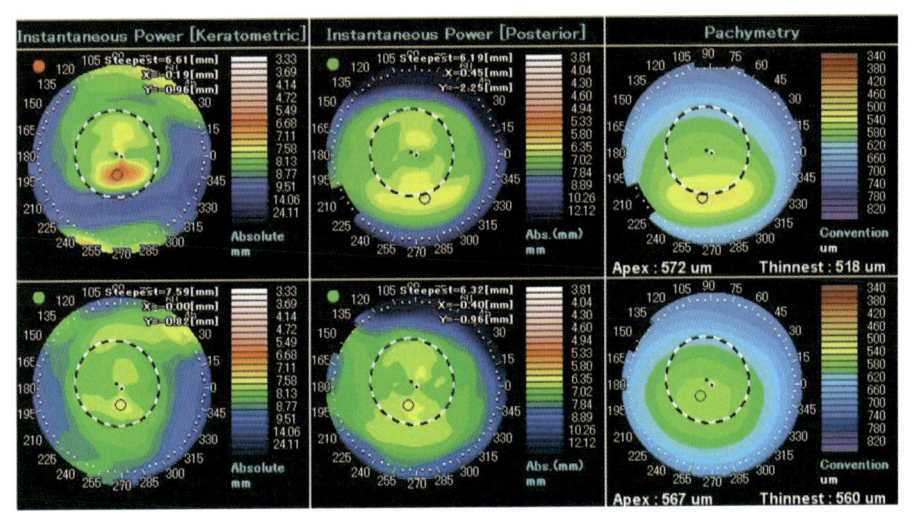

図11 従来型 SCL 装用による角膜変形
前眼部光干渉断層計（CASIA）．上段が SCL 装脱 1 週間後（初診時），下段が SCL 中止 1 か月後．初診時に角膜前面中央部のスティープ化と角膜下方の菲薄化を認め，SCL 中止 1 か月後には正常に回復している．

形を見逃さないようにしなくてはならない．顕著な角膜変形が認められる場合は，原則として角膜変形が回復するまで CL の装用を中止し，治癒後に CL を処方する．

定期検査

CL を装用すると，HCL だけではなく，SCL でも角膜形状変化をもたらす（図8～11）．角膜形状変化は角膜前面だけではなく，角膜厚（図12），角膜後面（図13）にも及ぶことがある．特に定期検査の際にフィッティングの異常や視力（裸眼，矯正）の変動がみられた場合は，積極的に角膜形状解析検査を行う必要がある．

トライアルレンズのベースカーブ選択

HCL のトライアルレンズの選択は，ケラトメータの値の中間値，あるいは弱主経線値を参考にベースカーブ（BC）を選択することが一般的である．選択された BC のトライアルレンズを装用し，フルオレセインパターンやレンズの動きから，トライアルレンズの規格を変更していき，最適なフィッティングとなった規格のトライアルレンズで追加矯正視力検査を行い，最終処方のレンズを決定する．最初に選択したトライアルレンズから，大きく変更をしなければならないことも少なくない．これはケラトメータの値が角膜の中央部（直径3mm）に限局された曲率半径であって，角膜全体の形状を反映した曲率半径ではないためである．

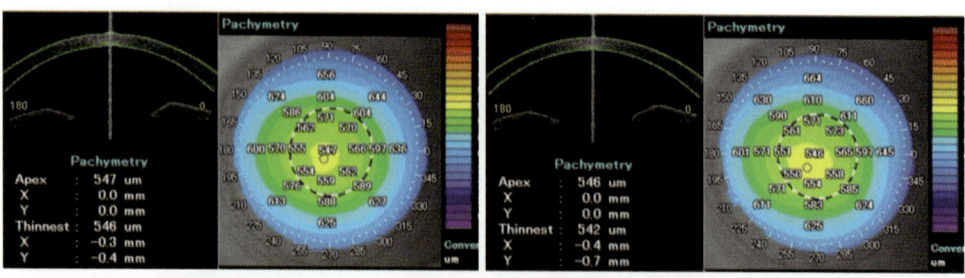

a. CL 非装用

b. ワンデーアキュビュー® トゥルーアイ®

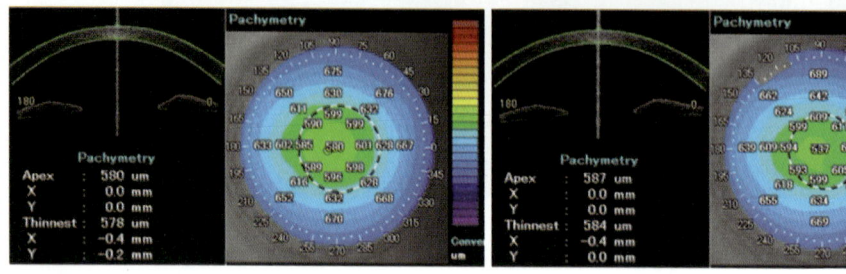

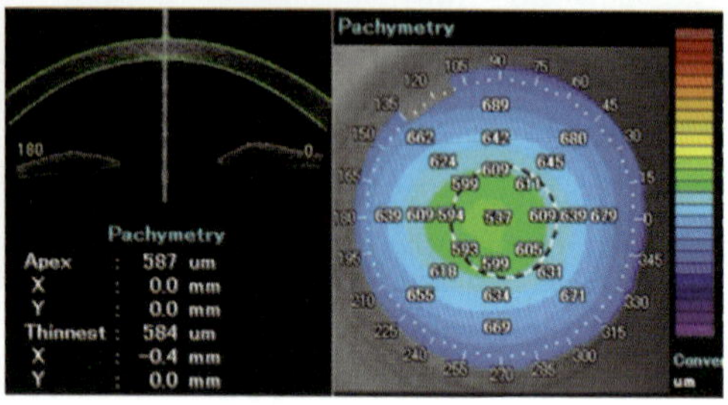

c. 台湾製 1 日使い捨てカラー SCL A

d. 台湾製 1 日使い捨てカラー SCL B

図 12　SCL 装用による角膜厚の増加
前眼部光干渉断層計（CASIA）の Pachymetry Map．カラー SCL 装用時に角膜厚の増加を認めた．

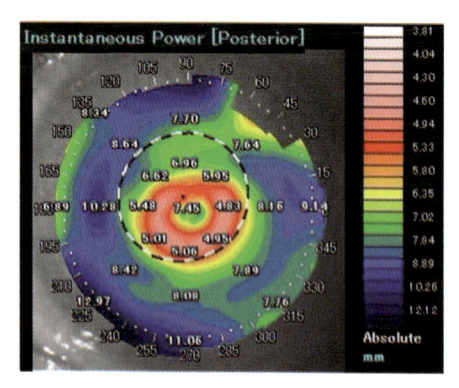

図 13　円錐角膜眼
前眼部光干渉断層計（CASIA）の角膜後面の Instantaneous Radius 表示．HCL のオルソケラトロジー効果によると思われる，角膜中央部の後面形状のフラット化がみられる．

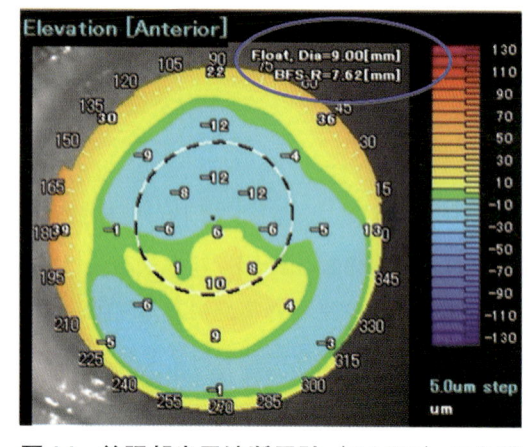

図 14　前眼部光干渉断層計（CASIA）の角膜前面の Elevation map
float 法（9 mm）で算出された BFS が表示されている．

　角膜全体の曲率半径を測定できれば，より精度の高いトライアルレンズの BC の選択が可能である．そこで考えられたのが，トライアルレンズを選択する際に角膜形状解析装置で撮影された角膜前面形状を利用する方法である．トライアルレンズの BC を選択する方法には，角膜形状解析装置が算出するインデックスを利用する方法[1-3]と，角膜形状解析装置付属のトライアルレンズの BC 選択をするソフトウェアを利用する方法がある．ソフトウェアは機種ごとに異なり，プログラムの詳細は明らかにされていない．いずれの方法

においても，最初に選択されたトライアルレンズの BC が，100％ 最終処方の BC となるわけではなく，フルオレセインパターンやレンズの動きから最終処方のレンズの規格を決定しなければならない．

角膜形状解析装置が算出するインデックスを利用する方法

1. BFS（best fit sphere）：多くの角膜形状解析装置で表示されているインデックスで，角膜形状（高さデータ）を 3 次元座標に展開し，最小二乗法にて自動算出され，角膜全体（360°の経線方向）の平均化された角膜のカーブを表す（図 14）．算出方法には float 法（BFS を角膜頂点に固定せずに，角膜と BFS の間の隙間を最も小さくする），Axial 法（中心が角膜頂点を通る軸上にあるという条件で BFS を決定する），Apex 法（角膜の頂点と BFS の頂点が一致するという条件で BFS を決定する）の三種類があり，float 法が角膜形状に最もフィットするように BFS を決定している．つまり，float 法で算出された BFS は，球面 HCL をパラレルフィッティングで処方しようとするときのトライアルレンズの BC 選択に非常に有用である．健常角膜では BFS に最も近い BC のトライアルレンズを選択すると，よいフィッティングが得られやすい．

2. Peripheral BFS：BFS は角膜中央部だけではなく周辺部を含めた，角膜全体の曲率半径を表している．健常角膜では，角膜全体の形状にパラレルなフィッティングで CL を処方することが理想であり，この値が HCL 処方に有用となる．しかし，円錐角膜では，角膜全体のカーブに HCL の BC をあわせようとすると，中央部と周辺部の角膜曲率半径の差が大きいために，周辺部でスティープな処方となり，レンズの動きがタイトになってしまう．円錐角膜では角膜周辺部のフィッティングを重視して，BC を選択しなければならない．この考えかたを反映させたのが，Peripheral BFS（角膜中央部の直径 4〜9 mm の範囲を float 法で算出した BFS）である（図 15）．健常角膜では，中央部と周辺部の角膜曲率半径の差は小さいため BFS と Peripheral BFS の差は少ないが，円錐角膜ではその程度が強くなるほど差は大きくなる．円錐角膜に球面 HCL を処方する場合は，Peripheral BFS に近い BC のトライアルレンズを選択すると，ある程度良好なフィッティングが最初から得られ，その後のトライアルレンズの交換が少なくてすむ．

角膜形状解析装置付属の CL 処方プログラム

1. プラチドリング角膜形状解析装置：角膜形状解析装置付属の CL 処方プログラム（トライアルレンズの BC 選択プログラム）は，国

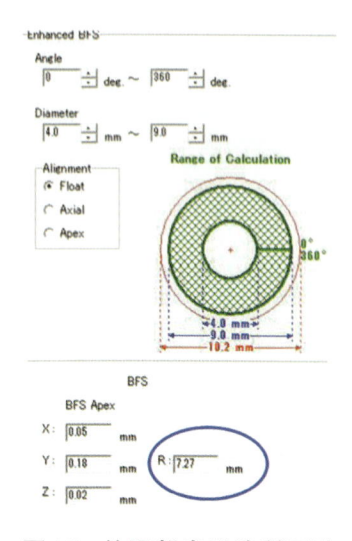

図15 前眼部光干渉断層計（CASIA）付属のソフトウェアプログラム
Peripheral BFS を計算する画面.

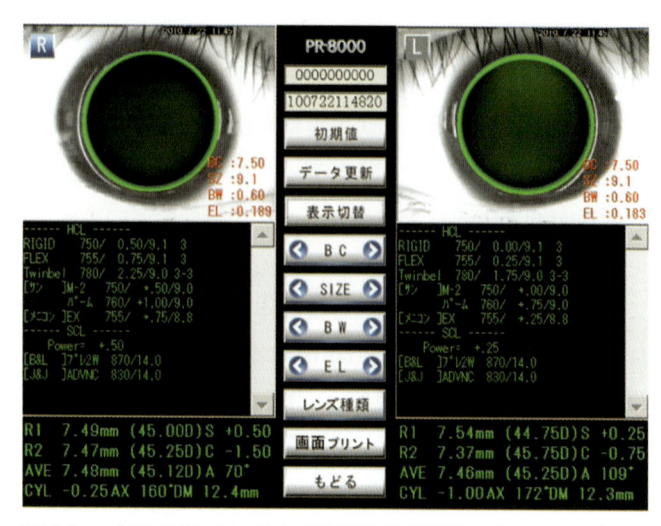

図16 プラチドリング角膜形状解析装置（PR-8000）のCL処方プログラム

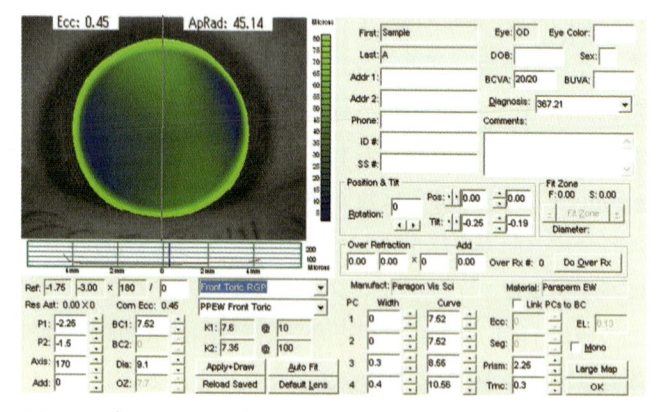

図17 プラチドリング角膜形状解析装置（TMS-4 Advance）付属のCLシミュレーションソフトウェア

内外でいくつかの報告があるが，機種ごとに計算方式は異なり，詳細は明らかにされていない．多くはプラチドリング角膜形状解析装置を利用したプログラムである[4-6]．日本国内で流通している二つのプログラムを紹介する（図16, 17）．

2. 前眼部光干渉断層計（OCT）：プラチドリング角膜形状解析装置では，中等度以上の円錐角膜や全層角膜移植術後では解析範囲が狭く，さらに角膜不正乱視のためにプラチドリング像の歪みを生じ，正確に角膜形状をプロットすることができない（図18a）．そのため，プラチドリング角膜形状解析装置付属のトライアルレンズのBC選択プログラムは，健常角膜や初期円錐角膜では有用であったが，中等度以上の円錐角膜，角膜移植術後などで角膜不正乱視が顕著な症例では，事実上，利用できなかった．一方，前眼部OCTや

2. 屈折矯正での使いかた　173

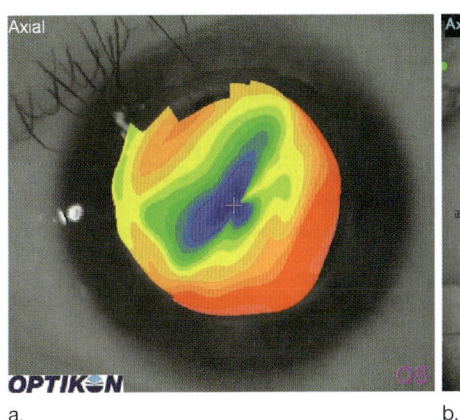

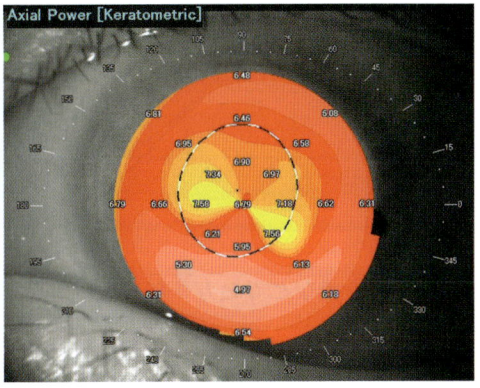

a.　　　　　　　　　　　　　　　b.

図18　角膜移植術後眼
a. プラチドリング角膜形状解析装置（Keratron Scout）の Axial Power 表示．角膜不正乱視のために，プラチドリング像の歪みを生じ，正確に角膜形状をプロットすることができない．
b. 前眼部光干渉断層計（CASIA）の角膜前面の Axial Power 表示．a に比べて，広い範囲の角膜形状を解析できている．

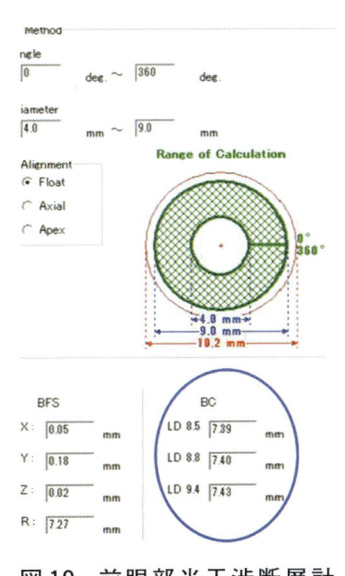

図19　前眼部光干渉断層計（CASIA）付属の球面 HCL のトライアルレンズのベースカーブ選択プログラム
ベースカーブがレンズ径別に表示される．

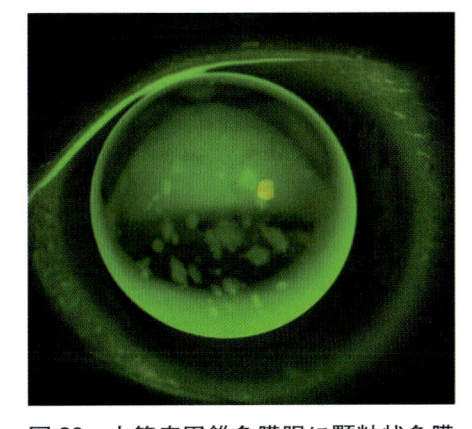

図20　中等度円錐角膜眼に顆粒状角膜ジストロフィを合併した症例
前眼部光干渉断層計（CASIA）付属のトライアルレンズのベースカーブ選択プログラムで算出されたベースカーブに最も近いトライアルレンズによるフルオレセインパターン．

　Scheimpflug 角膜形状解析装置では，角膜不正乱視の影響を受けにくく，プラチドリング角膜形状解析装置よりも広い範囲の角膜形状を解析することができる（**図18b**）．特に前眼部 OCT は Scheimpflug 角膜形状解析装置よりも，より鮮明に角膜形状を把握することができ，再現性も高い．前眼部 OCT 付属のトライアルレンズの BC 選択プログラムを紹介する（**図19, 20**）[7]．

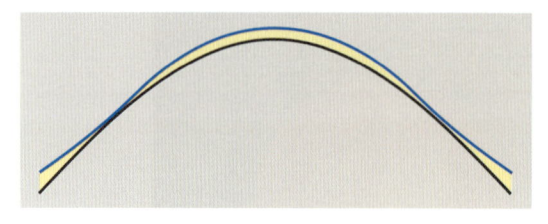

図21 TLT（Tear Layer Thickness）のシェーマ
CLの後面（青線）と角膜前面（黒線）の間に適正な涙液層（黄色の部分）を意図的に設けて、レンズデザインを行う．

　円錐角膜，屈折矯正術後などで処方される多段カーブHCLは，そのレンズデザインを明らかにしていないメーカーが多い．そのため，既存の多段カーブHCLに対応したトライアルレンズのBC選択プログラムは存在しない．ただし，レンズデザインの詳細が明らかにされれば，プログラムの作製は理論上，可能となる．

多段カーブHCLのカスタムデザイン

　既製の多段カーブHCLはオプティカルゾーン，BC，周辺カーブが多くの円錐角膜眼で対応ができるように各メーカーが考えて設計しているが，角膜形状は千差万別である[8]．一つのデザインが無理でも，複数の種類の多段カーブHCLを用いることで対応が可能となる．しかし，強度円錐角膜において，非常にまれではあるが，どの種類の多段カーブHCLを用いても安定性が悪く，処方が困難なことがある．そのようなケースでは，オプティカルゾーンの大きさ，BC，周辺カーブの数と，それぞれの幅・カーブを，処方者が決定してメーカーにオーダーすることにより，カスタムデザインの多段カーブHCLの処方が可能となる．前眼部光干渉断層計を利用したカスタムデザインの多段カーブHCLの処方について解説する．

前眼部光干渉断層計（CASIA）：cornea modeでは，直径10.2 mmと非常に広い範囲の角膜前面の形状を正確に把握することができる．まず，32経線方向の角膜前面の高さデータを平均し，オーダーするレンズデザインに応じて，中央（0.0 mm）から周辺（5.1 mm）までの間の必要な位置での高さデータを算出する．

TLT（Tear Layer Thickness）の設定：角膜前面の高さデータのままカスタムデザインの多段カーブHCLを作製すると，帽子でいえば，あまりにも頭の形にぴったりとした帽子となり，動きがないものとなってしまう．HCLでは瞬目に伴うレンズの動きによるレンズ下の涙液交換が必要であり，そのために，レンズ後面と角膜前面の間に適正な涙液層を意図的に設けなくてはならない．これがTLT（図21）である．

レンズ後面のデザインの決定：平均化された角膜前面の高さデータ

a.　　　　　　　　　　　　　　　　　　b.

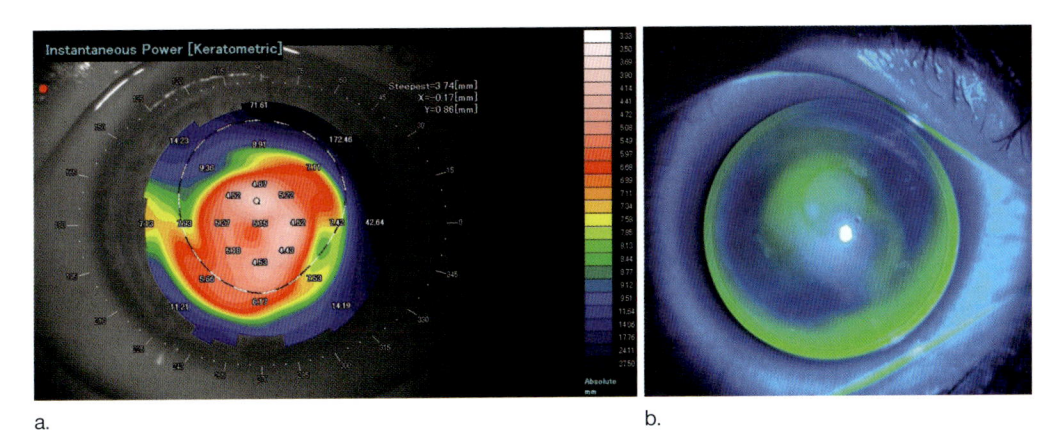

図 22　高度円錐角膜眼
a. 高度円錐角膜のため，既存の多段カーブ HCL ではレンズの安定が得られなかった．
b. カスタムオーダーした多段カーブ HCL．［4.60 mm（6 mm）/5.95 mm（1.0 mm）/7.20 mm（0.5 mm）/9.35 mm（0.5 mm）/－30.0 D/10.0 mm］によるフルオレセインパターン．

と，それぞれの位置での TLT が決定すれば，自動的に BC，第 1～第 3 周辺カーブが決定される．オプティカルゾーン 6 mm，BC 5.50 mm，第 1 周辺カーブ 6.23 mm（幅 0.6 mm），第 2 周辺カーブ 7.12 mm（幅 0.4 mm），第 3 周辺カーブ 8.90 mm（幅 0.5 mm）といった具合に決定される．

レンズ度数決定：決定されたレンズの BC に最も近い既製の多段カーブ HCL のトライアルレンズを使用して，矯正視力検査を行い，オーダーするレンズの度数を決定する．

症例：20 歳，男性．両円錐角膜（**図 22a**）．右眼は既存の多段カーブ HCL のトライアルレンズを装着したが，最もスティープなトライアルレンズでも，安定したフィッティングが得られなかった．前眼部 OCT CASIA を利用し，前述した方法で算出した直径 10 mm のカスタムデザインの 4 段カーブ HCL を作製した．

オーダーしたレンズ規格：4.60 mm（6 mm）/5.95 mm（1.0 mm）/7.20 mm（0.5 mm）/9.35 mm（0.5 mm）/－30.0 D/10.0 mm

　上記の HCL により，ほぼ理想的なフィッティング（**図 22b**）を得ることができ，現在は週 7 日の 1 日平均 15 時間の装用ができるようになった．

〔糸井素純〕

クリニカル・クエスチョン

眼瞼圧の測定法と結果のとらえかたについて教えてください

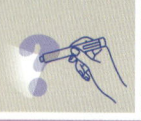

Answer 眼瞼の眼球側に与える影響（圧力）を眼瞼圧として，過去には眼瞼縁を外側に牽引することにより測定されましたが[1,2]，眼瞼の形や，皮膚の緊張などの要因が対象により異なっているため，計測の正確性には疑問が残る方法でした．現在では，圧センサーを応用した眼瞼圧測定法が開発されています[3]．

文献は p.395 参照．

眼瞼圧測定装置（圧センサー）

　圧センサーは，Pressure Profile Systems（PPS）製の触覚アレイセンサーを用いる．この触覚アレイセンサーは10 mm径，厚さ0.5 mm以下，圧センサー部はシリコーンラバーで覆われており，感度は0.7 KPa（約5 mmHg）で，市販のパーソナルコンピュータ（PC）に接続することで，測定圧はリアルタイムで0.03秒ごとに計測される．圧センサー部は耐水加工されておらず，また被検者間の感染防止目的から，厚さ0.03 mmのポリウレタン製のディスポーザブル防護キャップを測定ごとに装着している（図1）．

測定方法

　まず，被検者に角膜保護用のディスポーザブルコンタクトレンズ

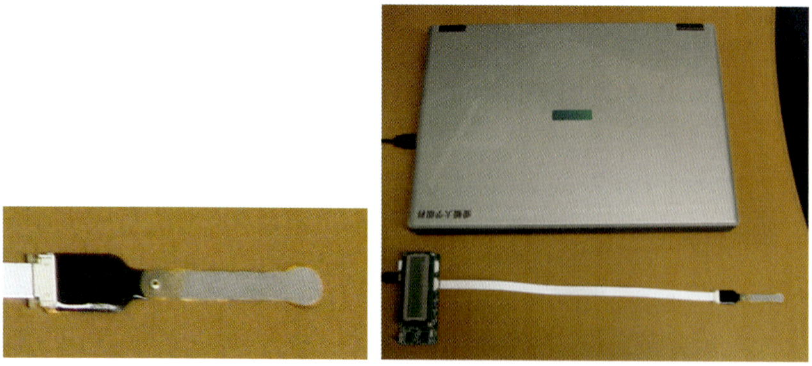

a.　　　　　　　　b.

図1　圧センサー（眼瞼圧測定システム）
触覚アレイセンサーと，市販のPCに接続した眼瞼圧測定システム．

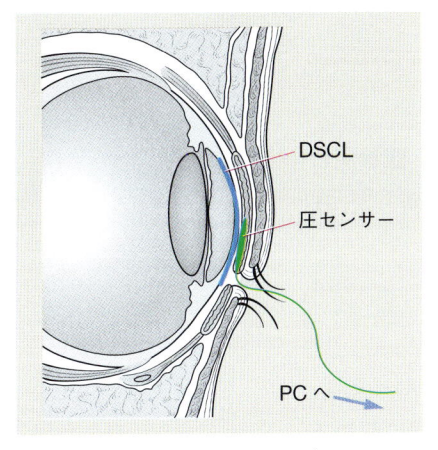

図2 眼瞼圧測定のイメージ
DSCL：disposable contact lens（ディスポーザブルコンタクトレンズ）
PC：パーソナルコンピュータ

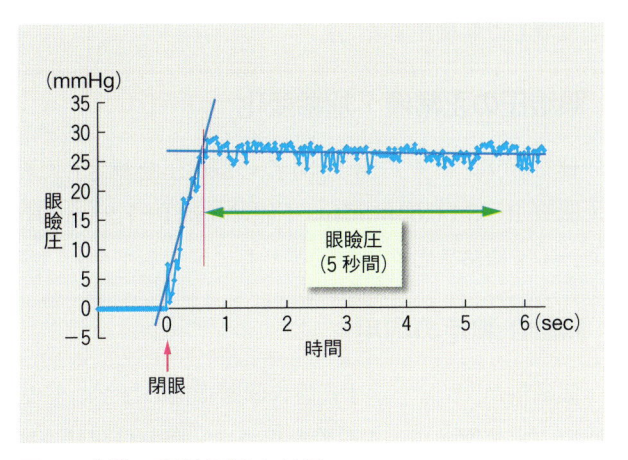

図3 実際の眼瞼圧測定結果

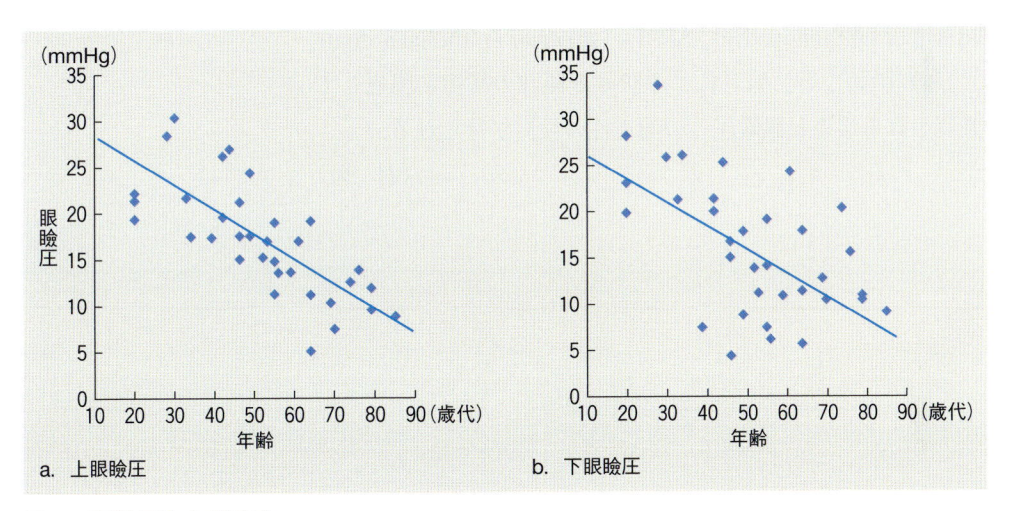

a. 上眼瞼圧

b. 下眼瞼圧

図4 眼瞼圧と年齢変化

（disposable contact lens；DSCL）を装用してもらい，点眼麻酔を行い，圧センサーに防護キャップをする．上眼瞼，下眼瞼を別々に測定するが，それぞれ圧センサーを眼瞼と眼球の間に挿入し，被検者に自然に閉瞼してもらう（このときの閉瞼は，blinking ではなく voluntary winking となる，図2）．現在のところ，どの状態の圧を眼瞼圧とするかの定義はないが，閉瞼後に圧が安定してから5秒間の圧の平均を眼瞼圧としている（図3）．瞬目・閉瞼運動は眼輪筋の収縮によってなされるため，眼瞼圧は眼輪筋の収縮時の強さを主に反映していることになり，本測定方法では被検者は随意閉瞼していることより，眼輪筋眼瞼部の瞼板前層，眼窩隔膜前層の両者の収縮

を反映した眼瞼圧となる．

眼瞼圧の正常値・加齢変化

　健常ボランティア34人34眼の眼瞼圧を測定した結果，眼瞼圧は上眼瞼 16.95±6.08 mmHg，下眼瞼 16.11±7.27 mmHg であった．また，上下眼瞼圧ともに加齢とともに減少していた（**図4**）．

眼瞼圧測定の応用

　眼瞼圧が，異常を示す疾患の診断指標のひとつとなる．たとえば，眼窩内容の増大による眼球突出では，眼瞼は眼球を眼窩内に収めるように働くため眼瞼圧は上昇すると考えられる．また，眼輪筋が麻痺する顔面神経麻痺では，眼瞼圧は低下する．

　今後の展開であるが，SLK（superior limbic keratoconjunctivitis），LWE（lid-wiper epitheliopathy），SEALs（superior epithelial arcuate lesions），結膜弛緩など，瞬目による眼瞼と眼球の摩擦に関連していると推測される疾患と眼瞼圧との関連性の検討が待たれる．

（白石　敦）

オルソケラトロジーのための画像診断

オルソケラトロジーとは

　リバースジオメトリーデザイン（**図1**）という，特殊な形状が施されたハードコンタクトレンズ（HCL）を計画的に装用することにより，意図的に角膜形状を変化させて近視を矯正する手法である．現在では，高 Dk 値のガス透過性 HCL を用いた睡眠中の矯正（オーバーナイトオルソケラトロジー）が主流となり，昼間は矯正用具から解放され裸眼で生活できる．屈折矯正手術と異なり非観血的で可逆的な治療であり，簡便に導入できる点も利点である．また，近年では小児の眼軸伸長抑制効果が多数報告されるようになり[1-6]，海

文献は p.395 参照．

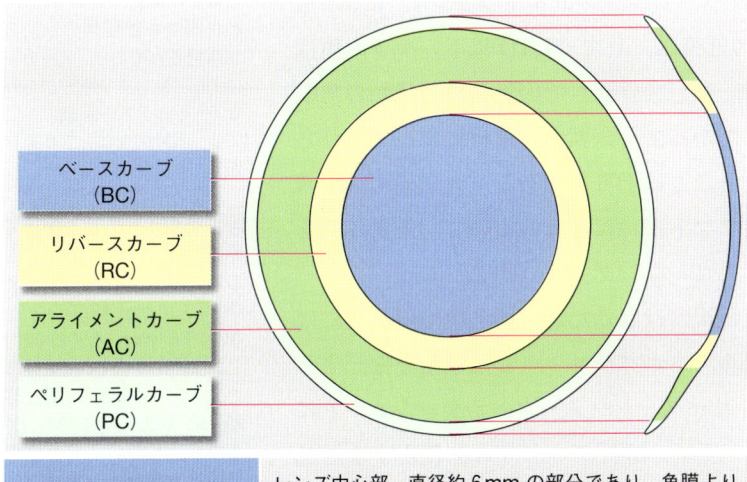

ベースカーブ（BC）	レンズ中心部，直径約 6mm の部分であり，角膜よりもフラットな曲率．角膜中央部を圧迫し扁平化させる．
リバースカーブ（RC）	フラットな BC を角膜表面まで戻すため，非常にスティープなカーブとなる．レンズ角膜間にスペースが形成され，tear reservoir zone とも呼ばれる．角膜上皮が中央から周辺へ再分布するための重要な領域．幅 0.6mm 程度．
アライメントカーブ（AC）	角膜とパラレルとなるように設計され，角膜上のセンタリングを保持する．幅 1mm 程度．
ペリフェラルカーブ（PC）	適度なエッジリフトにより涙液交換を促し，レンズの固着を防止する．幅 0.4mm 程度．

図1　オルソケラトロジーレンズの構造と特徴

4 カーブで構成されるリバースジオメトリーデザインが採用されている．レンズ直径は 10～11mm で，通常のハードレンズより大きい．

a.

b.

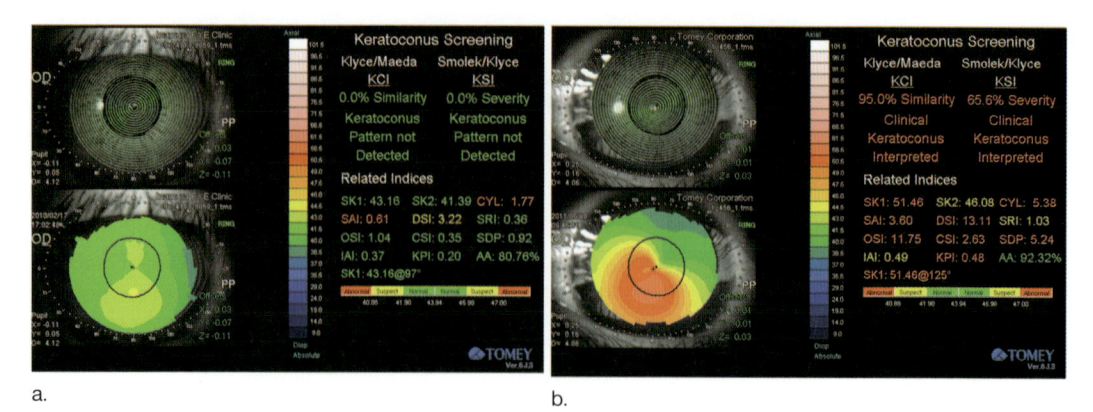

図2　TMS-5での円錐角膜スクリーニング
a. 健常角膜眼．Klyce/Maeda，Smolek/Klyce のいずれのプログラムでも異常は検出されない．緑字の表示であれば円錐角膜の可能性はきわめて低い．
b. 円錐角膜眼．95.0% similarity と 65.6% severity をもって円錐角膜と診断される．表示が赤字になると，円錐角膜の可能性がきわめて高くなる．

外では近視進行抑制（myopia control）を目的とした学童への適応が増加している．

適応と禁忌

　日本眼科学会の『オルソケラトロジー・ガイドライン』[7]には，適応条件として−1〜−4Dの近視眼，乱視−1.5D以下，ケラト値は39〜48Dと明記されており，禁忌条件として円錐角膜やほかの角膜疾患が挙げられている．したがって，角膜形状解析によってこれらの適応・禁忌をチェックすることは不可欠である．大抵の角膜形状解析装置には円錐角膜判定ソフトが付属しているので，まずこれを使用して角膜形状異常をスクリーニングする（図2）．
　オルソケラトロジーは直乱視には有効だが，倒乱視や斜乱視には効果が安定しないことがある．トポグラフィーで乱視軸を確認することも重要である．TMSシリーズ（トーメーコーポレーション）に付属しているFourier（フーリエ）解析プログラムを使用すると乱視の状態が非常にわかりやすく，不正乱視の存在も明確となる（図3）．円錐角膜でなくても明らかに不正乱視が強い角膜では，不成功に終わることが多いので注意が必要である．

処方法[*1]　(1) ベースカーブ（base curve；BC）のパワー決定[*2]

BCパワー（D）
　＝フラットK値（D）＋目標矯正度数（target power〈D〉）
　　＋圧迫因子（compression factor）

[*1] 処方の基本的な考えかたはここに記すとおりだが，わが国でも数種類のレンズが認可されており，メーカーによって少しずつ処方法が異なる．それぞれの詳細については，添付のマニュアルを参照していただきたい．

[*2] 実際の処方例を挙げてみると，オートケラトメータもしくは角膜トポグラフィーで（K1；7.76 mm 43.50 D 2°），（K2；7.67 mm 44.00 D 92°）という結果が得られたとすると，フラットなほう（弱主経線）のK値（K1；43.50 D）をまず選択する．この患者の自覚近視度数が−3.25 Dであったとすると，目標矯正度数はそのまま−3.25 Dを代入する．そして圧迫因子を−0.75 Dに設定すると，BCパワー＝43.50−3.25−0.75＝39.50（D）と計算される．つまり，この症例においてはフラットK値の43.50 Dよりも4.00 Dフラットなカーブである39.50 DをBCパワーとして設定するということになる．

2. 屈折矯正での使いかた　181

a. 直乱視眼

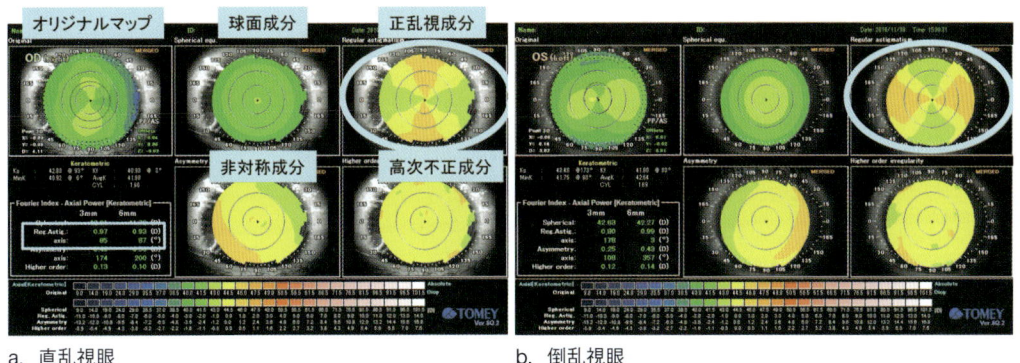

b. 倒乱視眼

c. 斜乱視眼

d. 円錐角膜眼

図3　Fourier解析による乱視評価

a. 直乱視眼．左上端がオリジナルマップで，Fourier解析後の4成分がその右に提示される．右上が正乱視成分（青丸囲み）であり，定量化された数値が左下の表に表示される．中心3mmおよび中心6mm領域での乱視量と乱視軸がそれぞれ確認できる．オートレフと異なり，6mm領域の屈折も評価できる点が強みである．
b. 倒乱視眼．正乱視成分（青丸囲み）をみると，水平方向の屈折力が強く（オレンジ色），垂直方向が弱い（緑色）のが一目瞭然である．
c. 斜乱視眼．正乱視成分（青丸囲み）をみると，強主経線と弱主経線が斜めにずれているのが確認できる．
d. 円錐角膜眼．正乱視成分（青丸囲み）をみると，中央と周辺で乱視軸がずれていることがわかる．下段に表示される不正乱視（非対称成分と高次不正成分）が非常に強いことも容易に判定できる．

の計算式から求める．計算式の最後の圧迫因子（compression factor）とは，目標矯正度数よりもやや強めに矯正することにより，効果の安定性をもたらすという概念のもとに設定される因子である．レンズデザインによって（メーカーによって）その度数には若干の違いはあるものの，−0.75D前後が一般的に用いられている．

処方法（2）リバースカーブ（reverse curve；RC）の決定

次に続くRCは，非常にフラットなBCを角膜表面まで戻すという役割を担う．つまり，ベースカーブの両端は角膜から高く浮いた状態になっているので，この断端に非常にスティープなリバースカーブを設けることにより，いったん角膜表面まで下ろしてしまうというのが，このカーブのコンセプトである．急激に角膜表面まで戻るため，前後方向の大きな落差（深さ；sagittal depth）が生じるこ

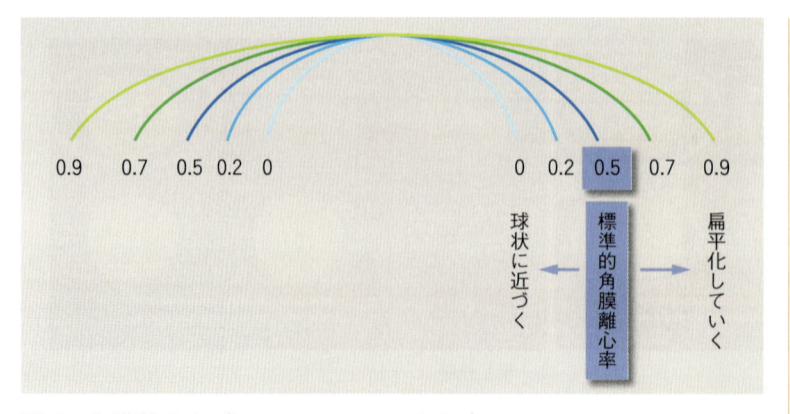

図4 角膜離心率（corneal eccentricity）
完全な球面ではE-value＝0.0で，周辺が扁平になるにつれ1.0に近づいていく．標準的な角膜のE-valueはほとんどが0.2〜0.7の範囲に分布し，その平均値は0.5程度である．

とになる．このsagittal depthをどの程度に設定するかは個々の角膜形状により異なるわけだが，この決定においては角膜周辺部の扁平化を表す角膜離心率（corneal eccentricity：E-value）[*3]が重要な指標となる．計算式の詳細は割愛するが，完全な球面ではE-value＝0.0で非球面性が強くなると1.0に近づいていく（図4）．ただし標準的な角膜の場合，E-valueは0.2〜0.7の範囲にほとんどが分布し，その平均値は0.5程度であるといわれている．したがって，標準のトライアルレンズでは平均離心率0.5に基づいてリバースカーブが設定されている．もし，この平均離心率から大きくかけ離れた形状の角膜であれば，sagittal depthに微調整を加えることとなる．たとえばE-value＝0.2であれば，球面形状に近づくのでsagittal depthは深くする必要がある．逆にE-value＝0.8と大きくなれば，周辺の角膜形状がより平坦化しているということなので，sagittal depthは浅くする．

[*3] 角膜離心率はCorneal Eccentricity Index（CEI）やEccなど，機種やマップによって異なった用語が用いられていることがあり（図5，6），算出法も微妙に異なる．また，Q値という類似したインデックスを採用している機種もあるので，使用説明書で確認する必要がある．これらの指標はレンズフィッティングを考える際にきわめて重要な指標となるので，必ずトポグラフィーで確認する習慣をつけよう．

処方法（3）アライメントカーブ（alignment curve；AC）の決定

ACは角膜とパラレルに設定し，レンズの中心保持を安定させるために設けられている．ファーストトライアルレンズは平均離心率0.5に基づいてACが作成されているので，E-valueが0.5から大きく外れる症例においてはACも変更する必要がある．

処方法（4）ペリフェラルカーブ（peripheral curve；PC）の決定

最周辺のPCはエッジリフトであり，レンズの固着を防ぐ役割を果たす．曲率は一定に固定されており，このカーブを変更すること

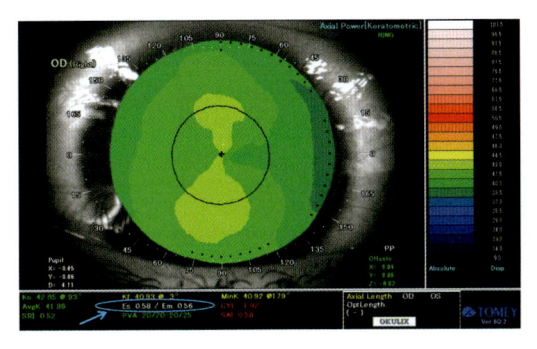

図5　角膜トポグラフィー上でのE-valueの確認

TMS-5のシングルマップでは下方にE-valueが表示される（青丸囲み）．Steep（強主径線）方向のE値を意味するEs値と，Minimum（最弱主径線）方向のE値を意味するEm値が表示され，この症例では，それぞれ0.58/0.56となる．

は通常ないが，レンズが固着するようであればエッジリフトを高くする．

レンズフィッティングの確認

　チェックポイントは，位置と動きとフルオレセインパターンである．まず，センタリングが良好であることを確認する．動きに関しては，瞬目に応じて0.5〜1mm程度動けば十分である．次にフルオレセインで染色し，ブルズアイ（bull's eye）と呼ばれる同心円状のフルオレセインパターンを確認する．すなわちBC部は最小クリアランスとなるため暗い色調となる．RC領域ではレンズ下に涙液がプールされるためフルオレセインリングが観察される．AC部は角膜とほぼパラレルであるため暗い色調となり，最周辺のPC部はエッジリフトであるため明るいフルオレセインパターンとなる（図7）．上記のチェックポイントをクリアすれば，外来にて1〜2時間の閉瞼もしくは仮眠をとらせる．そして視力検査と角膜トポグラフィーで効果を確認する[*4]．もちろん，この時点で十分な効果は得られないが，ある程度の裸眼視力の改善と角膜中央部での扁平化を主体とした角膜形状変化が確認されれば，本レンズをオーダーする．

治療効果の判定

　作製レンズが届いたら夜間就寝時の装用を開始させる．フォローアップスケジュールは，装用開始日の翌日，1週後，2週後，1か月後，3か月後，以降3か月ごとが基本となる．治療効果の判定においては視力や自覚所見のみならず，必ずトポグラフィーも使用して他覚的に評価する．視力は徐々に改善していくので，たとえ1週後に十分な裸眼視力が得られていなくても，トポグラフィー上でブルズアイパターンが確認され，角膜の扁平化した領域が偏心していなければそのまま様子をみてよい．この際にDifferential Mapを活用

[*4] 前眼部OCTを用いると断面像が得られるため，トポグラフィーやスリットランプ所見とは異なったディメンションでフィッティングを確認できる（図8）．たとえば，リバースカーブ下のtear reservoir zoneを確認したり，中央のベースカーブが完全に浮いてしまった状態やアライメントカーブがスティープすぎて角膜にめり込んでしまっている状態なども検出できる．しかし，微妙なフィッティング状態を検出するには不適であり，スリットランプによる観察やフルオレセイン染色像を参考にしたほうが格段にわかりやすい．現時点でオルソケラトロジーに対する前眼部OCTの用途は限られており，臨床上必須の検査項目とはならない．もちろん，OCTトポグラファーとして活用した場合は，ほかの角膜形状解析装置と同等の有用性がある．

[*5] 治療効果の偏心程度に応じて，光学的質や視機能が悪化することが知られており[8]，高いquality of visionやquality of lifeを保つためには，レンズのセンタリングを厳格に行う必要がある．また，近視矯正量が大きくなるにつれて，上記の変化はいずれも大きくなることも明らかにされている．最終的には患者満足度が低下するので，過度の矯正を行わないように心掛ける[9]．

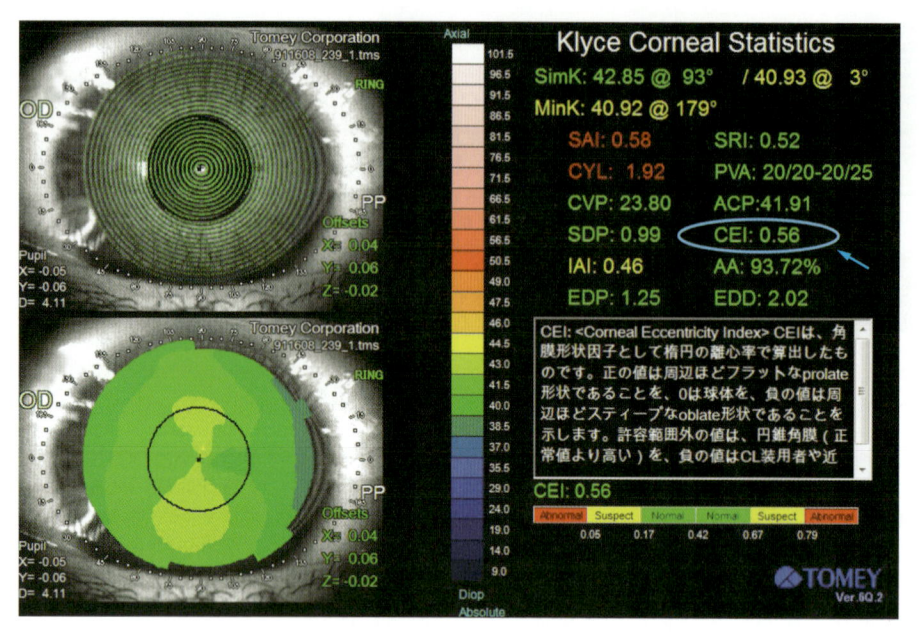

図6　Corneal Eccentricity Index（CEI）
CEIは円周上256方向でのE値を平均した値であり，すなわち角膜全体の平均離心率を示している．この症例では，0.56と表示されている（青丸囲み）．

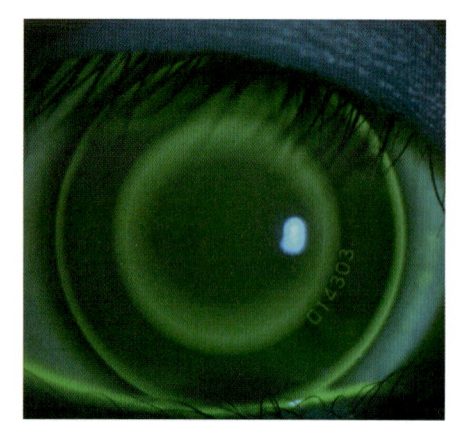

図7　理想的なフルオレセイン染色像
ブルズアイ（bull's eye）と呼ばれる理想的な染色像である．BC部は最小クリアランスとなるため暗い色調となる．RC領域ではレンズ下に涙液がプールされるためフルオレセインリングが観察される．AC部は角膜とほぼパラレルであるため暗い色調となり，最周辺のPC部はエッジリフトであるため明るいフルオレセインパターンとなる．

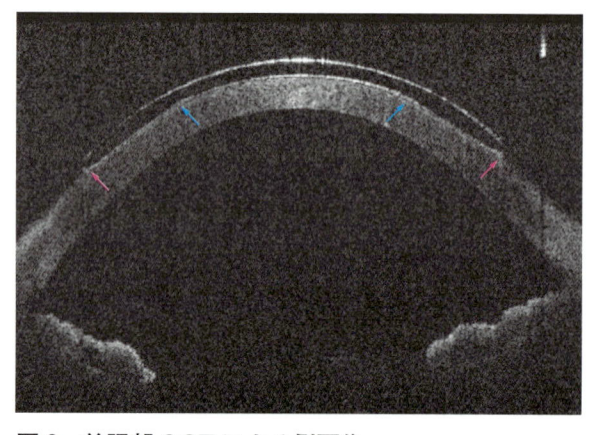

図8　前眼部OCTによる側面像
角膜上にセンタリング良好なオルソケラトロジーレンズが確認される．BCとACの裏面は角膜と接触しているが，RCとPCではレンズ―角膜間のスペースが認められる．RC下のスペースはtear reservoir zoneと称される．
→：RC下のtear reservoir zone
→：RCのedge lift

して，治療前後の差をみると治療効果がより鮮明になる（図9）．角膜扁平化領域が中央から偏心していたり，扁平化領域がはっきりせず不規則なパターンを示している場合は，明らかにフィッティングが不良である[*5]．レンズの変更を試みる．

[*5]はp.183参照．

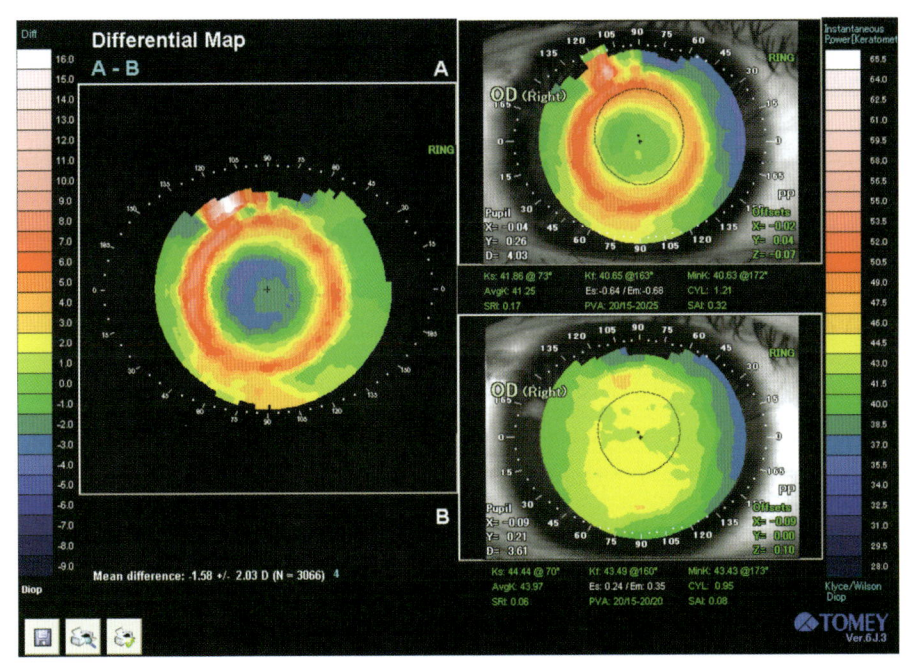

図9 角膜トポグラフィーの Differential Map
右上図が治療後のマップで右下図が治療前のマップである．左図はこれらを差し引きしたマップで，治療によりもたらされた形状変化がクローズアップされている．中央の扁平化領域とそれをとり囲む中間周辺部のスティープ化が特徴的である．ブルズアイパターンと呼ばれる良好なトポグラフィー所見である．

レンズの変更

　フィッティングや治療効果が不良であった場合，レンズの変更を試みる．その詳細については割愛するが，各社・各レンズでトラブルシューティング法がマニュアル化されているので，それに従い変更する．基本的な考えかたとしては，上方へのずれはルーズ過ぎ，下方へのずれはタイト過ぎると判断し，まずは AC をスティープ（上方ずれ），フラット（下方ずれ）にそれぞれ変更する．側方へのずれはレンズ直径（主に AC の幅）を拡大することで対処する．その他，レンズが固着した場合，central island が出現した場合，角膜中央のステイニングが強い場合，気泡がレンズ下にみられる場合など，いろいろな状況に対するトラブルシューティングが必要となる．さまざまなレンズ変更を加えた際には，必ずトポグラフィーでも角膜形状を確認しなければならない[*6]．

（平岡孝浩）

[*6] オルソケラトロジーの臨床において，画像検査はきわめて重要である．特に角膜トポグラフィーからは多くの有用な情報が得られ，適切なレンズ選択や効果確認のためには欠くことができない．日常診療においては，標準的なカラーマップで治療後の角膜形状を確認するにとどまる場合も多いかもしれないが，Differential Map や Fourier マップを活用したり，E-value や CEI を確認することで，より洗練された処方が可能となる．患者の満足度を高めるためにも画像検査を駆使するべきである．

LASIK 適応決定のための画像診断

LASIK について

　LASIK（laser *in situ* keratomileusis）*¹ は，1990 年から約 20 年以上の歴史を有している．近年は，エキシマレーザーを用いないフェムトセカンドレーザー（FS レーザー）*² だけを用いたレーザー屈折矯正手術も出てきており，これを LASIK の範疇に入れるかどうかは議論があるところであるが，基本的にはマイクロケラトームや FS レーザーを用いてフラップを作製し，その下の角膜ベッドにエキシマレーザーを照射して角膜形状変化させ，フラップをもとの位置に戻すというのが基本的な手術の流れである．

LASIK の適応決定について

　LASIK は一刻を争う疾患に対する治療ではない．角膜移植後や眼内レンズ（intraocular lens；IOL）術後の度数調整などは別にして，基本は眼科疾患や手術歴のない患者の見えかたの質を向上させる待期的手術であるので，患者の期待値も高く，ほかの手術以上に手術適応をより慎重に判断する必要がある．

　一般的な LASIK の適応検査の目的を以下にまとめる．
1. 適応外となる眼疾患，全身疾患，内服，妊娠，授乳などの確認．
2. 術前角膜厚，切除角膜厚，術後残存角膜ベッド厚みの確認．
3. 円錐角膜（疑）などの角膜形状異常の確認．
4. 患者の期待度の確認．
5. 手術説明（長所，短所，可能性のある合併症）．

エクタジアスコアについて

　2008 年，Randleman らによってリスクファクター変数に点数をつけ，その合計点数からエクタジア（keratoectasia；角膜拡張症）発生の危険性を判定するためのスコアリングシステムが発表された．エクタジアに至るかの評価は，究極には角膜生体力学を直接計測しなくてはならないが，現時点では *in vivo* ではっきりと測定する方法

*¹ 一般の人々においても，眼鏡やコンタクトレンズに次ぐ屈折矯正方法であるという認識が広まっており，LASIK という言葉は DNA と同じように，はじめから省略形で表現することを許されている学術誌もあるほどである．

*² フェムトセカンドレーザー（FS レーザー）
FS レーザーは前眼部手術ではフラップ作製使用が主であったが，最近ではエキシマレーザーを使わない FS レーザーで角膜内レンティクルを作製してそれを抜きとることで屈折矯正を行う方法や，角膜切開，CCC（continuous curvilinear capsulorrhexis），水晶体のフラグメンテーションなど，白内障手術にも用いられるようになっており，大きな注目を再び浴びている．

2. 屈折矯正での使いかた

表1　同一角膜を異なる機器で測定した角膜厚（μm，図1, 2と同一症例）

	US	SM	Pentacam®	GALILLEI™	OCT（CASIA）
中心角膜厚	522	559	541	546	530
最薄部角膜厚	不明	不明	517	517	492

SM：スペキュラーマイクロスコピー，US：超音波
超音波とスペキュラーマイクロスコピーについては，場所の特定が難しいため，中心の定義があいまいになっている．このため，ばらつきがある点を留意していただきたい．

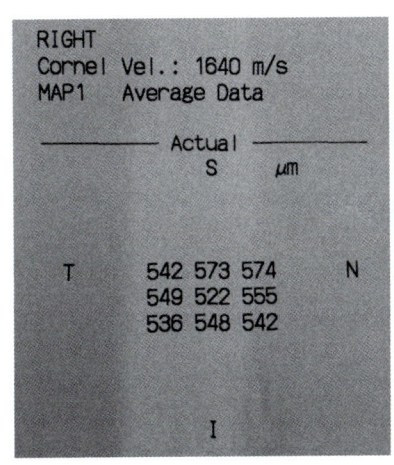

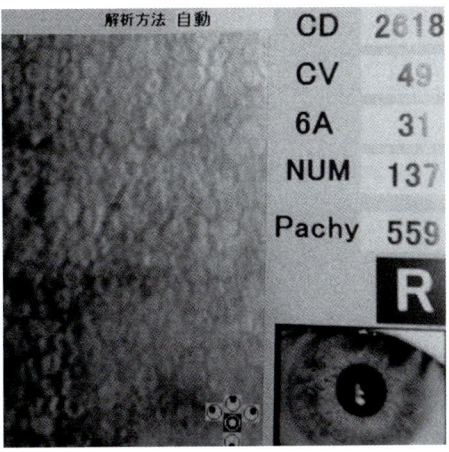

a. 超音波（US）　　b. スペキュラーマイクロスコピー（SM）

図1　角膜厚測定
超音波（US）とスペキュラーマイクロスコピー（SM）による角膜厚測定．

がないため，現在はその間接的な評価をしているだけである．そのなかのリスクファクターで有意なものから順に，術前トポグラフィーの異常，術後残存角膜ベッド厚，年齢，術前角膜厚，等価球面値となった[*3]．

これらの要素を顧みると，年齢以外は上記 LASIK の適応検査の目的の2と3でカバーされることになるため，この2項について述べることにする．しかし，手術適応というのは本来単独で判断すべきものではなく，さまざまなものを総合的に判断して行うべきであることはいうまでもない．なおここでは，大まかな流れとして解説することにする．

[*3] この評価システムにはさまざまな議論もあるが，詳細は本巻"エクタジアスコアについて教えてください"（p.196）を参照されたい[1]．

文献は p.396 参照．

術前角膜厚，切除角膜厚，術後残存角膜ベッド厚みの確認

角膜厚の測定については超音波（ultrasonography；US），スリットスキャン式（ORBSCAN®），Scheimpflug 式（Pentacam® や GALILEI™），optical coherence tomography（OCT）などが屈折矯正施設では利用されている．

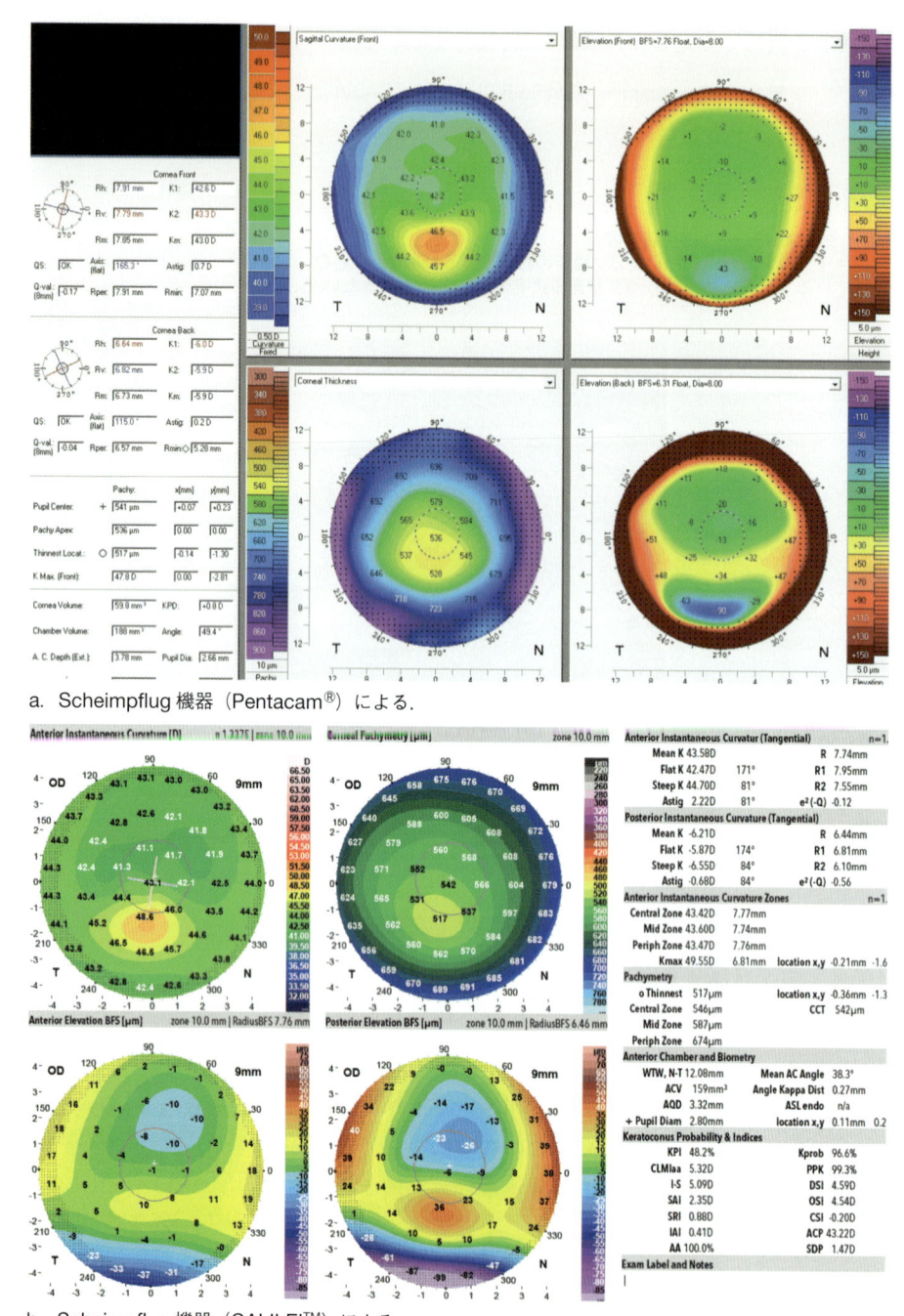

a. Scheimpflug 機器（Pentacam®）による．

b. Scheimpflug 機器（GALILEI™）による．

図2　角膜解析

　USは角膜部位の正確な同定が苦手，加える圧力が検者により異なる，接触検査のため上皮欠損や感染の恐れや麻酔の必要性があるなどの問題点が存在するが，いまだ最も標準的な方法となっている．
　ほかにもスペキュラーマイクロスコピー，コンフォーカルマイク

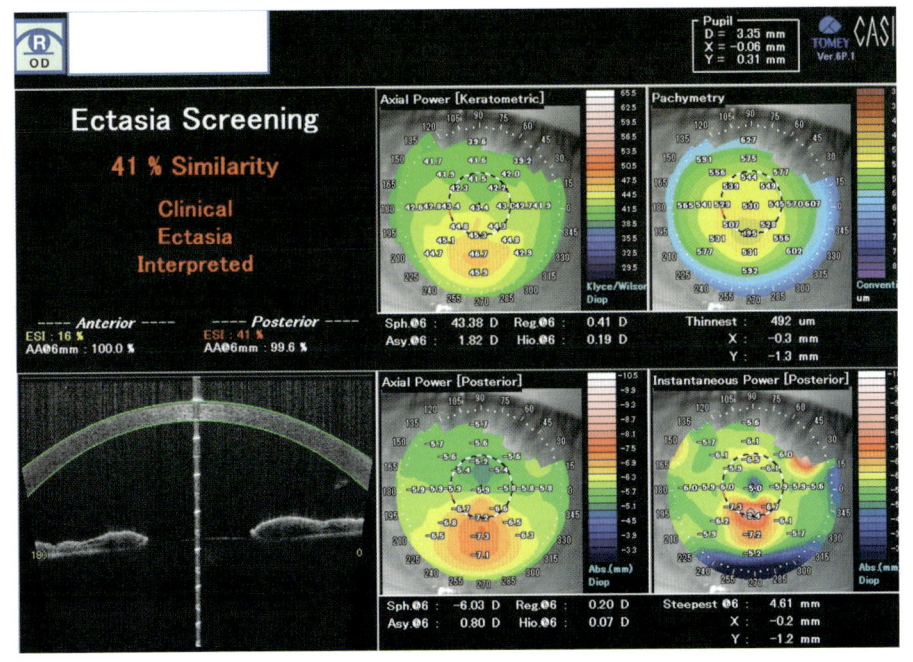

c. OCT（CASIA）による．

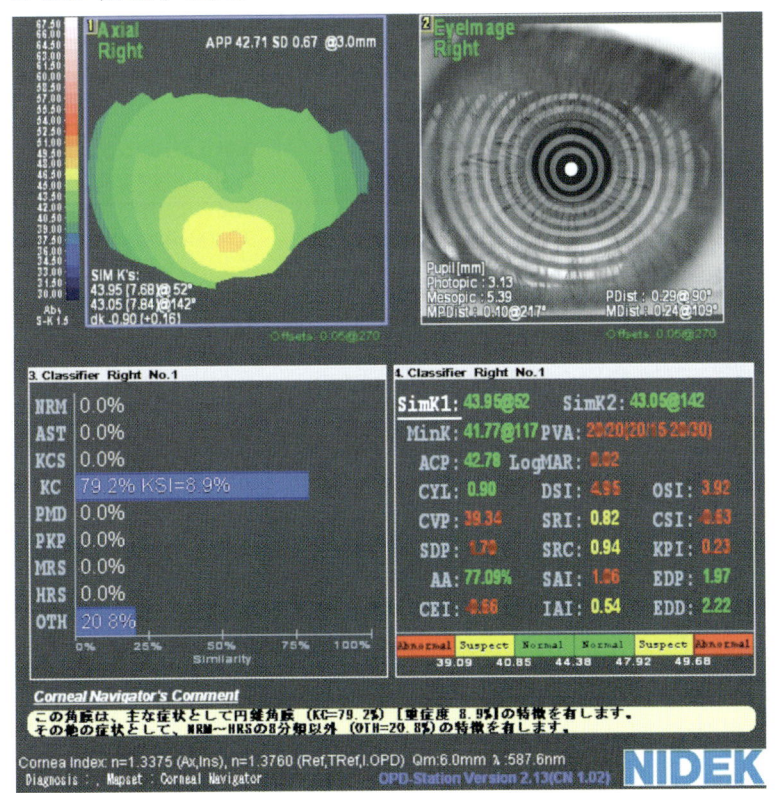

d. トポグラフィー（OPD-Scan IIに付属）による．

（図2のつづき）

ロスコピー（生体共焦点顕微鏡）でも角膜厚は測定可能である．しかし，検査機器間に同一角膜でも測定結果にばらつきがある[2]．実際に，同一患者の角膜を複数の機器で測定した結果を示す（表1，図1, 2a～d）．

したがって，検査機器，検者ごとの特性を知り論文やコンセンサスを得ているデータをもとに，施設ごとに判断基準を作成する必要がある．

角膜厚は眼科疾患がなく，手術既往のない眼では，機器間のばらつきは上記のようにあるものの，ある程度一貫性のあるデータが得られることが多いが，再手術症例などは層間の濁りなどにより大きくばらつきが出ることが多い．したがって，可能であれば複数の方式で行うのが望ましい．USやコンフォーカルマイクロスコピーなど接触式の検査を行う際には，形状変化や点状表層角膜症が生じるため必要な他の検査が終わった時点で行う．

いまだ議論はあるが，一般にLASIK手術後はフラップ下の残存実質ベッド厚を250μm以上残すというのが世界的なコンセンサスである．術者や施設により違いがあり，300μm程度残す術者・施設もある．ほとんど必要なベッド厚が残らない症例では，LASIK術後のリグレッション（度数の戻り）が起こったときや将来の白内障術後の度数ずれが起こった際に，エンハンスメント手術（微調整手術）[*4]が行えない可能性がある．したがって，そのような状況ではフラップを作製しないエキシマレーザー手術（PRK/LASEK/EpiLASIKなどのサーフェスアブレーション）か，それでも厚みが足りない場合には有水晶体眼内レンズ（phakic IOL）が適応になる．

表2に，近視LASIKにおける残存角膜厚の簡易的な計算方法を提示する．レーザー装置，照射径，照射プロフィール（コンベンショナルか，カスタムか）によっても異なるが，理解のために，より保守的な基準で可能な限り単純化した．

このように，薄い角膜に対してはよく警戒をする．明確なコンセンサスはないが，厚すぎる角膜にも注意を要する．内皮密度・機能の低下によって角膜浮腫が起こっている可能性もある．論文によっては有意差はないという報告もあるが，厚くなるという報告が多い．また炭酸脱水酵素阻害薬（carbonate dehydratase inhibitor；CAI）は内皮機能に影響を与えるため，CAI使用症例には注意を要する．場合によってはCAIの使用を一時的に中断して角膜厚みの変動をみる必要がある．ほかにも抗パーキンソン薬のアマンタジンやフェノチアジン系・ブチロフェノン系の抗精神病薬でも角膜浮腫を起こし

[*4] エンハンスメント手術
患者によっては再手術する余裕のない厚みであっても，エンハンスメントはできなくてよいからLASIKをしてほしいといわれることも多い．しかし，術後に非常によく見える経験をしてしまうと，術前よりはるかによいにもかかわらず，戻った場合にはやはり見えにくいと不満を訴えることも多々経験する．

表2 近視LASIKにおける残存角膜厚の簡易的な計算方法

	計算方法		
1.	1Dあたり15μm切除されると仮定する.	a.	0.1(1.5×S−4.5D◯C−3.0D Ax180°) 角膜厚520μmの症例
2.	切除深度は等価球面値(S+C/2)に比例すると仮定する.		S+C/2=−6D, 6×15=90μmが切除量. 520−90=430が残存角膜厚. 400μmを基準にすると30μm残存しており, 1Dあたり15μm切除とすると2Dほどエンハンスメントの余地が残っており, 手術適応と考えられる.
3.	フラップ厚は150μmと仮定する. 90〜120μmほどの厚みのフラップが作製されることが多いが, 安全のため厚めの150μmで見積る.	b.	0.1(1.5×S−4.5D◯C−3.0D Ax180°) 角膜厚500μmの症例
			aと同じ屈折でも角膜厚が500μmの場合には10μmしか余裕がないため悩ましいが, フラップをかなり厚めの150μmに見積もっているため状況によっては手術してもよい場合がある.
4.	上記の計算結果後, 400μmの残存角膜厚みを残す. 250μm(最低角膜実質厚)+150μm(フラップ厚)=400μm	c.	0.1(1.5×S−2.0D) 角膜厚460μmの症例
			S+C=−2.0D, 2×15=30μm, 460−30=430μmでaの症例と同じで30μm残存する. しかし, この症例は議論の余地があり, Randlemanらのエクタジアスコア[1]では, 460μmという角膜厚は他の要素次第でLASIK不適応になる可能性もあるため, より総合的な判断が必要になる.

ていることがあるので, 使用中止してウォッシュアウト期間を要する.

角膜形状について

屈折矯正術者がLASIK適応判断時に特に注意している点は, 術前に円錐角膜(疑)やペルーシド角膜辺縁変性(pellucid marginal corneal degeneration；PMD)などの拡張性角膜疾患をスクリーニングすることである. PMDと円錐角膜は互いに類縁疾患でオーバーラップする部分も多いといわれている. 明らかな例では互いに見間違えることがないため, より一般的な円錐角膜(疑)スクリーニングを主に述べていることにする.

円錐角膜(keratoconus)は"kerato(=cornea)+conus(=cone)"ということで, 進行したものは細隙灯顕微鏡でも明らかに角膜の突出, 菲薄化や混濁を確認可能である(図3). しかし, 軽症例ではスリット所見だけでは診断が困難である. したがって, トポグラフィーなどの角膜形状解析装置がない施設では, 「乱視が少し強いですね」と初期症例がとりこぼされることが多い. ここでは部位別に概説する.

角膜前面の評価

一般外来で頻用されているオートレフケラトメータの角膜屈折力は, 中心約3mmの4点のみの情報から計算され形状の情報がないため, 乱視が大きい場合には円錐角膜を疑われるが, 乱視が小さい場合には見逃される. 形状をみるための原始的な方法は, プラチド

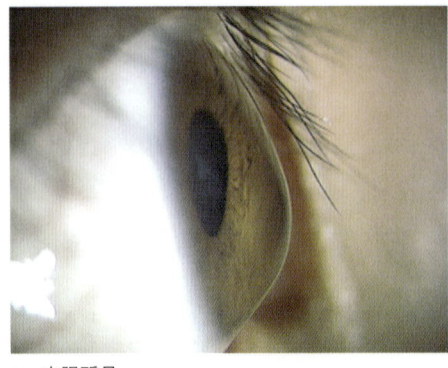

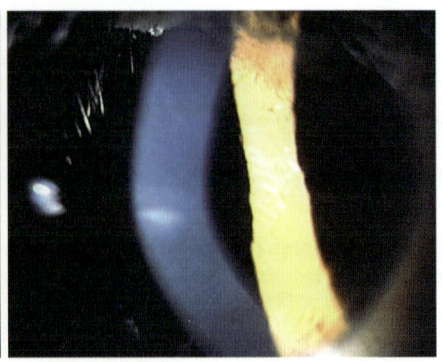

a. 肉眼所見　　　　　　　　　　　　　　b. 細隙灯顕微鏡所見

図3　典型的な円錐角膜進行例
典型例では細隙灯顕微鏡観察で角膜の突出，非対称性，混濁などが確認可能である．

リングを角膜上に投影して円錐角膜によって歪んだマイヤー像を定性的に解析する photokeratoscopy が以前は頻用されていた．これは，角膜移植手術終了前にリング状器具を顕微鏡下において角膜の乱視をみるのと同じ原理である．しかし，この方法では定量的な形状の情報が得られないため新しい検査機器が開発されてきた．

円錐角膜（疑）の分類は有名な Amsler-Krumeich 分類[*5] があるが，これは Stage I でも LASIK 適応基準にするには，かなり進行している場合もある基準である．したがって，さらに軽微な円錐角膜を検出する必要がある．

[*5] 本巻 p.118 を参照されたい．

computer-assisted photokeratoscopy/video keratography の登場でさまざまな定量パラメータを得ることができるようになり，多変数を総合的に診断する円錐角膜のスクリーニングプログラムも内蔵された．この代表的なプログラムがトーメーコーポレーションのTMSに内蔵される Klyce/Maeda 法，Smolek/Klyce 法である．Klyce/Maeda インデックスは臨床的に円錐角膜パターンの有無を示し，Smolek/Klyce インデックスは円錐角膜の進行度合いを示しているといわれる．そのほか，OCT，波面収差測定装置，Scheimpflug 機器にも円錐角膜検知プログラムが内蔵されている．

しかし，そのような円錐角膜スクリーニングプログラムを内蔵していないシンプルな形状解析装置のみを有する施設では，形状や基本的なデータのみからある程度判断しなくてはならない．

健常人さえさまざまなバリエーションがあり，絶対的な基準はないが，屈折矯正の専門家らで円錐角膜を疑う際によく使われる基準は下記のようなものである．**図2a～d** においても主経線の曲線化はわかりにくいかもしれないが，下記のすべてが満たされているのが

わかると思う．

　角膜前面は涙液の状態やCLによるwarpageに大きく影響を受けるため，オキュラーサーフェス異常がある症例では治療を行い，CL装用者の場合，HCLで1か月，SCLで1～2週間装用中止して形状を安定化させてから最終判断を行う．

46D以上の高屈折部：健常眼と診断する際，その9割が角膜曲率半径39～48Dであり（平均43.5D）[3]，中央は40～46Dの屈折力をもつので，46D以上の高屈折部があるときには円錐角膜を念頭に置く．

非対称性：健常眼では，マップのパターン全体の対称性がよいことがポイントであるので，対称性が崩れていたり，左右眼でのパターンの対称性が悪い場合には円錐角膜を疑う．特に上下方向に非対称であることが多く，3MMゾーンの上下の屈折力差が1.4D以上（steep axisで行うのがよいとされている）という基準がよく使われる．

局所的急峻化：円錐角膜では明らかな局所的急峻化を認め，頂点と周辺部の屈折力の差が大きい（正常は3～6D以内）．

主経線が曲線化する：skewed axisまたはLazy 8などと呼ばれる主経線が曲線化する所見があれば，円錐角膜を疑う．

角膜後面の評価

　円錐角膜では，角膜前面に変化が出る前に後面の変化が出るとされている．

　トポグラフィーでは角膜後面を検知できないため，スリットスキャン式，Scheimpflug式，OCTが使用される．円錐角膜検出の代表的な方法は後面曲面のエレベーションマップを用いる．それぞれ測定された角膜形状に最もフィットする球面（best fit sphere；BSF）からの高低差をμm単位で表示して，その大小で判断を行う．BSFからの突出が大きいほど円錐角膜が疑われることになる．これは検査機器により参考閾値は異なる．より鋭敏に角膜後面の突出を検出するために全体の最小二乗が小さくなるBFS（**図4a**）でなく，後面が突出している部分を除いた曲面部分に沿うようなsphereやellipsoid（楕円球）を参考面に利用して判断する方法もある（**図4b**）[4]．

　プラチドトポグラフィー，スリットスキャン式，Scheimpflug式，OCT，波面収差測定装置などの検査機器にも固有の円錐角膜スクリーニングプログラムが内蔵されている．これらはさまざまなパラメータを組み合わせて独自のノモグラムで形状異常を総合的に判断している．各メーカーにより同じ角膜を測定しても円錐角膜インデッ

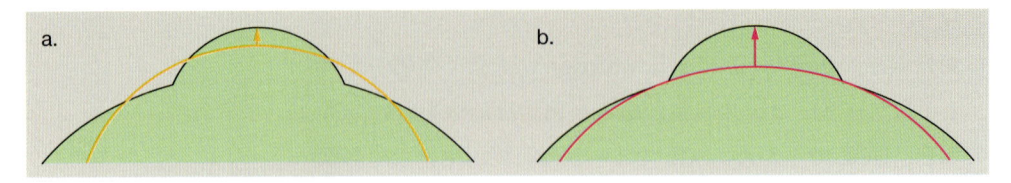

図4　best fit sphere（BSF）
角膜全体の最小二乗法で作成されたBFS（a）では，本来の突出度合いがわかりにくくなるが，bのようなBFSでは本来の突出が判別しやすくなる．

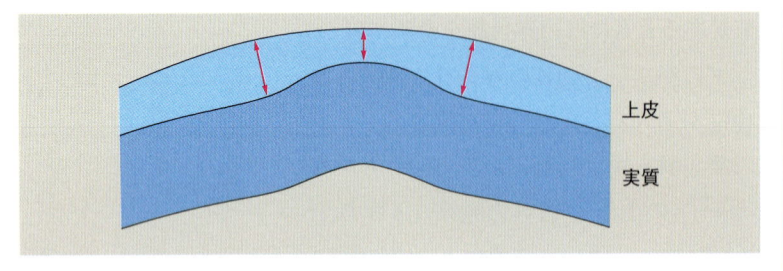

図5　上皮によるマスキング効果
角膜実質後面では，突出が確認されても上皮面では確認されない時期には，上皮によるマスキング効果が起こっていると報告がある．

クスの％表示は異なり，％の異常値の閾値も機器ごとに異なるので結果の％の単純比較はできない（CASIA 41％，OPD-Scan II 79.2％，GALILEI™ 96.6％，図2b～d）．

上皮の評価

円錐角膜は後面に先に変化が現れ，前面に変化が現れるにはタイムラグがあると述べた．OCTを用いた*in vivo*の研究において，円錐角膜症例の角膜中心の上皮層とBowman膜が正常より薄く，中心の上皮厚みのばらつきが健常眼よりも大きく[5]，Artemisという超音波測定装置で上皮分布が中央部の上皮が薄く，その周りにリング状に厚い部分が確認された[6]との結果が出ており，上皮のマスキング効果が確認されている．角膜実質部は初期に突出するが，表面側は上皮のsmoothing効果[*6]によるマスキング効果で突出がしばらく出てこないと考えられる（図5）．

角膜弾性

術前に角膜前後面形状，残存厚みなどにまったく問題がなくスクリーニングプログラムにも引っ掛からない症例でも，残念ながらLASIK術後にエクタジアになる症例がまれに存在する．形状などで判別できないこういった場合は角膜弾性強度の低下があったと考

[*6] **smoothing効果**
smoothing効果は円錐角膜のみに起こるわけではなく，LASIK術後にも起こっている．特に遠視LASIKというのは，周辺部にエキシマレーザーを照射し中央を突出させることにより近視化させており，円錐角膜形状になっている．研究により，円錐角膜と同じく，上皮は中央が薄く周辺が厚いのが示されている．

え，Ocular Response Analyzer®（ORA, Reichert）や Corvis®（OCULUS）で角膜の弾性などをみる方法が存在する．しかし，健常眼と円錐角膜眼の結果がオーバーラップしているために，単独で判断できるほどの精度が得られるには至っていない．

これからの動向

ラタノプロストで円錐角膜の進行が疑われた症例や，ラタノプロストがオキュラーサーフェスの MMP（matrix metalloproteinase）を上昇させ TIMP（tissue inhibitor of metalloproteinase）を減少させるとの研究結果もあり，日常で使用している薬剤が円錐角膜のもあるため，これからでてくる新知見についても絶えず注目する必要がある[7,8]．

カコモン読解 第18回 一般問題4

照準線と瞳孔中心線をなす角はどれか．
a α角　b β角　c γ角　d κ角　e λ角

解説 眼の軸と角度についての問題である．光軸は角膜と水晶体の曲率中心を通る線，瞳孔中心線は眼の入射瞳中心から角膜表面に垂直に立てた線，視軸は固視点と網膜中心窩を結ぶ（図6），α角は光軸と視軸とのなす角，γ角は光軸と注視線とのなす角，κ角は眼の視軸と瞳孔中心線とのなす角，λ角は眼の照準線と瞳孔中心線とのなす角[*7,8]である．

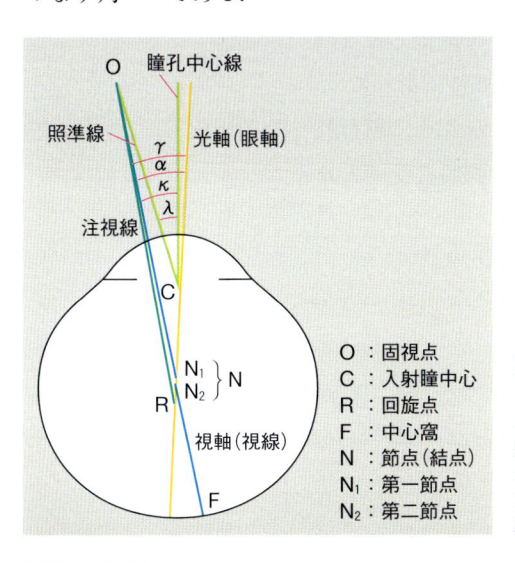

図6 眼球の各軸となす角

O：固視点
C：入射瞳中心
R：回旋点
F：中心窩
N：節点（結点）
N₁：第一節点
N₂：第二節点

（林　孝雄：眼位．大鹿哲郎編．眼科プラクティス25 眼のバイオメトリー：眼を正確に測定する．東京：文光堂；2009. p.21.）

[*7] 照準線：眼の入射瞳中心（C）と固視点（O）を結ぶ線．
瞳孔中心線：眼の入射瞳中心（C）を通り，角膜表面に垂直な線．

[*8] 照準線と瞳孔中心線とそこから形成されるλ角は測定可能であるが，光軸や視線（視軸），注視線は測定困難であるので，これから計算されるα角，γ角，κ角も測定困難である．

模範解答 e

（井手　武）

エビデンスの扉

エクタジアスコアについて教えてください

エクタジアのリスクファクタースコアリングシステム

　屈折矯正を行う施設でのスクリーニング目的を一つだけ挙げるとするなら，LASIK 後の角膜強度低下によって術後角膜拡張症（keratoectasia；エクタジア）が起こりそうな症例を術前に除外することである．LASIK 後のエクタジアは，1998 年に Theo Seiler によって初めて報告された[1]．

　その後，術後エクタジア発生に関連する可能性のあるリスクファクターはさまざま提案されてきた．こういった別々に報告されてきたリスクファクターをシステマチックなスクリーニングシステムに統合することを目的に，Randleman らが 2008 年発表の論文でリスクファクタースコアリングシステムを発表した．エクタジア 171 症例をレトロスペクティブにコントロール群と比較してリスクファクターを見つけ，変数に点数を割り当てて加点方式によりスコアリングするものである（表1, 2）．リスクファクターで有意なものから順に，術前トポグラフィーの異常，術後残存角膜ベッド厚，年齢，術前角膜厚，等価球面値となった．このモデルによって評価した 171 症例の感度（真陽性率）91％，特異度（真陰性率）96％であった[2]．

　この結果をみると，精度の高い診断が容易にできるように思われるが，屈折矯正の専門家らはこの評価システムを全面的に受け入れ

文献は p.396 参照．

表1　エクタジアリスクファクタースコアリングシステム

スコア	4	3	2	1	0
トポグラフィーパターン	FFKC	下方急峻/乱視軸の歪み		非対称ボウタイパターン	正常/対称ボウタイ
残存角膜ベッド厚（μm）	<240	240〜259	260〜279	280〜299	>300
年齢（歳）		18〜21	22〜25	26〜29	>30
術前中心角膜厚（μm）	<450	451〜480	481〜510		>510
等価球面値（D）	<−14	−12〜−14	−10〜−12	−8〜−10	−8D 以上

FFKC：forme fruste keratoconus

表2 エクタジアスコアカテゴリー

合計スコア	リスクカテゴリー	推奨	コメント
0～2	低	LASIK もしくはサーフェスアブレーション	
3	中	注意して手術．念入りなインフォームドコンセントを．サーフェスアブレーションの安全性は確立されていない	等価球面値の安定性，乱視度数，2眼間のトポグラフィー対称性，家族歴などを考慮
4以上	高	LASIK は推奨しない．サーフェスアブレーションの安全性は確立されていない	

ているわけではない．いくつか議論されている点を列挙する．

年齢：加齢とともに角膜の tensile strength（引張強度）が強くなる[3]．したがって，若年者のなかには将来，拡張症様の変化を起こす群も含まれているかもしれないが，年齢に与えられたスコア比重が高すぎるという批判がある．実際の術者なら，ほとんどの若年者は LASIK 後も問題ない経過をしているという認識はあると思うが，18～21歳というだけで3点がつき"注意"となってしまい，これがゴールドスタンダードになってしまうと医療訴訟問題につながることも危惧されている．

手術手技：このスコアシステム作製のために使用された症例の90％以上はフェムトセカンドレーザー臨床利用前時代の症例である．現在，より多くのフラップ作製がフェムトセカンドレーザーで行われいているため，状況が異なっている．

残存角膜厚：マイクロケラトームでは一般に中心が薄く周辺が厚いメニスカス形状のフラップができる．残存角膜ベッド厚は角膜中心部のみの測定で得られるため，周辺は残存厚が少なくなっている可能性がある．加えて，このスコアシステムを構築するのに利用された症例では術中にパキメトリーを測定している症例は12％しかなかったため，マイクロケラトームのプレートの厚みをフラップの厚みと仮定して計算されている．しかし，ある研究によるとマイクロケラトームで 160 μm を狙ったフラップでも 70～253 μm までの幅があったとのことである[4,5]．これらを総合すると，仮定したフラップ厚ではなく，術中パキメトリーを測定した実際のデータを有する症例を用いた再評価が必要だとする議論もある．

両眼の関係：片眼に円錐角膜（疑）[*1]，ペルーシド角膜辺縁変性（pellucid marginal corneal degeneration）などの拡張症様の変化を認めた場合には，反対眼は形状などのスクリーニングで正常と判断されても異常として，手術からは除外する．しかし，今回のスコア

[*1] 円錐角膜（疑）
このスクリーニングが，屈折矯正手術では非常に大切である．角膜形状が正常であっても，アトピー，目をこする癖のある人，家族歴，年齢なども考慮して判断することが大切である．

リングシステムはそれぞれの眼が別々に評価されたものをもとに作成されているため，この点に配慮がないとする議論がある．

変数：解析の際に本来は独立変数を用いる必要があるが，今回は完全には独立していない変数が用いられている．術前角膜厚，等価球面値，術後残存角膜ベッド厚は，ある程度つながりがあるという議論がされている．

まとめ

エクタジア自体がまれな合併症で，今回のRandlemanらの論文でもしっかりとした完全な記録が残っている症例で評価されたものではないため，これからまだ精度を上げていく必要がある．点数が低いからエクタジアに必ずならない，高いから必ずなるというものを示すものではないことを強調したい．これは肺癌と喫煙の関係に似ている．喫煙者の5〜10％が肺癌になる．つまり，喫煙者に注目するとわずかしか肺癌にはならないが，肺癌患者の90％は喫煙者である．したがって，肺癌患者群をみると喫煙が大きなリスクファクターである．

エクタジアに至るかの評価は，究極には角膜生体力学[*2]を直接計測しなくてはならないが，現在はその間接的な評価をしているだけである．しかし，このような発表がでてきた臨床的意義は非常に大きく，今後の発展が患者・医療者双方にとって求められる．

[*2] **角膜生体力学**
同じ厚み，同じ角膜形状であっても個々によって角膜の特性は異なる．それを直接臨床的に測定する方法は，現時点ではOcular Response Analyzer®（ORA），Corvis®があるが，問題点としては健常眼と円錐角膜（疑）と測定結果がオーバーラップすることである．したがって，いずれにせよ複数のファクターを総合的に判断する必要がある．

カコモン読解 第24回 臨床実地問題48

30歳の男性．近視矯正手術LASIKを希望して来院した．LASIKの適応とならない角膜形状解析の結果は図のどれか．

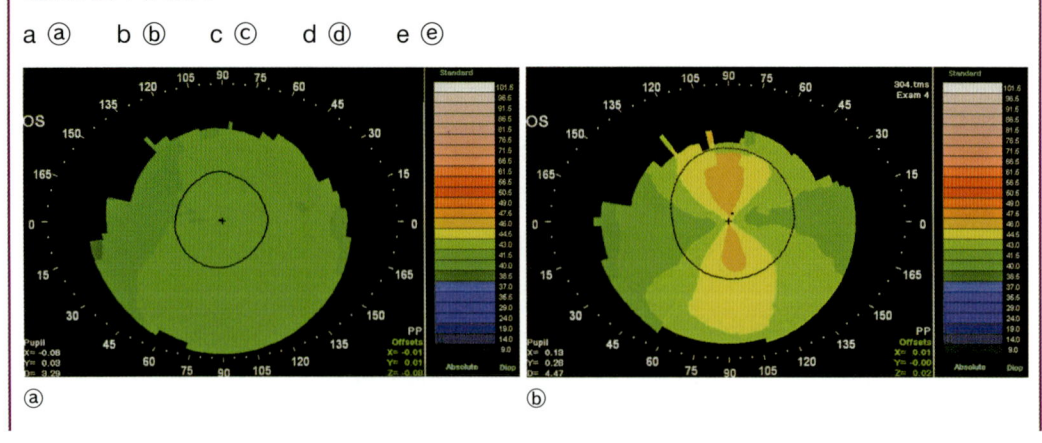

a ⓐ b ⓑ c ⓒ d ⓓ e ⓔ

ⓐ　　　　　　　　　　　ⓑ

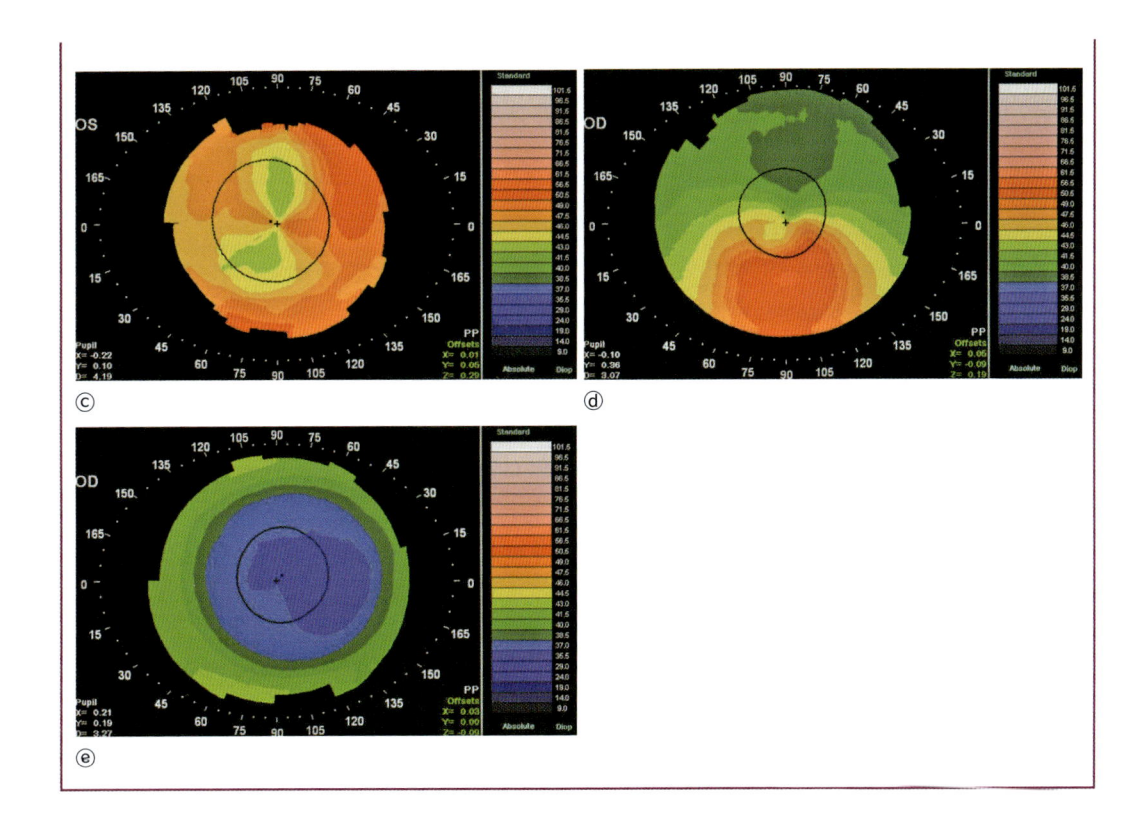

解説 LASIK 適応については角膜形状のみでは判断できないが，表 3 のようなトポグラフィーの分類がされている[2]．

a. 角膜屈折力が 40 D 前後で色の分布も均一で，表 3 の"正常/対称"．
b. 対称的なボウタイパターンで乱視軸の歪みもなく屈折力も正常範囲内で，表 3 の"正常/対称"．
c. 乱視軸が歪んでいるが上下の屈折度数差は 1.4 D 未満で，表 3 の"疑わしい"．角膜屈折力が周辺ほど大きいため通常の度数分布とは異なる分布を示しており，角膜移植術後などかもしれない．こういった場合には，ほかの要素とあわせて総合的に判断するので適応になる可能性もある．
d. これは明らかに上下の屈折度数差が 1.4 D 以上で，表 3 の"異常"．円錐角膜が疑われる．
e. これは中央ほど寒色系でバージンアイとは度数分布が異なるが，表 3 の"正常/対称"．LASIK などの近視矯正術後眼だと考えられる．これについては残存角膜厚が十分であれば LASIK 適応になる．

模範解答 d

（井手　武）

表 3　角膜形状による角膜トポグラフィーのパターン

1. 正常/対称（円状, 楕円状, 対称的なボウタイパターン）
2. 疑わしい（下記のようなパターン） a. 非対称ボウタイ 　i. 1.0 D 以下の非対称な急峻化 　ii. 乱視軸に歪みがない b. 下方急峻化/乱視軸の歪み 　i. 下方の急峻化の有無にかかわらず乱視軸の歪み 　ii. 1 D 以上の下方の急峻化だが, 下方と上方の屈折度数差 1.4 D 未満
3. 異常（上下の角膜屈折度数差 1.4 D 以上）
円錐角膜（疑），ペルーシド角膜変性

波面収差ガイド LASIK のための画像診断

波面収差ガイド LASIK とは？

　ヒトの眼には，近視や乱視の低次収差以外に高次収差と呼ばれる細かな屈折異常が存在し，高次収差の矯正で矯正視力をはじめとする視機能が改善するという報告がなされた[1]．

文献は p.397 参照.

　通常ウェーブフロントとは，波面収差(ウェーブフロントアベレーション；wavefront aberration, 図1)を簡便に呼ぶ場合に使われている．wavefront-guided laser *in situ* keratomileusis（波面収差ガイド LASIK〈レーシック〉）といえば，波面収差によって角膜切除形状を決定する LASIK という意味である．

　波面収差＝ウェーブフロントを測ることは，瞳孔内の屈折度数の分布を測ることである．瞳孔内の屈折度分布から近視（遠視），乱視を除いたものが高次収差である（図2）．波面収差ガイド LASIK で

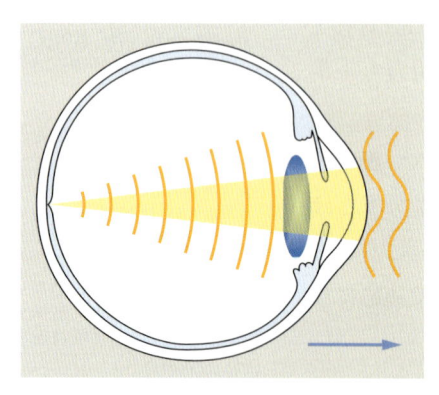

図1　波面収差
波面光学を用い，水晶体と角膜を通過する波面の凹凸を波面収差として測定する．

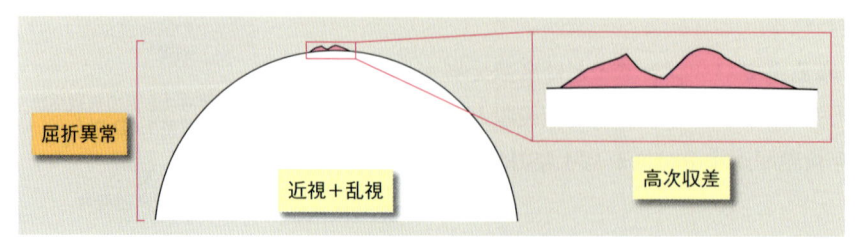

図2　高次収差
屈折異常全体から近視（遠視）と乱視を除いたものが高次収差である．

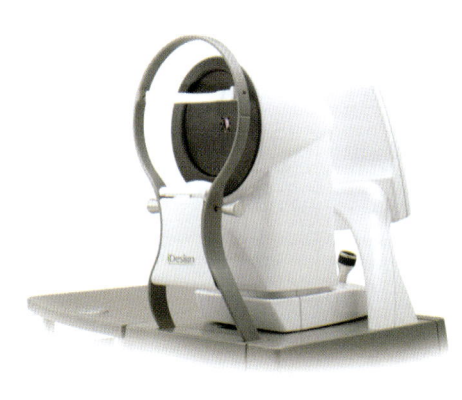

図3 iDesign®
Hartmann-Shack 波面センサーと角膜形状解析の一体型装置.

は，術前に存在する瞳孔内屈折分布の不均一性を高次収差として測定し，切除デザインに組み入れることで，高次収差の増大を抑える試みである．波面収差を使った切除形状のデザインは，概略すれば球面，円柱矯正に加えて高次収差矯正が付加されていることが特徴である．

スタンダードから波面収差ガイドへ

通常の LASIK をはじめとするエキシマレーザー角膜屈折矯正手術では，術後に高次収差が増大することで[2]，時に視機能に影響を与えることがある[3]．また，偏心照射や照射時の不具合のため，著しく増大した高次収差が視機能低下につながることもある[4]．

波面収差ガイド LASIK を有効に行う場合には，測定における参照軸の通りに照射を行う必要があるので，照射時の瞳孔偏位や眼球回旋の補正も通常の照射よりも厳密に行わなくてはならず，アイトラッキングや虹彩認識レジストレーションなどの，ハードウェアの進歩が進んだ．その結果，波面収差ガイド LASIK では，角膜切除の原理的な優位性だけでなく，レーザー照射自体の正確性も向上した．現在の波面収差 LASIK は視機能低下がなく，むしろ改善する手術と考えてよい完成度となっている[5]．

測定機器

エキシマレーザーとリンクした波面収差測定機器としては，Hartmann-Shack 型，スリットスキャン型，チャーニング型の三種類がある．いずれも，メーカーごとに測定機器とエキシマレーザーは固定されている．わが国で比較的使用されている，iDesign®（Abbott Medical Optics），ZYWAVE®（Technolas），OPD-Scan III（ニデック）について述べる．

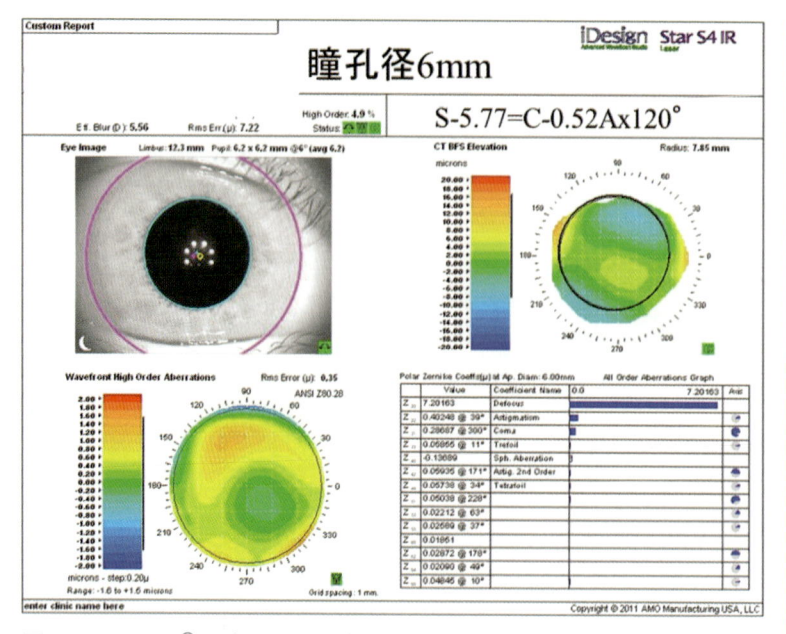

図4 iDesign® で表示される収差マップ
左上が前眼部写真，右上が角膜のエレベーションマップ，左下が眼球全体の高次収差マップ，右下が収差の各成分をグラフ表示している．解析径6mmで表示している．

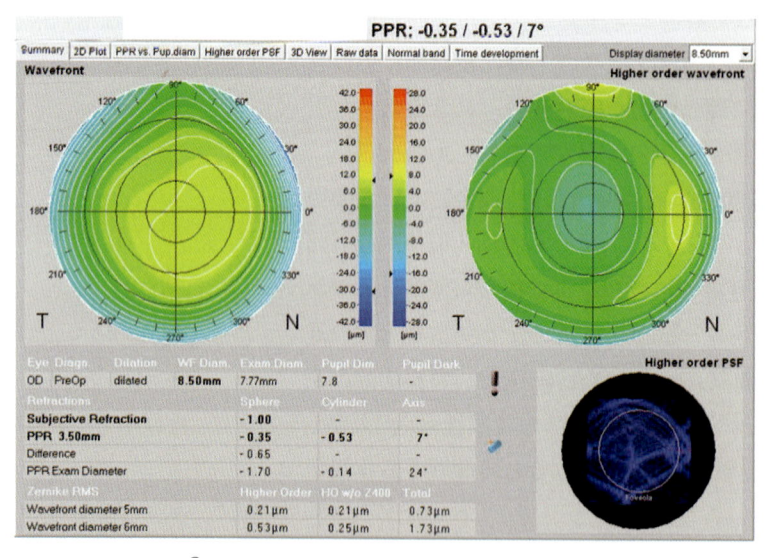

図5 ZYWAVE® で表示される収差マップ
左が眼球全収差，右が眼球高次収差のマップ．右下は高次収差のみのPSF（point spread function）を表している．マップは測定時の瞳孔径で表示されているが，下に径5mmと6mmの高次収差値が示されている．

iDesign®：STAR S4 IR™ にリンクした，Hartmann-Shack 波面センサーと角膜形状解析の一体型装置である（図3）．測定時には前眼部写真を撮影し，測定時の角膜輪部や虹彩紋理をレーザー照射時の角膜輪部や虹彩紋理と合わせることで，レーザー照射時の瞳孔偏位，

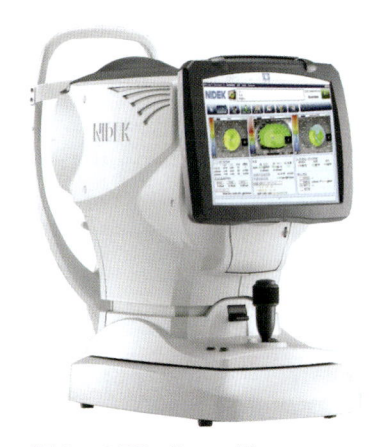

図6 OPD-Scan III
スリットスキャン波面センサーと角膜形状解析装置の両者を備えている.

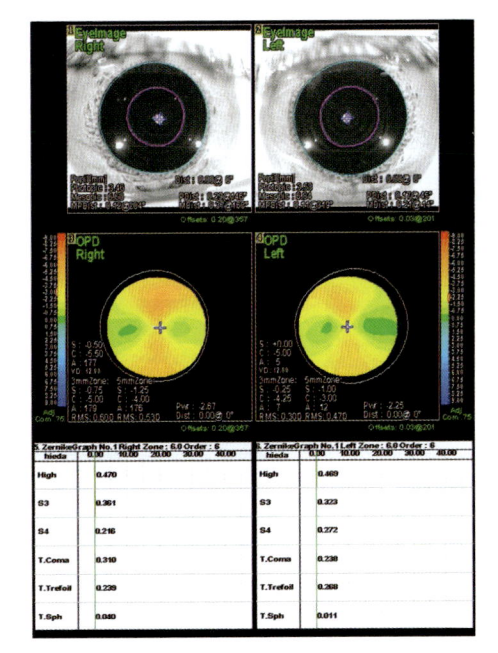

図7 OPD-Scan III で表示される OPD-map と収差グラフ
上段は両眼の前眼部写真, 中段は屈折度数マップ, 下段は高次収差の種類ごとのグラフである.

回旋を補正することができる (図4).

ZYWAVE®:T217z にリンクした, Hartmann-Shack 波面センサー単独機器であり, 実際に使用する場合には角膜形状解析装置 ORB-SCAN® とデータを合わせて使用する (図5). 角膜輪部, 虹彩紋理認識によるレーザー照射位置補正が行える.

OPD-Scan III:EC-5000 にリンクした, スリットスキャン型の機器で, プラチド角膜形状解析との一体型装置である (図6). 収差表示はさまざまに選択できるが, 前眼部写真, 眼球屈折マップ, 高次収差グラフの三つの表示が有用である (図7). 眼球屈折マップをまず測定して, そこから収差を計算しているユニークな機器である. 虹彩紋理認識による回旋補正が行える.

測定時の注意点

　波面収差を評価する場合に, 測定が正確に行われているかを確認する必要がある. Hartmann-Shack 型の場合には Hartmann 像(図8)が正確にデジタル認識されていることを確認する. 涙液の乱れや break up による収差のアーチファクトが出ている場合には, 再測定を行う. 眼瞼が瞳孔に掛かることで Hartmann 像にアーチファクト

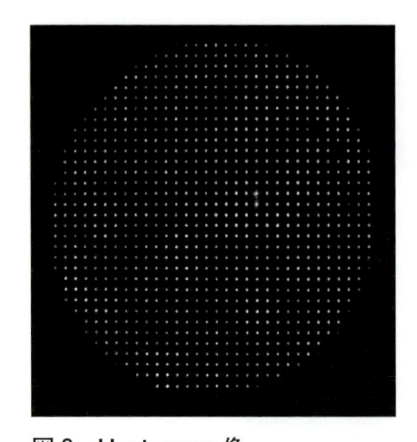

図8　Hartmann像
Hartmann像が正確にデジタイゼーションされていることを確認する．

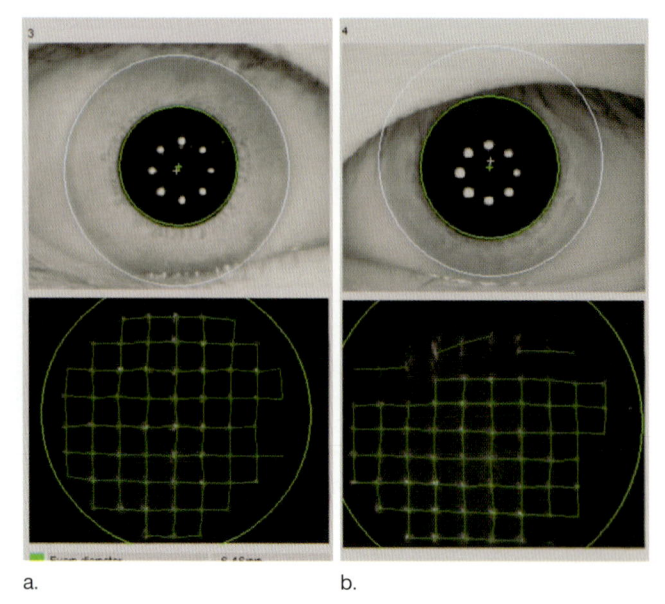

図9　眼瞼の影響
aは眼瞼がよく開いているが，bは上眼瞼の影響でHartmann像の上方が乱れている．

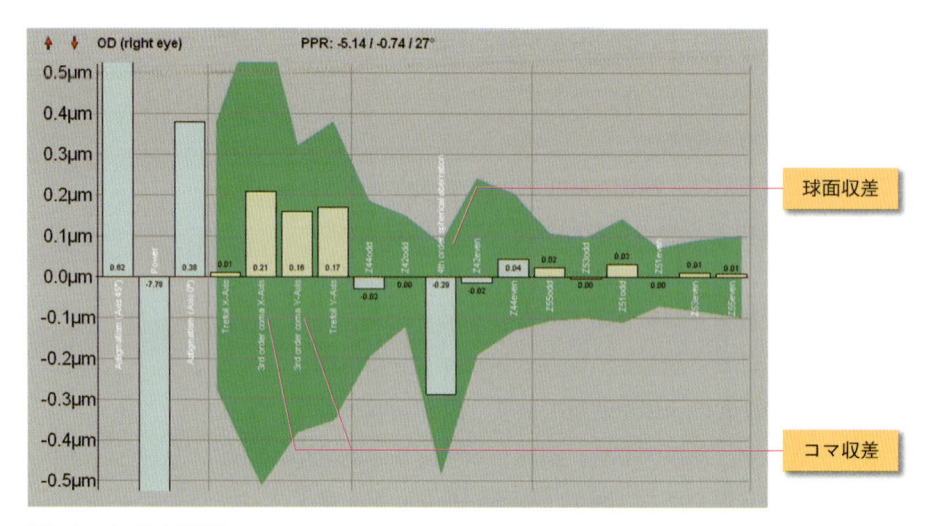

図10　収差の評価
ZYWAVE®の収差量グラフの画面．緑が正常範囲の高次収差量を表している．符号がOSA（Optical Society of America）スタンダード表示と逆なので，正の球面収差でマイナスの値となる．

が起こることがあるので，測定時には十分な開瞼を心掛ける（図9）．

　高次収差の値で主要な成分は球面収差，コマ収差である（図10）．調節により負の球面収差が発生するので，正の球面収差が最も大きく測定された波面収差を治療に採用すれば，調節の影響が最小限ですむ．コマ収差成分の多くは角膜由来と考えられる．コマ収差が大きく測定されている場合には，角膜形状でも非対称の乱視が存在し

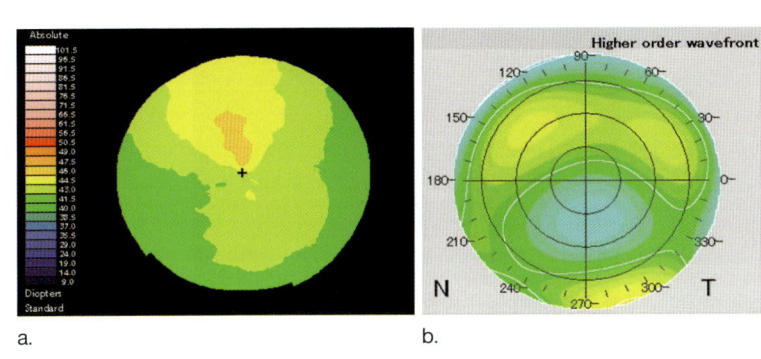

図11 角膜形状との対比
a. TMS（トーメーコーポレーション）の角膜形状で，上方が steep な非対称乱視を認める．
b. ZYWAVE® の高次収差マップで，上下非対称のコマ収差が発生している．

ていること，また円錐角膜の可能性がないことを確認する（図11）．

OPD-Scan III™ の場合には，測定時に瞳孔径が変化して影響することがある．眼屈折マップは，不整な変化もスムージングされず表示されるので，屈折マップで周辺がカラフルになっていれば再度測定を行うか，必要であれば散瞳を行う（図12）．

iDesign® では，角膜輪部を前眼部写真で認識して（図13a），レーザー照射時の角膜輪部とマッチさせることで，レーザー照射中心を波面収差測定軸と合わせている．測定時の前眼部写真で角膜輪部が正しく認識されていない場合には（図13b），再度測定する．虹彩紋理の特殊性でなかなか輪部が正しく認識されない場合には，側方から光を当てるなどして輪部のコントラストを上げることが有効なこともある．

再手術時に波面収差ガイド LASIK を行う場合には，高次収差が正しく測定できているか繰り返し測定して再現性を確認する（図14）．通常の場合より，高次収差矯正の影響が球面度数や乱視度数に影響がでやすいので，コマ収差や正の球面収差が大きい場合の近視矯正はややひかえめに行う（図15）．

手術時の問題点

手術としてスタンダードな LASIK と違う点は，照射の位置合わせ（レジストレーション）[*1]のため，角膜輪部や虹彩紋理をエキシマレーザー自身が認識する必要があることである（図16a）．レーザーが角膜輪部を誤認識することもあり（図16b），注意を要する．虹彩紋理を輪部と見誤っている場合には，波面収差ガイド LASIK を中止するか，ライトガイドを側方から照らしてコントラストを上げることで正しく認識できることもある．

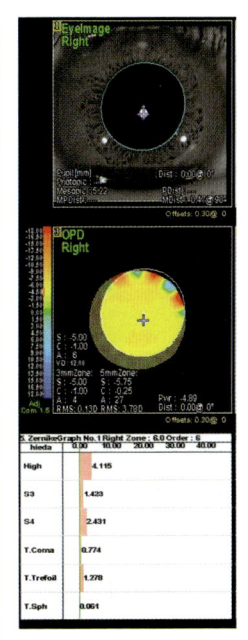

図12 無散瞳時の測定における瞳孔の影響

中段の屈折マップの上方に赤，青色が度数の範囲で交互に表示されている．これは，瞳孔内の屈折ではなく，測定時に虹彩が一部掛かっていることを示している．

[*1] **レジストレーション**
波面収差ガイドのエキシマレーザーの照射で，収差測定軸とレーザー照射時の中心を合わせるために，角膜輪部を認識し，その中心を基準点として収差測定時（暗所時）とレーザー照射時（多くの場合，明所時）の瞳孔中心の変化を補正すること．収差の測定軸とレーザー照射時の参照軸は同じ照準線（瞳孔中心と固視点を結ぶ軸）だが，明暗所の関係から瞳孔の大きさ，位置が変化している．

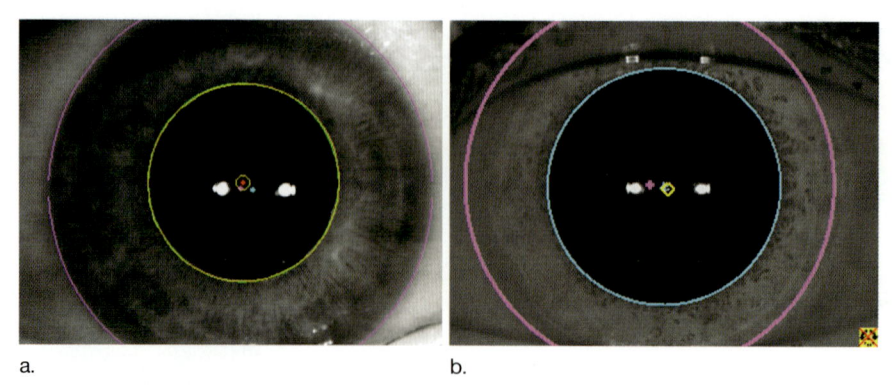

図13 輪部認識
a. 正常認識．ピンクの円が角膜輪部．緑の円が，瞳孔縁を機械が認識したところ．
b. 誤認識．ピンク色の角膜輪部を認識するはずの円が，虹彩紋理に沿って描かれている．

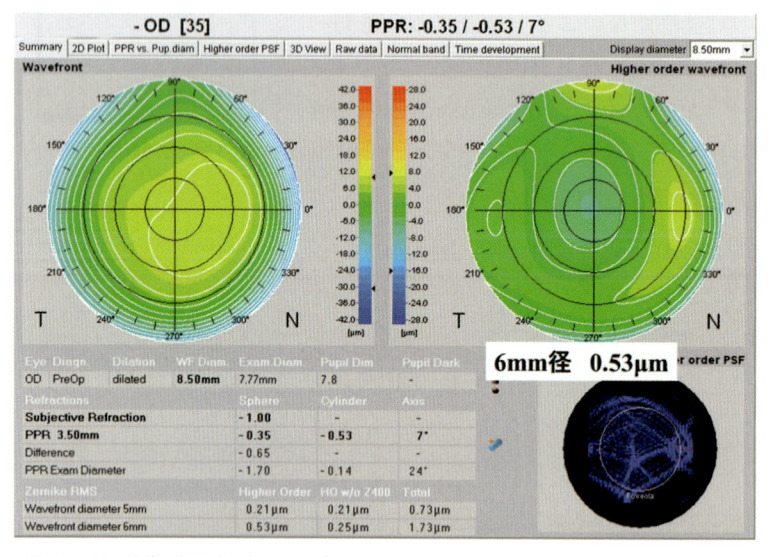

図14 再手術時の収差マップ
一度LASIKをしたのちに，再度波面収差ガイドでLASIKした症例の術前高次収差マップ．径6mmでの収差は増加しており，PSF (point spread function) マップも大きくなっている．

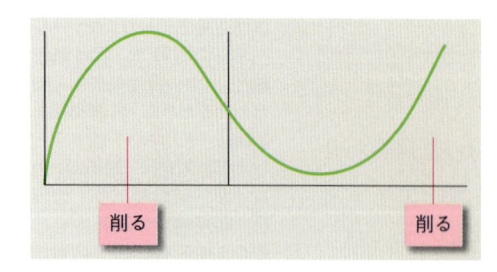

図15 高次収差の切除が低次収差（球面度数，円柱度数）に与える影響
角膜はつけ加えることができず，削るだけなので，高次収差の矯正で球面度数にも影響がでる．

2. 屈折矯正での使いかた　207

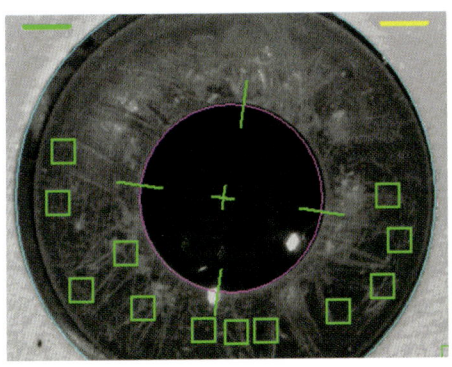

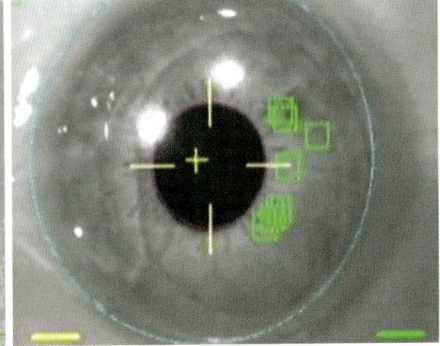

a.　　　　　　　　　　　　　　　　b.

図16　輪部認識
a. 虹彩認識．角膜輪部を認識することで，レーザー照射中心を測定中心に合わせる．その後，虹彩紋理を認識することで眼球回旋を補正する．空色の線が角膜輪部を認識している．
b. 誤認識．空色の円が角膜輪部を認識しているが，一部は虹彩紋理を輪部として誤認識している．

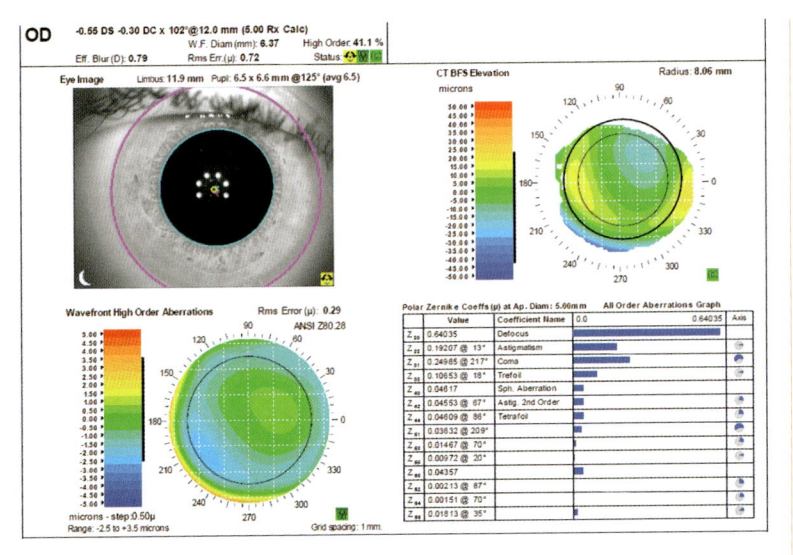

図17　術後高次収差評価
波面収差ガイドLASIK術後，径5mmの収差が表示してある．左下の高次収差マップと右上の角膜エレベーションマップが相似していることがわかる．

術後の評価方法

　今回紹介した波面収差測定機器は手術専用ではなく，術後の収差評価や白内障の収差評価なども可能である．術後にも高次収差を測定することで，術前に比較して収差がどの程度変化したかを認識することができる．波面収差ガイドLASICで行えば，瞳孔径4mmの範囲では高次収差は増加していないことが多い．角膜形状のエレベーションマップ表示は高次収差表示と考えかたは似ており，両者のマップが同じようであれば角膜後面や水晶体による高次収差にあま

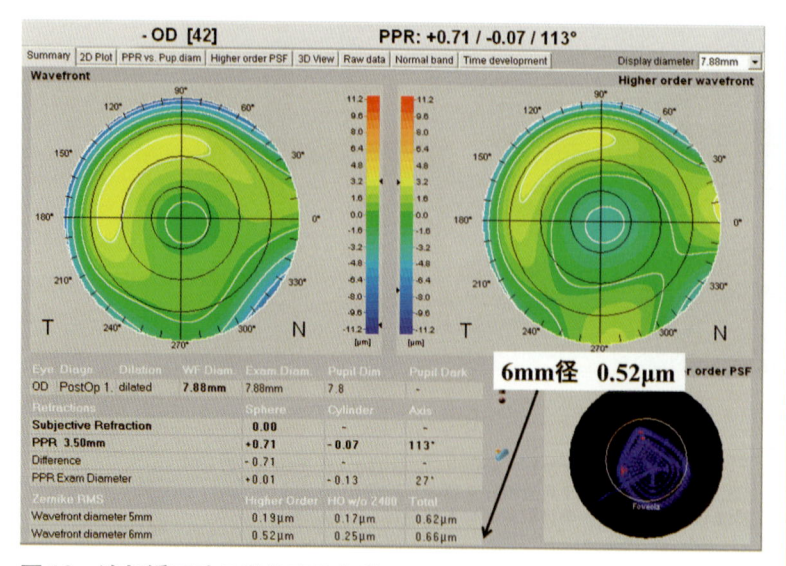

図18 追加矯正時の術後高次収差
図14の症例の術後，径6mmの高次収差はわずかながら減少している．

り影響を受けていないことがわかる（図17）．

追加矯正時に波面収差ガイドLASICで行えば，瞳孔径6mmでも高次収差が軽減することもある（図18）．その一方，偏心照射やepithelial ingrowth*2，角膜拡張症（keratectasia）などの場合には，著しく高次収差が増大するので早期発見に有効である．

まとめ

通常のLASICが眼鏡合わせだとすると，波面収差ガイドLASICは収差矯正であり，波面収差が正しく測定されていることが何よりも重要になる．波面収差や前眼部写真認識の質が治療に使用できる範囲にあるものかどうか，適切に判断できる必要がある．

（稗田　牧）

*2 **epithelial ingrowth**
上皮イングロース．角膜上皮細胞がLASIKフラップの層間に迷入し増殖したもの．フラップの端から伸びている"連続型"と，孤立している"孤発型"に分類される．"孤発型"は，上皮細胞の供給がないので自然経過で消退する．フラップの端から伸びている"連続型"の場合，角膜輪部と連続しているので進行することがあり，視機能に影響を与える場合にはフラップをあけて除去する必要がある．

ICL適応決定，レンズ選択のための画像診断

ICLについて

　近年の屈折矯正手術の主流はエキシマレーザーによる角膜屈折矯正手術であり，そのなかでも角膜への侵襲がより少なく，視力の回復の早いlaser *in situ* keratomileusis（LASIK）が優れた方法として多く行われている．

　しかし，最近これらレーザーによる角膜屈折矯正手術についての問題点や限界が指摘されるようになってきた．角膜の中心すなわち光学領域を直接切除し矯正するため，術後の視機能，特に夜間における視機能の低下や戻りによる矯正精度の問題，切除により角膜強度が減弱し医原性の円錐角膜であるkeratectasia（角膜拡張症）という合併症をきたす可能性など，切除量や矯正量の限界が示されている．現在のところ術前の角膜厚にもよるが，おおよそ-8Dくらいが LASIK の限界ではないかといわれている．

　そのため，高度近視や乱視，角膜形状に異常を認める症例に対しては角膜での矯正ではなく，水晶体を残したまま眼内レンズを挿入

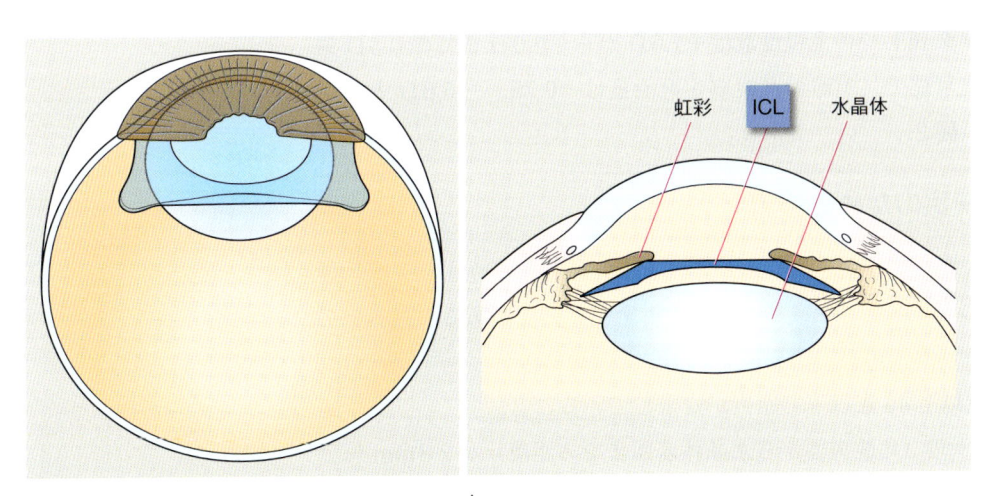

図1　ICL（implantable collamer lens）
後房型の有水晶体眼内レンズで，虹彩の裏面，水晶体の前面の位置で，毛様溝に固定される．コラーゲンとHEMAの共重合体であるcollamerと呼ばれる生体適合性に優れた素材でできている．
HEMA：hydroxyethylmethacrylate

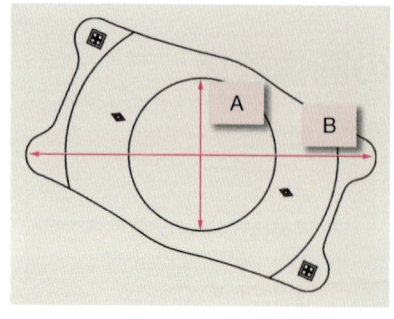

球面（Sph）	円柱（Cyl）	光学部径 A	全長 B
−3.0〜−12.0 D	+1.0〜+6.0 D	5.50 mm	11.5, 12.0, 12.5, 13.0 mm
−12.5〜−13.5 D	+1.0〜+6.0 D	5.25 mm	
−14.0〜−16.5 D	+1.0〜+6.0 D	5.00 mm	
−17.0〜−23.0 D	+1.0〜+6.0 D	4.65 mm	

図2 トーリック ICL の度数および全長
全長は 0.5 mm 刻みで 11.5 mm から 13.0 mm まで 4 種類ある．光学径はレンズの球面度数によって異なり，4.65〜5.50 mm である．球面度数は −2.0 D から −19.0 D まで（ICL は −3.0 から −23.0 D まで）の 0.5 D 刻みで，円柱度数は −0.75〜−5.0 D までとなっている．

する有水晶体眼内レンズ（phakic IOL）が注目されてきた．その中で後房型のレンズである ICL（implantable collamer lens：STAAR surgical，図1）が 2010 年 2 月にわが国でも認可されたことから，それを導入する施設が増えてきた．

さて，ICL はコラーゲンと hydroxyethylmethacrylate（HEMA）の共重合体である collamer と呼ばれる，生体適合性に優れた素材でできており，虹彩など眼内組織への刺激がほとんどないことが特長である．毛様溝に固定され，サイズは 0.5 mm 刻みで 11.5 mm から 13.0 mm まで 4 種類ある．光学径はレンズの球面度数によって異なり 4.65〜5.50 mm である．また，レンズ球面度数は −3.0 D から −23.0 D までの 0.5 D 刻みで注文可能で，実際の近視矯正可能量は −1.75〜−19.0 D と広い範囲をカバーしている．乱視矯正が可能なトーリック ICL での乱視度数は +1.0 D から +6.0 D までの 0.5 D 刻みで注文可能で，実際の乱視矯正可能量は −0.75〜−5.0 D となっている（図2）．

適応決定のための検査

健康な眼に対する手術であることを十分留意したうえで，屈折矯正手術のガイドラインに基づいて手術を行う必要がある．名古屋アイクリニックでの適応の原則を以下にまとめる．

1. 18 歳以上 45 歳以下で屈折が安定していること．
2. 前房深度（角膜裏面から水晶体前面までの距離）が 2.8 mm 以上あること．
3. 散瞳薬にて 8 mm 以上散瞳すること．
4. 白内障，その他の眼疾患がないこと．

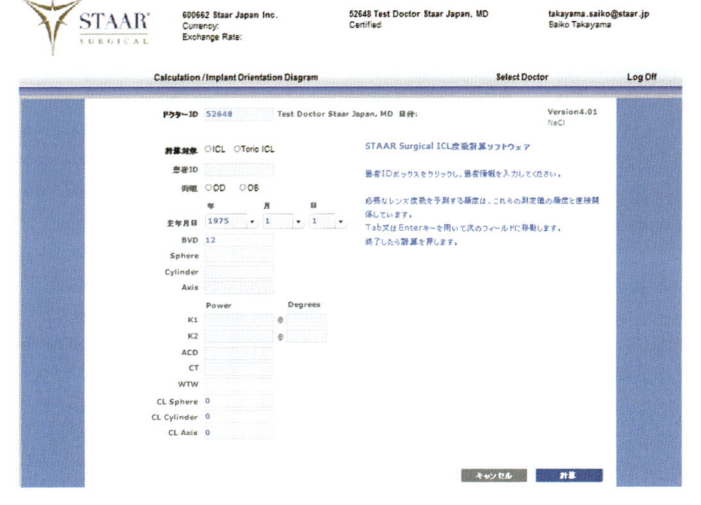

図3　オンラインICL度数計算ソフトウェア
施設認定取得後，IDがセットアップされる．求められるパラメータを入力することにより自動的に最適なICLのレンズ度数，サイズが計算される．

5．角膜内皮細胞密度が2,000 cells/mm² 以上あること．

　特に前房深度は浅くなると手術による角膜内皮や水晶体への影響が懸念されるので，その安全性から最も重要な項目と考える．

　前房深度の測定は多くの検査機器で行うことができるが，STAAR surgicalのオンラインICL度数計算ソフトウェア（図3）は，ORBSCAN® IIz（Bausch & Lomb）を用いた値で開発されており，その使用が推奨されている（図4）．しかし，超音波AL-2000（トーメーコーポレーション），Pentacam®（OCULUS）で測定した前房深度もほぼ同じ値が得られると報告[1]されており，いずれの値を用いても問題ないと考えられる．

文献はp.397参照．

レンズ選択のための検査

　ICLは前述のように，適切なレンズの度数とサイズを選択する必要がある．これは，施設認定後にSTAAR surgicalから提供されるICL度数計算ソフトウェアにて決定されるが，以下にその入力のために必要な検査について述べる．

レンズ選択のための検査（1）レンズ度数決定

屈折値（屈折検査）：名古屋アイクリニックでは，他覚的屈折検査にはオートレフラクトメータおよび収差測定器を用い，これらの検査結果をもとに自覚的屈折検査を行っている．このとき，調節の介入を極力避けるように心掛け，近視の過矯正，遠視の低矯正に注意す

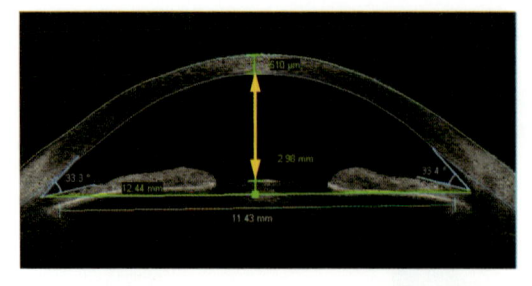

図4 前房深度（角膜内皮から水晶体前面までの距離）
ICLの適応は2.8mm以上あることである．2.8mm未満の場合，眼内での操作スペースが少ないため，水晶体接触および内皮接触のリスクが高くなることが懸念される．この図は前眼部OCTでの測定であるが，ORBSCAN® IIzの値が推奨されている．

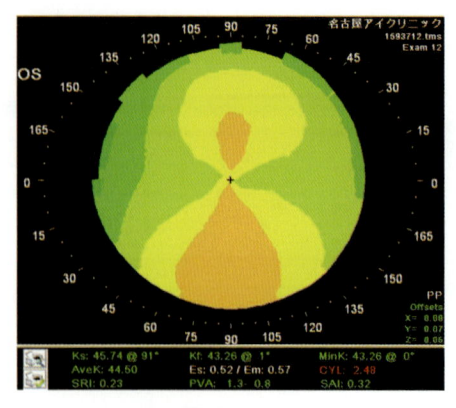

図5 乱視度数の決めかた
トーリックICLを挿入する場合，レフラクトメータやケラトメータだけではなく，必ず角膜形状解析装置にて非対称性など不正乱視の有無も確認し，その結果に基づき自覚的屈折検査にて最終的に乱視度を求める．

る．本手術の対象は30歳前後の成人が多いことから，通常直乱視の症例が多く，トーリックICLを挿入する場合，乱視の過矯正による術後倒乱視は極力避けたい．そのため，角膜形状解析装置にて非対称性など不正乱視の有無も確認し，その結果に基づき自覚的屈折検査にて最終的に乱視度を求めるようにしている（図5）．さらに，角膜耳側切開に伴う惹起乱視（直乱視化）を考慮し，それを加味して，求めるレンズの乱視度数を決定している．

角膜屈折力（角膜曲率半径計測）：オートケラトメータで測定した弱主経線と強主経線の屈折力を用いる．"Calculation Form"ではレンズの乱視度数を決める際に，自覚的屈折検査の乱視度数に角膜乱視を考慮した度数が選択される．

中心角膜厚：中心角膜厚は，16μmにつき0.01D程度ではあるが術後屈折度数への影響がある．名古屋アイクリニックではスペキュラーマイクロスコープSP-2000P（トプコン）で測定した中心角膜厚の値を用いているが，ORBSCAN® IIzでの値を用いてもよい．

レンズ選択のための検査 (2) レンズサイズ決定

ICL手術が成功するか否かは，レンズのサイズ，つまり術後のレンズと水晶体との距離（vault）にかかっているといっても過言ではない．最適のvaultは角膜の中心厚（0.5mm）くらいで，その前後±0.25mmがよいといわれている（図6, 7）．high vaultとは角膜厚の1.5倍以上ある状態を指し，挿入したレンズが毛様溝間距離（sulcus to sulcus；STS）に比し大きい場合に起こる．これによりICLが

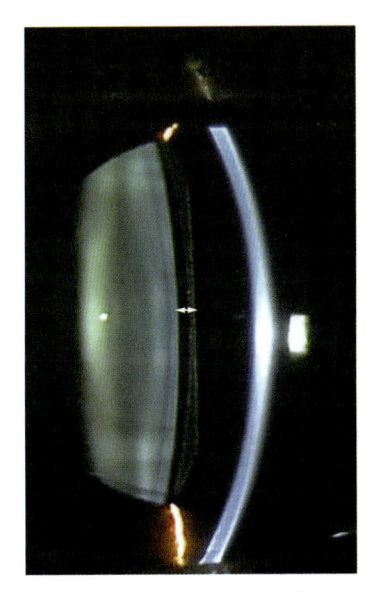

図6 vault (ICL と水晶体との距離〈矢印〉)
最適な vault は角膜の中心厚 (0.5 mm) くらいで,その前後±0.25 mm がよいといわれている.最適なレンズ "度数" と "サイズ" 選択のためには,正確な検査が重要である.

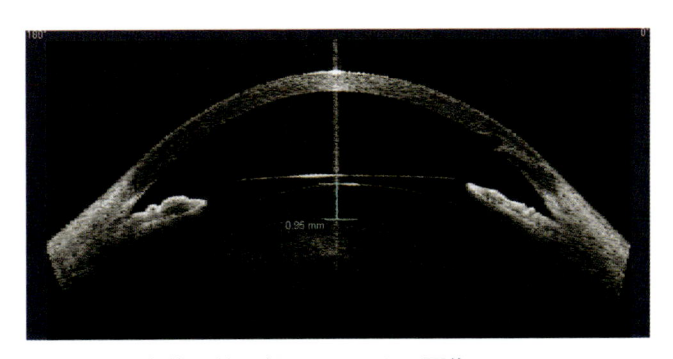

図7 ICL 術後の前眼部 OCT による画像
ICL が鮮明に描出され,水晶体との距離 (vault) を正確に計測することが可能である.

虹彩を押し上げ,隅角が狭くなり急性閉塞隅角緑内障の危険が生じる[2,3].また,縮瞳が困難になるなどの弊害が出てくることがある.low vault は角膜厚の 0.5 倍未満の状態を指し,挿入したレンズが毛様溝間距離に比し小さいときに起こる.この場合,水晶体への物理的な刺激や房水循環が不全となり,代謝障害などの影響により水晶体の混濁をきたすことがある[4-8].また,トーリック ICL を用いた場合には,レンズサイズが小さいと,眼内挿入後レンズが回転し,乱視矯正効果が低下する可能性がある[2].さらに,レンズサイズが一段階 (0.5 mm) 違うと,予想レンズ固定位置のずれによる屈折誤差が生じる可能性がある[4].以下に,レンズサイズの決定のためのパラメータを示す.

1. **前房深度**:前述.
2. **水平角膜径 (WTW; white-to-white)**:STAAR surgical からは ORBSCAN® IIz で得られるデータを使用することが推奨されている.ただし,翼状片や色素沈着などにより,その値が誤って測定されている場合もあるので,必ず,細隙灯顕微鏡下でのキャリパーによる測定を行い,再確認をしている.IOLMaster® (Carl Zeiss Meditec) に関しては,WTW は通常 ORBSCAN® IIz より大きく測定さ

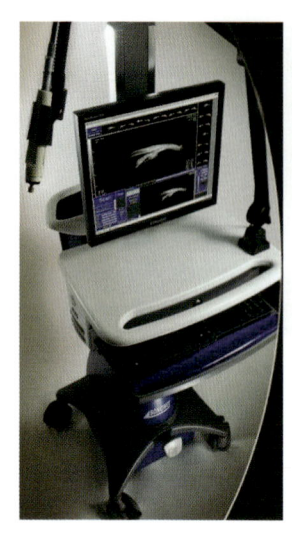

図8 VuMAX™ II
(Sonomed)

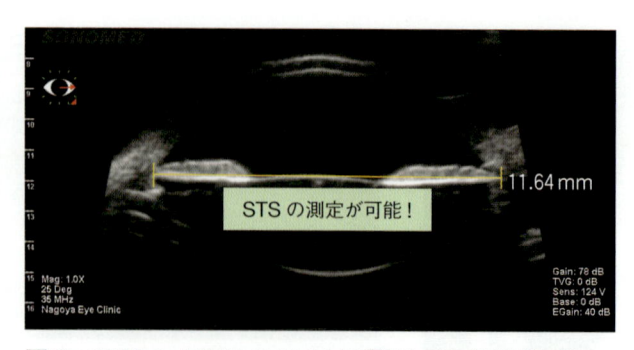

図9 35MHz UBM の VuMAX™ II での前眼部画像
角膜，前房，水晶体，隅角，毛様体など前眼部全体が一画面でとらえることが可能である．これにより，毛様溝間の距離（sulcus to sulcus；STS）の測定を正確に行うことができる．

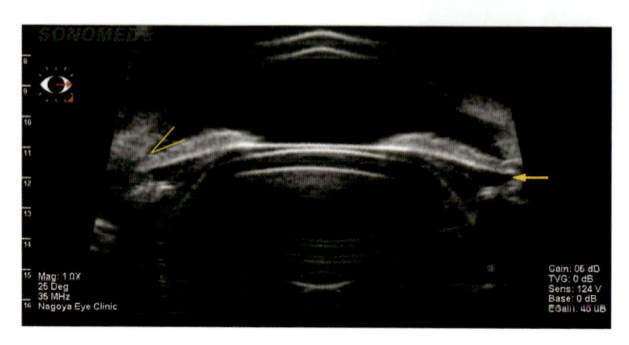

図10 ICL 術後の UBM での画像
術後の ICL の固定位置を確認するのにも有効である．毛様溝にしっかり収まっているかが確認できるとともに，隅角についても有用な情報が得られる．

れるため，その値をそのまま用いることはできない．

さて，本来は，レンズが固定される毛様溝の距離 STS（sulcus to sulcus）を測定し，レンズサイズを決めることが望ましいのではあるが，過去には STS を測定する機器がなかったため，WTW より STS を推測しサイズを決定している．しかし，STS と WTW との間には相関がないとの報告もあり[3,9-12]，WTW によるサイズ決定の信頼度が低下してきているのも否めない．さらに"Calculation Form"に入力する WTW や ACD（anterior chamber depth；前房深度）の数値が 0.1mm 違うだけでワンサイズ異なったレンズが選択されることもあり，その決定に悩むことも多い．このことから，術中に適切な vault が得られないことも考え，サイズの違うバックアップレンズをあわせて用意することもある．近年，以下に述べる広角測定可能な超音波生体顕微鏡（ultrasound biomicroscopy；UBM）が登場し，従来測定できなかった STS を直接測定できるようになったことで，より正確な ICL のサイズ決定が可能となってきた[13]．

3. UBM：UBM は，OCT などの光学式測定器ではとらえることのできない，虹彩より後方の情報を得ることができる．VuMAX™ II（Sonomed）は，従来の UBM と異なり，35 MHz のプローブを用いることにより，角膜，前房，水晶体，隅角，毛様体など，前眼部全体が一画面でとらえられる（**図 8, 9**）．また，角膜厚，水晶体の曲率半径や前房深度，毛様溝間の距離などの測定を正確に行うことができる．さらに，それらの変化を動的にとらえることができるため，水晶体曲率半径の変化や毛様筋の形態的変化なども評価が可能である．また，隅角解析ソフトも搭載され，緑内障治療にも有用な情報を得ることができる．

筆者は，ICL のサイズ決定に際し，この VuMAX™ II を使用することにより安全な手術を心掛けている．Kojima は過去に施行した ICL 患者のデータを用いて，術後の vault を 0.5 mm に形成するための回帰式 K 式を開発し，この方法を用いると従来の方法よりも最適な vault になる割合が優れていることを報告した[13]．また，広角測定可能な UBM は術後の ICL の固定位置を確認するのにも有効である．なぜなら，ICL は周辺部ほどレンズが厚く，その厚みはレンズサイズによって異なるために，UBM を用いることにより，ICL 周辺部と水晶体の距離を個別に評価することが可能だからである（**図 10**）．

まとめ

ICL を代表とする phakic IOL は，LASIK などの角膜屈折矯正手術と異なり可逆的であり，その安全性が高まることにより，今後さらに適応が拡大していくことが予想される．ただし，健康な眼に行う手術であるため，最新の画像診断法を駆使することにより，慎重な適応決定とともに正確なレンズ選択がなされることが望まれる．

（中村友昭）

LRI, フェムトセカンドレーザー AK のための画像診断

LRI, フェムトセカンドレーザー AK とは

角膜輪部減張切開術（limbal relaxing incision；LRI），乱視矯正角膜切開術（astigmatic keratotomy；AK）は，角膜の強主経線位置を切開し，角膜形状を平坦化させ，乱視を軽減する乱視矯正手術である[1]．

LRI は角膜輪部に近い周辺部を 80〜90°弧状に切開する術式で，周辺部角膜減張切開術とも呼ばれる（図1）．LRI の利点は，周辺部を切開するため光学領域への侵襲が少ない，高価な機器を必要としないといった点であるが，矯正精度が高くないという注意点がある．

AK は，LRI に比べ光学領域に近い部位で切開を行う．従来は用手

文献は p.398 参照．

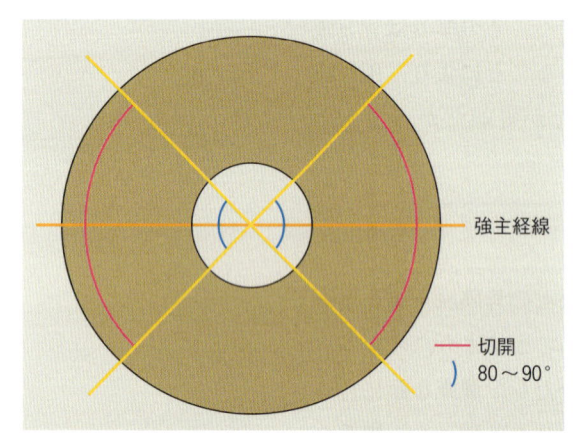

図1 LRI のシェーマ
強主経線を中心に，角膜輪部に 80〜90°の弧状の切開を行う．
LRI：limbal relaxing incision（角膜輪部減張切開術）

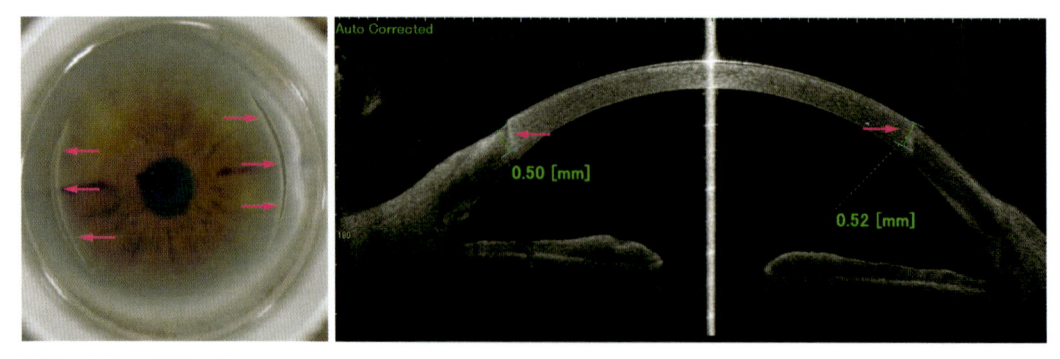

図2 FSL を用いた AK
前眼部 OCT で切開位置，深さを確認できる（赤矢印は切開線）．
FSL：femtosecond laser（フェムトセカンドレーザー），AK：astigmatic keratotomy（乱視矯正角膜切開術）

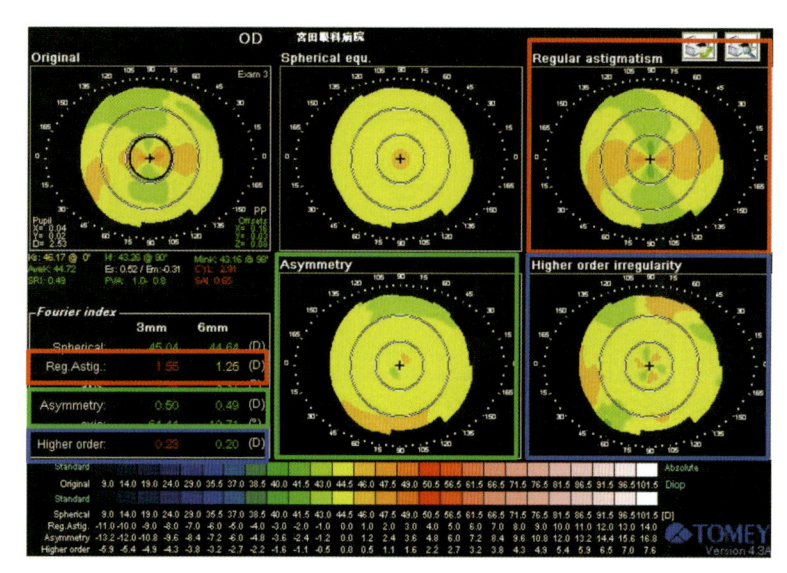

図3 角膜形状解析装置でのフーリエ解析の結果

正乱視成分（赤枠）が強く，非対称成分（緑枠），高次不正乱視成分（青枠）が少ない症例を選択する．

的に切開を行っていたが，近年ではフェムトセカンドレーザー（femtosecond laser；FSL）を用いた AK が行われている．FSL は超極短時間のレーザーを用いて角膜組織の切除を行う技術であり，AK に FSL を用いることで，より矯正精度の高い乱視矯正が行えると報告されている（図2）[2,3]*1．

適応を知る

LRI，AK では，術後に等価球面度数が軽度遠視化する．また，正乱視成分は矯正可能であるが，不正乱視成分は矯正ができない．このため，両術式のよい適応には，等価球面度数が正視から軽度近視で，かつ正乱視成分が強い症例が挙げられる．

症例の選択の際は，前眼部形状解析装置や前眼部光干渉断層装置を用いて，乱視の形状を検討することが望ましい．前眼部形状解析装置のなかには，フーリエ（Fourier）解析を用い乱視成分を詳細に分析するソフトを搭載している機器もあり，症例の選択に有効である（図3）．

乱視軸を決定する

乱視矯正手術では，10°の軸ずれで矯正効果が 30％ 低下するため[4]，術中に乱視軸を正確に決定することは重要である．乱視軸の決定法には，結膜の血管を目印とする方法や，結膜にマーキングする方法などがあるが，われわれは角膜形状解析装置を用いた axis registration を導入している[5]．axis registration は，術前に細隙灯顕微鏡下で角膜から結膜にかけてピオクタニンブルーを用いて基準点

[*1] FSL 使用時の注意点として，サクションリングの装着が可能であるかということが挙げられる．高齢の日本人では瞼裂幅が小さい症例が多く，サクションリングが入らない場合もある．FSL による AK を検討する際には，術前にサクションリングの装着を試みることが必要である．

a.   b.

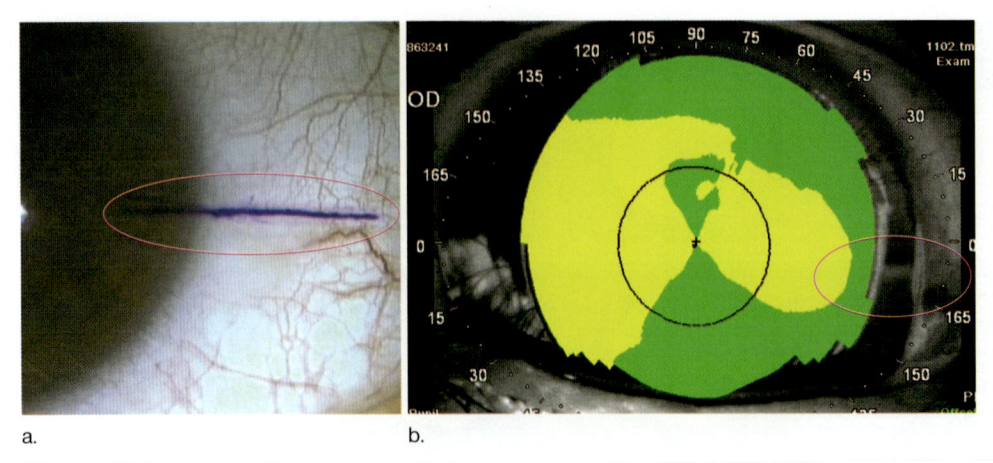

図4　基準点マーキング（⭕ 強主経線マーク）
ピオクタニンブルーで角膜から結膜上にかけてマーキングする（a）．角膜形状解析装置では，結膜上のマーキングが確認できる（b）．

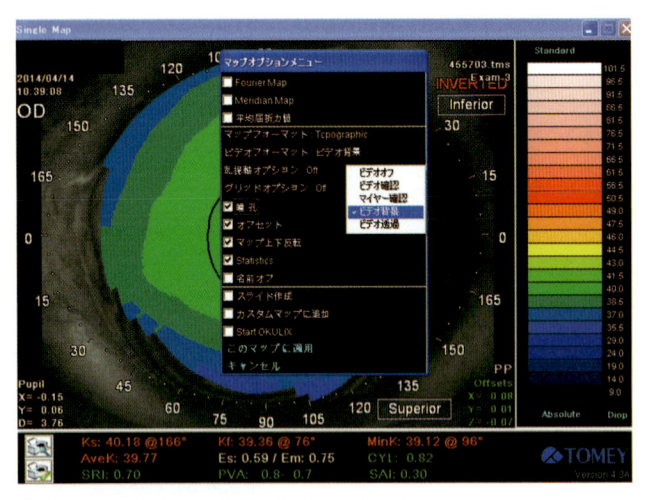

図5　角膜形状解析装置での基準点の確認
角膜形状解析装置で基準点を確認する際は，画面上で右クリックし，マップオプションメニューのビデオフォーマットをクリックし，ビデオ背景を"on"にする．

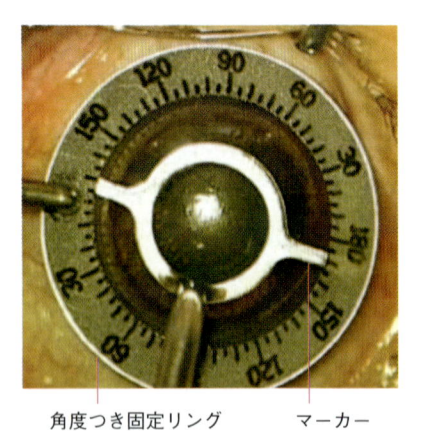

図6　強主経線位置へのマーキング
角膜の基準点（角膜上皮の圧痕）を確認し，角度つき固定リングを乗せ強主経線位置にマーキングする．

をマーキングし，角膜形状解析装置で結膜上の基準点と強主経線の角度を確認する（図4, 5）．これにより，基準点と強主経線位置の角度差が確認できる．術前の洗眼で角膜上の色素は薄くなるが，角膜上皮に圧痕が残るため，手術時にも基準点は確認できる．術中は，角膜の基準点（角膜上の圧痕）に角度つき固定リングを合わせ，角膜形状解析装置で確認した強主経線の位置にマーキングする（図6）．この方法を用いることで，強主経線位置に正確なマーキングをすることが可能となり，軸ずれを最小限に抑えることが可能である．

〔子島良平〕

3. 前眼部疾患での使いかた

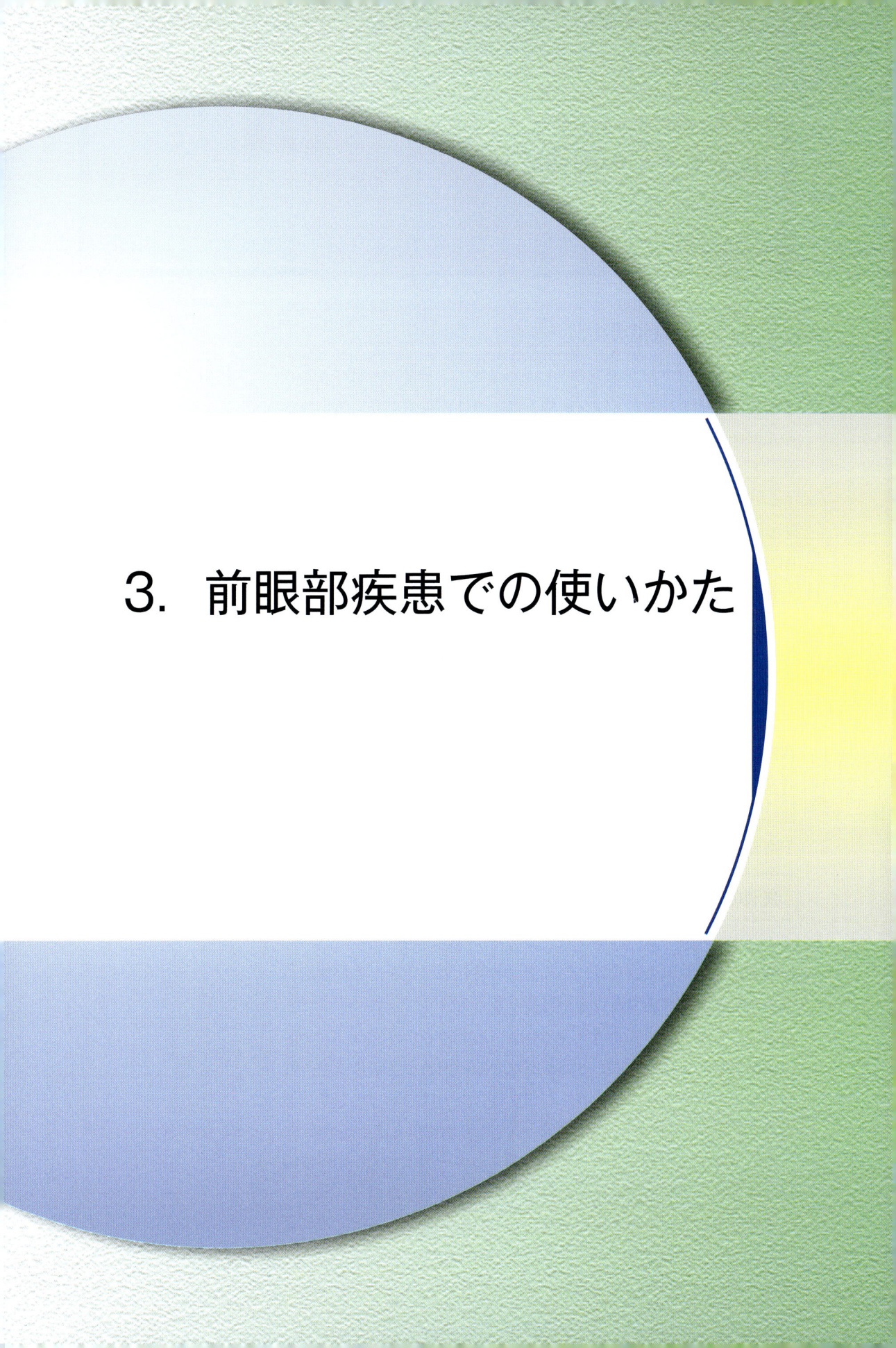

ドライアイの画像診断

ドライアイ診断の現状

　2006年ドライアイ診断基準[1]に基づくと，ドライアイは"さまざまな要因による涙液および角結膜上皮の慢性疾患であり，眼不快感や視機能異常を伴う"と定義される．診断基準に用いられる検査法は"どこの施設においても，だれもが日常的に行うことができる"という観点から，涙液異常の検出として Schirmer 試験およびフルオレセイン染色による涙液層破壊時間（tear film breakup time；BUT）の測定，角結膜上皮障害の検出としてフルオレセイン染色が"ゴールドスタンダード"として推奨され，実際に日常臨床においても最も広く使われている．

　近年の検査機器や診断法の進歩により，ドライアイにおける画像診断装置は市販されているものからカスタムメイドのものまで，非常に多数のものが知られている．本項においては，まずドライアイ診断においてプラス α となる，あるいは研究目的として使用するのに適していると考えられる市販の画像診断装置の使いかたについて述べる．そして，トピックとして，市販されていないカスタムメイドあるいは新しい画像診断方法を紹介する[*1]．

涙液の観察

　これまで涙液の動的評価は難しかったが，検査機器の進歩により，涙液動態の変化およびそれに伴う光学的特性の変化を，非侵襲的にリアルタイムに評価することが可能となった．

前眼部光干渉断層計(anterior segment optical coherence tomography；AS-OCT)：OCT という眼球の断層的撮影方法により，前眼部疾患の診断と治療が大きく変貌を遂げたのは周知のとおりである．ここでは，ドライアイにおける AS-OCT の使用方法を述べる[*2]．

　AS-OCT により眼表面の断層像が得られるだけでなく，非侵襲的に涙液メニスカスや涙液層を観察できるようになったのは，ドライアイの分野において大変画期的なことである．というのは，これま

文献は p.398 参照．

[*1] 個々の装置に関する詳細については，本巻の"1. 前眼部測定装置の原理と結果の読みかた"を参照されたい．

[*2] 測定原理などは p.108, p.112, p.116 を参照されたい．

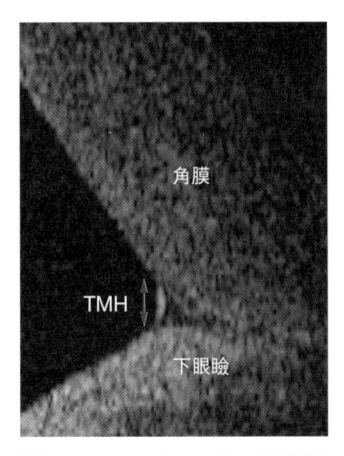

図1 AS-OCTによる下方涙液メニスカスの測定
swept-source OCTであるSS-1000 CASIA（トーメーコーポレーション）を用いて測定した．
TMH：tear meniscus height

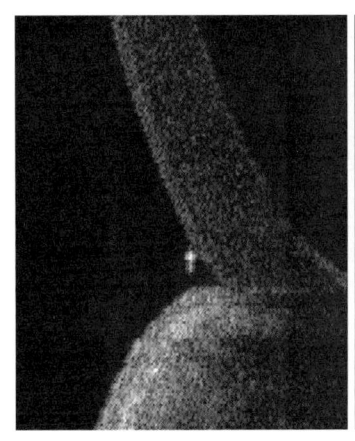

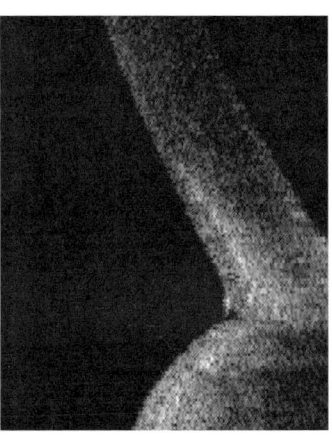

a．気流曝露前　　b．気流曝露後

図2　BUT短縮型ドライアイにおける下方涙液メニスカスの観察
風速1.5m/sの気流5分間曝露前後で下方涙液メニスカスを観察した．
(Koh S, et al：Effect of airflow exposure on the tear meniscus. J Ophthalmol 2012；2012：983182.)

で涙液貯留量の評価は，侵襲的であり再現性に問題があるSchirmer試験に頼らざるを得なかったからである．

　通常のAS-OCT測定で下方涙液メニスカスは観察できるが，開瞼が不十分な場合，上方の涙液メニスカスは観察が難しいため，一般的には下方涙液メニスカスの測定および評価が行われる（図1）．各社OCTにはキャリパーツールが備わっており，それを用いれば涙液メニスカスの高さ，面積を定量化することができる．画像の質の面では，time-domain OCTより，spectral-domain OCTやswept-source OCTのほうが優れており，計測もしやすいと思われる．ただし，ドライアイ眼は健常眼よりも涙液メニスカスが一般的に小さく，かなり小さい例では計測困難なときもある．また，筆者らが気流曝露による涙液メニスカスへの影響を調べたところ，健常眼では涙液メニスカスは増加したが，BUT短縮型ドライアイでは涙液メニスカスは減少した（図2）[2]．そのため，計測の際は環境にも注意する必要がある．

　また，カスタムメイドのAS-OCTを用いた研究によれば，涙液層の厚みを計測することは可能であるが，現状においては解像度の限界により，涙液層そのものは市販AS-OCTで観察することは非常に難しい．点眼直後に角膜厚が増加していることはAS-OCTで確認できるが，画像としてとらえるのは難しい．今後，解像度の改善により涙液層の厚みの測定が市販AS-OCTで可能になれば，ドライアイの診断および治療はまた大きく進化するであろう．

最近，市販の swept-source OCT を用いて，涙液クリアランスを測定する方法や，PMMA（polymethylmethacrylate）粒子を用いて，瞬目時に生じる涙液メニスカス上の涙液クリアランスの流れ（Krehbiel flow）を評価する方法などが報告されており，AS-OCT はドライアイ・涙液分野においてさらなる活用が期待される．

涙液油層干渉観察装置：光の干渉現象を応用した，非侵襲的に涙液油層を観察する装置である．瞬目後の涙液油層の伸展挙動を動的に観察できる[*3]．新しいドライアイ治療薬が登場して以来，眼表面の層別治療（tear film oriented therapy；TFOT）という概念が提唱されている．涙液を層別に治療するためには，眼表面の層別診断（Tear Film Oriented Diagnosis；TFOD）が必要不可欠であり，涙液油層の観察は油層の評価のうえで重要である．市販装置としては DR-1™（興和）があるが，現在は市販されておらず入手困難である．Keratograph 5M（OCULUS）の Tear scan モードの中に，涙液油層を動的に観察できるモードがある．DR-1 のようなグレーディングはないが，涙液油層干渉を観察，録画することができる．

[*3] 測定原理などは，"涙液の画像診断"（p.2）を参照されたい．

サーモグラフィー：眼表面上の温度を非侵襲的に測定する検査である[*4]．1秒ごとに 10 秒間連続撮影することが可能であり，眼表面における経時的な温度変化を調べることにより，涙液動態の変化に伴う眼表面温度を評価することができる．連続開瞼した場合，ドライアイでは健常眼に比べて角膜や結膜の表面温度が低下することが知られている．

[*4] 測定原理などは，"前眼部サーモグラフィー"（p.14）を参照されたい．

視機能・光学的特性の変化

近年，眼科臨床において視覚の質の評価の重要性が広く認識され，特に屈折矯正手術や白内障手術において手術アウトカムの評価として従来の視力検査だけでなく，より正確に視覚の質を評価することが求められるようになってきた．これは，これまで涙液・眼表面に焦点を置いていたドライアイ領域において，光学の観点からドライアイの病態と視機能を関連づける研究が進むきっかけとなった．

角膜トポグラフィー：涙液層の乱れによって，同心円状のマイヤーリングが歪む現象を定量評価することにより涙液安定性の評価を行う検査である[*5]．市販装置としては，Tear Stability Analysis System（TSAS，トーメーコーポレーション）が知られている．連続開瞼下で 1 秒ごとに 10 秒間連続測定を行い，マイヤーリング像の不整度を定量化して Ring Break-up Time や Ring Break-up Map などのパラ

[*5] 詳細は，"角膜形状解析で涙液の状態がわかりますか"（p.11）を参照されたい．

	スポットパターン	高次収差マップ
瞬目直後		
涙液層破壊後		

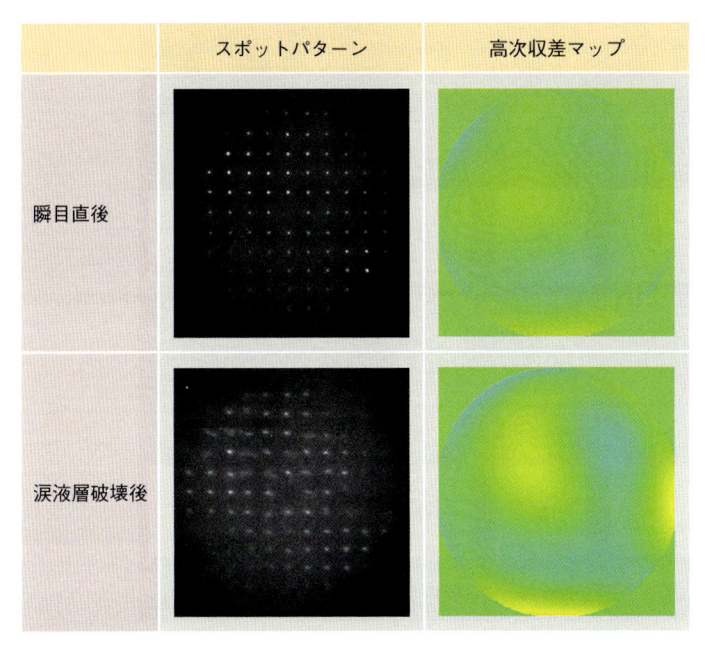

図3 涙液層破壊前後のスポットパターンと高次収差カラーマップ
涙液層破壊後には，スポットパターンに乱れおよび高次収差マップにも変化が生じている．
(Koh S, et al：Effect of tear film break-up on higher-order aberrations measured with wavefront sensor. Am J Ophthalmol 2002；134：115-117.)

メータにより瞬目後の涙液安定性を評価する．

波面センサー：従来の視力検査では検出できない不正乱視を高次収差として測定することが可能であり，涙液層破壊など涙液の微細な変化に基づく高次収差を定量評価することができる（**図3**）[3]．連続撮影モードを備えた波面センサー（KR-1W，トプコン）を用いれば，1秒ごとに10秒間高次収差を測定することができ，瞬目後の見えかたの変化をとらえることが可能である[4]．高次収差の値がプロットされたグラフに加えて，波面センサーの測定結果をもとにつくられたLandolt環が，シミュレーションの網膜像として高次収差のカラーマップとともに表示されるので，患者に視覚的に説明することができ便利である（**図4**）．波面センサー測定における注意点としては，瞳孔径によらずに行うことができる角膜トポグラフィーとは異なり，解析のためには瞳孔径が少なくとも4mm（KR-1Wの場合）が必要である．白内障術前検査などでは散瞳して行われることが多いが，涙液・ドライアイの視機能を考えるときには，散瞳薬の影響が懸念されるため，おおむね無散瞳で行われることが多い．

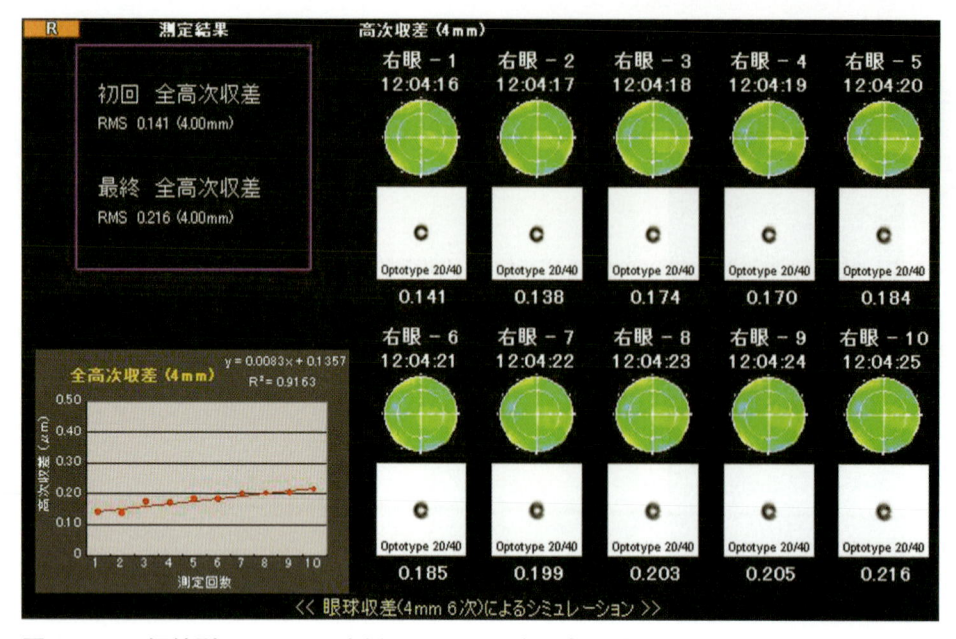

図4 BUT 短縮型ドライアイ症例で KR-1W（トプコン）のドライアイモードを用いて測定

瞬目後10秒間の高次収差カラーマップと網膜像シミュレーションおよび高次収差をプロットしたグラフが示され，高次収差が経時的に増加しているのがわかる．

角結膜上皮の観察

生体染色およびその画像撮影：ドライアイ診断基準によれば，ドライアイ診断における生体染色においてはフルオレセイン，ローズベンガル，リサミングリーンの三つのいずれかを用いることになっているが，実際の臨床において最も用いられているのはフルオレセイン染色である（図5）．上皮障害のみならず，BUT，涙液メニスカス，眼瞼縁の状態，眼瞼結膜の上皮障害など，いろいろな情報を与えてくれる．ドライアイでは角膜上皮障害より結膜上皮障害が先行するため，結膜上皮障害を早期に診断することは重要であるが，軽度～中等度の結膜上皮障害を通常のフルオレセイン染色で観察すると，蛍光の輝度が弱く観察しにくい．そこで，フルオレセイン染色を用いて結膜上皮障害を検出する際には，ブルーフリーフィルタの使用が推奨される（図6）[5]．特に，軽度～中等度の結膜上皮障害が予想されるドライアイが疑われる場合には威力を発揮する．

生体共焦点顕微鏡：生体組織を観察する装置である[*6]．ドライアイにおける，角膜上皮，結膜上皮，涙腺の観察が知られている．

[*6] 測定原理などは，"生体共焦点顕微鏡"（p.25）を参照されたい．

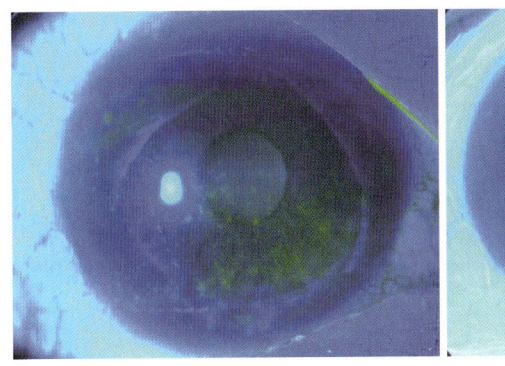

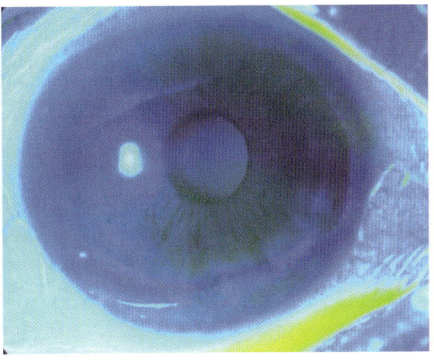

3. 前眼部疾患での使いかた　225

a. 涙点プラグ挿入前　　　　　　　b. 涙点プラグ挿入後

図5　涙点プラグ挿入前後のドライアイ症例のフルオレセイン染色
涙点プラグ挿入により，角膜上皮障害の著明な改善とともに，涙液メニスカスの増大がみられる．

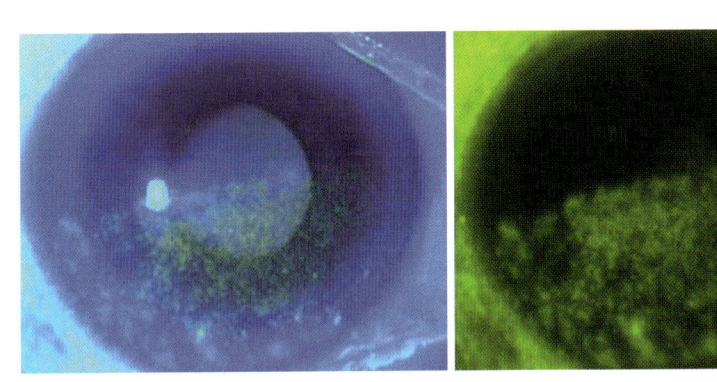

a. 角膜

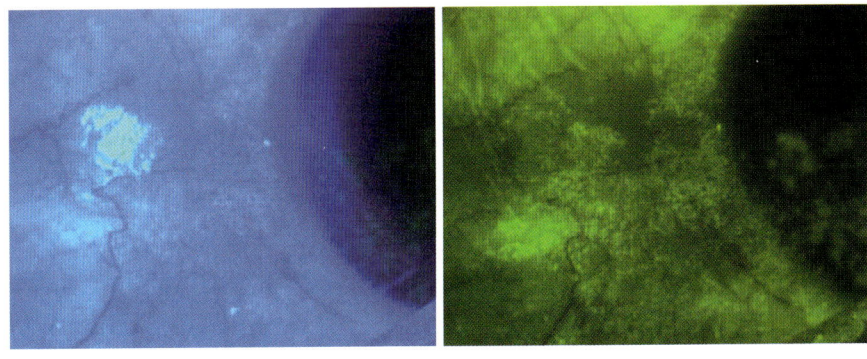

b. 結膜

図6　ブルーフリーフィルタを用いた観察（a, bとも左図：ブルーフリーフィルタなし，
　　　右図：ブルーフリーフィルタあり）
同一眼で，ブルーフリーフィルタあり，なしで，角膜，結膜上皮障害を観察した．
（高　静花：ブルーフリーフィルタを使うと，どうして結膜の上皮障害が見やすいのですか？　専門
医のための眼科診療クオリファイ 19 ドライアイスペシャリストへの道．東京：中山書店：2013.
p.157-160．）

マイボーム腺の観察

マイボグラフィー：マイボーム腺機能不全は，マイボーム腺からの

油層供給低下を生じ，涙液安定性が低下した蒸発亢進型ドライアイの原因となる．眼表面の層別診断（TFOD）および眼表面の層別治療（TFOT）の観点からもマイボーム腺の評価は重要である．細隙灯顕微鏡での眼瞼縁の観察，マイボーム腺分泌脂の性状に加えて，非侵襲的マイボグラフィーによるマイボーム腺の観察が有用である．現在，市販されているものは，トプコン製の細隙灯顕微鏡に備えつけるタイプ，JFC 製のモバイルタイプ，そして前述の Keratograph 5M（OCULUS）はマイボグラフィーモードを装備している．いずれも，非侵襲的にマイボーム腺の観察を簡単に行うことができる[*7]．

[*7] 詳細は，"角膜形状解析で涙液の状態がわかりますか"（p.11）を参照されたい．

市販されていない，カスタムメイドの画像診断方法

メニスコメトリー：涙液貯留量の指標となりうる涙液メニスカスの曲率半径の測定法である．ビデオメニスコメトリーシステムにより，非侵襲的に眼表面の涙液貯留量をリアルタイムに観察できるので，涙液動態の評価が可能である[6]．

波面センサーと前眼部 OCT：波面センサーと前眼部 OCT（optical coherence tomography；光干渉断層計）を組み合わせた同時測定による涙液動態評価である．BUT 短縮型ドライアイでは，瞬目直前の下方涙液メニスカスの大きさが瞬目後の視覚の質の安定性に影響を与えると報告されている[7]．

（高　静花）

涙道疾患の画像診断

検査機器の動向

　従来，涙道領域における画像診断としては涙道造影検査が主に行われてきたが，近年では涙道内視鏡および鼻内視鏡を用いた内視鏡検査が主流となりつつある[1]．いうまでもなく，涙道周囲の情報を得るために CT (computed tomography)，MRI (magnetic resonance imaging)，超音波エコーなどの画像診断を必要に応じて行わなければならない．本項では涙道内視鏡，鼻内視鏡，CT，MRI，超音波エコーなどによる涙道疾患の画像診断について紹介するとともに，最近，眼科領域に広く普及しつつある波面収差測定装置や OCT (optical coherence tomography) の涙道疾患への応用について述べる．

文献は p.398 参照．

涙道内視鏡

　国内では，2000 年にファイバーテックから涙道内視鏡（涙道ファイバースコープ）が発売された．その後，2012 年に涙管チューブ挿入術における涙道内視鏡加算が認められたこともあり，国内では徐々に普及してきている．現在は町田製作所からも涙道内視鏡（LAC-06FY）が発売されている．

　涙道内視鏡を使用すれば，図1 に示すように涙道の閉塞部位を直

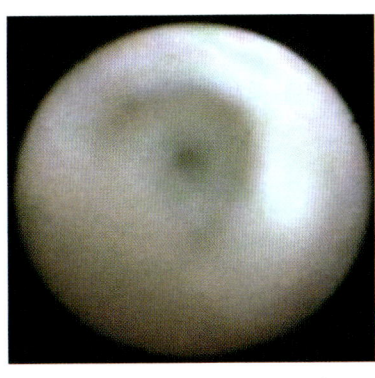

図1 涙道内視鏡で観察した鼻涙管閉塞

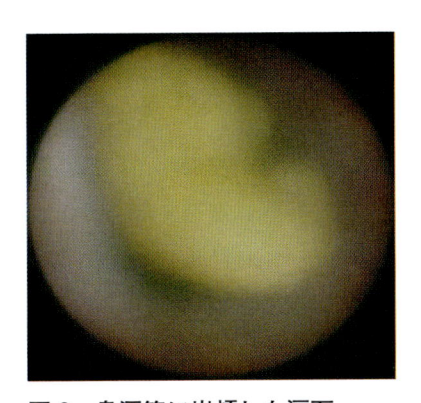

図2 鼻涙管に嵌頓した涙石

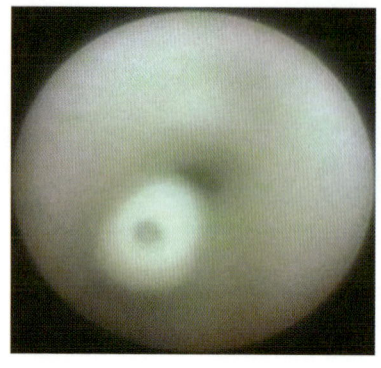

図3　涙小管内に迷入した涙点プラグ

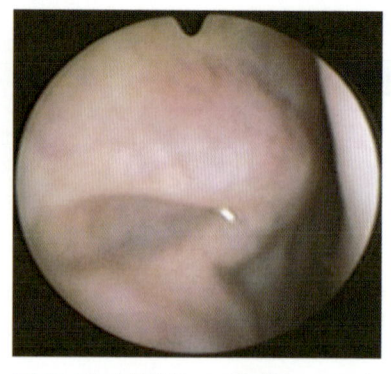

図4　鼻内視鏡にて観察した下鼻道（鼻涙管下部開口）

接観察できる．まれに図2のように涙道粘膜に器質的な癒着はなく，涙石の嵌頓により器質的閉塞が生じている症例も経験する．また，図3のように涙道内に迷入した涙点プラグの捜索も容易に行うことができる．涙道造影のように間接的な所見を読影する必要はなく，X線撮影装置のような大がかりな設備を必要としない．基本的には涙道ブジーと同じテクニックであるので，一定のトレーニングを積めば一般の眼科クリニックでもスクリーニング検査として行うことが十分に可能である．

鼻内視鏡

　涙道内視鏡検査を行う際に鼻内視鏡検査を行えば，鼻涙管下部開口の状態，鼻中隔の弯曲，鼻粘膜ポリープの有無などの所見が得られ，その後の治療方針の決定に大きな助けとなる．
　正常な下鼻道と鼻涙管下部開口を図4に示す．鼻内視鏡検査に習熟することは，涙管チューブ挿入術における鼻内操作，さらには涙囊鼻腔吻合術鼻内法の習得にも有用である．

CTおよびMRI

　まれではあるが，涙道から発生した腫瘍，副鼻腔の炎症もしくは腫瘍を考慮しなければならない症例に遭遇する．また涙囊鼻腔吻合術を行う際には涙囊と鼻腔および副鼻腔の立体的な位置関係を正確に把握しておく必要がある．こういった場合には，CTもしくはMRIが有用である．図5に交通外傷による鼻涙管骨性閉塞の症例のCT像を示す．

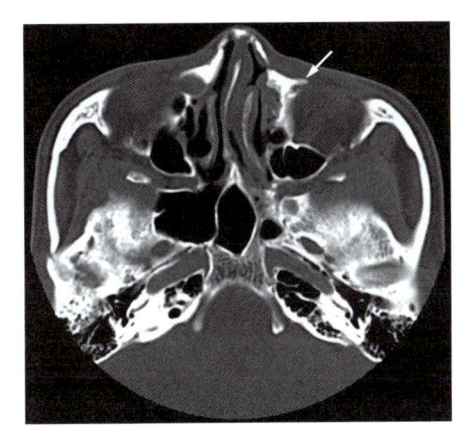

図5 交通外傷後の慢性涙囊炎のCT像
矢印は偏位した上顎骨と閉塞した鼻涙管.

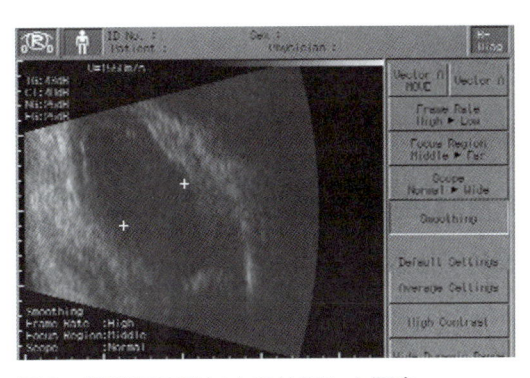

図6 慢性涙囊炎により拡張した涙囊
＋は涙囊粘膜内面を示す.

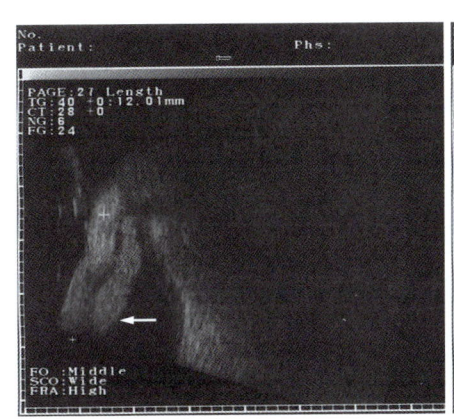

図7 涙囊内の化膿性肉芽腫
矢印は化膿性肉芽腫を示す.

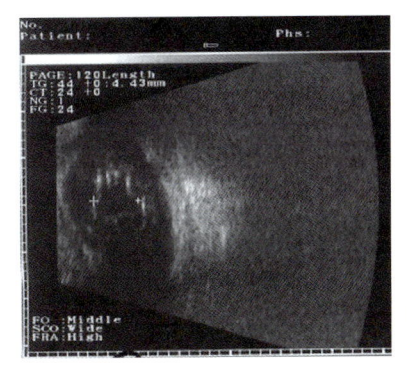

図8 悪性リンパ腫による涙囊腫脹
＋は涙囊粘膜内面を示す.

超音波エコー

　高波長の浅在病変用のプローブを用いれば涙囊を観察することができる．現在は 60 MHz の UBM プローブ UD-8060（トーメーコー

ポレーション）が市販されており，超音波画像診断装置 UD-8000（トーメーコーポレーション）に接続して使用すれば，比較的精度の高い画像を得ることができる．涙道内視鏡検査による涙嚢内腔の所見と涙嚢部の視診，触診による所見が一致しないような場合には簡便かつ侵襲なく施行できるため，有用な選択肢となりうる．図6には，慢性涙嚢炎により拡大した涙嚢の超音波エコー所見を示す．図7では，涙嚢粘膜から発生した化膿性肉芽種をとらえている．図8には，悪性リンパ腫により腫脹した涙嚢を示す．涙嚢は拡大しているが，内腔は狭く，粘膜が著明に肥厚している．

波面収差測定装置

ドライアイや流涙症における涙液層の異常が，眼球光学系に与える影響を波面収差測定装置 KR-1W（トプコン）を用いてとらえようとする試みが行われている[2,3]．瞬目直後から10秒間の眼高次収差の連続測定によると，健常例では図9aに示す"安定型"，BUT短縮型ドライアイでは図9bに示すように右肩上がりに徐々に増加する"のこぎり型"を示すことが多いのに対し，涙道閉塞では図9cのように瞬目直後のピークから徐々に減少する"逆のこぎり型"を示すことが多い．BUT短縮型ドライアイにおける涙液層の破壊，涙道閉塞における過剰な涙液が形成する瞬目直後の不均一な涙液層により眼高次収差が増加すると考えられている．

涙道閉塞に対する涙管チューブ挿入術前後の比較では，術前には"逆のこぎり型"を総涙小管閉塞群の33.0％に，鼻涙管閉塞群の47.6％に認めたが，術後"逆のこぎり型"を示した症例は総涙小管閉塞群の17.0％，鼻涙管閉塞群の18.3％であった．また術後は"安定型"を示す症例が総涙小管閉塞群では13.6％から25.0％に，鼻涙管閉塞群では7.3％から19.5％に増加していた（図10）．涙道閉塞に対する涙管チューブ挿入術などの手術治療の目的は，適正な貯留涙液量を保つことにより均一で安定した涙液層を得ることであるため，これらの手術効果を評価するためには波面収差測定装置による眼高次収差の測定，なかでもパターンで判定できる連続測定は有用な画像診断であるといえる[*1]．

鼻涙管閉塞では涙液中に膿や粘液が含まれており，涙液の質的な改善および感染源の除去という目的で原則として全例が手術適応となる．背景にドライアイの存在する症例では，涙管チューブ挿入術もしくは涙嚢鼻腔吻合術を行った後に顕在化したドライアイに対す

[*1] 詳細は省くが，眼高次収差の連続測定のパターンだけでなく，最大値，平均値などでの比較も可能である．

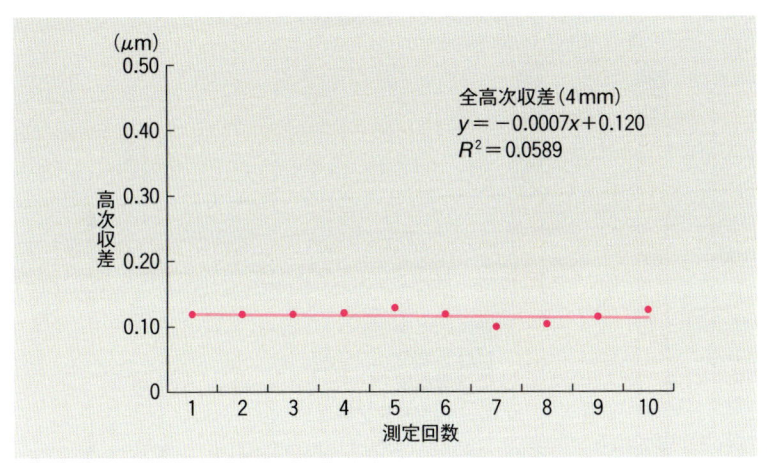

a. 健常例にみられる"安定型"

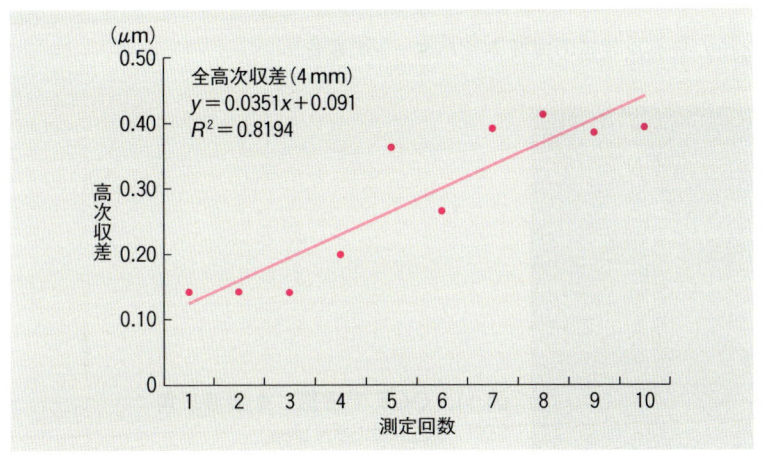

b. BUT短縮型ドライアイにみられる"のこぎり型"

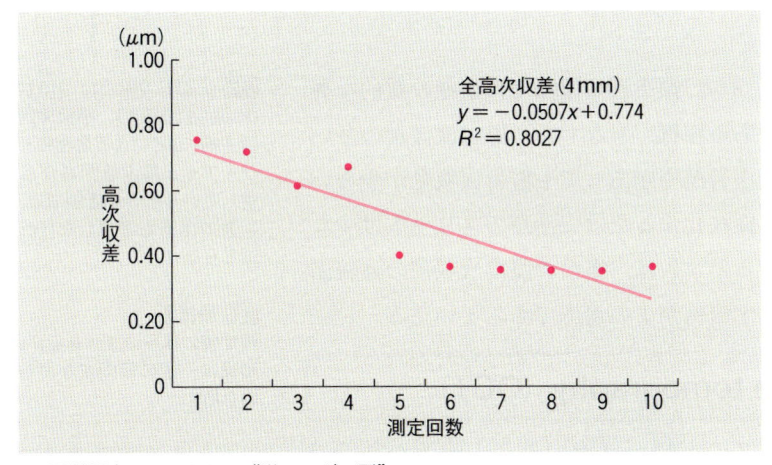

c. 涙道閉塞にみられる"逆のこぎり型"

図9　波面収差測定装置による眼高次収差の10秒間連続測定
BUT：tear film breakup time（涙液層破壊時間）

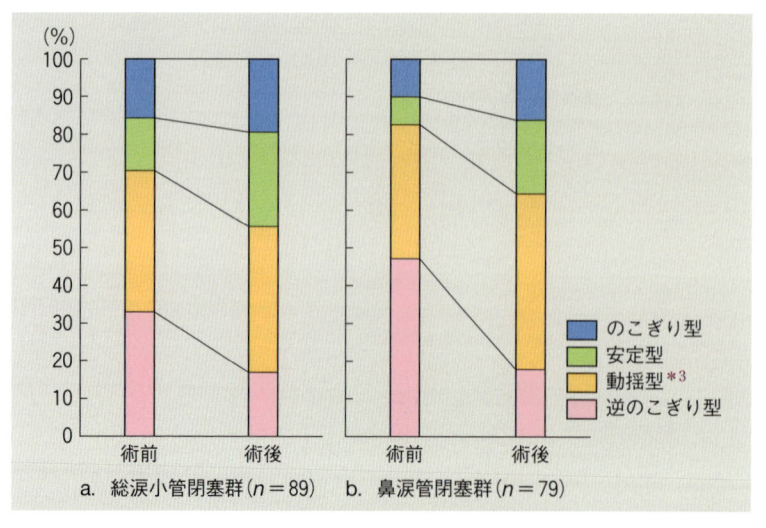

図10 涙管チューブ挿入術前後の眼高次収差の連続測定パターンの変化
a. 総涙小管閉塞群（n＝89）　b. 鼻涙管閉塞群（n＝79）

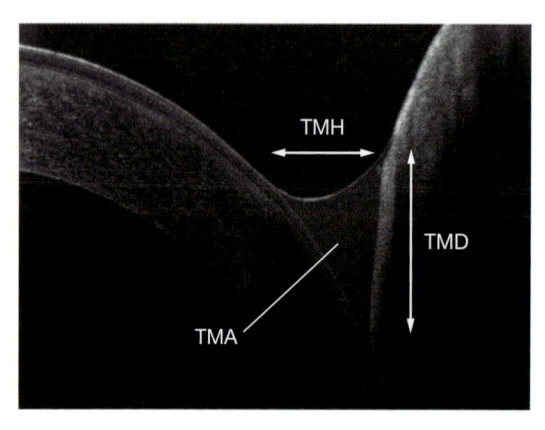

凡例：のこぎり型／安定型／動揺型＊3／逆のこぎり型

図11 OCTで撮影した涙液三角
TMA：tear meniscus area
TMD：tear meniscus depth
TMH：tear meniscus height

る治療を行うことになる＊2．一方，涙小管の閉塞では涙液の質的な異常はないため，量的異常のある症例，すなわち，貯留涙液量の多い症例が手術適応となる．涙小管閉塞があっても貯留涙液量が少ない場合，術後にドライアイが顕在化するだけで治療のメリットは少ない．眼高次収差から判断するとすれば，術前の眼高次収差の連続測定で"逆のこぎり型"を示す症例がよい適応であるといえる．

optical coherence tomography（OCT）

OCTでは涙液メニスカスの撮影が可能であり，画像から tear meniscus height（TMH），tear meniscus depth（TMD），tear meniscus area（TMA）など貯留涙液量を表す指標を測定することができる（図11）．フォトスリットによる撮影では，観察光のまぶしさが反射分泌の原因となり，正確な計測の障害となる．OCTを使用すれ

＊2 graft versus host disease（GVHD；移植片対宿主病）などによる重症のドライアイと鼻涙管閉塞が合併しているような症例では，涙囊摘出術も考慮しなければならない．

＊3 動揺型
測定値にばらつきはあるが，増減に一定の傾向がないものを指す．

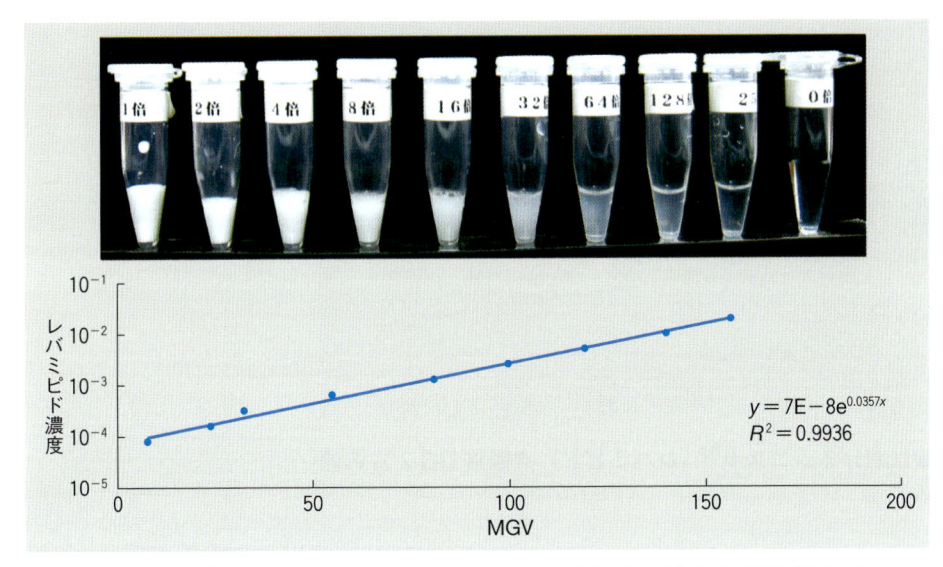

図12 ムコスタ®（レバミピド）点眼液 UD 2％ 希釈液の濃度と平均輝度（mean gray value；MGV）との相関

ば短時間で容易に涙液メニスカスの計測が可能であり，反射分泌の影響を最小限にすることができる．瞬目による変化，結膜弛緩症のような占拠病変の処理など解決すべき問題も多いが，今後有望な画像診断であるといえる[4]．

さらに，前眼部 OCT SS-1000 CASIA（トーメーコーポレーション）を使用し，5 μL の生理食塩水の点眼により増加した涙液メニスカスの経時的変化を撮影し，TMH および TMA の減少率から涙液クリアランスを評価するという試みも行われている[5]．反射分泌に対する予備的な導涙機能を評価することができることから，今後，流涙症の診断法として普及する可能性がある．

また，OCT を用いれば涙液メニスカス中の懸濁粒子を撮影することができ，粒子からの反射強度を平均輝度として算出することが可能である．また，平均輝度の測定範囲を適正に設定すれば，懸濁粒子の濃度と平均輝度は強く相関することがわかっている（図12）[6]．図13 に，健常ボランティアに白色粒子の懸濁液であるムコスタ®（レバミピド）点眼液 UD 2％ を 10 μL 点眼した後の涙液メニスカス中の濃度変化を示す．TMH，TMA は点眼直後と点眼1分後に有意な増加を示したが，点眼後2分以降はベースラインとの間に有意差は認められなかった（図14）．したがって，点眼直後から2分後までは点眼による量的負荷下における，点眼後2分以降は量的負荷が消失した後における濃度変化を示していると考えられる．濃度測定

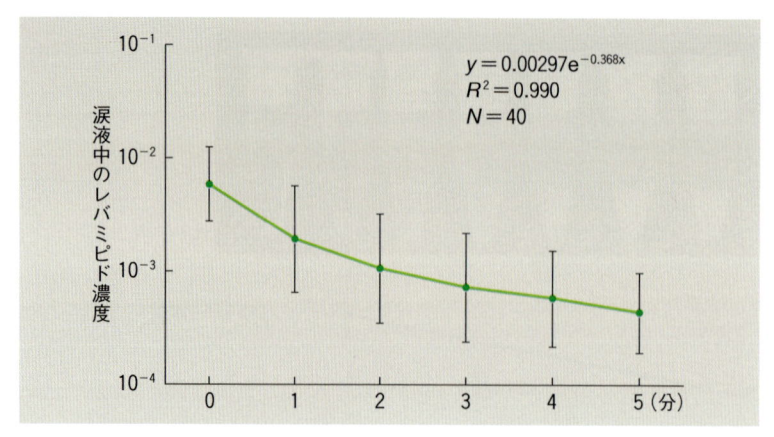

図13 健常眼におけるムコスタ®(レバミピド)点眼液 UD 2% の濃度変化

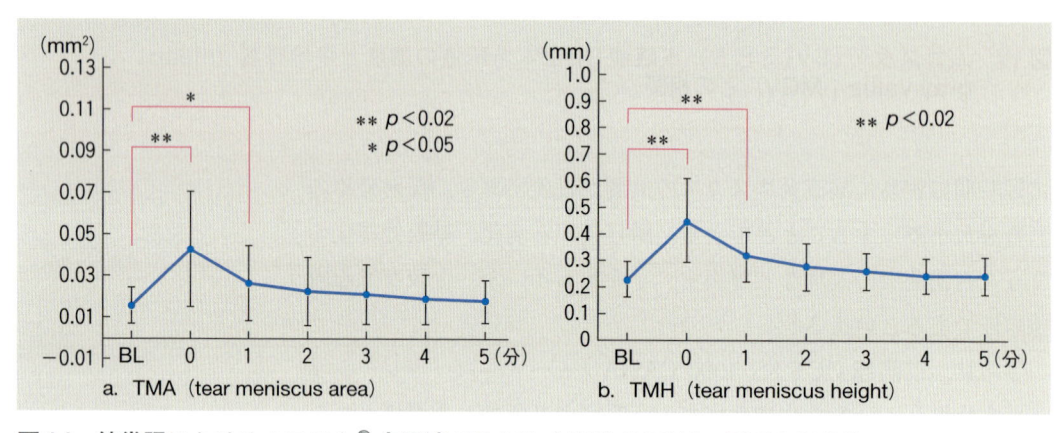

図14 健常眼におけるムコスタ®点眼液 UD 2% 点眼後の TMA,TMH の変化

が可能であった5分間の涙液クリアランス値は漸減しており,一定の値に達していないことから,基礎分泌下での涙液クリアランス測定のためには点眼後5分以降の測定が必要と考えられる.また,涙液中では pH の変化によるムコスタ®点眼液 UD 2% の溶解も考慮しなければならない.より精度の高い涙液クリアランスの評価には,涙液中で溶解しないトレーサーが必要とされている.

OCT は今後新しいアイデアの導入により,涙道領域においても有効に使用される可能性が高い.近年,眼科医療機関に広く普及してきており,OCT による涙液動態に関する情報が共有されることにより涙道領域の診断レベルが向上することも期待できる.

(井上 康)

結膜炎の画像診断

鑑別診断のポイント

結膜炎を鑑別診断するうえでのポイントを**表1**に示す．これらの所見のなかで，画像を用いて定量化が可能な所見は充血と浮腫である．本項では結膜炎の画像診断，特に充血に関して概説する．ただし，この画像評価方法は開発段階であり，実用化の手前である．

充血のグレーディング

アレルギー性結膜疾患における結膜充血の評価は，グレーディングシステムを用い，結膜血管の拡張の程度から判定することが推奨されている（**表2**）[1]．しかし，この評価方法は主観的であり，"なし（−）"，"軽度（＋）"，"中等度（＋＋）"，"高度（＋＋＋）"の4段階のいずれかに分類する必要がある．この方法では，充血の微妙な悪化あるいは改善などを評価することは困難であり，検者間で判定に差が生じることが多い．そのため，これまでも充血を客観的に評価するための研究が少なからず行われてきたが，いまだ実用化に至っていないのが現状である[2,3]．そこで，充血の程度を客観的に評価できるシステムを開発し臨床の現場にとり入れることを目標に，筆者らのグループは結膜充血解析ソフトを開発し，改良を重ねている．以前，筆者らはヒトに応用する前段階として，モルモットの眼にヒスタミンを点眼し，誘発された結膜充血を経時的に評価した．その

文献は p.398 参照．

表1 結膜炎の鑑別診断

症状	非特異的症状，痛み，かゆみ
眼脂	漿液性，粘性，膿性，粘液膿性
結膜の反応	充血，出血，浮腫，瘢痕化，濾胞性反応，乳頭状反応
膜形成	偽膜，膜
リンパ節症状	

表2 充血のグレーディング

	眼瞼結膜充血	眼球結膜充血
高度（＋＋＋）	個々の血管の識別不能	全体の血管拡張
中等度（＋＋）	多数の血管拡張	多数の血管拡張
軽度（＋）	数本の血管拡張	数本の血管拡張
なし（−）	所見なし	所見なし

（髙村悦子ら：日本眼科学会アレルギー性結膜疾患診療ガイドライン〈第2版〉．日本眼科学会雑誌 2010；114：829-870．）

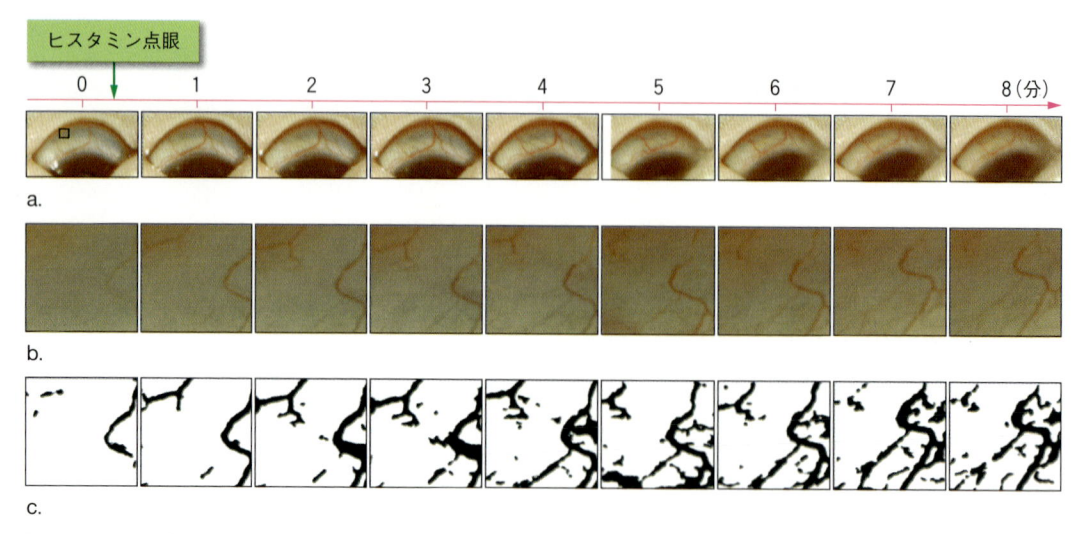

図1 ヒスタミン点眼によるモルモット結膜充血の経時的変化
モルモットにヒスタミンを点眼し，結膜充血を誘発した．
a. 結膜充血の経時的変化，b. aの□で囲んだ部分の拡大，c. bの写真二値化像
(Fukushima A, et al：Image analyses of the kinetic changes of conjunctival hyperemia in histamine-induced conjunctivitis in Guinea pigs. Cornea 2009；28：694-698.)

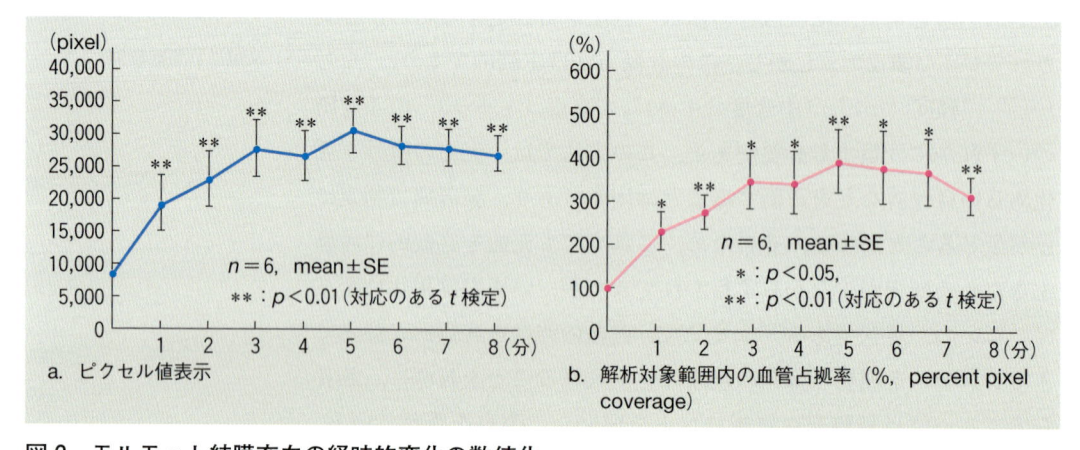

図2 モルモット結膜充血の経時的変化の数値化
図1の写真を，プロトタイプ結膜充血解析ソフトを用いて評価した．
(Fukushima A, et al：Image analyses of the kinetic changes of conjunctival hyperemia in histamine-induced conjunctivitis in Guinea pigs. Cornea 2009；28：694-698.)

際に，プロトタイプの結膜充血解析ソフトを開発した．そのソフトを用いることにより，結膜充血の程度をピクセル値として表示できること，ヒスタミン点眼前の充血の程度を100％として，結膜充血の程度の推移を％表示できることが判明した．さらにはヒスタミン点眼後1分後には点眼前と比較し結膜充血ピクセル値が有意に増加し，点眼後5分でプラトーに達することが明らかとなった(図1, 2)[4]．
さらに，一連の研究結果から，抗アレルギー点眼薬の充血抑制効果

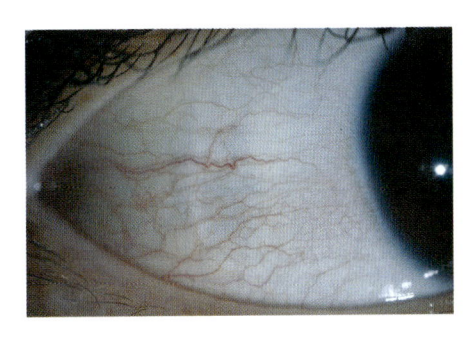

図3 耳側結膜の撮影例

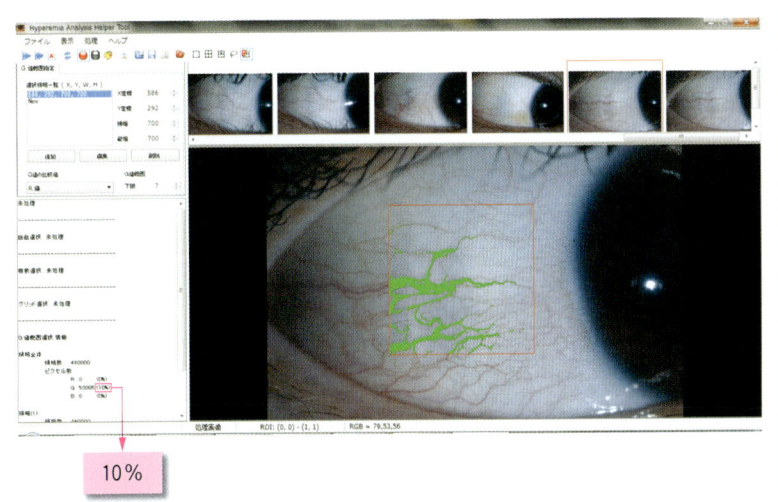

図4 結膜充血解析ソフトの基本画面
写真左下にピクセル値と血管占有率（本症例では10％）として結果が提示される．

も数値として評価できることを明らかとした[5,6]．これらの結果から，結膜充血解析ソフトは，充血を指標とした点眼薬の薬効評価に役立つと考えられ，ヒトへの応用に向けて改良を進めるに至った[7,8]．

結膜充血解析ソフトの原理と解析方法

結膜充血解析ソフトは，画像処理によってヒトの結膜血管を検出し，数値データとして定量化するソフトウェア[*1]である．

画像処理による血管抽出の原理は，red, green, blue（RGB）のカラーモデルを利用している．RGBは，各色0から255までの256個の数字によって明度が異なり，各色の明度を組み合わせることで液晶ディスプレイ上にさまざまな色を再現することができる．眼球結膜の画像を液晶ディスプレイ上で観察すると，大きく分けて赤色の血管と白色の強膜が強調される．この血管のRGBのパターンは，redの明度が高くgreenの明度が低い特徴がある．この血管のパターンを特異的に検出できるプログラムを独自に作成することによ

[*1] 本ソフトウェアの作成・改良は，株式会社ニデックの小林正彦氏，星川靖裕氏との共同研究である．

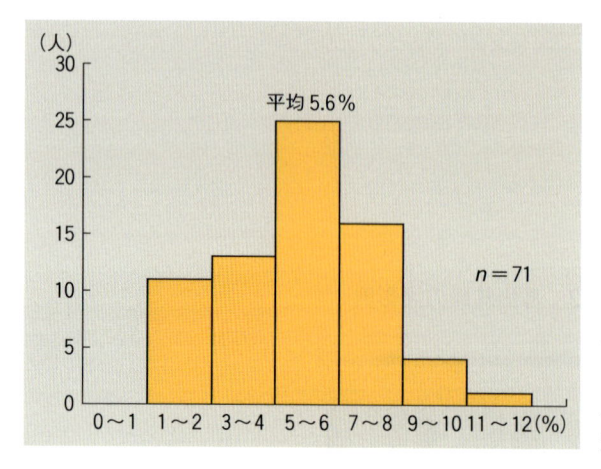

図5 健常者の血管占拠率（%）のヒストグラム

健常者71人を対象に結膜を撮影し，結膜充血解析ソフトを用いて血管占拠率を算出した．
(Yoneda T, et al：Automated hyperemia analysis software：reliability and reproducibility in healthy subjects. Jpn J Ophthalmol 2012；56：1-7.)

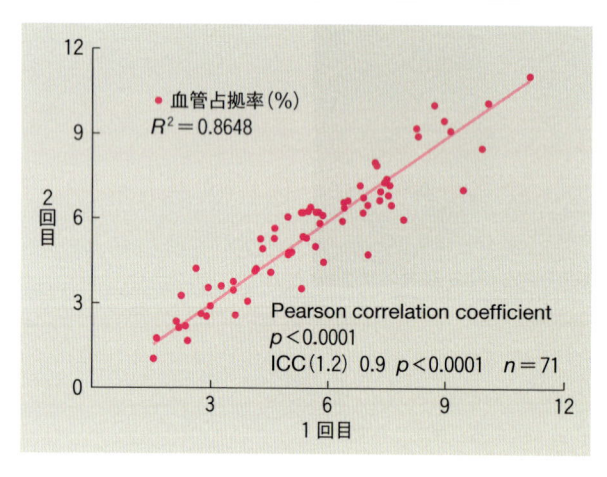

図6 健常者の血管占拠率（検査の再現性の確認）

図5の健常者を対象に結膜充血解析ソフトを用いて血管占拠率を2回算出しプロットすることにより，本検査法の再現性を確認した．
(Yoneda T, et al：Automated hyperemia analysis software：reliability and reproducibility in healthy subjects. Jpn J Ophthalmol 2012；56：1-7.)

り，血管の抽出を行っている．

　本ソフトによる充血の解析には，スリットランプで撮影された結膜の画像が必要である．撮影部位は，より広い範囲の血管が解析対象となりうるように，耳側結膜の撮影を推奨している（図3）．撮影された画像をソフトウェアに取り込み，まず解析の対象となる範囲（region of interest；ROI）を設定する．設定されたROI中の血管は，画像処理によってピクセル値として検出される．検出された血管は，ROI中の総ピクセル数から除することで解析対象範囲内の血管占拠率（%，percent pixel coverage）として表記される．以上が，結膜充血解析ソフト（図4）を用いた基本的な評価方法である．

健常者の充血の評価

　まず，健常者の眼球結膜の血管占拠率を結膜充血解析ソフトを用いて評価した．健常者71人を対象に，耳側結膜の血管占拠率を計測したところ，平均5.6%であり，それぞれの結果をヒストグラムで

表すと5～6％にピークをもつ正規分布を示すことがわかった（図5）．また，結膜充血解析ソフトの結果の再現性を確認するために，各被検者に対して同一検者が2回連続して結膜画像を撮影し，その後，結膜充血解析ソフトを用い血管占拠率を計算した．相関係数と級内相関を指標に結果の再現性を検討した．相関係数は R^2 ＝0.8648，級内相関は ICC（1.2）＝ 0.9 と非常に高い近似値を示しており，高い再現性が確認できた（図6）．

結膜充血解析ソフトを用いたアレルギー性結膜炎の評価

　結膜充血解析ソフトが臨床において役に立つかどうか評価するため，アレルギー性結膜炎の患者3人を対象に抗アレルギー点眼薬による治療効果を，充血の程度を指標として評価した．対象となるアレルギー性結膜炎の患者の結膜充血の程度はいずれも中等度（＋＋）であった．これらの患者に対して，結膜充血解析ソフトを用いて解析したところ，眼球結膜の血管占拠率は約21.9％であった．点眼治療後に充血の程度を評価すると，所見評価では（＋）へ改善しており，これを血管占拠率に当てはめると10.0％であることがわかった（図7，8）．このように，結膜充血解析ソフトを用いることにより，アレルギー性結膜炎に対する点眼治療の効果判定を"（＋＋）から（＋）への充血改善"といった大まかな程度分類ではなく，"21.9％から10.0％への充血改善"のように数値として示すことができた．数値として提示することにより，患者は点眼による治療の効果をより実感できると思われる．

副作用の評価

　結膜充血解析ソフトは，点眼薬の副作用としての結膜充血を評価する場合にも役に立つ．副作用で結膜充血を生じる代表的な点眼薬に，緑内障治療薬のプロスタグランジン関連薬がある．健常者に対してプロスタグランジン関連薬を点眼し，2時間ごとに結膜写真を撮影し，結膜充血の経時的変化を充血解析ソフトで評価した．

　写真による所見では点眼2時間後から充血の程度は徐々に強くなり，10時間後には充血の程度は最も強くなっていた（図9）．しかし，これらの各写真を主観的なグレーディングシステムに当てはめると，点眼後4時間以降の画像はすべて（＋＋）の程度に分類され，4時間以降では充血の程度に変化はないとの結果になる．このように，写真では明らかに充血が増加しているにもかかわらず，現行の

図7 アレルギー性結膜炎患者の結膜充血の推移
アレルギー性結膜炎の患者3人を対象に治療前後の結膜の写真を撮影し，結膜充血解析ソフトで評価した．
(Yoneda T, et al：Automated hyperemia analysis software：reliability and reproducibility in healthy subjects. Jpn J Ophthalmol 2012；56：1-7.)

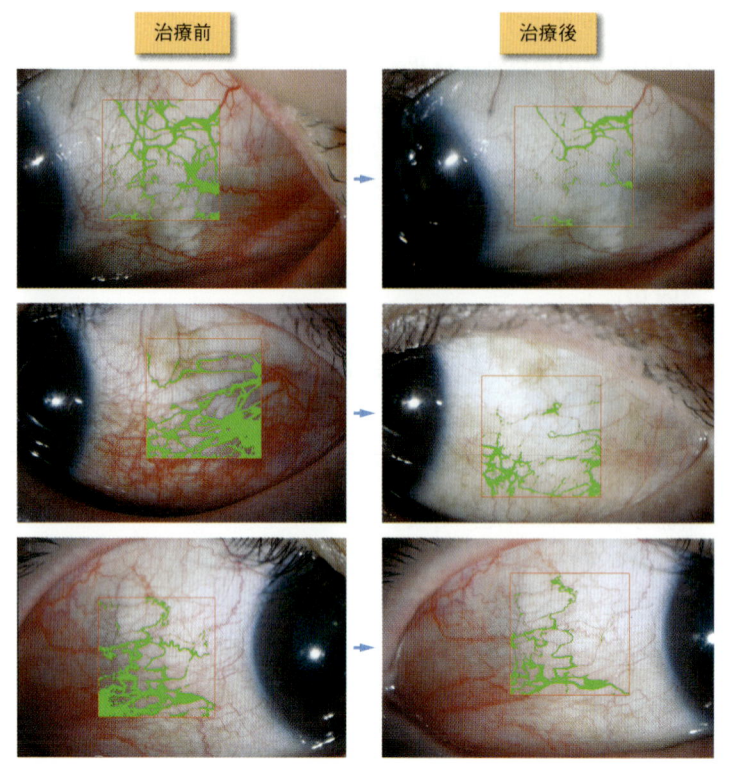

図8 結膜充血解析ソフトによるアレルギー性結膜炎における充血の数値化
図7の3症例を対象に，血管占拠率で充血を評価した．治療前と比較し，治療後は充血の程度が半分以下に低下したことがわかる．

グレーディングシステムには，同程度の評価になってしまう問題点があった．そこで，これらの写真を結膜充血解析ソフトを用いることにより血管占拠率で評価すると，点眼直後では約6％であった充血が，6時間後では16％，8時間後で18％，10時間後では最大の23％にまで増加していることがわかった．また，10時間後をピークに，徐々に結膜充血の程度は低下しており，点眼により誘発される結膜充血の経時的な変化を数値データとして評価することができた（図10）．

まとめ

結膜充血解析ソフトは，主観的なグレーディングシステムではとらえることができない結膜充血の微細な差異をとらえることができ，結膜充血を指標として点眼薬の効果や副作用を数値として評価できるソフトウェアである．しかし，解析操作の煩雑性からいまだ実用化に至っていないのが現状である．早急に解析手法の簡便化を

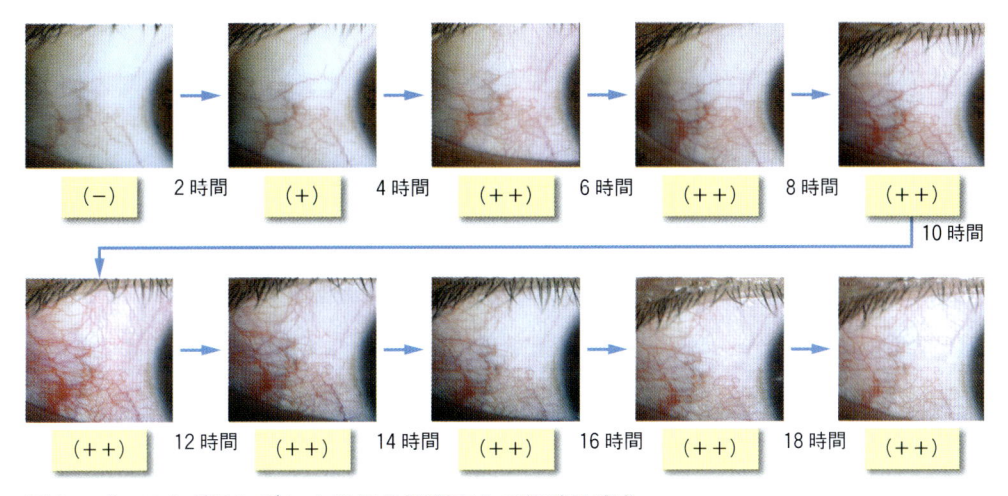

図9 プロスタグランジン点眼後の結膜充血の経時的変化
健常者にビマトプロストを点眼し，2時間ごとに眼球結膜を撮影し，充血の程度をグレーディングスケールに従い評価した．

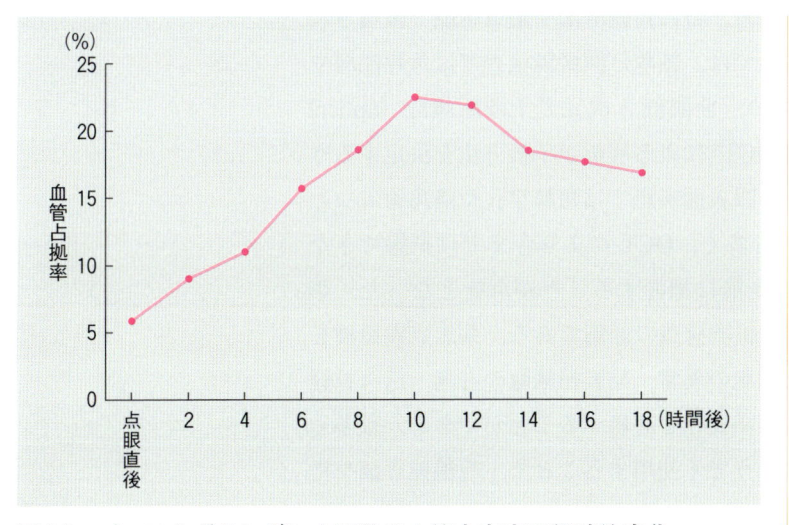

図10 プロスタグランジン点眼後の血管占有率の経時的変化
図9の写真を結膜充血解析ソフトを用いて血管占拠率を算出し，経時的な推移をグラフとして表した．

図り，汎用化できるよう，日本眼科アレルギー研究会の協力のもと改良を進めている．

(米田 剛，福島敦樹)

眼表面疾患の画像診断

目的と意義

　眼表面疾患の診療において，さまざまな画像診断を使いこなすことで細隙灯顕微鏡検査では診断できない表面形状の異常や角膜厚の変化を客観的に評価することができる．その第1要素は角膜形状の解析である．角膜不正乱視や角膜形状変化を把握することで視機能への影響や病期進行を判定する．第2要素は角膜厚の計測や眼内形態などの3次元的解析である．特に角膜混濁や瘢痕組織で被覆されている瘢痕性角結膜上皮症では，細隙灯顕微鏡検査では角膜深層や前房内は視認できないため，前眼部3次元光干渉断層計（optical coherence tomography；OCT）による解析が手術方法を決定するうえでも重要となる．また，眼表面疾患では角膜穿孔や隅角癒着など眼内変化を併発する症例も多く，OCTにより今までは把握できなかった角膜や前房所見を術前に把握することが可能となった．第3要素はミクロレベルでの組織構造の評価である．共焦点顕微鏡を使用することで角膜上皮細胞の異常，結膜杯細胞の有無，三叉神経分布など細胞レベルでの組織変化を評価することができる．数多く開発されてきた検査機器をうまく使用することで，視機能評価や術式選択に応用することが可能である．

眼表面疾患での画像診断の組み立て（表1）

　眼表面疾患ではオキュラーサーフェスの構成組織や成分の異常を客観的にとらえることで①疾患の進行，②視機能への影響，さらには③手術適応の決定や④術式選択に有用なデータが得られる．眼表面疾患の診察では細隙灯顕微鏡検査とフルオレセイン染色が基礎となるが，それらでは得られない情報をうまくとり入れることでより高度な診療が可能になる．眼表面疾患では角膜前面形状解析が重要となり，プラチド式とスリットスキャン式の2種を用いて不正乱視や角膜上皮の凹凸を検出する．プラチド式は涙液状態の影響を受けること，スリットスキャン式は検査クオリティレベルを考慮

表1 眼表面疾患の画像診断に用いる検査機器と検査項目

測定対象	検査機器	評価項目
角膜前面形状解析	プラチド式, スリットスキャン式	不正乱視の検出 上皮凹凸
角膜形状解析 角膜厚解析	スリットスキャン式 光干渉断層計	角膜菲薄化の検出
前眼部3次元解析	光干渉断層計	角膜形状異常, 虹彩前癒着, 隅角癒着
角膜収差解析	波面センサー	角膜収差
涙液検査	プラチド角膜形状解析, 光干渉断層計	メニスカス, 涙液安定性
マイボーム腺解析	マイボグラフィー	マイボーム腺機能不全
細胞・組織解析	生体共焦点顕微鏡	上皮形態, 杯細胞, 神経分布

して検査値を評価する必要がある．角膜全層の形状や厚みの測定は，スリットスキャン角膜形状解析もしくは OCT を用いる．swept-source 前眼部 OCT が最も解像度高く評価でき，前房内構造や虹彩異常についても確認できる．眼表面の微細な形状異常は角膜収差に反映されるため，波面センサーを用いることで視機能への影響を評価できる．眼表面疾患の多くが涙液異常やマイボーム腺機能不全を合併するため，涙液検査機器や波面センサーを用いて涙液不安定性を検出する．また，共焦点顕微鏡を用いることで細胞レベルでの異常や変化を観察することができ，角膜上皮幹細胞疲弊症や神経分布などが評価できる．疾患診断や術式選択など目的に応じた適切な検査を組み立て，多面的に解析していくことが重要である．

角膜表面形状解析による評価

眼表面疾患の多くが，角膜表面の形状異常を合併する．特に軽度な症例では角膜乱視データではとらえられない場合もあり，眼鏡矯正視力不良例などでは有用な検査となる．現在，角膜表面形状解析はプラチド角膜形状解析装置, スリットスキャン角膜形状解析装置, 前眼部 OCT が主流となる．プラチド式が最も普及しているが，眼表面疾患の多くが涙液異常を合併しているため涙液層破壊による影響を受けやすいことを考慮することが重要である．視力低下に角膜表面形状がどの程度影響しているかを把握することで，眼鏡矯正の限界, ハードコンタクトレンズ適応などを判断できる (図1)．また，早期の翼状片症例などにおいても，角膜瞳孔領への影響を把握して手術適応を決定できる (図2)．さらに角膜混濁や周辺部角膜潰瘍後

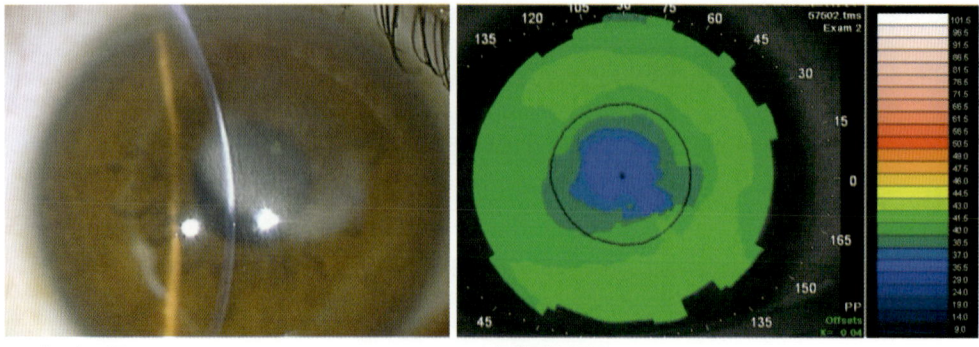

a. 前眼部所見　　　　　　　　　　b. 角膜形状解析

図1　眼表面の混濁症例
眼鏡矯正視力では 0.6 と不良であるが，角膜形状解析により瞳孔領の不正乱視を検出でき，ハードコンタクトレンズ装用にて視力矯正が可能となる．表層角膜混濁症例ではハードコンタクトレンズによる不正乱視の矯正が有効な症例が多いことに注意が必要である．

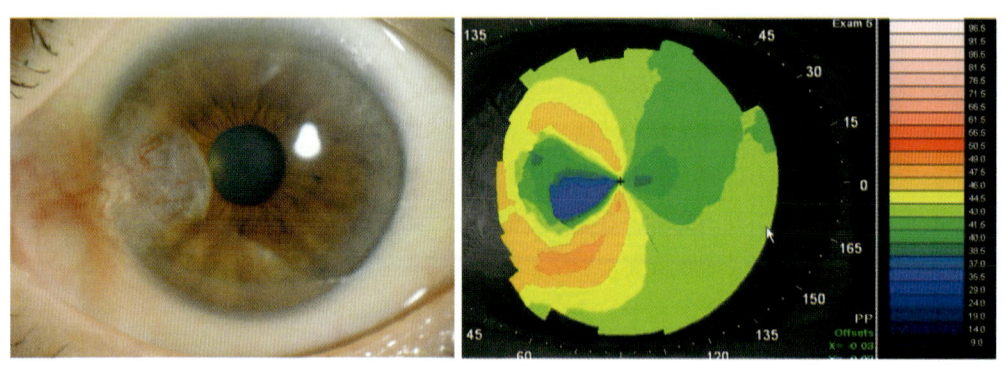

a. 前眼部所見　　　　　　　　　　b. 角膜形状解析

図2　早期の翼状片症例
角膜内への進行は軽度であるが，強い直乱視成分を惹起していることがわかる．手術的切除により乱視成分の軽減が可能となり，良好な視力回復が可能となる．

などの症例における白内障手術においても，眼内レンズ度数決定において有用である．

OCTを用いた角膜形状解析と角膜厚の評価

　OCTを用いることで角膜表面形状，角膜厚，角膜病変の深度，前房深度や虹彩癒着などを把握することが可能である．現在，time-domain型とspectral-domain型，swept-source型の三つが市販されている．解像度や高速性などの面よりswept-source型が最も優れている．特に角膜透明度の低い眼表面疾患では，有用な情報が得られる．
結膜瘢痕や混濁深度を把握する：角膜混濁症例や角膜ジストロフィでは，病変の深度を把握するのに有用である（図3）．混濁深度を把

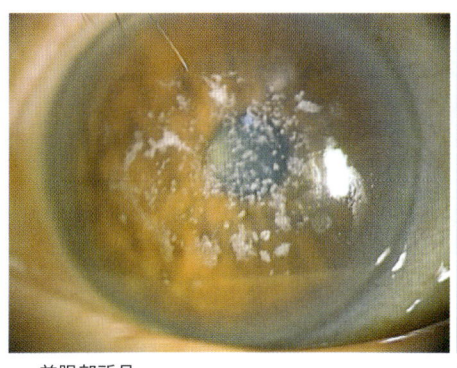

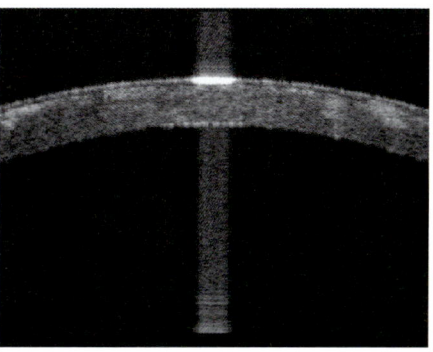

a. 前眼部所見　　　　　　　　　　　b. OCT 所見

図3　顆粒状角膜ジストロフィ症例での混濁分布の把握
PTKでの切除範囲や適切な切除深度を推測することに有効である．
PTK：phototherapeutic keratectomy

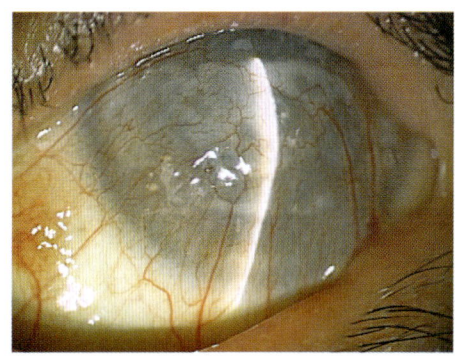

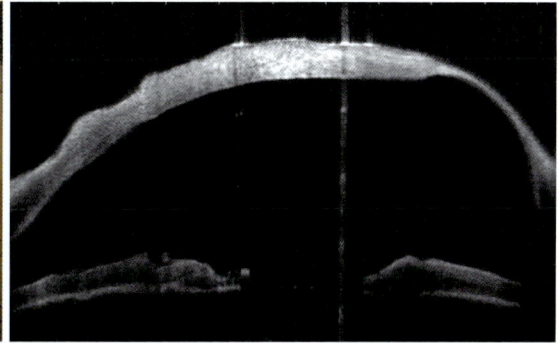

a. 前眼部所見　　　　　　　　　　　b. OCT 所見

図4　偽翼状片症例
偽翼状片症例では，結膜瘢痕組織の厚みや残存角膜厚を把握するのに有用である．残存角膜厚が薄い場合には，羊膜移植や表層角膜移植の併用を考慮する．

握することでPTK（phototherapeutic keratectomy）での切除効果を予想したり，ALTK（automated lamellar therapeutic keratoplasty）の適応を判定する．また，結膜瘢痕が角膜上を被覆している症例では，瘢痕組織の厚みを推測することで除去時の残存角膜厚を予想できる．偽翼状片などの切除手術時の角膜穿孔リスクや瘢痕組織の剝離深度を事前に予想しておくことで，合併症を予防できる（**図4～6**）．

OCTを用いた虹彩前癒着や隅角の評価

　眼表面疾患では，角膜穿孔の既往や隅角異常を伴う症例がある．角膜菲薄部の把握のみならず，角膜穿孔の既往を虹彩前癒着などから推測していくことが重要である．細隙灯顕微鏡検査で視認できれば問題ないが，角膜混濁例や瘢痕性疾患など視認できない症例では，特にOCT所見が有用となる（**図7, 8**）．深層表層角膜移植や全層角

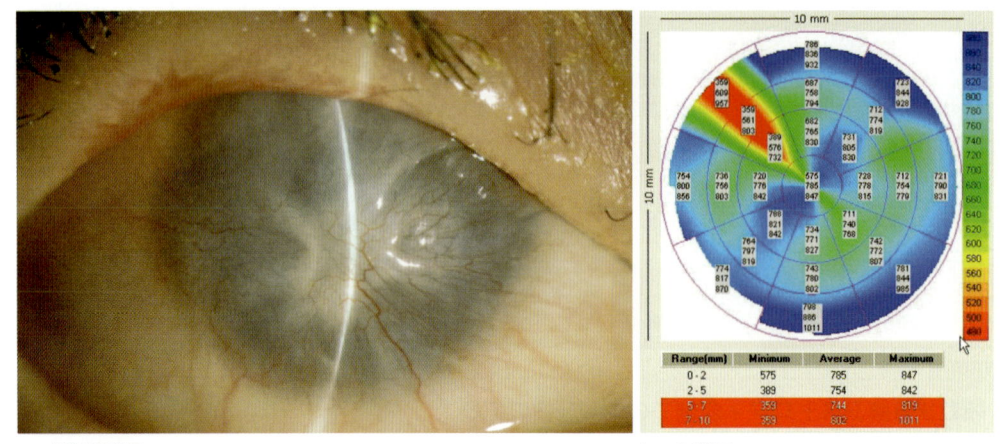

a. 前眼部所見　　　　　　　　　　　　　　　　　　b. 角膜厚

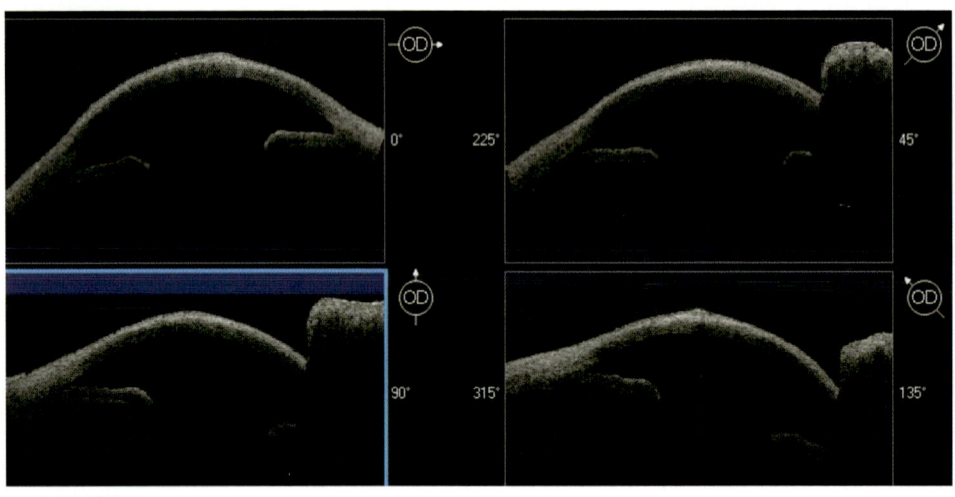

c. OCT 所見

図 5　瘢痕性角結膜上皮症
瘢痕性角結膜上皮症では，角膜上の瘢痕組織の厚みや角膜実質の厚みを評価し，角膜移植の難易度を判定する．特に表層角膜移植では，グラフト厚の決定やトレパネーション深度を決定する．

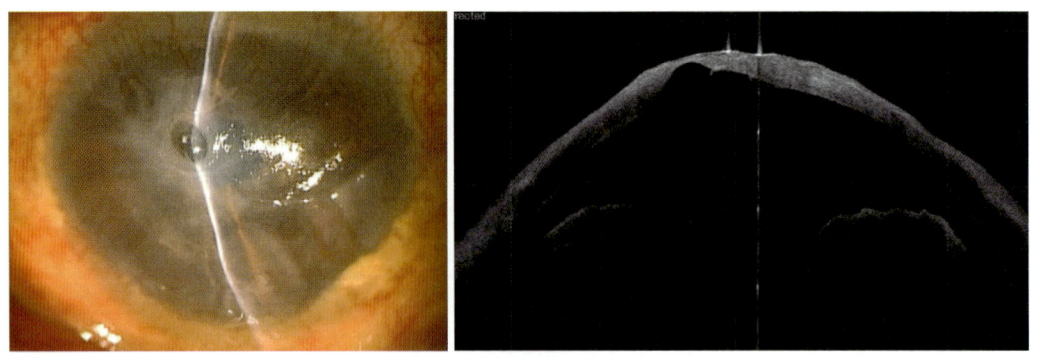

a. 前眼部所見　　　　　　　　　　　　　　　　　　b. OCT 所見

図 6　遷延性角膜上皮欠損
遷延性角膜上皮欠損では，潰瘍の深度や残存角膜厚を把握する．菲薄化が進行する場合には，穿孔予防に表層角膜移植やパッチ手術を行う．

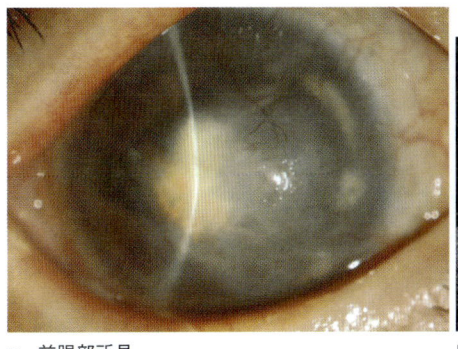

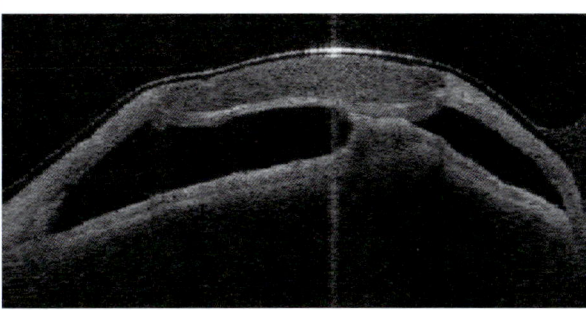

a. 前眼部所見　　b. OCT 所見

図 7　Stevens-Johnson 症候群
瘢痕状態が強いが OCT にて角膜中央に虹彩前癒着が確認でき，穿孔既往が推測される．全層角膜移植時に隅角癒着解離の必要性やドナーサイズの選択方法に有効な情報が得られる．

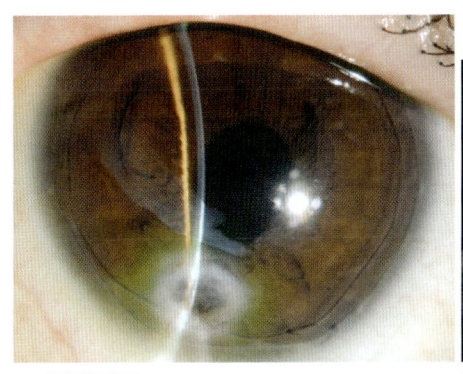

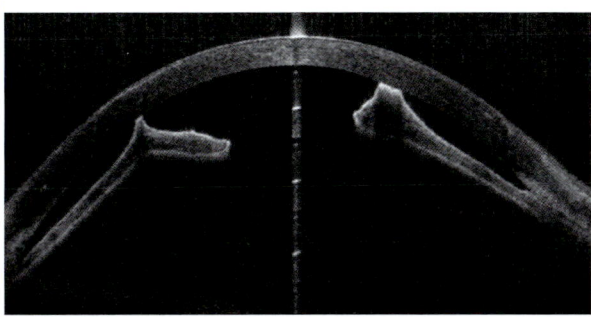

a. 前眼部所見　　b. OCT 所見

図 8　全層角膜移植術の術前評価
広範囲の隅角癒着が確認でき，全層角膜移植術時に隅角解離術や虹彩縫合術を考慮する．続発緑内障のリスクを評価して手術計画を立てる．

膜移植の適応を決定する時には必須となる．

OCT を用いた結膜病変の把握

　眼表面疾患では，OCT が唯一，結膜下病変を描写できる．結膜下嚢胞やリンパ管拡張症などの鑑別には有用である．結膜下嚢胞では結膜下に黒色の貯留嚢胞が観察され，同時に嚢胞壁や多房性変化を描写することができる（**図 9**）．一方，リンパ管拡張症では，嚢胞壁は観察されず拡張したリンパ管組織を観察できる．

角膜上皮障害に対する高次収差

　眼表面疾患では，表層角膜上皮障害や涙液異常を示す症例が多数ある．表層上皮障害が生じると涙液とのインタラクションも低下し，涙液の不安定化が生じる．角膜上皮障害はフルオレセイン染色で評

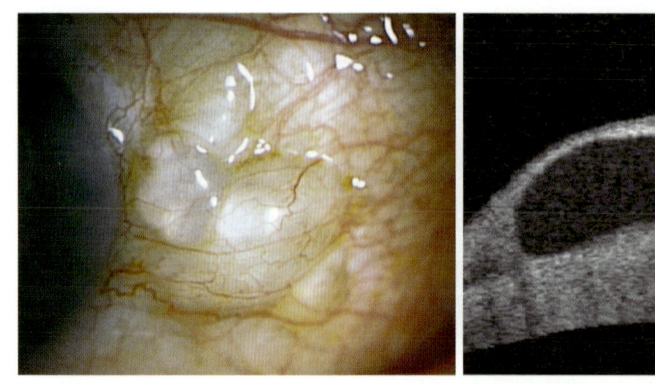

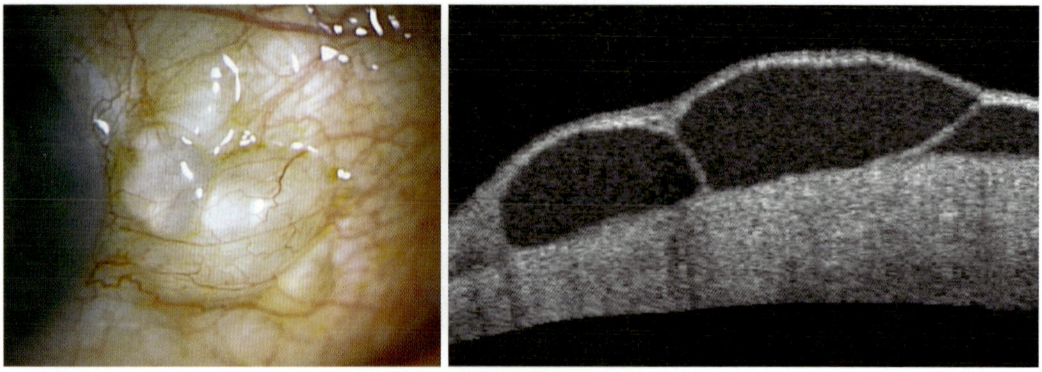

a. 前眼部所見　　　　　　　　　　　b. OCT所見

図9　OCTによる結膜下囊胞の確認
OCTにより，結膜下組織に存在する多房性の囊胞を確認できる．穿刺でなく，完全切除を行うことで再発予防が可能である．

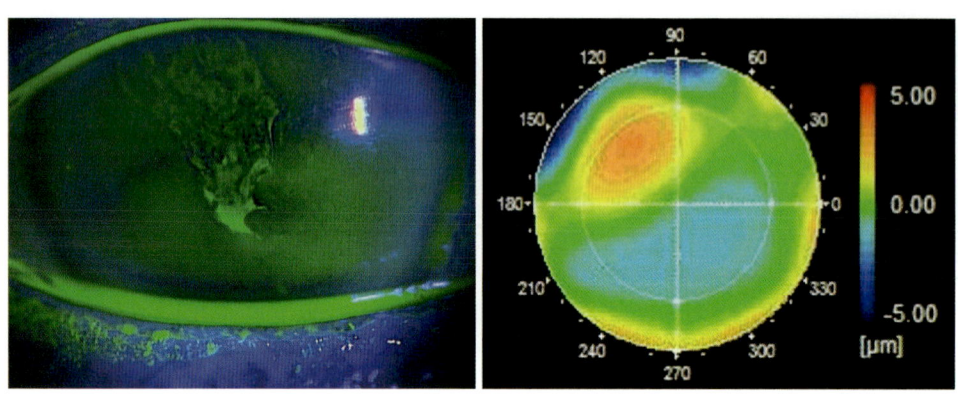

a. フルオレセイン染色所見　　　　　　b. 角膜収差解析

図10　抗腫瘍薬であるTS-1（ティーエスワン®）を原因とした角膜上皮障害による角膜収差の増加

価するが，患者の視機能への影響は通常の視力測定のみならず角膜収差や実用視力測定などを用いる（図10）．これにより，患者の視機能低下を客観的に裏づけることが可能である．また，治療効果を確認する場合にも，角膜収差の減少や涙液安定化など多面的に評価することが可能になる．

生体共焦点顕微鏡による眼表面評価

共焦点顕微鏡は特殊機器であるが，眼表面疾患の表層上皮の組織構築を観察したり，角膜実質の感染や炎症評価に有用性が高い．眼表面上皮の観察においては①表層上皮の形態把握，②杯細胞の有無，③重層上皮の組織評価を行う（図11）．感染症例では，アカントアメーバー囊子や真菌感染による菌糸の同定は有効な診断方法であり，好中球の浸潤状態など炎症所見を評価できる．

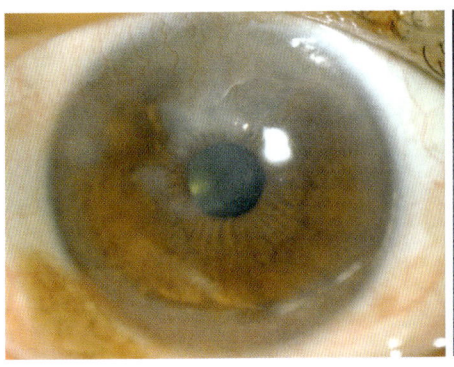

a. 前眼部所見 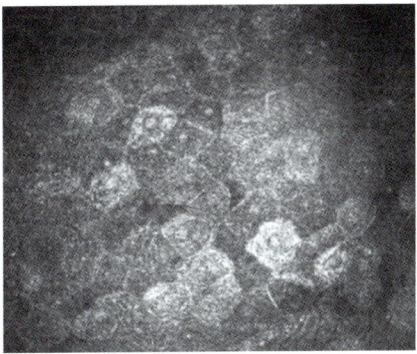　　　　　　　　　　　　b. 生体共焦点顕微鏡所見

図11　眼表面再建後の移植上皮の共焦点顕微鏡による評価
健常角膜上皮に類似した扁平表層上皮を観察できる．表層上皮の形態不整や核細胞比の異常により，細胞の分化異常を推測することができる．

まとめ

　眼表面疾患にはさまざまな病態が含まれており，角膜表面の異常や角膜厚や形状評価は視機能への影響や治療術式を考えるうえで重要なパラメータを提供してくれる．特に角膜表面の画像解析は，不正乱視や高次収差異常を反映することになる．また，混濁深度は切除方法の選択に大きく影響し，また角膜厚みは角膜移植の難易度に密接に関連する．角膜透明性の少ない症例では，細隙灯顕微鏡検査での評価は困難であり，OCTやスリットスキャン式の形状解析が唯一のよりどころとなる．多種の検査機器と方法の特性をよく理解し，目的に応じた適切な使いかたをすることが重要である．

（稲富　勉）

円錐角膜の画像診断

円錐角膜とは

　円錐角膜は，角膜が非炎症性に菲薄化し前方突出する原因不明の疾患である[1]．角膜が変形することにより，眼鏡では矯正できない屈折異常である不正乱視が増加する．治療の第一選択は角膜不正乱視を矯正できるガス透過性ハードコンタクトレンズ（rigid gas-permeable contact lens；RGPCL）の装用であるが，角膜の変形や混濁が強くRGPCLでは十分な効果が得られないときは角膜移植などの外科的治療が考慮される．

　円錐角膜の診断には，細隙灯顕微鏡で特徴的な所見を認める場合を除いて，角膜形状解析などの画像診断が必要となる．細隙灯顕微鏡検査や矯正視力には異常がなく，画像診断のみで円錐角膜のパターンを認める症例は"円錐角膜疑い"と呼ばれ，画像診断なしでの診断は不可能である．角膜形状解析はルーティン検査ではなく，病歴やほかの検査で円錐角膜を疑う場合や，屈折矯正手術の術前スクリーニングのときなどに行われる．円錐角膜を疑う場合として，眼鏡やコンタクトレンズが合いにくいという主訴や，強度乱視，斜乱視，レフ・ケラト値の左右差，などがある．

文献はp.399参照．

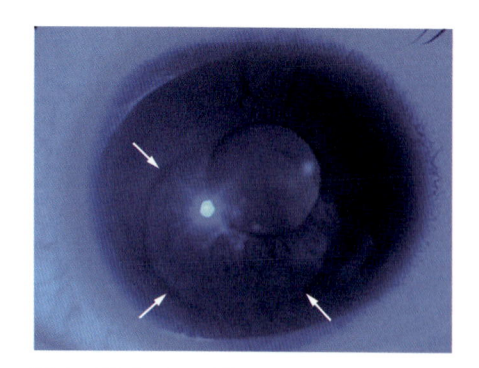

図1　Fleischer輪
突出部のふもとにみられる類円形の所見であり，通常のスリット光では薄い茶褐色で観察しづらい．フルオレセイン染色を行わずに青色光で観察すると，黒い線として観察しやすくなる．

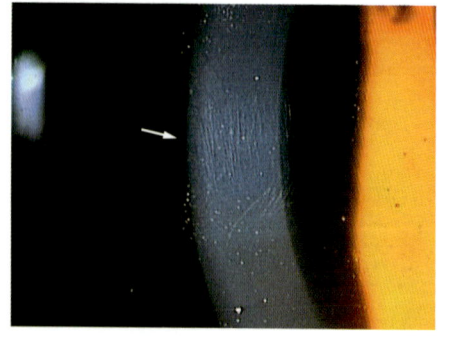

図2　Vogt's striae
角膜後面側に縦方向のしわがみられる．細かな所見なので，強拡大にして角膜後面側にピントを合わせて観察する．ハードコンタクトレンズ装用で出現したり，強膜圧迫で消失したりすることがある．

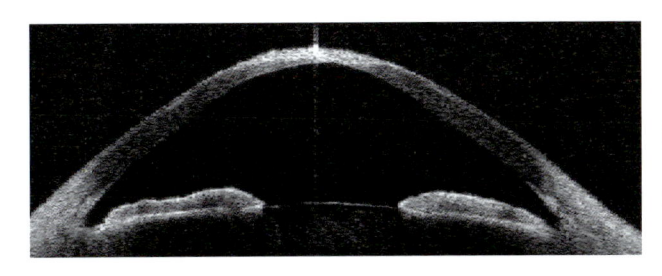

図3 円錐角膜の前眼部OCT断層像（水平断）
角膜傍中央部が菲薄化している．前方突出により角膜中央付近が急峻化し，中心前房深度が深くなっている．

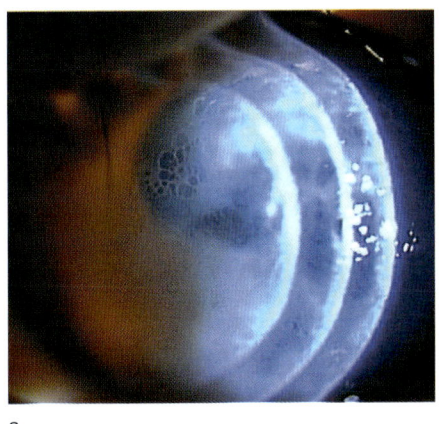

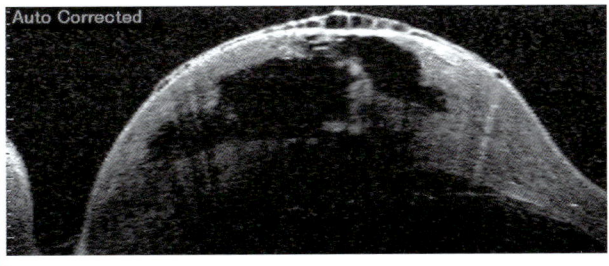

図4 急性水腫の前眼部細隙灯顕微鏡写真と前眼部OCT断層像
前眼部細隙灯顕微鏡写真（a）では著明な角膜浮腫のため観察が困難であるが，前眼部OCT断層像（b）では実質のクレフトやDescemet膜の状態が確認できる．

細隙灯顕微鏡所見

　細隙灯顕微鏡で観察される所見は，角膜の菲薄化および前方突出，突出部をとり囲むヘモジデリン沈着であるFleischer輪（図1），角膜後面側にみられる縦方向の微細なしわであるVogt's striae（図2）がよく知られている．ハードコンタクトレンズ処方時のフルオレセインフィッティングパターンが2～3点フィットになることで発見される場合もある．円錐角膜に特異的な所見とはいえないが，角膜頂点付近に続発性アミロイドーシスや瘢痕による角膜混濁がみられることも多い．

角膜トモグラフィー

　従来から用いられていたScheimpflugカメラや超音波生体顕微鏡（ultrasound biomicroscope；UBM）に加えて，非侵襲的に高詳細画像を得られる前眼部OCTが開発され，角膜断層像評価が普及した．断層像を評価することで，角膜菲薄化の部位や厚み，角膜沈着や角膜瘢痕の深さや範囲を評価できる（図3）．

　円錐角膜に続発する急性水腫は，Descemet膜破裂により実質の裂け目（クレフト；cleft）に前房水が流入し，著しい角膜浮腫をきた

す．細隙灯顕微鏡では浮腫のため透見性が低下するが，前眼部OCTであれば混濁があってもDescemet膜破裂やクレフトの程度，角膜厚などが評価できるので，治療方針の決定や経過観察に有用である（図4）．

角膜形状解析

　角膜トポグラファーを用いた角膜形状解析は，円錐角膜診断に最も重要な検査である．プラチド角膜トポグラファーであれば角膜前面形状を，スリットスキャン式やOCT角膜トポグラファーであれば角膜前後面形状や角膜厚を評価できる．OCT角膜トポグラファーは最新世代のトポグラファーであり，角膜混濁などによるアーチファクトが少ない[2]．測定結果は，数値を擬似カラー表示したカラーコードマップや解析プログラムを用いて評価する．

角膜前面形状の解析：円錐角膜診断のスタンダードとなる検査であり，角膜の前方突出とそれによる屈折力変化を検出できる．

角膜の前方突出の検出：角膜の高さを表示するエレベーションマップを用いる．一般的なエレベーションマップは，その角膜に最も近似できる基準球面（best fit sphere；BFS）との差を表示するように設定されている．健常眼では角膜中心付近はBFSとの差が小さい．正乱視があれば，周辺ではBFSよりも高い部分と低い部分が存在するが，両者の軸は直交し対称性は失われない．円錐角膜では，突出部がBFSよりも高くなり，周辺はBFSよりも低くなり，対称性が破綻する（図5）．

角膜の屈折力変化の検出：一般的にAxialパワーマップを用いる．円錐角膜では，角膜突出部の曲率半径が小さくなり，局所的に屈折力が増加する．屈折力増加は角膜中心から耳下側にずれて起こることが多いが，偏心が少なく非対称性が目立たないこともある．突出部から離れた部位では屈折力が減少するため，中央と周辺との屈折力差が大きくなる．強主経線の曲線化がみられることも多い（図6）．Axialパワーマップだけでは非対称がわかりにくい場合でも，フーリエ（Fourier）展開やゼルニケ（Zernike）展開により，不正乱視成分だけをとり出すとわかりやすいことがある（図7）．さまざまなアルゴリズムから円錐角膜の特徴を検出するプログラムが内蔵されている装置もあり，診断の助けになる．

角膜厚や角膜後面形状の解析：角膜前方突出は角膜前面だけでなく角膜後面でも起こるので，角膜後面形状解析で円錐角膜を検出する試みも行われている．スリットスキャン式やOCT角膜トポグラファー

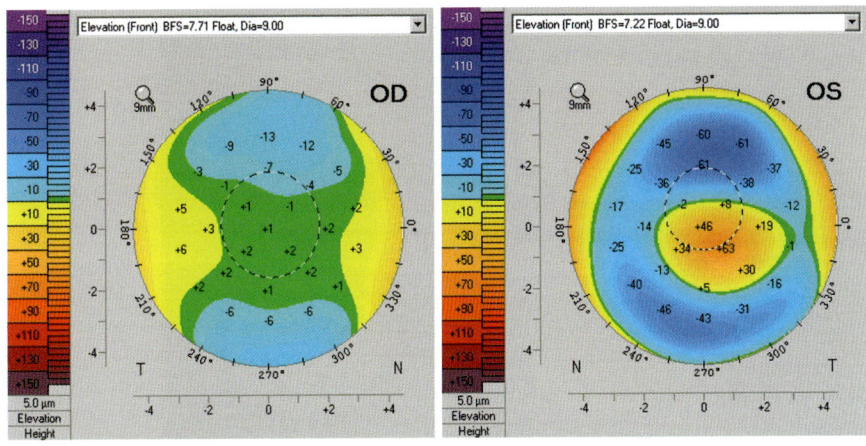

a. 正乱視　　　　　　　　　　　　　　　b. 円錐角膜

図5　正乱視と円錐角膜の角膜前面エレベーションマップ

正乱視（a）では，角膜中央付近は緑色の表示で基準球面（best fit sphere；BFS）に近い．角膜周辺は上下側でBFSよりも低く，鼻側と耳側でBFSよりも高いが，対称性があり，正乱視（直乱視）であることがわかる．円錐角膜（b）では，角膜中央の耳下側がBFSよりも高くなっており，角膜の前方突出が検出されている．突出部の周囲は，相対的にBFSよりも低くなるが，突出部から離れた上方周辺部が，最も低くなっていることがわかる．

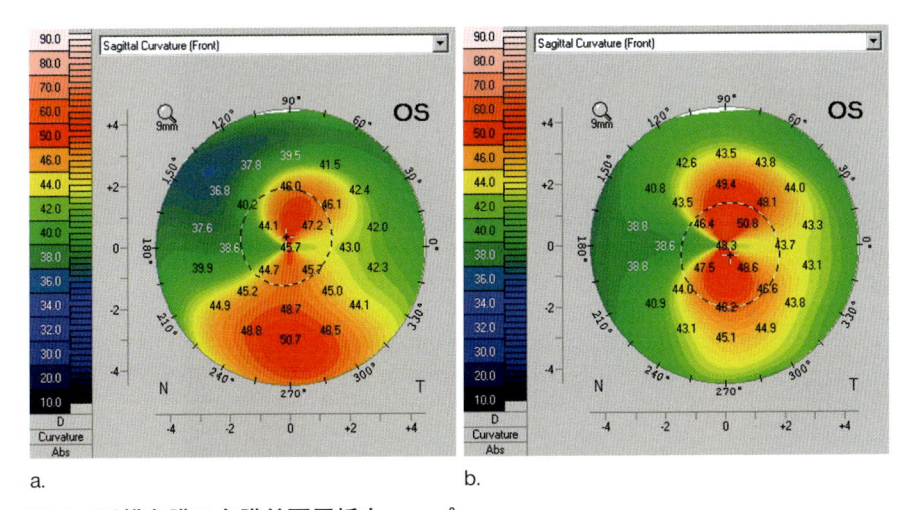

a.　　　　　　　　　　　　　　　　　　b.

図6　円錐角膜の角膜前面屈折力マップ

aの症例では，角膜下方で屈折力が増大して暖色系の表示に，上方周辺部で屈折力が減少して寒色系の表示となり，非対称となっている．強主経線は角膜下方では270°方向，角膜上方では60°方向となり，曲線化している．bの症例では，上下の非対称性は目立たないが，角膜中央と周辺の屈折力差が大きく，強主経線の曲線化もみられる．

は広範囲に角膜厚を測定でき，円錐角膜の診断に有用である．円錐角膜では，角膜厚が正常よりも薄くなり，最も薄い部分が角膜中心から偏位することが多い（**図8**）．また，角膜周辺と中央の厚みの差が，円錐角膜では正常よりも大きくなる．

収差の測定：角膜形状解析の結果をもとに角膜の収差を算出できる．高次収差を測定して不正乱視を定量化すれば，円錐角膜による

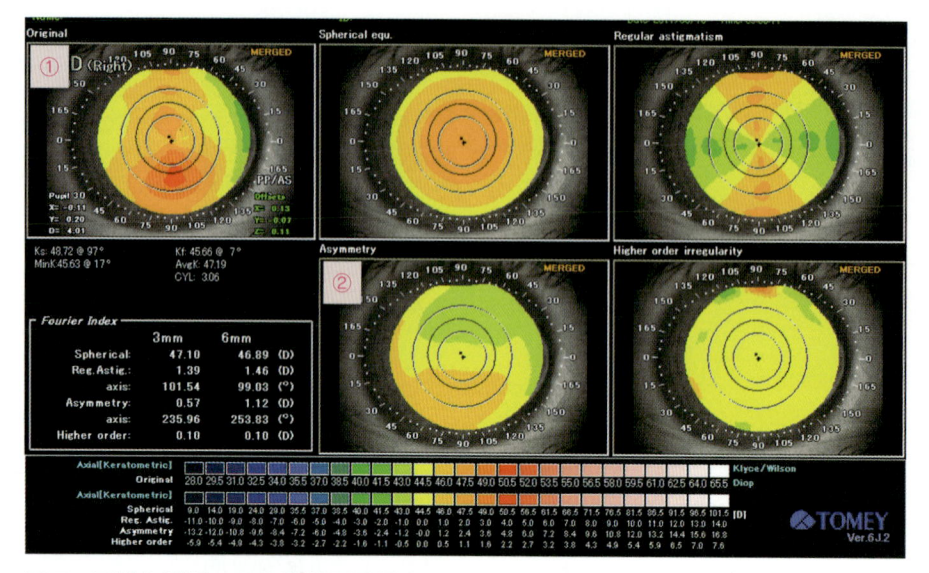

図7　円錐角膜疑いの角膜前面屈折力のフーリエ展開
全屈折力（①）から，非対称成分（②）のみをとり出して評価できる．上下で屈折力が非対称となっていることがわかる．

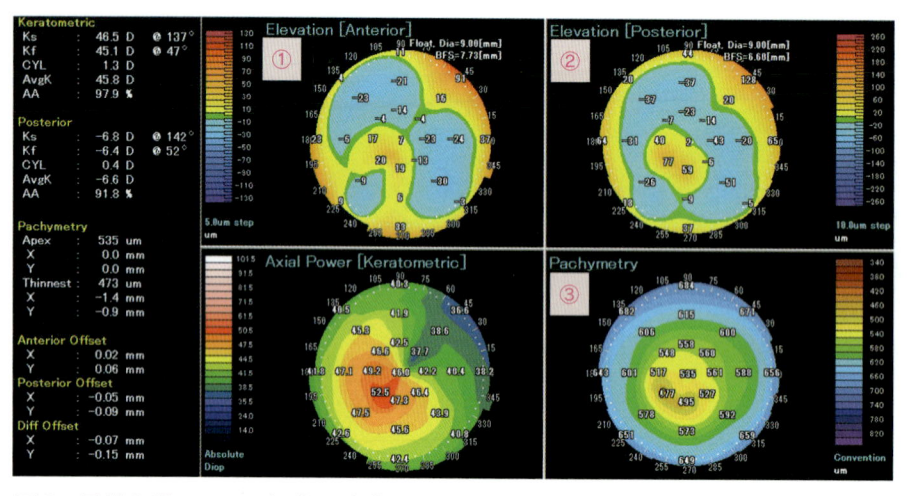

図8　円錐角膜のOCT角膜トポグラファーを用いた形状解析
右眼の検査結果．角膜前面（①）だけでなく，角膜後面（②）でも前方突出があることがわかる．角膜厚（③）をみると，最も薄い部分が角膜中央から耳下側に偏位しており，左のデータの"Thinnest"をみれば，473μmと正常よりも薄くなっている．

視機能低下の程度を評価できる．円錐角膜では，角膜前後面で角膜変形による高次収差の増加が起こる．スリットスキャン式などの角膜後面を測定できるトポグラファーであれば，角膜前面だけでなく角膜後面で発生する収差も測定できる．円錐角膜の高次収差の特徴は主としてコマ収差の増加であり[3]，下方突出の角膜前面では，下方で波面が遅れ，上方で波面が進むパターンとなる．角膜前面と後面はともに前方に突出するが，角膜前面は正の，角膜後面は負の屈

a. 角膜前面　　　　　　　　　　　　　　　b. 角膜後面

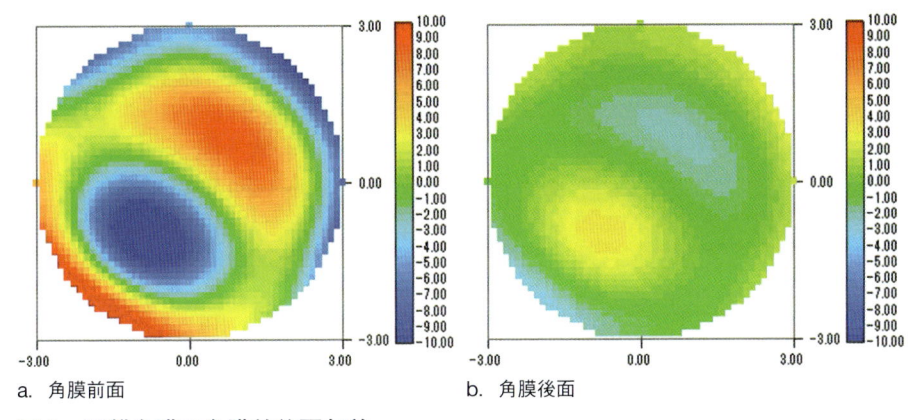

図9　円錐角膜の角膜前後面収差
右眼の検査結果．角膜前面（a）では，耳下側が寒色系表示で波面が遅れ，鼻上側が暖色系表示で波面が進み，非対称となっている．角膜後面（b）では，色数が少なく収差の絶対量は前面より小さく，収差の向きが前面とは逆となっている．

折力をもつので，角膜前後面ではコマ収差の向きが反転する（図9）[4]．角膜だけでなく眼球全体の収差を測定するには波面センサーが必要であり，これを用いればRGPCLを装用した状態での残存収差量などを計測することも可能である．

新しい検査法

視機能への影響が少ない円錐角膜疑いであっても，エキシマレーザー屈折矯正手術により医原性の円錐角膜（keratectasia；角膜拡張症）を発症することがあるため，術前スクリーニングが重要である．円錐角膜を早期に効率よく検出することを目指して，新しい検査法が試みられている．角膜を空気で圧平したときの変形の程度や戻りの速さから，生体力学特性が測定できる．円錐角膜では角膜の弾性が低下するので，円錐角膜の検出に利用できる可能性がある[5]．前眼部偏光OCTを用いて角膜の複屈折を測定し，初期円錐角膜の実質変化をとらえて検出する方法も報告されている[6]．

カコモン読解　第18回　一般問題65

角膜形状解析が診断に有用なのはどれか．2つ選べ．
a 円錐角膜　　b 水疱性角膜症　　c ペルーシド角膜辺縁変性
d 格子状角膜ジストロフィ　　e 膠様滴状角膜ジストロフィ

解説　角膜形状解析は，角膜形状異常を引き起こす疾患の診断に有用である．したがって，原発性に角膜の変形をきたすaの円錐角

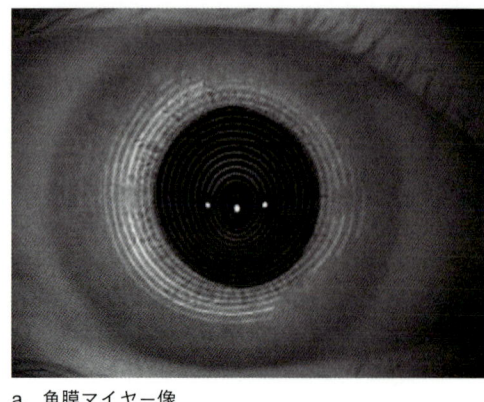

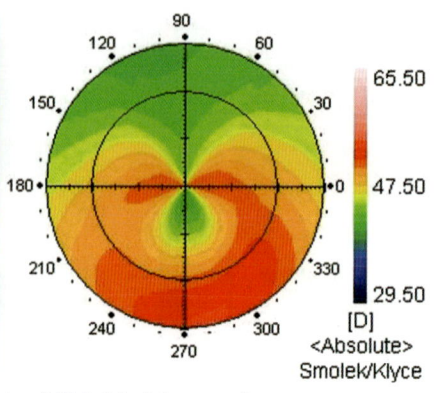

a. 角膜マイヤー像　　　　　　　　　　　b. 角膜 Axial パワーマップ

図10　ペルーシド辺縁角膜変性の角膜形状解析結果
角膜マイヤー像は縦長の楕円となっており，下方ではリングの間隔が狭くなっている．角膜 Axial パワーマップでは，マップの下縁が急峻化を示す暖色系の表示となり，いわゆる"カニの爪"パターンとなっている．

膜とcのペルーシド角膜辺縁変性が解答となる．ペルーシド角膜辺縁変性は円錐角膜の類縁疾患であり，円錐角膜と同じく角膜菲薄化と前方突出を特徴とする．発症年齢が30〜40歳代と高いこと，角膜菲薄化と前方突出が傍中心部でなく角膜下方に起こること，などの点が円錐角膜と異なる（図10）．

bの水疱性角膜症は，OCT角膜トポグラファーなど角膜厚を測ることのできる装置を用いれば，角膜浮腫の範囲や程度を定量化できる．病状の評価や経過観察には有用であるが，角膜内皮の評価なしに，角膜形状解析のみでの診断はできない．dの格子状角膜ジストロフィやeの膠様滴状角膜ジストロフィは，アミロイド沈着により角膜混濁を引き起こす疾患である．沈着により角膜表面が不整となり，散乱や収差は増加すると考えられるが，マイヤー像の乱れなどによる測定結果へのアーチファクトが強く，角膜形状解析の診断的意義は乏しい．

模範解答　a，c

カコモン読解　第19回　一般問題16

アトピー皮膚炎にみられる眼合併症の診断に有用な検査はどれか．2つ選べ．
a OCT　b UBM　c VEP　d 角膜トポグラフィ
e インドシアニングリーン蛍光眼底造影

解説　アトピー性皮膚炎（atopic dermatitis；AD）の眼合併症として，アトピー性角結膜炎[*1]，円錐角膜，白内障，網膜剥離などが

[*1] 眼をこする癖が円錐角膜の発症や進行に関係しているという報告もあり，アトピー性角結膜炎による掻痒感がその一因となっている可能性がある．円錐角膜治療の第一選択はハードコンタクトレンズの装用であるが，ADを合併している症例では，アトピー性角結膜炎の悪化やそれによるレンズの汚れなどに注意が必要である．AD以外に円錐角膜を合併しやすい全身疾患として，Down症候群などが知られている．ADの患者は結膜嚢内MRSA（methicillin resistant Staphylococcus aureus）保菌の率が高いという報告があり，感染症に注意が必要である．ADの患者では，片眼性が多い角膜ヘルペスが両眼に発症したり，単純ヘルペスウイルスによる眼瞼ヘルペスが急速に拡大しKaposi水痘様発疹症となったりすることがある．AD患者は結膜炎や眼瞼炎の治療のために他科で眼圧モニターなしにステロイドの点眼や眼軟膏を処方されていることがあり，ステロイド緑内障を発症することがある．

知られている．円錐角膜の診断に有用な d の角膜トポグラフィが解答のひとつとなる．AD に合併する網膜剝離は，鋸状縁断裂や毛様体上皮裂孔が原因裂孔となりやすいことが知られている．これらの部位は強膜圧迫を伴わない眼底検査では観察しづらく，白内障の合併があれば眼底の視認性はさらに低下する．b の UBM を用いれば，白内障の影響を受けずに網膜最周辺部や毛様体の状態を観察できるため，AD に合併する網膜剝離の診断に有用である．また，AD に合併する白内障では，Zinn 小帯断裂，水晶体亜脱臼が多いことが知られているので，術前検査としても UBM は有用である．

模範解答 b，d

(中川智哉)

クリニカル・クエスチョン

ペルーシド角膜辺縁変性と円錐角膜の違いを教えてください

Answer ペルーシド角膜辺縁変性は円錐角膜の類縁疾患ですが，角膜トポグラフィーや波面収差解析で鑑別します．

疾患概念

ペルーシド角膜辺縁変性および円錐角膜は，下方周辺角膜が非炎症性に菲薄化し，前方突出する疾患である（図1）．両疾患は類縁疾患と考えられている．前眼部所見としては，ペルーシド角膜辺縁変性では下方角膜周辺部に，輪部に平行な細長い帯状の菲薄部と，そのやや上方の前方突出を認める．角膜の下方が前方突出する形状は，"ビール腹"にも例えられる．円錐角膜でも中央やや下方角膜の菲薄化と前方突出を認める．非炎症性であるので，血管侵入や角膜浸潤・混濁はなく透明であり，上皮欠損も認めない．進行すれば高度の不正乱視（倒乱視）を示し，視力が低下する[1]．また，屈折矯正手術の禁忌である．

文献はp.399参照．

疫学

ペルーシド角膜辺縁変性では20～50歳代で診断されることが多いのに対し，円錐角膜では思春期に診断されることが多い．男性に多いことが知られている．

原因

角膜実質コラーゲンの異常が推測されているが，詳細は不明である．

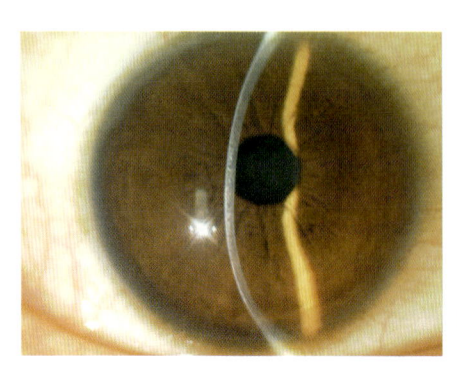

図1 ペルーシド角膜辺縁変性

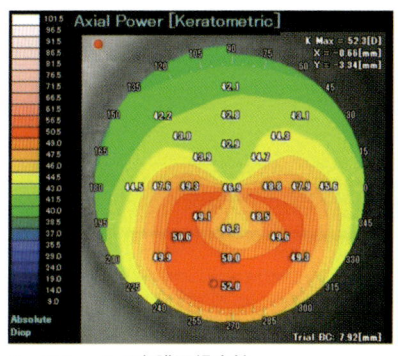

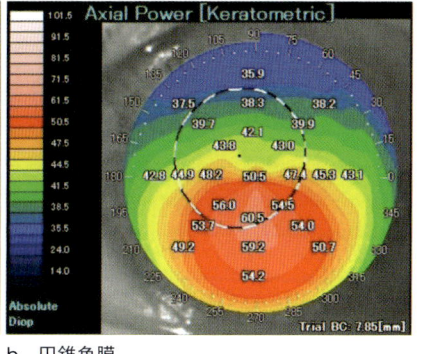

図2 角膜形状解析

a. ペルーシド角膜辺縁変性　　　b. 円錐角膜

鑑別

　ペルーシド角膜辺縁変性と円錐角膜との鑑別には，角膜形状解析が有用である．角膜トポグラファーによる角膜屈折力のカラーコードマップは，ペルーシド角膜辺縁変性では寒色系で示される低屈折力部位が，角膜中央部に縦の蝶ネクタイ様所見を示し，角膜上方へと低屈折力部位が広がり，下方の高屈折力部位が4～8時にかけて三日月状に認められ，カニ爪様と表現される（**図2a**）．それに対して円錐角膜では，中央よりやや下方の局所的な急峻化と，それに伴う上下の非対称性が特徴として挙げられ（**図2b**），暖色系の蝶ネクタイパターンの軸が曲線化する場合もある[*1]．

　次に波面センサーによって測定した，ペルーシド角膜辺縁変性と円錐角膜眼の眼球高次収差のパターンについては，コマ収差は両疾患ともに下方の波が遅れる inferior slow pattern となる[2]．trefoil は，ペルーシド角膜辺縁変性においては三角形の頂点の波が早くなる fast triangular pattern となるのに対し，円錐角膜においては波が遅れる slow triangular pattern となる．spherical aberration はペルーシド角膜辺縁変性においては正になるのに対し，円錐角膜においては負となる．また Landolt 環のシミュレーションにおいては，ペルーシド角膜辺縁変性では右下と左下に尾を引くことが多いのに対し，円錐角膜では下方に尾を引くことが多い．

治療法

　軽症では眼鏡による矯正が可能であるが，中等症以降ではハードコンタクトレンズによる矯正が行われる．コンタクトレンズによる矯正が困難な重症例では，角膜移植を行う[*2]．

（大家義則）

[*1] ほかの鑑別疾患としてはTerrien 角膜変性や Mooren 潰瘍が挙げられるが，Terrien 角膜変性では菲薄部に脂肪沈着や偽翼状片を伴い，Mooren 潰瘍では上皮欠損や角膜浸潤を伴う点で鑑別される．

[*2] 近年，進行予防を目的としたクロスリンキングや，角膜実質内 PMMA（polymethylmethacrylate）リングを挿入する角膜内リング，あるいは角膜熱形成など新しい治療が試みられている．

角膜内リングの画像診断

適応と術前の画像診断

　角膜内リングは（intracorneal ring），本来，軽度近視に対する矯正手術目的に開発された技術である．2009年にColinらが円錐角膜に対しての効果を報告して以来，円錐角膜および類縁疾患そして角膜エクタジア（keratectasia；角膜拡張症）への外科的な治療技術として認知されるようになった[1,2]．

　筆者らが主に使用している Addition Technology の Intacs® および Intacs® SK について述べる．そのほかにも Mediphacos 製の Kera-ring や Ferrara Ring 製の Ferrara Ring が臨床使用されているが，基本的な考えかたは同じである．

　Intacs® の外観・概念図・細隙灯顕微鏡写真を図1～3に示す．Intacs® と Intacs® SK では断面形状と挿入位置が異なる．Intacs® SK は角膜中心に近い部位に挿入するため，角膜形状の改善効果は高いが，暗所におけるグレアが発生する可能性も高くなる．どちらの角膜内リングも挿入部位の角膜厚は 400 μm 以上が必要であり，これが適応の最大のポイントである．角膜内リングを安全に行うためには，3次元角膜形状解析が必須であり，角膜全体の厚さ分布を確認して適応を決定する．

文献は p.399 参照．

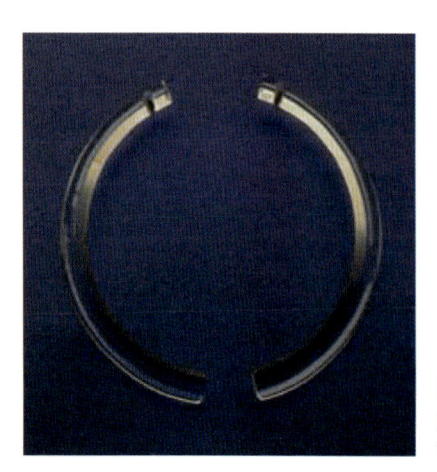

図1　角膜内リング
Intacs® の外観．素材は PMMA（polymethylmethacrylate）である．

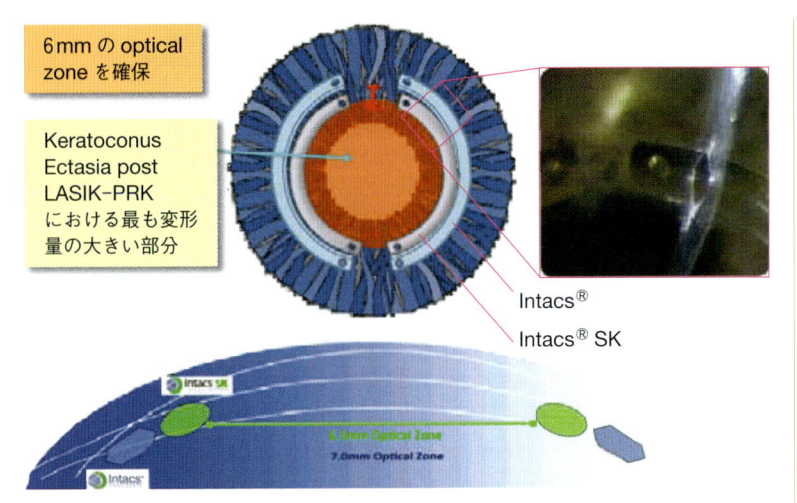

図2 Intacs®の概念図
より瞳孔中心に近い部位に挿入する Intacs® SK は,効果も大きいが夜間グレアの発生率も大きいため,術前の状態を十分に評価することが重要である.
(Addition Technology 社内資料より.)

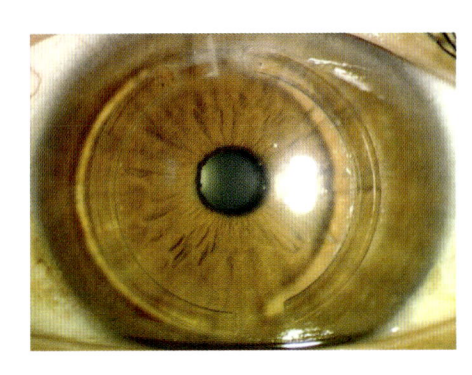

図3 Intacs®の細隙灯顕微鏡写真
12時に切開創が観察できる.切開方向は強主経線である.手術時に10-0ナイロンにて1針縫合し,1～3か月にて抜糸する.

角膜形状解析を含むデータを Addition Technology に送り,ノモグラムによる解析を行う.解析の結果,角膜リングの種類,挿入位置,挿入深度の推奨値が計算されて送られてくる(**図4,5**).

手術の実際

以前はマニュアル操作にてグルーブ(角膜内リング用のトンネル)を作製していたが,現在はほぼ全例にてフェムトセカンドレーザーを使用する.レーザーの規格によるが,筆者が使用している Abott Medical Optics 製の iFS™ では,全工程を約7秒で完了することができる(**図6**).角膜内リングを挿入後,創を1針縫合し手術を終了する.慣れれば10～15分程度の手術時間である.

術後の画像診断と対応

術後の典型的な角膜形状解析結果の画像を**図7**に示す.高屈折領

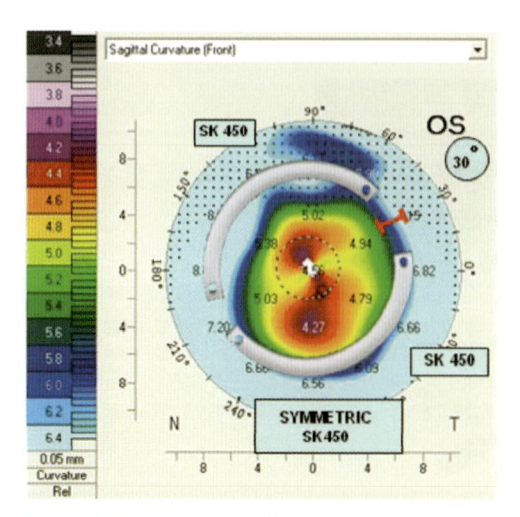

図4 手術プランの一例
Addition Technology に角膜 3 次元解析のデータを送り，適切なリングサイズと挿入位置を解析する．このデータを参考に手術プランを決定する．

図5 Intacs® の挿入ノモグラムの例
角膜エクタジアに対する Intacs® のノモグラム．このほかにも円錐角膜用など数種類のノモグラムがあり，リングサイズや種類の参考とする．

図6 フェムトセカンドレーザーによる角膜内リング手術
予定された深度に角膜内リングを挿入するトンネル（グルーブ）を作製している．強主経線にマーキングがしてあり，この後にエントリーカットが行われる．

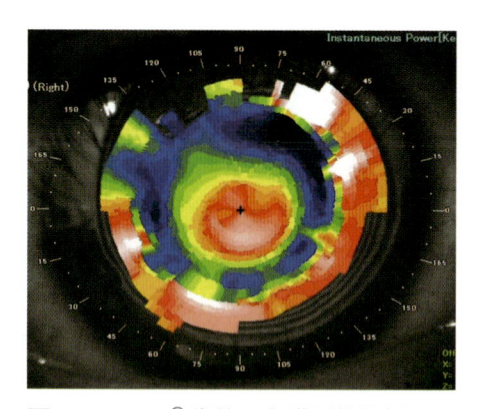

図7 Intacs® 術後の角膜形状解析
急峻な高屈折領域が角膜中心部に移動していることがわかる．

域が角膜中心部に偏位している状態が理想である．術後の矯正視力は，主としてハードコンタクトレンズによる矯正であり，日本コンタクトレンズ製の ROSE K™ がよくフィットする（図8～10）．また，約40%の症例で眼鏡矯正視力が向上するため，希望があれば phakic IOL 手術にて裸眼視力の向上を得ることが可能である（図11）．

角膜クロスリンキングとの関係

　最近の技術として角膜クロスリンキングがある．リボフラビンと紫外線により角膜全体を硬化させる技術であるが，角膜厚が照射面

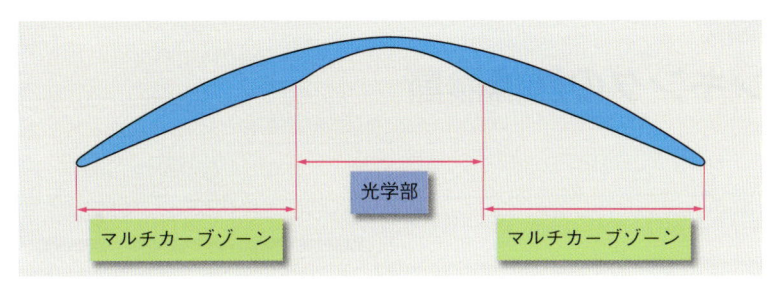

3. 前眼部疾患での使いかた　263

図8　ROSE K™ の断面図のシェーマ（国内輸入元：日本コンタクトレンズ）
内面形状が Intacs® 術後の角膜形状によくフィットする．ROSE K™ には II・PG・IC・NC などの種類があり，使い分けることにより，適切なフィッティングを得られることが多い．

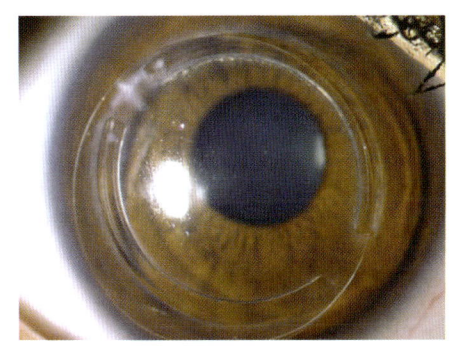

図9　Intacs® 後の ROSE K™ 装用眼の細隙灯顕微鏡写真
ROSE K™ II を選択している．よいセンタリングが得られていることがわかる．装用感も良好である．

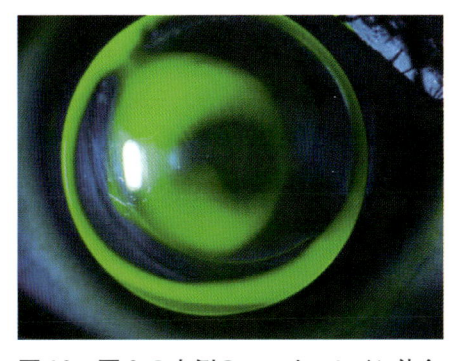

図10　図9の症例のフルオレセイン染色
コンタクトレンズ下の涙液分布は良好で，ベベル下の涙液貯留も適切である．ベベルのリフトサイズには数種類が準備されており，選択が可能であるため，必要に応じて処方変更する．

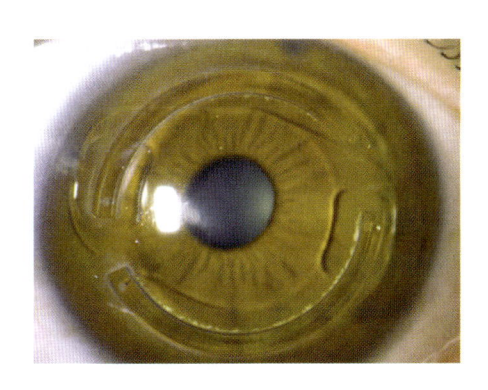

図11　Intacs® 挿入後の phakic IOL 挿入眼の細隙灯顕微鏡写真（術後6か月）
Intacs® 挿入後，半年後に虹彩支持型 phakic IOL を挿入した症例．裸眼視力は1.2である．

全体で 400 μm 以上必要であるため，突出部の角膜厚が足りずに適応外になる症例が多い．角膜の変形が強く，最薄点が菲薄化しているような症例では，角膜内リングのほうがよい適応であろう．また，角膜クロスリンキングと角膜内リングを組み合わせることによって，より安定した効果が得られるという報告もされている[3]．

〔荒井宏幸〕

角膜クロスリンキングの画像診断

　角膜クロスリンキング[1)*1]は，リボフラビン（ビタミンB_2）を角膜実質に点眼しながら長波長紫外線を照射することにより，角膜実質のコラーゲン線維間の架橋を増加させ，角膜実質の剛性を上げることにより円錐角膜や角膜拡張症の進行を停止させる手術である．

　角膜クロスリンキングを行う場合には，角膜形状解析検査[*2]が必須である．その目的は主として，①円錐角膜，角膜拡張症の診断，②適応決定，そして③術後評価である．

円錐角膜，角膜拡張症の診断

　円錐角膜，角膜拡張症は，角膜の特徴的な菲薄化，前方突出により診断される．ある程度進行した円錐角膜は，細隙灯顕微鏡検査で特徴的な Vogt's striae や Fleischer ring がみられ，診断が可能である．しかし，細隙灯顕微鏡で変化が明らかではない初期の症例では，角膜形状解析が診断の決め手となる．角膜クロスリンキングは，Amsler-Krumeich 分類で Stage II までの比較的軽度の円錐角膜眼に行うことが多いため，角膜形状解析検査による診断は必須である[*3]．

適応決定

　角膜クロスリンキングは，これから進行してくる円錐角膜眼に対して進行を止めるために行う手術である．したがって，進行性の円錐角膜であることを見きわめることが重要なポイントである．円錐角膜が進行性であることの判断は容易ではないが，現在一般的に用いられている基準では，直近1〜2年間での進行の有無で評価を行う（**表1**）．

　角膜画像解析検査では，強主経線上と弱主経線上の角膜屈折力（K値）が表示される．このうち強主経線上のK値を参照すると角膜形状の変化をより鋭敏に検出しやすい．強主経線上のK値が継続して増加してくるものは進行が強く疑われる．**図1**に円錐角膜が進行した症例のTMS-4（トーメーコーポレーション）による角膜形状の変化を示す．この症例では，カラーコードマップ上の暖色系で示される突出部分が経時的に増加しているのだが，わかりづらい．しかし，

文献は p.399 参照．

[*1] **角膜クロスリンキング**
2003年にWollensakらにより初めて発表された手術で，現時点では円錐角膜の進行を停止させる唯一の方法である．術式が簡単で，比較的廉価に施行できるために，欧米諸国をはじめ，アジアやアフリカ諸国にも普及している．

[*2] **角膜形状解析**
円錐角膜眼で角膜形状解析検査をする場合には，コンタクトレンズにより角膜が変形している可能性があるため，必ずコンタクトレンズを装用せずに来院してもらう．特に，ハードコンタクトレンズ装用者では，可能であれば1週間以上装用しないで受診してもらうことが望ましい．

[*3] 円錐角膜・角膜拡張症における画像診断の詳細は，本巻"円錐角膜の画像診断"を参照されたい．

表1　角膜クロスリンキングの適応

角膜形状解析検査で円錐角膜類縁疾患があること
1. 現在進行していること ①角膜形状解析検査で強主経線上のK値が1.0D以上増加 ②自覚乱視度数が1.0D以上増加 ③自覚屈折度数（等価球面）が1.0D以上増加 ④ハードコンタクトレンズの後面光学部曲率半径（ベースカーブ）が0.1mm以上減少
2. 角膜実質厚が紫外線照射時に400μm以上であること

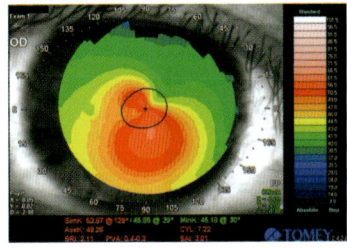

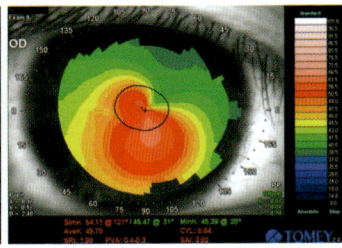

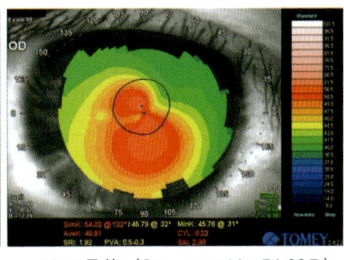

a. 初診時（Steepest K：52.87 D）　　b. 6か月後（Steepest K：54.11 D）　　c. 12か月後（Steepest K：54.02 D）

図1　TMS-4（トーメーコーポレーション）による円錐角膜進行例（31歳，男性）の角膜形状の変化
カラーコードマップ上の暖色系で示される突出部分が経時的に増加している．強主経線上のK値に注目すると，初診時（a）には52.87 Dであったのに対し，12か月後（c）には54.02 Dになり，1.0 D以上増加していることがわかる．

強主経線上のK値に注目すると，12か月で1.0 D以上増加していることがわかる．

K値のほかにも，エレベーションマップやパキメトリーマップを参照することもできる．図2に示すのは，CASIA（トーメーコーポレーション）による円錐角膜眼の角膜前面のエレベーションマップの変化である．下方（B）が初診時，上方（A）が9か月後の画像である．この症例における強主経線上のK値は，初診時60.9 Dが9か月後には67.7 Dに約7.0 D増加している．エレベーションマップでは，BFS（best fit sphere；基準球面）が表示されるが，BFSの曲率半径（R）も初診時は6.55 mmであったのに対し9か月後には5.88 mmになり，角膜が急峻化していることがわかる．さらに，Differential Mapでは中央部が明らかに突出していることが示されている．図3は同じ症例のパキメトリーマップである．角膜の傍中心部に最薄部があり，9か月間で90 μm以上の菲薄化が進行していることがわかる．このように，角膜のさまざまなマップの経時的変化を見ることにより，より多角的に進行を判断できる．

角膜クロスリンキングでは，長波長紫外線による内皮細胞障害を予防するために，角膜厚が400 μm以上の症例に行うという基準がある[2]．角膜厚は超音波Aモードを用いて測定することも可能であるが，角膜の前後面を測定できる角膜形状解析装置を用いたほうが最薄部の位置が把握しやすく，より正確な測定ができると考えられる．

術後評価

角膜クロスリンキングの術後の角膜は，直後1週間から1か月目には角膜形状は術前よりやや急峻化することもあるが，その後3か月前後でほぼ術前の形状に戻り，その後は1～2年かけて術前より若干平坦化することが多い[3]．この変化は，角膜形状解析検査を参

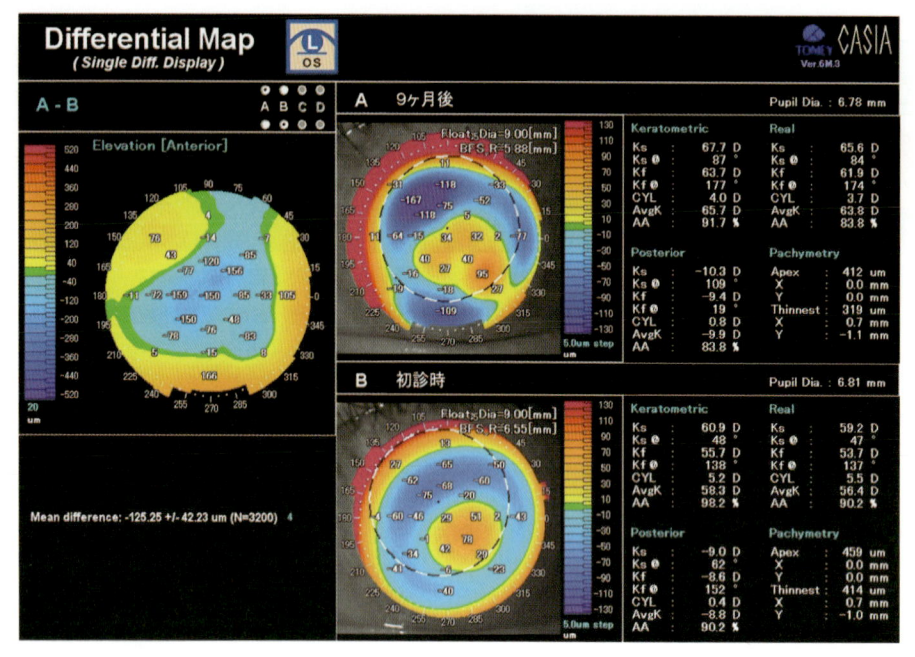

図2 CASIA（トーメーコーポレーション）による円錐角膜進行例（30歳，男性）の角膜前面のエレベーションマップの変化

BFS R（基準球面の曲率半径）は，初診時は6.55mmであったのに対し9か月後には5.88mmになり，角膜が急峻化していることを示している．Differential Mapでは中央部が突出していることがわかる．

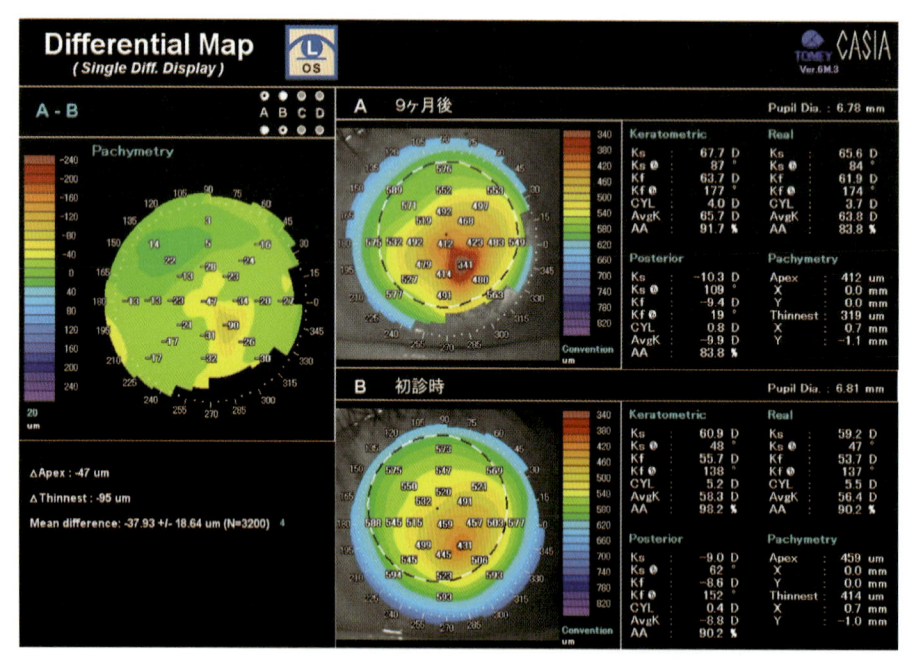

図3 CASIA（トーメーコーポレーション）による円錐角膜進行例（30歳，男性）のパキメトリーマップの変化

図2と同じ症例のパキメトリーマップでは，角膜の傍中心部に最薄部があり，9か月後には局所的な菲薄化が，より進行していることがわかる．Differential Mapでは，最薄部が90μm以上菲薄化していることがわかる．

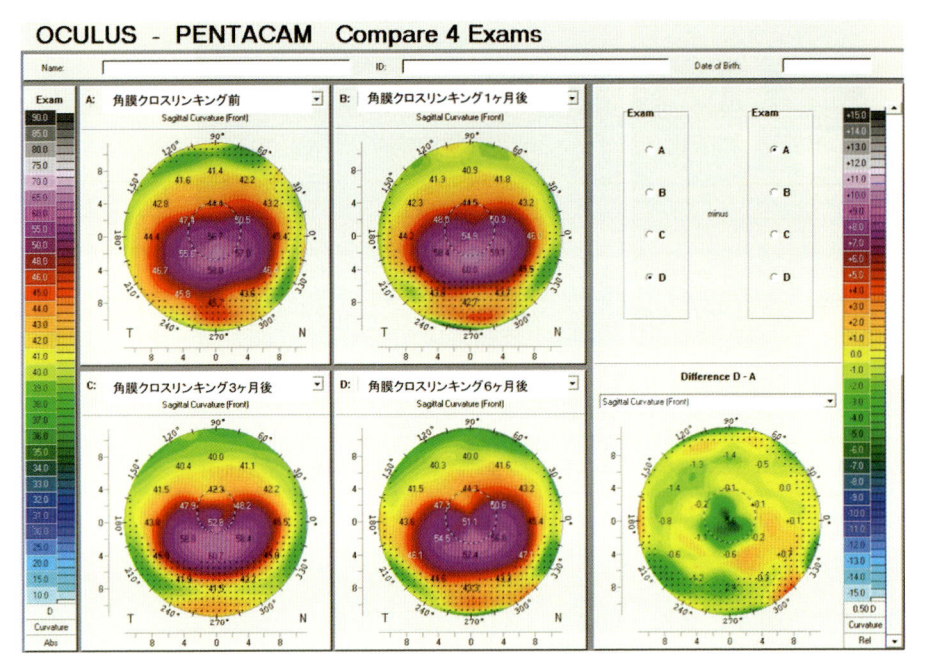

図4 Pentacam®（OCULUS）による角膜クロスリンキング後の角膜前面の形状の変化（19歳，男性）

角膜クロスリンキング1か月後には，強主経線上のK値は術前値に比べ若干の急峻化を示しているが，その後，徐々に平坦化している．初診時と6か月後を比較したDifferential Mapでは，6か月後に角膜中央部がより平坦になっていることがわかる．

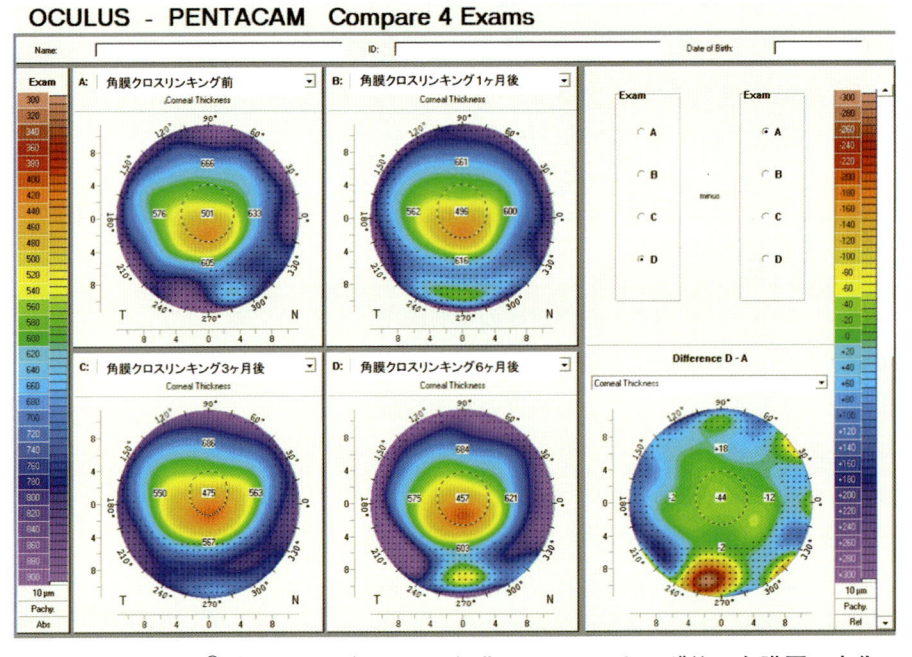

図5 Pentacam®（OCULUS）による角膜クロスリンキング後の角膜厚の変化（19歳，男性）

図4と同じ症例のパキメトリーマップでは，術後6か月間で角膜厚が44μm菲薄化していることがわかる．

a.   b.

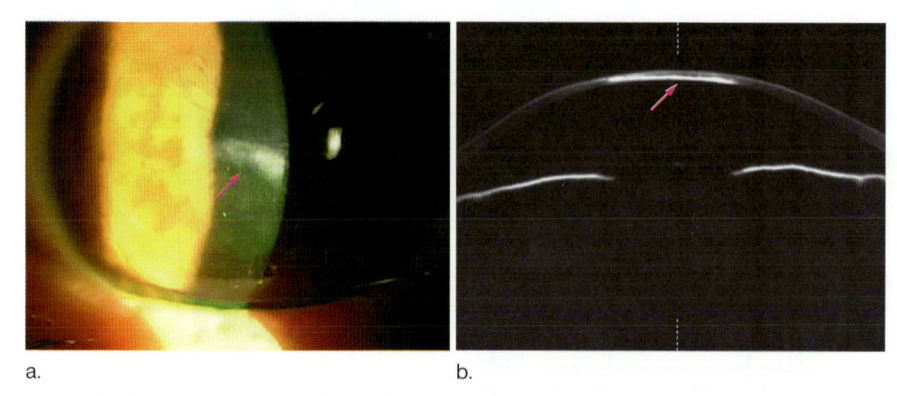

図6　角膜クロスリンキング後の実質深層混濁（36歳，男性）
角膜クロスリンキング後数か月してから，角膜実質深層に強い混濁（矢印）が生じる症例がある．Scheimpflug 画像（b）を撮影することにより，混濁の深さの定量的評価や，混濁の強さの経時的評価が可能である．
（Kato N, et al：Deep stromal opacity after corneal cross-linking. Cornea 2013；32：895-898.）

照するとわかりやすい（図4）．また，角膜クロスリンキング後は，実質のコラーゲン線維間の架橋が強まるのに伴って角膜厚が薄くなることが報告されている[4]．角膜厚の測定ができる機種では，角膜厚の変化も明確に検出することができる（図5）．

　また，角膜クロスリンキングの術後は，多くの症例で淡いびまん性の角膜実質混濁が生じる．ほとんどは視機能に影響を及ぼさず，また1年以内に自然に消失するが，2〜7％の症例で強い実質深層混濁がみられることがある[5]．前眼部OCTやScheimpflug像を用いるタイプの角膜形状解析装置であれば，この混濁の強さを定量評価したり経時的に比較したりすることが可能である（図6）．

未解決点と今後の課題

　現在の角膜クロスリンキングにおける画像診断の未解決点として第1に挙げられるのは，適応決定の際に円錐角膜が進行性であることの判断があいまいなことである．一度ないし数度の画像診断で，簡単に今後の進行が予測できるようなプログラムの開発が待たれる．

　第2は，術後の有効性の評価があいまいであることである．角膜クロスリンキングは角膜形状を大きく変化させる術式ではないため，本当に実質のコラーゲン線維が架橋されているかどうかを調べる方法はなく，経時的に角膜形状を測定し，突出が増加しなければ有効と判断するしかない．一度の測定で実質のコラーゲンの架橋の状態がわかるような検査機器の登場に期待したい．

〔加藤直子〕

角膜内皮疾患の画像診断

検査法

　角膜内皮疾患の診断には，角膜内皮細胞の観察が不可欠である．角膜内皮細胞の観察を行う画像診断方法としては，細隙灯顕微鏡の鏡面法，内皮スペキュラーマイクロスコピー，生体共焦点顕微鏡などがある．また，角膜内皮疾患によって生じた角膜浮腫を評価する画像診断法としては，Scheimpflug カメラや前眼部光干渉断層計な

表1　角膜内皮障害疾患

原発性	続発性
滴状角膜 Fuchs 角膜内皮ジストロフィ 後部多形性角膜ジストロフィ 虹彩角膜内皮症候群 先天性遺伝性角膜内皮ジストロフィ サイトメガロウイルス角膜内皮炎 単純ヘルペスウイルス角膜内皮炎 落屑症候群 角膜移植後拒絶反応 　など	角膜実質炎 角膜ぶどう膜炎 角膜内皮炎 内眼手術後（白内障，網膜硝子体疾患，緑内障） 緑内障発作 コンタクトレンズ長期装着 角膜外傷 分娩時外傷 　など

（木下　茂ら：角膜内皮障害の重症度分類．日本眼科学会雑誌 2014；118：81-83．）

表2　角膜内皮障害の重症度分類

重症度	角膜内皮細胞密度	病態
正常	2,000 cells/mm² 以上	正常の角膜の機能を維持するうえで，支障のない細胞密度が維持されている．
Grade 1（軽度）	1,000 cells/mm² 以上 2,000 cells/mm² 未満	正常の角膜における生理機能を逸脱しつつある状態．
Grade 2（中等度）	500 cells/mm² 以上 1,000 cells/mm² 未満	角膜の透明性を維持するうえで危険な状態．内因性あるいは外因性によるわずかな侵襲が引き金となって，水疱性角膜症に至る可能性がある．
Grade 3（高度）	500 cells/mm² 未満	水疱性角膜症を生じる前段階
Grade 4（水疱性角膜症）	測定不能	角膜が浮腫とともに混濁した状態

（木下　茂ら：角膜内皮障害の重症度分類．日本眼科学会雑誌 2014；118：81-83．）

どがある．

角膜内皮障害の原因

角膜内皮が障害される原因を表1に挙げる．角膜内皮細胞そのものが標的となり障害される原発性疾患と，外傷などの外的要因に伴う続発性の障害が挙げられる．また，角膜内皮障害の重症度に関しては，日本角膜学会ワーキンググループより重症度分類が報告されている（表2）[1]．

文献は p.400 参照．

角膜内皮障害の診断の流れ

1. **細隙灯顕微鏡検査**：細隙灯顕微鏡における診察所見から，角膜内皮障害の原因をある程度推測することができる．角膜浮腫を生じている症例では，実質浮腫，上皮浮腫のどちらか，あるいは両方が生じているのかを把握する．角膜内皮面の変化としては，Fuchs 角膜内皮ジストロフィ（Fuchs corneal dystrophy；FCD）でみられる滴状角膜（cornea guttata），分娩時外傷や posterior corneal vesicle でみられる線状病変，角膜内皮炎や角膜移植後拒絶反応でみられる角膜後面沈着物などを見逃さないようにする．また，角膜以外の所見でも，虹彩角膜内皮症候群（ICE 症候群；iridocorneal endothelial syndrome）では虹彩の異常所見を認め，落屑症候群では瞳孔領に落屑物質を認める．
2. **角膜内皮画像の撮影**：必ず両眼の測定を行い比較し，片眼性か両眼性かを判断する．すでに角膜浮腫を生じている症例では測定不可能であるが，浮腫が限局している場合には，浮腫のない部分でのスペキュラーマイクロスコープの測定が可能な場合もあるため，中央部以外の測定も行える機械の場合には，可能なかぎり広範囲を測定しておくことが重要である．
3. **角膜厚の測定**：病態によっては，浮腫の生じている場所が限局的である場合もあるため，Scheimpflug カメラや光干渉断層計のパキメトリーマップ測定で浮腫の位置や程度を記録することができる．

角膜内皮細胞の撮影機器

非接触型スペキュラーマイクロスコープ：撮影も簡便で非接触であり，術前後のスクリーニングでもルーチンで行われるようになっている．撮影画像から細胞形態，細胞の大きさ，細胞配列などに異常

がないかの判断を行うことができるが，それぞれの機械にインストールされている解析ソフトによって細胞密度（cells/mm^2），変動係数（coefficient of variation；CV値），六角形細胞出現率を算出することができる．最近では，撮影可能な1視野も広くなり，また固視灯を動かすことで角膜中央部，および傍中央部まで撮影ができる機械も発売されている．それぞれの機種により撮影可能範囲は異なるが，角膜内皮疾患眼では可能なかぎり広範囲の内皮スペキュラーの測定を行っておくことが重要である．ただし鏡面反射を利用して撮影を行う原理であるため，角膜に上皮や実質の混濁があったり，浮腫があったりすると撮影は不可能である．

生体共焦点顕微鏡：Heidelbelg Retina Tomogtaph II, III-Rostock Cornea Module（HRT II, III-RCM）などの機械を用いることで，角膜内皮層の観察を行うことができる．角膜表面に接触させる検査となるが，非接触のスペキュラーマイクロスコープでの撮影が困難な浮腫や混濁のある症例でも，混濁が軽度であれば共焦点顕微鏡では観察することができる．HRT II, III では内蔵のソフトウェアで内皮細胞密度の算出を行うこともできる．

また共焦点顕微鏡では，解像度がよく，ある程度周辺部まで任意の場所を測定することができるため，サイトメガロウイルス角膜内皮炎の症例で, owl's eye が観察されたという報告がいくつかある[2,3]．

接触型広域スペキュラーマイクロスコープ（研究用試作品）：現在主流の非接触型のスペキュラーマイクロスコープが普及するまでは，一部の施設では接触型のスペキュラーマイクロスコープを用いて内皮細胞の観察を行っていた．われわれの施設では，従来型のものに改良を加えて撮影可能範囲も角膜約8mm径と広く，また撮影可能な1視野も広い機械を開発した（図1）．

角膜内皮障害でのスペキュラーマイクロスコピー所見

健常眼（図2）：健常角膜では，内皮細胞密度は2,000 cells/mm^2 以上，CV値は0.35未満，六角形細胞出現率は50％以上とされている．

Fuchs角膜内皮ジストロフィ（図3）：角膜中央部に滴状角膜と呼ばれる所見がみられる．これはDescemet膜と角膜内皮細胞の間にコラーゲン様物質が蓄積して，角膜後面に瘤状の突起として認められるものであり，スペキュラー所見としては内皮の突起部分は黒く抜けた円形か楕円形の像としてみられる．このダークエリアは初期

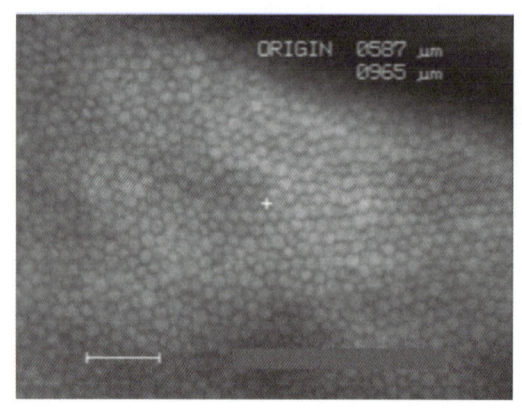

図1 接触型広域スペキュラーマイクロスコピー（試作）の画像（健常眼，バーは100μm）

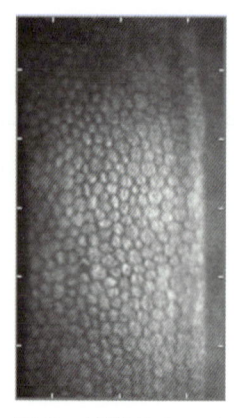

図2 健常眼のスペキュラーマイクロスコピー

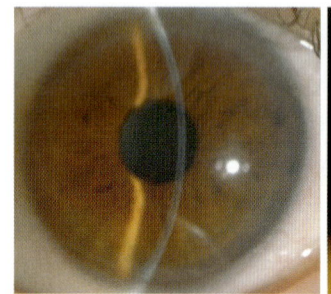

a. 前眼部写真

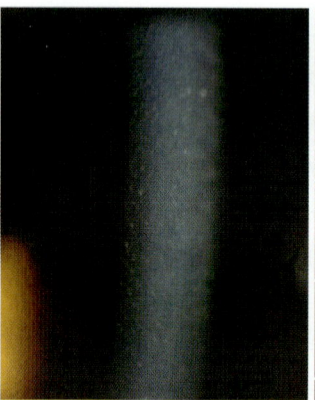

b. cornea guttata

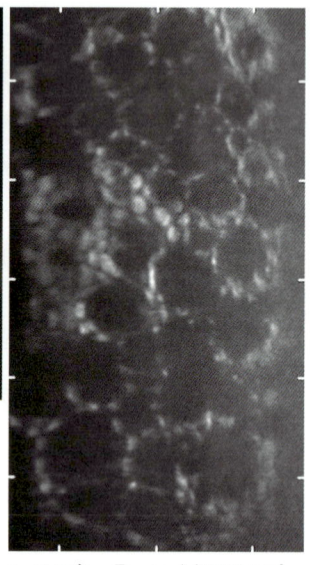

c. スペキュラーマイクロスコピー

図3 Fuchs角膜内皮ジストロフィ

には孤発性に散在している状態であるが，病態の進行とともに融合して拡大していく．両眼性の疾患であるため，スペキュラー所見の異常は両眼にみられる．

ICE症候群（図4）：基本的には片眼性の後天性疾患であり，僚眼のスペキュラー所見は正常である．罹患眼では，角膜内皮細胞が異常増殖し隅角，虹彩前面に進展することで虹彩萎縮・偏位・結節などが出現するが，内皮異常の所見として，hammered silver appearanceがみられる．

後部多形性角膜ジストロフィ（図5）：常染色体優性遺伝形式を示す両眼性の疾患である．角膜内皮細胞が分化異常により上皮細胞様に

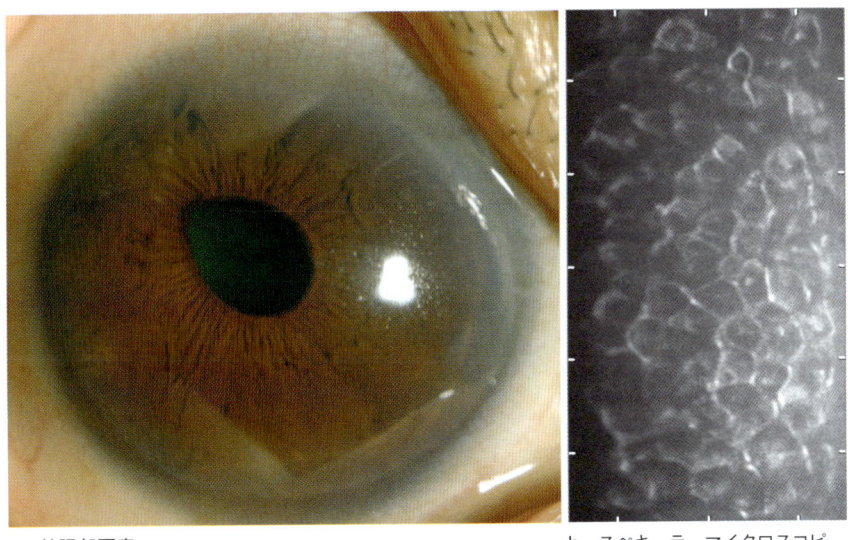

a. 前眼部写真　　　　　　　　　　　　b. スペキュラーマイクロスコピー

図 4　ICE 症候群

a. スペキュラーマイクロスコピー　　　b. 前眼部写真　　　　　　　　　　c. 前眼部写真

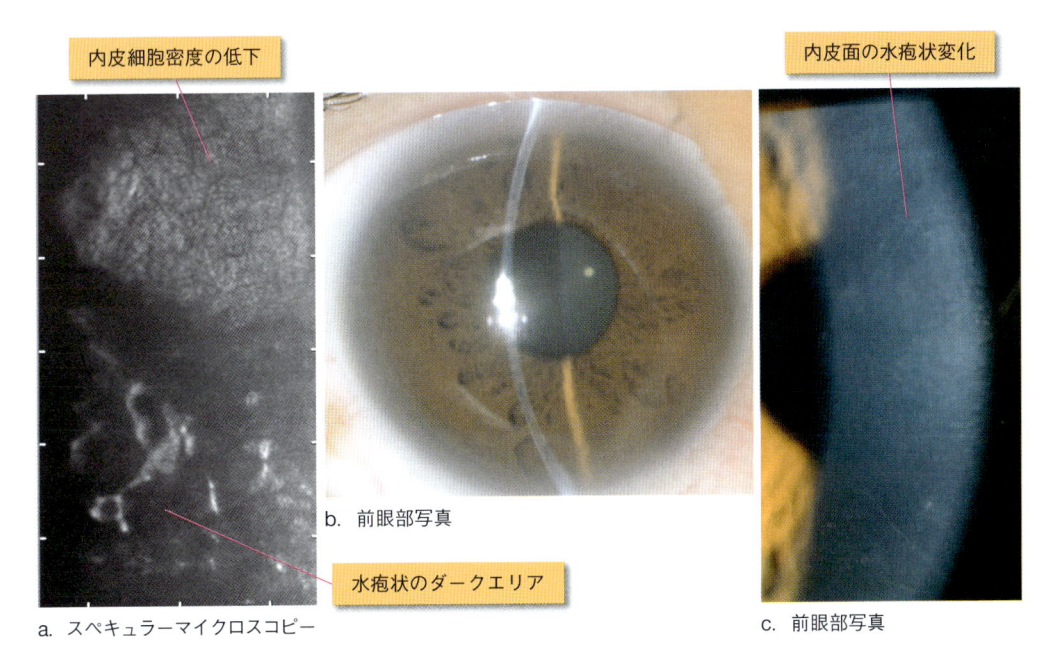

図 5　後部多形性角膜ジストロフィ

変化し，帯状や水疱状の角膜内皮面の変化をきたし，びまん性の角膜混濁を生じる．スペキュラー所見としては，水疱状や帯状に黒く抜けた所見や，それらの周囲の拡大した異常な形態を示す内皮細胞がみられる．

カコモン読解 第20回 臨床実地問題 39

54歳の女性．1年前から右眼の霧視を自覚することがあった．眼圧は右30 mmHg, 左16 mmHg. 角膜内皮スペキュラマイクロスコープ写真を図に示す．この疾患にみられるのはどれか．3つ選べ．

a Schwalbe 線前方偏位
b 瞳孔偏位
c 虹彩結節
d 虹彩孔形成
e 黄斑低形成

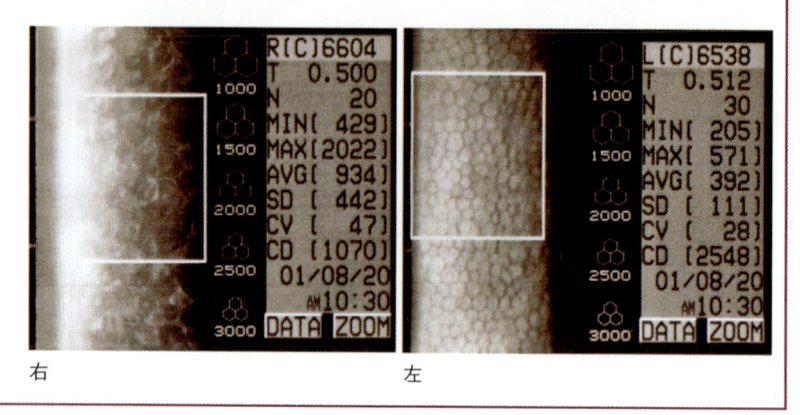

右　　　　　　　　　　左

解説　片眼性の角膜内皮障害かつ緑内障の合併も認めており，虹彩角膜内皮症候群（ICE症候群）の症例であると考えられる．

a. **Schwalbe 線前方偏位**：Axenfeld 奇形で認められる所見である．本症例は片眼性の変化であり該当しない．

b. **瞳孔偏位**：ICE症候群では，角膜内皮細胞の異常により産生された膜様物が虹彩上に進展し収縮することによって，瞳孔偏位をきたす．

c. **虹彩結節**：ICE症候群のなかでも，Cogan-Reese症候群においてよく認められるとされている．

d. **虹彩孔形成**：ICE症候群のなかでも，虹彩変化が顕著にみられる essential iris atrophy において特に認められる所見である．

e. **黄斑低形成**：先天無虹彩症で認められる所見である．

模範解答　b, c, d

（中川紘子，小泉範子）

前眼部疾患の共焦点顕微鏡

レーザー生体共焦点角膜顕微鏡の特徴

　共焦点顕微鏡を用いることにより，生体角膜の非侵襲的な組織レベルでの解析が可能となる．HRT II Rostock Cornea Module（Heidelberg Engineering，図1a）では，光源として単一波長670 nmのダイオードレーザーを用いているため散乱光が少なく，従来の白色光（ハロゲンランプ）を光源とする生体共焦点角膜顕微鏡に比較して，より解像度の高い画像（ピクセルあたり横方向1μm，深さ方向2μm，画像サイズは約400×400μm）を得ることができるようになった[1-3]．健常角結膜所見を図1に示す（図1b～l）．

文献はp.400参照.

アカントアメーバ角膜炎・角膜真菌症の診断

　レーザー生体共焦点顕微鏡の臨床的有用性が最も発揮される場面が，アカントアメーバ角膜炎初期（図2a）の補助診断である．本装置を用いることにより，アカントアメーバのシストは直径10～20μmの円形高輝度物質として，初期には上皮内に限局して観察される（図2b）[2,4]．従来は，アカントアメーバの疑いが濃厚である場合に初めて上皮の掻破，鏡検（図2c）などの侵襲的な検査を行っており，早期診断の機会を逃す場合もみられた．その点，生体共焦点顕微鏡は非侵襲的でかつ短時間で施行可能であるため，本症の疑い例には躊躇なく直ちに施行できる利点がある．また，本装置を用いることにより真菌の菌糸も観察可能なため，角膜真菌症の初期診断にも有効である（図2d～f）[2]．

サイトメガロウイルス角膜内皮炎の補助診断

　サイトメガロウイルス角膜内皮炎は，近年注目されている病態のひとつであり，これまでは原因不明の緑内障や角膜内皮減少（水疱性角膜症）として扱われてきた．確定診断はPCR（polymerase chain reaction）法を用いた前房水中のサイトメガロウイルスDNAの検出であるが，レーザー生体共焦点顕微鏡によって角膜内皮面に観察さ

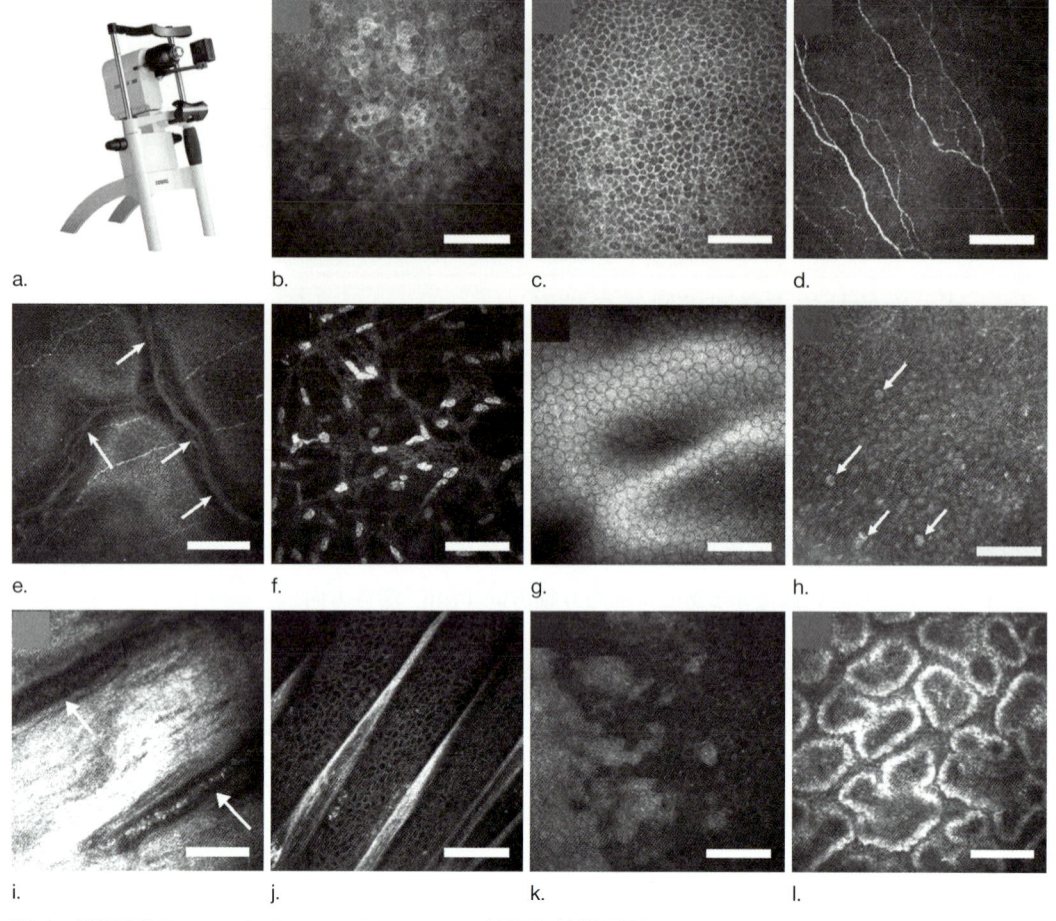

図1 HRT II Rostock Cornea Module の外観と健常所見 (バーは100μm)

a. 装置の外観.
b. 角膜上皮最表層.
c. 角膜上皮基底細胞層.
d. Bowman 層と角膜上皮下神経叢.
e. Bowman 層と角膜実質の境界面領域に観察される、角膜実質コラーゲン線維の終末部と考えられる構造 (矢印, Kobayashi〈K〉-structure)[3].
f. 角膜実質.
g. 角膜内皮層.
h. 健常結膜と杯細胞 (矢印).
i. Tenon 嚢内を走行する血管 (矢印).
j. palisades of Vogt.
k. 角膜輪部では、やや高輝度な結膜と低輝度の角膜上皮細胞との移行部がモザイク状に観察される.
l. マイボーム腺.

れる owl's eye 所見は,本症の補助診断として有用である(**図3**)[5,6].

角膜ジストロフィにおける生体組織解析

本装置を用いることにより,角膜上皮ジストロフィ(Meesmann 角膜ジストロフィ,Map-dot-fingerprint 角膜ジストロフィなど),Bowman 層ジストロフィ(Thiel-Behnke 角膜ジストロフィ,Reis-Bücklers 角膜ジストロフィ〈**図4a〜d**〉)や角膜実質ジストロフィ(Avellino 角膜ジストロフィ,格子状角膜ジストロフィ,斑状角膜ジストロフィ,Schnyder 角膜ジストロフィ〈**図4e〜l**〉)において,

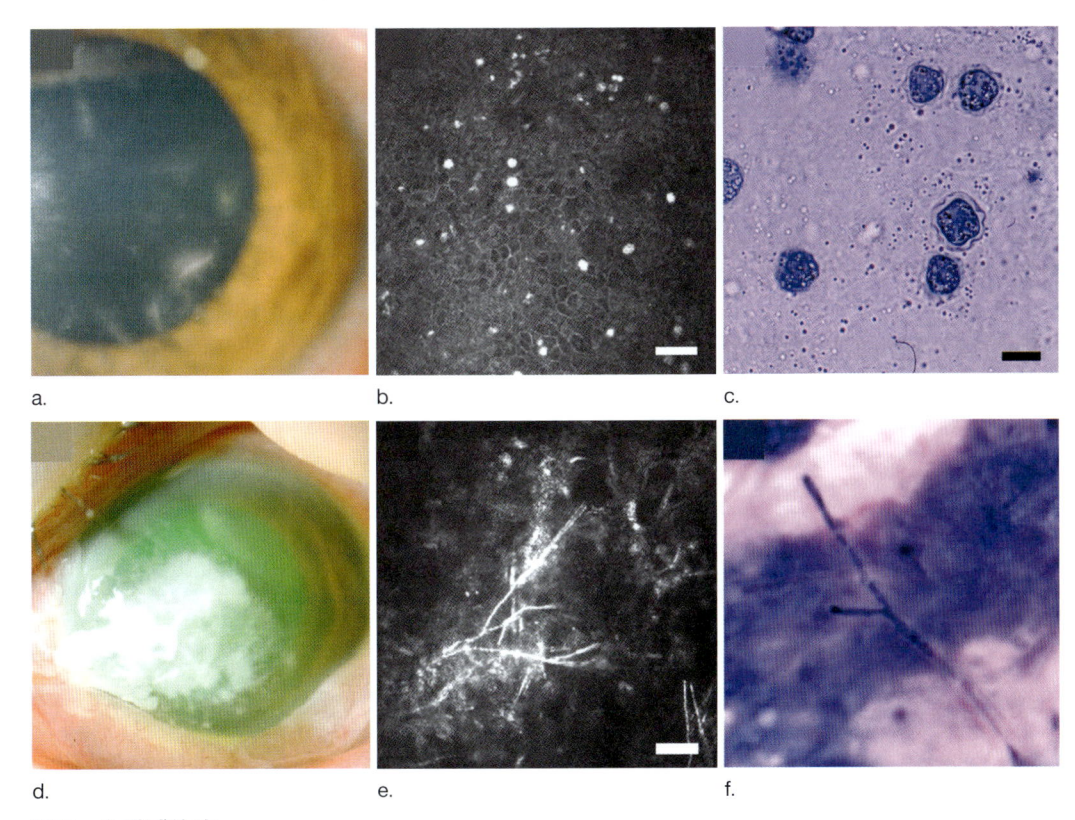

図2 角膜感染症

a. ソフトコンタクト使用者にみられた角膜炎．上皮下混濁と放射状角膜神経炎を認めた．
b. aの症例のレーザー生体共焦点顕微鏡では，上皮基底層のレベルに，円形（直径10〜20μm）で高輝度のアメーバシストを多数確認できた．バーは50μm．
c. aの症例のパーカーインクKOH染色では，多数のアメーバシストが検出された．バーは10μm．
d. 角膜真菌症の一例．
e. dの症例のレーザー生体共焦点顕微鏡では，多くの菌糸が確認された．バーは50μm．
f. dの症例の鏡検にても同様の菌糸が確認され，アスペルギルスによる感染と考えられた．

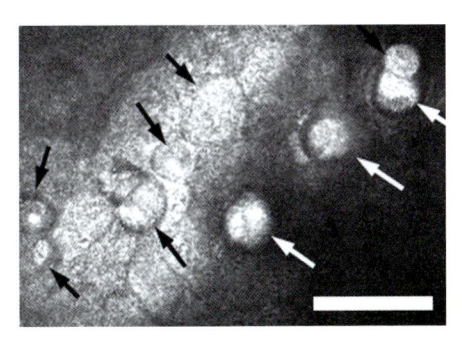

図3 サイトメガロウイルス角膜内皮炎

角膜内皮面に認められるowl's eye cells（ふくろうの目様所見，黒矢印，白矢印とも）は，本症の補助診断として有用である．バーは100μm．

それぞれの病理組織に対応する特徴的な生体組織所見を得ることができる[7-9]．

その他の応用

レーザー生体共焦点顕微鏡を用いることにより，上述した角膜疾

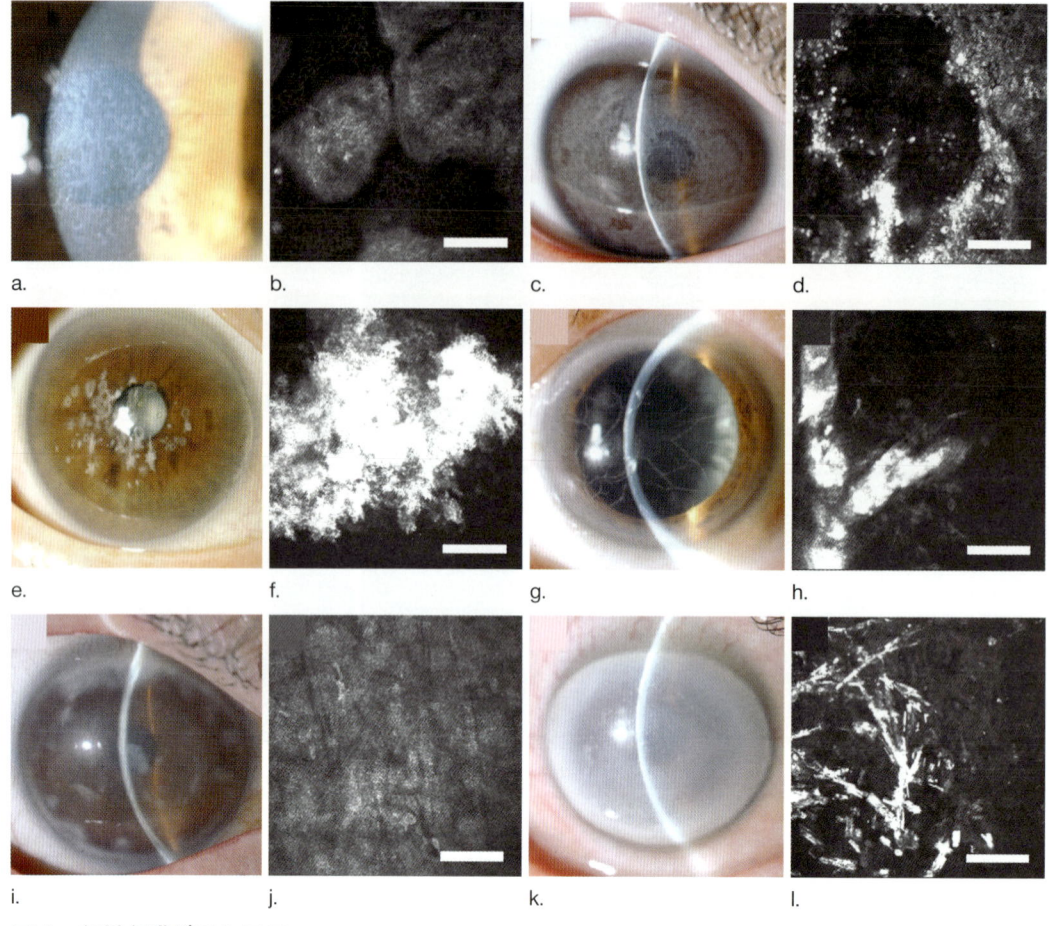

図4 各種角膜ジストロフィ（バーは100μm.）
a. Thiel-Behnke角膜ジストロフィ（*TGFBI* R555Q）.
b. aのBowman層レベルに認める中輝度・非顆粒状陰影.
c. Reis-Bücklar角膜ジストロフィ（*TGFBI* R124L）.
d. cのBowman層レベルに認める高輝度・顆粒状陰影.
e. Avellino角膜ジストロフィ（*TGFBI* R124H）.
f. eの実質に散在するさまざまな大きさの，辺縁不整な高輝度陰影.
g. 格子状角膜ジストロフィ（*TGFBI* R124C）.
h. gの実質浅層・中層に枝分かれした線状・糸状・サンゴ礁様の高輝度陰影.
i. 斑状角膜ジストロフィ（*CHST6* A217T）.
j. iの均一に高輝度を呈した実質と低輝度のstriae様陰影.
k. Schnyder角膜ジストロフィ（*UBIAD1* N233H）.
l. kの上皮下に沈着する高輝度の結晶状物質.

患の生体組織解析以外にもオキュラーサーフェス全体（角膜を構成する細胞層や神経線維，結膜，マイボーム腺など）の高解像度の生体解析が非侵襲的に繰り返し行えるようになった（図5a～l）．また，正常/病的な状態における角膜神経の広範囲2次元マッピングや角膜輪部の生体解析，病的なマイボーム腺組織の描出や球結膜細胞密度の詳細な解析，重症ドライアイや瘢痕性角結膜疾患におけるオキュラーサーフェスの変化，角膜内皮移植後角膜の解析[10]など，こ

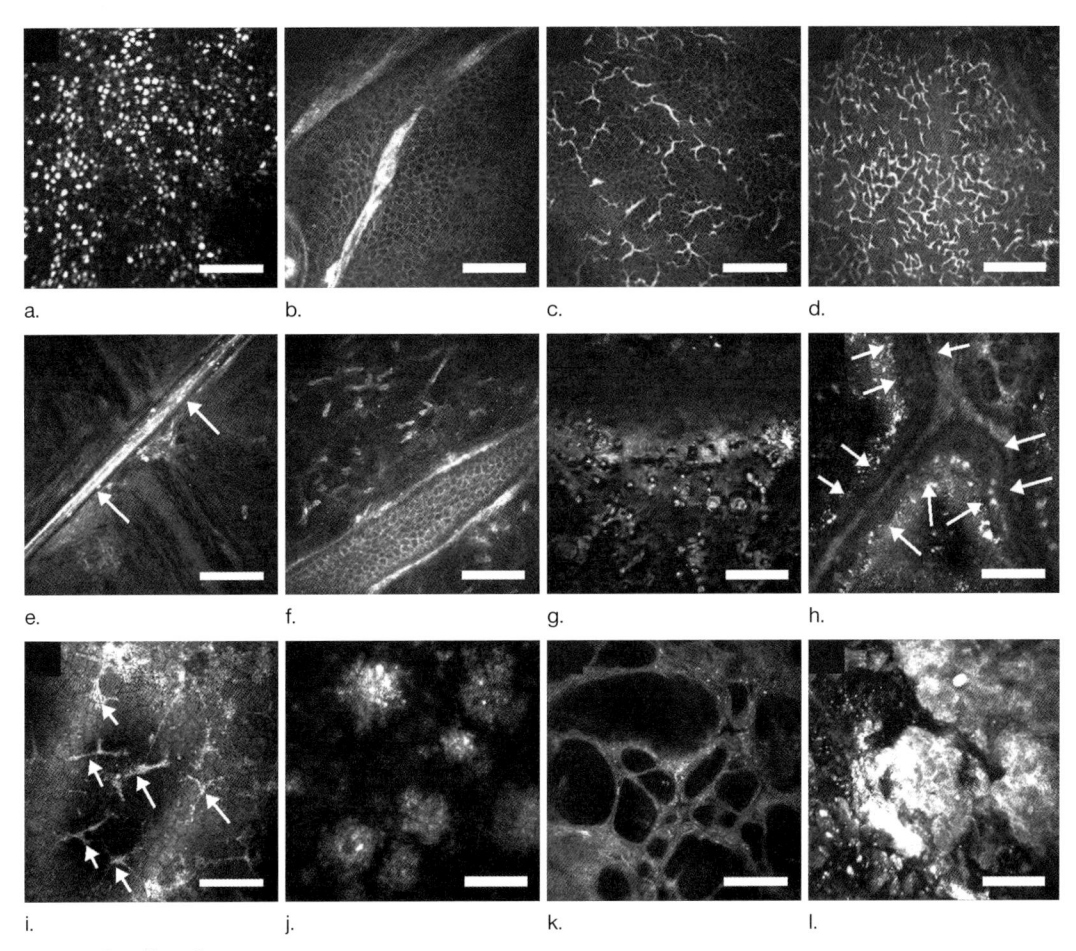

図5 その他の応用（バーは100μm.）

a. アミオダロン角膜症の一例．角膜上皮基底層に高輝度の沈着物を認める．
b. map-dot-fingerprint ジストロフィ．上皮基底層に索状高輝度沈着物を認める．
c. ソフトコンタクトレンズ装用による角膜炎．基底層レベルに多くのLangerhans様細胞の浸潤が認められる．
d. 流行性角結膜炎．
e. 角膜移植眼における所見．ホスト・グラフト境界部と，10-0ナイロン（矢印）が観察される．
f. 屈折矯正手術（radial keratotomy；RK）後角膜．
g. Fuchs角膜内皮ジストロフィの一例．角膜内皮に多くのguttataが観察される．
h. 梅毒性角膜実質炎後の患者に認められた，角膜内皮後面索状隆起物（矢印）の所見．
i. 角膜移植後拒絶反応急性期患者の角膜所見．炎症細胞やLangerhans細胞様高輝度陰影（矢印）がグラフト内皮に認められた．
j. 角膜後面沈着物．
k. MMC（マイトマイシンC併用）トラベクレクトミー術後患者の濾過胞結膜の所見．多くの結膜上皮内シストが観察される．
l. 結膜扁平上皮眼の結膜所見．

れまで明らかにできなかった詳細な生体組織情報が数多く得られている．ただし，レーザー生体共焦点顕微鏡を用いた生体組織解析は始まったばかりであり，いまだに不明な点が多いものの，今後大きく発展する領域と思われる．

（小林　顕）

角膜移植適応決定のための画像診断

　障害された部位のみを交換するパーツ移植の普及に伴い，角膜移植の適応決定に際して適切に移植術式を選択することが求められている．近年，光干渉断層計（optical coherence tomography；OCT）の登場により，詳細な前眼部評価が可能になっている．本項では前眼部OCTを中心に，角膜移植適応決定のために有用な検査を解説する．

前眼部 OCT

OCT とは：OCT は 1990 年に丹野らが原理を提案し，1991 年に Fujimoto らが *in vitro* での画像測定に成功した[1]．その後，1993 年に生体に初めて応用され，網膜断層像の撮影が行われた[2,3]．当時のOCT は time-domain 方式と呼ばれ，参照光とプローブ光の光路長差を変化させながら連続的に試料の散乱強度分布を反映する干渉信号を得るものである．続いて Fourier-domain OCT（FD-OCT）方式と呼ばれる OCT が開発され，撮影時間が飛躍的に短縮された．FD-OCT は波長を固定した広帯域波長の光源と分光器を用いてスペクトル干渉信号を取得する spectral-domain OCT（SD-OCT）方式と，光源の波長を高速に変化させ，その波長変化を時間的に計測することで同様の干渉信号を得る swept-source OCT（SS-OCT）方式がある．OCT の登場により網膜硝子体疾患の診断と治療に一大変革がもたらされ，さまざまな新しい知見が見いだされた．

　2001 年になって前眼部に OCT が初めて応用された[4]．その後，さまざまな商用 OCT が発売され，前眼部領域の病態把握に貢献するとともに前眼部手術の術前および術後評価に用いられるようになった．現在，普及している前眼部 OCT の一例を挙げる．SS-OCT としては，トーメーコーポレーションの SS-1000 CASIA がある．波長が 1,310 nm と，後眼部 OCT の 800 nm 台と比較してより長波長であることから，深さ方向の分解能は若干低下するものの，侵達性に優れ，組織深部までより明瞭に観察することが可能である．また，測定範囲が 16 mm と広く，角膜輪部を越えて結膜，強膜までをカバーする．また，スキャンスピードは 30,000/秒と高速で患者負担

文献は p.400 参照．

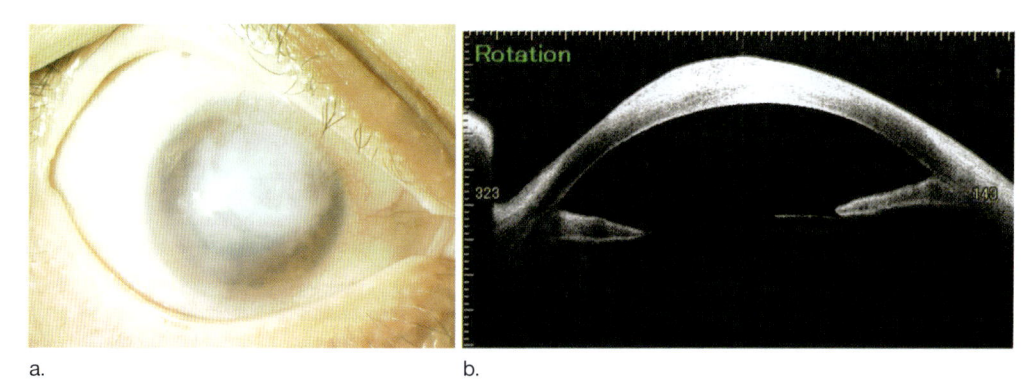

図1 前眼部 OCT を用いた周辺虹彩癒着の観察
混濁のため細隙灯顕微鏡（a）では観察できない部位の周辺虹彩癒着が，前眼部 OCT（SS-1000 CASIA，b）で観察できる．

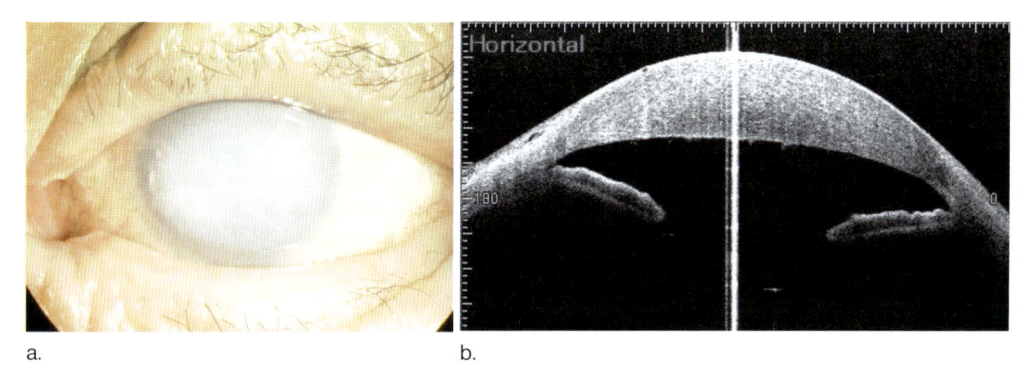

図2 前眼部 OCT を用いた前房深度の評価
高度の水疱性角膜症眼においても，前眼部 OCT（SS-1000 CASIA，b）を用いて前房深度を評価できる．

が少なく，正確な画像を得やすい．一方，SD-OCT としては Optovue の RTVue®-100 がある．本機器は波長が 840 nm と，SS-1000 CASIA と比較すると侵達度に劣るものの，深さ方向の解像度は 5μm と高い．撮影範囲は横方向 6 mm であり，角膜全体の観察は難しい．スキャンスピードは 26,000/秒と，SS-1000 CASIA よりやや劣る．撮影には，前眼部専用アタッチメントが必要である．

術前評価としての使用：角膜移植適応決定に有用な機能としては，混濁部位の観察，高倍率による観察，測量および角膜形状解析がある．以下に具体的な使用例を挙げて説明する．

混濁部位の観察：前眼部 OCT は赤外光を使用しているため，混濁した角膜や，結膜・強膜といった非透明組織においても正確な測定が可能である[5]．波長が 1,310 nm で撮影範囲が広い OCT を用いれば，細隙灯顕微鏡では観察できない実質中層から角膜後面が描出され，加えて前房，隅角，水晶体前面まで観察できる．全層角膜移植

a.　　　　　　　　　　　　　　b.

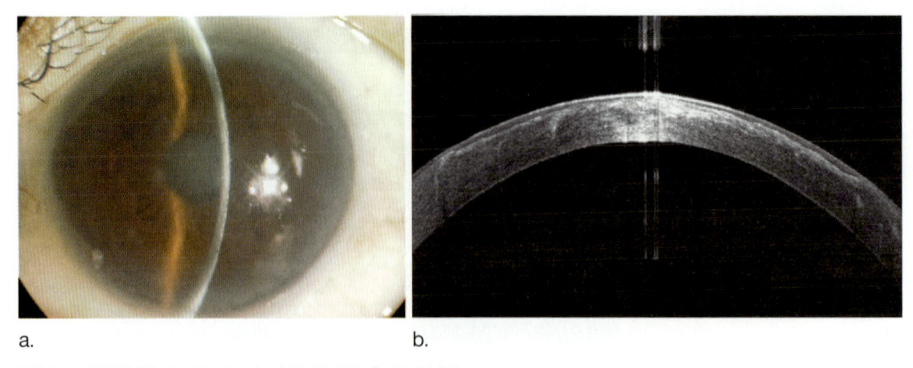

図3　前眼部 OCT による混濁深度の評価
前眼部 OCT（RTVue®-100）を用いて実質混濁の深度評価が可能．切除深度の決定に有用である．

(penetrating keratoplasty；PKP）前の虹彩癒着の有無の評価（図1）や前房深度の評価（図2）に有用である．

高倍率による観察：特に深さ方向の解像度が高い波長840nmのOCTを用いることにより，角膜を層別に詳細に観察することが可能である．角膜ジストロフィや実質瘢痕眼における混濁の深度を評価し，エキシマレーザーによる治療的角膜切除を行うか，automated lamellar therapeutic keratoplasty（ALTK）もしくは表層層状角膜移植（anterior lamellar keratoplasty；ALK）を行うかの適応決定に有用である（図3）．

測量および角膜形状解析：前眼部 OCT では撮影した断層像において，2点間の距離を測定することが可能である．たとえば任意の位置で前房深度を測定できるので，角膜内皮移植（Descemet's stripping automated endothelial keratoplasty；DSAEK）術前の前房深度評価に有用である（図4）．角膜混濁眼であっても角膜厚が正確に評価できるため，内皮スペキュラーの測定が困難な角膜混濁眼では内皮細胞機能評価の一つとして角膜厚が目安となる．加えて，厚み情報はマップ表示が可能であり，ALK や深層層状角膜移植（deep anterior lamellar keratoplasty；DALK）施行時には，全角膜厚のマップ表示から菲薄化部位をあらかじめ把握した状態で手術に臨むことができる（図5）．また，RTVue®-100 には上皮厚のマップ表示機能が搭載されている（図5c）．線維化組織を含む結膜に被覆された眼表面疾患眼では，侵入結膜が正常上皮に比べて厚く，一方，実質は瘢痕を伴い菲薄化していることが多い．現時点では侵入した結膜と実質との境界の完全な自動判定は難しいようだが，眼表面疾患眼に対する角膜移植において実質のみの厚みを把握しておくことは重要であることから，将来的な開発に期待したい．

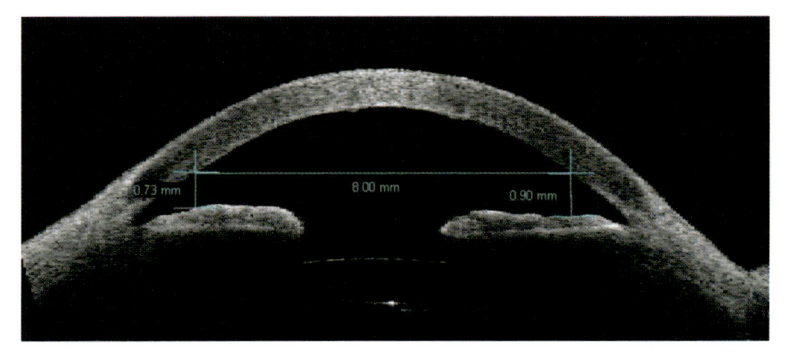

図4　前眼部OCTによる前房深度測定

直径8mmにおける前房深度を測定し，DSAEKが施行可能であるか評価する．
DSAEK：Descemet's stripping automated endothelial keratoplasty.

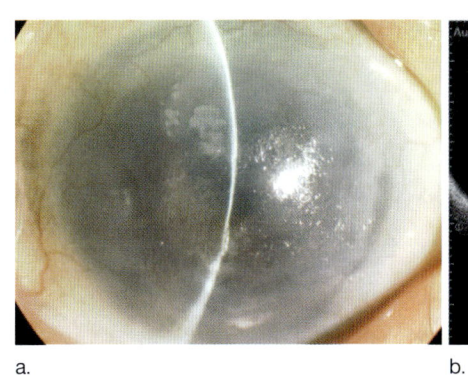

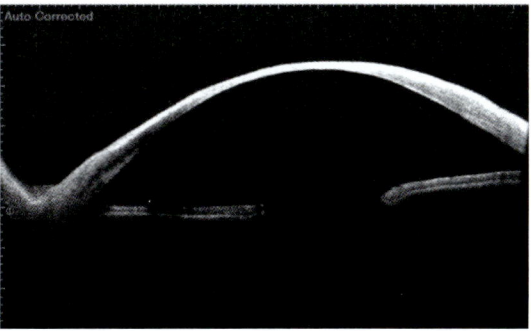

a.

b.

c.

図5　前眼部OCTによる角膜厚マップ
a. 眼類天疱瘡患者の前眼部写真．角膜全体に菲薄化が強い．
b. 前眼部OCTによる断層像．
c. 前眼部OCTによる角膜厚マップ．カラーイメージにて角膜厚の把握が容易．

スペキュラーマイクロスコープ

原理：鏡面反射の原理を用いて角膜内皮細胞を観察する．その原理は，角膜にスリット光を入射し，一層に規則正しく配列した角膜内皮細胞からの反射光を鏡面反射の反射角の方向から観察することで内皮細胞像を得る．接触型と非接触型がある．パラメータとして内皮細胞密度，変動係数（coefficient of variation；CV値），六角形細胞出現率がある．内皮細胞密度（cells/mm^2）は単位面積当たりの細胞数で，出生時は平均4,000～5,000 cells/mm^{2}であるが，その後徐々に減少し，若年者で3,000 cells/mm^2，高齢者では2,500 cells/mm^2

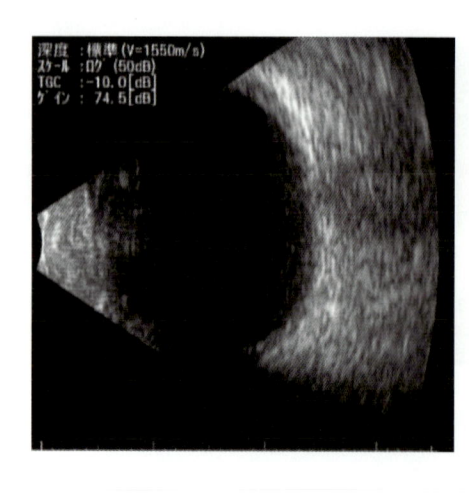

図7 図2と同一症例のBモード像
明らかな網膜剥離や硝子体混濁は認めない.

となる．500 cells/mm² 程度以下で角膜浮腫をきたす．CV値は細胞面積の標準偏差を平均値で割った値で，細胞の大小不同の程度を表す．正常値は 0.2〜0.25（40歳以下），0.25〜0.3（60歳以上）である．0.35以上が異常値の目安である．六角形細胞出現率は六角形細胞の頻度で，正常値は 65〜70％（40歳以下），60〜70％（60歳以上）である．50％以下が異常値の目安である．後二者は，内皮細胞密度と比較して現在の内皮障害を鋭敏に検出する．

角膜移植の術前評価としての使用：内皮細胞密度が 500 cells/mm² 程度以下に減少すると，角膜浮腫が生じる（図6）．水疱性角膜症の状態に陥ると，PKP，DSAEK の適応となる．

超音波装置（Bモード）

原理：プローブから超音波を発振し，反射した超音波を受信するまでの時間から距離を計算し，対象物の内部を可視化する．眼科で主に使用される画像モードは，Aモード（amplitude；振幅）とBモード（brightness；輝度）である．前者では反射音波を受信するまでの時間から距離を測定することができる．横軸に距離，縦軸に振幅をとったグラフで示される．眼軸長や角膜厚の測定に用いる．Bモードは，反射音波の振幅を輝度として表し，かつ複数の超音波を発生させることで2次元像を構築する．眼球の断層像が得られる．

角膜移植の術前評価としての使用：角膜混濁眼では，直接的に中間透光体および眼底の観察が困難である．角膜移植施行前に，Bモードを用いて網膜剥離や硝子体混濁など眼底および中間透光体疾患の有無を評価しておく（図7）．

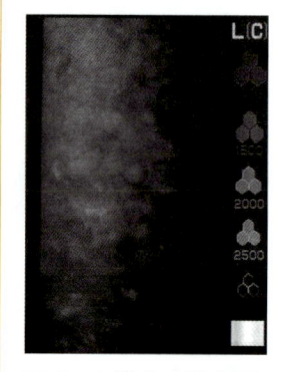

図6 角膜内皮障害眼のスペキュラーマイクロスコープ像
ほとんどの細胞が大きくなり，六角形構造を認めない．

（相馬剛至）

クリニカル・クエスチョン

角膜移植のドナーの内皮はどのように検査しているのですか？

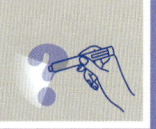

Answer 細隙灯顕微鏡，アイバンクドナー用スペキュラーマイクロスコープ，接触型スペキュラーマイクロスコープなどを用いて検査します．

ドナー内皮を観察するうえでの留意点

　角膜の含水率を一定に保つために，角膜内皮細胞はポンプ作用とバリア作用をもつ．このうちポンプ作用は，濃度勾配に逆らってエネルギーを使用して物質を移動させる機能のことを指し，角膜内皮細胞は Na^+/K^+-ATPase ポンプと HCO_3^- ポンプによって実質内の水を房水中に排出する．そしてこのポンプ作用は，低酸素状態や低温では機能が低下するため角膜は膨潤することになる．一方，ドナー角膜は角膜組織の代謝を低くすることを目的として4℃または氷室で保存されている．したがって，低温状態のドナー角膜は膨潤しており角膜内皮の評価も困難である．しかし，眼球または角膜を低温から室温へ戻すとポンプ作用の能動輸送が再開し角膜の膨潤が減る．これを"temperature reversal 現象"という．国内ドナー，海外ドナーにおいても死亡から摘出まで，摘出からドナー内皮評価まで相当の時間を要しており[1,2]，生体眼とは異なりドナー内皮が観察しにくいケースが多いが，この現象を利用し30分から1時間程度，保存容器を室温に戻して少しでも観察しやすいようにする．

文献は p.401 参照.

まず細隙灯顕微鏡で観察する

　専用のチェンバーを用いて細隙灯顕微鏡で前眼部を観察する．角膜上皮びらんや浮腫，実質の混濁や細胞浸潤，Descemet 膜皺襞だけでなく，全眼球であれば前房や強膜，虹彩（虹彩切開痕など），水晶体の状態も把握し記録する．

アイバンク用スペキュラーマイクロスコープ

　ここではコーナン・メディカルの"Eye Bank KeratoAnalyzer EKA-98"を例にとって解説する（図1）．強角膜片の入った Optisol-GS™

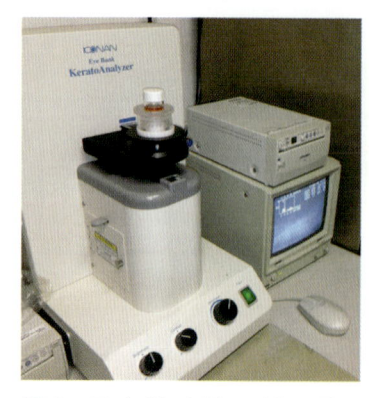

図1 アイバンク用スペキュラーマイクロスコープ

Eye Bank KeratoAnalyzer EKA-98 の使用例（コーナン・メディカル）．ホルダーに保存容器をセットして内皮面にピントを合わせたのち，モニター内の内皮細胞中心をマウスで左クリックすることで選択し，内皮細胞パラメータを算出する．

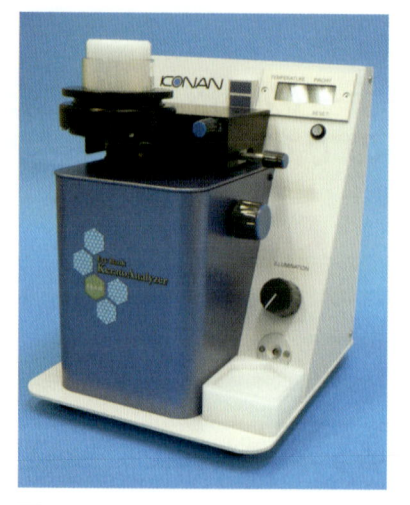

図2 Eye Bank KeratoAnalyzer EKA-10（コーナン・メディカル）
（写真提供：コーナン・メディカル．）

（Bausch & Lomb）などの保存容器をホルダーに置き，ホルダー台の高さやXY軸の調整，さらにホルダーを傾斜させるなどして内皮面にピントを合わせる．同時に照明強度，明るさ，コントラストを調整して観察しやすくする．観察しにくければ，照明スリットを狭めることで観察できることもある．

センター法で細胞中心をマウスでクリックし，計算を行うことで内皮細胞密度，平均細胞面積，変動係数［CV（coefficient of variation）値，polymegethism[*1]を表す，0.35以上が異常値］，六角形細胞出現率（pleomorphism[*2]を表す，正常値は60％以上）などを算出する．

近年，$0.28\,\mathrm{mm}^2$という広い視野を観察可能で，解析は任意の領域をピックアップすることができるモデル（Eye Bank KeratoAnalyzer EKA-10，コーナン・メディカル）が発売されている（図2）．従来は保存容器内にあるドナー強角膜片をスペキュラーモニターでしか観察できず強角膜片のどのあたりを見ているか不明であったものが，このモデルではファインダーカメラも備え，低倍率で強角膜片全体を映し出すことで，より任意の（たとえばDescemet膜の少ない）領域を観察することも可能となっている．

接触型スペキュラーマイクロスコープ

メーカーの製造中止やネガフィルム製造縮小，熟練を要する，そして内皮細胞密度などのパラメータ計算がすぐにはできないなどの

[*1] **polymegethism**
大小さまざまな大きさの細胞がみられること，大小不同．

[*2] **pleomorphism**
多形性，六角形以外の形状の細胞が存在すること．

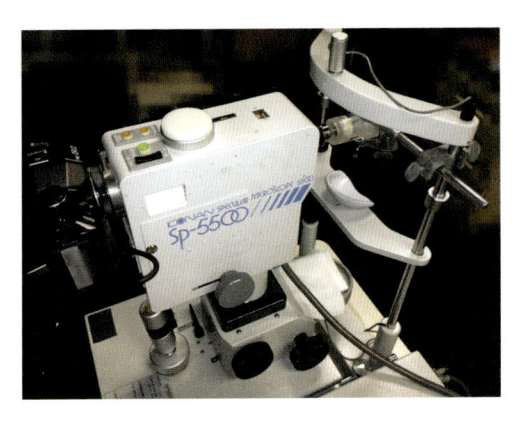

図3　接触型スペキュラーマイクロスコープを用いたドナー内皮観察
全眼球を専用チェンバー内に入れ，チェンバーを固定バーで固定して撮影する．

問題から，現在では使用している施設は少ないと思われるが，接触型スペキュラーマイクロスコープもドナー内皮観察の有効なツールであると思われる（**図3**）．任意の部位が観察可能なだけでなく，照明スリット幅を任意に変えることができるため，少々条件の悪いドナー角膜でもDescemet膜の皺襞と皺襞のあいだに内皮細胞を観察するなども可能である．

〔﨑元　暢〕

角膜移植術後の画像診断

　角膜移植の術式が多様化していることで，術後の画像診断の重要性も増してきている．角膜移植後の画像診断は，その目的によって，①視機能の検査，②移植片の機能検査，③解剖学的状態の把握，に分けられる．本項では，この目的別に用いられる検査と，その解釈について述べていく．

視機能の検査

角膜形状解析：角膜移植後の視機能検査法として最も広く行われているものは，角膜形状解析である．プラチド式，スリットスキャン式の角膜トポグラファー，Scheimpflug カメラ，前眼部 OCT 装置などによって情報を得ることができる．最も重視されるのは角膜前面乱視の情報であり，結果によって以下のような処置・治療の計画をたてる[1]．
選択抜糸とアジャスト：端々縫合を用いている場合には，スティープな方向に一致する縫合糸を抜糸（選択抜糸）．通常術後1〜2か月後から始めることが可能である．これに対し連続縫合を行った場合には，"アジャスト"と呼ばれる方法で，縫合糸をフラットな方向からスティープな方向に動かすことで乱視を減らす．トポグラフィーをみながら何回でも繰り返して行うことができるのが利点で，術後早期に始めるほうが効果が大きい[2]．
連続縫合の抜糸：術後1年程度以上経過しても乱視が大きい場合，およびトポグラフィー上で非対称なフラット領域が認められた場合には，抜糸によって乱視の軽減を図ることができる例が多い．また，連続縫合糸の抜糸を行うと近視化することが多いので，遠視性乱視の場合に最もメリットが大きい[3]．
屈折矯正手術：乱視矯正角膜切開術（astigmatic keratotomy；AK）は，スティープな方向の移植片内（中央より6〜7mmの部）に弧状，または直線状の切開を入れる方法である．乱視の度数や年齢によって切開の大きさを変えて，ある程度の定量性をもたせているが，結果のばらつきが大きい．compression suture は AK とは逆に，フラットな方向のホスト・グラフト接合部に縫合を加える方法で，特

文献は p.401 参照.

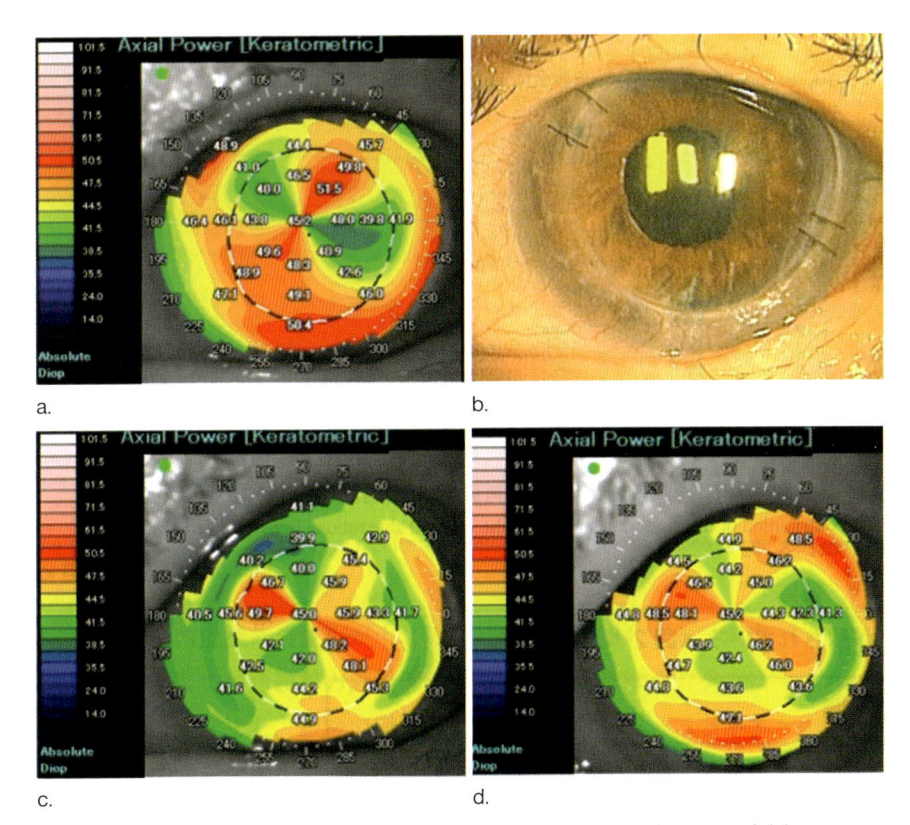

図1 角膜移植後の強度乱視に compression suture を施行した症例
ヘルペス角膜炎に対し全層角膜移植 2 年 9 か月後に連続縫合糸が断裂，全抜糸を行ったところ角膜乱視が増悪した（a）．そのためフラットな方向に compression suture を施行（b）．術後一時過矯正となったが（c），その後徐々に安定した（d）．

に接合部に段差がある場合に有効である．術後矯正の戻りがみられるので，術中にマロリーリングなどで効果をみながら若干過矯正に調整する（図1）．抜糸が終了していて不正乱視があまり強くなく，特に近視性乱視の場合は，LASIK（laser *in situ* keratomileusis）や PRK（photorefractive keratectomy）などによる矯正も有効である．

波面収差解析：Hartmann 波面収差測定装置を用いると，通常の検査では検出できない不正乱視に関する情報を得ることができる．角膜移植後は，high-order aberration（HOA）は健常眼に比べて著明に増加し，これが矯正視力に影響を与えていることが示されている．さらに角膜前面と後面の HOA に分けて検討すると，全層角膜移植，深層層状角膜移植においては，角膜全体の HOA は前面の HOA よりも少なくなる．これは，角膜後面の HOA が前面の HOA を補正する方向に働いていることを示し，同様の減少は健常眼でもみられる．これに対して角膜内皮移植術後では，このような後面による HOA の補正効果はみられず，角膜前後面の対称性ともいうべき機能が保

4. 緑内障での使いかた

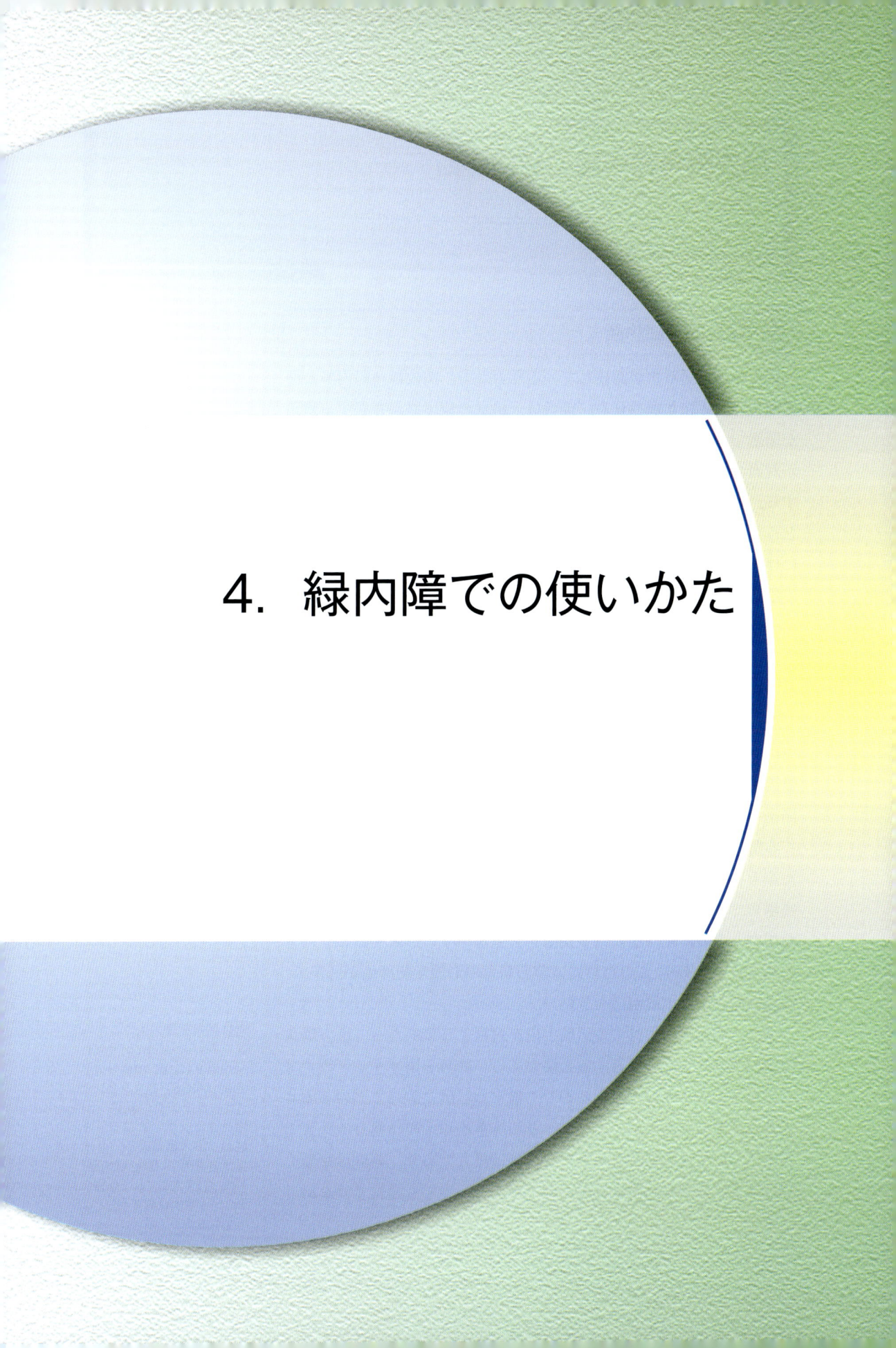

閉塞隅角緑内障の画像診断

緑内障と前眼部診断

　緑内障は前房隅角が開放しているか否かで，開放隅角緑内障と閉塞隅角緑内障に大別される．後者は，房水の流出路が存在する隅角が閉塞して眼圧が上昇する緑内障病型で，具体的には，周辺部虹彩が対面する線維柱帯に接触もしくは癒着して房水流出主経路を閉塞する．隅角閉塞の有無は，通常は線維柱帯が虹彩で覆われているかどうかで判定されるが，多くの場合は虹彩が線維柱帯を閉塞するのに伴って隅角底の毛様体帯も虹彩で覆われ，同部を経由する房水流出副経路である経ぶどう膜強膜路も閉塞される．隅角閉塞により，主経路・副経路ともに生理的房水流出路のすべてが閉塞されることになる．

　原発開放隅角緑内障では疾患の明確な原因が特定困難であるのに対し，原発閉塞隅角緑内障は隅角の閉塞という明確な原因があって眼圧が上昇する病型である．したがって，"治療できる原因があれば原因治療"[1]との大原則に従い，治療の第一義は疾患の原因たる隅角閉塞を解除することにある．隅角閉塞を解消するためには隅角をめぐる解剖学的問題の修正が必要で，このため外科的治療（レーザー治療を含む）が第一選択治療となる．ひと口に緑内障といっても閉塞隅角であるか否かで，その後の治療方針が大きく異なるので，隅角閉塞とその前駆状態にある狭隅角を見逃さずに診断することはきわめて重要である．このためには前房隅角の形態学的評価が肝要で，画像診断が果たす役割は大きい．

　また，閉塞隅角に対する治療手段を選択するにあたっては，隅角閉塞のメカニズムを評価する必要がある．隅角を閉塞するメカニズムにはさまざまな要素があるが[*1]，個々の症例においてどのメカニズムが支配的であるかによって，とるべき治療手段は異なる．この判定においては画像診断の果たす役割は絶大であり，画像診断なくてはメカニズムの診断はほとんど不可能といっても過言ではない．

文献は p.401 参照．

[*1] 隅角閉塞のメカニズムは，Association of International Glaucoma Societies（AIGS）のコンセンサスミーティングの結果，①瞳孔ブロック，②プラトー虹彩，③水晶体因子，④水晶体後方因子（悪性緑内障）の四つのメカニズムに分類するのが一般的な考えかたとなっている[2]．

緑内障診療における前房隅角評価の進めかた

細隙灯顕微鏡検査：隅角閉塞のスクリーニングとして，前房深度を大まかに評価する．中心前房深度と周辺前房深度に分けて評価する．両者は相関するが，プラトー虹彩形状では隅角閉塞があっても中心前房深度が正常である場合も少なくない．周辺前房深度は，van Herick 法[*2]を用いる．同法において AC/CT 比が 1/4 以下であれば，次のステップとして隅角鏡検査に進む．

隅角鏡検査：隅角鏡検査にて，PAC もしくは PACS[*3] と判定されれば，画像診断による精査を行う．

前眼部光干渉断層計：非接触，無侵襲で，患者の負担が軽いので最初に行う画像診断に適している．ただし，隅角閉塞のメカニズム判定に際しては情報量が限られる．隅角鏡検査をスキップして本検査をもって隅角鏡検査に代替可能という意見もある．

超音波生体顕微鏡：閉塞隅角の診断には必須ではないが，隅角閉塞のメカニズムの診断には強力なツールである．治療方針に迷うような症例では，ぜひ行いたい検査である．

超音波生体顕微鏡（UBM）

かつては，前眼部の形態学的診断はもっぱら細隙灯顕微鏡と隅角鏡に頼っていたが，隅角閉塞に関与している毛様体や虹彩の立体的な形状を観察することは困難であった．この状況にブレークスルーをもたらしたのが，1990 年に発表された超音波生体顕微鏡（ultrasound biomicroscope；UBM）で，わが国では 1994 年に上市された（図1）．UBM の原理は，基本的には従来の B モード超音波検査装置と同様であるが，従来機に比較して飛躍的に高い解像度が実現されたのは，スキャンに用いる超音波の周波数を高くしたためであり，高周波数の採用と高解像度の実現のために装置の最適化が行われている．この結果，その名にあるように顕微鏡のような高解像度をもって，従来では観察不可能であった虹彩裏面や毛様体の様子が手にとるように描出され，原発閉塞隅角の病態の理解に大きな進歩と変革をもたらした（図2）．

UBM によって前房の深さや隅角の広さが容易に画像評価できるようになったが，特に隅角閉塞のメカニズムを評価するうえでは，UBM は最強のツールである．瞳孔ブロックの程度，虹彩の厚み，毛様体突起の大きさや位置など，隅角閉塞のメカニズムを診断するう

[*2] **van Herick 法**
細隙灯顕微鏡のスリットを可及的に狭めて，観察系に対して約60°の角度から角膜最周辺部に照射し，前房深度（AC）と角膜厚（CT）の比を判定する．一般に，この比，AC/CT 比の値が小さいほど隅角が狭い．

[*3] 前述の AIGS のコンセンサスミーティングの結果，原発閉塞隅角緑内障および狭隅角は，
1. primary angle closure glaucoma（PACG）
2. primary angle closure（PAC）
3. primary angle closure suspect（PACS）

に三別された[2]．PAC とは器質的隅角閉塞があるか，機能的隅角閉塞による眼圧上昇が明らかな状態であり，PACS は機能的隅角閉塞が疑われる状態である．隅角鏡検査において第1眼位にて2象限，もしくは3象限以上の範囲で，狭隅角のために後部線維柱帯が観察できない場合は PACS と判定する．

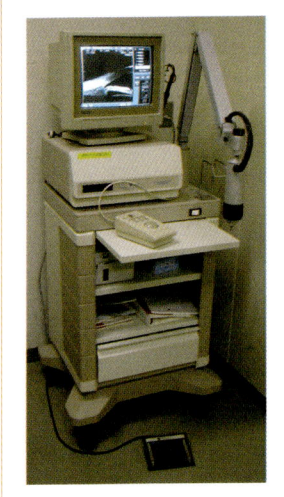

図1 超音波生体顕微鏡（UBM）の市販初代モデル

世界初の UBM 市販製品．Carl Zeiss-Humphrey System の UBM Model 840 は，わが国では 1994 年に発売された．50 MHz の超音波を採用し，約 50 μm の解像力を得ている．

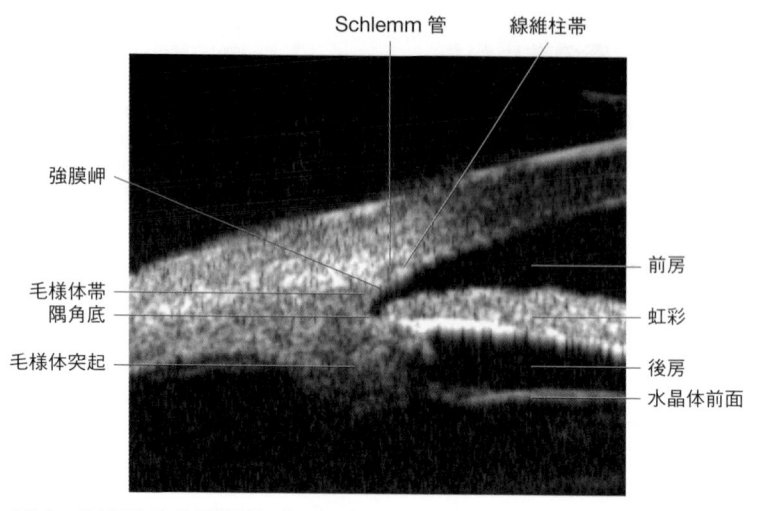

図2 超音波生体顕微鏡（UBM）による隅角画像（健常隅角）
UBMでは，その名にあるように顕微鏡のようなクオリティーをもって，従来では観察不可能であった虹彩裏面や毛様体の様子が手にとるように描出され，原発閉塞隅角緑内障の病態の理解に大きな進歩と変革をもたらした．

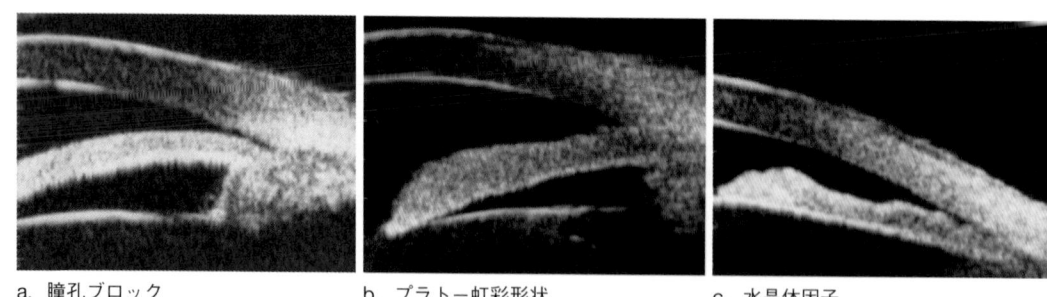

a. 瞳孔ブロック　　　b. プラトー虹彩形状　　　c. 水晶体因子

図3 隅角閉塞のメカニズムとUBM画像
UBMにより，隅角閉塞の背景にあるメカニズムが一目瞭然となった．左から順に，相対的瞳孔ブロックが支配的な症例（a），プラトー虹彩形状が支配的な症例（b），水晶体因子が支配的な症例（c）である．

えで欠かせない情報の多くがUBMでのみ得ることができる（図3）．

　画像のクオリティーが隅角形状の定量的な評価にも耐えうるものであったため，従来は難しかった隅角の客観的かつ定量的な評価が可能となったのも特筆すべき進歩であった．現在では，前房内の定量的測定は後述する前眼部光干渉断層計に譲ったが，虹彩よりも後方の評価については，いまだにUBMの独壇場といえる．瞳孔ブロックの定量的評価の例を挙げる（図4）．

　UBMでは，スキャンに使用する超音波の周波数を上げれば解像度は高くなるが，解像度と描画の侵達度はトレードオフの関係にある．したがって，隅角の評価が主となる緑内障分野で用いられるUBMは，この機器の発表当初とほぼ同じか，やや低めの30〜60 mHzに落ち着き，画像のクオリティーには最初の商用製品モデルである

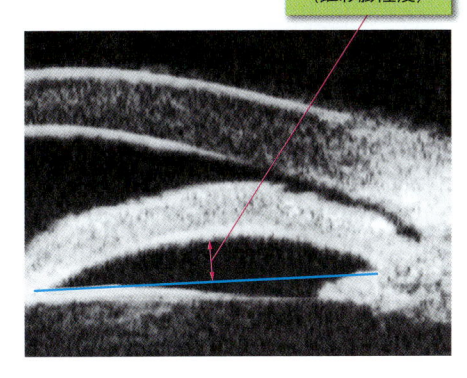

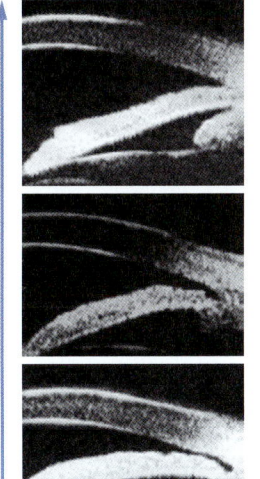

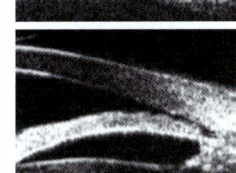

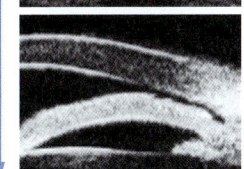

図4 瞳孔ブロックの定量的評価
UBM の登場により，前房および後房の形態を定量的に評価することが可能となった．図は，瞳孔ブロックによる虹彩膨隆の程度の定量評価．
(Nonaka A, et al：Quantitative Evaluation of Iris Convexity in Primary Angle Closure. Am J Ophthalmol 2007；143：695-697.)

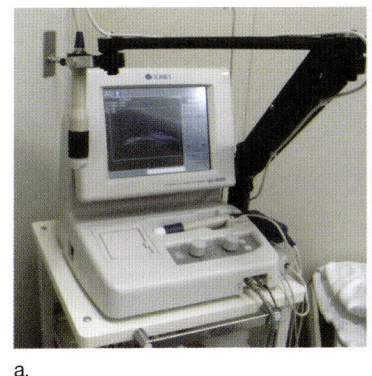

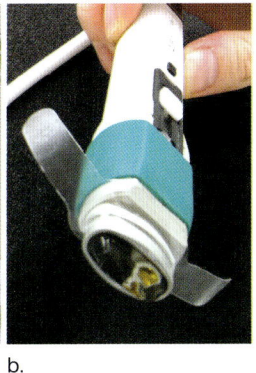

図5 メンブレン方式の UBM プローブ
トーメーコーポレーションの新しい UBM プローブ UD-8060 (a) では，超音波発振子をメンブレンでカバーし，中を水で満たすことで，超音波検査に必要な水槽をプローブと一体化した (b).

Carl Zeiss-Humphrey System の UBM Model 840 以降，大きな変化はない．

最近の進歩としては，プローブにメンブレンを装着することで，超音波検査に必要な水槽をプローブと一体化したトーメーコーポレーションの UBM プローブ UD-8060 の登場が挙げられる（図5）．

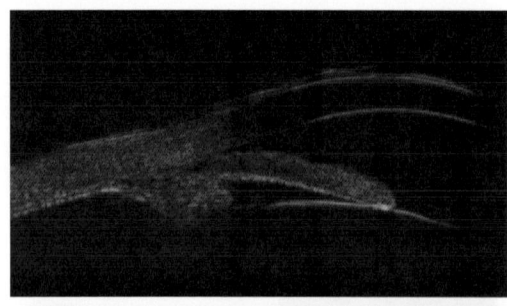

a. 仰位

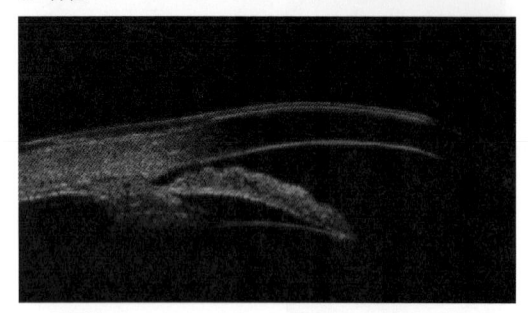

b. 正面位

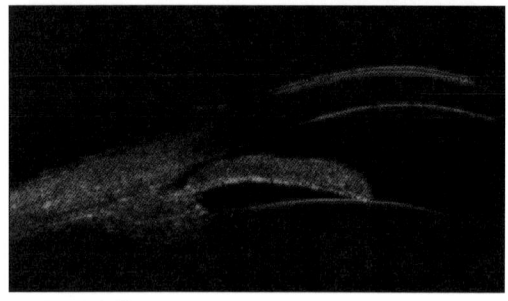

c. うつむき位

図6 体位による瞳孔ブロックおよび隅角形状の変化
メンブレン式プローブを用いることで、仰位(a)、正面位(b)、うつむき位(c)と、異なる体位での隅角評価が可能となる。本症例では、仰位→正面位→うつむき位の順に相対的瞳孔ブロックが強くなっている。

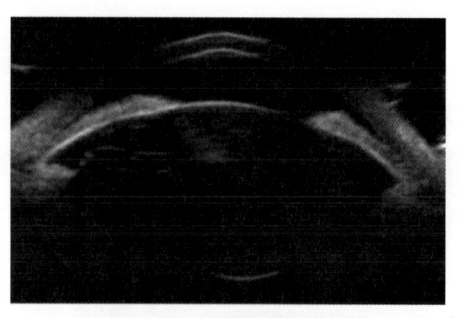

図7 耳側毛様体から鼻側毛様体までの広角UBM画像
SonomedのUBM、VuMAX™ IIでは画角が広がり、1枚の画像で耳側隅角から鼻側隅角までを毛様体を含めて横断的に描出することができる。

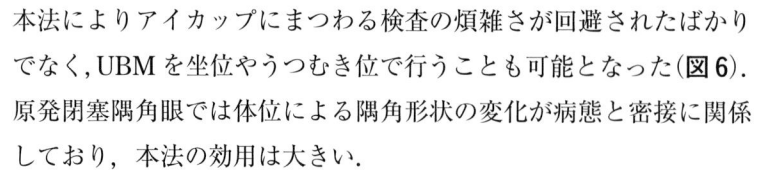

　本法によりアイカップにまつわる検査の煩雑さが回避されたばかりでなく、UBMを坐位やうつむき位で行うことも可能となった(図6)。原発閉塞隅角眼では体位による隅角形状の変化が病態と密接に関係しており、本法の効用は大きい。

　また、従来のUBMは前眼部光干渉断層計に比べて深達度では優るものの、横方向の画角は狭かった。これに対し、SonomedのUBM、VuMAX™ IIでは画角が広がり、耳側隅角から鼻側隅角までを毛様体を含めて横断的に描出することができるようになった(図7)。これにより、前眼部光干渉断層計では不可能な、毛様体まで含めた前

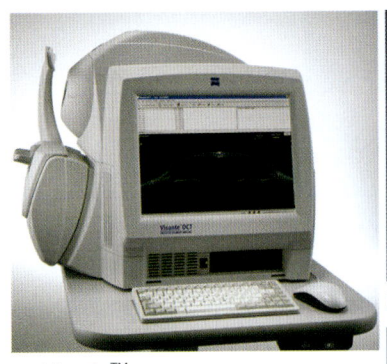

図 8 前眼部光干渉断層計（前眼部 OCT）と UBM との画像比較
a. 初の前眼部 OCT（anterior segment OCT；AS-OCT）市販製品である Visante™（Carl Zeiss Meditec）.
b の UBM 画像に比べると，c の Visante™ の画像は，解像度で優るものの，深達度では UBM に劣っている．毛様体突起は描出されず，虹彩裏面も一部は不明瞭になっている．

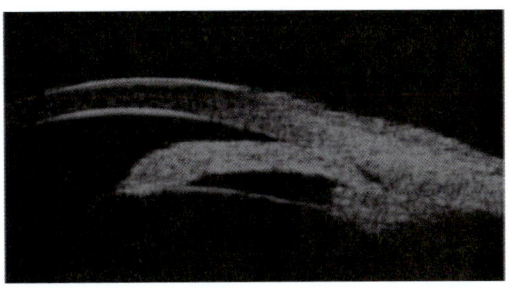

a. Visante™
b. UBM 画像
c. AS-OCT

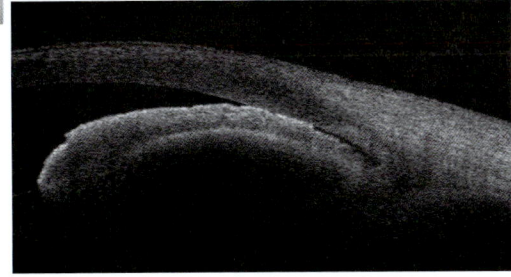

眼部全体の横断像の描出が可能となり，毛様体が関係する原発閉塞隅角症例の病態理解が進むものと期待される．

前眼部光干渉断層計（OCT）

UBM は超音波検査を水槽法で行うので，被検眼を点眼麻酔しアイカップなどを装着して水や粘弾性物質を満たしたうえで検査を行う必要があり，ある程度の検者の技量と患者の忍耐を要した．このため UBM の普及は限定的なものであったが，UBM に遅れること約 10 年，820 nm の長波長光を用いて前眼部の光干渉断層像を取得する前眼部光干渉断層計（前眼部 OCT）が発表され，2005 年には製品化された．前眼部 OCT は UBM よりも解像度が優るうえに，検査を非接触かつ非侵襲的に行うことができるので急速に普及し，今日では緑内障の前眼部画像診断の標準となっている．

しかしながら，前眼部 OCT は描画の深達度が UBM に劣っており，毛様体の描出は困難で，虹彩の裏面もしばしば十分には描出されない（図 8）．隅角閉塞のメカニズムを判定するには毛様体突起の位置や大きさの観察が必要であるし，虹彩の裏面まで明瞭に描出されなければ，虹彩の厚みや瞳孔ブロックの評価も困難となる．したがって，本機を隅角閉塞のメカニズムの判定に用いるには限界がある．

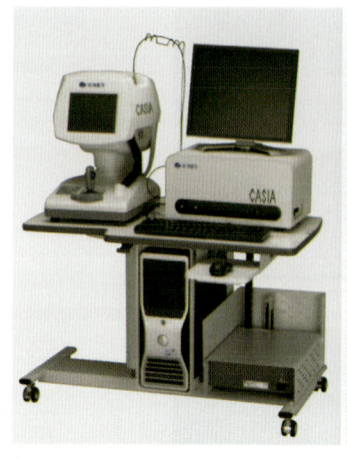

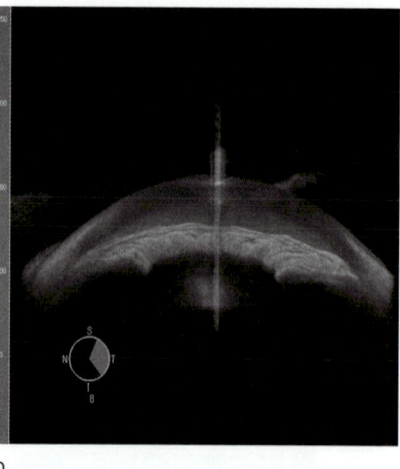

図9 Fourier-domain 前眼部 OCT による "ゴニオスコピックビュー"
世界で初めて Fourier-domain 方式を前眼部 OCT に採用したトーメーコーポレーションの前眼部 OCT SS-1000 CASIA（a）では，容易な3次元イメージングが可能となった（b）．

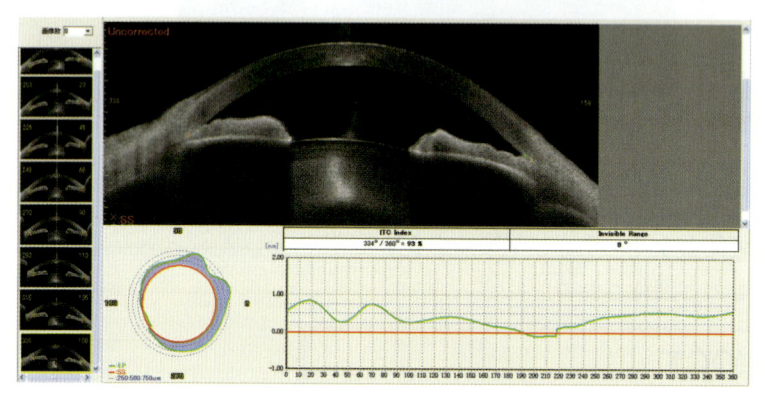

図10 ITC の全周評価
Fourier-domain 方式の採用により3次元イメージングが可能となった前眼部 OCT SS-1000 CASIA（トーメーコーポレーション）では，隅角閉塞（iridotrabecular contact；ITC）の範囲を全周性に定量評価できる．

　UBM とは異なり，前眼部 OCT はその登場後もどんどん進歩している．スキャン光源には，より長波長の 1,310 nm が使用されるようになり，描画の深達度が強化された．これにより，虹彩の裏面はかなり確実に描出可能となった．また，当初の time-domain 方式に代わって，後眼部 OCT ではすでに一般化している Fourier-domain 方式が前眼部 OCT でも採用された．Fourier-domain 方式では，高速な画像取得が可能で，1回の検査で time-domain 方式に比べてはるかに多くの情報を取得できる．前眼部 OCT の Fourier-domain 化により，3次元イメージングが可能となった．隅角を広角の "ゴニオスコピックビュー" で描出することが可能となり（**図9**），これに付随し，隅角全周を3次元的に定量評価することも可能となりつつある（**図10**）．どちらも，一般的な臨床現場で真に有用なツールとなるには，もう少し改良・洗練が必要であるが，今後の発展が大いに期待される．

まとめ

　原発閉塞隅角緑内障はアジアにおける両眼失明の最大の原因疾患とされており，その失明リスクは開放隅角緑内障の3倍と見積もられている．隅角閉塞を見逃したまま本病型に対して漫然とした薬物治療を続けていると，急速に進行するリスクが高い．その一方では，早期に隅角閉塞を診断することができれば，原発開放隅角緑内障とは異なり，根治に導くこともできる病型でもある．閉塞隅角を診断できるかどうかで，閉塞隅角緑内障患者の予後は天と地ほどの違いがでてくることを銘記しておく必要がある．

カコモン読解　第20回　臨床実地問題38

50歳の女性．超音波生体顕微鏡写真を図に示す．みられる所見はどれか．2つ選べ．
- a　濾過胞の平坦化
- b　隅角閉塞
- c　相対的瞳孔ブロック
- d　水晶体前嚢下混濁
- e　毛様体の前方偏位

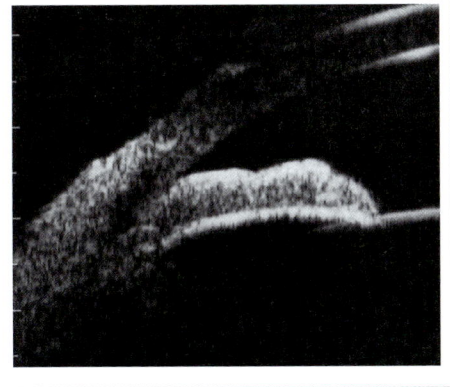

［解説］　与えられた選択肢について，順に検討していく．

a. 濾過胞の平坦化：濾過胞とはトラベクレクトミーなどの濾過手術により結膜下に導出された房水が貯留する水疱状の構造物であるが，これは認められず，その痕跡もない．よって，この選択肢は除外．

b. 隅角閉塞：この画像から本来の隅角底や強膜岬の同定は難しいが，周辺部虹彩根が対面する強膜岬および線維柱帯に接触しているのは明らかである．この選択肢は採用．

c. 相対的瞳孔ブロック：相対的瞳孔ブロックとは，毛様体で産生された房水の後房から前房への流れが瞳孔部でブロックされるもので，瞳孔の水晶体前面への接触と前後房の圧較差により虹彩の前弯を呈する．本画像では，虹彩は水晶体前面に接触し，虹彩はわずかではあるが前方に弯曲している．ただし，レーザー虹彩切開術で瞳孔ブロックを介助した後にも軽度の虹彩の前弯が認められる場合が

あり，瞳孔ブロックの有無にかかわらず生理的散瞳時の虹彩は本来の形状としてやや前弯している場合もある．この選択肢は，とりあえず正解の候補としておく．

d． 水晶体前囊下混濁：瞳孔領に水晶体前囊の強い反射を認めるが，その下方には特段の所見を認めない．前囊下混濁があるかどうかは何ともいえないが，この画像の所見としてはない．よって，この選択肢は除外．

e． 毛様体の前方偏位：毛様体（突起）の前方偏位はプラトー虹彩形状の原因となり，閉塞隅角メカニズムの一つとして重要な所見である．毛様体突起が健常眼に比べて前方に偏位しているそのものの所見のほか，毛様体突起の前方偏位を示唆する所見として，毛様溝（虹彩と毛様体突起との間にある溝状のスペース）の消失がある．本画像からは毛様体突起は十分に描出されていないが，少なくとも毛様溝の消失は認めない．虹彩起始部の形状から見て小さな毛様体突起が前方偏位しているように見えなくもないが，この所見があるとは断定しがたい．

　選択肢のbの隅角閉塞は明らかに正解．aの濾過胞の平坦化とdの水晶体前囊下混濁は除外．cの相対的瞳孔ブロックとeの毛様体の前方偏位が，残る一つの正解の候補となるが，上述したように相対的瞳孔ブロックを示唆する所見があるのは明らかである一方で，毛様体の前方偏位を示唆する所見は明らかではないので，cの相対的瞳孔ブロックを正解とする．

[模範解答] b，c

（栗本康夫）

クリニカル・クエスチョン

眼底検査でわからない毛様体脈絡膜剥離はあるのですか？

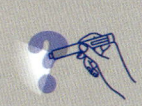

Answer 　毛様体脈絡膜剥離は，高度の場合，アーケード血管よりも後極に及ぶことは少なく，眼底検査では確認できないことが多い．軽度の場合，UBMや前眼部OCTが診断には有用である．

毛様体上腔，脈絡膜上腔は存在しない！？

　毛様体と脈絡膜は連続した構造をなすぶどう膜であり，その外側で強膜に付着している．毛様体/脈絡膜と強膜との結合は，コラーゲンの細かいシート状構造をしている．毛様体筋は一部が強膜岬に付着するが，毛様体/脈絡膜と強膜との結合も，前方では毛様体筋と強膜との結合として強膜岬に達する．健常眼においては，毛様体/脈絡膜と強膜との間には隙間はない．ひとたび，液体がこの結合と結合の間が脈絡膜上腔と呼ばれる隙間に貯留した場合に，はじめて実際の"腔"となるわけである．

毛様体脈絡膜剥離は，実際には滲出である

　脈絡膜上腔に液体が貯留した状態が毛様体脈絡膜剥離である．毛様体上腔，脈絡膜上腔は完全に連続した構造であり，毛様体剥離，脈絡膜剥離がそれぞれ単独に起こるということはない．また，実際には毛様体/脈絡膜と強膜との間の結合は剥離しているわけではなく，元来ある隙間に液体が貯留した状態であるので，病理学的な視点からは，"剥離（detachment）"よりは"滲出（effusion）"という言葉が適当であるとされている．鈍的眼外傷により毛様体が強膜岬の付着部から解離した場合には，本当の"剥離"になる．毛様体解離は自然治癒しないため，毛様体縫合などの手術が必要になることがある．一方，鈍的眼外傷の場合，毛様体解離を伴わない毛様体脈絡膜剥離（実際には滲出）も高頻度に生じるが，この場合には自然に軽快する．

軽度の毛様体脈絡膜剥離が眼底検査では確認できない理由

　毛様体/脈絡膜上腔は，前方では毛様体縦走筋の筋間隙として毛様体に平行にコラーゲンシート構造をもって付着している．一方，眼底後極ではこの付着は脈絡膜に対して垂直に配列している．そのた

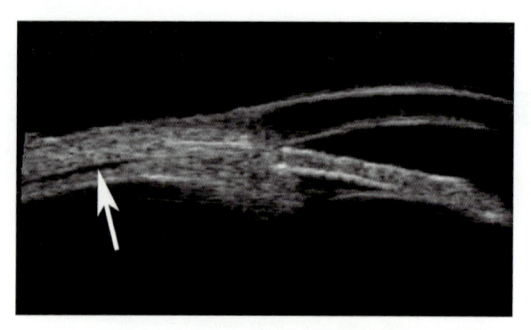

図1 慢性原発閉塞隅角症に診断された微小な毛様体脈絡膜剥離のUBM像

毛様体と脈絡膜の移行部に低エコー域で描出される微小な毛様体脈絡膜剥離が観察される．耳側と下方の2象限に毛様体脈絡膜剥離は存在した．

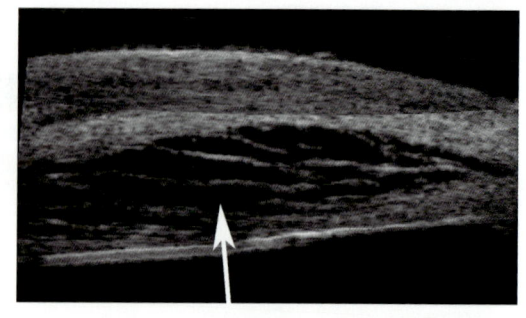

図2 Vogt-小柳-原田病による続発閉塞隅角緑内障眼の毛様体脈絡膜剥離のUBM像

全周性の毛様体脈絡膜剥離で，眼底検査でも周辺部の脈絡膜剥離として観察可能だが診断は容易ではない．毛様体脈絡膜剥離により毛様体が強膜岬を中心に前方に回旋するため水晶体が前方に移動し，浅前房化と隅角閉塞をきたした．毛様体脈絡膜剥離は，眼球の全周性に確認された．

め，アーケード血管よりも後極に脈絡膜剥離が及ぶことは少なく，周辺部に胞状に広がる形態になる．毛様体脈絡膜剥離は毛様体と脈絡膜の移行部近傍で生じることが多く，軽度の場合にはこの部分にとどまり，後極には及ばない．そのため，眼底検査では確認できない[*1]．また，眼球の周回方向には毛様体脈絡膜上腔を隔てる構造はないため，ある一定以上の毛様体脈絡膜剥離が生じた場合には，全周性になる．眼底検査で一部の剥離にみえた場合でも，実際には軽度の毛様体脈絡膜剥離はより広い範囲で生じていると考えられる．

[*1] 逆にいえば，眼底で多少でも脈絡膜剥離が確認されたときには，必ず前方（毛様体と脈絡膜の移行部近傍）に毛様体脈絡膜剥離が存在している．

毛様体脈絡膜剥離の診断にはUBMが有用

微小な毛様体脈絡膜剥離は，超音波生体顕微鏡（ultrasound biomicroscope；UBM）や前眼部OCTを用いると診断することが可能である．図1は，原発閉塞隅角緑内障眼に診断された微小な毛様体脈絡膜剥離の一例である．慢性の原発閉塞隅角（緑内障）眼における微小な毛様体脈絡膜剥離も浅前房と関係していることから，微小な毛様体脈絡膜剥離の存在は原発閉塞隅角の発症の一因であると考えられている．毛様体脈絡膜剥離は一般的に続発性の浅前房化をもたらす．元来，前房の浅くない眼であっても，毛様体脈絡膜剥離の程度が強い場合には毛様体の前方回旋による浅前房化から隅角閉塞をきたすことがある．典型的な例としては，Vogt-小柳-原田病（図2），網膜剥離のバックル手術後，抗てんかん薬トピラマート内服の副作用などがある．続発閉塞隅角緑内障を疑った場合には，毛様体の描出に優れるUBM検査が病態の把握と診断に非常に有用である．

（酒井　寛）

発達緑内障の画像診断

疫学と病態

　WHO（世界保健機関）の統計では，2002年の小児期の失明者は世界で約148万人とされ，日本盲人福祉委員会の統計では2005年の盲学校在籍者が約4千人となっており[1]，少子高齢社会の現代において，小児眼疾患の早期発見・早期治療の重要性はますます高ま

文献は p.401 参照.

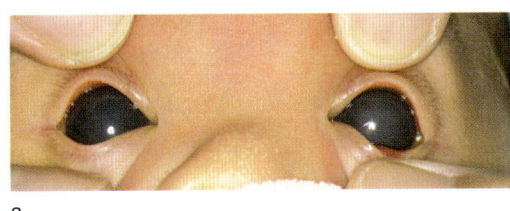

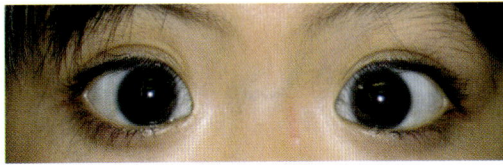

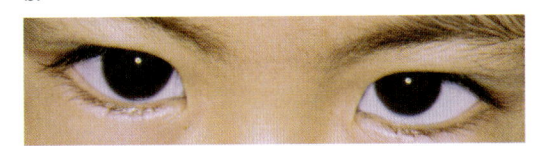

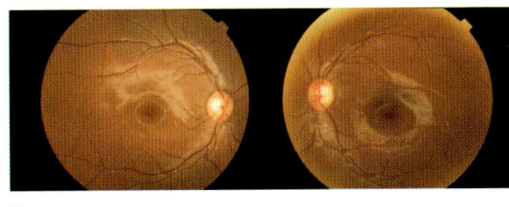

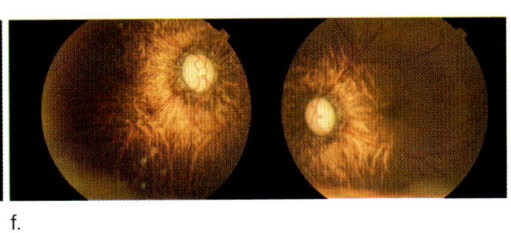

図1　発達緑内障
光過敏性，易刺激性．photophobia（羞明），epiphoria（流涙），blepharospasm（眼瞼けいれん）.
a. 両眼の角膜混濁と角膜径拡大を示す（典型例）.
b. pretty eye の例.
c. 片眼性（右眼発症）.
d. 先天閉塞隅角緑内障の術後（角膜浮腫が遷延している）.
e. 視力予後良好例.
f. 視力予後不良例（弱視治療により，左眼は最終矯正視力0.8まで上昇）.

ってきている．小児失明原因の一つに挙げられる小児緑内障には，原発発達緑内障と続発緑内障がある．原発発達緑内障は，3〜10万人に1人発症する比較的まれな疾患で，隅角線維柱帯の発生異常に起因する高眼圧により進行する視神経症であり（図1），線維柱帯は神経堤細胞由来で，傍Schlemm管組織は血管由来，その結合部に最大の房水流出抵抗があるため，隅角に切開を加える術式が奏効する．しばしば角膜が混濁しており，角膜透明性に依存しない線維柱帯切開術がわが国では普及している[2]．発達緑内障は，①10歳未満発症の早発型，②10歳以上発症の晩発型と，③表1に挙げられた"その他の発生異常を伴う発達緑内障"に分けられる[3,4]．眼圧下降した症例にも，初期に眼圧下降し角膜障害をきたさず視力予後良好な症例と，視力視野障害を残す症例とがある（図1）．中村らは，眼圧が安定化した場合の視力予後には偏心固視，近視，Haab線（Haab striae）状の存在が弱視化要因であると報告しており[5]，早期発見・早期治療によって増悪因子を緩和しうることが示唆される．一般に，小児緑内障の隅角は開放型で，閉塞緑内障はきわめて発生頻度が少なく，前眼部形成異常や水晶体脱臼に続発する緑内障の症例報告があるのにとどまる（図2）[6]．しかし，いずれの型の発達緑内障の病態も，診断において前眼部異常の理解が重要であり，治療指針の決定や視力予後の向上においても病態への理解は必須である．一方で，なかでも隅角検査は接触検査で侵襲的であり，小児における隅角検査は日常診療において困難で，小児に応用できる低侵襲な検査が期待される．

表1 その他の異常を伴う発達緑内障

無虹彩症
Sturge-Weber 症候群
Axenfeld-Rieger 症候群
Peters 異常
Marfan 症候群
Weill-Marchesani 症候群
ホモシスチン尿症
神経線維腫症（neurofibroma）
風疹症候群
Pierre-Robin 症候群
第一次硝子体過形成遺残（persistent hyperplastic primary vitreous；PHPV）
先天小角膜
Lowe 症候群
Rubinstein-Taybi 症候群
Hallermann-Streiff 症候群
先天ぶどう膜外反

前眼部画像診断の開発経緯

前眼部画像診断の歴史は，1911年のGullstrandによる細隙灯顕微鏡開発に始まる．その後，Vogtらによって改良された．一方，1907年Trantasや水尾らによって隅角観察の原理が理解され，1914年ごろSalzmanが隅角鏡を開発したが，1938年Goldmannにより細隙灯顕微鏡下での応用が始まり，眼疾患のさまざまな病態が解明された[7,8]．しかし，可視光が到達しない虹彩裏面や毛様体といった前眼部深部組織の観察ができないことに加え，定量性に乏しく情報の共有化が課題であったが，近年になり著明に進歩している医療用イメージング技術とデジタルファイリング技術が，緑内障の病態解明に導入された．Scheimpflug像を前房の定量的観察に応用した多機能型3D前眼部解析装置（Pentacam®，OCULUS）の導入により前房

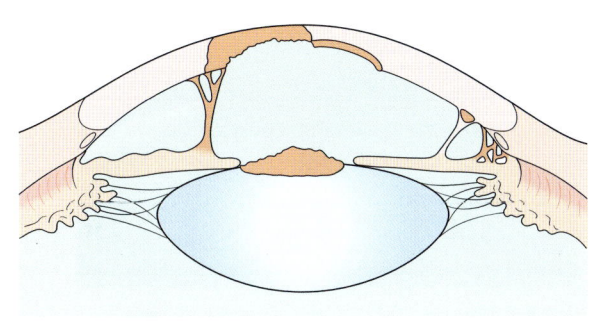

a.

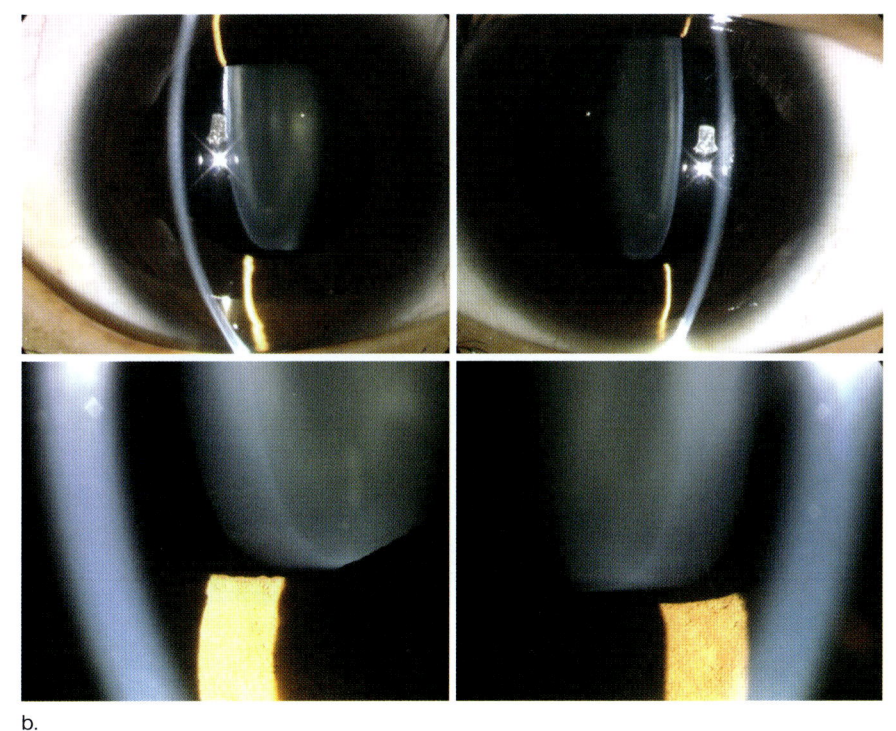

b.
図2 閉塞隅角緑内障と続発する疾患
a. 前房形成不全症候群
b. Marfan症候群の水晶体亜脱臼（下方にZinn小帯が観察されている）.
(a/Waring GO 3rd, et al：Anterior chamber cleavage syndrome. A stepladder classification. Surv Ophthalmol 1975；20：3-27.)

容積や前房深度が簡便に観察できるようになった．一方，高周波数超音波を用いた超音波生体顕微鏡（Humphrey Ultrasound Biomicroscope, Humphrey Instruments）により光が到達しない深部まで隅角の詳細な観察が可能となり，緑内障の病態解析は大幅に進歩し，現在のトーメーコーポレーションの機器にその技術が引き継がれている（**図3**）．しかしUBMは侵襲的で，非侵襲的に構造的特徴をとらえる近赤外光による光干渉断層計（optical coherence tomography；OCT）が眼科領域に応用され，前眼部OCTが出現した．前眼

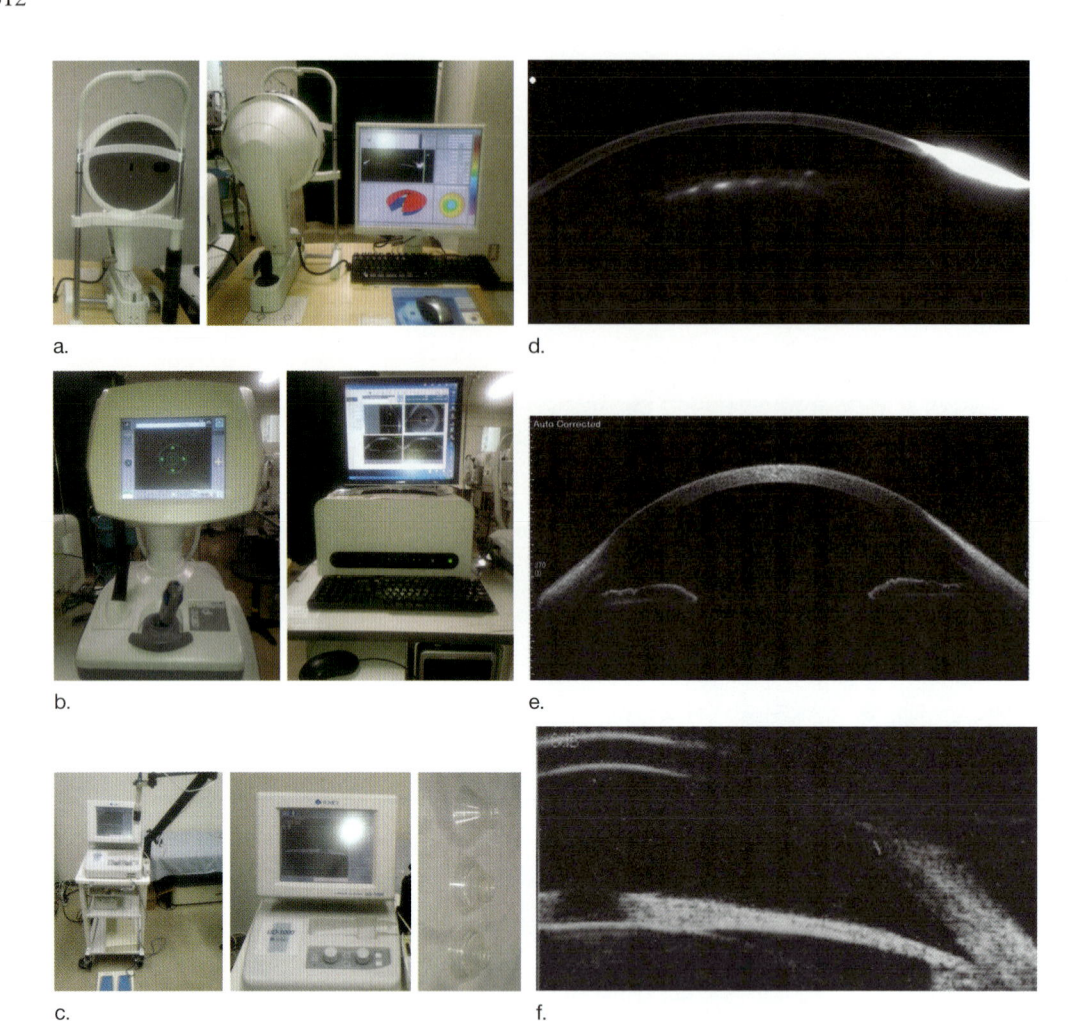

図3 前眼部画像診断装置
a, d. Pentacam®. 高速で3D画像を取得できる．
b, e. CASIA. 近赤外線によって隅角観察が可能になった．
c, f. UBM. 虹彩裏面や毛様体といった，可視光が届かない領域まで撮影可能．

部OCTはHeidelberg Engineeringのslit lamp optical coherence tomography（SL-OCT™）やCarl Zeiss Meditec製time-domain方式Visante™に始まり，トーメーコーポレーション製swept-source（spectral-domainの亜型）方式によるSS-1000 CASIAが導入され（**図3**），高速化による解像度の改善や動画撮影が可能となり，新しい解析方法の開発が盛んになっている[9]．

発達緑内障における前眼部画像診断の実際

　小児緑内障患児の前眼部所見は変化に富み，時に角膜混濁で内部が透見できず，細隙灯顕微鏡観察にも限界があることから，前眼部画像診断装置の有用性が期待される．SampaolesiはSL-OCTを応

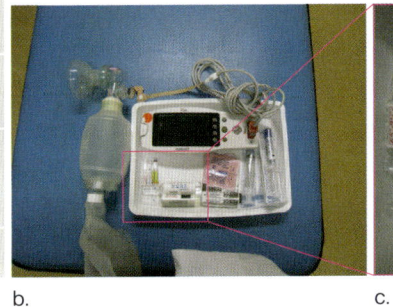

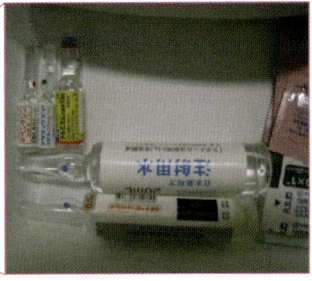

図4 小児緑内障診察のステップ
a. 小児緑内障における観察の対処法（2歳前後が難しく，"terrible two"と恐れられる）．
b, c. 小児科の協力のもと催眠下で観察する場合に用いる薬剤．

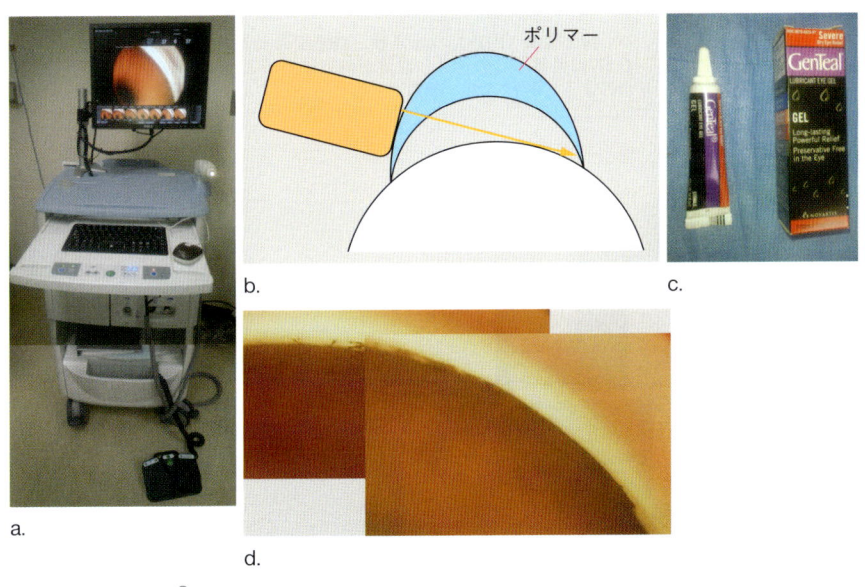

図5 RetCam®
a. 外観．
b. 撮影方法（角膜表面にGenTeal®をのせて，プローブを倒して対面を撮影）．
c. GenTeal®．
d. RetCam®による隅角観察（1）．

用し，多数の画像診断について報告しているが，麻酔科の協力によって可能な検査であり，現在どの施設でも簡単に小児に応用できるわけではない[10]．しかし非接触式の前眼部画像診断装置は，低侵襲で小児が怖がりにくいため，小児科や麻酔科の協力のもとで催眠など併用した前眼部画像診断デジタル記録と定量化が進んでいくと思われる（図4）．そのなかで，小児緑内障観察への応用が期待される機器が小児後眼部イメージングとして知られるRetCam®である（図5）．現在，RetCam® IIIが上市され，軽量化とフットスイッチ

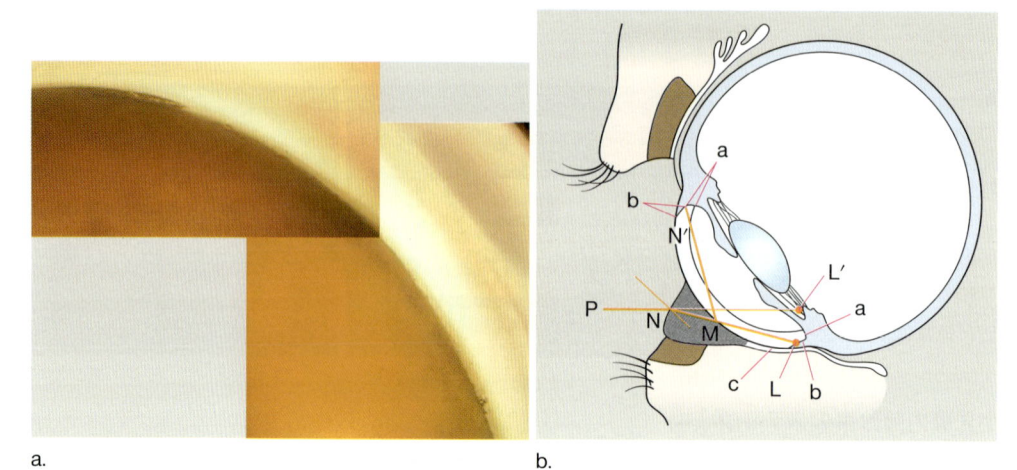

図6 隅角観察
a. RetCam® による隅角観察（2）．
b. 隅角観察法の原理．a：強膜前端（強膜岬），b：輪部後面（隅角），c：角膜．輪部後面上の点Lから発した光線が角膜前面のMに達する場合，全反射してN′に至る．このとき，涙液が前方にあるとNの方向から観察点Pに至る．PからはLがL′の位置にあるかのように観察され，隅角が観察される．

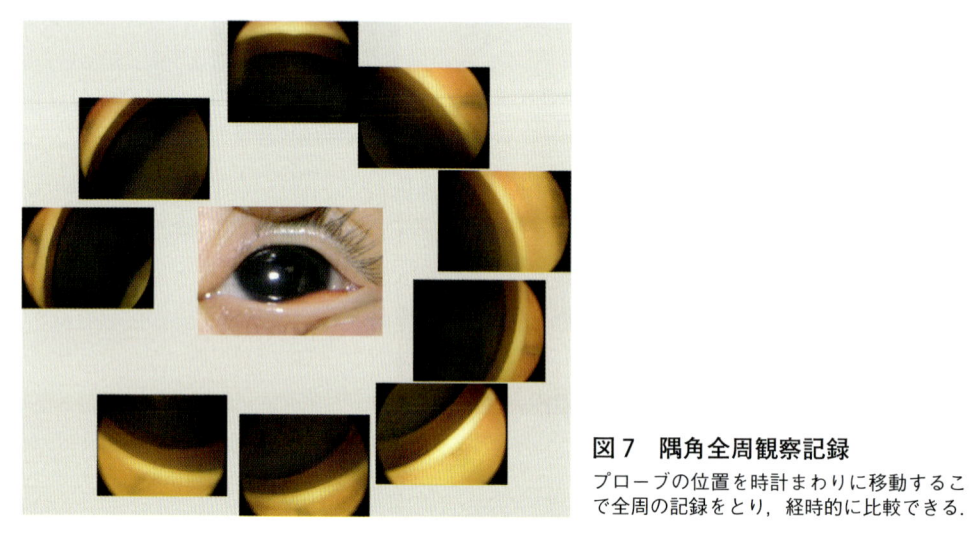

図7 隅角全周観察記録
プローブの位置を時計まわりに移動することで全周の記録をとり，経時的に比較できる．

感度改善により，新生児イメージ記録においても優れた操作性を示し，患児ごとの画像ファイリングも可能で，容易に JPEG 形式のデータファイルなどに output できる（図6）．この RetCam® には前眼部モードが存在し，焦点を手前にもってくることができる．このモードは，緑内障観察に非常に有用で，顔全体の発生異常が影響する場合に，患児顔全体の記録，角膜・虹彩・瞳孔といった前眼部の観察および記録を行うことができる．

発達緑内障の前眼部観察のなかで，隅角観察はハードルが高く，地味でありながら重要な基本手技を身につける必要がある．隅角観

察の原理は，Trantas や水尾にさかのぼる（図6）[11]．最近では，スコピゾル®で満たした眼表面を，RetCam®のプローブを横に倒して観察するという隅角観察が報告された[12]．われわれは，その方法を応用し媒体として GenTeal® Gel（Novartis Ophthalmics）を用いて観察空間の保持を容易にし（図5），器具による眼位固定を工夫することで，より容易に隅角観察を行う方法に取り組んでいる．症例によっては，軽度の催眠でも観察が可能である（図7）．

原発発達緑内障の前眼部画像所見

発達緑内障のなかでも新生児，乳児に発症する原発発達緑内障は，従来であれば先天緑内障といわれ，三徴（羞明，流涙，眼瞼けいれん）を呈する．これらの臨床所見は眼圧がきわめて上昇した際に，小児では角膜浮腫を起こし（図8），それにより表面の光過敏性と易刺激性から三徴を生じる．このような症例の前眼部画像を見てみよう．成長期の眼球は構成コラーゲンが伸びやすく，特に初期の発達緑内障では，しばしば角膜径は増大し牛眼（buphthalmos）と呼ばれる．この結果，前房は深く，隅角は開放し，周辺角膜や輪部は眼圧によって伸展され菲薄化し，虹彩も引き伸ばされ菲薄化している．そのため，虹彩は透けて血管が見えることがある．また，角膜が伸長すると内皮側の Descemet 膜が追随できず破たんし，Descemet 膜破裂を形成するが，生じた線状の瘢痕は Haab striae（ハーブ線）と呼ばれ，急性浮腫による角膜混濁をきたす．Haab striae は角膜内面が角膜内皮細胞と Descemet 膜によって修復され，軽度の場合，角膜混濁は成長とともに徐々に改善する（図8）[13,14]．しかし，三徴がない症例では発見が非常に難しくなる（図1）．いわゆる "pretty eye" で，クリっとした眼はかわいらしく見えて異常を感じさせない．その場合，角膜径の把握が必須になる．肉眼では左右差があると発見しやすいが，両眼性だとわかりにくく，バイオメトリーの記録が必要である（図8）．

その他の異常を伴う発達緑内障の前眼部画像所見

この型に属する発達緑内障には表1のように多数あるが，Peters 異常，Axenfeld-Rieger 症候群といった前眼部形成異常症候群や，Sturge-Weber 症候群や neurofibroma（神経線維腫症）などの腫瘍によるものであり，病態の理解には原発発達緑内障以上に，前眼部画像が重要となる．Peters 異常は発生過程で神経堤細胞が分化し前

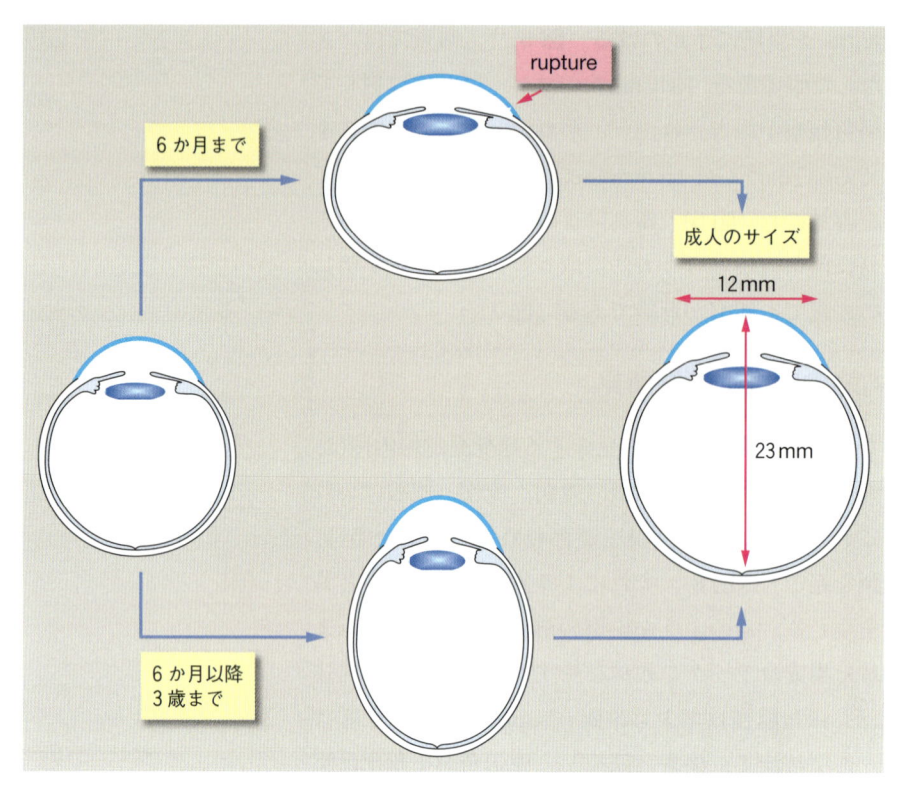

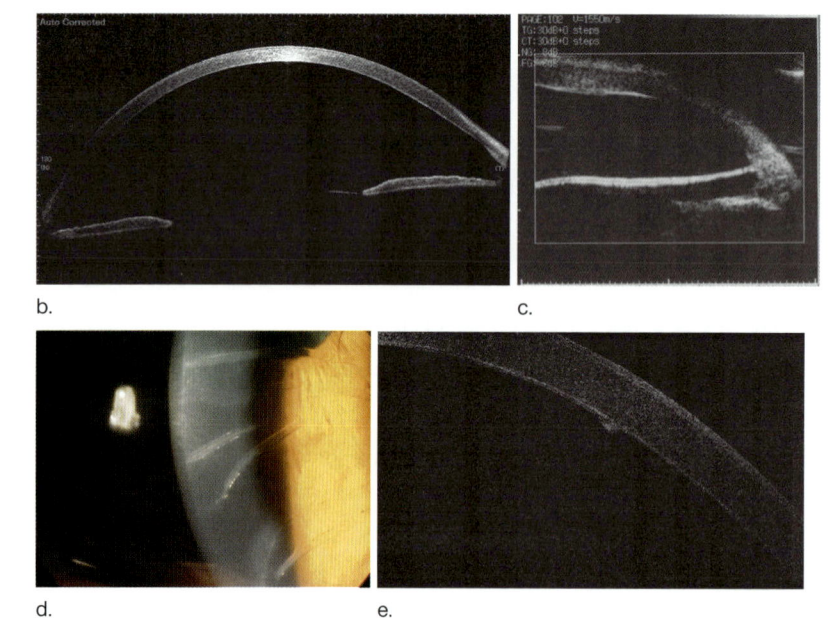

図8 原発発達緑内障の前眼部所見
a. 眼球の発育における発達緑内障の前眼部変化.
b. CASIA の所見. 前房隅角は広く, 中央前房深度は深い. 周辺角膜や輪部は眼圧によって伸展され菲薄化し, 虹彩も引き伸ばされ菲薄化している.
c. UBM の所見. 前房隅角は広く, 中央前房深度は深い. 角膜浮腫を起こしている.
d. Haab striae の細隙灯顕微鏡写真.
e. Haab striae の前眼部 OCT 像.

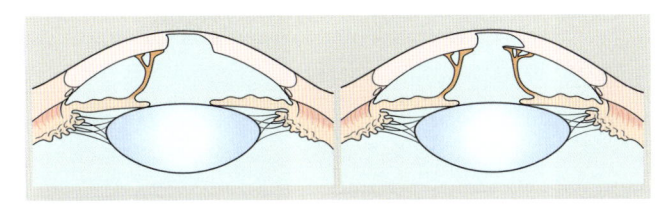

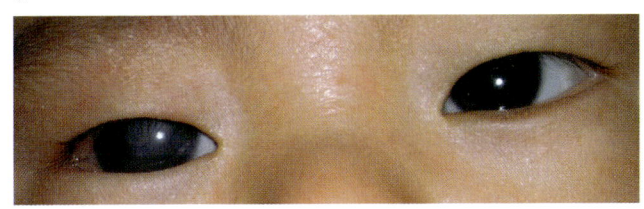

図9 Peters 異常

a. Peters 異常では，角膜中央部に混濁，角膜内皮・Descemet 膜・後部実質の欠損，thinning 欠損が大きいと水晶体と癒着し，広範囲に PAS（peripheral anterior synechia；周辺虹彩前癒着）形成することがある．混濁の経過はさまざまで自然軽快する例もある．
b. 右眼に Peters 異常を生じ，前房消失による続発緑内障がみられる．眼球摘出を奨められたが，大阪大学医学部附属病院眼科で白内障手術を施行し，前房形成した．その後，眼圧は安定し，乳頭形状も正常を維持している．

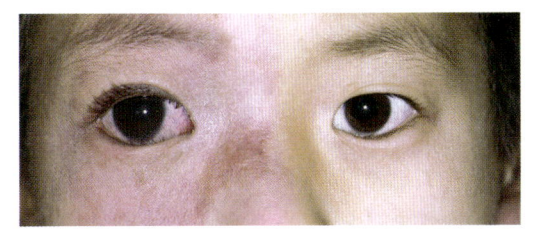

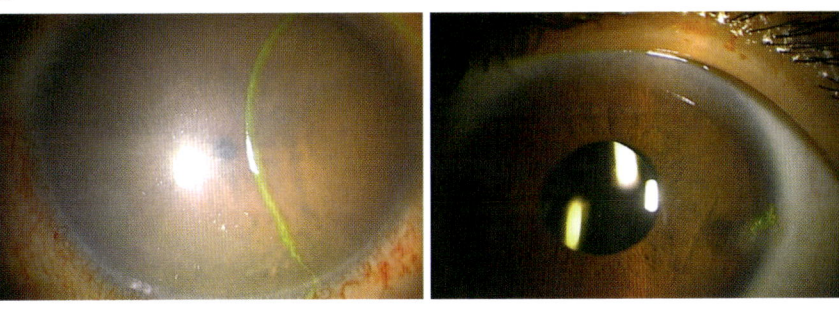

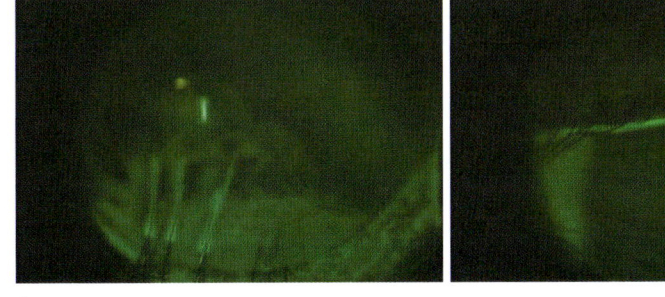

図10 Sturge-Weber 症候群（典型例）（b，c ともに左図は右眼，右図は左眼）

a. 右顔面に広がる血管腫と充血，眼圧上昇がみられる．
b. 右眼はその後，線維柱帯切開術と毛様体光凝固に反応せず，多剤併用点眼でも眼圧は 40 mmHg 付近を推移，角膜径の拡大を示す．
c. 右眼に，下眼瞼内反症のため角膜びらんを生じている．

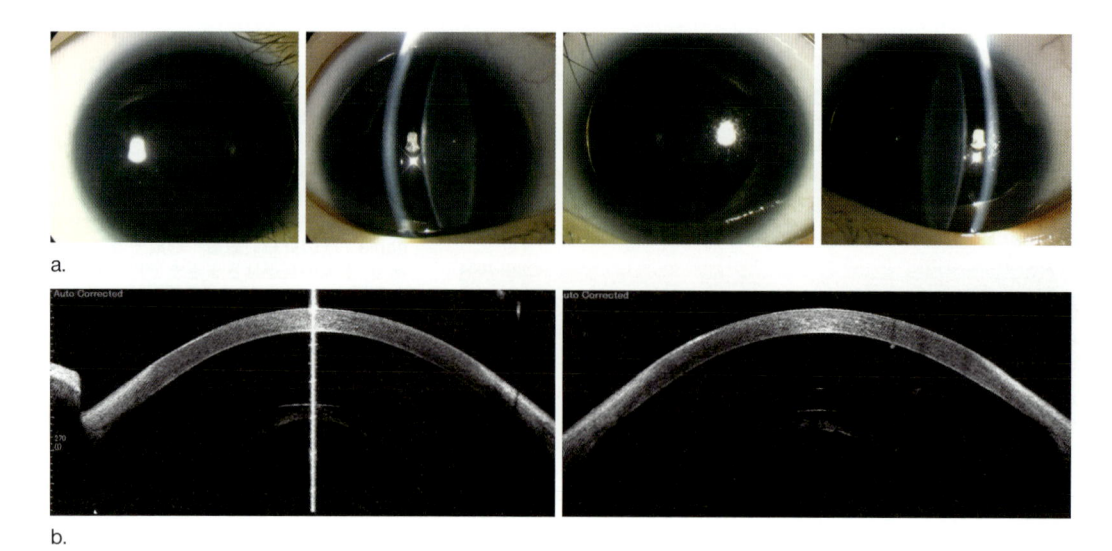

図11 無虹彩症（aniridia）
a. 無虹彩症（aniridia）で，内部透見性は高い（左側の2図：右眼，右側の2図：左眼）．
b. その後，白内障の進行を認めた．前眼部OCTで，深部まで観察できる（左図：右眼，右図：左眼）．

房形成するときに，内皮とDescemet膜の形成が不完全で，角膜の内側において虹彩は水晶体と分離できない状態であり，閉塞隅角をきたしやすい（図9）．しばしば角膜は中央で混濁しており，この確定診断には画像的に角膜内側のDescemet膜欠損を見いだす必要があり，前眼部画像診断は有用である[15]．Sturge-Weber症候群では血管腫による房水流出抵抗の上昇が主因であり（図10），脈絡膜厚の増大が観察されるとの報告がある．無虹彩（aniridia）では，虹彩がないため眼内の観察は容易なこともあるが，角膜浮腫によってしばしば隅角所見は観察できない．白内障も進行しやすく，前眼部画像は病態解明に役立つ（図11）．

デジタルファイリングによる長期の経過観察と前眼部画像診断を組み合わせた病態解明

通常の隅角検査に加え，前眼部画像診断装置は緑内障の病態を理解するうえで多くの情報を与えてくれる．まず，閉塞隅角緑内障の病態解明に対して，前眼部画像診断装置を使い長期経過観察を行った症例を観察する（図12）．超音波生体顕微鏡（UBM）では隅角が連続しており，中央の瞳孔が観察されない．これはRetCam®の前眼部所見と同じである．また，CASIAでの観察は，さらに定量的で同様の形態をとった．これは，発生過程で瞳孔形成がなされず出生したことが推察された症例である．この病態観察から，瞳孔形成術

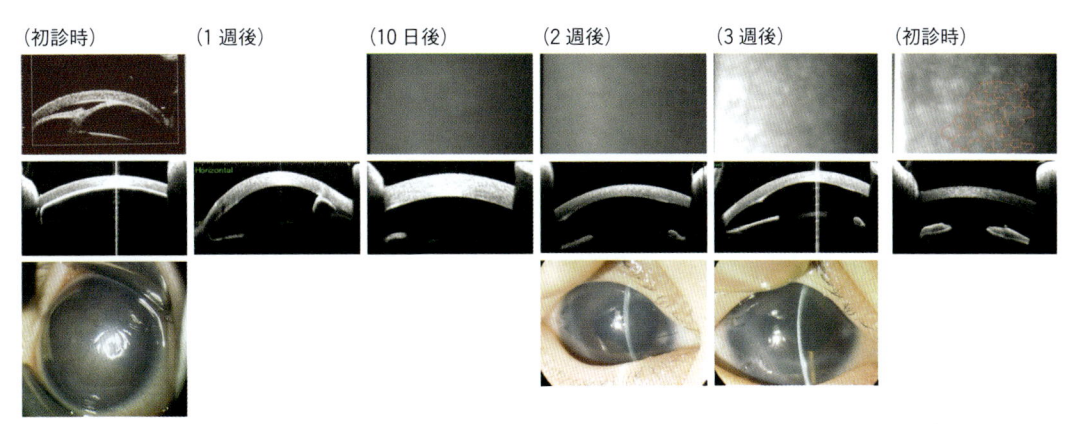

(初診時)　(1 週後)　(10 日後)　(2 週後)　(3 週後)　(初診時)

a. 右眼　　　　　　　　　　　　　　　　　　　　　　　　　b. 左眼

図 12　デジタル情報化と長期記録の例
a. 右眼．浅前房を示した先天閉塞隅角緑内障．角膜内皮機能障害を合併し，長期に角膜状態を前眼部 OCT，UBM，スペキュラーマイクロスコープで長期経過観察した．
b. 左眼は正常．

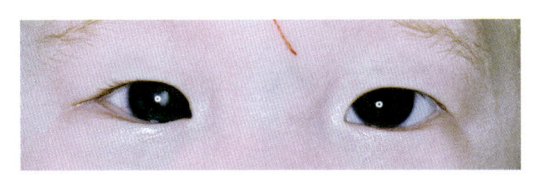

a.

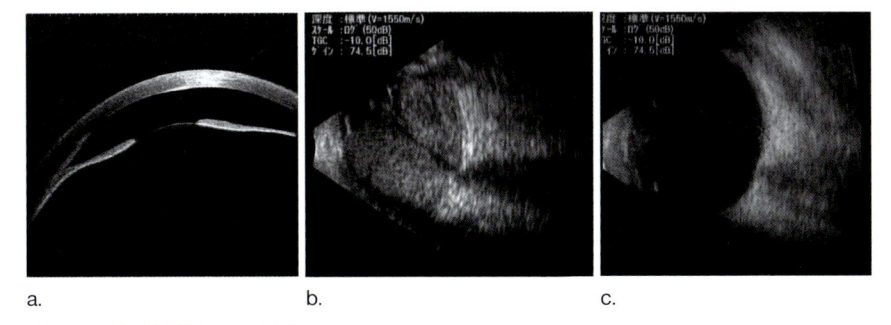

a.　　　　　　　　b.　　　　　　　　c.

図 13　鑑別診断への応用
a.　右眼の白色瞳孔．
b, c.　B モードと前眼部 OCT から，網膜異形成による浅前房であることが判明し，眼球摘出を回避した．その後も，眼球の拡大など悪性腫瘍と関連する病態がないか経過観察を続けている．

を選択し閉塞隅角を解除し眼圧は安定化した．直後の角膜内皮障害で角膜浮腫が遷延したが長期フォローを角膜厚の定量化を行い，前眼部写真では微妙な改善過程の変化をとらえ，早期から改善状態を理解できた（**図 12**）．次いで，網膜芽細胞腫との鑑別診断への応用について述べたい（**図 13**）．この症例では同じく閉塞隅角であったが，眼圧上昇が軽度なのに角膜径が増大しており，発達緑内障の存在が示唆された．また，白色瞳孔を示し，この場合に腫瘍性病態の最も重要な疾患は網膜芽細胞腫で，治療適応に眼球摘出を考慮に入

れる必要がある．親族の意向，腫瘍マーカーなどともに，前眼部画像診断によって，その鑑別を行った．前眼部画像診断が，病態理解に役立った一例である．

前眼部所見の小児眼科診療における意義

　小児および成人に共通する緑内障治療選択の第一歩は，病型分類にある．原因があるものは原因治療が第一選択で，次いで対症療法である眼圧下降が選ばれるが，原因がはっきりしない場合，眼圧下降のみが選択肢となる．すなわち，病態により治療選択が変わる．原因治療が存在する場合はすべて高眼圧タイプで，その病態は前眼部に集約されることから前眼部所見を正確に読み解くことは，病型分類と治療指針に直結する．すなわち，さまざまな原因を含む小児緑内障において，前眼部所見は病態決定の決め手となる．低侵襲検査が望ましい小児診療において，今後，前眼部画像診断の進歩が，未解決にあった小児緑内障の病態診断や病期管理の情報を共有する基盤となることを期待する．

（松下賢治）

続発緑内障の画像診断

文献は p.402 参照.

現在の動向

　緑内障診療においては，治療方針を決定するうえでも緑内障病型を知ることが非常に重要であり，そのためには隅角鏡による隅角検査が必須となる．しかし，続発緑内障の場合には角膜や中間透光体の混濁によって隅角や眼底の評価ができないことも少なくなく，また隅角鏡では隅角の定量的評価や虹彩後方で生じている病態を評価することは困難である．近年，技術的に性能が著しく向上した前眼部画像診断機器を活用することにより，続発緑内障の診断や病態のより正確な理解が可能となってきている．本項では，続発緑内障の画像診断機器として有用性の高い超音波生体顕微鏡（ultrasound biomicroscope；UBM），前眼部 OCT（anterior segment optical coherence tomography；AS-OCT）を中心に，続発緑内障の診療における画像診断の活用法を実際の症例をもとに解説する．

症例（1）虹彩色素散布症候群

　24歳，男性．カナダからの留学生．LASIK（laser *in situ* keratomileusis）目的で近医受診したが，右眼＝20mmHg，左眼＝40mmHgと左眼圧高値のため京都府立医科大学附属病院眼科紹介．前医にてラタノプロスト点眼液，チモロールマレイン酸塩点眼液およびアセタゾラミド内服が処方されていたが，四肢知覚異常のため内服できず．初診時眼圧は右眼＝18mmHg，左眼＝8mmHg．左眼角膜後面に色素沈着（図1a）および帯状・小水疱様病変（図1b）があり，後部多形性角膜ジストロフィ[*1]を認めた．前房深度は深く炎症細胞なし．隅角検査にて左眼虹彩高位付着と強い色素沈着を認めた（図1c）．色素緑内障を疑い，UBM を施行したところ，後方に屈曲した虹彩が観察され逆瞳孔ブロック（reverse pupillary block）を生じていた（図1d）．自動視野正常，視神経乳頭陥凹なく，虹彩色素散布症候群（pigment dispersion syndrome）と隅角低形成の合併による眼圧上昇と診断し，チモロールマレイン酸塩点眼液のみで経過観察中．

[*1] **後部多形性角膜ジストロフィ**
分化異常により角膜内皮細胞が組織学的に上皮様変化をきたす疾患．10％程度に高眼圧を伴う．発症機序として，異常組織の隅角部への進展による閉塞隅角機序と虹彩高位付着による開放隅角機序が報告されている．

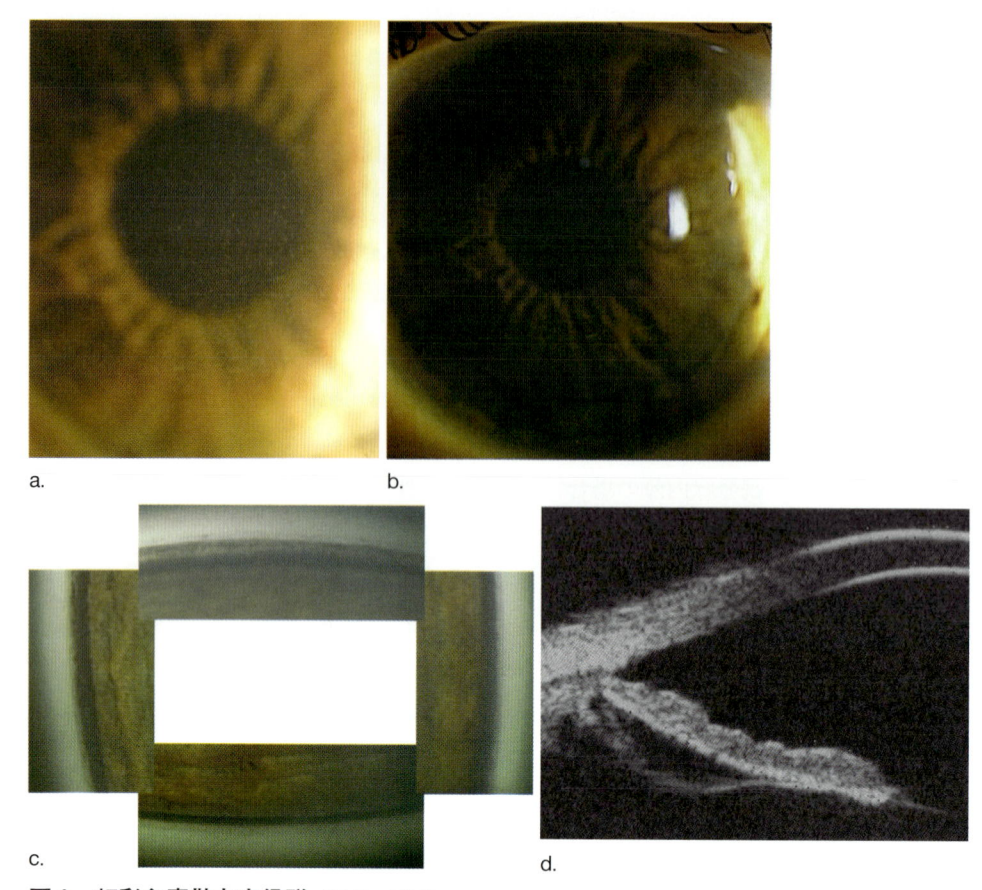

図1 虹彩色素散布症候群（24歳，男性）
a. 前眼部所見．角膜後面中央部に色素沈着を認める．
b. 後部多形性角膜ジストロフィ．角膜後面に帯状の小水疱様異常所見（vesicle）を認める．
c. 隅角所見．線維柱帯全周に色素沈着を認めるが，特に下方隅角に強くみられる（使用機材：Sussman For Mirror Held Gonioscope 隅角鏡）．
d. 逆瞳孔ブロック（reverse pupillary block）．UBMで後方に屈曲した虹彩が観察される．（使用機材：UD-6000，トーメーコーポレーション）

症例（2）虹彩膨隆

　79歳，男性．9年前に全層角膜移植（penetrating keratoplasty；PKP）および瞳孔形成術，6年前に白内障手術を受け眼内レンズ挿入眼．経過観察中に徐々に眼圧上昇を認め（右眼＝26mmHg），カルテオロール塩酸塩持続性点眼液2％を開始，眼圧下降傾向を認めずビマトプロスト点眼液を追加処方されるが，右眼＝38mmHgと高値であるため紹介．左眼前房は周辺で浅く，隅角検査にて全周狭隅角．ブリンゾラミド混濁液1％の追加投与で右眼＝14mmHgまで下降したが，膨隆虹彩（iris bombé）を形成（**図2a**），AS-OCTで虹彩の前弯を確認（**図2b**）．瞳孔縁での前嚢との癒着による完全瞳孔ブロック（iris bombé）が強く疑われたため，レーザー虹彩切

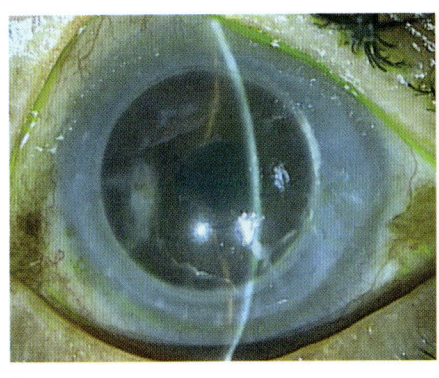

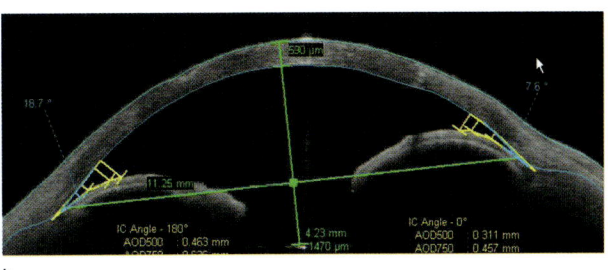

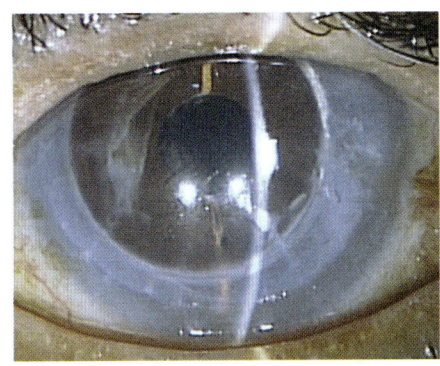

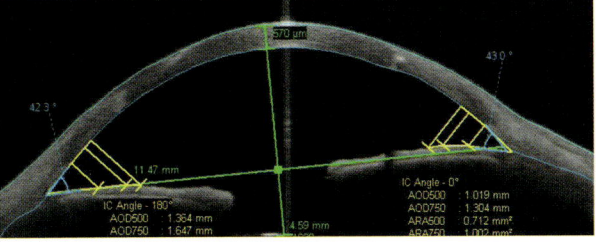

図2 膨隆虹彩（79歳，男性）
初診時の前眼部所見（a）とAS-OCT像（b）．膨隆した虹彩（iris bombé）を認める．（使用機材：Visante™ OCT 3.0, Carl Zeiss Meditec）
レーザー虹彩切開術後の前眼部所見（c）とAS-OCT像（d）．6時方向の周辺部虹彩にLI holeが確認できる．瞳孔ブロックは解除．

開術（laser iridotomy；LI）を施行．右眼＝7 mmHgまで下降し，ブロックは解除（図2c, d）．

症例（3）プラトー虹彩と膨化残留皮質による圧迫

74歳，男性．11年前に左眼網膜剥離に対し硝子体手術および水晶体再建術を施行．その後も網膜剥離を2回発症し計3回硝子体手術の既往あり．近医にて散瞳検査後，左眼圧上昇し京都府立医科大学附属病院眼科を救急紹介受診．初診時，左眼上方に軽度毛様充血と角膜浮腫を認め（図3a），眼圧は右眼＝10 mmHg, 左眼＝60 mmHg. 眼内レンズは囊内固定されており隅角検査にて左眼は全周性に隅角底が確認できなかった．UBMにて全周性にプラトー虹彩形状を認め，一部では残留水晶体皮質の膨化により虹彩が前方へ圧排されていることが確認された（図3b）．レーザー隅角形成術（laser gonioplasty；LGP）を施行したところ，耳側ならびに鼻側隅角は閉塞が開放され，眼圧は25 mmHgまで下降．0.1％ベタメタゾン，0.5％

a.　　　　　　　　　　　　b.

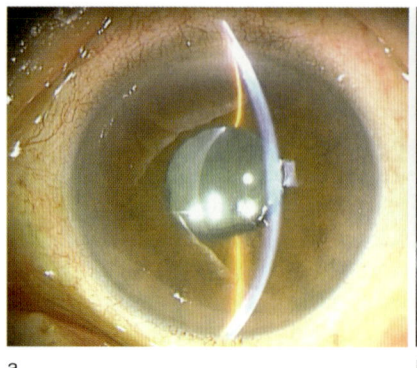

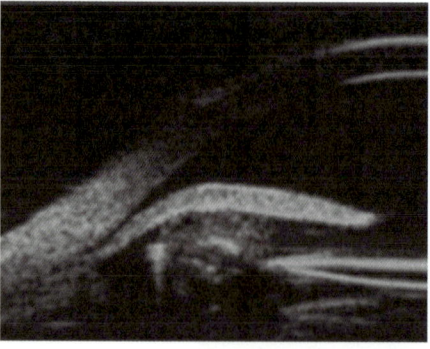

図3　プラトー虹彩と膨化残留皮質（74歳，男性）
a. 初診時前眼部所見．上方に軽度毛様充血と角膜浮腫，後発白内障を認める．
b. UBM所見．プラトー虹彩ならびに残留皮質の膨化による虹彩の前方偏位を認める．（使用機材：UD-6000，トーメーコーポレーション）

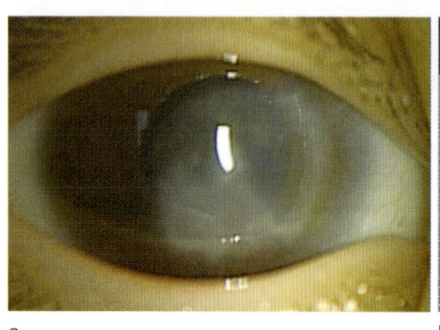

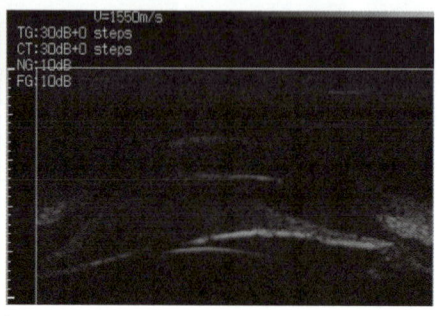

a.　　　　　　　　　　　　b.

図4　Peters異常（5歳，女児）
a. 前眼部所見．角膜中央部に円板状の白色混濁を認める．（使用機材：メディカルニッコール，ニコン）
b. UBM所見．未熟な虹彩と角膜内皮面の癒着ならびに角膜厚の不整を認める．（使用機材：UD-6000，トーメーコーポレーション）

チモロールマレイン酸塩，1％ドルゾラミド点眼，アセタゾラミド内服により，治療開始3日目には眼圧は10 mmHg．その後，保存的経過観察にて眼圧は安定．

症例（4）Peters異常

5歳，女児．出生時より両眼角膜混濁を認め，生後3か月で近医眼科より京都府立医科大学附属病院眼科紹介．両眼角膜中央に円板状の白色混濁を認め（**図4a**），右眼では虹彩前癒着（**図4b**）を伴っていた．眼圧はicareで測定するも角膜厚が部位によって異なるため，測定値にばらつきが大きかった．4歳時より眼圧上昇傾向を認め，ラタノプロスト，カルテオロールの点眼を開始．角膜中央部における測定で20〜30 mmHg台を示すも，視神経乳頭陥凹，角膜浮腫を伴わないため保存的加療で経過観察中．

まとめ

種々の病因が関与する続発緑内障においては，隅角鏡検査のみならず UBM や AS-OCT などの前眼部画像解析装置を併用することによって，ようやく説明可能な病態が存在する．しかしながら，これらの画像診断のみによって診断が可能なわけではなく，隅角鏡検査を完全に置換してしまうものではない．緑内障の病態理解においては，必ず細隙灯顕微鏡検査や隅角鏡検査で得られた所見と対比させながら，総合的に病態を把握することが大切である．

カコモン読解 第 24 回 臨床実地問題 35

生後 2 か月の Sturge-Weber 症候群患児の超音波生体顕微鏡（UBM）像を図に示す．正しいのはどれか．2 つ選べ．

a 左眼の角膜径が大きい．　　b 右眼の眼圧上昇を認める．　　c 左眼の眼圧上昇を認める．
d 眼軸長の左右差は認めない．　　e 右側顔面にイチゴ状血管腫を認める．

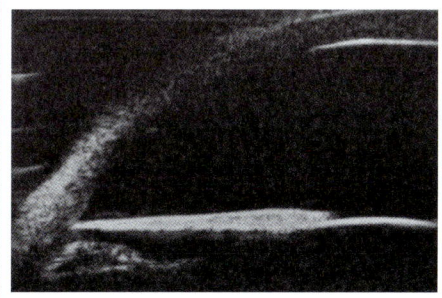

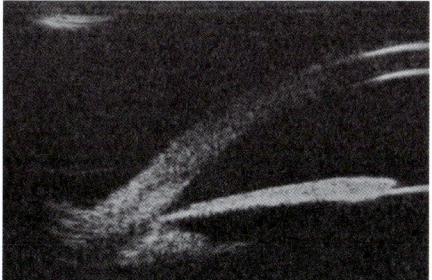

右眼　　　　　　　　　　　左眼

解説　生後 2 か月の Sturge-Weber 症候群[*2]患児の UBM 画像を見ると，右眼においては Schwalbe 線が同定困難であるが，虹彩が直線的に隅角に向かっており，隅角角度の左右差を認める．前房深度も右眼で著しく深くなっており，隅角陥凹の形成が不良である．
a, b, c．3 歳以前の眼球壁が軟らかい時期に高眼圧が持続すると，角膜径が拡大する．この症例では右眼の眼圧上昇，角膜径の拡大を認める．
d．通常，眼軸長の左右差は認めない．
e．Sturge-Weber 症候群では出生時より，顔面の片側，三叉神経領域に赤ぶどう酒（ポートワイン）様母斑と称される特徴的な血管病変が認められる．イチゴ状血管腫とは異なる．

模範解答　b, d

[*2] Sturge-Weber 症候群は顔面と同側性の脳軟膜および眼部の血管病変を三主徴とする母斑症である．眼科的には緑内障，脈絡膜血管病変の治療，ならびに弱視に対する治療が経過観察における中心となる．血管病変による上強膜静脈圧の上昇が高眼圧の機序とされる一方，線維柱帯の形態異常や線維柱層板間におけるコラーゲンの異常集積などが指摘されており，隅角の発達異常の存在も眼圧上昇に関与している．

（多田香織，森　和彦）

OCT による隅角の評価

　緑内障における隅角の評価は，これまで主に隅角鏡検査によって行われてきた．その後，1990 年初頭に超音波生体顕微鏡（ultrasound biomicroscope；UBM）が開発され，隅角評価に用いられた．近年，前眼部 OCT が開発され，前眼部断層像を得ることができるようになっている．

前眼部 OCT とは

　前眼部 OCT は，光の干渉現象を利用して組織の断層像を得ることのできる検査であり，後眼部用 OCT よりも，より長波長となる 1,310 nm の近赤外光を用いることで高い組織侵達度が得られ，強膜などの不透明組織が存在する前眼部における断層像解析が可能となっている．time-domain OCT として Visante™ OCT（Carl Zeiss Meditec）と，Fourier-domain 方式の一つである swept-source OCT として SS-1000 CASIA（トーメーコーポレーション）が現在使用可能である（表 1）．どちらも坐位にて非接触で測定可能であり，被検者の負担も少ない．time-domain OCT に比べ，swept-source OCT では測定がより高速であり，かつ高解像の組織画像が得られる．特

表 1　前眼部 OCT の比較

		Visante™ OCT	SS-1000 CASIA
メカニズム		time-domain OCT	swept-source OCT (Fourier-domain OCT)
光（音）源		スーパールミネッセントダイオード：中心波長 1,310 nm	高速スキャニングレーザー：中心波長 1,310 nm
分解能	軸方向	18 μm	10 μm
	横方向	60 μm	30 μm
スキャンスピード		2,000 A-scans/sec	30,000 A-scans/sec
横方向スキャン範囲		16 mm×1, 2, 4 line(s)	16 mm×16 mm (128 B-scans)
深さ範囲		6 mm	6 mm
測定方法		非接触 坐位	非接触 坐位

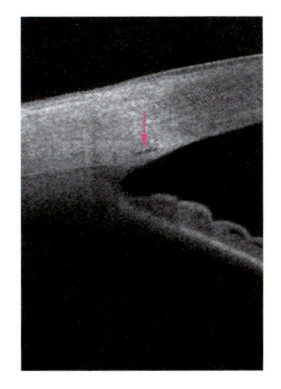

図1 SS-1000 CASIA による隅角断層像
ラスタースキャンにより解像度の高い隅角断層像が得られる．Schlemm管（矢印）も描出されている．

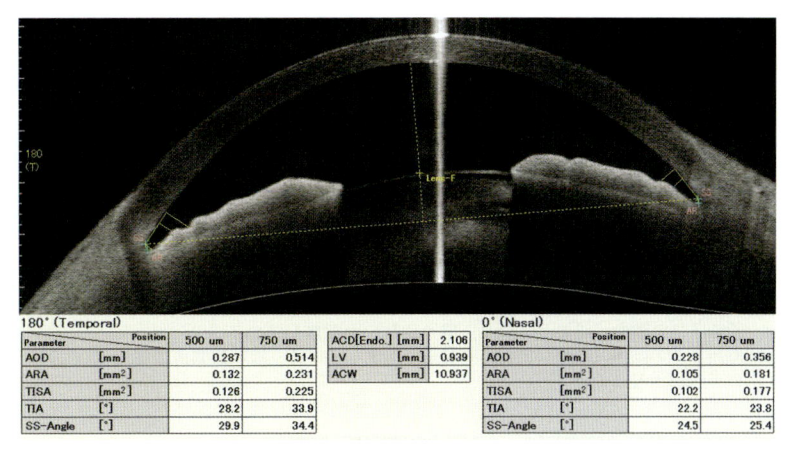

図2 SS-1000 CASIA における隅角パラメータの解析
AOD：angle opening distance
ARA：angle recess area
TISA：trabecular-iris space area
TIA：trabecular-iris angle
SS：scleral spur
ACD：anterior chamber depth
LV：lens vault
ACW：anterior chamber width

にswept-source OCTのラスタースキャンモードではSchlemm管の同定も可能である（図1）[1]．どちらの機器にも隅角解析ツールが内蔵されており，AOD500・750，ARA，TISA[*1]，隅角角度などの隅角パラメータが測定可能である．また，前眼部OCTでは両端隅角を含む前眼部画像が得られるため，隅角間距離や中心前房深度，lens vault[*2]なども同時に測定できる（図2）．

狭隅角眼における前眼部OCTを用いた隅角の評価

前眼部OCTを含む前眼部画像診断は，狭隅角眼における隅角閉塞の有無の評価において特に有用である．なぜなら，隅角鏡検査では細隙灯顕微鏡の光を用いるため，厳密に暗所下での検査ができない．しかし，狭隅角眼で隅角閉塞をきたしやすいのは，生理的散瞳を起こす暗所下である．前眼部OCTでは光（可視光）を用いないため，暗所下での隅角の状態が観察可能であり，明所下では開放していたが暗所下では閉塞しているという機能的隅角閉塞をより検出しやすいと考えられる（図3）．

また，隅角閉塞はマルチメカニズムで起こることが知られている．すなわち，①瞳孔ブロック，②水晶体の膨隆や位置異常などの水晶体因子，③プラトー虹彩メカニズム，④毛様体浮腫，脈絡膜剥離や悪性緑内障などの水晶体後方因子などがある．多くの症例ではどれか単独のメカニズムではなく，複数のメカニズムが重なり合って隅角閉塞が起こっているが，それぞれのメカニズムに有効な治療が異なる

文献はp.402参照．

[*1] AOD：angle opening distance
ARA：angle recess area
TISA：trabecular-iris space area

[*2] lens vault
水晶体突出度を表すパラメータ．両端隅角を結ぶ線分から水晶体前面までの距離をさす．水晶体因子の指標となるパラメータといえる．

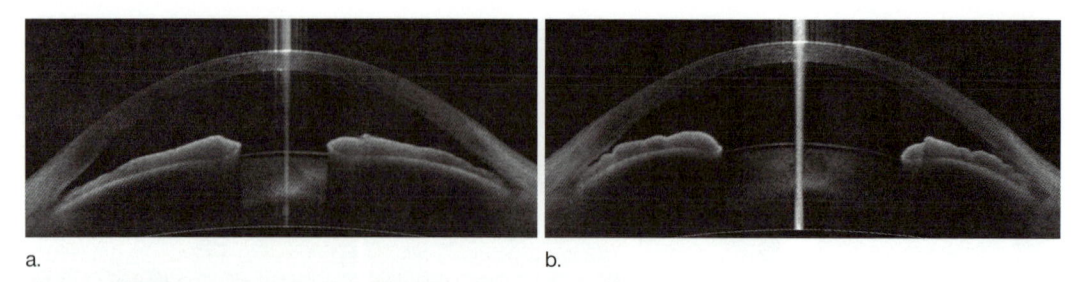

図3 狭隅角眼における異なる照明条件下での OCT 画像
a. 明所下での画像．縮瞳しており，隅角は狭いが開放している．
b. 暗所下での画像．散瞳しており，隅角は閉塞している（機能的隅角閉塞）．虹彩の膨隆がみられ，相対的瞳孔ブロックの存在が示唆される．

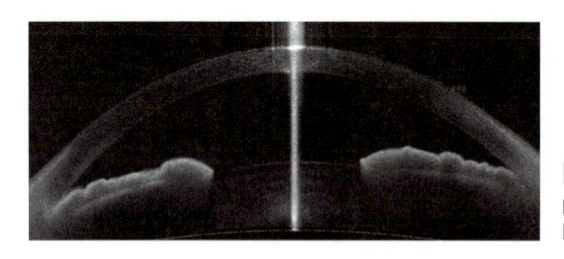

図4 プラトー虹彩メカニズムが強い症例
暗所での OCT 画像．虹彩膨隆は認められないが，隅角は閉塞している．

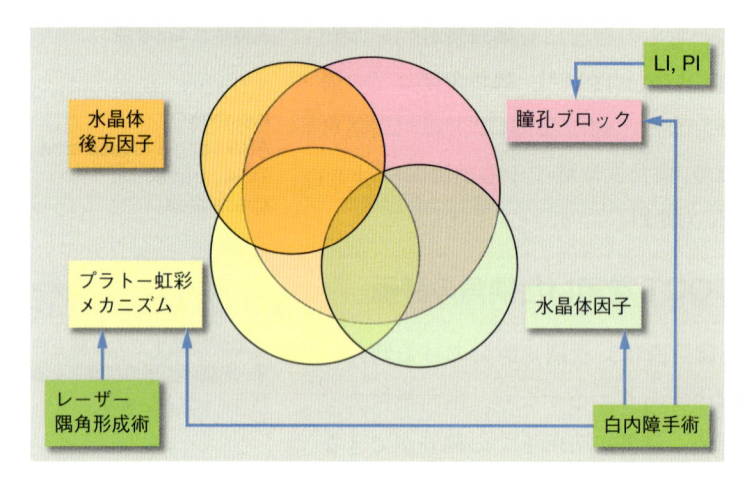

図5 マルチメカニズムで起こる隅角閉塞
LI：laser iridotomy（レーザー虹彩切開術）
PI：peripheral iridectomy（周辺虹彩切除術）

ため，どのメカニズムの影響が強いかを分析することが重要になる（図3，4，5）．前眼部 OCT 画像から，上記メカニズムの特徴をとらえることができる．すなわち，虹彩の膨隆（上に凸の形状）が強ければ，瞳孔ブロックの要素が強いといえるし，虹彩が平坦なまま隅角閉塞を起こしていれば，プラトー虹彩のメカニズムが強いといえる（図3，4）．

狭隅角眼におけるレーザー虹彩切開術（laser iridotomy；LI）前後の前眼部 OCT 画像を図6に示す．術前にみられた虹彩の膨隆は，術後は消失しており，周辺部隅角は開大している．LI は瞳孔ブロックを解除し，その効果により周辺隅角を広げることがわかる（図6）．これまでの研究からも，LI 後には AOD500 などの周辺隅角開大度を表す

a.　　　　　　　　　　　　　　　b.

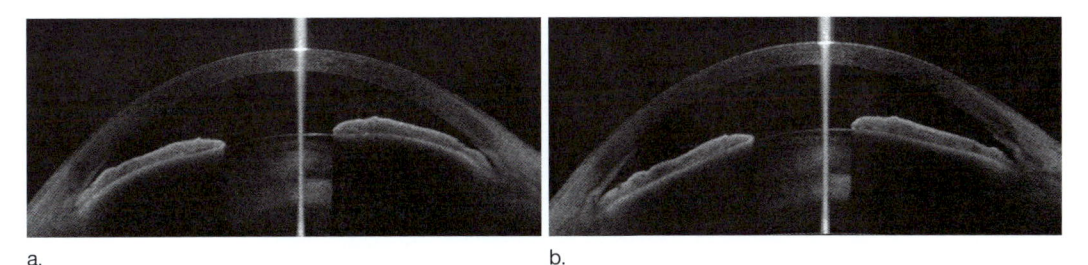

図6　レーザー虹彩切開術前後での前眼部の変化
a. 術前の暗所下での画像．虹彩の膨隆を認める．
b. 術後の暗所下での画像．虹彩の膨隆は消失し，周辺部隅角はより広くなっている．

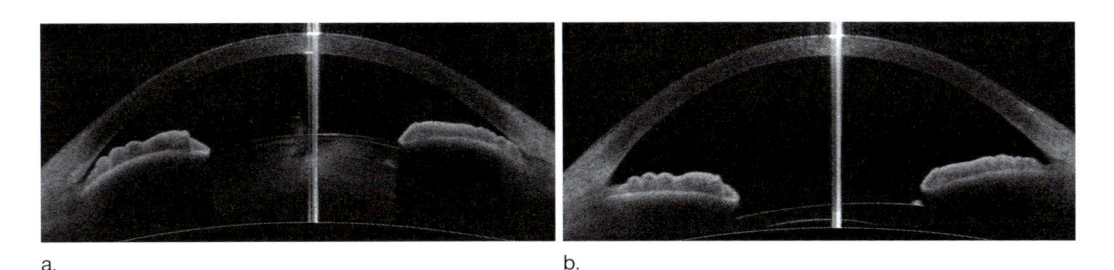

a.　　　　　　　　　　　　　　　b.

図7　白内障手術前後での前眼部の変化
a. 術前の暗所下での画像．
b. 術後の暗所下での画像．水晶体厚が薄くなり，中心前房深度が深くなっている．隅角も顕著に開大している．

パラメータは有意に増加するが，中心前房深度は変化しないことが報告されている[2,3]．一方，狭隅角眼における白内障手術前後の前眼部 OCT 画像を図7に示す．術後の画像から，厚い水晶体が薄い IOL に置き換わることにより，中心前房深度が顕著に増加し，隅角も開大している．これまでの報告からも，白内障手術後には lens vault が有意に減少し，その分，中心前房深度が深くなることがわかっている[4]．

swept-source 前眼部 OCT を用いた隅角閉塞の網羅的解析

time-domain 前眼部 OCT では一度に4断面までしか撮影できないのに対し，より高速化されている swept-source 前眼部 OCT では128枚の断層像を同時に取得できるため，隅角ほぼ全周の解析が可能となっている．SS-1000 CASIA に搭載されている ITC（iridotrabecular contact）解析ツールを用いることで，隅角全周における隅角閉塞領域の解析が可能である．図8は，隅角鏡にて Shaffer 分類で上方 Grade 1，下方 Grade 2，耳側 Grade 3，鼻側 Grade 2 であった狭隅角眼の暗所での ITC 解析結果である．強膜岬（scleral spur；SS）を越えて虹彩が線維柱帯部分に接触している領域が，全周のうち56％の部分に存在することがわかる．

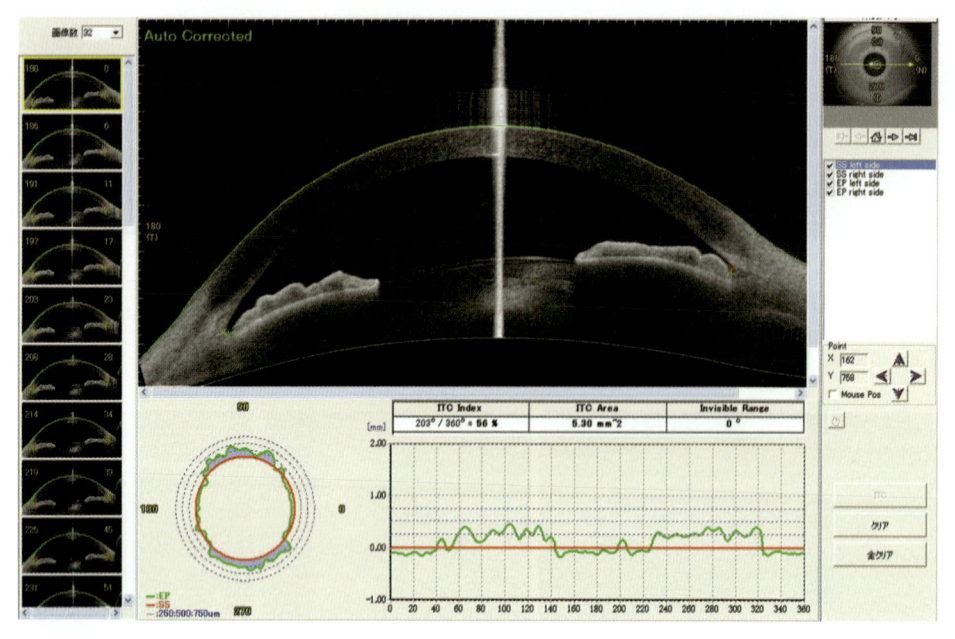

図8 swept-source 前眼部 OCT を用いた隅角閉塞の網羅的解析
断層像ごとに強膜岬（SS）と虹彩–線維柱帯接触先端部（EP）を同定することで，虹彩–線維柱帯接触（ITC）領域を定量化できる．下部に示されたグラフで，SS のライン（赤線）を EP が越えた部分が，ITC 領域となる．隅角チャート形式表示（左下）をみると，上方および下方にて ITC 領域が多いことがわかる．

前眼部 OCT の弱点と限界

　前眼部 OCT では非接触で測定可能であるが，その場合，眼瞼による被覆により上下方向の隅角が撮影困難な場合がある．特に狭隅角症例では瞼裂の狭い症例が多いが，一方で狭隅角眼では上下方向の隅角がより狭いことが多く，検者による適切な開瞼補助が必要になる場合も多い．また，UBM と比較すると組織侵達度では劣っており，後房や毛様体の観察は困難である．また，前眼部 OCT では器質的隅角閉塞（つまり，周辺虹彩前癒着；peripheral anterior synechia；PAS）と機能的隅角閉塞（appositional angle closure）を厳密に区別できない．PAS の評価には，圧迫を用いた隅角鏡検査が有用と考えられる．また，隅角新生血管や結節・色素の評価なども前眼部 OCT では困難であり，隅角鏡検査が有用である．前述の swept-source 前眼部 OCT を用いた隅角閉塞の網羅的解析も現在は手動での同定作業が必須であり，臨床上で用いるには解析の自動化が必要である．実際に隅角を網羅的に観察するには，隅角鏡検査のほうが勝っている点も多い．隅角評価には，隅角鏡検査は必須であり，前眼部 OCT を組み合わせて用いることが重要と思われる．

〔三嶋弘一〕

4. 緑内障での使いかた　331

線維柱帯切除術後の画像診断

手術の術式と目的

　線維柱帯切除術（trabeculectomy）は，現在でも緑内障に対する標準的な外科的加療として広く行われている術式である．この術式は，強膜弁下に作製した線維柱帯切除部を通じて結膜下に房水を誘導することで濾過胞を形成し眼圧下降を得る，いわゆる濾過手術である．手術の目的である眼圧下降を得るためには良好に機能する濾過胞の形成が必須であり，術後の経過観察において濾過胞を正確に評価することは重要である．本項では，濾過胞の評価方法を紹介し，

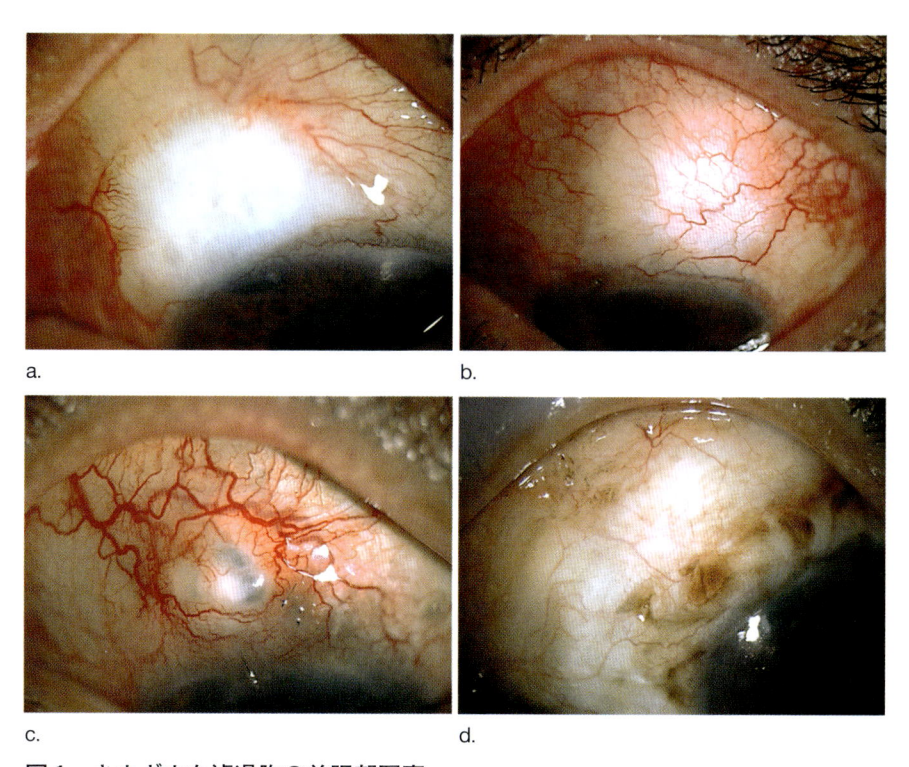

図1　さまざまな濾過胞の前眼部写真
a. 66歳，男性，左眼．虚血性で境界明瞭な濾過胞．
b. 63歳，男性，左眼．有血管性で，びまん性に隆起した濾過胞．
c. 58歳，女性，左眼．虚血性で限局した濾過胞．
d. 56歳，男性，左眼．有血管性で，びまん性に隆起した濾過胞．
a，b，cの3症例で眼圧コントロールが良好であり，dの症例では眼圧コントロールが不良である．

特に前眼部 OCT（anterior segment optical coherence tomography）で観察した濾過胞の内部構造と濾過機能の関係や，画像診断の臨床的な使用方法について述べる．

濾過胞外観の評価方法

濾過胞外観の評価法として，最も一般的なのは細隙灯顕微鏡である．簡便で，濾過胞全体の大きさ・高さ・色調・血管侵入の程度など，外観の評価に適しているため，まず行うべき検査である．また，フルオレセイン生体染色を併用することで，Seidel 試験により濾過胞からの房水漏出の有無を評価することが可能である．濾過胞の様子を記録する際には前眼部写真を併用することになるが，写真では高さや動的な情報が失われるという欠点がある．濾過胞の高さ・広がり・血管性・房水漏出について分類した報告があるが[1]，実際には細隙灯顕微鏡や前眼部写真による評価が眼圧の状態と一致しない症例も多く，外観の評価だけでは臨床的に十分な情報が得られない．図1に線維柱帯切除後の4症例の前眼部写真を示したが，緑内障診療を専門に行っている眼科医であっても，この写真だけで眼圧コントロールの状態を予見するのは困難である．実際には図1dの1例だけが眼圧コントロール不良である．

文献は p.402 参照．

濾過胞内部の評価方法

前述の理由から，濾過胞の内部構造を評価するさまざまな試みがなされている．超音波生体顕微鏡（ultrasound biomicroscopy；UBM）は，高周波数のプローブを用いて高解像度の画像を得ることができる．濾過胞の内部水隙や強膜弁，虹彩，毛様体などが観察可能で，過去には濾過胞の内部構造と眼圧下降効果についても報告されている[2]．一方で，眼球と接触する本法は，緑内障手術後検査として不向きであり，現在ではあまり行われていない．

OCT は 1991 年に提唱された生体光断層技術である[3]．非接触・非侵襲的でありながら高解像度の画像を得ることが可能で，眼底・黄斑疾患の診断・治療に革新的な変化をもたらした．2001 年には Ranhakrishnan らが前眼部組織の撮影に最適な高波長の前眼部 OCT[*1] を報告した[4]．これにより角膜・強膜・結膜・隅角・虹彩などの構造が描出可能となり，線維柱帯切除術後の濾過胞に関しても非接触・非侵襲的に高精度の解析が行われるようになった．近年では，Fourier-domain 方式のうち swept-source 方式を採用した前眼

[*1] 現行の後眼部 OCT は，ほとんどが spectral-domain 方式で，波長が 800 nm 台のものが多い．一方，前眼部専用の OCT では 1,310 nm の波長を使用することで組織での吸収が減り，侵達度が向上する．後眼部 OCT に前眼部撮影用のアタッチメントを装着すると簡易的に前眼部の撮影も可能であるが，波長の違いから濾過胞内部の評価には向かない．

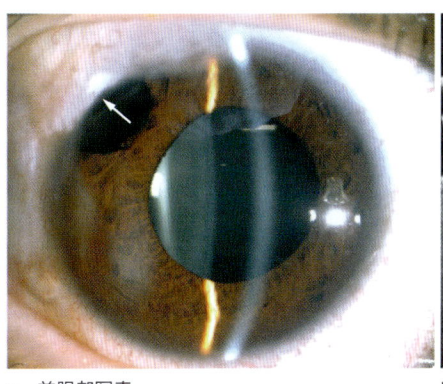

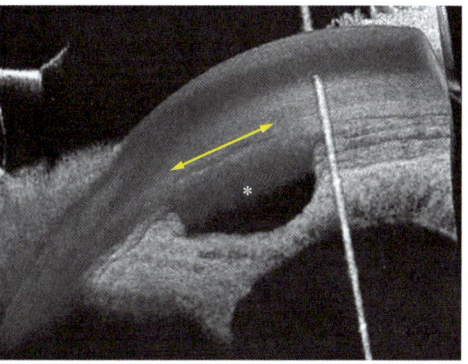

a. 前眼部写真　　　　　　　　　b. 前眼部 OCT（SS-1000 CASIA）

図2　前眼部3次元 OCT による隅角3次元表示の一例
前眼部 OCT を使用して線維柱帯切除後の症例を撮影し，前眼部写真（a）の白矢印部に相当する隅角の様子を観察した．隅角鏡を用いた検査に近い画像（b）が得られ，虹彩切除部位（＊）や線維柱帯切除部位（黄矢印）が確認できる．

部3次元 OCT（SS-1000 CASIA，トーメーコーポレーション）によって，一度に広範囲の3次元的な情報（図2）が取得できるため，被検者に負担を掛けずに，膨大な情報量を得ることができる[5]．図3～7に濾過胞の前眼部写真および前眼部 OCT を示したが，前眼部3次元 OCT は一度の測定だけで，その後に矢状断・水平断・鉛直断の任意の断面像を取得可能である．一方で，光学測定であることから濾過胞壁が厚い症例や内部に出血がある症例では後方まで光が届かず，鮮明な画像が得られないことが欠点として挙げられる．

これまで報告されている濾過胞内部の構造は，濾過胞壁・内部水隙・網状部位（低輝度部位）・マイクロシスト[*2]・強膜弁と房水流出路などがあるが[2,5]，これらの構造の評価と濾過胞機能について，以下にまとめた．

[*2] **マイクロシスト**
濾過胞内部に存在する微小嚢胞．前眼部 OCT のほかに，生体共焦点顕微鏡によっても確認されている．

良好に機能している濾過胞

細隙灯顕微鏡では，隆起した濾過胞が観察される．無血管性で良好な濾過機能をもつものもあるが，臨床的には易感染性や強度などの諸問題から，周辺結膜との境界線が明らかでない有血管性のびまん性濾過胞が理想的とされている．

内部構造の評価では，強膜弁の閉塞がなく房水流出路が確認でき，濾過胞内部に低輝度部位があるものやマイクロシストが多いもので眼圧下降が良好とされている[2,5]．つまり，房水を前房内から濾過胞へ誘導するのに十分な流出路が確保されていること，内部水隙や低輝度部位があり房水のリザーバーとして機能していること，低輝度部位やマイクロシストによって房水の拡散・吸水機能があること

a.
b.
c.
d.

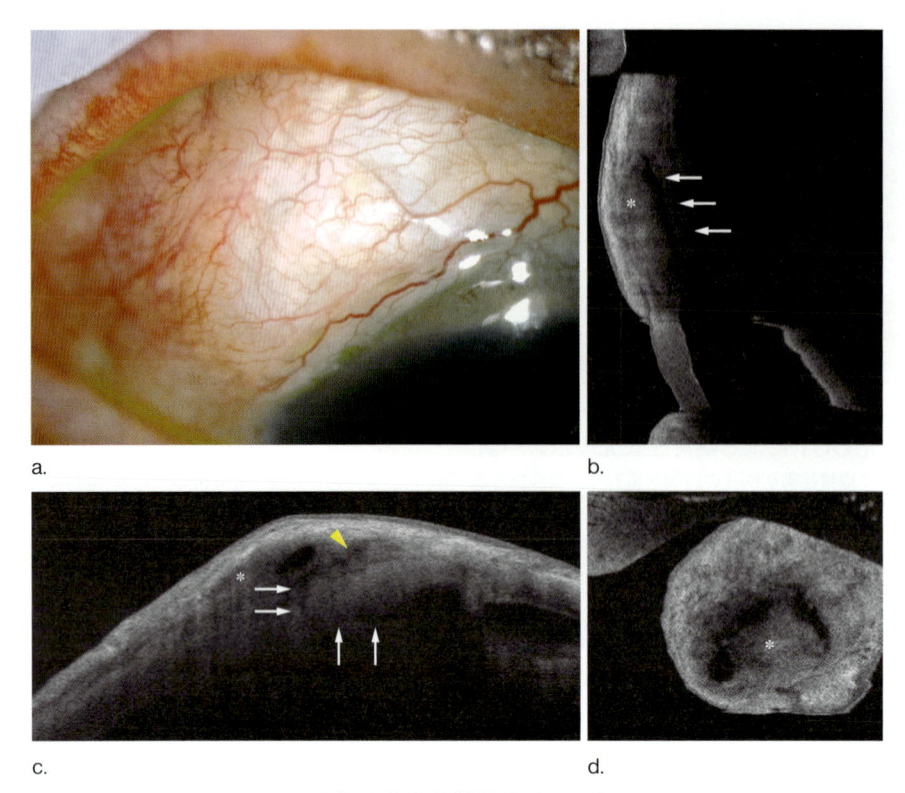

図3 眼圧コントロールが良好な有血管性濾過胞の一例
73歳，女性．右眼の前眼部写真と前眼部OCT（SS-1000 CASIA）．aが前眼部写真であり，前眼部OCTは水平断面（c），矢状断面（b）および鉛直断面（d）の3方向の断面像を掲載した．前眼部写真では有血管性で，びまん性に広がる濾過胞が観察できる．前眼部OCTでは房水流出路（白矢印）が観察可能で，そこからつながる濾過胞には内部水隙や低輝度部位（＊），マイクロシスト（黄矢頭）が確認できる．

が，良好な濾過胞の条件と考えられる．

図3，4に良好に機能している濾過胞を提示した．前眼部写真から図3は有血管性のびまん性濾過胞で，図4は無血管性の濾過胞であることがわかる．前眼部OCTでは，どちらの症例においても前房内から濾過胞への房水流出路が認められ，濾過胞内部には房水のリザーバー機能と拡散・吸水機能を有していることが確認できる．図4の症例は広範な低輝度部位を覆う濾過胞壁が薄く，感染防御や物理的強度に劣ると思われ，これは前眼部写真から得られる印象と合致する．

機能不全に陥っている濾過胞

細隙灯顕微鏡で高さが低く扁平となった濾過胞では，機能不全となっていることが多い．一方で，隆起した濾過胞においても眼圧コントロールが不良な症例が存在し，このような症例において外観だ

4. 緑内障での使いかた 335

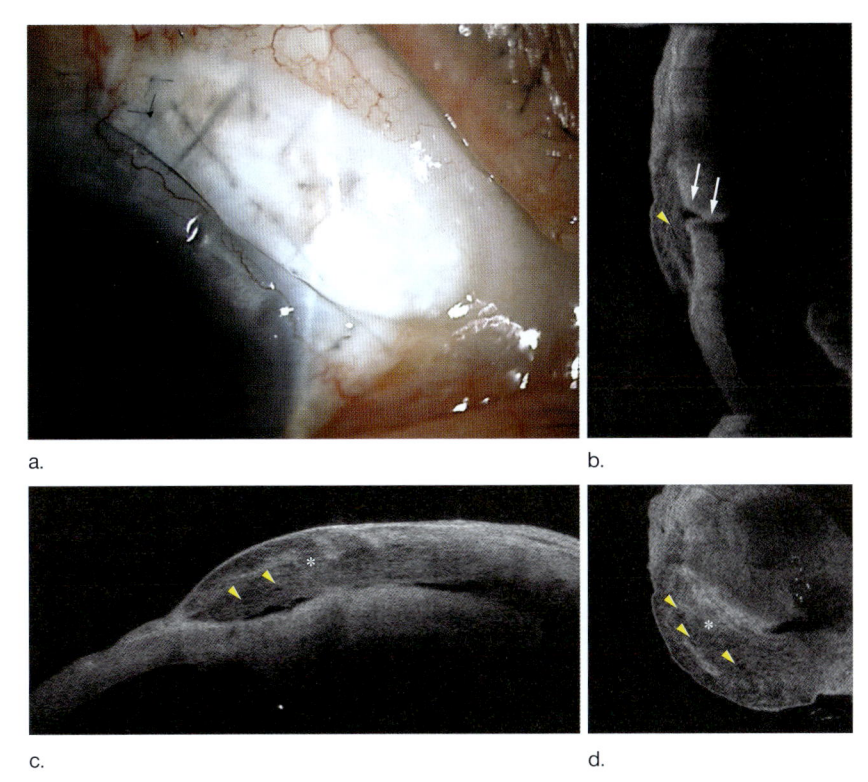

図4 眼圧コントロールが良好な虚血性濾過胞の一例
66歳，男性．右眼の前眼部写真と前眼部OCT（SS-1000 CASIA）．前眼部写真（a）では虚血性で非常に高さのある濾過胞が観察できる．前眼部OCT（b, c, d）では，前房内から濾過胞内部につながる房水流出路（白矢印）が観察可能で，濾過胞内部には広範囲に低輝度部位（＊）が存在し，マイクロシスト（黄矢頭）が豊富である．低輝度部位を被覆している濾過胞壁は薄い．

けで濾過機能を十分に評価することは困難である．

　機能不全となっている濾過胞内部の特徴としては，線維柱帯切除部位の閉塞，房水流出路の消失，マイクロシストや内部水隙の少ない濾過胞，内部水隙は大きいものの高輝度の隔壁をもつencapsulated 濾過胞[*3]などが挙げられる．つまり，房水が結膜下まで誘導されずに濾過胞が形成されない場合や，濾過胞は形成されても線維化した結膜により吸収不全が生じた場合に濾過胞機能不全となると考えられる．

前眼部OCTの臨床的応用

　臨床的には，良好な眼圧下降が得られている症例では細隙灯顕微鏡を使用した外観の評価で十分であり，内部構造まで詳細に評価する必要性は少ない．つまり，線維柱帯切除術後の画像評価は，眼圧下降が不良で濾過胞の機能不全が疑われる症例においてこそ効力を発揮するといえる．

[*3] encapsulated 濾過胞
細隙灯顕微鏡では中等度に隆起しているが，濾過胞内部の房水が線維化した組織に覆われてカプセル状となっている濾過胞．房水はカプセル内にとどまり，十分な眼圧下降は得られない．

a. b. c. d.

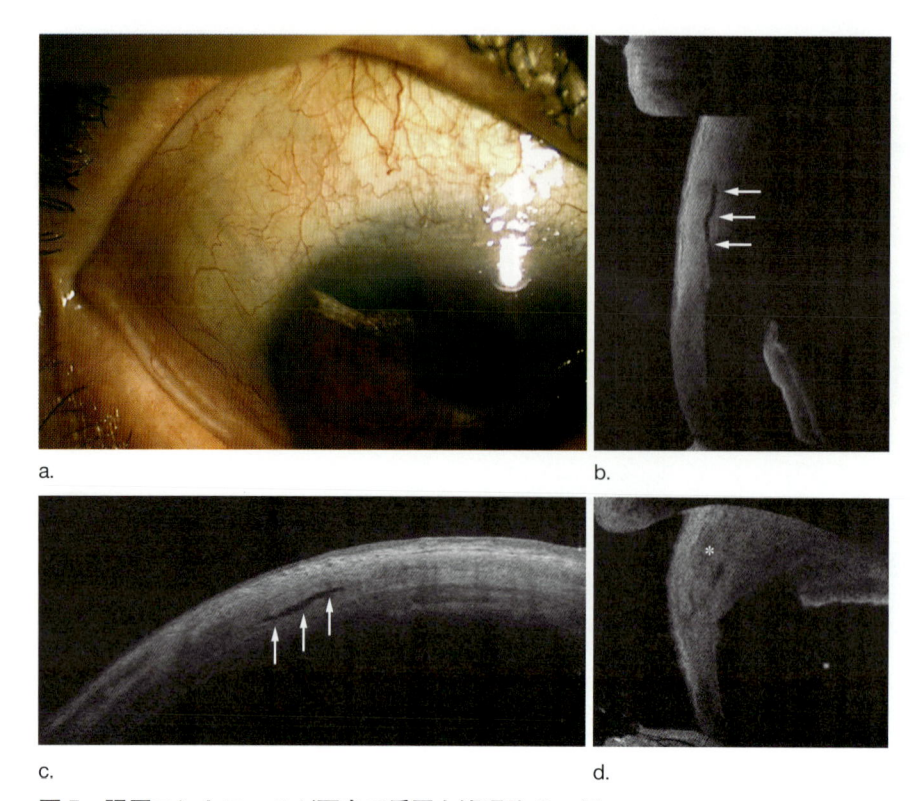

図5 眼圧コントロールが不良で扁平な濾過胞の一例
61歳，女性．右眼の前眼部写真と前眼部 OCT（SS-1000 CASIA）．前眼部写真（a）では濾過胞の隆起がほとんど観察できない．前眼部 OCT（b, c, d）では，房水流出路（白矢印）は強膜弁の遠位端まで保たれており，低輝度部位（＊）も存在することが確認できる．needling revision で強膜弁遠位端の癒着を解除することで，房水の誘導・拡散・吸水機能が再生可能と推測できる．

　細隙灯顕微鏡で濾過胞が扁平な場合には，房水が強膜弁のどの地点まで誘導されているかを前眼部 OCT で描出することで，有用な情報を得ることができる．また，細隙灯顕微鏡により隆起を認めるものの眼圧下降の不良な症例においては，隆起が内部水隙によるものか線維化組織で充満しているものかを鑑別する．つまり，濾過機能不全の原因を鑑別することが可能であり，needling revision を行うべきか，結膜を切開して観血的に濾過胞再建術を行うべきか，別の場所からの濾過手術を行うべきか，次の治療法選択決定の一助となる[5]．

　図5〜7に眼圧コントロール不良な症例の濾過胞を提示した．図5,6はともに濾過胞が扁平な症例で，結膜下への房水の誘導が障害されていることは外観からも判別可能である．前眼部 OCT を撮影することにより，図5の症例では房水流出路が強膜弁の遠位端まで残存しており，その先には低輝度部位が確認できる．この結果から，この症例では強膜弁遠位端の癒着をはずすことで十分な濾過機

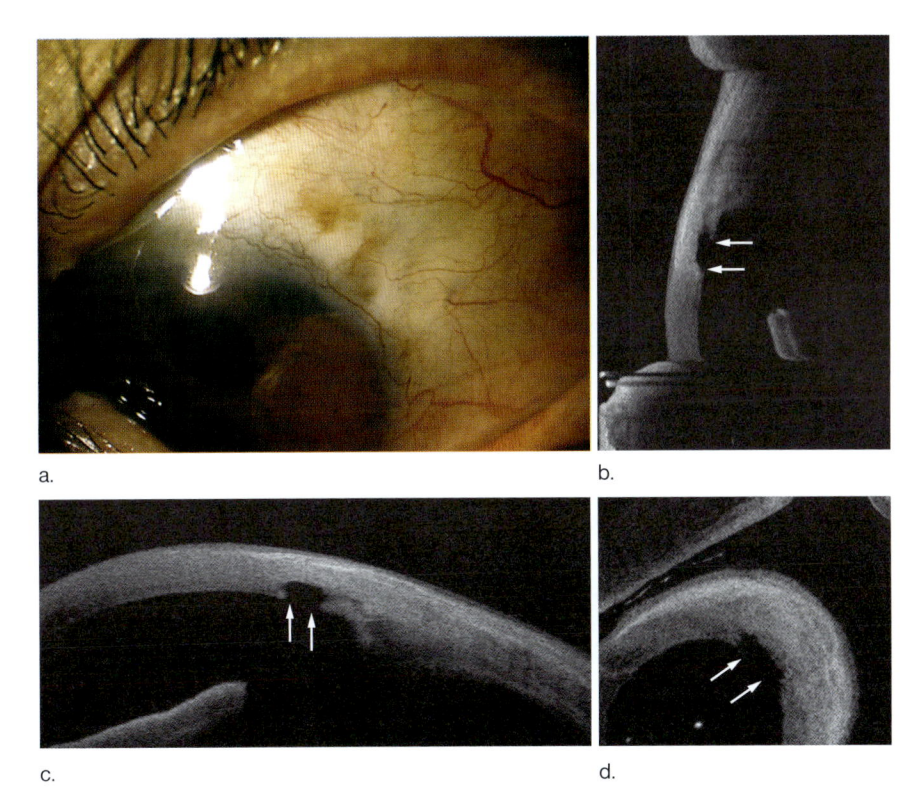

図6 眼圧コントロールが不良で扁平な濾過胞の一例

図5と同一症例．左眼の前眼部写真と前眼部OCT（SS-1000 CASIA）．図5と同様で，前眼部写真（a）では濾過胞の隆起が観察できない．前眼部OCT（b，c，d）では，房水流出路は線維柱帯切除部位（白矢印）から先には確認できず，結膜下組織の輝度も高い．房水の誘導は困難で，濾過胞の拡散・吸水機能も少ないため，needling revison や濾過胞再建術は奏効しないと推測できる．

能を再生できると判断し，needling revision を施行して良好な眼圧下降が得られた．一方，図6の症例では線維柱帯切除部位より遠位の房水流出路はほとんど確認できないうえ，濾過胞形成予定の組織が高輝度で，線維化が高度であることがわかる．房水流出路の再建は困難であると同時に，もし結膜下まで房水の誘導が可能であっても房水の拡散・吸水機能は望めないと判断し，この症例では別の部位から濾過手術を行った．図7の症例は濾過胞が隆起しており，一見すると眼圧コントロールが良好に思われる．前眼部OCTでは房水流出路および大きな内部水隙が確認できるが，低輝度部位やマイクロシストに乏しい．特に内部水隙の周囲の組織は高輝度で，濾過胞内での房水拡散・吸水機能が低下しているために眼圧下降効果が弱いと考えられた．いわゆる encapsulated 濾過胞であり，needling revision を行うことで眼圧下降が得られた．

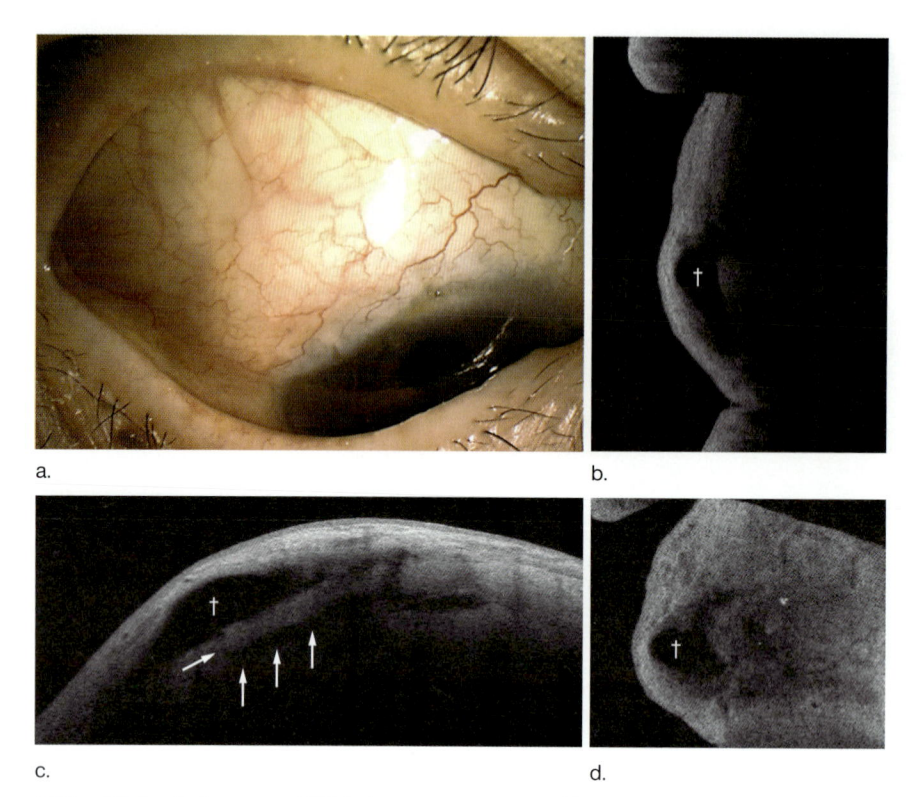

図7 眼圧コントロールが不良な encapsulated 濾過胞の一例
70歳，女性．右眼の前眼部写真と前眼部 OCT（SS-1000 CASIA）．前眼部写真（a）では有血管性で，びまん性に広がる濾過胞が観察でき，一見眼圧コントロールが良好に思われがちな症例である．前眼部 OCT（b，c，d）では房水流出路（白矢印）が観察可能で，そこからつながる濾過胞には非常に大きな内部水隙（†）があり，低輝度部位やマイクロシストが乏しい．房水は良好に誘導されるものの，拡散・吸水機能に乏しい encapsulated 濾過胞である．

今後の課題

　前眼部 OCT は測定が簡便で非接触式であることから，緑内障術後の濾過胞の画像診断装置として非常に優れており，機能不全に陥った濾過胞の治療戦略に有効な検査機器である．しかし前述したとおり，濾過胞壁の厚い場合や出血のある場合は描出できないこともあり，現時点で組織侵達度が十分であるとはいえない．また，組織の輝度で線維化を推測したり，房水流出路の間隙の有無で強膜弁の癒着を推測したりしているに過ぎず，実際に組織の癒着の程度を評価できるまでには至っていない．今後，これらの課題を克服した測定装置が登場することで，より精度の高い診断補助が可能となり，現在以上の質の高い画像診断が得られることを期待している．

（上野勇太，大鹿哲郎）

5．白内障手術での使いかた

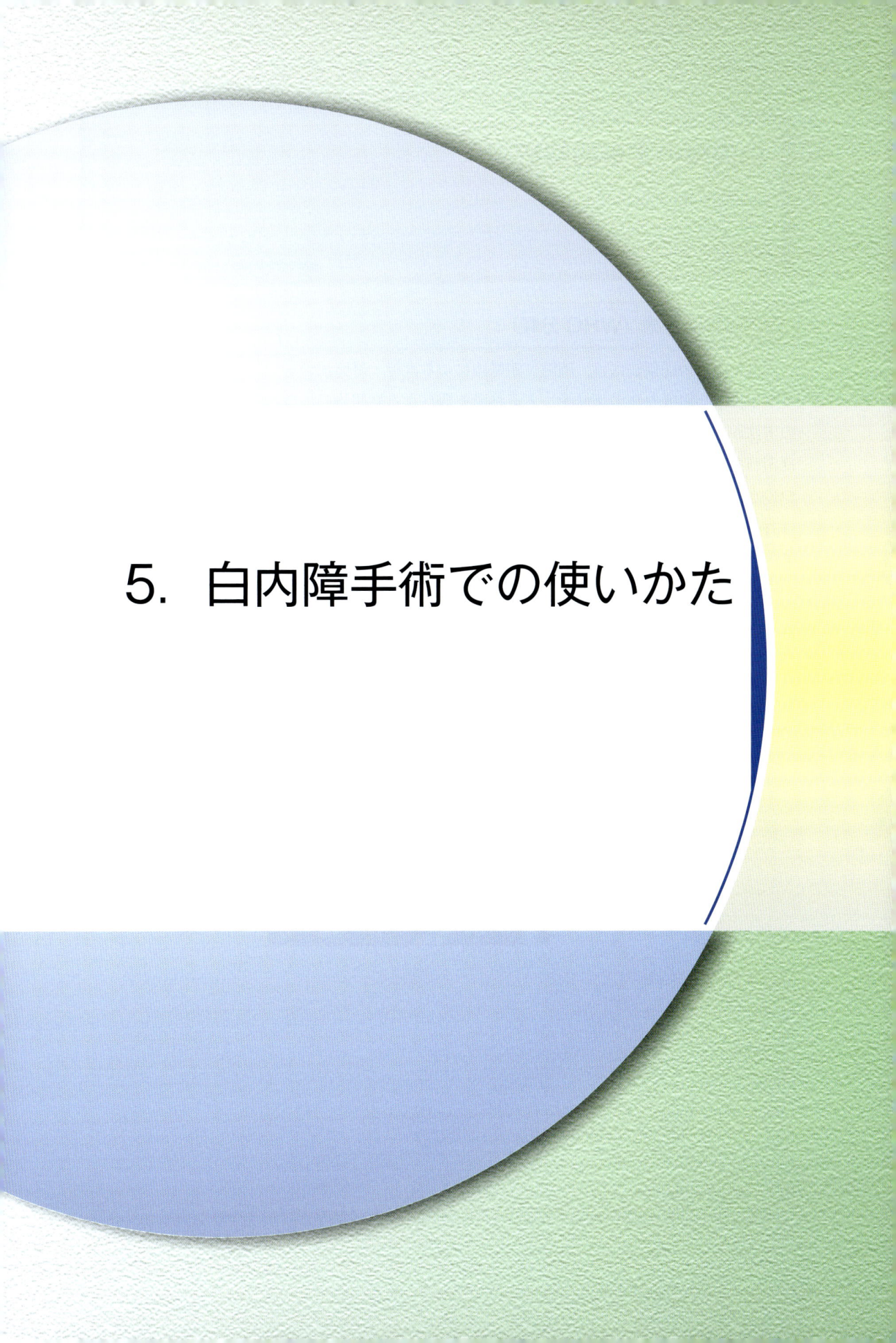

白内障の定量的解析

白内障診断基準（WHO分類）

　水晶体混濁の評価法には，細隙灯顕微鏡による直接・斜照法のスリット像と，眼底からの反帰光による陰影を観察する徹照法の二つの方法がある．通常の混濁評価は病型別にその程度を判定するが，混濁病型は80種類以上にも及ぶといわれている．これらの病型が一つの水晶体のなかに混在するため，一病型を定量的に計測することは容易ではない．日常臨床において水晶体混濁の判定のほとんどが細隙灯顕微鏡による肉眼での主観的な方法がとられている．

　白内障の程度判定について一般的に提唱されている分類は，水晶体皮質，核，後嚢下の三病型混濁に関するものがほとんどである．グローバルにはLOCS III分類が最も多く使用されているが，混濁程度と視機能の相関がよいことから，わが国ではWHO分類（a simplified cataract grading system）[1]が使用される頻度が増えている（図1）．

文献はp.403参照．

	Cortical：(A＋B＋C…)	Nuclear：Photo	PSC：Dv
Grade 0	＜45°	0：＜NUC-1	0：Dv＜1mm
Grade 1	＜90°	1：＜NUC-2	1：Dv＜2mm
Grade 2	＜180°	2：＜NUC-3	2：Dv＜3mm
Grade 3	180°≦	3：＜NUC-3≦	3：3mm≦Dv
	＊散瞳径：6.5mm以上 ＊CEN（瞳孔径3mm内）：混濁の有無	＊白濁度のみ	

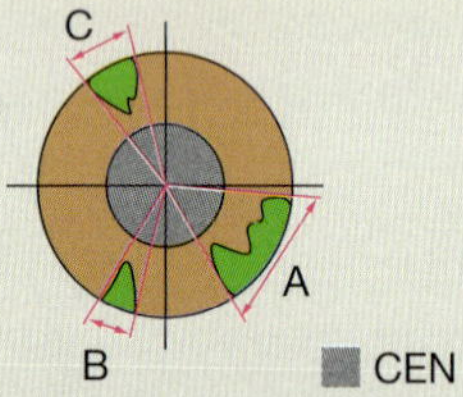

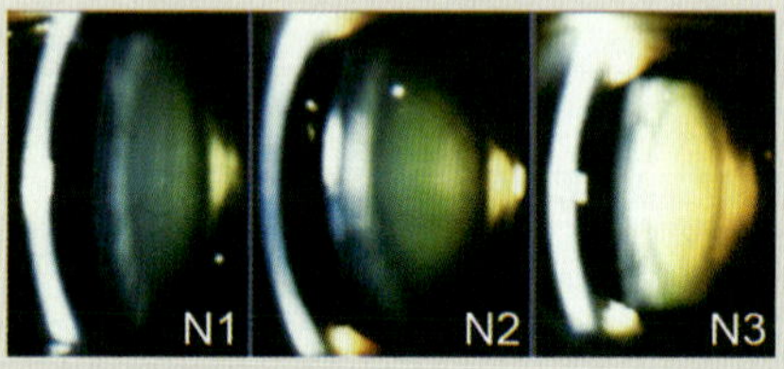

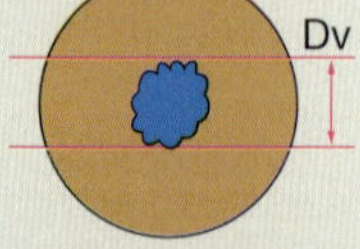

図1　WHO分類
(Thylefors B, et al：A simplified cataract grading system. Ophthalmic Epidemiol 2002；9：83-95.)

a.　b.

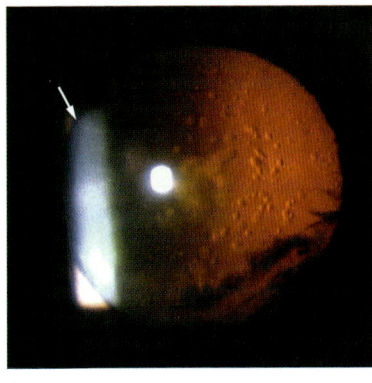

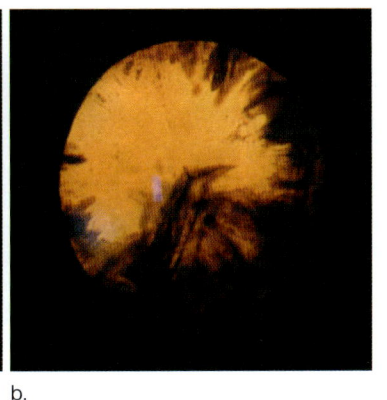

図2　一般的な徹照像（a）と偏光フィルタを用いた徹照像（b）
a.　角膜反射光と撮影スリット光．混濁陰影が欠けている（矢印）．
b.　撮影にはラウンド光を用い，混濁陰影は全面撮影されている．

これまでの分類[*1]では半定量的な詳細分類を目指してきたが，WHO分類は混濁判定の一致性・再現精度の向上を重視し，2002年に考案されたものである．

　WHO分類による判定はGrade 0からGrade 3の4段階である．皮質混濁は徹照像を用い，瞳孔径6.5 mmの円周上で，楔状および輪状混濁の広がりを判定する．また，瞳孔径3 mm内（CEN）の混濁の有無についても判定する．核混濁はスリット基準写真（N1～3）をもとに細隙灯顕微鏡で判定する．判定のポイントは水晶体層の"中心間層の鮮明さ"と"前・後胎生核の後方散乱光強度"であり，基準写真N1未満がGrade 0, N1以上N2未満がGrade 1, N2以上N3未満がGrade 2, N3以上がGrade 3である．後嚢下混濁は，徹照像で混濁陰影の縦径（Dv）を1 mm間隔で判定する．

白内障の撮影と画像解析

撮影法：白内障の状態を撮影するには，基本的には細隙灯顕微鏡が用いられる．定量的に水晶体混濁の程度を把握するには画像解析用の特殊撮影が必要である．撮影法は細隙灯顕微鏡観察と同様，スリット像と徹照像であるが，スリット像はScheimpflugスリット像[*2]，徹照像は角膜反射光と撮影スリット光を除去するための偏光フィルタを使用した方法である（図2）．

画像解析による混濁の定量化：Scheimpflugスリット像では後方散乱光強度の計測で水晶体透明度を測定できるが，同様に核混濁程度を測定することができる．EAS-1000（ニデック）の場合は主に胎生核を測定するが，B&W CCDカメラを用いているので，測定値は

[*1] これまでの主な白内障診断基準

1. Oxford System (1986)
   Sparrow JM, et al.

2. Wilmer System (1988)
   Taylor HR, et al.

3. LOCS (Lens Opacities Classification System) I-III (1988, 1993)
   Chylack LT Jr, et al.

4. Wisconsin System (1989)
   Klein BEK, et al.

5. Japanese Cooperative Cataract Epidemiology Study Group System (1989, 1990)
   Sasaki K, et al.

[*2] 本巻 "Scheimpflug カメラ／EAS-1000"（p.96）の項を参照されたい．

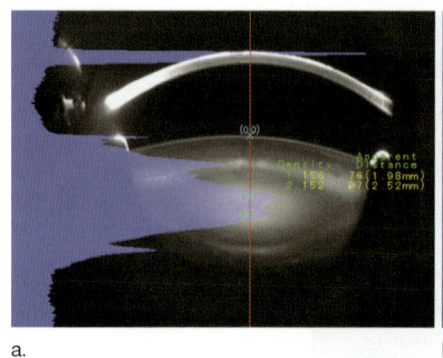

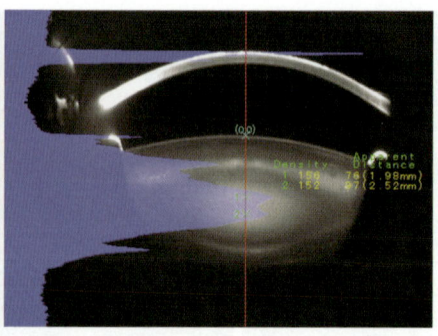

a.　　　　　　　　　　　　　　　b.

図3　核混濁程度と後方散乱光強度
a. NUC-1, 前胎生核：156 cct, 後胎生核：152 cct, 前後差：4 cct.
b. NUC-2, 前胎生核：188 cct, 後胎生核：167 cct, 前後差：19 cct.
(NUC-1〜3：WHO分類の核混濁 Grade 1〜3)

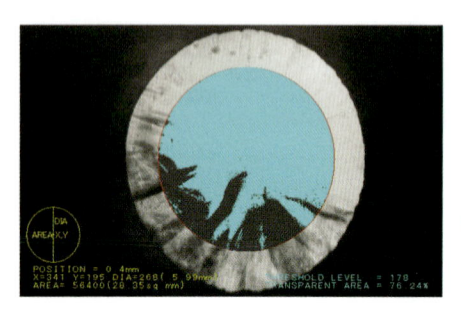

図4　徹照像（皮質混濁）の定量化解析
(EAS-1000, ニデック)

256段階のグレースケールとして"cct"で表示される．核混濁がGrade 1（WHO分類）以上になると，前胎生核の後方散乱光強度が後胎生核に比べて増強する（図3）．

皮質混濁，囊下混濁の定量化では徹照像の画像解析混濁領域を計測する．解析範囲は瞳孔中心から同心円状に決定する．画像濃度ヒストグラムを用いて混濁陰影部位と透明部位を二値化法で分割し，瞳孔領面積に占める透明部位の面積割合を算出する（図4）．解析は通常瞳孔径6〜6.5 mmで行うが，視機能との関係を検討する場合は3 mm瞳孔径での解析が有用である．皮質混濁では前・後皮質の混濁が重なって撮影されることが多く，本解析法では前後の混濁陰影を合算したもので程度判定を行う．

WHO白内障分類を定量化するための装置が，前眼部撮影装置KATS-1000（コーナン・メディカル）である．これでは垂直・水平二断面のScheimpflugスリット像と偏光フィルタ徹照像の同時撮影が可能である（図5）[2]．通常の細隙灯顕微鏡観察ではスリットの光量，入射角度，瞳孔径などが肉眼判定に大きく影響するが，KATS-1000では観察条件を一定にした静止画像上で程度分類判定ができ

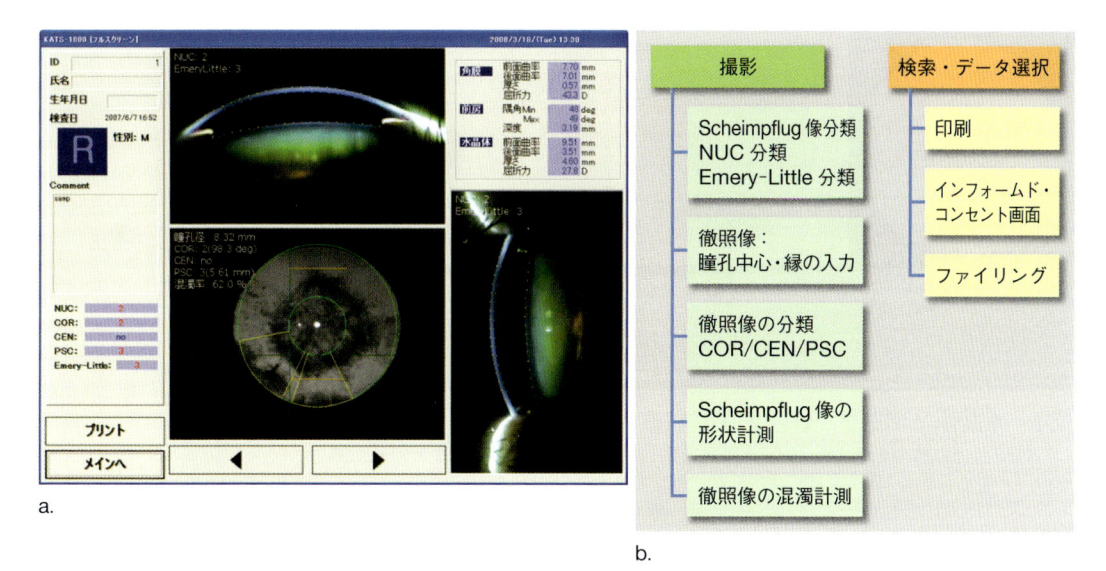

図5　KATS-1000（コーナン・メディカル）によるWHO分類を基準とした混濁定量と操作の流れ
（b/ 佐々木　洋：水晶体の混濁．IV．中間透光体．大鹿哲郎ら編．眼科プラクティス25眼のバイオメトリー：眼を正確に測定する．東京：文光堂；2009．）

る．核混濁程度は対象画像と基準画像を同時表示して行い，WHO分類のほか，Emery-Little分類の基準画像も装備しているが，最終的な程度分類の判定は検者が行う．本装置は程度分類を行う判定者の作業環境を整えるための装置と考えてよい．

水晶体皮質混濁と高次収差

皮質混濁は三主病型のなかで最も有所見率が高い混濁である．楔状・車軸状混濁を呈することが多く，水晶体赤道部より進行する．瞳孔領まで進行しない混濁程度では視力への影響は少ないが，明らかな混濁がない部位でも水晶体線維走行に乱れがあり，高次収差が増加している．

水晶体Y字縫合の開裂でも高次収差が起こる．矢状収差のみでは単眼の複視・三重視を起こすことはないが，網膜像は全体的に不鮮明となり，像コントラストが低下した状態になる（図6）[3]．

水晶体核混濁と高次収差と網膜像の質

核白内障は水晶体核部の硬化が進むことから，その形状から高次収差が増加する．全高次収差は程度の増加に伴い増加するが，球面収差は軽度の核硬化では正の収差が増加し，さらに進行すると負の収差が急激に増加する．混濁の進行に伴いコマ収差，矢状収差も増加するため，単眼三重視の原因になることがある（図7）[3]．しかし，

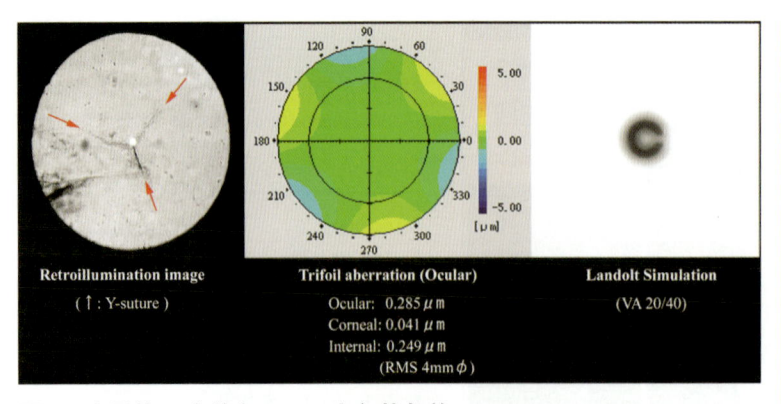

図6 水晶体 Y 字縫合（矢印）と矢状収差
(坂本保夫：水晶体の光学特性．IV．中間透光体．大鹿哲郎ら編．眼科プラクティス 25 眼のバイオメトリー：眼を正確に測定する．東京：文光堂；2009．)

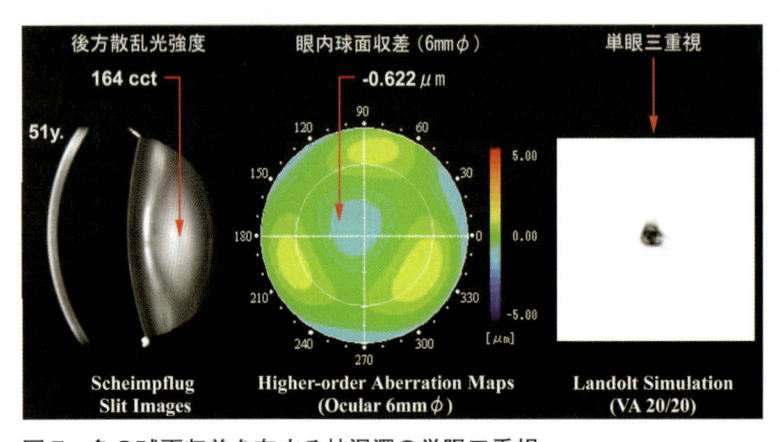

図7 負の球面収差を有する核混濁の単眼三重視
(坂本保夫：水晶体の光学特性．IV．中間透光体．大鹿哲郎ら編．眼科プラクティス 25 眼のバイオメトリー：眼を正確に測定する．東京：文光堂；2009．)

核混濁が Grade 2（WHO 分類）で"負"の球面収差量を生じる場合，角膜の"正"の収差量（およそ+0.23〜+0.27 μm）とほぼ同等な収差となり，一見，ほとんど球面収差がなく，全高次収差も小さい眼球となることがある．

核単独混濁では視力低下がみられないこともあるが，60％の核混濁に Retrodots 混濁[4,5]が合併する．Retrodots 混濁は徹照法では斑状の陰影として容易に観察できるが，細隙灯顕微鏡による斜照法では観察は難しい．三主病型と同様に高齢者では高頻度にみられるタイプの混濁であり，Retrodots 混濁単独でも進行例では視機能低下を生じるが，核混濁との合併眼では視機能への影響は大きくなる．PSF アナライザー PSF®-1000（トプコン）[6]で網膜像を解析すると，シミュレーション像から明らかに網膜像は低下していることが多く，視機能の質を客観的にとらえることができる（図8）．現段階で

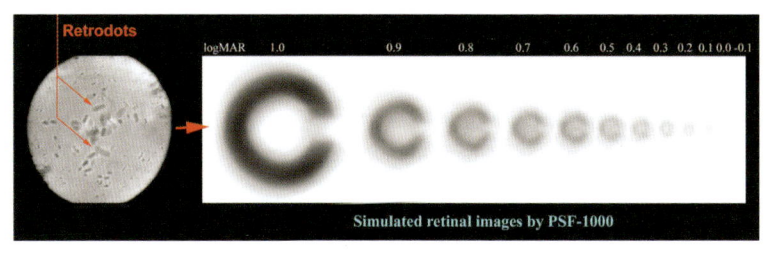

図8 Retrodots による網膜像低下
(解析：PSF アナライザー PSF®-1000, トプコン)

PSF（point spread function, 網膜上にできる像の点像強度分布）測定ができる装置は，オクアス II レフラクトメータ（OQAS II, Visiometrics）である[7]．ダブルパス方式で眼内の散乱光をダイレクトに測定するスキャッタリングや IOL アコモデーションレンジの測定が可能である．

カコモン読解　第 22 回　臨床実地問題 17

20 歳の男性．初診時視力は右 0.1（矯正不能）．後囊下に混濁を認めた．そのまま経過観察を続けたが，3 か月後視力は右 0.9（矯正不能）に回復した．初診時と 3 か月後の細隙灯顕微鏡写真と徹照写真を図 A, B に示す．考えられるのはどれか．

a 外傷性白内障
b 糖尿病白内障
c 放射線白内障
d アトピー白内障
e ステロイド白内障

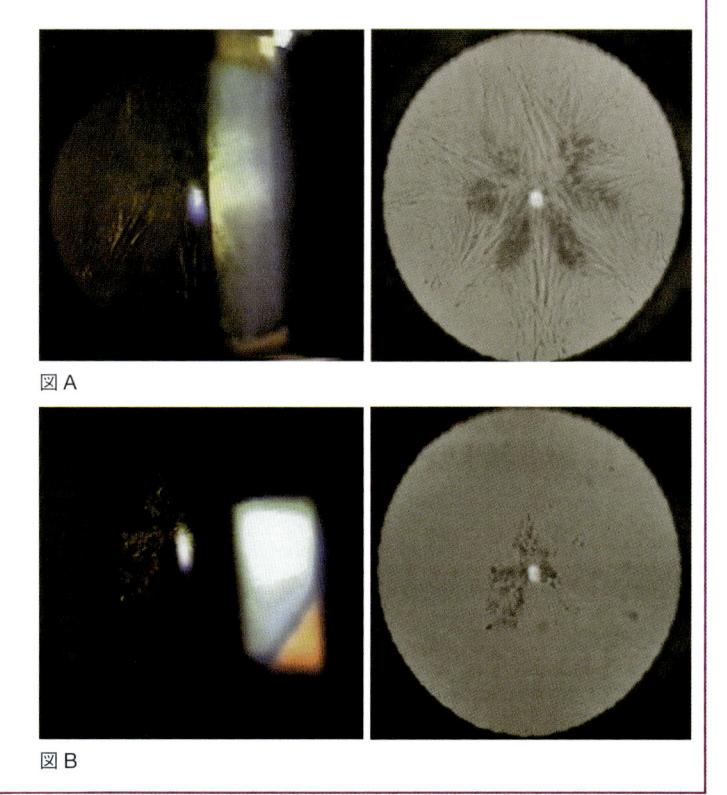

図 A

図 B

解説 水晶体のスリット写真と徹照像から混濁を評価する必要がある．スリット像はやや不明瞭ではあるが，初診時は後嚢下に淡い混濁がみられる．3か月後には後嚢下混濁は消失し，前嚢中央部にやや明瞭な前嚢下混濁を生じているようにみえる．鈍的外傷性白内障では，受傷後早期には前後浅層皮質の線維膨化による淡い混濁を生じ，経過とともに膨化した線維の一部は再透明化するが，前嚢下に明瞭な点状・斑状混濁を生じることがある．

模範解答 a

（佐々木　洋，坂本保夫）

白内障手術前の画像診断

　現在の白内障手術は，小切開手術や眼内レンズ度数計算法の進歩により，術後屈折誤差や惹起乱視は減少した．さらに非球面，トーリック，多焦点眼内レンズ（intraocular lens；IOL）といった付加価値レンズの登場により，屈折矯正手術としての役割も大きくなっている．同時に患者の視機能に対する要求レベルも高くなってきている．患者満足度の高い手術を行うためにも，術前の視機能や眼球の状態，光学特性を正確に評価することは，白内障手術において必要不可欠である．本項では，白内障手術前に行うべき画像診断について解説する．

角膜内皮細胞の評価

　白内障手術の重篤な合併症の一つに水疱性角膜症がある．近年，手術手技やデバイスの発達に伴い，手術の角膜内皮細胞に対する侵襲は軽減しているものの，現在もなお白内障手術は水疱性角膜症の原因として高い割合を占めている（図1）．そのため，術前の角膜内皮細胞の評価は非常に重要であるといえる．

　角膜内皮細胞は細隙灯顕微鏡で観察することができ，鏡面反射法[*1]を用いることで，形態や滴状角膜の有無など定性的な評価が可能である．しかしながら，この方法では角膜内皮細胞の定量評価は困難である．通常，白内障術前にはスペキュラーマイクロスコープを使

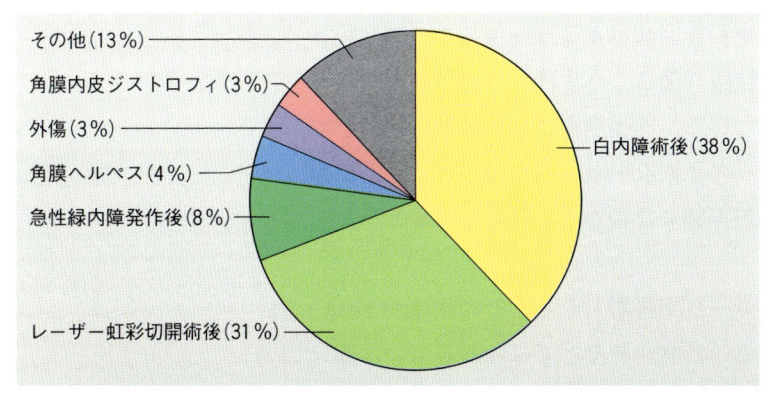

[*1] **鏡面反射法**
屈折率が異なる境界面において，入射光の角度が一定以上になると全反射するという光の性質を用いた方法．実際には，スリット光の幅を広めにし，斜めから角膜表面にスリット光を当て，反射の強くなる位置に合わせる．その位置から少し押し込んで角膜内皮面に焦点を移動すると，角膜内皮細胞が観察される．

図1　宮田眼科病院で全層角膜移植術を行った水疱性角膜症143眼の原因別内訳（1998～2010年）

- 白内障術後（38％）
- レーザー虹彩切開術後（31％）
- 急性緑内障発作後（8％）
- 角膜ヘルペス（4％）
- 外傷（3％）
- 角膜内皮ジストロフィ（3％）
- その他（13％）

図2 接触型スペキュラーマイクロスコープによる角膜内皮細胞像

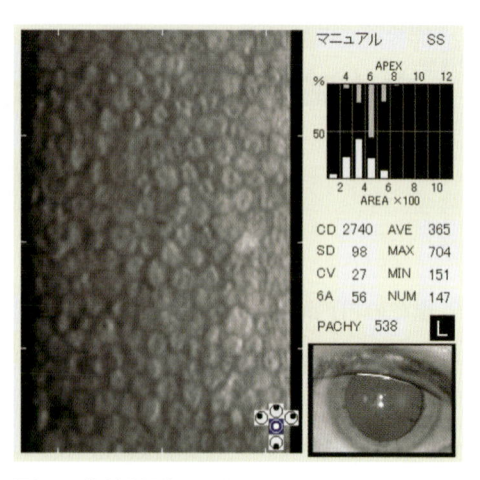

図3 非接触型スペキュラーマイクロスコープによる角膜内皮細胞像と解析結果

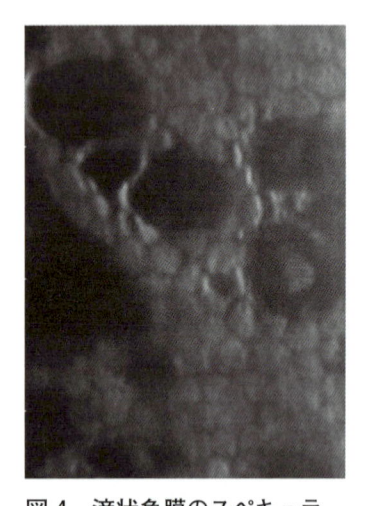

図4 滴状角膜のスペキュラーマイクロスコープ像
隆起している部分が，黒色の円形領域（dark area）として観察される．

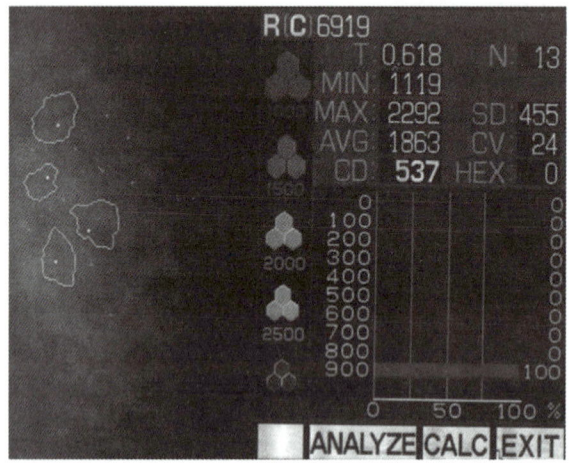

図5 水疱性角膜症のスペキュラーマイクロスコープ像
角膜浮腫や混濁がある症例では，角膜内皮像が正確に撮影されないため，解析結果の信頼性が低い．

用して角膜内皮細胞の評価を行う．スペキュラーマイクロスコープには接触型（**図2**）と非接触型（**図3**）の2種類があり，現在は非接触型が広く臨床使用されている．非接触型は，接触型と比較して感染や角膜上皮障害などのリスクがないという利点があるが，撮影部位が限られてしまう，角膜浮腫や混濁があると撮影困難となるなどの欠点がある．

　スペキュラーマイクロスコープで撮影したら，その画像がきれいに撮影されているか確認する．滴状角膜などでは隆起している部分が黒く抜けて見える（**図4**）．角膜浮腫や混濁がある症例では，正確に撮影できず，解析結果の信頼性が低いことに注意しなければなら

ない（図5）．その場合，透明性の高い場所で撮影を再度試みる．また，接触型を用いると，より鮮明に撮影できる可能性がある．次に，解析結果である角膜内皮細胞密度，細胞面積の変動係数[*2]，六角形細胞の出現率[*3]に注目する．各パラメータのなかで最も重要なものが角膜内皮細胞密度である．角膜内皮細胞は増殖しないため，加齢に伴い少しずつ減少する．正常値は20～40歳で3,000 cells/mm^{2}以上，60歳以上で2,500～3,000 cells/mm^{2}であり，通常，500 cells/mm^{2}以下になると水疱性角膜症のリスクが高くなる．また，変動係数は0.35以上，六角形細胞出現率は50％以下で異常値とされており，ともに角膜内皮障害の程度を示す．角膜内皮障害をきたす疾患として，レーザー虹彩切開術後，角膜内皮炎，Fuchs角膜内皮ジストロフィ，ICE症候群（iridocorneal endothelial syndrome），内眼手術後，外傷などが挙げられる．角膜内皮細胞密度が少ない症例では，術後に水疱性角膜症を生じる可能性があることを患者に説明をしておく必要がある．また，術中対策としては，粘弾性物質による角膜内皮保護を行い，超音波乳化吸引の設定を低吸引圧，低吸引流量，低灌流圧で行うことがポイントとなる．

角膜形状の評価

　白内障術後に，角膜不正乱視が原因で視力が改善しない症例をしばしば経験する．角膜の瘢痕や形状異常が明らかであれば，不正乱視が高度であることを術前に予測できるが，円錐角膜の軽症例など検眼鏡的には気づかない症例も存在する．通常，術前の角膜屈折力の測定に用いるオートケラトメータでは，直径約3 mmの角膜傍中心のみを測定しており，不正乱視の有無を評価できない．そのため，不正乱視の評価には角膜トポグラファーを用いる．特に多焦点IOLなどの付加価値レンズでは，不正乱視が軽度であっても影響を受けやすいため，角膜トポグラファーによる形状解析は必要不可欠であるといえる．

　角膜トポグラファーには，マイヤーリング像を投影して角膜屈折力を算出するプラチド型装置，スリット像を用いて3次元解析を行うScheimpflug型，光干渉断層計（optical coherence tomography；OCT）を用いて屈折力を算出する前眼部OCTなどがある．このうち，Scheimpflug型（図6）や前眼部OCT（図7, 8）は，角膜前後面形状や前房の形状も解析することができる．特に前眼部OCTは，角膜混濁の影響を受けずに，解像度の高い鮮明な画像が得られ，隅角底や毛様体の描出も可能である．術前に前房深度や隅角の状態を

[*2] **細胞面積の変動係数**
角膜内皮細胞の大小不同の程度を表す．

[*3] **六角形細胞の出現率**
細胞の形状のばらつきを表す．

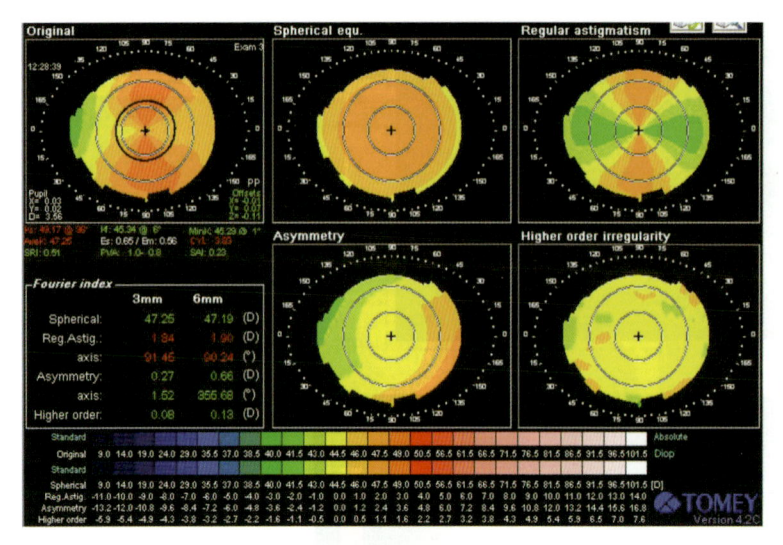

図10　Fourier 解析の結果
非対称成分，高次不正乱視成分は軽度であり，正乱視成分が主体であることがわかる．トーリック IOL のよい適応であるといえる．

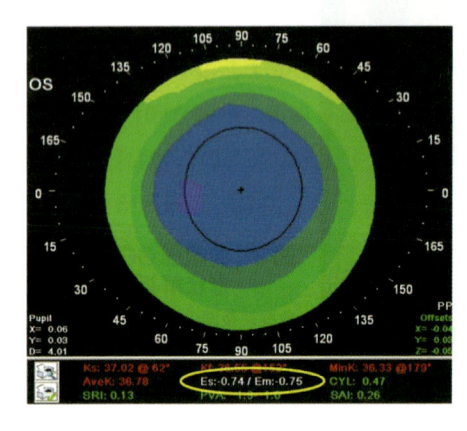

図11　屈折矯正術後例の解析結果
角膜前面形状が中心部で flat 化し，周辺では steep になっている．離心率の指標である Es/Em はそれぞれ負の値であり，oblate 形状であることがわかる．

形状が中心部で flat 化し，周辺では steep になっていることがわかる（図11）．この場合，角膜傍中心の屈折力を測定しているオートケラトメータにて，SRK/T 式で IOL 度数を計算すると，大きな屈折誤差を生じる．その原因は，角膜屈折力の測定誤差と術後の IOL 位置の予想誤差と考えられており，近年，さまざまな屈折矯正術後眼に対する IOL 度数計算式が報告されている[*4]．

また，SRK/T 式で計算したときの術後屈折誤差は，角膜の非球面性の影響を受けることが報告されている[1]．非球面性は離心率で数値化されており，離心率が0の場合，屈折値が均一な球面と定義される．中心が steep で周辺が flat である通常の角膜形状（prolate 形状）では離心率が正となり，中心が flat で周辺が steep である LASIK 術後眼（oblate 形状）では離心率が負となる．このように離心率で角膜の非球面性の程度を判断することができる．離心率は，角膜トポグラファーで Es/Em 値として表示される（図11）．SRK/T 式で

[*4] 米国白内障屈折手術学会（American Society of Cataract and Refractive Surgery；ASCRS）のウェブサイト上には，屈折矯正術後眼に対する IOL 度数計算ソフトである "ASCRS POST KERATOREFRACTIVE ON-LINE CALCULATOR" が公開されている．入力項目に応じて，さまざまな計算法での IOL 度数の算出が可能である．

文献は p.403 参照．

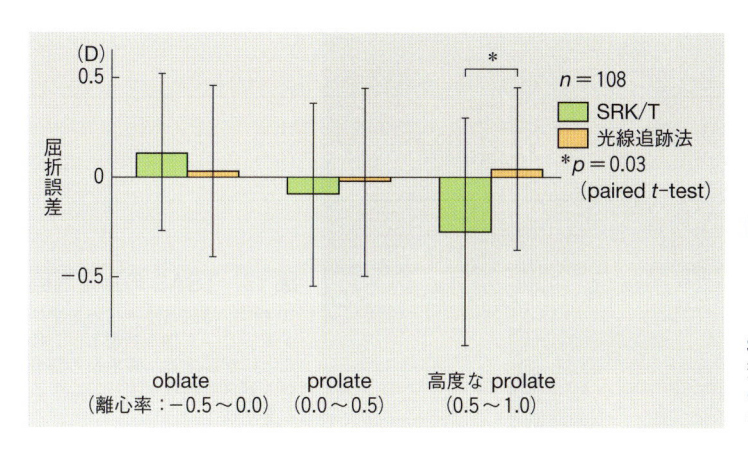

図12 白内障術後1か月時のSRK/T式と光線追跡法OKULIXによる屈折誤差への離心率の影響

SRK/T式は離心率により屈折誤差が変化しているが，光線追跡法OKULIXの屈折誤差は離心率の影響を受けていない．

は，離心率が負であるoblate形状で遠視化し，離心率が0.5より大きいような高度なprolate形状で近視化することが報告されている（図12）[1]．そこで，離心率の影響が少ないIOL度数計算法として，光線追跡を用いた方法OKULIXが開発され，屈折矯正術後眼において良好な臨床成績が報告されている[2]*5．

[*5] 現在はTMS-4 Advance, TMS-5, SS-1000 CASIA（トーメーコーポレーション）に導入されており，白内障術前に離心率を評価して，計算式を選択することで，より精度の高い度数計算が可能であると考えられる．

ドライアイの評価

白内障術後に，視力の改善が得られているにもかかわらず，術後に違和感や不快感などの不定愁訴を訴える患者にしばしば遭遇する．その不定愁訴の一因としてドライアイがある．手術操作や術前後の点眼薬などが原因とされており，術前からドライアイのリスクファクターを有する眼では，さらなる症状の悪化をきたし，治療に難儀することもある．通常，ドライアイの診断にはSchirmerテストやフルオレセイン染色などが用いられているが，角膜形状解析も応用されている．Tear Stability Analysis System（TSAS，トーメーコーポレーション）[3]は，開瞼時に変化する涙液層破壊時間（tear film breakup time；BUT）と面積を角膜トポグラフィーで解析することで，涙液の安定性を客観的，定量的に評価する*6ことが可能である（図13）．

[*6] マイヤーリング像が，ある一定の程度変化した時間Ring Breakup Timeが算出され，5秒以下でドライアイ疑いと診断される．

高次収差の評価

収差とは，レンズで構成された光学系において1点に収束せずに生じた"ずれ"であり，そのうち眼鏡で矯正できない収差を高次収差という．高次収差のなかでも白内障手術において重要視されているのが球面収差*7である．通常，角膜は正の球面収差を有しており，それを補正するように水晶体が負の球面収差となっている．非球面IOL

[*7] Seidelの5収差の一つ．ほかにコマ収差，非点収差，歪曲収差，像面弯曲がある．

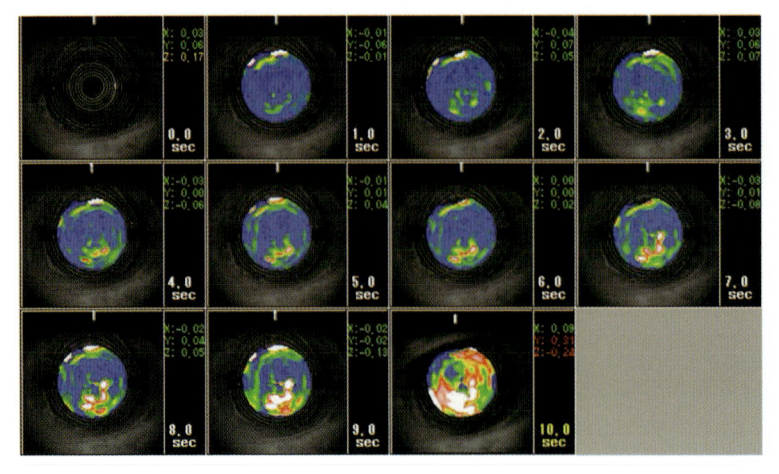

図13 TSASの測定画面
10秒間，持続開瞼させたままマイヤーリング像を投影し，1秒ごとに記録する．暖色系の部分が，涙液層破壊が生じていることを示す．
TSAS：Tear Stability Analysis System

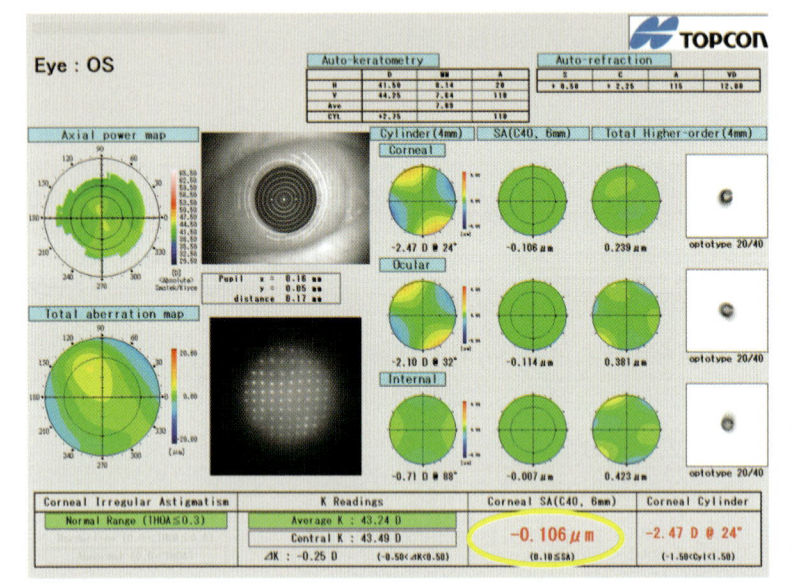

図14 IOLセレクションマップ
角膜の球面収差が−0.106μmと負の値であるため，非球面IOLを挿入すると球面収差は負に増大することが予想される．

は，白内障術後に眼球全体の球面収差を消失または軽減させるために設計されたIOLであり，球面IOLと比較すると術後コントラスト感度において良好な視機能が得られる．しかしながら，角膜の球面収差には個体差があり，角膜が負の球面収差の場合は，非球面IOLを挿入してしまうと，逆に負に収差を増加させる可能性がある．術前に波面センサーKR-9000PW（トプコン）のソフトウェアであるIOLセレクションマップを用いると，角膜の球面収差を評価することが可能であり，球面or非球面IOLの選択に役立つ（図14）．また，IOLセレクションマップでは，収差のほかにも角膜屈折力や角膜乱視も把握することが可能であり，トーリックIOLの適応決定にも有用である．

〔森　洋斉，宮田和典〕

クリニカル・クエスチョン

波面収差測定装置で白内障の手術適応を決めることができますか？

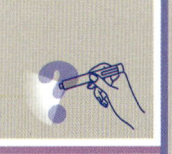

Answer 核白内障では負の球面収差が，皮質白内障では正の球面収差が増大することがあり，いくつかの高次収差成分が組み合わさって単眼複視の症状が出現することが知られています．このような症例は白内障手術によって良好な視機能が得られますが，手術に踏み切るためには高次収差量の増大が，角膜収差によるものではなく，白内障を起因とする内部収差によることを証明する必要があります．

手術適応評価に求められること

　手術器機や技術の進歩により，白内障手術は非常に洗練された技法へと進化してきた．そして単に視力を改善させるだけでなく，より高い quality of vision（QOV）の達成が追求されるようになった．また，検査法の進歩により視機能の低下をより早期に検出することも可能となり，手術時期も早まる傾向にある．このような状況下において，従来の手術適応の決めかたでは不十分であることは否めない．本項では，白内障手術適応の決定にどの程度役立つか？　という観点から波面収差解析について述べる．

従来の手術適応判断の問題点

　視機能を悪化させる主要な光学的要因として，散乱と収差が挙げられる．日常の白内障診療において，われわれがスリットランプで観察している水晶体の混濁は，いわゆる後方散乱である．厳密にいうと，散乱は前方散乱と後方散乱に分けられ，眼球内（網膜）に向かって進む散乱光が前方散乱で，眼球外に出てくる散乱光は後方散乱となる．したがって，前方散乱を測定したほうが視機能に直結する情報が得られるわけであるが，この測定は簡単ではない．眼球外に出てくる後方散乱を評価することのほうがはるかに容易であり，眼科医は古くからスリットランプで後方散乱を定性的に評価し，視機能への影響を類推して手術適応を決定していた．しかし臨床の現場では，後方散乱の程度と実際の視機能が乖離することはしばしば経験される．たとえば，著しい星状硝子体症のために眼底の観察が

困難でも，視力は 1.2 以上で自覚的な視機能低下も訴えない症例や，スリットランプで観察した白内障の程度がかなり進行していても視力が良好に保たれている症例に遭遇することは珍しくない．つまり，後方散乱の評価のみで視機能を推測したり手術適応を決めることには限界があることを示している．

収差測定の意義

散乱とならび，視機能を低下させうるもう一つの重要な要因として収差が挙げられる．収差とは，光が眼内に入射した後に，眼球の各構成要素により修飾を受け，網膜面に到達した際に理想的な到達位置からずれてしまうことを指すが，低次収差（眼鏡で矯正可能である成分，球面＋円柱成分）と高次収差に大別される．近年の波面収差解析の臨床応用により，高次収差の増加は QOV を低下させることが，疾患を問わず明らかにされてきた．白内障も然りである．ここで問題となるのは，白内障手術の適応判断における従来の検査法（屈折検査＋視力検査＋スリットランプ所見）では，高次収差を知ることができないことである．裸眼視力が良好でスリット所見での白内障の程度が軽度であっても，見えかたに強い不満を訴える患者においては，高次収差が増大している可能性がある．

白内障と高次収差

核白内障では，程度に応じて負の球面収差が増大することが知られている[1]．屈折率の高い核の部分では波面が遅れるため，周辺部を通過する波面との間に差が生じるためである．一方，皮質白内障では正の球面収差をとることが多い[1]．各高次収差成分が単独で増加するだけでも網膜像は悪化するが，いくつかの成分が組み合わさると単眼複視の症状が出現することが知られている．たとえば，球面収差（C_4^0）と Trefoil（C_3^{-3}）が合併すると網膜像が三重になることが示されている[2]．また，若年者の皮質白内障では混濁が強くなくても単眼二重視を訴えることがあり[3]，正の球面収差（C_4^0）と secondary astigmatism（C_4^{-2}）の合併により生じることがシミュレーションで明らかにされている．このように高次収差はその組み合わせにより単眼多重視を生じ，強い自覚症状をもたらす可能性がある（図1）．

上記の QOV 低下は波面収差解析により初めて明らかとなったもので，従来の散乱を主体とした評価では理解できなかった現象である．当然，白内障手術による改善・消失が期待できるので，科学的

文献は p.403 参照．

[*1] コンポーネントマップ
コンポーネントごとに三段に分けて表示されるカラーコードマップである（眼球全体の収差〈図1a 上段〉，角膜収差〈図1a 中段〉，内部収差〈図1a 下段〉）．横軸には左から乱視成分，全高次収差，3次収差（Trefoil，コマ収差），4次収差（Tetrafoil，非点収差，球面収差）が配置されており，各成分が一覧できる．マップが緑一色であれば収差量は少なく，寒色系や暖色系が混在するほど収差量が大きいことを示している．

[*2] ゼルニケベクトルマップ
Zernike 多項式ではペアの項が多数存在する（たとえば，垂直コマ [C_3^{-1}] と水平コマ [C_3^1]）．このマップではペアの係数同士をベクトル合成し，合算した収差量を軸度とともに表示する．3次と4次だけでもペアの項は4組あるため，九つの高次収差成分を五つにまとめることができ，煩雑さが緩和される．
図 1b 上段の左から Hartmann 像，眼球全収差マップ，眼球高次収差マップが配置され，下段にベクトル合成された各収差成分が収差量と軸度をもって表示される．3次の収差成分として Trefoil とコマ収差，4次の収差成分として Tetrafoil，非点収差，球面収差が順に表示される．最下段には，各成分の Landolt 環シミュレーション像が提示される．

a.

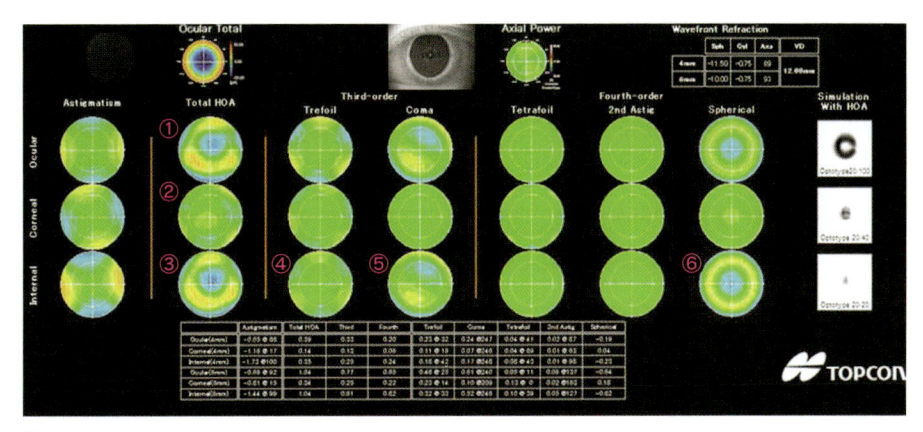

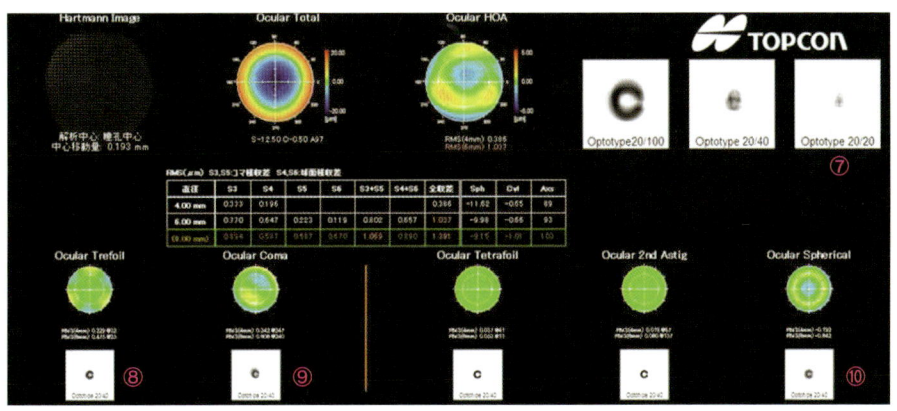

b.

図1 強度近視眼に合併した核白内障症例における波面収差解析結果

a. コンポーネントマップ*1. この症例では眼球全体の高次収差が増加しているが（①），角膜高次収差は小さいので（②），内部収差の増加に起因していることがわかる（③）．内部収差の増加を成分別にみてみると，Trefoil（矢状収差，④）と Coma（コマ収差，⑤），Spherical（球面収差，⑥）の増加が顕著である．
b. ゼルニケベクトルマップ*2. 同症例のベクトル解析後のマップであるが，まず右上の Landolt 環のシミュレーション像をみると三重視が明らかである（⑦）．成分別のシミュレーション像をみても Trefoil（⑧），Coma（⑨），Spherical（⑩）の増加が網膜像のぼけを引き起こしていることがわかる．本症例のように Trefoil（⑧）と Spherical（⑩）の増加が合併すると，三重視をもたらすことが知られている[2]．

根拠のもとに白内障手術適応を決定できるわけである．波面収差解析が手術適応の決め手となる典型例である．

注意点としては，若年性の白内障や早期の白内障では，このような収差の影響が前面に出てくることが多いが，白内障が進行すると散乱の影響が強くなるため，像のぼけが強くなり高次収差による多重視がはっきりしなくなる[4]．

収差量の判断基準

健常眼の眼球高次収差の平均値は，瞳孔径 4 mm で 0.09 μm，6 mm で 0.37 μm 程度である[5]．したがって，これらを大きく上回る測定

*1,2 は p.356 参照．

値が得られた場合は，高次収差による視機能低下を考える．また，Landolt（ランドルト）環シミュレーション網膜像[*3]でぼけの程度を確認することも有用である．一般的な目安として，瞳孔径 4 mm における高次収差量が 0.30 μm を超えるような場合には，臨床上問題となる視機能の低下をきたす場合が多い[*4]．

この際，眼球収差だけでなく構成要素別の収差量（角膜収差や内部収差）も確認する．なぜなら眼球全体としての高次収差量の増加が，水晶体自体（白内障）に起因しているとは限らないからである．つまり白内障手術に踏み切るためには，角膜収差は正常で内部収差が増加しているという証拠が必要である．KR-1W（トプコン）などの複合機では，波面センサーと角膜トポグラファー両方の機能をもちあわせているので，この判断が容易である．コンポーネントマップで眼球収差と角膜収差，内部収差の三者を一覧表として比較できるので非常に便利である．

症例提示

波面収差解析が手術適応の決定にきわめて有用だった症例を提示する．症例は 74 歳の男性であり，左眼の視力低下を主訴に来院した．軽度の遠視はあるが裸眼視力は 1.2 であり，特に夜間運転時の見えにくさを訴えていた．

しかし，スリットランプ所見での白内障は軽度であり（図 2a, b），眼底検査，OCT 検査でも異常所見は認められなかった（図 2c, d）．その他の眼科一般検査でも異常がみられなかったため，「しばらく様子をみましょう」と話したが，1 か月後に再来．「日常生活に支障をきたすので白内障手術をしてほしい」との強い希望を告げた．

このようなケースの場合，白内障手術適応をジャッジせずに経過観察を選択しても，決して間違いではないと思う．しかし，本症例では手術希望が非常に強かったため，2 回目の来院時に波面収差解析を行った．すると，内部収差主体の眼球高次収差の増大が確認されたため（図 3, 4），手術適応と判断し白内障手術を施行した．術後視力は 1.2 のまま変化なかったが，高次収差は改善し（図 5），患者の高い満足度が得られた．コントラスト感度は測定していないが，QOV の改善により自覚症状が改善したためと考えられる．

このように波面収差解析検査を組み合わせることによって，これまで困難であった白内障早期の手術適応を妥当性をもって決定できるようになった．

[*3] **シミュレーション網膜像の使用法**
Landolt 環シミュレーション網膜像は，瞳孔径 4 mm での眼球全高次収差量に基づいて構成されており，明所での患者の見えかたをシミュレーションしたものである（低次収差は含まれていないので，眼鏡で完全矯正した状態での見えかたと考えてよい）．患者の見えかたを感覚的にとらえるのに便利であるばかりでなく，患者や家族への説明にも応用できる．白内障手術の同意を得るための説得材料にもなりうる．

[*4] **読影の注意点**
波面収差解析結果を読影する際には，個々の瞳孔径も注意すべきである．収差量は瞳孔径に依存して変化するので，瞳孔径が大きい症例では，より訴えが強くなることが多い．各マップ上のデフォルトの結果では瞳孔径 4 mm と 6 mm に換算した収差量が提示されるが，これは明所と暗所での一般的な瞳孔径を想定して算出しているだけなので，厳密には個々の状態には当てはまらない．たとえ提示された収差量が大きくても，瞳孔径が小さい症例では視機能低下を自覚していないこともあるし，その逆もありうる．収差量から視機能を推測する際には，瞳孔径も考慮すべきである．ちなみに波面センサーのなかには，任意の瞳孔径を入力すると，それに応じた収差量を算出できる機種もある．

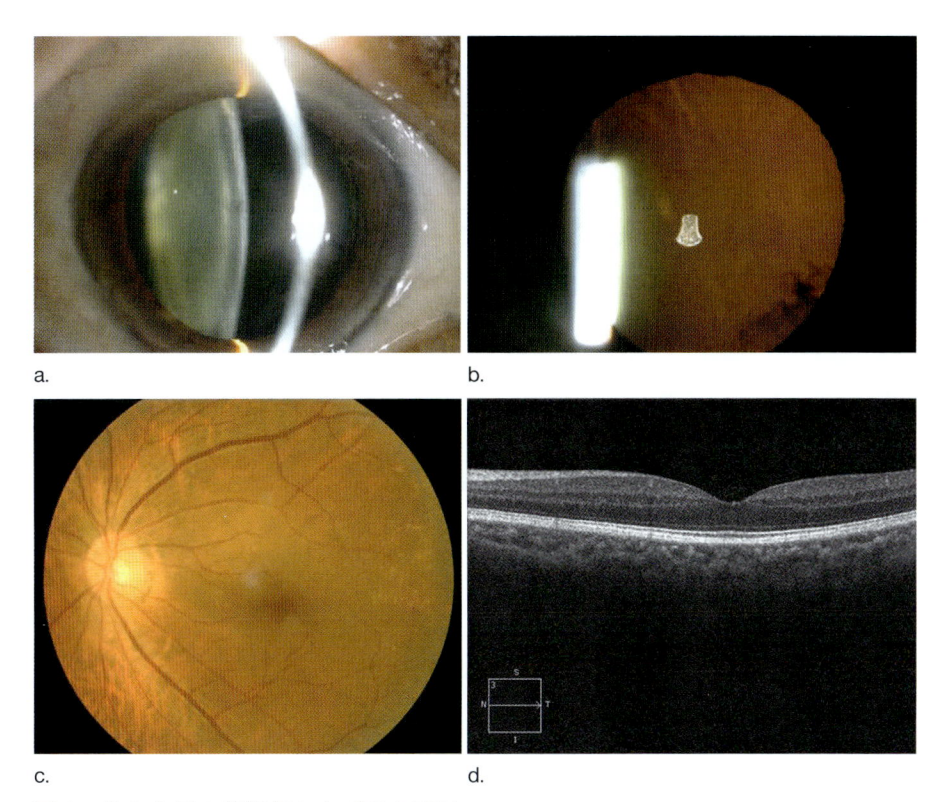

5. 白内障手術での使いかた　359

図2　代表症例の前眼部および眼底所見
a. スリットランプ所見．わずかに白内障が認められるが，皮質混濁・核硬化ともに軽度である．
b. 徹照像．周辺の混濁はみられるが，中央部は比較的クリアである．
c. 眼底写真．軽度のドルーゼンが認められるが，視神経乳頭，黄斑部ともに明らかな異常はみられない．
d. OCT像．黄斑は正常である．

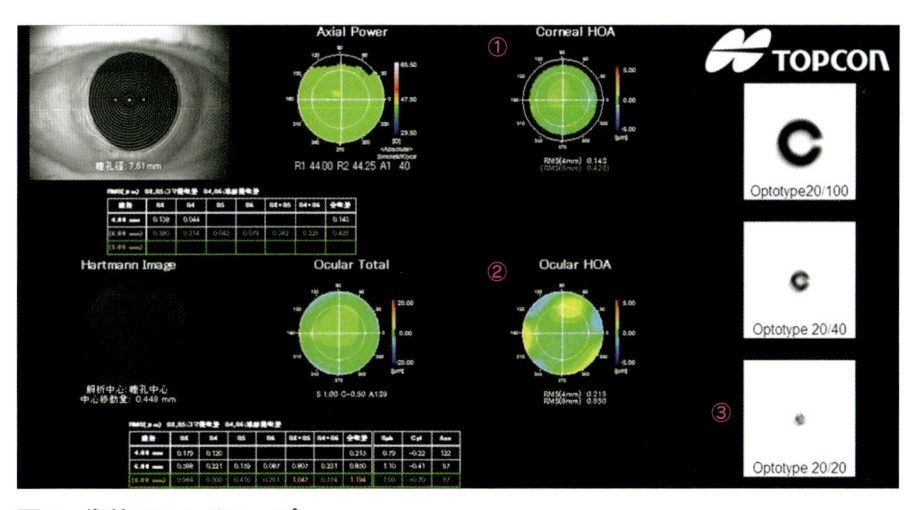

図3　術前のマルチマップ
角膜収差は強くないが（①），眼球高次収差が比較的大きい（②）．その結果，Landolt環シミュレーション像でも下方に滲むような網膜像が確認できる（③）．

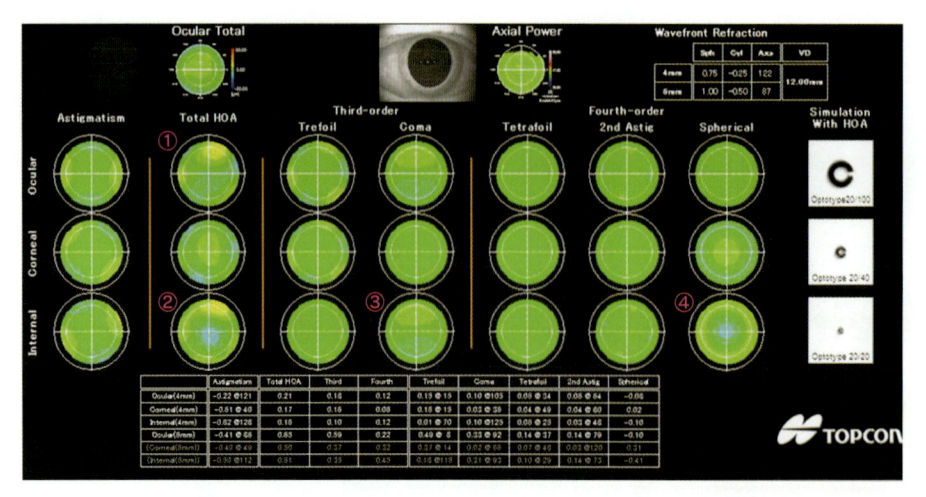

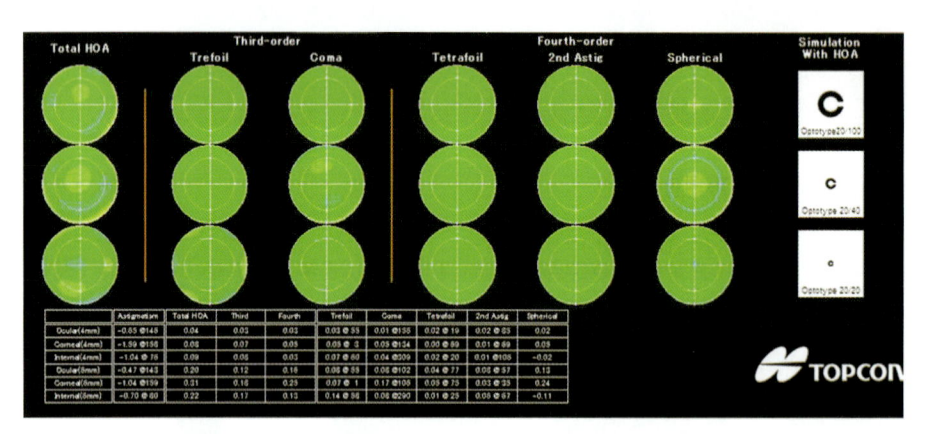

図4 術前コンポーネントマップ

コンポーネントマップでみると，眼球高次収差の増加（①）は，主に内部収差の増加に起因していることがわかる（②）．また，成分別にみると，コマ収差（③）と球面収差（④）が比較的大きいこともわかる．

図5 術後コンポーネントマップ

同症例の術後コンポーネントマップである．術前（図4）にみられた内部収差の増加が術後に消失しており，眼球全体の高次収差も低下している．Landolt環シミュレーション像でもきわめて明瞭な像が得られている．

まとめ

細隙灯顕微鏡検査で明らかな水晶体混濁を認めれば，その手術適応に迷うことはないが，混濁の程度と視機能低下の程度が釣りあわない場合は高次収差を評価すべきである．高次収差をもとに構成されるLandolt環シミュレーション像が患者の訴えと類似していれば，視機能低下に高次収差が大きく寄与していることが理解できる．Hartmann波面収差測定装置と角膜形状解析装置が内蔵された複合機を用いれば，角膜には高次収差の増加はなく，内部収差の増加が強

いということが判断できるので，このような症例では手術による視機能改善が十分に期待でき，自信をもって手術に臨むことができる．

　白内障の程度が強い場合は手術適応の判断に困ることは少ないが（そのような症例では波面収差測定も困難である），白内障が軽い場合には波面収差解析が大きな威力を発揮する．点像強度分布（point spread function；PSF）を測定したり，コントラスト感度やグレア検査などの自覚的検査の結果も参考になるが，忙しい外来の最中に一つ追加すべき検査としては波面収差解析がお奨めである．最も簡便で有用な情報を提供してくれる．もちろん波面収差解析の結果のみで手術適応を判断することはできないが，本検査を従来の検査に追加することによって手術適応を決定できる症例は少なくない．

　今後，白内障手術はさらに進化し，より早期での手術症例が増加する可能性が高い．特に若年者や初老期の白内障患者においては，社会的な活動が盛んであり，より高いQOVを必要とするので，白内障が軽度であっても手術に踏み切る症例は少なくないであろう．このような背景を考えると，白内障患者における波面収差解析の意義はますます大きくなっていくと考えられる．

（平岡孝浩）

トーリック IOL 術前の画像診断

乱視の概念

　角膜屈折力（単位は D〈diopter, ジオプトリー〉）は従来，眼内レンズ（intraocular lens；IOL）の球面値（度数，単位は D）計算のために，その平均値のみが用いられてきた．しかし，トーリック IOL の登場で，より詳細な角膜屈折力の定性的・定量的評価が必要になっている．すなわち，トーリック IOL のスタイル（モデルとも呼ばれる．表 1）の決定のために強主経線上と弱主経線上のそれぞれの角膜屈折力，そして両者の差すなわち乱視の大きさ（度数，単位は D）の測定，またトーリック IOL の効果的な軸（meridian，単位は度〈°〉）決定のための強主経線の正確な決定などであり，正確

表 1　現在，国内で承認されているトーリック IOL のモデルと円柱度数

単焦点/多焦点	単焦点						
販売名	AcrySof® IQ Toric						
メーカー名	Alcon						
モデル名	SN6AT3	SN6AT4	SN6AT5	SN6AT6	SN6AT7	SN6AT8	SN6AT9
円柱度数　IOL面	1.50 D	2.25 D	3.00 D	3.75 D	4.50 D	5.25 D	6.00 D
角膜面	1.03 D	1.55 D	2.06 D	2.57 D	3.08 D	3.60 D	4.11 D
メーカーの推奨する角膜乱視矯正範囲	0.75〜1.54 D	1.55〜2.05 D	2.06〜2.56 D	2.57〜3.07 D	3.08〜3.59 D	3.60〜4.10 D	4.11 D〜

単焦点/多焦点	単焦点				多焦点			
販売名	TECNIS® Toric				AcrySof® IQ ReSTOR® Toric			
メーカー名	AMO				Alcon			
モデル名	ZCT150	ZCT225	ZCT300	ZCT400	SND1T3	SND1T4	SND1T5	SND1T6
円柱度数　IOL面	1.50 D	2.25 D	3.00 D	4.00 D	1.50 D	2.25 D	3.00 D	3.75 D
角膜面	1.03 D	1.55 D	2.06 D	2.74 D	1.03 D	1.55 D	2.06 D	2.57 D
メーカーの推奨する角膜乱視矯正範囲	0.75〜1.50 D	1.50〜2.00 D	2.00〜2.75 D	2.75〜3.62 D	0.75〜1.28 D	1.29〜1.80 D	1.81〜2.32 D	2.33〜2.82 D

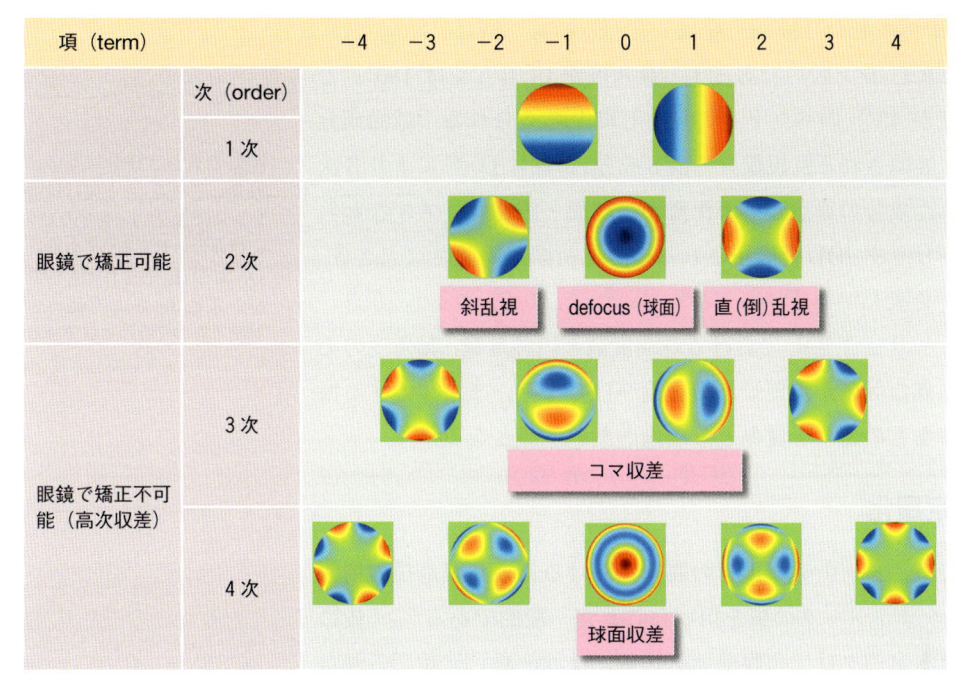

図1 Zernike（ゼルニケ）多項式の各項

収差とは，収束するはずの光が1点に収束しない"ずれ"を指す．波面収差解析とは，波面が特定の光学系を進むのに際し，光学系の収差の影響を受けて進んだり遅れたりするのを面の位相としてとらえて評価するもので，波面が進んでいるときに暖色系，遅れているときに寒色系の擬似色を用いて2次元的カラーコードマップとして表示される．本来3次元である Zernike 多項式の各項をエレベーションマップとして2次元的に表すと図のようになる．2次の成分は眼鏡で矯正できる成分で，3次以上の高次収差は眼鏡で矯正できない不正乱視である．
（二宮欣彦ら：眼科における最新医工学．I. 診断機器への応用．波面収差解析．臨床眼科 2005；59：70-75 より引用，改変．）

な乱視評価のために以下の2点に特に注意が必要である．

まず，乱視は正乱視と不正乱視に分けられる（図1）[1]ことである．不正乱視とは，円柱レンズでは矯正できない乱視のことである[*1]．トーリック IOL は球面度数と円柱度数から構成され，トーリック IOL の臨床において矯正できる屈折異常は，球面成分と正乱視成分のみである．不正乱視は矯正できず，正乱視と不正乱視が混在することの多い円錐角膜などを合併した症例では注意が必要である[2]．

2点目は，球面成分と異なり，乱視（正乱視成分）は大きさと方向をもったベクトルとして考えるべきであるという点である（図2）．実際，広くは眼鏡による屈折矯正において，屈折異常を以下の3次元に展開される幾何学的なものとしてとらえる考えかたがある．3次元を構成する三つの要素は，球面成分（プラス，マイナスの方向性と大きさを有する）と，2次元で展開される乱視成分である．後者はジャクソン・クロスシリンダー（Jackson crossed cylinder；JCC）で，これは慣例的にプラス表記ならば軸角度は α+

文献は p.403 参照．

[*1] 眼鏡（円柱レンズ）により矯正できる乱視は，低次（2次）の乱視である．不正乱視は高次収差とも呼ばれる．

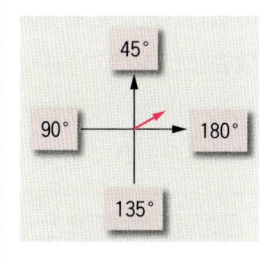

図2 乱視ベクトル

乱視軸は0〜180°であるため，角度は2倍角で4象限に展開されて表される．わが国のようにマイナス表記であれ，欧米のようにプラス表記であれ，本質は変わらない[3]．

90°，マイナス表記ならば軸角度は $\alpha°$ で表され，さらに二つの独立した成分（JCC レンズ）である J_0（軸角度が 0° もしくは 180°）と J_{45}（軸角度が 45°）のベクトルの和としてとらえられる．球面成分と2次元で展開される乱視成分の計3成分（単位は D）[*2]により3次元に表された成分の原点からの距離が，球面・円柱レンズすなわち眼鏡やトーリック IOL で矯正されるべき屈折誤差の強さ（大きさ，単位は D）を表している．

以上がトーリック IOL における球面度数と円柱度数，軸角度のそれぞれの正確な評価が重要である理論づけとなり，また後述する波面センサーなどの結果を読みとる画像診断の基礎となる．

乱視の定量化

わが国では，トーリック IOL の臨床における術前角膜乱視の情報は，オートケラトメータの値を用いることが一般的である[4]．一般にオートケラトメータは，角膜前面（正確には涙液層）に投影された（有限の数の）外部光源の反射光（Purkinje 第1像）から，角膜前面の曲率半径 r（mm）を算出し，これを $D=\dfrac{337.5}{r}$ にて屈折力（D）に換算して角膜屈折力を求めるものである．わが国で一般のオートケラトメータに次いで，トーリック IOL の術前の角膜屈折力の情報として高い頻度で用いられることの多い IOLMaster®（Carl Zeiss Meditec）などの光干渉眼軸長測定装置（partial coherence laser interferometer）における角膜屈折力測定も，基本的に同じ原理である．なお乱視軸については，各参照点（軸角度）で求められた角膜曲率半径を先述の2倍角表示で2次元に展開したものを楕円近似して長軸と短軸を定めることにより，強主経線と弱主経線を決定している．

これらオートケラトメータによる角膜屈折力測定は，機器が通常の眼科診療に広く普及し普遍的であること，測定が容易であること，検査値が各測定に対して一義的に決まること，などの長所を有するが，涙液の状態の影響を受けやすい，不正乱視と正乱視の区別がつかない，再現性が不良である，測定値のピッチが粗い[2]などの欠点を有する．

画像診断装置とその定量・解析の原理

乱視の評価には現在，多くの検査機器が臨床に用いられている（表2）．各施設が有する検査機器が複数ある場合[*3]，それぞれの機器の特性や違い，また機器間のデータに一致性（agreement），整合性があるかなど，知っておく必要がある．

[*2] これら3成分は互いに独立していて，たとえば球面レンズは J_0 と J_{45} をどのように組み合わせてもつくれないし，J_0 や J_{45} もそれぞれ球面レンズと J_{45} や J_0 を組み合わせてもつくることはできない．

[*3] 実際，角膜乱視の検査機器が複数あり，乱視の診断は総合的に行われることが望まれる．

表2 乱視の評価系

測定機器の種類		機器の実際の例
ケラトメータ	マニュアル	
	オート	オートレフケラトメータ，光干渉眼軸長測定装置[*2]
ビデオケラトスコープ		TMS（トーメーコーポレーション），OPD-Scan（ニデック），波面センサー（トプコン）
スリットスキャン		ORBSCAN® IIz（Bausch & Lomb）
Scheimpflug		Pentacam®（OCULUS）
前眼部 OCT[*1]		CASIA（トーメーコーポレーション）

[*1] OCT：optical coherence tomography（光干渉断層計）
[*2] 光干渉眼軸長測定装置：partial coherence laser interferometer

　角膜形状解析装置の多くがビデオケラトスコープの原理で，マイヤー（mire）像の角膜前面（正確には涙液層）からの反射像から角膜前面の屈折力を計算するものである．マイヤー像はリングなので1本1本は360°で完結し，その各リングの位置（角度）と角膜屈折力は，周期関数をなす．たとえば，正乱視だと180°を周期とした（例：90°と270°にピークをもつ直乱視）周期関数となる．Fourier（フーリエ）解析は複雑な周期関数を単純な周期関数（すなわち波形）の和に分解する方法で，角膜のような形状の屈折力分布を解析するのに適している[*4]．

　ORBSCAN® IIz（Bausch & Lomb）にみられるスリットスキャン方式は，角膜組織などの拡散反射（スリット像）を利用して三角測量法の原理から角膜，水晶体および虹彩前面の3次元的な形状を構築する方式である．角膜前面のマイヤー像もとり込んでいる．また，Scheimpflug カメラ（Pentacam®，OCULUS）は"あおりの原理"を用いて前眼部を3次元に解析する装置である．

　角膜形状解析における定量的解析とは，Fourier 解析にせよ Zernike（ゼルニケ）解析にせよ，複雑な角膜形状を次数の低い項から高い項に順に，それぞれの係数を乗じた強度分布として表示するための多項式に表現して定性的・定量的にとらえるものである．

　本項で症例提示に用いる2機種を中心に，以下にその測定原理および結果の定量化・解析の原理について概説する．

波面センサー：KR-9000PW（現行機種 KR-1W，ともにトプコン）は，ビデオケラトスコープの原理をもつ角膜形状解析装置と Hartmann-Shack 波面センサー（**図3**）からなる．波面収差とは，光を

[*4] Fourier 解析では，マイヤー像ごとに計算される Fourier 係数をカラーコード化して像（リング）の位置に応じて配置することにより，球面度数（0次成分），正乱視（2次成分），非対称成分（1次成分），そして3次以上の高次成分が角膜上，どのように分布しているかを定性的・定量的に示すことができる．

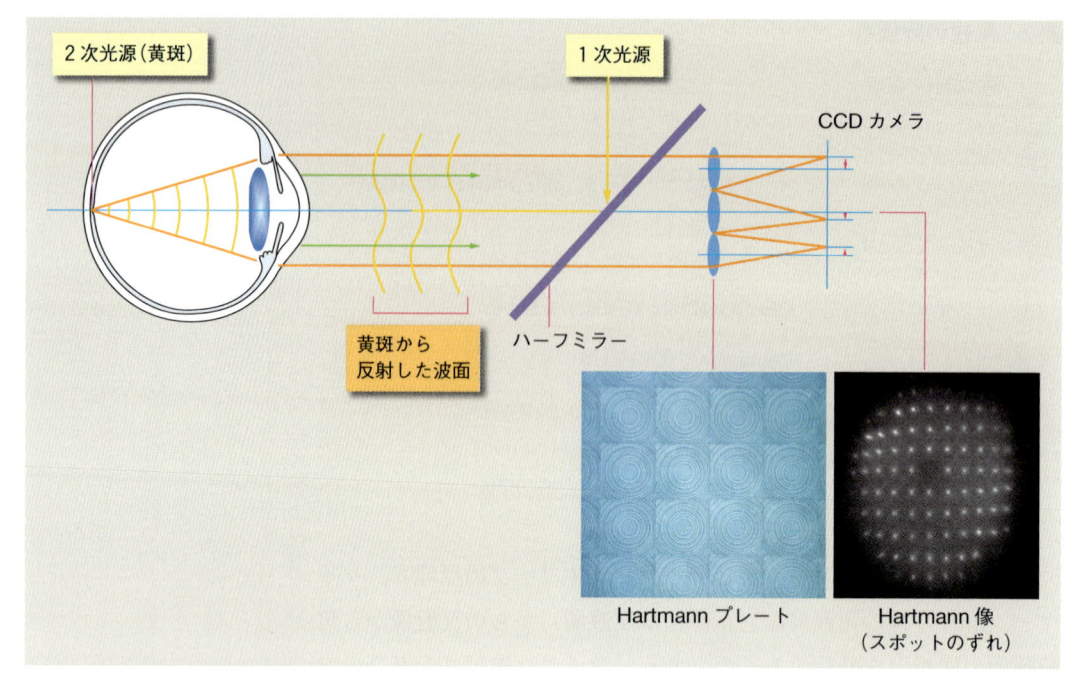

図3 波面センサーの原理
共焦点の原理により眼内（黄斑部）に共役な外部の光源（1次光源）を用いて黄斑部に光源を置き（2次光源），出射された光を眼外で測定することにより眼内の光学的特性を評価する．出射光の波面は，小さなレンズが格子状にならんだレンズレットアレイのHartmannプレートを通過して，CCDカメラ上にスポットパターン（Hartmann像と呼ぶ）を形成する．このスポットパターンのずれの量より，波面収差を測定する[5]．

波面としてとらえて波面の理想的な波面からの位相のずれ（遅れや進み）を用いて収差を評価するものである．波面が進んでいるときに暖色系，遅れているときに寒色系の擬似色を用いて2次元的カラーコードマップとして表示される．これは不正乱視の特徴を一見して把握するのに役立つ．こうした定性的評価に加え，定量的な評価のために，波面収差はZernike多項式で展開される（**図1**）．

波面センサーのソフトウェアツールであるIOLセレクションマップ[6]は，付加価値IOLの選択，IOL度数計算上に問題のある疾患の検出といった白内障手術の術前検査の問題点を視野に入れ，角膜形状を系統的に評価するために開発された．症例を例に概説する（**図4a**）．

角膜形状解析のためのマイヤー像，眼球全体の波面収差解析のためのHartmann像が上下に示され，それぞれから得られた角膜のAxial power mapと眼球の全収差マップ（Total aberration map）が左端に示されている．本症例では眼球の全収差マップで中央が強い寒色系となっていることから波面が強く遅れていることがわかり，強い近視眼であることが推測される．実際，**図4a**右上のAuto-refrac-

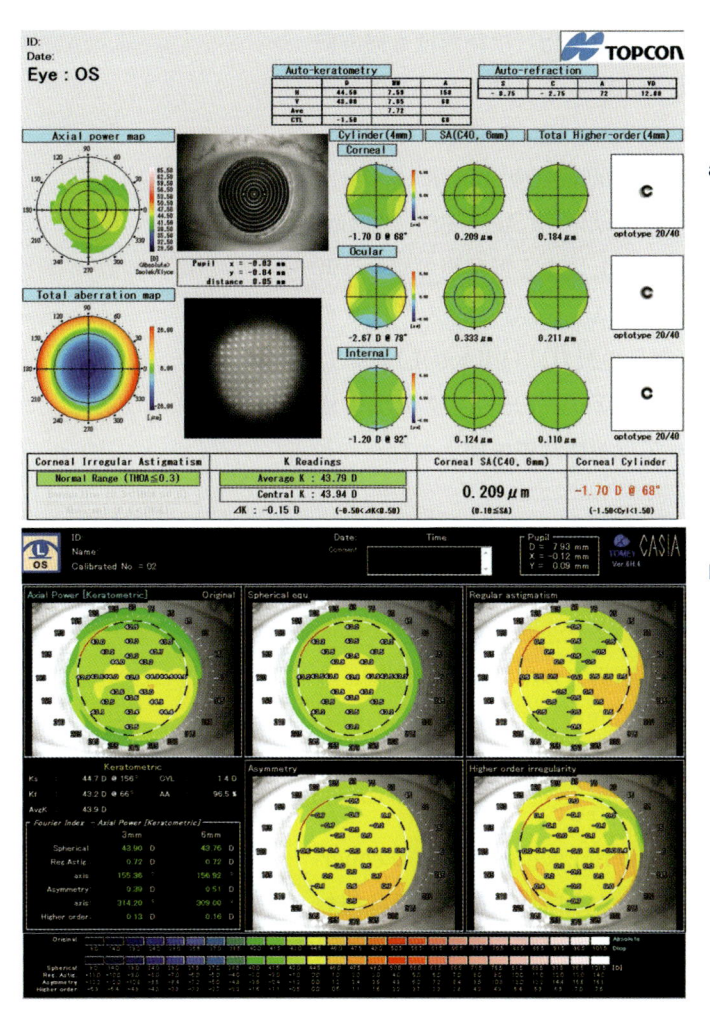

図4 近視性乱視の術前画像診断(71歳，女性．左眼)

a. 波面センサー IOL セレクションマップ (KR-9000PW，トプコン). マイヤー像，Hartmann 像のそれぞれから得られた角膜の Axial power map と眼球の全収差マップ (Total aberration map) が左端に示され，本症例では眼球の全収差マップで中央が強い寒色系となっており，波面が強く遅れている．また，図中央には乱視 (Cylinder) が角膜 (Corneal)，眼球 (Ocular)，内部 (Internal) 成分に分けられて示されていて，角膜倒乱視であることがわかり，以上から近視性乱視であることがカラーコードマップから一見して推測される．

b. 前眼部 OCT Fourier 解析マップ(前眼部 OCT CASIA，トーメーコーポレーション)．各測定点の屈折力（左上段の "Axial Power [keratometric]"）を Fourier 解析によって，0 次成分（球面成分，中央上段），1 次成分（非対称成分，中央下段），2 次成分（正乱視成分，右上段），3 次以上成分（高次乱視成分，右下段）に展開しマップに表示し，また左下段には直径 3 mm, 6 mm での各係数を表示している．屈折力マップと球面成分マップでは既定値より大きい（単位は D）ほど暖色，小さいほど寒色の，また正乱視成分，非対称成分，高次乱視成分では正（プラス）に増えるほど暖色，負（マイナス）に増えるほど寒色の擬似カラー化されたカラーコードマップで分布が表記される．

tion にも球面値（S）は－8.75（単位は D）とあり，本症例の術前視力矯正は 0.04（0.8p×S－8.0D◯C－2.5D Ax 70°）であった．

波面センサーでの乱視の情報は，角膜形状解析からのもの（角膜乱視）と，眼球全体の波面収差解析からのもの（眼球乱視）とがある．また後者から前者を差し引くことにより，内部（角膜後面，水晶体・眼内レンズなどの中間透光体など）による乱視を求めることができる．そこで IOL セレクションマップでは，画面中央にこれら乱視成分につき，角膜（Corneal），眼球（Ocular），内部（Internal）の順に上からカラーコードマップおよび数値（屈折力〈マイナス表記，単位は D〉および角度〈単位は度；°〉）で表記されている．本症例では眼球（Ocular）の乱視（－2.67D@78°，**図4a**）はまず術前視力矯正に用いた乱視度数（C－2.5D Ax 70°）とほぼ一致していて，

角膜（Corneal）の乱視（−1.70D@68°，図4a）は軸角度も同方向（倒乱視）であり，トーリックIOLを用いることにより乱視の軽減が見込めるものと判断された．AlconのトーリックIOLウェブカリキュレーター（http://www.acrysoftoriccalculator.com/）にオートケラト値などを代入したところ推奨されたのはAcrySof®（Alcon）SN6AT3 12.0Dであった．トーリックIOLによる倒乱視の矯正は低矯正となる[7]ことから，乱視矯正効果の一段階強いスタイルのSN6AT4 12.0Dを実際は用いた．術翌日の視力は（1.0×IOL）（n.c.），レフ値もS+0.0D（乱視成分もゼロ）となり，トーリックIOLの適切な使用により白内障手術にあわせて近視性乱視の矯正も行うことができた．

また，白内障手術における角膜形状異常の影響をスクリーニングするために，角膜形状解析による角膜高次収差解析の結果とそれぞれについての判定を，波面センサーIOLセレクションマップでは下段に，①角膜不正乱視の有無，②角膜屈折力の平均値と中央値との乖離の有無，③角膜球面収差の評価，④角膜正乱視の評価，の順でチェック項目として示し，結果が異常値の場合は文字をハイライトしてわかりやすく表示するようになっている．

前眼部OCT：前眼部光干渉断層計（anterior segment optical coherence tomography；AS-OCT）は，従来から眼底疾患の評価に使われていた光干渉の原理を前眼部に応用したもので，涙液や角膜混濁の影響を受けずに角膜前面，厚み，角膜後面，隅角などの評価を行うことができる．SS-1000 CASIA（トーメーコーポレーション）は，Fourier-domain方式のため高い解像度を得ることができる．赤外光を用いるため測定中に被検者が羞明を感じることなく，また測定時間も短時間である．角膜形状解析にはトーメーコーポレーションのTMSの流れを引き継ぎ，Fourier解析が用いられている（図4b）．

不正乱視の検出のための画像診断

不正乱視が存在するとオートケラトメータの値は不正確になり，トーリックIOLの臨床においては注意が必要である[2]．そこでトーリックIOLを用いる際は，術前に不正乱視の評価を行うことは大切で，このために角膜形状解析装置を用いた画像診断は有用である．

波面センサーIOLセレクションマップには，下段左に角膜不正乱視の有無を診断して表記する項目があり有用である．正常範囲の場合（図4a）と異なり，異常値の場合は色つきでハイライトされ注意

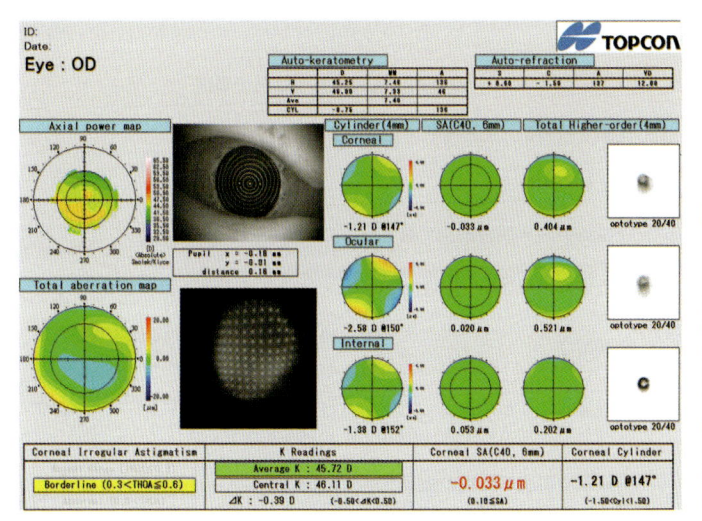

図5 準円錐角膜状態の波面センサー IOL セレクションマップ
(86歳, 男性. 右眼)

角膜の Axial power map は下方に急峻に屈折力が分布していて, 下段の不正乱視の評価においてボーダーライン"全高次収差(total higher-order aberrations；THOA)が0.3より大きく, 0.6(単位は μm)以下の場合"であることを示す黄色にハイライトされている。
準円錐角膜状態(forme fruste keratoconus；FFKC)

を促すようになっている（図5）．前眼部 OCT CASIA の Fourier 解析マップ（図4b）でも異常値があれば赤色に表示される．

術前に最低限でもこれらの項目をチェックするようにしたい．このような症例はトーリック IOL の適応にならないわけではないが，先述のようにオートケラトメータの値が不正確になりやすいこと，乱視量や乱視軸の決定の際に非対称（asymmetry）や高次収差の影響を受けやすいこと，トーリック IOL を用いた乱視矯正を行ったとしても術後の視力に限界がある可能性があること，などの注意が必要である．

乱視軸決定のための画像診断

角膜形状解析装置では通常，角膜屈折力が強いほど暖色，弱いほど寒色のカラーコードマップで角膜屈折力の分布が表記される．よって，強主経線はその暖色の強い稜線によって表されることになる．トーリック IOL が矯正できるのは角膜（Corneal）の乱視だけであり，眼球（Ocular）全体の乱視ではない．波面センサー IOL セレクションマップ（図4a）では，この両者を区別してカラーコードマップで視覚的に，かつ数値として定量的に示されている．また，右下段には角膜（Corneal）の乱視が別に表示され，高値の場合はハイライトされることで注意を喚起している（ただし，オートケラト値とは若干数値は異なるので注意が必要である）[8]．

また，前眼部 OCT CASIA の角膜形状解析"トーリック IOL"画面でも，同様に左下に角膜形状解析の結果の"Axial Power [Real]"における角膜屈折力分布が数値としてカラーコードマップに示さ

表3　トーリックIOLの成功に必要なこと

段階	検討するべきこと		具体的に工夫を行うことの事例	
術前	乱視の正しい評価		角膜乱視の正しい定量化（度数および角度）	
			不正乱視の検出	
	適応の判断		正視狙い（＝屈折矯正手術としての意味合い）であること	
			白内障以外の疾患の除外	
	正確なIOL度数の決定		球面度数	光干渉眼軸長測定，第3世代以降の度数計算式
			乱視度数すなわちスタイルもしくはモデル	IOLメーカーのウェブカリキュレーター以外のカリキュレーターやノモグラムの活用
術直前	正しいマーキング		角膜形状解析での軸の検証	
			角膜形状解析で写し込んだ前眼部の特徴的な所見とのリンク	
術中	マーキングへの正しいアライメント		角膜上や虹彩面上でのマークと，IOL上のトーリックマークの正しい位置合わせ（Purkinje 1, 3像による視軸の調整）	
	マーキングに頼らない方法	術中イメージング	虹彩イメージング，輪部血管イメージング	
		術中屈折測定	レチノスコピー（線状検影器），手術顕微鏡とりつけの波面収差測定装置，走査型レフラクトメータ	
術後	トーリックIOLが回転しないこと		適切な大きさの前囊切開など	

れ，各主経線も強主経線（赤色），弱主経線（青色）として視覚的に示される（**図6a**）．この"トーリックIOL"画面は，後述するようにマーキングのために有用である．

マーキングのための画像診断

　トーリックIOLの乱視矯正効果が十分に発揮されるためには，先述の術前の乱視の正しい評価に加え，トーリックIOLの軸が適切に固定される（軸ずれのない）ことが重要である（**表3**）．

　トーリックIOLの登場以来，わが国では**表4**のような術前マーキングが行われてきた．適切な術前のマーキングと術中のアライメントに画像診断は有用である[*5]．もし，その角膜形状解析装置が，同時に撮影した前眼部写真を角膜形状解析の結果に写し込める機能をもつ場合，その写真に特徴的な所見（虹彩紋理，色素斑や強膜血管）があれば角膜形状解析で求められた乱視軸と特徴的な前眼部所見をリンクすることができて，それをもとに術中にマーキングすることができ，より正確なマーキングが実現できる．虹彩紋理法とaxis registration法は，その利点を有する（**表4**）[*6]．実際の症例をもとに，

[*5] 角膜形状解析を用いて乱視軸を決定し，そのマーキングを行うことは，測定点の少ないオートケラトメータよりも正確であるほか，カラーコードマップに視覚的に示されることにより，数値での表記より，術前・術後における認識エラーを防ぐ効果がある．

[*6] 実際，この目的のためOA-2000（トーメーコーポレーション）では，虹彩紋理と強膜血管の双方を画像化するのに，赤外と緑の2波長照明を採用しているほどである．

表4 各種マーキングの手法

名称	用いる器具／検査機器	方法	角膜形状解析および前眼部の特徴的な所見とのリンク	問題点
0-90°法	基準点マーカーもしくは安宅氏マーカー（9-840-3, Duckworth & Kent）トーリック軸マーカー	坐位の状態で3時, 6時, 9時（および12時）の基準点マーキングを行う．	無	瞼裂幅や角膜径の影響を受けやすい．上下ずれ．（安宅氏マーカーは上記の問題を克服か？）
6時マーク法	細隙灯顕微鏡 スパーテル トーリック軸マーカー	細隙灯顕微鏡下で角膜の6時の位置にスパーテルで圧痕をつける（基準点マーキング）．		倒乱視（または12時付近の固定目標軸マーキング）の場合，基準点から固定目標軸まで角度があり，後者のマーキングにずれが生じる可能性．
前眼部写真法	前眼部撮影用カメラ PC上オーバーレイ用軸ゲージ トーリック軸マーカー	前眼部写真をPCにとり込み，結膜の血管や虹彩紋理など特徴的な目印を見つけ，それを基準に軸マーキングを決める．		特徴的な目印がない場合は不可能．
虹彩紋理法	CASIA, OA-2000（ともにトーメーコーポレーション），OPD-Scan（ニデック）など トーリック軸マーカー	左記機器により撮影された前眼部写真にて観察される特徴的な虹彩紋理からトーリック軸までの角度を測り，軸マーキングを決める．	有	特徴的な目印がない場合は不可能．CASIA, OA-2000, OPD-Scanなど，虹彩紋理や強膜血管を同時に撮像できるトポグラフィーの機器が必要．
axis registration法	Miyata Axis Marker（AE-2748, ASICO）TMS（トーメーコーポレーション）トーリック軸マーカー	Axis Markerで角膜・結膜につけた基準点マークを角膜形状解析（TMS）に写し込み，その画像上で基準点の角度を測る．		術当日にAxis Markingと角膜形状解析を行う必要性がある．TMSが必要．

PC：パーソナルコンピュータ
（日本アルコンの内部資料を改変.）

前眼部OCT CASIAを用いた虹彩紋理法を以下に示す（図6）．

画面左下に角膜後面も考慮した"Axial Power [Real]"が表記され，強主経線 [K2（Ks）43.6 D@162°]，弱主経線 [K1（Kf）41.9 D@72°] が下の数値とともにマップ上にそれぞれ赤色，青色の線で明示されている（図6a）．まず，細隙灯顕微鏡で実際の手術予定眼の虹彩紋理（図6b）を見ながら，本マップで描出された虹彩紋理を特定する．そこにCASIAの画面上のReference axisを，マウスを用いて位置決めする（その結果，本症例の場合は下耳側の紋理が選ばれ，339°となった）．次にCASIAの画面上のTarget axisに"Axial Power [Real]"で示された強主経線の値（本症例の場合は162°）を入力すると，トーリックIOLがその軸角度とともに描写される（図6c）．

a.

b.

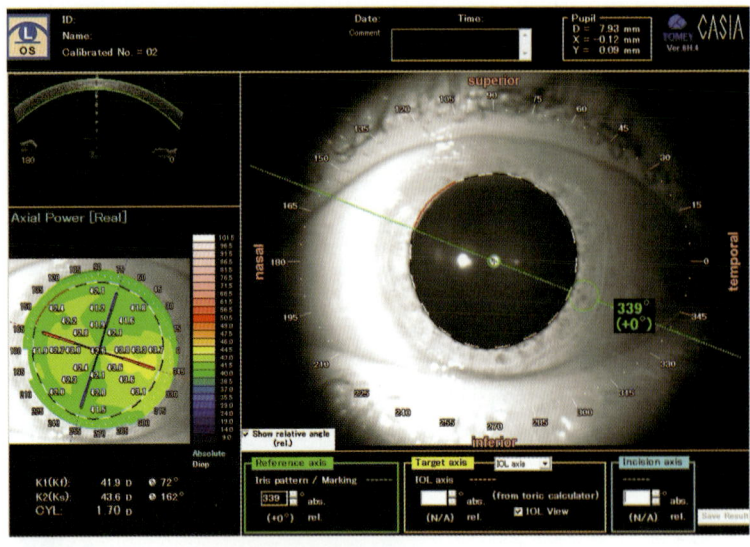

a. Reference axis の決定．細隙灯顕微鏡で実際の手術予定眼の虹彩紋理（図6b）を見ながら本マップで描出された虹彩紋理を特定する．画面上，マウスでカーソルをその部に合わせることでReference axis の角度（本症例の場合，339°）が表示され，ここが角度の基準点（0°）となる．

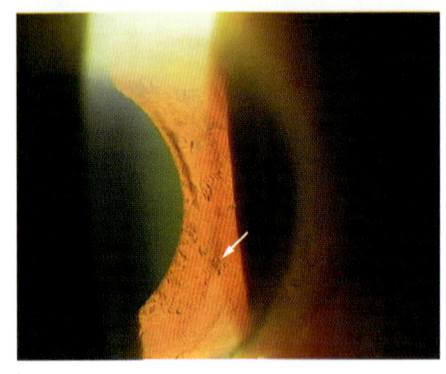

b. CASIA に写し込まれた虹彩紋理の細隙灯顕微鏡所見上での特定．CASIA の画面上の Reference axis に描写された虹彩紋理（図6a）を特定する（矢印）．筆者は，この前眼部写真に虹彩紋理をマークしたものを手術室にもち込み，手術の際に Reference axis として，最初にその角膜上にマーカーでマークするようにしている．

図6 CASIA のユーティリティーである角膜形状解析 "Toric IOL"
（71歳，女性．図4左眼と同一眼）

次に切開位置を入力する．強主経線切開を採用している場合は強主経線の角度を，ただし図6の症例では耳側なので 162＋180＝342°を入力する（図6d）．以上から，切開位置の位置が虹彩紋理からの角度で具体的な数値とマップ上のイラストとして表記される（本症例の場合，切開位置およびトーリック IOL の固定位置は，虹彩紋理から反時計方向に3°となった）．

トーリック IOL の臨床における画像診断の意義

角膜形状解析はトーリック IOL の臨床において，不正乱視の検出や乱視軸の決定など乱視の正しい評価，トーリック IOL の適応・スタイルの決定において有用であり，また前眼部撮影がリンクしていれば，さらにトーリック IOL の位置決めにも威力を発揮する．今後，

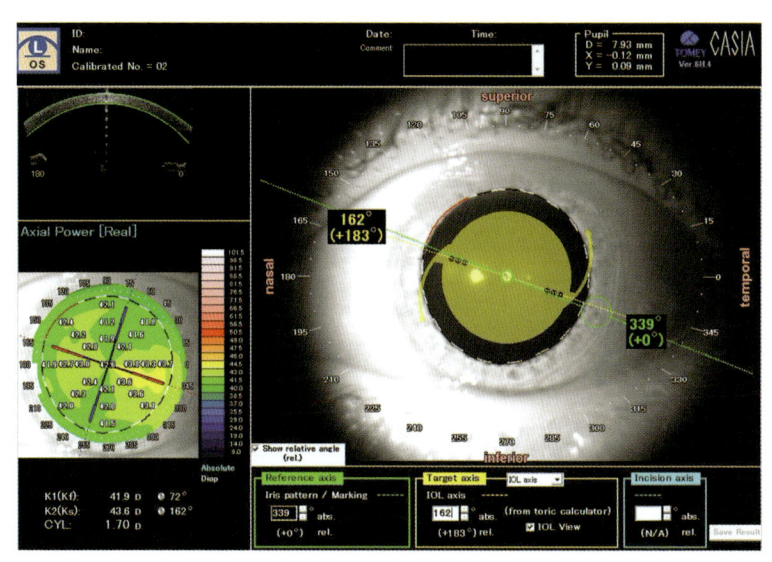

c. Target axis の決定．CASIA の画面上の Target axis に "Axial Power [Real]" で示された強主経線の値（本症例の場合は 162°）を入力すると，トーリック IOL がその軸角度とともに描写される．

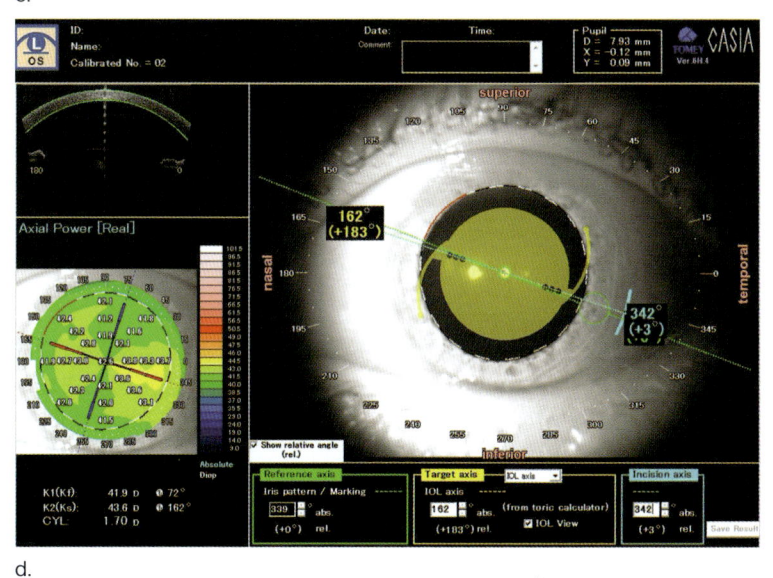

d. Incision axis の決定．切開位置を入力する．強主経線切開を採用している場合は強主経線の角度を，ただしこの症例の場合は耳側なので 162+180＝342°を入力すると，図中に青色の線として描写される．

（図 6 のつづき）

術前画像診断や術中イメージングのさらなる発展により，トーリック IOL による乱視矯正のよりよい精度が期待される．

（二宮欣彦）

クリニカル・クエスチョン

トーリックIOLの軸ずれは，どのように対応したらよいのですか？

Answer 軸ずれ（misalignment）は，遠視化・斜乱視化などを起こします．裸眼視力が不満足であるようなら，手術でトーリックIOLを回転して軸を調整（リアライメント；realignment）することにより矯正します．この際，波面センサーや前眼部OCT（CASIA）などのツールを用いて回転すべき方向・角度を求め，リアライメント手術では軸ずれしたトーリックIOL上の軸マークを新たな基準点として軸決定に利用すると効果的です．

クエスチョンの背景

トーリックIOLの乱視矯正効果が損なわれる原因には，既存角膜乱視の不正確な評価，不適切なIOL選択（スタイル選択の誤り），IOLの軸ずれ[1]（術後のIOLの回転を含む），術前に予想できなかった角膜乱視の変化[2]，そして，これらの複数の要素の組み合わせ[3]がある．

軸ずれが大きい場合は乱視矯正効果が不十分となる[*1]だけでなく，一般に遠視化・斜乱視化が惹起され[1]，裸眼視力が損なわれることから，再手術（リアライメント）が考慮される．しかし，すでに白内障手術で（矯正）視力が改善している状態であるため，再手術を行うという決断へのハードルは高く，それだけに手術は安全かつ成果が確実なものでなければならない．このため，リアライメントの回転角度・方向を正確に計算する必要がある．ベクトル解析の手法を用いれば，術後のオートレフケラトメータの値や視力矯正に用いたレンズの情報から，リアライメントの回転角度・方向を求めることは可能であるが，複雑かつ検証性に乏しいという欠点がある．

アンサーへの鍵

波面センサーのIOLセレクションマップは，トーリックIOLの術前（本巻"トーリックIOL術前の画像診断"〈p.362〉を参照されたい）だけでなく，術後の評価にも有用性を発揮する[6]．図1は，80歳，女性の右眼にトーリックIOL（SN6AT4 21.5D，Alcon）が挿

文献はp.404参照．

[*1] 軸ずれの影響は，乱視を完全に矯正できる乱視度数 C（ジオプトリー；diopter, D）の理想的なトーリックIOLを用いたと仮定して，軸ずれの大きさ θ（°）を用いて，残存乱視が，$R=|2C\sin\theta|$（単位はD）となることで表される[4]．つまりトーリックIOLの乱視矯正効果は，軸が1°ずれるごとに約3%減弱し[5]，30°ずれたら乱視矯正効果はなくなり，90°ずれた場合は乱視を2倍に倍加してしまう．
ただし実際は角膜乱視ベクトルとトーリックIOLのもち込んだ乱視ベクトル（の角膜面上）の合成ベクトルとして考えるべきで，乱視度数だけでなく，乱視軸の変化（たとえば斜乱視化）や球面度数の変化（正視狙いの場合，遠視化を起こす可能性）も惹起される．

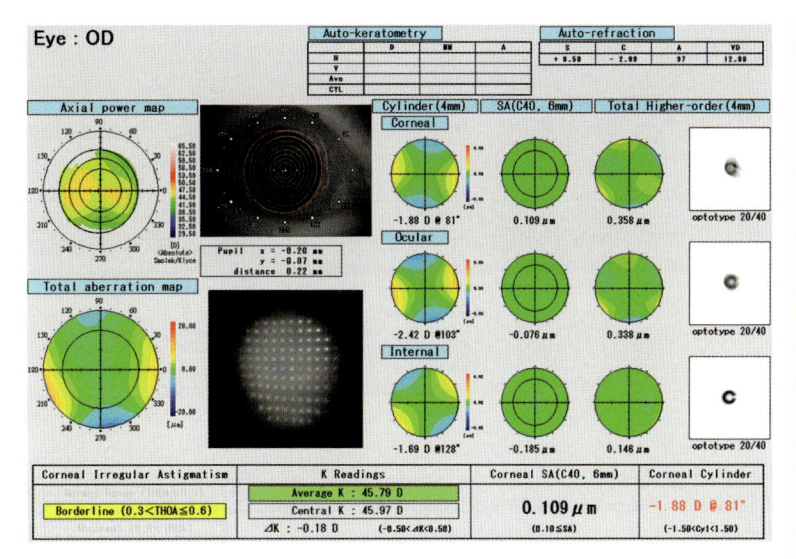

図1 トーリックIOLの軸ずれの波面センサーIOLセレクションマップ
80歳，女性．右眼．SN6AT4挿入術翌日．角膜乱視（Corneal）−1.88D@81°に対し，トーリックIOLによる内部乱視（Internal）は−1.69D@128°であり，角膜強主経線（81+90＝171°）とトーリックIOLの弱主経線（128°）の間に軸ずれがあり，全眼球乱視（Ocular）−2.42D@103°が増大していた．

入された術翌日の波面センサーIOLセレクションマップである．角膜乱視−1.88D@81°に対し，主にトーリックIOLによる内部乱視は−1.69D@128°であり，角膜強主経線（81+90＝171°）とトーリックIOLの弱主経線（128°）の間に軸ずれがあること，このため全眼球乱視−2.42D@103°が増大していることがわかった．

そこで，171−128＝43°反時計回りに修正するリアライメント手術を行った（図2）．点眼麻酔下，まず，トーリックIOLの軸マークの延長線上の角膜輪部にプッシュアンドプル鉤にて新たな基準点をマークし（図2a），その基準点から角度計（Mendez Ring）を用いて修正すべき角度を同定し，新たなトーリック軸マーキングを行う（図2b）．粘弾性物質を嚢内および前房内に満たし，プッシュアンドプル鉤にてトーリックIOLを回転し，リアライメントする（図2c）．その後，粘弾性物質を完全に除去し，再度，トーリックIOL上の軸マークが正しくリアライメントされているかを確認して手術を終了する．すべて既存の切開創を利用し，新たな切開は不要である．

アンサーからの一歩

トーリックIOLのアライメントの最も一般的な評価法は，細隙灯顕微鏡のスリットビームをトーリックIOLの軸マークに合わせて角度を測定する方法であるが，予定固定軸との差異を検証すること

a.   b.   c.

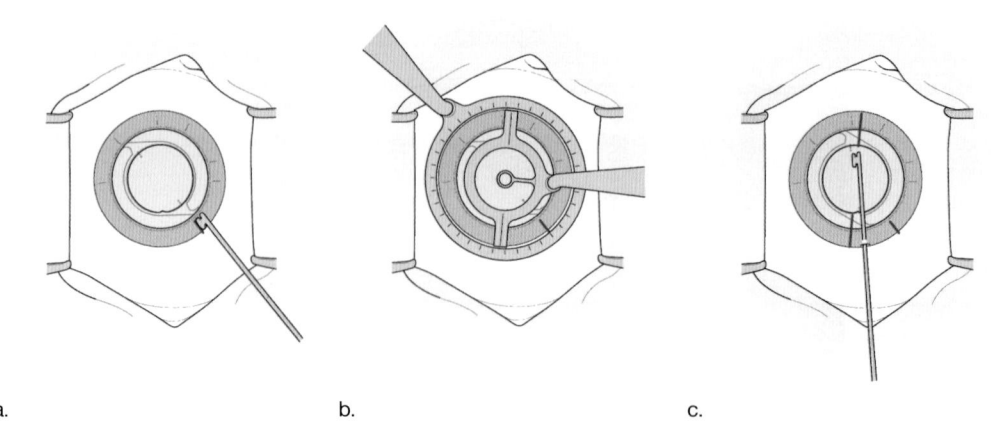

図2 リアライメント手術
a. 手術開始時，プッシュアンドプル鈎にてトーリックIOLの軸マークの延長線上の角膜輪部に，新たな基準点をマークする．
b. 新しい基準点から角度計（Mendez Ring）を用いて修正すべき角度を同定し，新たなトーリック軸マーキングを行う．
c. プッシュアンドプル鈎にてトーリックIOLを回転し，リアライメントする．

しかできず，手術による実際の惹起角膜乱視（surgically induced astigmatism；SIA）による角膜乱視の変化は考慮されていない[2]し，術後角膜乱視の弱主経線を同時に同定・参照して評価することは難しい[*2]．

　波面センサーは，眼球の収差を測る収差計と角膜トポグラファーのハイブリッド測定機器で，眼球の収差と角膜の収差を同時に測ることができ，低次の収差である乱視について眼球の乱視から角膜の乱視を差し引くことにより，トーリックIOLの乱視を客観的に評価することができる．

　また，CASIA（トーメーコーポレーション）にもトーリックIOLの臨床のためのユーティリティーが内蔵されていて（本巻"トーリックIOL術前の画像診断"〈p.362〉を参照されたい），術後の角膜形状解析による角膜乱視の主経線の同定と，前眼部のCCDカメラ撮影によるトーリックIOLの固定軸角度の同定が同時に行えるため，波面センサー同様，トーリックIOLのアライメントの評価に威力を発揮する．

（二宮欣彦）

[*2] 術後のトーリックIOLのアライメントの評価では，①術後の新たな角膜乱視と比較すること，②術後の角膜乱視とトーリックIOLの乱視を同じ座標軸で比較（トーリックIOLの乱視を角膜乱視に，たとえば角膜形状解析の表記画面上で重ねて評価〈superimpose；スーパーインポーズ〉）すること，③術後乱視の残存を説明できること，④回転すべき方向・角度など再手術（リアライメント）に有用な情報を与えられること，などが大切である．

多焦点IOL術前の画像診断

　多焦点眼内レンズ（intraocular lens；IOL）は，本来眼鏡を使わずに，遠方と近方が見えることを目標にしたIOLである．つまり裸眼視力がよいことが条件なので，レンズ度数の正確な測定や，正乱視・不正乱視が少ないことが必須である．そのため，より精度の高い術前検査が必要である．また，角膜乱視の状態によって，十分な多焦点効果が得ることができないし，職業や性格的に適していない人もいる．さらに，レンズ偏位が起こりやすい眼や瞳孔径の小さな眼も適していない．これらの患者を術前検査で除外することも重要である．多焦点IOL挿入のための画像診断で特別なものはないので，今回は広義の術前検査のポイントについて述べる．

多焦点レンズの適応決定のための術前検査

視力・屈折検査：視力による適応の基準はないが，現在の多焦点レンズは，透明水晶体と同等の質の高さ（quality of vision；QOV）はない．老視矯正のための透明水晶体摘出は，まだ尚早と思われる．白内障が軽くて矯正視力が0.7以上であれば，いくら遠近を見たいという希望の強い患者でも，多焦点レンズはリスクが高い．

　目標屈折に関しては，等価球面度数を調べて，術前どこに焦点が合っているかを参考にする．術前に裸眼で見えていたところが，術後見えにくくなると不満につながりやすい．たとえば術前，遠方に焦点が合っている患者には，遠見優位のレンズを選択したほうがよい．また，強度近視や遠視の患者は，多焦点レンズの満足度が高い．ただし，近視の患者は近方を裸眼でみることに慣れているので，少なくとも片眼には，近方加入度数が強めのレンズを選択するほうが好ましい．

細隙灯顕微鏡検査：視力はよくても，白内障の混濁型によっては，視機能障害が強い場合もある．そのため，細隙灯顕微鏡検査で，白内障の混濁型をよく見ておくことが必要である．特に後囊下混濁は，入射光の散乱が強いので，羞明が強く，視機能の障害は強い．また，核硬化が起こると，収差が増加して多重視を感じることも知られている．多重視を訴える患者には，波面収差測定装置で高次収差を測

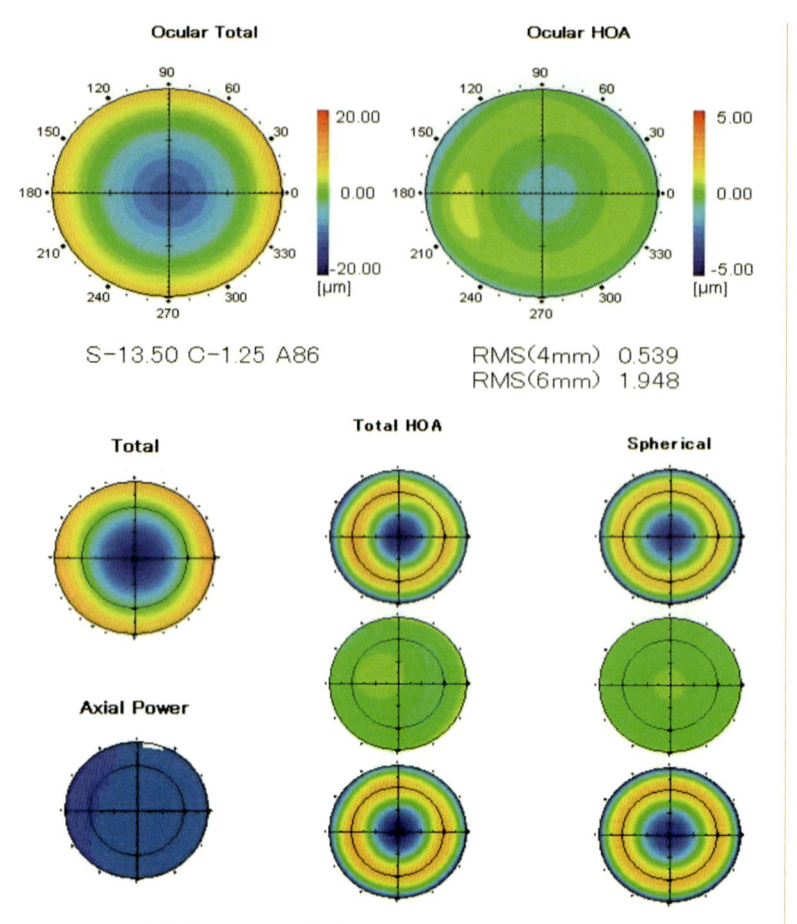

図1 白内障術前の波面収差検査
核白内障により,視力低下は軽度ながら,球面収差が増大して多重視を訴えている.

定するとよい(図1).

角膜正乱視・不正乱視(角膜トポグラフィー,波面収差測定装置):
角膜正乱視は,ケラトメータや角膜トポグラフィーなど,どの器械で調べてもよいが,必須の適応検査である.正乱視が1ジオプトリー(D)以上の場合は,多焦点効果が得られないので原則的に非適応である[1,2].正確には,術後屈折乱視が0.75 D以内で,等価球面度数がおよそ0.5 D以内に収まれば,良好な遠見・近見視力が得られる.そこで,強主経線切開を行って,術後に角膜乱視も0.75 D以内になる確率が高い眼が好ましい.ただし,今後乱視の矯正ができる多焦点トーリックレンズが市販されれば,正乱視による制限はなくなると考えられる.

不正乱視[*1]の強い眼は,多焦点レンズを挿入すると,コントラスト感度の低下が強くなるので非適応と考えられる(図2).角膜不正乱視は,角膜トポグラフィーで測定して,角膜非対称性と高次不正

文献はp.404参照.

[*1] 角膜不正乱視
角膜不正乱視は,角膜トポグラフィーで測定された角膜屈折力をFourier解析することによって求められる.角膜の非対称性と高次不正乱視成分に分けられるが,眼鏡で矯正できない乱視の総称である.

a.　b.　c.

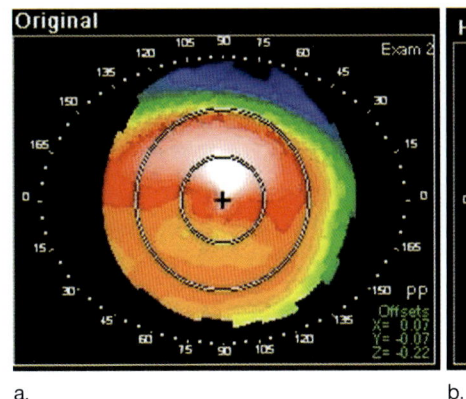

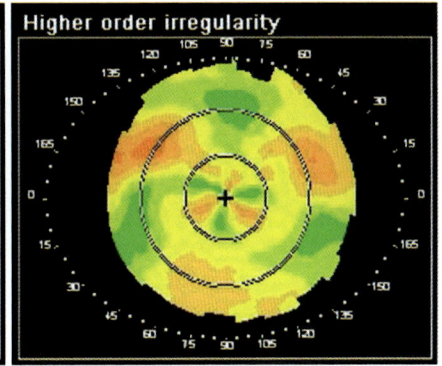

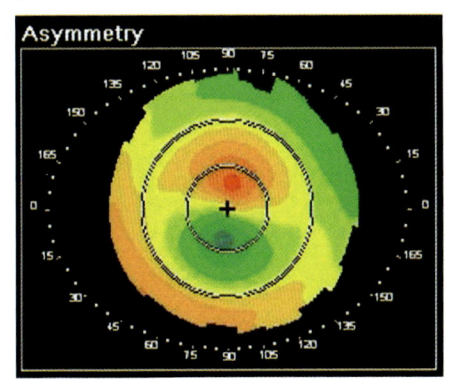

図2　角膜トポグラフィーによる不正乱視検査
角膜屈折力をFourier解析したマップでは，角膜非対称性や高次不正乱視が強いので，多焦点レンズの非適応と考えられる．

成分に分けられるが，いずれもコントラスト感度の低下を招く．また，白内障が強くなければ，波面収差測定装置で全眼球収差を測定しておくとさらによい．ただし，不正乱視量や収差量のいずれもまだ，どの程度以上は非適応という基準が決まっていない．現時点では，角膜トポグラフィーで，カラー表示される異常値がでるような眼には挿入を控えるしかない．

他疾患の検査（視野検査，光干渉断層計など）：緑内障や黄斑疾患など，他の眼疾患がある場合は，疾患の程度をよく把握しておかなければならない．今のところ，どの程度の障害までであれば，多焦点レンズを挿入してよいという基準はない．しかし，緑内障で中心視野に著しい影響がない場合や，黄斑疾患があっても変視量が軽い場合は，とりあえずは多焦点効果が得られる．緑内障があれば，静的視野計を測定して，中心10°以内の視野欠損が軽いことを確認しておく（図3）．また，黄斑疾患があれば，光干渉断層計（optical coherence tomography；OCT）で，黄斑の陥凹の状態や網膜の皺の状態を調べておく（図4）．しかし将来，視野欠損が進行したり，変視症が増悪した場合には，コントラスト感度低下が相乗して悪化するの

図3 静的視野計による緑内障の検査
Humphrey 視野計の 10-2 プログラムで，中心視野の閾値低下を調べている．中央の視野は残存しているので，多焦点レンズによって視力は出る可能性が高い．

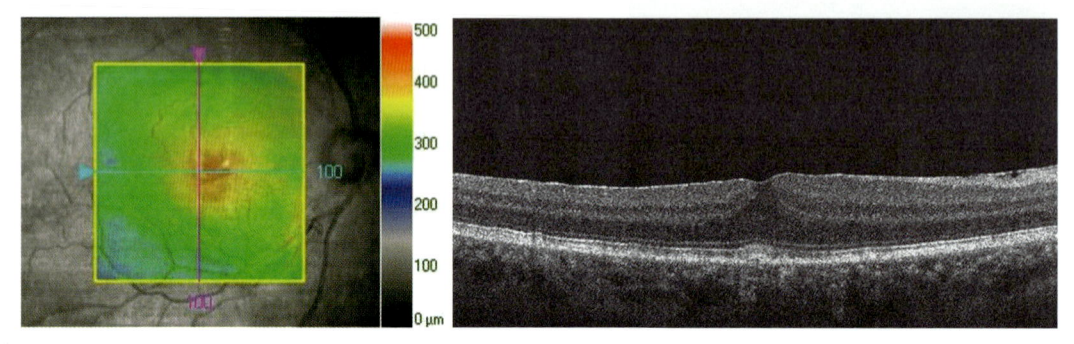

図4 光干渉断層計（OCT）による黄斑疾患の検査
黄斑疾患がある場合は，OCT 検査は必須である．黄斑上膜や黄斑浮腫がある場合，中心窩の陥凹や厚みの程度を参考にする．この症例では，黄斑上膜のために中心窩の陥凹が消失している．

で，多焦点レンズが逆効果になる可能性もある．そこで，他疾患がある眼には多焦点レンズは入れないとする考えかたもあるが，不適応とするには少し厳しすぎる．とりあえず筆者は，5〜10 年内に視機能が強く障害されないと予測できる症例は，患者が希望すれば挿入している．

前房深度と隅角角度検査（前眼部 OCT，Scheimpflug カメラ）：多焦点レンズは，偏位を起こすと効果が十分に得られない．そこで，偏心・傾斜[*2] を起こしやすい眼は，比較非適応と考えられる．たとえば，落屑症候群や浅前房などで Zinn 小帯の脆弱と疑われる眼は，術前になるべく除外しておくべきである．Zinn 小帯脆弱が疑われる場合は，Scheimpflug 画像や前眼部 OCT を用いて前眼部の形状，特に前房深度と虹彩の膨隆・水晶体前面の状態を観察しておくとよい．水晶体前面が球状に突出していたり，片眼の前房深度が僚眼より 0.2 mm 以上浅い場合は，Zinn 小帯が弱い可能性が高い（図5）．

角膜内皮検査（スペキュラーマイクロスコープ）：角膜内皮の検査は，白内障手術前に必須の検査である．内皮が著しく減少している

[*2] **レンズ偏心・傾斜**
眼内レンズ（IOL）は，術後嚢内に挿入した場合でも，ある程度の瞳孔中心からのずれや，角膜面を基準として傾斜を起こす．レンズ偏心や傾斜は，主に遠見視力の低下を起こす．

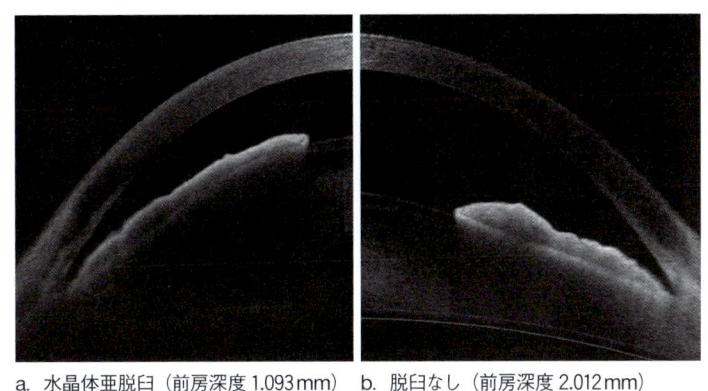

a. 水晶体亜脱臼（前房深度 1.093 mm）　b. 脱臼なし（前房深度 2.012 mm）

図5　前眼部光干渉断層計（OCT）による前眼部形状の検査
浅前房の場合，前眼部 OCT や Scheimpflug カメラを用いて，前房深度や隅角の形状などを検査しておく．両眼の前房深度に 0.2 mm 以上の差がある場合は，前房の浅いほうの眼は，水晶体の前方移動が起こっているので亜脱臼を疑う．

眼は，通常単焦点レンズを選択するが，現在は角膜内皮移植が可能なので，患者が移植を了承すれば，術後もし内皮代償不全に陥った場合でも移植をすることができる．そういう意味では，単焦点レンズを挿入する場合の内皮細胞密度による制限はなくなった．しかし，移植になれば健常角膜と同様の視機能は期待できない．そこで，術後に角膜の透明性維持が確実でない眼は，多焦点レンズ挿入の非適応と考えられる．内皮障害の程度は，本来の内皮疾患かそうでないかによって異なる．たとえば，Fuchs 角膜内皮ジストロフィは進行性の内皮疾患で，手術による内皮障害も強い．Fuchs 角膜内皮ジストロフィで，中央角膜内皮が 1,000 cells/mm² 以下であれば非適応である（図6）．その他の疾患では，およそ 800 cells/mm² 以上あれば大丈夫である．ただし，閉塞隅角症でレーザー虹彩切除術（laser iridotomy）を受けている眼や落屑症候群は，核硬化が強くて Zinn 小帯も脆弱なことが多く，手術侵襲が強くなるので，手術の難易度は考慮に入れる．

スペキュラーマイクロスコープによる内皮細胞密度は 1,000 cells/mm² 以下になると精度が悪いので，細胞密度のみでは判断できない．より正確なのは中央角膜厚（central corneal thickness；CCT）[*3] で，550 μm 以上は内皮の代償不全が始まっていると判断してよい．600 μm 以上あれば，すでに角膜浮腫の初期なので，術後に水疱性角膜症に至る確率は高い．多焦点レンズ挿入のためには，550 μm 以上は非適応としたほうがよい．

レンズ種類の決定のための検査

瞳孔径：多焦点レンズの種類を決める場合に，瞳孔径の検査が必要

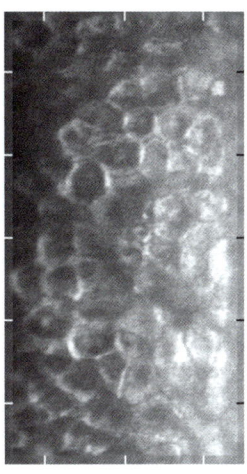

a.

Number		25
CD	/mm²	704
AVG	um²	1421
SD	um²	845
CV	%	59
Max	um²	2711
Min	um²	11
CCT		598 um

b.

図6　スペキュラーマイクロスコープによる内皮検査
中央角膜に dark area が広範囲に認められ，Fuchs 角膜内皮ジストロフィと考えられる．中央角膜厚も若干厚みを増しており，内皮代償不全による浮腫が始まっている．

[*3] 中央角膜厚（CCT）
CCT は，角膜浮腫を評価するのに適した指標である．CCT は，550 μm ぐらいまでが正常である．いろいろな検査で CCT を測定できるが，550 μm を超えていると，角膜内皮の代償不全が始まっていると考えられる．角膜浮腫があるような眼は，多焦点レンズには適さない．

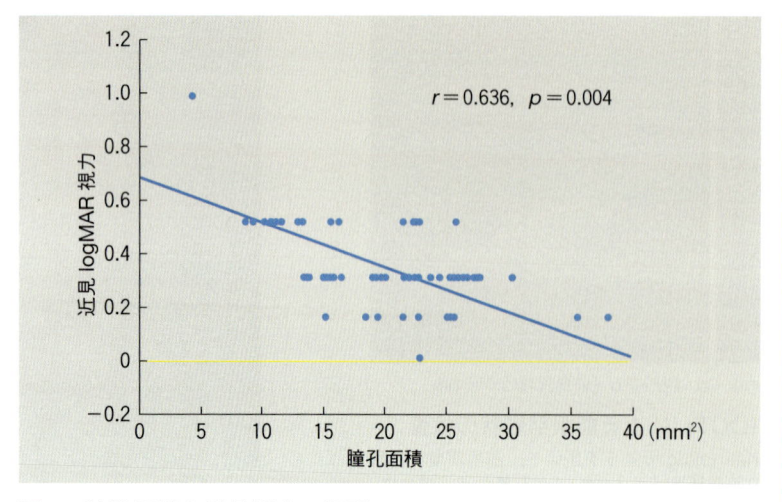

図7 瞳孔面積と近見視力の相関
屈折型レンズでは，瞳孔径と近見視力が相関する．瞳孔径が小さいと，近見視力が出ない．

である．屈折型は，瞳孔径が小さいと近見屈折ゾーンが露出しないので，近見視力が出ない（**図7**）[3]．回折型も，周辺ほど遠見優位になるapodizationが施されているタイプは，若干瞳孔径の影響を受ける[4]．一方，下方に屈折ゾーンが付加されている屈折型は，瞳孔径の影響を受けにくいと考えられる[5]．このようにデザインによって異なるが，一般に昼間視の瞳孔径が3mm以下のような患者は，屈折型よりも回折型を選択する．なお，瞳孔径の検査は，開放型の電子瞳孔計が好ましい（**図8**）．ただし，器械によって異なった値が出るので，使用する器械の特徴を調べておく必要がある．

レンズ度数決定のための検査

眼軸長：眼軸長の測定は，光学式測定器が使える場合は，精度は十分である．どの器械を用いても大きな差はないと思われる．それでも，多焦点レンズを挿入する場合は高い正確性が必要なので，術直前に他の検者が再度測定するなど，ダブルチェックしておくことが好ましい．超音波Aモードの値を用いなくてはならない場合は，術後屈折ずれは大きくなりやすいので，患者にも度数計算の精度が低下することを説明しておいたほうがよい．しかし，屈折ずれを起こした場合でも，多焦点では遠見矯正の眼鏡だけでよいが，単焦点では遠見と近見の両方が必要になることを話しておくとよい．

角膜曲率半径（K値）：K値の測定は，現在はいろいろな測定器がある．マニュアルケラトメータ，オートケラトメータ，角膜トポグラフィー，前眼部光干渉断層計（anterior segment optical coherence

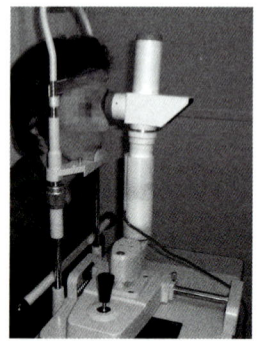

図8 電子瞳孔計
昼間視の瞳孔径を測定するには，開放型の電子瞳孔計が最も適している．

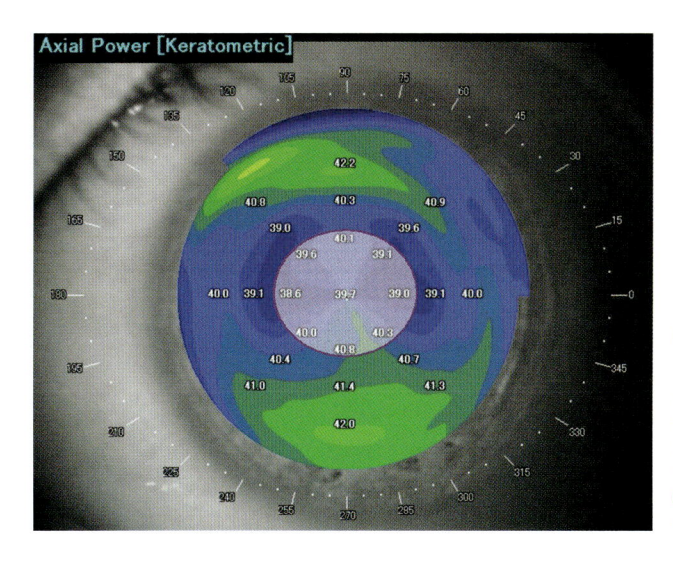

図9 前眼部 OCT による角膜形状異常眼の K 値の検査

角膜形状が異常な眼では，前眼部 OCT の中央角膜の前・後面の屈折力を合算した real power の中心部の値の平均が，理論上 K 値として最も好ましい．
○：角膜前後面 ACCP（adjusted average central corneal power）．

tomography；AS-OCT），さらに光学式眼軸長測定器にも付随している．それぞれの器械の再現性は良好だが，測定値が若干異なる傾向がある．多焦点レンズの度数計算は，高い精度が要求される．そこで，傾向を把握しておくために，どれかを中心にしておいたほうがよい．筆者は，オートケラトメータの K 値を中心に，他の器械の K 値も参考にしている．問題は，屈折矯正手術後など角膜形状の異常な眼であり，これらの場合は K 値がばらつく．異常が強い場合は，角膜前後面の屈折力を合算する AS-OCT などの測定値を中心に決定するが，必ずさまざまな方法で測定して，すべての測定値を参考にするほうがよい（図9）．

度数計算式：レンズ度数の計算には，第 4 世代の理論式を用いるが，各施設で使い慣れていれば，SRK/T 式，Holladay II 式など，どれを使ってもよい．ただし，強度近視の眼には Haigis-L 式の精度が高い．症例数が少ないうちはメーカー推奨の A 定数を用いるしかないが，症例数が増えれば A 定数の最適化をしておくとよい．

レンズ度数決定のための目標屈折：単焦点レンズでは，術後に遠視が残らないように，通常は若干近視寄りを目標とする．一方，多焦点レンズでは，近見は近用視力領域でカバーするので，近視寄りを目標にする必要はない．むしろ，等価球面度数が 0 に近いほうが好ましいので，乱視を考慮すると目標球面度数は若干遠視狙いになる．術後乱視を考慮して，等価球面度数が 0〜−0.25 D となるように，球面度数を決定するとよい．

（小川聡一郎，林　研）

IOL 度数決定のための角膜形状解析

　IOL（intraocular lens）度数計算において，光学式眼軸長測定装置の登場により予測精度は向上し，簡便化している．しかし，多焦点 IOL やトーリック IOL の登場，LASIK（laser in situ keratomileusis）など角膜屈折矯正手術後眼の増加により，角膜形状解析の重要性は増していると考えられる．オートケラトメータでは角膜前面約 3 mm 径の 4 点を，光学式眼軸長測定装置は数点から数十点を測定して角膜屈折力を決定しているが，角膜形状解析装置を使用することにより，さらに詳細なデータ，そして機種によっては角膜後面の屈折力を測定することが可能となった．

IOL 度数決定時のポイント

　IOL 度数決定に際して，角膜形状解析において下記 3 点に注意するように心掛けている．

1. 角膜形状・角膜不正乱視の評価：円錐角膜，角膜移植後眼や翼状片，そして LASIK, PRK（photorefractive keratectomy）や PTK（phototherapeutic keratectomy）といった角膜屈折矯正術後眼では，オートケラトメータの値を使用すると術後結果が大きくずれることがある（図 1）．角膜に淡い混濁・瘢痕がある症例などでも角膜屈折力が，近接の測定場所間でも数 D 違う場合もあり，注意が必要である．

　また，多焦点 IOL は，角膜不正乱視が強い症例では術後良好な視力を得ることができない可能性が高く，不適と考えている．さらに屈折度数の矯正のために術後追加 LASIK（タッチアップ）などが必要になる場合を想定し，円錐角膜などがないか，角膜厚は十分あるかなど，LASIK の適否を事前にチェックしておくことも必要である．

2. 角膜球面収差の評価：角膜球面収差を測定し，非球面 IOL か球面 IOL を決定する．角膜の球面収差がマイナスの症例では，球面収差がマイナスの非球面 IOL かを使用すると高次収差が増加するので，球面収差がプラスの球面 IOL を選択する．

3. 角膜正乱視の評価：乱視パターンの対称性，角膜不正乱視が強くないかをチェックする．角膜前面だけでなく後面の乱視度数・乱

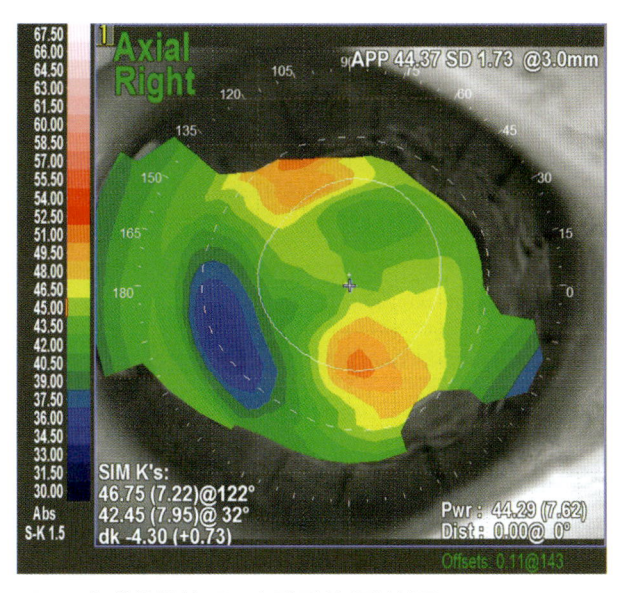

図1 角膜移植後眼の角膜形状解析結果
OPD-ScanⅡ（ニデック）のAPP 3mm, 44.37Dを使用してIOL度数計算し，良好な結果を得ることができた．オートケラトメータの値42.98Dを使用して同様に計算していると，約−1.5Dの近視化になっていたと想像される．

視軸をチェックすることで，トーリックIOL使用時における過矯正・低矯正予防につながる．

IOL度数決定時に使用する角膜屈折力

オートケラトメータは角膜前面のみしか測定できないので，前面と後面が一定の比率であるとし，換算屈折率（1.3375）を用いて角膜前面の値から角膜全屈折力を推定している．この方法は，健常角膜においては問題ないが，角膜不正乱視が強い症例や角膜屈折矯正術後眼ではその比率が変化しているため，オートケラトメータでの角膜全屈折力はずれてしまう．そこで，角膜形状解析装置によって得られた角膜屈折力を使用するのであるが，可能なかぎり多くの値を参照することが重要であり，筆者は**表1**の値などを利用している．

実際のIOL度数計算と結果

今後さらに増えてくるであろうLASIK後眼に対するIOL度数計算について，国内外からさまざまな方法が報告されているが絶対的な方法がなく，また，施設ごとに使用できる機器は限られている．われわれはAmerican Society of Cataract and Refractive Surgery（ASCRS）のウェブサイトにあるオンラインツール[*1]なども利用し

[*1] データを入力すると，複数の推奨されるIOL度数表示する，無料で便利なシステム．

表1　角膜屈折力として，筆者の参照している機種ごとの測定値

OPD-Scan II, III（ニデック）	Average power in pupil @ 3mm（APP 3mm）	3mm径平均角膜前面屈折値（図2）
TMS-5, CASIA（トーメーコーポレーション）	Real Power	角膜前面屈折力と角膜後面屈折力の和に，角膜の厚み補正を加えた角膜屈折力で，3mm径を使用（光線追跡法"OKULIX"で用いる角膜屈折力は，6mm径角膜前面曲率データと角膜後面曲率データを使用）．
TMS-4A（トーメーコーポレーション）	Average Central Corneal Power（ACCP）	3mm径平均角膜前面屈折力．
KR-1W（トプコン）	Sim K	角膜Axialマップ3mm円周上360の測定ポイントから算出した値．
ORBSCAN® II（Bausch & Lomb）	Total optical power（TOP）	4mm径平均角膜前後面屈折力．
Pentacam®（OCULUS）	Sim K値	Axialマップをもとに角膜頂点を中心とした15°リング上の値から算出されていて，3mm径とほぼ同じ位置になる．測定ポイント数は公開されていない．
	Total Corneal Refractive Power（TCRP）	レイトレーシングを使用して算出した角膜全体屈折力．特に角膜周辺に生じる球面収差を考慮している．
	Equivalent K-Readings（EKR）	LASIK後眼の角膜前後面を考慮した角膜屈折力で，通常の角膜屈折力（LASIKなどを行っていない角膜の前面から算出されるAxial値）と同様に，通常のIOL度数計算式に代入できるよう特殊な加工がされた値．加工方法については公開されていない．

トーリックIOLにはTCRP，LASIK後眼にはEKRが推奨されている．LASIK後眼に関しては，なかでも65% MEAN EKR 4.5mmを特に参考にしている．

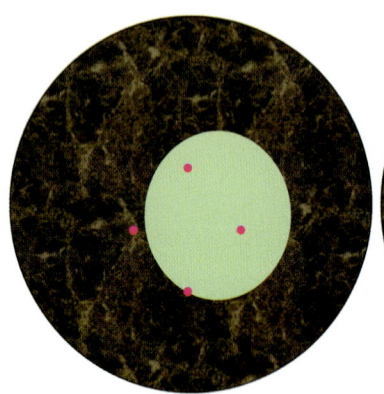

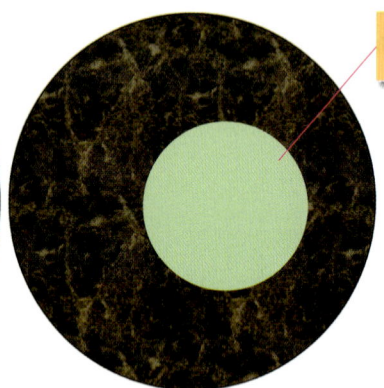

a. オートケラトメータ　　b. OPD-Scan II（APP 3mm）

図2　角膜屈折力の測定点
オートケラトメータ（a）では，3mm前後の4点の測定点であるが，OPD-Scan IIでは1,000か所以上（b），OPD-Scan IIIでは3,000か所前後となっている．

つつ，IOL-Station（ニデック）に搭載されているCamellin-Calossi式（C-C式）[1]をメインで使用している．C-C式の特徴は，術前の眼軸長，前房深度，水晶体厚から術後のIOLの位置（ELP；effective

文献はp.404参照．

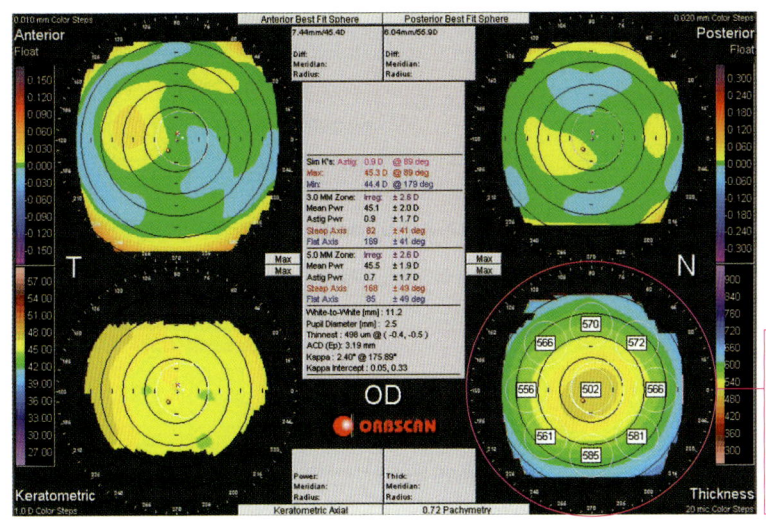

a. ORBSCAN®の角膜厚のマップ

b. IOL-Station の ORBSCAN®
角膜厚の入力画面.
Pentacam®の値なども可.

図3 Camellin-Calossi 式の LASIK, PRK 眼に対する角膜屈折力補正法
われわれは直径 6 mm（オリジナルは 3 mm）8 か所，中心の角膜厚を使用している．

a. オートケラトメータ
（ARK-700A）

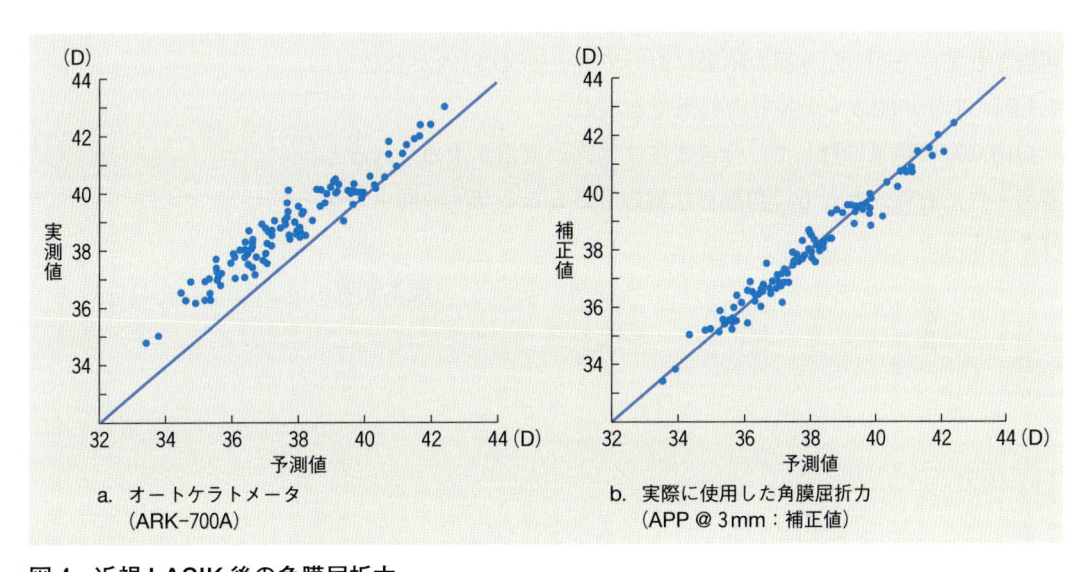

b. 実際に使用した角膜屈折力
（APP @ 3 mm：補正値）

図4 近視 LASIK 後の角膜屈折力
近視 LASIK 後眼の場合，オートケラトメータでは角膜屈折力が過大評価されることがわかる．

lens position）を予測していることと，屈折矯正手術前データがないケースにおいても，ORBSCAN® II や Pentacam® で測定した角膜厚分布を使用して矯正量を推測し計算可能なことである（図3）．

　角膜屈折力は，OPD-Scan で測定した APP 3 mm を使用している．IOL 度数計算時には矯正量に応じて補正されている．近視 LASIK 施行前後の屈折値から推定した予測角膜屈折力と，APP 3 mm の

表2 近視LASIK後眼のIOL度数計算結果

方法		屈折誤差 (D)	絶対屈折誤差 (D)	割合 (%) ±0.25 D	±0.50 D	±1.00 D
APP C-C式	全体	−0.08±0.60	0.43±0.42	47.4	69.2	92.3
	術前データ有 (60眼)	−0.18±0.57	0.43±0.41	48.3	68.3	93.3
	術前データ無 (18眼)	0.28±0.57	0.44±0.44	44.4	72.2	88.9
IOLMaster® Haigis-L式		−0.25±0.63	0.48±0.47	41.8	65.7	86.6

Camellin-Calossi式補正値の差は少なく，矯正量の多い症例でも差はわずかであった（図4）．オートケラトメータでは角膜屈折力は過大評価されて，そのままIOL度数計算に使用すると術後遠視化することになる．

近視LASIK後，53例78眼の術後3か月における結果を，IOLMaster®（Carl Zeiss Meditec）で測定しHaigis-L式で計算した結果とともに表2に示す．これまでもC-C式を利用した良好な結果が報告されているが[2,3]，今回の結果においても±0.5 D以内が69.2％，±1.0 D以内が92.3％と良好な結果であった．

白内障術後結果に対して，今後ますます高い要求が求められると考えられ，計算式とともに角膜形状解析もさらなる精度の向上が期待される．

（福本光樹）

文献

項目起始頁	文献番号	文献
		■ 涙液の画像診断
2	1	Yokoi N, et al：Reflective meniscometry：a non-invasive method to measure tear meniscus curvature. Br J Ophthalmol 1999；83：92-97.
2	2	Yokoi N, et al：Reflective meniscometry：a new field of dry eye assessment. Cornea 2000；19：S37-S43.
2	3	Yokoi N, et al：Correlation of tear lipid layer interference patterns with the diagnosis and severity of dry eye. Am J Ophthalmol 1996；122：818-824.
2	4	Yokoi N, et al：Rheology of tear film lipid layer spread in normal and aqueous tear-deficient dry eyes. Invest Ophthalmol Vis Sci 2008；49：5319-5324.
2	5	Maruyama K, et al：Effect of environmental conditions on tear dynamics in soft contact lens wearers. Invest Ophthalmol Vis Sci 2004；45：2563-2568.
2	6	Yokoi N, et al：Tear-film-oriented diagnosis and therapy for dry eye. In：Yokoi N, editor. Dry Eye Syndrome：Basic and Clinical Perspectives. London：Future Medicine；2013. p.96-108.
		■ 前眼部サーモグラフィー
14	1	Mapstone R：Measurement of corneal temperature. Exp Eye Res 1968；7：237-243.
14	2	Kawasaki S, et al：Evaluation of filtering bleb function by thermography. Br J Ophthalmol 2009：93：1331-1336.
14	3	Kamao T, et al：Screening for dry eye with newly developed ocular surface thermographer. Am J Ophthalmol 2011；151：782-791.
14	4	Hara Y, et al：Evaluation of allergic conjunctivitis by thermography. Ophthalmic Res 2014；51：161-166.
		■ マイボグラフィー
19	1	Lemp MA, et al：Distribution of aqueous-deficient and evaporative dry eye in a clinic-based patient cohort：a retrospective study. Cornea 2012；31：472-478.
19	2	Tapie R：Biomicroscopial study of Meibomian glands（in French）. Ann Ocul 1977；210：637-648.
19	3	Arita R, et al：Noncontact infrared meibography to document age-related changes of the meibomian glands in a normal population. Ophthalmology 2008；115：911-915.
19	4	Arita R, et al：A Newly Developed Noninvasive and Mobile Pen-Shaped Meibography System. Cornea 2012；32：242-247.
19	5	Pult H, et al：Relation between upper and lower lids' meibomian gland morphology, tear film, and dry eye. Optom Vis Sci 2012；89：E310-315.
19	6	Eom Y, et al：Correlation between quantitative measurements of tear film lipid layer thickness and meibomian gland loss in patients with obstructive meibomian gland dysfunction and normal controls. Am J Ophthalmol 2013；155：1104-1110.
19	7	根本裕次ら：非侵襲的マイボグラフィーで観察したMeibom腺癌の1例. 眼科臨床紀要 2014；7：95-99.
19	8	Arita R, et al：Objective image analysis of the meibomian gland area. Br J Ophthalmol 2013 [Epub ahead of print].

文献番号：アラビア数字（1, 2, 3…）は本文中に参照位置のある文献，ローマ数字（i, ii, iii…）は項目全体についての参考文献であることを示します。

項目起始頁	文献番号	文献
19	9	Arita R, et al：Topical diquafosol for patients with obstructive meibomian gland dysfunction. Br J Ophthalmol 2013；97：725-729.
		■生体共焦点顕微鏡
25	1	Chikama T, et al：*In vivo* biopsy by laser confocal microscopy for evaluation of traumatic recurrent corneal erosion. Mol Vis 2008；14：2333-2339.
25	i	Guthoff RF, et al：Atlas of Confocal Laser Scanning In-vivo Microscopy in Ophthalmology-Principles and Applications in Diagnosis and Therapeutic Ophthalmology. Berlin：Springer-Verlag；2006.
25	ii	近間泰一郎：生体共焦点顕微鏡検査．東京：メジカルビュー社；2010.
		■波面収差解析の測定原理
37	1	Thibos LN：Principles of Hartmann-Shack Aberrometry. J Refract Surg 2000；16：S563-565.
37	2	Gómez AC, et al：Principles and clinical applications of ray-tracing aberrometry（Part I）. J Emmetropia 2012；3：96-110.
37	3	Mrochen M, et al：Principles of Tscherning aberrometry. J Refract Surg 2000；16：S570-571.
37	4	藤枝正直：角膜トポグラファーと波面センサー：OPD スキャン．東京：メジカルビュー社；2002.
37	5	Maeda N, et al：Wavefront aberrations measured with Hartmann-Shack sensor in patients with keratoconus. Ophthalmology 2002；109：1996-2003.
37	6	Fujikado T, et al：Wavefront analysis of eye with monocular diplopia and cortical cataract. Am J Ophthalmol 2006；141：1138-1140.
37	7	Fujikado T, et al：Wavefront analysis of an eye with monocular triplopia and nuclear cataract. Am J Ophthalmol 2004；137：361-363.
37	8	Hirohara Y, et al：Optical quality of the eye degraded by time-varying wavefront aberrations with tear film dynamics. Jpn J Ophthalmol 2007；51：258-264.
37	9	Koh S, et al：Serial measurements of higher-order aberrations after blinking in patients with dry eye. Invest Ophthalmol Vis Sci 2008；49：133-138.
37	10	Ninomiya S, et al：Changes of ocular aberration with accommodation. Am J Ophthalmol 2002；134：924-926.
		■Hartmann 波面収差測定装置／WaveScan WaveFront™ System と iDesign® Advanced WaveScan
46	1	Liang J, et al：Objective measurement of wave aberrations of the human eye with the use of a Hartmann-Shack wavefront sensor. J Opt Soc Am A Opt Image Sci Vis 1994；11：1949-1957.
46	2	Maeda N：Clinical applications of wavefront aberrometry—a review. Clin Experiment Ophthalmol 2009；37：118-129.
46	3	Kohnen T, et al：Wavefront-guided LASIK with the Zyoptix 3.1 system for the correction of myopia and compound myopic astigmatism with 1-year follow-up：clinical outcome and change in higher order abberations. Ophthalmology 2004；111：2175-2185.
46	4	Mrochen M, et al：Wavefront-guided laser in situ keratomileusis：early results in three eyes. J Refract Surg 2000；16：116-121.
46	5	McDonald MB：Summit-Autonomous CustomCornea laser *in situ* keratomileusis outcomes. J Refract Surg 2000；16：S617-S618.

項目起始頁	文献番号	文献
46 - 6		黒田輝仁：Hartmann-Shack 波面センサー．眼科診療プラクティス 89 角膜形状解析の基礎と臨床．東京：文光堂；2002．p.104-105．
46 - 7		南　慶一郎ら：レーザー照射としてのゼルニケ VS フーリエ．IOL & RS 2007；21：223-226．
46 - 8		宮田和典ら：フーリエ変換波面パターン作製を用いた Wavefront-guided LASIK 臨床効果．あたらしい眼科 2009；26：705-708．
46 - 9		福岡佐知子：新収差計 iDesign を使った LASIK．あたらしい眼科 2013；30：217-219．

■ 眼球光学特性解析装置

65 - 1		Güell JL, et al：Optical Quality Analysis System；Instrument for objective clinical evaluation of ocular optical quality. J Cataract Refract Surg 2004；30：1598-1599.
65 - 2		Vilaseca M, et al：Intra- and intersession repeatability of a double-pass instrument. Optom Vis Sci 2010；87：675-681.
65 - 3		Saad A, et al：Repeatability of measurements with a double-pass system. J Cataract Refract Surg 2010；36：28-33.
65 - 4		Díaz-Doutón F, et al：Comparison of the retinal image quality with a Hartmann-Shack wavefront sensor and a double-pass instrument. Invest Ophthalmol Vis Sci 2006；47：1710-1716.
65 - 5		Kamiya K, et al：Effect of aging on optical quality and intraocular scattering using the double-pass instrument. Curr Eye Res 2012；37：884-888.
65 - 6		Kamiya K, et al：Clinical evaluation of optical quality and intraocular scattering after posterior chamber phakic intraocular lens implantation. Invest Ophthalmol Vis Sci 2012；53：3161-3166.

■ 角膜形状解析の測定原理

70 - 1		Krachmer JH, et al：Keratometry and Topography. Cornea, 3rd edition. St.Louis；Mosby；2011. p.161.
70 - 2		Corneal topography. American Academy of Ophthalmology. Ophthalmology 1999；106：1628-1638.
70 - 3		湖﨑　亮：角膜トポグラファーの種類と原理．身につく角膜トポグラフィーの検査と読み方．東京：金原出版；2012．

■ デュアルスリットスキャン角膜形状測定装置

86 - 1		金谷芳明ら：GALILEI™ を用いた眼内レンズ度数決定が有効であった放射状角膜切開術（RK）後の白内障手術 1 症例．眼科手術 2012；25：571-575．
86 - 2		金谷芳明ら：異なる 2 つの計算方法で眼内レンズ度数を決定した LASIK 後の白内障手術．眼科臨床紀要 2012；5：107-110．
86 - 3		荒井宏幸：LASIK 後の IOL 度数決定法．坪田一男編．眼科プラクティス 9 屈折矯正完全版．東京：文光堂；2006．p.94．

■ 角膜形状測定装置の使い分けについて教えてください

92 - 1		前田直之：眼科診療での角膜形状の検査．日本の眼科 1998；69：1011-1014．
92 - 2		Klyce SD：Computer-assisted corneal topography. High-resolution graphic presentation and analysis of keratoscopy. Invest Ophthalmol Vis Sci 1984；25：1426-1435.
92 - 3		Kojima T, et al：A new noninvasive tear stability analysis system for the assessment of dry eyes. Invest Ophthalmol Vis Sci 2004；45：1369-1374.

項目起始頁	文献番号	文献
92 – 4		Amano S, et al：Comparison of central corneal thickness measurements by rotating Scheimpflug camera, ultrasonic pachymetry, and scanning-slit corneal topography. Ophthalmology 2006；113：937-941.
92 – 5		Maeda N：Optical coherence tomography for corneal diseases. Eye Contact Lens 2010；36：524-259.
92 – 6		Nakagawa T, et al：Corneal topographic analysis in patients with keratoconus using 3-dimensional anterior segment optical coherence tomography. J Cataract Refract Surg 2011；37：1871-1878.

■ Scheimpflug カメラ／EAS-1000

96 – 1		Mayer H：Theodor Scheimpflug "His personality and lifework". Ophthalmic Res 1994；26 (suppl 1)；3-9.
96 – 2		Drew C：Depth of field in slit lamp photography. An optical solution using the Scheimpflug principle. Ophthalmologica 1964；148：143-150.
96 – 3		Hockwin O, et al：Age related changes in normal and cataractous human lens density obtained by microdensitometric image analysis of Scheimpflug photographs. Lens Res 1983；1：207-220.
96 – 4		Sasaki K, et al：The multi-purpose camera：A new anterior eye segment analysis system. Ophthalmic Res 1990；22(suppl 1)：3-8.
96 – 5		Sakamoto Y, et al：Accuracy of biometrical data obtained from the Nidek EAS-1000. Ophthalmic Res 1994；26(suppl 1)：26-32.
96 – 6		坂本保夫：水晶体所見の三次元解析とその表現法．日本白内障学会誌 1997；9：5-10.

■ time-domain 前眼部 OCT

108 – 1		Radhakrishnan S, et al：Real-time optical coherence tomography of the anterior segment at 1310nm. Arch Ophthalmol 2001；119：1179-1185.
108 – 2		Izatt JA, et al：Micrometer-scale resolution imaging of the anterior eye *in vivo* with optical coherence tomography. Arch Ophthalmol 1994；112：1584-1589.
108 – 3		Mohamed S, et al：Repeatability and reproducibility of pachymetric mapping with Visante anterior segment-optical coherence tomography. Invest Ophthalmol Vis Sci 2007；48：5499-5504.
108 – 4		Dinc UA, et al：Assessment of anterior chamber angle using Visante OCT, slit-lamp OCT, and Pentacam. Eur J Ophthalmol 2010；20：531-537.
108 – 5		Sandler SF, et al：Intra-observer and inter-observer reliability and reproducibility of slit-lamp-adapted optical coherence tomography for evaluation of anterior chamber depth and central corneal thickness. Ophthalmic Surg Lasers Imaging 2008；39：299-303.
108 – 6		Sakata LM, et al：Comparison of gonioscopy and anterior segment ocular coherence tomography in detecting angle closure in different quadrants of the anterior chamber angle. Ophthalmology 2008；115：769-774.
108 – 7		Leung CK, et al：Anterior chamber angle measurement with anterior segment optical coherence tomography：a comparison between slit lamp OCT and Visante OCT. Invest Ophthalmol Vis Sci 2008；49：3469-3474.
108 – 8		Dinc UA, et al：Assessment of anterior chamber depth using Visante optical coherence tomography, slitlamp optical coherence tomography, IOL Master, Pentacam and Orbscan IIz. Ophthalmologica 2010；224：341-346.
108 – 9		Lin RC, et al：Group index of the human cornea at 1.3-microm wavelength obtained in vitro by optical coherence domain reflectometry. Opt Lett 2004；29：83-85.

項目起始頁	文献番号	文献
108 – 10		Li H, et al：Comparative study of central corneal thickness measurement with slit-lamp optical coherence tomography and visante optical coherence tomography. Ophthalmology 2008；115：796-801.
		■ spectral-domain 前眼部 OCT
112 – 1		前田直之：前眼部 OCT でわかること．臨床眼科 2011；65：419-424.
112 – 2		Czajkowski G, et al：Tear meniscus measurement by spectral opyical coherencetomography. Optom Vis 2012；89：336-342.
112 – 3		Kim HY, et al：Comparison of central corneal thickness using anterior segment optical coherence tomography vs ultrasound pachymetry. Am J Ophthalmol 2008；145：228-232.
112 – 4		Goto S, et al：Interface fluid syndrome after laser *in situ* keratomileusis following herpetic keratouveitis. J Cataract Refract Surg 2013；39：1267-1270.
112 – 5		Maeda N：Evaluation of corneal epithelial and stromal thickness in keratoconus using spectral-domain optical coherence tomography. Jpn J Ophthalmol 2014；Jul 12.［Epub ahead of print］.
112 – 6		Karimi AH, et al：Automated detection and cell density assessment of keratocytes in the human corneal stroma from ultrahigh resolution optical coherence tomograms. Opt Express 2011；2：2905-2916.
112 – 7		Bizheva K, et al；*In vivo* volumetric imaging of the human corneo-scleral limbus with spectral domain OCT. Bimond Opt Express 2011；2：1794-1802.
		■ swept-source 前眼部 OCT
116 – 1		Yasuno Y, et al：Three-dimensional and high-speed swept-source optical coherence tomography for *in vivo* investigation of human anterior eye segments. Opt Express 2005；13：10652-10664.
116 – 2		森 秀樹：前眼部 OCT 型角膜トポグラファーの測定原理と特徴．視覚の科学 2011；32：102-107.
116 – 3		森 秀樹：CASIA を用いた円錐角膜に対するハードコンタクトレンズ処方（東京医大式 HCL 処方）．IOL & RS 2011；25：376-378.
		■ バイオメカニクス／Ocular Response Analyzer®
122 – 1		金子 真ら：空気噴流方式眼圧計で角膜変形遅れ特性が起こるメカニズムの解明．計測自動制御学会論文集 2007；43：78-84.
122 – 2		Kamiya K, et al：Factors affecting corneal hysteresis in normal eyes. Graefe's Arch Clin Exp Ophthalmol 2008；246：1491-1494.
122 – 3		Kamiya K, et al：Effect of aging on corneal biomechanical parameters using the ocular response analyzer. J Refract Surg 2009；25：888-893.
122 – 4		Terai N, et al：Identification of biomechanical properties of the cornea：the ocular response analyzer. Curr Eye Res 2012；37：553-562.
122 – 5		Moreno-Montanes J, et al：Reproducibility and clinical relevance of the ocular response analyzer in nonoperated eyes：corneal biomechanical and tonometric implications. Invest Ophthalmol Vis Sci 2008；49：968-974.
122 – 6		Kamiya K, et al：Comparison of the changes in corneal biomechanical properties after photorefractive keratectomy and laser in situ keratomileusis. Cornea 2009；28：765-769.
122 – 7		Kerautret J, et al：Biomechanical characteristics of the ectatic cornea. J Cataract Refract Surg 2008；34：510-513.

項目起始頁	文献番号	文献
122 – 8		Kamiya K, et al：Time course of corneal biomechanical parameters after phacoemulsification with intraocular lens implantation. Cornea 2010；29：1256-1260.
122 – 9		Luce DA：Determining in vivo biomechanical properties of the cornea with an ocular response analyzer. J Cataract Refract Surg 2005；31：156-162.
122 – 10		De Moraes CG, et al：Risk factors for visual field progression in treated glaucoma. Arch Ophthalmol 2011；129：562-568.
122 – 11		Morita T, et al：Corneal biomechanical properties in normal-tension glaucoma. Acta Ophthalmol 2012；90：e48-53.
		■ バイオメカニクス／Corvis®
127 – 1		Hong J, et al：A new tonometer-the Corvis ST tonometer：clinical comparison with noncontact and Goldmann applanation tonometers. Invest Ophthalmol Vis Sci 2013；54：659-665.
127 – 2		Hon Y, et al：Corneal deformation measurement using Scheimpflug noncontact tonometry. Optom Vis Sci 2013；90：e1-8.
127 – 3		Liu J, et al：Influence of corneal biomechanical properties on intraocular pressure measurement：quantitive analysis. J Cataract Refractive Surg 2005；31：146-155.
127 – 4		Faria-Correia F, et al：Scheimpflug-based tomography and biomechanical assessment in pressure-induced stromal keratopathy. J Refract Surg 2013；29：356-358.
127 – 5		Reznicek L, et al：Evaluation of a novel Scheimpflug-based non-contact tonometer in healthy subjects and patients with ocular hypertension and glaucoma. Br J Ophthalmol 2013；97：1410-1414.
127 – 6		Nemeth G, et al：Repeatability of ocular biomechanical data measurements with a Scheimpflug-based noncontact device on normal corneas. J Refract Surg 2013；29：558-563.
		■ スペキュラーマイクロスコープ
131 – 1		Murphy C, et al：Prenatal and postnatal cellularity of the human corneal endothelium. A quantitative histologic study. Invest Ophthalmol Vis Sci 1984；25：312-322.
131 – 2		大原國俊ら：角膜内皮細胞形態のパラメーター．日本眼科学会雑誌 1987；91：1073-1078.
		■ 周辺前房深度計
148 – 1		Yamamoto T, et al：The Tajimi Study report 2：prevalence of primary angle closure and secondary glaucoma in a Japanese population. Ophthalmology 2005；112：1661-1669.
148 – 2		Sawaguchi S, et al：Prevalence of primary angle closure and primary angle-closure glaucoma in a southwestern rural population of Japan：The Kumejima Study. Ophthalmology 2012；119：1134-1142.
148 – 3		Kashiwagi K, et al：Case finding of angle closure glaucoma in public health examination with scanning peripheral anterior chamber depth analyzer. J Glaucoma 2007；16：589-593.
148 – 4		Kashiwagi K, et al：Five-year incidence of angle closure among glaucoma health examination participants. Graefes Arch Clin Exp Ophthalmol 2013；251：1219-1228.
148 – 5		Pan Z, et al：Longitudinal changes in anterior chamber configuration in eyes with open-angle glaucoma and associated factors. J Glaucoma 2012；21：296-301.
148 – 6		Kashiwagi K, et al：Changes in anterior chamber depth due to contusion. Ophthalmic Res 2009；42：193-198.
		■ 前眼部蛍光検査
161 – 1		Oshika T, et al：Aqueous flare intensity and age. Jpn J Ophthalmol 1989；33：237-242.

項目起始頁	文献番号	文献
161 - 2		El-Harazi SM, et al：Quantitative assessment of aqueous flare：the effect of age and pupillary dilation. Ophthalmic Surg Lasers 2002；33：379-382.
161 - 3		東原尚代：前眼部蛍光造影のコツ．前田直之編．眼科インストラクションコース 19 眼科診療のスキルアップ 前眼部編．東京：メジカルビュー；2009．p.168-171.
161 - 4		Parodi MB, et al：Iris indocyanine green angiography in pseudoexfoliation syndrome and capsular glaucoma. Acta Ophthalmol Scand 2000；78：437-442.
161 - 5		東原尚代；角膜疾患 Q&A　検査編　前眼部フルオロフォトメトリーの有用性について教えてください．あたらしい眼科 2007；23（臨時増刊）：133-135.
161 - 6		Wang L, et al：Corneal endothelial changes and aqueous flare intensity in pseudoexfoliation syndrome. Ophthalmologica 1999；213：387-391.
161 - 7		Naumann GO, et al：Pseudoexfoliation syndrome for the comprehensive ophthalmologist. Intraocular and systemic manifestations. Ophthalmology 1998；105：951-968.
161 - 8		東原尚代；レーザー虹彩切開術後水疱性角膜症の病態―血液・房水柵破綻説―．あたらしい眼科 2007；27：871-878.
161 - 9		Higashihara H, et al：The blood-aqueous barrier breakdown in eyes with endothelial decompensation after argon laser iridotomy. Br J Ophthalmol 2011；95：1032-1034.

■ コンタクトレンズ処方のための画像診断

166 - 1		中川智哉ら：円錐角膜における光干渉断層計トポグラファーによる角膜形状解析と装用コンタクトレンズベースカーブとの関係．日本コンタクトレンズ学会誌 2012；54：159-164.
166 - 2		森　秀樹：CASIA を用いた円錐角膜に対するハードコンタクトレンズ処方（東京医大式 HCL 処方）．IOL & RS 2011；25：376-378.
166 - 3		糸井素純ら：円錐角膜患者の球面 HCL のベースカーブと前眼部 OCT で算出されたインデックスの関係．日本コンタクトレンズ学会誌 2012；54：278-282.
166 - 4		前田直之ら：角膜形状解析の臨床応用．初期円錐角膜の診断とコンタクトレンズ処方．日本コンタクトレンズ学会誌 1990；32：59-62.
166 - 5		桂　真理ら：自動角膜形状解析装置（システムフォルム 200）による HCL 処方．日本コンタクトレンズ学会誌 1986；28：139-143.
166 - 6		猪原博之ら：近視及び近視性乱視症例に対するビデオケラトスコープによる高ガス透過性コンタクトレンズ自動処方．日本コンタクトレンズ学会誌 1997；39：209-213.
166 - 7		糸井素純ら：前眼部 OCT を利用した球面 HCL 処方におけるトライアルレンズの BC 選択プログラム．日本コンタクトレンズ学会誌 2013；55：2-6.
166 - 8		糸井素純：多段階カーブハードコンタクトレンズ．あたらしい眼科 2002；19：411-417.

■ 眼瞼圧の測定法と結果のとらえかたについて教えてください

176 - 1		Ehrmann K, et al：A novel instrument to quantify the tension of upper and lower eyelids. Cont Lens Anterior Eye 2001；24：65-72.
176 - 2		Vihlen FS, et al：The relation between eyelid tension, corneal toricity, and age. Invest Ophthalmol Vis Sci 1983；24：1367-1373.
176 - 3		Sakai E, et al：Blepharo-tensiometer：new eyelid pressure measurement system using tactile pressure sensor. Eye Contact Lens 2012；38：326-330.

■ オルソケラトロジーのための画像診断

179 - 1		Cho P, et al：The longitudinal orthokeratology research in children (LORIC) in Hong Kong：a pilot study on refractive changes and myopic control. Curr Eye Res 2005；30：71-80.

項目起始頁	文献番号	文献
179	2	Walline JJ, et al：Corneal reshaping and myopia progression. Br J Ophthalmol 2009；93：1181-1185.
179	3	Kakita T, et al：Influence of overnight orthokeratology on axial elongation in childhood myopia. Invest Ophthalmol Vis Sci 2011；52：2170-2174.
179	4	Cho P, et al：Retardation of myopia in Orthokeratology (ROMIO) study：a 2-year randomized clinical trial. Invest Ophthalmol Vis Sci 2012；53：7077-7085.
179	5	Santodomingo-Rubido J, et al：Myopia control with orthokeratology contact lenses in Spain：refractive and biometric changes. Invest Ophthalmol Vis Sci 2012；53：5060-5065.
179	6	Hiraoka T, et al：Long-term effect of overnight orthokeratology on axial length elongation in childhood myopia：a 5-year follow-up study. Invest Ophthalmol Vis Sci 2012；53：3913-3919.
179	7	大橋裕一ら：オルソケラトロジー・ガイドライン．日本眼科学会雑誌 2009；113：676-679.
179	8	Hiraoka T, et al：Influence of induced decentered orthokeratology lens on ocular higher-order wavefront aberrations and contrast sensitivity function. J Cataract Refract Surg 2009；35：1918-1926.
179	9	Hiraoka T, et al：Patient satisfaction and clinical outcomes after overnight orthokeratology. Optom Vis Sci 2009；86：875-882.

■ LASIK適応決定のための画像診断

項目起始頁	文献番号	文献
186	1	Randleman JB, et al：Risk assessment for ectasia after corneal refractive surgery. Ophthalmology 2008；115：37-50.
186	2	Swartz T, et al：Measuring the cornea：the latest developments in corneal topography. Curr Opin Ophthalmol 2007；18：325-333.
186	3	Corbett MC：The topography od the nomal cornea. Eur J Implant Ref Surg 1994；6：286-297.
186	4	Belin MW, et al：Keratoconus/Ectasia detection with the Oculus Pentacam：Belin/Ambrósio enhanced ectasia display. Highlights of Ophthalmology 2007：35；5-12.
186	5	Yadav R, et al：Epithelium and Bowman's layer thickness and light scatter in keratoconic cornea evaluated using ultrahigh resolution optical coherence tomography. J Biomed Opt 2012；17：116010.
186	6	Reinstein DZ, et al：Epithelial, stromal, and total corneal thickness in keratoconus：three-dimensional display with artemis very-high frequency digital ultrasound. J Refract Surg 2010；26：259-271.
186	7	Amano S, et al：A case of keratoconus progression associated with the use of topical latanoprost. Jpn J Ophthalmol 2008；52：334-336.
186	8	Honda N, et al：Effect of latanoprost on the expression of matrix metalloproteinases and tissue inhibitor of metalloproteinase 1 on the ocular surface. Arch Ophthalmol 2010；128：466-471.

■ エクタジアスコアについて教えてください

項目起始頁	文献番号	文献
196	1	Seiler T, et al：Iatrogenic keratectasia after laser *in situ* keratomileusis. J Refract Surg 1998；14：312-317.
196	2	Randleman JB, et al：Risk assessment for ectasia after corneal refractive surgery. Ophthalmology 2008；115：37-50.
196	3	Randleman JB, et al：Depth-dependent cohesive tensile strength in human donor corneas：implications for refractive surgery. J Refract Surg 2008；24：S85-S89.
196	4	Flanagan G, et al：Estimating residual stromal thickness before and after laser *in situ* keratomileusis. J Cataract Refract Surg 2003；29：1674-1683.

項目起始頁	文献番号	文献
196 - 5		Reinstein DZ, et al：Probability model of the inaccuracy of residual stromal thickness prediction to reduce the risk of ectasia after LASIK part II：quantifying population risk. J Refract Surg 2006；22：861-870.

■ 波面収差ガイド LASIK のための画像診断

項目起始頁	文献番号	文献
200 - 1		Liang J, et al：Supernormal vision and high-resolution retinal imaging through adaptive optics. J Opt Soc Am A Opt Image Sci Vis 1997；14：2884-2892.
200 - 2		Marcos S, et al：Optical response to LASIK surgery for myopia from total and corneal aberration measurements. Invest Ophthalmol Vis Sci 2001；42：3349-3356.
200 - 3		Holladay JT, et al：Functional vision and corneal changes after laser *in situ* keratomileusis determined by contrast sensitivity, glare testing, and corneal topography. J Cataract Refract Surg 1999；25：663-669.
200 - 4		McCormick GJ, et al：Higher-order aberrations in eyes with irregular corneas after laser refractive surgery. Ophthalmology 2005；112：1699-1709.
200 - 5		Schallhorn SC, et al：Comparison of night driving performance after wavefront-guided and conventional LASIK for moderate myopia. Ophthalmology 2009；116：702-709.

■ ICL 適応決定，レンズ選択のための画像診断

項目起始頁	文献番号	文献
209 - 1		酒井幸弘ら：前房深度測定の比較．視覚の科学 2005；26：98-101.
209 - 2		磯谷尚輝ら：乱視矯正可能な有水晶体眼内レンズを使用した屈折矯正手術．臨床眼科 2006；60：1769-1774.
209 - 3		Pop M, et al：Predicting sulcus size using ocular measurements. J Cataract Refract Surg 2001；27：1033-1038.
209 - 4		Kamiya K, et al：Factors affecting the vaulting after implantable collamer lens implantation. J Refract Surg 2009；25：259-264.
209 - 5		Gonvers M, et al：Implantable contact lens for moderate to high myopia：relationship of vaulting to cataract formation. J Cataract Refract Surg 2003；29：918-924.
209 - 6		Trindade F, et al：Cataract formation after posterior chamber phakic intraocular lens implantation. J Cataract Refract Surg 1998；24：1661-1663.
209 - 7		Fink AM, et al：Cataract development after implantation of the Staar Collamer posterior chamber phakic lens. J Cataract Refract Surg 1999；25：278-282.
209 - 8		Lege BA, et al：Age-related behavior of posterior chamber lenses in myopic phakic eyes during accommodation measured by anterior segment partial coherence interferometry. J Cataract Refract Surg 2006；32：999-1006.
209 - 9		Werner L, et al：Correlation between different measurements within the eye relative to phakic intraocular lens implantation. J Cataract Refract Surg 2004；30：1982-1988.
209 - 10		Oh J, et al：Direct measurement of the ciliary sulcus diameter by 35-megahertz ultrasound biomicroscopy. Ophthalmology 2007；114：1685-1688.
209 - 11		Kim KH, et al：Correlation between ciliary sulcus diameter measured by 35 MHz ultrasound biomicroscopy and other ocular measurements. J Cataract Refract Surg 2008；34：632-637.
209 - 12		横山　翔ら：広角測定を可能とした Ultrasound Biomicroscopy による毛様溝間距離の検討．視覚の科学 2009；30：12-17.
209 - 13		Kojima T, et al：Optimization of an implantable collamer lens sizing method using high-frequency ultrasound biomicroscopy. Am J Ophthalmol 2012；153：632-637.

項目起始頁	文献番号	文献
		■ LRI, フェムトセカンドレーザー AK のための画像診断
216	1	Budak K, et al：Limbal relaxing incisions with cataract surgery. J Cataract Refract Surg 1998；24：503-508.
216	2	Hoffart L, et al：Correction of postkeratoplasty astigmatism by femtosecond laser compared with mechanized astigmatic keratotomy. Am J Ophthalmol 2009；147：779-787.
216	3	Nubile M, et al：Femtosecond laser arcuate keratotomy for the correction of high astigmatism after keratoplasty. Ophthalmology 2009；116：1083-1092.
216	4	Shimizu K, et al：Toric intraocular lenses：correcting astigmatism while controlling axis shift. J Cataract Refract Surg 1994；20：523-526.
216	5	Miyata K, et al：Limbal relaxing incisions using a reference point and corneal topography for intraoperative identification of the steepest meridian. J Refract Surg 2011；27：339-344.
		■ ドライアイの画像診断
220	1	島﨑　潤：2006 年ドライアイ診断基準. あたらしい眼科 2007；24：181-184.
220	2	Koh S, et al：Effect of airflow exposure on the tear meniscus. J Ophthalmol 2012；2012：983182.
220	3	Koh S, et al：Effect of tear film break-up on higher-order aberrations measured with wavefront sensor. Am J Ophthalmol 2002；134：115-117.
220	4	Koh S, et al：Serial measurements of higher-order aberrations after blinking in normal subjects. Invest Ophthalmol Vis Sci 2006；47：3318-3324.
220	5	高　静花：ブルーフリーフィルタを使うと，どうして結膜の上皮障害が見やすいのですか？ 専門医のための眼科診療クオリファイ 19 ドライアイスペシャリストへの道. 東京：中山書店；2013. p.157-160.
220	6	横井則彦ら：涙液メニスカスの曲率半径測定法─メニスコメトリー法. 臨床眼科 2005；59：77-83.
220	7	Koh S, et al：Simultaneous measurement of tear film dynamics using wavefront sensor and optical coherence tomography. Invest Ophthalmol Vis Sci 2010；51：3441-3448.
		■ 涙道疾患の画像診断
227	1	鈴木　亨：内視鏡を用いた涙道手術（涙道内視鏡手術）. 眼科手術 2003；16：485-491.
227	2	高　静花：涙液と高次収差. あたらしい眼科 2007；24：1461-1466.
227	3	井上　康ら：涙道閉塞に対する涙管チューブ挿入術による高次収差の変化. あたらしい眼科 2010；27：1709-1713.
227	4	鈴木　亨：光干渉断層計（OCT）を用いた涙液メニスカス高（TMH）の評価. あたらしい眼科 2013；30：923-928.
227	5	Zheng X, et al：New method for evaluation of early-phase tear clearance by anterior segment optical coherence tomography. Acta Ophthalmol 2014；92：e105-111.
227	6	井上　康ら：レバミピド懸濁点眼液をトレーサーとして用いた光干渉断層計涙液クリアランステスト. あたらしい眼科 2014；31：615-619.
		■ 結膜炎の画像診断
235	1	高村悦子ら：日本眼科学会アレルギー性結膜疾患診療ガイドライン（第 2 版）. 日本眼科学会雑誌 2010；114：829-870.
235	2	Fieguth P, et al：Automated measurement of bulbar redness. Invest Ophthalmol Vis Sci 2002；43：340-347.

項目起始頁	文献番号	文献
235 - 3		Schulze MM, et al: The use of fractal analysis and photometry to estimate the accuracy of bulbar redness grading scales. Invest Opthalmol Vis Sci 2008; 49: 1398-1406.
235 - 4		Fukushima A, et al: Image analyses of the kinetic changes of conjunctival hyperemia in histamine-induced conjunctivitis in Guinea pigs. Cornea 2009; 28: 694-698.
235 - 5		Fukushima A, et al: Image analyses of conjunctival hyperemia in guinea pig allergic conjunctivitis. Graefe's Arch Clin Exp Ophthalmol 2009; 247: 1571-1572.
235 - 6		角　環ら：ヒスタミンによる結膜充血に対する塩酸レボカバスチン（リボスチン点眼液0.025％）および塩酸オロパタジン点眼液（パタノール点眼液0.1％）の効果―実験モデルを用いた充血の定量的評価（画像解析）による比較試験. アレルギー・免疫 2009；16：82-86.
235 - 7		米田　剛ら：アレルギー性結膜炎患者における眼球結膜の画像解析による臨床評価. アレルギー・免疫 2012；19：114-119.
235 - 8		Yoneda T, et al: Automated hyperemia analysis software: reliability and reproducibility in healthy subjects. Jpn J Ophthalmol 2012; 56: 1-7.

■ 円錐角膜の画像診断

250 - 1		Rabinowitz YS: Keratoconus. Surv Ophthalmol 1998; 42: 297-319.
250 - 2		Nakagawa T, et al: Corneal topographic analysis in patients with keratoconus using 3-dimensional anterior segment optical coherence tomography. J Cataract Refract Surg 2011; 37: 1871-1878.
250 - 3		Maeda N, et al: Wavefront aberrations measured with Hartmann-Shack sensor in patients with keratoconus. Ophthalmology 2002; 109: 1996-2003.
250 - 4		Nakagawa T, et al: Higher-order aberrations due to the posterior corneal surface in patients with keratoconus. Invest Ophthalmol Vis Sci 2009; 50: 2660-2665.
250 - 5		Shah S, et al: Assessment of the biomechanical properties of the cornea with the ocular response analyzer in normal and keratoconic eyes. Invest Ophthalmol Vis Sci 2007; 48: 3026-3031.
250 - 6		Fukuda S, et al: Keratoconus diagnosis using anterior segment polarization-sensitive optical coherence tomography. Invest Ophthalmol Vis Sci 2013; 54: 1384-1391.

■ ペルーシド角膜辺縁変性と円錐角膜の違いを教えてください

258 - 1		Krachmer JH: Pellucid marginal corneal degeneration. Arch Ophthalmol 1978; 96: 1217-1221.
258 - 2		Oie Y, et al: Characteristics of ocular higher-order aberrations in patients with pellucid marginal corneal degeneration. J Cataract Refract Surg 2008; 34: 1928-1934.

■ 角膜内リングの画像診断

260 - 1		Colin J, et al: Correctiong keratocornus with intracorneal rings. J Cataract Refract Surg 2000; 26: 1117-1122.
260 - 2		Siganos CS, et al: Management of keratocornus with Intacs. Am J Ophthalmol 2003; 135: 64-70.
260 - 3		Coskunseven E, et al; Effect of treatment sequence in combined intrastromal corneal rings and corneal collagen crosslinking for keratocornus. J Cataract Refract Surg 2009; 35: 2084-2091.

■ 角膜クロスリンキングの画像診断

264 - 1		Wollensak G, et al: Riboflavin/ultraviolet-a-induced collagen crosslinking for the treatment of keratoconus. Am J Ophthalmol 2003; 135: 620-627.

項目起始頁	文献番号	文献
264 - 2		Wollensak G, et al：Corneal endothelial cytotoxicity of riboflavin/UVA treatment in vitro. Ophthalmic Res 2003；35：324-328.
264 - 3		Wittig-Silva C, et al：A randomized controlled trial of corneal collagen cross-linking in progressive keratoconus：preliminary results. J Refract Surg 2008；24：S720-725.
264 - 4		Greenstein SA, et al：Corneal thickness changes after corneal collagen crosslinking for keratoconus and corneal ectasia：one-year results. J Cataract Refract Surg 2011；37：691-700
264 - 5		Kato N, et al：Deep stromal opacity after corneal cross-linking. Cornea 2013；32：895-898.
		■ 角膜内皮疾患の画像診断
269 - 1		木下　茂ら：角膜内皮障害の重症度分類．日本眼科学会雑誌 2014；118：81-83.
269 - 2		Shiraishi A, et al：Demonstration of "owl's eye" morphology by confocal microscopy in a patient with presumed cytomegalovirus corneal endotheliitis. Am J Ophthalmol 2007；143：715-717.
269 - 3		Yokogawa H, et al：Mapping owl's eye cells of patients with cytomegalovirus corneal endotheliitis using in vivo laser confocal microscopy. Jpn J Ophthalmol 2013；57：80-84.
		■ 前眼部疾患の共焦点顕微鏡
275 - 1		Stave J, et al：Der modifizierte Heidelberg-Retina-Tomograph HRT. Erste Ergebnisse einer *In-vivo*-Darstellung von kornealen Strukturen. Ophthalmologe 2002；99：276-280.
275 - 2		Kobayashi A, et al：*In vivo* Biopsy of the Human Cornea. In：Lagali N, editor. Confocal Laser Microscopy-Principles and Applications in Medicine, Biology, and the Food Sciences. Rijeka：Intech；2013. p.39-49.
275 - 3		Kobayashi A, et al：*In vivo* laser confocal microscopy of Bowman's layer of the cornea. Ophthalmology 2006；113：2203-2208.
275 - 4		Kobayashi A, et al：*In vivo* and *ex vivo* laser confocal microscopy findings in patients with early-stage Acanthamoeba keratitis. Cornea 2008；27：439-445.
275 - 5		Shiraishi A, et al：Demonstration of "owl's eye" morphology by confocal microscopy in a patient with presumed cytomegalovirus corneal endotheliitis. Am J Ophthalmol 2007；143：715-717.
275 - 6		Kobayashi A, et al：Clinical significance of owl eye morphologic features by *in vivo* laser confocal microscopy in patients with cytomegalovirus corneal endotheliitis. Am J Ophthalmol 2012；153：445-453.
275 - 7		Kobayashi A, et al：*In vivo* laser confocal microscopy findings for Bowman's layer dystrophies (Thiel-Behnke and Reis-Bücklers corneal dystrophies). Ophthalmology 2007；114：69-75.
275 - 8		Kobayashi A, et al：*In vivo* laser confocal microscopic findings of corneal stromal dystrophies. Arch Ophthalmol 2007；125：1168-1173.
275 - 9		Kobayashi A, et al：*In vivo* laser confocal microscopy findings and mutational analysis for Schnyder's crystalline corneal dystrophy. Ophthalmology 2009；116：1029-1037.
275 - 10		Kobayashi A, et al：*In vivo* laser confocal microscopy after descemet stripping with automated endothelial keratoplasty. Am J Ophthalmol 2008；145：977-985.
		■ 角膜移植適応決定のための画像診断
280 - 1		Huang D, et al：Optical coherence tomography. Science 1991；254：1178-1181.
280 - 2		Fercher AF, et al：*In vivo* optical coherence tomography. Am J Ophthalmol 1993；116：113-114.

項目起始頁	文献番号	文献
280-3		Swanson EA, et al：*In vivo* retinal imaging by optical coherence tomography. Opt Lett 1993；18：1864-1866.
280-4		Radhakrishnan S, et al：Real-time optical coherence tomography of the anterior segment at 1310 nm. Arch Ophthalmol 2001；119：1179-1185.
280-5		Radhakrishnan S, et al：Comparison of optical coherence tomography and ultrasound biomicroscopy for detection of narrow anterior chamber angles. Arch Ophthalmol 2005；123：1053-1059.

■ 角膜移植のドナーの内皮はどのように検査しているのですか？

285-1		西　恭代ら：慶應義塾大学病院における海外ドナー角膜と国内ドナー角膜の比較検討．臨床眼科 2012；66：1337-1342.
285-2		滝川知里ら：眼科杉田病院における角膜移植術と強角膜片保存期間中の角膜内皮細胞減少．あたらしい眼科 1998；15：1147-1150.

■ 角膜移植術後の画像診断

288-1		島﨑　潤：角膜移植と乱視．あたらしい眼科 2000；17：1051-1056.
288-2		Shimazaki J, et al：Intraoperative versus postoperative suture adjustment after penetrating keratoplasty. Cornea 1998；17：590-594.
288-3		Shimazaki J, et al：Analysis of videokeratography after penetrating keratoplasty. Ophthalmology 1997；104：2077-2084.
288-4		Yamaguchi T, et al：The contribution of the posterior surface to the corneal aberrations in eyes after keratoplasty. Invest Ophthalmol Vis Sci 2011；5；52：6222-6229.
288-5		Ing JJ, et al：Ten-year postoperative results of penetrating keratoplasty. Ophthalmology 1998；105：1855-1865.
288-6		Niederer RL, et al：Corneal innervation and cellular changes after corneal transplantation：an *in vivo* confocal microscopy study. Invest Ophthalmol Vis Sci 2007；48：621-626.
288-7		Kobayashi A, et al：*In vivo* laser confocal microscopy after Descemet's membrane endothelial keratoplasty. Ophthalmology 2013；120：923-930.
288-8		Kobayashi A, et al：*In vivo* laser confocal microscopy after descemet stripping with automated endothelial keratoplasty. Am J Ophthalmol 2008；145：977-985.

■ 閉塞隅角緑内障の画像診断

298-1		日本緑内障学会緑内障診療ガイドライン作成委員会：緑内障診療ガイドライン第3版．日本眼科学会雑誌 2012；116：3-46.
298-2		Foster P, et al：Epidemiology, slassification and mechanism. In：Weinreb RN, et al, editors. Angle closure and angle closure glaucoma. Amsterdam：Kugler Publications；2006. p.1-20.

■ 発達緑内障の画像診断

309-1		藤巻拓郎：子どもの眼の病変．順天堂医学 2010；56：209-214.
309-2		松下賢治：眼科手術 2014；27：43-50.
309-3		阿部春樹ら：緑内障手術．緑内障診療ガイドライン．日本眼科学会雑誌 2012；113：15-18.
309-4		Sampaolesi R, et al：Chapter 2. The Glaucomas Volume I Pediatric Glaucomas. Berlin：Springler；2009. p.9.
309-5		中村　誠：早発型発達緑内障の弱視化要因．日本眼科学会雑誌 2009；113：1145-1152.
309-6		Waring GO 3rd, et al：Anterior chamber cleavage syndrome. A stepladder classification. Surv Ophthalmol 1975；20：3-27.

項目起始頁	文献番号	文献
309	7	加藤桂一郎：眼科診療プラクティス93 眼科学の歴史．東京：文光堂；2003．p.79-83.
309	8	渡邉郁緒：緑内障．眼科診療プラクティス93 眼科学の歴史．東京：文光堂；2003．p.94-99.
309	9	河嶋瑠美：対光反射による虹彩体積変動に対する自律神経の影響．日本眼科学会雑誌 2012；157：50-51.
309	10	Sampaolesi R, et al：Chapter 13. The Glaucomas Volume I Pediatric Glaucomas. Berlin：Springler；2009. p.107-117.
309	11	水尾源太郎：前房隅角の視診法．日本眼科学会雑誌 1913；17：507-522.
309	12	佐々木崇暁：広画角デジタル眼撮影装置（RetCam）による隅角検査の試み．臨床眼科 2012；66：1197-1200.
309	13	Yanoff M, et al：Glaucoma. impaired outflow. Ocular pathology 4th ed. London：Mosby Wolfe；1996. p.577-583.
309	14	北澤克明：7. 診断と管理．緑内障．東京：医学書院；2004. p.283-304.
309	15	Sampaolesi R, et al：Chapter 21. The Glaucomas Volume I Pediatric Glaucomas. Berlin：Springler；2009. p.382-387.
■ 続発緑内障の画像診断		
321	i	Pavlin CJ, et al：Ultrasound Biomicroscopy of the Eye. New York：Springer-Verlag；1995.
321	ii	Chua J, et al：Use of anterior segment optical coherence tomography to assess secondary glaucoma after penetrating keratoplasty. Cornea 2009；28：234-245.
321	iii	田原昭彦ら：前房隅角の発達．臨床眼科 1997；51：1420-1421.
■ OCTによる隅角の評価		
326	1	Usui T, et al：Identification of Schlemm's canal and its surrounding tissues by anterior segment fourier domain optical coherence tomography. Invest Ophthalmol Vis Sci 2011；52：6934-6939.
326	2	He M, et al：Laser peripheral iridotomy in primary angle-closure suspects：biometric and gonioscopic outcomes：the Liwan Eye Study. Ophthalmology 2007；114：494-500.
326	3	He M, et al：Laser peripheral iridotomy in eyes with narrow drainage angles：ultrasound biomicroscopy outcomes. The Liwan Eye Study. Ophthalmology 2007；114：1513-1519.
326	4	Eslami Y, et al：Effect of adjunctive viscogonioplasty on drainage angle status in cataract surgery：a fandomized clinical trial. Clin Experiment Ophthalmol 2013；41：368-378.
■ 線維柱帯切除術後の画像診断		
331	1	Cantor LB, et al：Morphologic classification of filtering blebs after glaucoma filtration surgery：the Indiana Bleb Appearance Grading Scale. J Glaucoma 2003；12：266-271.
331	2	Yamamoto T, et al：An ultrasound biomicroscopic study of filtering blebs after mitomycin C trabeculectomy. Ophthalmology 1995；102：1770-1776.
331	3	Huang D, et al：Optical coherence tomography. Science 1991；254：1178-1181.
331	4	Radhakrishnan S, et al：Real-time optical coherence tomography of the anterior segment at 1310 nm. Arch Ophthalmol 2001；119：1179-1185.
331	5	Kawana K, et al：Evaluation of trabeculectomy blebs using 3-dimensional cornea and anterior segment optical coherence tomography. Ophthalmology 2009；116：848-855.

項目起始頁	文献番号	文献
		■ 白内障の定量的解析
340	1	Thylefors B, et al：A simplified cataract grading system. Ophthalmic Epidemiol 2002；9：83-95.
340	2	佐々木　洋：水晶体の混濁．IV．中間透光体．大鹿哲郎ら編．眼科プラクティス25眼のバイオメトリー：眼を正確に測定する．東京：文光堂；2009．154-159.
340	3	坂本保夫：水晶体の光学特性．IV．中間透光体．大鹿哲郎ら編．眼科プラクティス25眼のバイオメトリー：眼を正確に測定する．東京：文光堂；2009．160-167.
340	4	Vrensen G, et al：Heterogeneity in ultrastructure and elemental composition of perinuclear lens retrodots. Intest Ophthalmol Vis Sci 1994；35：199-206.
340	5	坂本保夫：水晶体Retrodots混濁（眼内レンズセミナー252）．あたらしい眼科2007；24：61-62.
340	6	大沼一彦ら：PSFアナライザーの測定原理と臨床応用．視覚の科学2004；25：94-107.
340	7	神谷和孝：新しい眼球光学特性解析装置OQAS II．眼科手術2012；25：77-83.
		■ 白内障手術前の画像診断
347	1	三根慶子ら：角膜形状データと光線追跡に基づいた度数計算法OKULIX®とSRK/T法の比較．あたらしい眼科2011；28：131-134.
347	2	大谷伸一郎ら：エキシマレーザー角膜手術後眼の眼内レンズ度数計算における光線追跡法の有用性．あたらしい眼科2010；27：1717-1720.
347	3	Goto T, et al：A new method for tear film stability analysis using videoleratography. Am J Ophthalmol 2003；135：607-612.
		■ 波面収差測定装置で白内障の手術適応を決めることができますか？
355	1	Kuroda T, et al：Wavefront analysis in eyes with nuclear or cortical cataract. Am J Ophthalmol 2002；134：1-9.
355	2	Fujikado T, et al：Wavefront analysis of an eye with monocular triplopia and nuclear cataract. Am J Ophthalmol 2004；137：361-363.
355	3	Fujikado T, et al：Wavefront analysis of eye with monocular diplopia and cortical cataract. Am J Ophthalmol 2006；141：1138-1140.
355	4	不二門　尚：不正乱視の基礎と臨床研究（5-2）．その他の高次収差の臨床（総説）．視覚の科学2008；29：52-57.
355	5	前田直之：波面収差解析．結果の読み方．前田直之ら編．角膜トポグラファーと波面センサー．東京：メジカルビュー社；2002．p.109-119.
		■ トーリックIOL術前の画像診断
362	1	二宮欣彦：波面収差解析装置．臨床眼科2011；65：103-108.
362	2	二宮欣彦ら：オートケラトメーターの再現性およびピッチの違いがトーリック眼内レンズの適応や乱視矯正効果などに及ぼす影響のシミュレーション．日本眼科学会雑誌2013；117：621-628.
362	3	Thibos LN, et al：Power vector analysis of the optical outcome of refractive surgery. J Cataract Refract Surg 2001；27：80-85.
362	4	根岸一乃：トーリックIOLの適応と導入のコツ．IOL & RS 2010；24：363-368.
362	5	二宮欣彦ら：眼科における最新医工学　I．診断機器への応用　波面収差解析．臨床眼科2005；59：70-75.
362	6	前田直之：角膜形状からみた眼内レンズ選択．眼科手術2008；21：309-315.

項目起始頁	文献番号	文献
362 – 7		二宮欣彦ら：トーリック眼内レンズによる乱視矯正効果のベクトル解析．臨床眼科 2012；66：1147-1152．
362 – 8		二宮欣彦ら：波面センサーとオートケラトメーターの角膜乱視の比較．臨床眼科 2013；67：1673-1678．

■ トーリック IOL の軸ずれは，どのように対応したらよいのですか？

374 – 1		Jin H, et al：Impact of axis misalignment of toric intraocular lenses on refractive outcomes after cataract surgery. J Cataract Refract Surg 2010；36：2061-2072.
374 – 2		Hill W：Expected effects of surgically induced astigmatism on AcrySof toric intraocular lens results. J Cataract Refract Surg 2008；34：364-367.
374 – 3		Tseng SS, et al：Calculating the optimal rotation of a misaligned toric intraocular lens. J Cataract Refract Surg 2008；34：1767-1772.
374 – 4		Ma JJK, et al：Simple method for accurate alignment in toric phakic and aphakic intraocular lens implantation. J Cataract Refract Surg 2008；34：1631-1636.
374 – 5		Novis C：Astigmatism and toric intraocular lenses. Curr Opin Ophthalmol 2000；11：47-50.
374 – 6		二宮欣彦：波面収差解析装置．臨床眼科 2011；65：103-108．

■ 多焦点 IOL 術前の画像診断

377 – 1		Hayashi K, et al：Influence of astigmatism on multifocal and monofocal intraocular lenses. Am J Ophthalmol 2000；130：477-482.
377 – 2		Hayashi K, et al：Effect of astigmatism on a diffractive multifocal intraocular lens. J Cataract Refract Surg 2010；36：1323-1329.
377 – 3		Hayashi K, et al：Correlation between pupillary size and intraocular lens decentration and visual acuity of a zonal-progressive multifocal lens and monofocal lens. Ophthalmology 2001；108：2011-2017.
377 – 4		Hayashi K, et al：All-distance visual acuity in eyes with a nontinted or a yellow-tinted diffractive multifocal intraocular lens. Jpn J Ophthalmol 2009；53：100-106.
377 – 5		Alio JL, et al：Comparison of a new refractive multifocal intraocular lens with an inferior segmental near add and a diffractive multifocal intraocular lens. Ophthalmology 2012；119：555-563.

■ IOL 度数決定のための角膜形状解析

384 – 1		Camellin M, et al：A new formula for intraocular lens power calculation after refractive corneal surgery. J Refract Surg 2006；22：187-199.
384 – 2		渡辺純一ら：近視 LASIK 後の白内障手術における眼内レンズ度数計算精度．あたらしい眼科 2010；27：1689-1690．
384 – 3		尾藤洋子ら：特殊角膜における眼内レンズ度数決定 3．エキシマレーザー近視矯正手術後眼の眼内レンズ度数決定．あたらしい眼科 2013；30：607-614．

索引

あ行

アーケード血管	308
アーチファクト	100, 252, 256
アイバンク用スペキュラーマイクロスコープ	285
青色 LED	78
あおりの原理	96, 365
赤ぶどう酒様母斑	325
アカントアメーバ	33, 34
アカントアメーバ角膜炎	275
悪性緑内障	142, 143, 298
悪性リンパ腫	229
アシクロビル	115
アジャスト	288
アスペルギルス	277
アセタゾラミド	321, 324
圧センサー	176
圧迫因子	180
アトピー性角結膜炎	256
アトピー性皮膚炎	256
アマンタジン	190
アミオダロン角膜症	279
アミロイド沈着	256
アメーバシスト	29, 277
アライメントカーブ	179, 182
アルブミン	161
アレルギー性結膜炎	17, 240
アレルギー性結膜疾患	235
暗順応	160
移植後角膜	278
移植片対宿主病	232
イチゴ状血管腫	325
イリスコーダデュアル C10641	156
インターフェロメトリー	3, 7, 8
引張強度	197
インドシアニングリーン	161
ウェーブフロントアナライザー	50
ウェーブフロントアベレーション	200
うつむき位	302
エキシマレーザー	60, 201, 209, 282
エキシマレーザー屈折矯正手術	255
エクタジア	122, 168, 194, 260
エクタジアスコア	186, 191, 196
エスクレ®坐薬	313
エレベーションマップ	253
遠視性倒乱視眼	59
遠視性乱視	288
円錐角膜	43, 55, 70, 74−77, 81, 90, 93, 94, 106, 113, 118, 119, 122, 125, 129, 167, 168, 170, 172, 173, 175, 180, 181, 191, 193, 205, 209, 250−254, 258, 260, 264−266, 363, 369, 384
円錐角膜疑い	80, 186, 191, 197, 199, 250, 254
円錐角膜予測指数	90
円柱度数	206, 362
エンドトキシン	161
エンハンスメント手術	190
黄斑上膜	380
黄斑低形成	274
黄斑浮腫	380
オートケラトメータ	92, 386
オートレフケラトメータ	71
オートレフトポグラファー	11
オートレフラクトメータ	41
オーバーナイトオルソケラトロジー	179
オクアス II レフラクトメータ	345
オプティカルゾーン	174
オルソケラトロジー	170, 179

か行

外傷	152, 229, 307, 347
回旋点	195
解像度	105
開放隅角緑内障	298
核硬化	377, 381
核混濁	341, 344
核混濁程度	342
角度計	375
核白内障	356, 357, 378
角膜 Axial Power マップ	52, 53, 57
角膜 Instantaneous Power マップ	53
角膜移植	173, 280, 285, 288, 291
角膜移植後拒絶反応	31, 269, 270, 279
角膜インデックス	53
角膜エクタジア	260
角膜外傷	269
角膜潰瘍	291
角膜拡張症	128, 186, 208, 209, 255, 260, 264
角膜感染症	277
角膜曲率半径	149, 382
角膜曲率半径計測	212
角膜屈折率	111
角膜屈折力	212, 264, 362, 364, 385, 387
角膜屈折力マップ	52
角膜クロスリンキング	128, 262, 264, 267
角膜形状解析	117, 119, 243, 252, 288, 384
角膜形状測定装置複合機	50, 60
角膜形状変化	168
角膜厚	123, 130, 170, 187, 197, 252, 262, 267, 283, 290, 299
角膜厚解析	243
角膜高次収差マップ	52, 53
角膜後面沈着物	29, 270, 279
角膜混濁	111, 251, 256, 315, 348
角膜実質	27
角膜実質厚	264
角膜実質ジストロフィ	276
角膜収差	53, 355, 358
角膜収差解析	243
角膜上皮細胞層	26
角膜上皮ジストロフィ	276
角膜真菌症	275
角膜正乱視	378, 384
角膜前後面収差	255
角膜前面屈折力	254
角膜前面形状解析	243
角膜弾性	194
角膜中心厚（→中心角膜厚）	106, 212
角膜頂点	61
角膜トポグラファー	72, 252, 350, 358
角膜トポグラフィー	60, 185, 199, 222, 223, 378, 379, 382
角膜内皮	269
角膜内皮移植	94, 282
角膜内皮炎	349
角膜内皮後面素状隆起物	279
角膜内皮細胞	134, 347
角膜内皮細胞密度	290, 291, 349
角膜内皮ジストロフィ	347
角膜内皮障害の重症度分類	269
角膜内リング	259, 260
角膜熱形成	259
角膜反射像	61
角膜反射像除去板	100
角膜表層移植	293
角膜びらん	317
角膜浮腫	125, 134, 190, 251, 284, 309, 315, 316, 348

角膜不正乱視（→不正乱視）	63, 378, 384	強主経線	81, 212, 216, 218, 252, 262, 265, 362, 370	虹彩	142, 143, 300
角膜フリクテン	23	共焦点顕微鏡（→生体共焦点顕微鏡）	25, 275	虹彩角膜内皮症候群	269, 270
角膜ヘルペス	347	強度近視眼	357	虹彩血管	163
角膜マイヤー（像）	52, 53, 57	強度乱視	289	虹彩結節	274
角膜離心	182	強膜岬	300, 329, 330	虹彩高位付着	321
角膜輪部	28, 98, 202, 205−207, 216, 276	鏡面反射（法）	283, 347	虹彩孔形成	274
角膜輪部減張切開術	216	鏡面法	269	虹彩色素散布症候群	321, 322
ガス透過性ハードコンタクトレンズ	250	偽翼状片	245, 259	虹彩支持型 phakic IOL	263
カニ爪様	259	局所的急峻化	193	虹彩切開痕	285
"カニの爪" パターン	256	偽落屑症候群	162, 163	虹彩-線維柱帯接触	120, 121, 330
化膿性肉芽腫	229	近見視力	382	虹彩-線維柱帯接触先端部	330
顆粒状角膜ジストロフィ	95, 173, 245	近視進行抑制	180	虹彩前癒着	243, 245, 247, 295
カルテオロール塩酸塩	322	近視性乱視	367	虹彩膨隆	328
眼圧	122, 127	隅角	120, 300, 313, 327	虹彩膨隆度	301
眼球光学特性	69	隅角開大度	139	虹彩紋理	202, 206, 207, 370, 371
眼球高次収差マップ	52	隅角角度	98, 139	虹彩紋理認識システム	47
眼球全収差マップ	52	隅角角度検査	380	虹彩紋理法	371
眼球マッサージ	161	隅角鏡	148	光軸	195
眼球乱視	367	隅角鏡検査	299	高次収差	41, 44, 47, 200, 206, 207, 223, 231, 232, 247, 253, 290, 343, 353, 355, 356, 377
眼瞼	204	隅角形状	302		
眼瞼圧	176	隅角後退	145	高次収差マップ	43
眼瞼圧測定装置	176	隅角線維柱帯	138, 310	格子状角膜ジストロフィ	256, 276, 278
眼瞼けいれん	309, 315	隅角底	298, 300	高次波面収差	44
眼脂	235	隅角底面積	139	後焦線	59
眼軸長	382	隅角閉塞	298, 304, 305, 328	抗精神病薬	190
カンジダ	33	空間周波数特性	42, 58	光線追跡法	97, 386
癌真珠様（の）所見	30, 32	屈折矯正（手）術	279, 352	後胎生核	342
完全瞳孔ブロック	322	屈折近点計	160	好中球	31
眼内レンズ（→IOL）	98, 186	屈折力	59	交通外傷	229
眼内レンズ度数計算（→IOL 度数計算）	92	グリスニング	69, 101	抗てんかん薬	142, 308
		グレア	261	後嚢下混濁	341, 346, 377
眼表面の層別診断	7	クレフト	251	抗パーキンソン薬	190
眼表面の層別治療	9	クロスリンキング	118, 128, 259, 262, 264, 267	後発白内障	324
顔面神経麻痺	178			後部胎生環	111
眼類天疱瘡	84, 283	傾斜	380	後部多形性角膜ジストロフィ	132, 269, 272, 321, 322
器質的隅角閉塞	330	経ぶどう膜強膜路	298		
基準球面	252, 265	血液房水関門	161	後房	300
基準体	81, 83	血管新生緑内障	145	後方散乱	355
基準点	218	血管占拠	238	後方散乱光	102
偽水晶体眼	100	血管占拠率	240	後方散乱光強度	97, 98, 341, 342
偽水晶体性水疱性角膜症	292	結点	195	酵母型真菌	34
基底細胞	27	結膜	28	酵母菌	33
輝度	284	結膜炎	235	後面光学部曲率半径	264
機能的隅角閉塞	330	結膜下嚢胞	248	膠様滴状角膜ジストロフィ	256
偽ぶどう膜炎	162	結膜弛緩（症）	5, 6, 178, 233	小型瞳孔計	155, 158
逆瞳孔ブロック	321, 322	結膜充血解析ソフト	237	固視点	195
逆のこぎり型	230, 232	ケラトエクタジア	122	ゴニオスコピックビュー	304
逆行	60	ケラトメータ	50, 378	コマ収差	43−45, 54, 204, 254, 259, 343, 353, 357, 360
牛眼	315	ゲルマニウムレンズ	14		
急性角膜水腫	106	検影	60	コラーゲン	132, 209, 210, 258, 315, 325
急性原発閉塞隅角症	143	原発発達緑内障	315		
急性水腫	251	原発閉塞隅角	140	コラーゲンシート構造	307
球面収差	43, 45, 54, 204, 344, 353, 357, 360, 378, 384	原発閉塞隅角症	139, 142, 143, 150, 308	コラーゲン線維	264, 268, 276
				コラーゲン様物質	271
球面度数	206	原発閉塞隅角症疑い	139, 151	コリネバクテリウム	35
仰位	302	原発閉塞隅角緑内障	138, 139	コンタクトレンズ	264
狭隅角眼	327	瞼板腺	19	コンタクトレンズ処方	166
		光学式眼軸長測定器	383	コンタクトレンズ長期装着	269
		光学式眼軸長測定装置	384	コンポーネントマップ	54, 357, 360

さ 行

サーモグラフィー	14, 222
細隙灯顕微鏡検査	299, 377
最小錯乱円	59
最大瞳孔収縮速度	155
ザイデル収差	41
ザイデルの5収差	45
サイトメガロウイルス	271
サイトメガロウイルス角膜内皮炎	269, 275, 277
細胞鏡面反射法	131
細胞密度	271
サクションリング	217
三重視	43, 357
散乱	355
紫外線	262, 264
自覚屈折度数	264
色素緑内障	321
軸ずれ	374
視軸	195
四肢知覚異常	321
糸状型真菌	34
矢状収差	344, 357
視神経症	158, 159
実質深層	27
実質深層混濁	268
実質浅層	27
シミュレーション網膜像	358
シャイネルの原理	37
シャインブルークの原理	70, 78, 96
弱主経線	81, 212, 362, 370
ジャクソン・クロスシリンダー	363
車軸状混濁	343
惹起角膜乱視	376
斜乱視	181
充血	235
充血スコア	18
収差	253, 353, 356, 363, 377
周辺虹彩切除術	328
周辺虹彩前癒着	94, 120, 145, 147, 317, 330
周辺虹彩癒着	281
周辺前房深度計	148
周辺部角膜減張切開術	216
周辺部隅角	329
羞明	309, 315
縮瞳薬	142
縮瞳率	157
樹状細胞	30, 31
準円錐角膜状態	369
照準線	195
小児緑内障	145
蒸発亢進型ドライアイ	10, 226
上皮内癌	32
正面位	302
触覚アレイセンサー	176
真菌性角膜炎	33
神経線維腫症	310, 315
神経堤由来細胞	111
滲出	307
真珠様（の）所見	30, 32
深層層状角膜移植（術）	94, 282, 293
振幅	284
水晶体亜脱臼	142, 143, 257, 311
水晶体因子	298, 300
水晶体核混濁	343
水晶体起因性緑内障	142, 143
水晶体曲率半径	215
水晶体後方因子	298
水晶体混濁	340
水晶体赤道部	142
水晶体前嚢下混濁	306
水晶体突出	327
水晶体皮質混濁	343
水晶体Y字縫合	343, 344
垂直コマ	55, 356
水平角膜径	213
水平コマ	55, 356
水疱性角膜症	133, 136, 137, 256, 269, 275, 284, 292, 295, 347, 348, 381
スキャッタリング	345
スキャン速度	105
ステイニング	185
ステロイド	256
ステロイド緑内障	256
スペキュラーマイクロスコープ	28, 84, 131, 134, 136, 212, 270, 283, 285, 347, 380, 381
スペキュラーマイクロスコピー	269
スペクトル分解	103
スリットスキャン角膜形状解析	243
スリットスキャン角膜形状解析装置	71, 78, 92, 166
スリットスキャン角膜トポグラファー	252
スリットスキャン型	201
スリットスキャン式	188
星状硝子体症	355
生体共焦点顕微鏡	25, 33, 224, 243, 248, 249, 269, 271, 275, 294
静的隅角鏡検査	138
静的視野計	380
正乱視	181, 253, 351
赤外線	14
赤外線カットフィルタ	19
赤外線ビジコン	156
楔状混濁	343
接触型広域スペキュラーマイクロスコープ	271
接触型スペキュラーマイクロスコープ	286, 348
節点	195
ゼルニケ解析	365
ゼルニケ多項式	40, 90, 149, 363
ゼルニケ展開	252
ゼルニケベクトルマップ	55, 357
線維柱帯	145, 298, 300, 325
線維柱帯虹彩接触	139
線維柱帯切開術	317
線維柱帯切除（術）	331, 337
線維柱帯毛様体突起間距離	139
遷延性角膜上皮欠損	246, 291
前眼部形成異常症候群	315
前眼部写真法	371
前眼部光干渉断層計	3, 148, 166, 220, 299, 303, 382
前眼部OCT	316, 321, 332, 368, 380
潜時	155
前焦線	59
前成人核	97, 98
浅前房	380
浅前房化	151
全層角膜移植（術）	247, 281, 294, 322
前胎生核	97, 342
センタリング	183, 263
先天小角膜	310
先天性遺伝性角膜内皮ジストロフィ	269
先天ぶどう膜外反	310
先天無虹彩症	274
先天緑内障	315
前嚢下混濁	346
前房	300
前房隅角角度	98
前房形成不全症候群	311
前方散乱	355
前房深度	106, 148, 212, 214, 299, 380
前房穿刺	161
走査型周辺前房深度計	148
相対的瞳孔求心路障害	159
相対的瞳孔ブロック	140, 302, 305, 328
像面弯曲	353
続発性アミロイドーシス	251
続発性角膜アミロイドーシス	112, 114
続発閉塞隅角緑内障	308
続発緑内障	317, 321
組織侵達性	105

た 行

ダークエリア	271, 273
体位	302
第一次硝子体過形成遺残	310
ダイオードレーザー	275
ダイナミックレチノスコピーの原理	60
楕円球	193
多焦点IOL	56, 58, 347, 377, 384
多段カーブHCL	174
単眼三重視	343, 344
単眼多重視	356
単眼複視	356
炭酸脱水酵素阻害薬	190
単純ヘルペスウイルス	256
単純ヘルペスウイルス角膜内皮炎	269
チタンサファイアレーザー	104
チモロールマレイン酸塩	321, 324
チャーニング型	201

中央角膜厚	381	
中心角膜厚	125, 149, 196, 212	
中心前房深度	251, 329	
中和	60	
超音波生体顕微鏡	15, 138, 148, 214, 251, 299, 308, 311, 321, 326, 332	
超音波装置	284	
超音波パキメータ	123, 130	
蝶ネクタイパターン	351	
蝶ネクタイ様	259	
直乱視	75, 181	
ティーエスワン®	248	
低次収差	41, 206, 356	
ディスポーザブルコンタクトレンズ	176	
滴状角膜	131, 132, 136, 137, 269, 270, 271, 348	
デセンター	63	
徹照像	61, 341	
デュアルスリットスキャン角膜形状測定装置	86	
電子瞳孔計	382	
点像強度分布	42, 49, 58, 361	
テント状周辺虹彩前癒着	145	
等価球面（値）	196, 264	
等価球面度数	42, 217, 383	
動眼神経麻痺	155	
同行	60	
瞳孔径	61, 118, 155, 159, 381	
瞳孔計	155	
瞳孔形成術	318	
瞳孔散大	155	
瞳孔中心線	195	
瞳孔不同	158	
瞳孔ブロック	140, 141, 143, 298, 300, 301, 302, 328	
瞳孔偏位	274	
瞳孔面積	382	
倒乱視	181, 258	
トーリック IOL	56, 58, 350, 362, 368, 370, 374, 384	
度数計算式	383	
ドナー内皮	285	
トピラマート	142, 308	
ドライアイ	3, 10, 16, 17, 24, 43, 56, 93, 113, 167, 220, 230, 278, 353	
トラベクレクトミー	279, 305	
トラベクロトミー	295	
トリクロリール®	313	
ドルーゼン	359	
ドルゾラミド	324	
トロピカミド点眼	162	
鈍的外傷	152, 346	
鈍的眼外傷	307	

な 行

内皮細胞	27	
内皮細胞密度	132, 137, 283, 286	
内皮疾患	269	
内部収差	355, 358	
中山分類	118	
二重視	43	
二重前房	293	
入射瞳中心	195	
入力障害	159	
のこぎり型	230	
ノモグラム	262	
ノンコンタクトマイボグラフィー	19	

は 行

パーカーインク KOH 染色	277	
パーツ移植	291	
ハードコンタクトレンズ	179, 243, 259, 264	
ハーブ線（→Haab striae）	315	
バイオメカニクス	122, 127	
杯細胞	28, 243, 248, 276	
梅毒性角膜実質炎	279	
白色瞳孔	319	
白内障	81, 291, 318	
白内障眼	64	
白内障手術	152, 153, 329, 347	
白内障診断基準	340	
波長	105	
バックル手術後	308	
発達緑内障	145, 309	
波面収差	45, 200, 365	
波面収差解析	37, 90, 258, 289, 355, 357	
波面収差ガイド LASIK	200	
波面収差測定	43	
波面収差測定装置	227, 230, 355	
波面センサー	37, 223, 226, 354, 358, 365, 366, 376	
波面センサー IOL セレクションマップ	367, 375	
バリア機能	134	
ハルトマン-シャック波面センサー（→Hartmann-Shack 波面センサー）	37	
ハロゲン光	26	
ハロゲンランプ	275	
瘢痕性角結膜上皮症	246	
斑状角膜ジストロフィ	276, 278	
ビームスプリッタ	108	
ビール腹	258	
ピオクタニンブルー	218	
光干渉	94	
光干渉眼軸長測定装置	364	
光干渉断層計	92, 102, 108, 226, 242, 243, 280, 303, 311, 349, 380	
非球面 IOL	56	
非極性脂質層	2	
皮質混濁	342	
皮質白内障	356	
微小囊胞	333	
ヒスタミン	235	
非接触型スペキュラーマイクロスコープ	270, 348	
非接触眼圧計	122	
ビタミン B_2	264	
鼻中隔	228	
微調整手術	190	
ヒップス	160	
ビデオインターフェロメトリー	7	
ビデオケラトグラフィー	11	
ビデオメニスコメーター	4, 5	
ビデオメニスコメトリー	4	
非点収差	54, 353, 356	
鼻粘膜ポリープ	228	
ビマトプロスト	241, 322	
表層細胞	27	
表層層状角膜移植	282	
鼻涙管骨性閉塞	228	
鼻涙管閉塞	227	
ファンギフローラ Y 染色	34	
風疹症候群	310	
フーリエ解析	217, 365	
フーリエ展開	252, 254	
フーリエ変換	66	
フェイバー G 染色	35	
フェニレフリン点眼	162	
フェノチアジン系	190	
フェムトセカンドレーザー	186, 217, 261, 262, 293, 294	
フェムトセカンドレーザー AK	216	
フォトケラトスコープ	70, 118	
フォトスリットランプ	162	
輻湊反応計測機器	160	
ふくろうの目様所見	277	
不正乱視	53, 63, 167, 172, 180, 181, 243, 250, 252, 253, 258, 289, 349, 350, 351, 368, 379, 384	
ブチロフェノン系	190	
プッシュアンドプル鉤	375	
ぶどう膜炎	120, 142, 147, 152, 161	
プラチド角膜解析装置	71	
プラチド角膜計	70	
プラチド角膜形状解析	243	
プラチド角膜形状解析装置	73, 92	
プラチド角膜トポグラファー	80, 252	
プラチドリング	73, 191	
プラチドリング角膜形状解析装置	166, 171	
プラチドリングタイプ	51	
プラチドリング方式	60, 61	
プラトー虹彩	140, 141, 151, 298, 306, 323, 324, 328	
プラトー虹彩形状	300	
ブリンゾラミド	322	
ブルーフィルタ	21	
ブルーフリーフィルタ	21, 224, 225	
フルオレセイン	169, 173, 183, 224, 353	
フルオレセイン染色	20, 32, 114, 220, 263, 332	
フルオロフォトメトリー法	161	
ブルズアイ	183, 184, 185	
プロスタグランジン	161, 241	
プロスタグランジン関連薬	239	
分娩時外傷	269, 270	

分泌型ムチン	2	
平均細胞面積	286	
平均散大速度	155, 158	
平均瞳孔収縮速度	155, 158	
閉塞隅角症	381	
閉塞隅角緑内障	298, 309, 311	
ベースカーブ	179, 180, 264	
ベースカーブ選択	169	
ベタメタゾン	323	
ヘモジデリン沈着	251	
ペリフェラルカーブ	179, 182	
ペルーシド角膜辺縁変性	84, 167, 191, 197, 258	
ペルーシド角膜変性（症）	94, 118, 125, 199	
ペルーシド辺縁角膜変性	256	
偏光フィルタ	341	
偏心	380	
変動係数	133, 134−137, 271, 283, 286, 349	
扁平表層上皮	249	
房水流出主経路	298	
膨隆虹彩	322	
傍 Schlemm 管組織	310	
ポートワイン様母斑	325	
ホスト・グラフト接合部	293	
ホモシスチン尿症	310	

ま 行

マイクロシスト	333, 334	
マイトマイシン C	279	
マイボーム腺	3, 19, 20, 28, 225, 243, 276	
マイボーム腺機能不全	19, 21, 225	
マイボーム腺分泌脂	22	
マイボグラフィー	19, 24, 225, 243	
マイボスコア	23	
マイボペン®	19, 21	
マイヤー像	70, 365	
マイヤーリング	11, 73	
膜型ムチン	2	
マクロファージ	29	
マルチマップ	359	
慢性原発閉塞隅角症	308	
慢性涙囊炎	229	
無虹彩（症）	111, 310, 318	
ムコスタ®	233, 234	
ムチン	2	
ムチン層	24	
メニスカス	2, 24, 113, 220, 225, 232	
メニスコメトリー	3−5, 226	
網膜芽細胞腫	319	
網膜色素変性	152	
毛様溝	210, 306	
毛様溝間距離	212	
毛様小帯	142, 143	
毛様体解離	307	
毛様体帯	298, 300	
毛様体突起	141, 300, 306	
毛様体ブロック	143	
毛様体脈絡膜剝離	142, 307	
目標矯正度数	180	
持ち運び式非侵襲的マイボグラフィー	21	
森分類	118	

や 行

夜間グレア	261	
有水晶体眼内レンズ	190, 209	
翼細胞	27	
翼状片	243, 244, 384	

ら 行

落屑症候群	145, 269, 270, 380, 381	
ラタノプロスト	195, 321	
乱視	289	
乱視矯正角膜切開術	216, 288	
乱視矯正手術	216	
乱視軸	42, 363	
乱視度数	42, 374	
乱視評価	181	
乱視ベクトル	363	
リアライメント	374	
リグレッション	190	
リサミングリーン	224	
離心率	352	
理想波面	45	
リバースカーブ	179, 181	
リバースジオメトリーデザイン	179	
リボフラビン	262, 264	
流涙	309, 315	
両親媒性脂質層	2	
緑内障	15, 111, 125, 239, 298, 308, 331, 347	
緑内障発作	269	
リンパ管拡張症	247	
リンパ球	31	
涙液	2	
涙液クリアランス	233	
涙液検査	243	
涙液減少型ドライアイ	6, 10	
涙液層	2	
涙液層破壊時間	2, 11, 20, 21, 220, 231, 353	
涙液メニスカス	2, 113, 220, 225, 232	
涙液油層	9	
涙管チューブ挿入術	230, 232	
涙石	227	
涙点プラグ	6, 225, 228	
涙道	227	
涙道内視鏡	227	
涙道ファイバースコープ	227	
涙道ブジー	228	
涙囊	229	
涙囊腫脹	229	
涙囊摘出術	232	
涙囊鼻腔吻合術	228	
レーザー隅角形成術	323	
レーザー虹彩切開術	141, 163, 305, 322, 328, 329, 347, 349	
レーザー虹彩切除術	381	
レーザー生体共焦点角膜顕微鏡	275	
レジストレーション	205	
レバミピド	233, 234	
レフラクトメータ	50	
レンズ度数決定	382	
レンズフィッティング	183	
連続測定経時変化マップ	56	
ローズベンガル	224	
濾過胞	15, 121, 305, 331, 334	
六角形細胞出現率	85, 133, 135−137, 271, 283, 349	
六角形細胞率	135	

わ 行

歪曲収差	353	

数字

0-90°法	371	
3 次収差	54, 356	
3D OCT-2000	105	
4 次収差	54, 356	
6 時マーク法	371	
6A	137	

A−E

A 定数	383	
A モード	284, 382	
AC	182, 299	
ACCP	383	
ACD	106, 214, 327	
AcrySof® IQ ReSTOR® Toric	362	
AcrySof® IQ Toric	362	
ACW	327	
AD	256	
Adie 症候群	155, 158	
adjusted average central corneal power	383	
AIGS	298	
AK	216, 288	
AL-2000	211	
alignment curve	182	
ALK	282	
AL-Scan	60, 84	
ALTK	245, 282	
American Society of Cataract and Refractive Surgery	91	
amplitude	284	
Amsler-Krumeich 分類	192, 264	
Amsler-Krumeich classification	118	
angle opening distance	110, 139, 327	
angle recess area	139, 327	
aniridia	318	
anisocoria	158	
anterior chamber depth	106, 214, 327	
anterior chamber width	327	

anterior lamellar keratoplasty	282	
anterior segment OCT	303	
anterior segment optical coherence tomography	148, 220, 321, 332, 368, 382	
AOD	110, 139, 327	
Apex 法	171	
appositional angle closure	330	
ARA	139, 327	
Area	10	
ASCRS	91, 352	
ASCRS POST KERATOREFRACTIVE ON-LINE CALCULATOR	352	
a simplified cataract grading system	340	
AS-OCT	148, 220, 303, 321, 368, 383	
Association of International Glaucoma Societies	298	
astigmatic axis	67	
astigmatic keratotomy	216, 288	
atopic dermatitis	256	
automated lamellar therapeutic keratoplasty	245, 282	
Avellino 角膜ジストロフィ	276, 278	
average constriction velocity	158	
average dilation velocity	158	
Axenfeld 奇形	274	
Axenfeld-Rieger 症候群	111, 310, 315	
Axial 法	171	
axial biometry	97	
Axial Power	166	
axis registration	217, 371	
B モード	284, 299	
back plate	294, 295	
base curve	180	
BC	180	
beam splitter	66	
beaten silver appearance	132	
Belin/Ambrósio エンハンスドエクタジアプログラム	94	
Belin/Ambrósio Enhanced Ectasia display	81	
BESSt II	84	
best fit sphere	48, 75, 80, 81, 94, 171, 193, 194, 252, 265	
BFS	48, 75, 80, 94, 171, 252, 265	
biomechanics	122	
black line	2	
Bland-Altmann plot	124	
blepharospasm	309	
blinking	177	
Boston Keratoprosthesis	295	
Bowman 層	27, 29, 276	
Bowman 層ジストロフィ	276	
Bowman 膜	113	
breakup time of tear film	2	
brightness	284	
BS	66	
BSF	81, 193, 194	
bull's eye	183, 184	
buphthalmos	315	
BUT	2, 11, 21, 220, 230, 231, 353	
BUT 短縮型ドライアイ	10, 230	
CAI	190	
Camellin-Calossi (式)	64, 386	
CAM-L	113	
CAM-S	113	
carbonate dehydratase inhibitor	190	
CASIA	70, 117, 168, 170, 172, 173, 265, 266, 312, 316, 365, 376, 386	
C-C 式	388	
CCC	101, 186	
CCT	106, 381	
CD	137	
CEI	182, 183	
CEN	341	
central corneal thickness	106, 381	
central island	185	
CH	123	
CIN	32	
Cirrus™ HD-OCT	105	
cleft	251	
CMOS カメラ	19	
coefficient of variation	85, 133, 137, 271, 283, 286	
Cogan-Reese 症候群	274	
Colin	260	
collamer	209	
Coma	63	
complementary metal oxide semiconductor	20	
compression factor	180	
compression suture	288, 289	
computed tomography	227	
computer-assisted photokeratoscopy/video keratography	192	
cone	83	
Confoscan	26	
conjunctival intraepithelial neoplasm	32	
continuous curvilinear capsulorrhexis	101, 186	
cornea/anterior module-long	113	
cornea/anterior module-short	113	
cornea guttata	131, 132, 136, 137, 270	
corneal compensated IOP	125	
corneal eccentricity	182	
Corneal Eccentricity Index	183	
corneal hysteresis	123	
corneal resistance factor	124	
corneal ring	124	
Corneal Topo	47	
corneal visualization Scheimpflug technology	127	
Corvis®	122, 195, 198	
Corvis® ST	127	
Corynebacterium	35	
CR450×2	123, 126	
CRF	124	
CT	227, 228, 299	
CV	85, 158	
CV 値	133-135, 137, 271, 283, 286	
DA	127	
D'ACOMO	160	
DALK	94, 282, 290	
dark area	348, 381	
dark spot	132, 137	
DC-4	19, 23	
deep anterior lamellar keratoplasty	94, 282, 290	
deformation amplitude	127	
densitometry	89, 97	
Descemet 膜	27, 111, 112, 132, 251, 271, 286, 293, 315	
Descemet 膜欠損	318	
Descemet 膜皺襞	285	
Descemet 膜破裂	106, 315	
Descemet's membrane endothelial dystrophy	295	
Descemet's stripping automated endothelial keratoplasty	94, 106, 282, 290	
Design®	202	
detachment	307	
Differential Map	185, 266	
disposable contact lens	177	
Double-K	57	
double pass	65, 66	
Down 症候群	256	
DR-1™	7, 222	
DRI OCT-1 Atlantis	105	
DSA	72	
DSAEK	94, 106, 282, 290	
DSCL	177	
DV	158	
e 値	54	
EAS-1000	96, 99, 341	
EC-5000	60	
echo time delay	102	
edge lift	184	
effective lens position	386	
effusion	307	
elevation based topographer	118	
ellipsoid	193	
ELP	386	
Emery-Little 分類	343	
encapsulated 濾過胞	335	
enhanced height map	82	
EP	330	
epiphoria	309	
epithelial down-growth	132	
epithelial ingrowth	208	
essential iris atrophy	274	
E-value	182, 183	
Eye Bank KeratoAnalyzer EKA-98	285	
eye tracker system	87	

F−J

fast triangular pattern	259
FCD	270
FD-OCT	280
femtosecond laser	216, 217
Ferrara Ring	260
FFKC	196, 369
Final Fit	60, 61
Fleischer 輪	250, 251
Fleischer ring	264
float 法	170
forme fruste keratoconus	196, 369
Fourier 解析	181, 217, 350, 352, 365, 378
Fourier 展開	252
Fourier 変換	42, 66
Fourier-domain	304, 326, 332
Fourier-domain OCT	102, 112, 116, 280
FS レーザー	186
FSL	216, 217
Fuchs 角膜内皮ジストロフィ	132, 136, 137, 269, 270, 271, 279, 349, 381
Fuchs corneal dystrophy	270
GALILEI™	86, 87, 126, 188
GenTeal®	314
GenTeal® Gel	315
glistening	99, 101
Goldmann 眼圧計	128
Goldmann equivalent IOP	125
Gonioscopic View	120
graft versus host disease	232
Gullstrand	70, 310
Gullstrand 精密模型眼	97
GVHD	232
Haab 線	310
Haab striae	310, 315, 316
Haigis	64
Haigis-L（式）	383, 388
Hallermann-Streiff 症候群	310
hammered silver appearance	272
Hartmann 像	52, 57, 204, 366
Hartmann 波面収差測定装置	46, 50, 289, 360
Hartmann-Shack 型	201
Hartmann-Shack 波面センサー	37, 50, 65, 201, 202, 365
haze	295
HCL	168, 179
HCO₃⁻ポンプ	285
HE 染色	84
Heidelberg Retina Tomograph II	26
Heidelberg Retina Tomograph III	26
HEMA	209, 210
hematoxylineosin	84
high-order aberration	47, 289, 290
high vault	212
hippus	160
HOA	289, 290
Hoffer Q	64
Holladay	64
Holladay 2 式	57, 383
Horner 症候群	155, 158
HRT III-RCM	271
HRT II-RCM	33, 271
HRT II Rostock Cornea Module	275
hydroxyethylmethacrylate	209, 210
icare	324
ICE 症候群	132, 270, 272−274, 295, 349
ICL	69, 209
iDesign®	201, 205
iDesign® Advanced WaveScan	46
iFS™	261
implantable collamer lens	69, 209
impression cytology	84
inferior slow pattern	259
Instantaneous Radius	166
Intacs®	260, 262
Intacs® SK	260
interface fluid syndrome	115
Internal OPD	61
intracorneal ring	260
intraocular lens	98, 186, 347, 384
in vivo biopsy	26
IOL	98, 186, 347, 384
IOL アコモデーションレンジ	345
IOL セレクションマップ	44, 56, 354
IOL 度数計算	86, 352
IOL 度数決定	384
IOL パワー計算	64, 86
IOLMaster®	213, 364, 388
IOL-Station	64, 386, 387
IOPcc	126
IOPg	125
IR	47
iridocorneal endothelial syndrome	132, 270, 295, 349
iridotrabecular contact	120, 121, 139, 304, 329
iris bombé	322, 323
Iris Convexity	301
Iris Registration	47
ISGEO 分類	139
ITC	120, 121, 139, 304, 329, 330
iTrace™ Vision Analysis System	38
Jackson crossed cylinder	363
JCC	363

K−O

K 値	264, 265, 382
Kaposi 水痘様発疹症	256
KATS-1000	343
Keraring	260
keratectasia（keratoectasia）	128, 186, 208, 209, 255, 260
keratic precipitates	29
keratoconus	191
keratoconus prediction index	90
keratograph 5M	222, 226
Khodadoust line	31
Klyce/Maeda	77, 180, 192
Kobayashi〈K〉-structure	276
KPI	90
KPs	29
KR-1W	39, 44, 46, 50, 71, 223, 230, 358, 386
KR-9000PW	354, 365, 366
Krehbiel flow	222
lamellar surgery	291
Landolt 環	43, 50, 57, 223, 259, 357
Landolt 環シミュレーション	52, 358, 359
Langerhans 細胞	29
Langerhans 様細胞	279
laser（-assisted）in situ keratomileusis	46, 74, 92, 115, 122, 186, 209, 289, 321, 384
laser gonioplasty	323
laser iridotomy	141, 323, 328, 381
laser ray tracing	37
LASIK	42, 43, 46, 74, 75, 88, 92, 115, 122, 186, 194, 209, 289, 321, 351, 384, 387
LASIK 術後の比較	63
Lazy 8	193
LENSTAR®	84
lens vault	212, 213, 327
LGP	323
LI	141, 323, 328
lid-wiper epitheliopathy	178
light-emitting diode	78
LI hole	323
limbal relaxing incision	216
Line	10
LOCS III 分類	340
Lowe 症候群	310
Lowenstein	155
low vault	213
LRI	216
LRT	37
LV	327
LWE	178
magnetic resonance imaging	227
map-dot-fingerprint 角膜ジストロフィ	276, 279
Marfan 症候群	310, 311
matrix metalloproteinase	195
mean gray value	233
Meesmann 角膜ジストロフィ	276
meibomian gland dysfunction	19, 21
meibum	22
Mendez Ring	375
meridian	362
methicillin resistant Staphylococcus aureus	256
MGD	19, 21
MGV	233
mire 像	365
misalignment	374

MMC	279
MMP	195
modulation transfer function	42, 58, 61, 65, 67
Mooren 潰瘍	259
MRI	227, 228
MRSA	256
MTF	42, 58, 61, 65, 67
MTF cut off	66
myopia control	180
Na^+/K^+-ATPase	285
NCT	127
needling revision	336
neurofibroma	310, 315
NIBUT	7, 8, 23
non contact tonometer	127
non-invasive break-up time	23
non-invasive BUT	7, 8
NPi™-100	155
OA-1000	84
OA-2000	370
objective scattering index	65, 67−69
oblate 形状	352
occludable angle	138
OCT	3, 92, 94, 102, 108, 166, 188, 216, 227, 232, 242, 244, 280, 303, 311, 349
OCT 角膜トポグラファー	252, 254
OCT Fourier 解析マップ	367
OCT-HS100	105
Ocular Response Analyzer®	122, 195, 198
OKULIX	57, 84, 119, 353, 386
OPD 波面収差測定装置	60
OPD-Scan	39, 365
OPD-Scan II	189, 385, 386
OPD-Scan III	60, 71, 201, 203, 205, 386
optical coherence tomography	3, 92, 102, 108, 166, 188, 226, 227, 242, 280, 311, 349
Optical Quality Analysis System II	65
Optisol-GS™	285
OQAS II	65, 345
ORA	198
ORBSCAN®	70, 188, 203, 387
ORBSCAN® II	386, 387
ORBSCAN® IIz	71, 72, 211, 365
OSI	65, 67, 68, 69
owl's eye	271, 276
owl's eye cells	277

P−T

PAC	150, 299
PACG	299
Pachymetry Map	170
PACS	151, 299
palisades of Vogt	28, 276
partial coherence laser interferometer	364
PAS	120, 145, 317, 330
PAS 染色	84
Pavlin	138
PC	182
PCR 法	275
peak height 法	97
pellucid marginal corneal degeneration	191, 197
penetrating keratoplasty	124, 282, 290, 322
Pentacam®	70, 72, 93, 188, 211, 267, 310, 312, 365, 386, 387
Pentacam® HR	78, 85, 86
periodic acid-Schiff	84
peripheral anterior synechia	120, 145, 317, 330
Peripheral BFS	171, 172
peripheral curve	182
peripheral iridectomy	328
persistent hyperplastic primary vitreous	310
Peters 異常	111, 310, 315, 317, 324
PhacoOptics®	84
phakic IOL	190, 210, 262, 263
photokeratoscope	119
photokeratoscopy	192
photophobia	309
photorefractive keratectomy	63, 91, 124, 289, 384
phototherapeutic keratectomy	124, 245, 384
PHPV	310
Physician Adjustment	47
PI	328
Pierre-Robin 症候群	310
pigment dispersion syndrome	321
PK	290
PKP	282, 322
PKS	118
Placido	70
pleomorphism	286
Plusoptix	160
PMD	191
PMMA	222, 259, 260
point spread function	42, 49, 58, 61, 65, 66, 206, 345, 361
polymegethism	286
polymerase chain reaction	275
polymethylmethacrylate	222, 259, 260
position sensitive detector	37
posterior corneal vesicle	84, 85, 270
posterior polymorphous corneal dystrophy	132
Potential Visual Acuity	77
POV	28
PPCD	132
PR-8000	71, 172
pretty eye	309, 315
primary angle closure	139, 150, 299
primary angle closure glaucoma	139, 299
primary angle closure suspect	139, 151, 299
PRK	63, 91, 124, 289, 384
prolate 形状	352
PSD	37
pseudouveitis	162
PSF	42, 49, 58, 61, 65, 66, 206, 345, 361
PSF アナライザー	344
PSF®-1000	344
PSF/MTF マップ	58
PTK	124, 245, 384
pupil camera	81
pupillometer	155
Purkinje 第 1 像	99, 364
Purkinje-Sanson 第 1 像	92
PVA	77
Q 値	182
radial keratotomy	279
Random	10
Ranhakrishnan	332
RAPD	159
RC	181
RCM	26
realignment	374
Reis-Bücklers 角膜ジストロフィ	276, 278
relative afferent pupillary defect	159
RetCam®	313
Retrodots 混濁	344
reverse curve	181
reverse pupillary block	321, 322
RGPCL	250
rigid gas-permeable contact lens	250
Ring Break-up Map	222
Ring Break-up Time	222, 353
Ring BUT	12, 13
RK	279
RMS	47, 53, 56, 90
root mean square	47, 90
root mean square error	47
ROSE K™	262, 263
Rostock Cornea Module	26
RS-3000	105
RT-7000	11, 71
RTVue®-100	112, 281
RTVue®-100/iVue®-100	105
Rubinstein-Taybi 症候群	310
sagittal depth	181
SAI	77, 350
Salzman	310
Sampaolesi	312
Sampaolesi 線	145
scanning peripheral anterior chamber depth analyzer	148
Scheie 症候群	106
Scheie 分類	120
Scheimpflug	188
Scheimpflug 角膜形状解析装置	93, 173
Scheimpflug 画像	74

Scheimpflug 型前眼部撮影装置	148	
Scheimpflug カメラ	251, 269, 365, 380	
Scheimpflug スリット像	341	
Scheimpflug 像	127, 310	
Scheimpflug 装置	71	
Scheimpflug の原理	70, 78, 96	
Scheiner の原理	37	
Scheiner disk	37	
Schirmer 試験	17, 220	
Schirmer テスト	353	
Schlemm 管	300, 327	
Schnyder 角膜ジストロフィ	276, 278	
Schwalbe 線	111, 274, 325	
scleral spur	327, 329	
SD-OCT	280	
SEALs	178	
secondary astigmatism	356	
Seidel 試験	332	
Seidel 収差	41	
Seidel の 5 収差	45, 353	
Seiler	196	
Shaffer 分類	120, 329	
Shammas-PL	64	
SIA	376	
Sim K	54, 77, 88	
Simulated keratometry	77	
skewed axis	193	
SLD	104, 116	
SL-D7	162	
slit lamp optical coherence tomography	312	
slit scanning confocal microscope	25	
SLK	178	
SL-OCT™	108, 109, 312	
slow triangular pattern	259	
Smolek/Klyce	77, 180, 192	
smoothing 効果	194	
Snell の法則	88	
SP-2000P	212	
SPAC	148	
spatially resolved refractometer	39	
spectral-domain	94, 312, 332	
spectral-domain OCT	103, 112, 221, 280	
Spectralis®	105	
Spot	10	
SRI	77, 350	
SRK/T（式）	57, 64, 352, 383	
SRR	39	
SS	327, 329, 330	
SS-1000 CASIA	94, 105, 116, 233, 280, 304, 312, 326, 333, 334, 368	
SSCM	25	
SSNG	99	
SS-OCT	116, 280	
STAAR surgical のオンライン ICL 度数計算ソフトウェア	211	
stantaneous Radius	166	
STAR S4 IR™	202	
static gonioscopy	138	
Stevens-Johnson 症候群	247	
Strehl 比	67	
Streptococcus pneumoniae	35	
STS	212, 214	
Sturge-Weber 症候群	310, 315, 317, 318, 325	
sub-surface nano glistening	99	
sulcus to sulcus	212, 214	
superior epithelial arcuate lesions	178	
superior limbic keratoconjunctivitis	178	
super luminescent diode	104, 116	
Surface Asymmetry Index	77, 350	
Surface Regularity Index	77, 350	
surgically induced astigmatism	376	
swelling	124	
swept-source	94, 312, 329, 332	
swept-source 前眼部 OCT	243	
swept-source OCT	103, 116, 221, 222, 280, 326	
tandem scanning confocal microscope	25	
target power	180	
TCPD	139	
TD-OCT	108	
tear film breakup time	11, 21, 220, 231, 353	
tear film oriented diagnosis	7, 222	
tear film oriented therapy	9, 222	
Tear Layer Thickness	174	
tear meniscus	107	
tear meniscus area	113, 232, 234	
tear meniscus depth	232	
tear meniscus height	221, 232, 234	
tear reservoir zone	179, 184	
Tear Stability Analysis System	7, 11, 93, 222, 353, 354	
TECNIS® Toric	362	
temperature reversal 現象	285	
Tenon 嚢	28, 276	
tensile strength	197	
terrible two	313	
Terrien 角膜変性	259	
Tetrafoil	54, 356	
TFOD	7, 222	
TFOT	9, 222	
TG-1000	14, 15	
Thiel-Behnke 角膜ジストロフィ	276, 278	
TIA	110, 327	
time-domain	94, 280	
time-domain OCT	102, 108, 221, 326	
TIMP	195	
TISA	327	
tissue inhibitor of metalloproteinase	195	
TLT	174	
TMA	232, 234	
TMD	232	
TMH	221, 232, 234	
TMS	93, 365	
TMS-4	264, 265	
TMS-4A	386	
TMS-4 Advance	71, 168, 172	
TMS-5	72, 74, 75, 86, 386	
TMS-5 Advance	85	
topiramate	142	
Topographic Modeling System	93	
trabecular-ciliary process distance	139	
trabecular-iris angle	110, 327	
trabecular-iris space area	327	
trabeculectomy	331	
Trantas	310	
Trefoil	54, 63, 259, 356	
TriIRIS C9000	160	
True Radius	166	
TS-1	248	
TSAS	7, 11, 93, 222, 353, 354	
Tscherning 波面収差測定装置	38	
TSCM	25

U-Z

UBM	138, 148, 214, 251, 299, 308, 312, 316, 321, 326, 332
UBM プローブ	229
UBM プローブ UD-8060	301
UBM Model 840	299
UD-6000	324
UD-8060	229
ultrasonography	188
ultrasound biomicroscope	15, 138, 148, 251, 299, 308, 321, 326
Ultrasound Bio-Microscopy	311
ultrasound biomicroscopy	214, 332
US	188
van Herick 法	148, 299
vault	212, 213, 327
vesicle	322
Visante™	105, 108, 109, 303, 323, 326
Vogt	310
Vogt-小柳-原田病	142, 152, 308
Vogt's striae	250, 251, 264
Voigt model	8
voluntary winking	177
VuMAX™ II	214, 302
WASCA Analyzer	39
Wavefront	47
wavefront aberration	200
wavefront-guided laser *in situ* keratomileusis	200
wavefront-guided LASIK	46
WaveLight® Analyzer	39
WaveScan WaveFront™ System	39, 46
Weill-Marchesani 症候群	310
WGA 改訂	139
white-to-white	213
WHO 分類	340
Wollensak	264

WTW	213	Zernike 多項式	40, 49, 51, 90, 149, 363	Zinn 小帯	311, 380, 381
Zernike 解析	94, 365	Zernike 多項式マップ	41	Zinn 小帯断裂	257
Zernike 係数	40	Zernike 展開	252	ZYWAVE®	201, 203, 205

中山書店の出版物に関する情報は,小社サポートページをご覧ください.
http://www.nakayamashoten.co.jp/bookss/define/support/support.html

専門医のための眼科診療クオリファイ　24
前眼部の画像診断

2014年10月10日　初版第1刷発行 ©〔検印省略〕

シリーズ総編集………大鹿哲郎
　　　　　　　　　　大橋裕一

編集…………………前田直之

発行者…………平田　直

発行所…………株式会社 中山書店
　　　　〒113-8666　東京都文京区白山 1-25-14
　　　　TEL 03-3813-1100（代表）　振替 00130-5-196565
　　　　http://www.nakayamashoten.co.jp/

本文デザイン・装丁……藤岡雅史（プロジェクト・エス）

印刷・製本…………中央印刷株式会社

ISBN 978-4-521-73921-2
Published by Nakayama Shoten Co., Ltd.　　　　Printed in Japan
落丁・乱丁の場合はお取り替えいたします

・本書の複製権・上映権・譲渡権・公衆送信権（送信可能化権を含む）は株式会社
　中山書店が保有します.

・ JCOPY ＜(社)出版者著作権管理機構 委託出版物＞
本書の無断複写は著作権法上での例外を除き禁じられています．複写される
場合は，そのつど事前に，(社)出版者著作権管理機構（電話 03-3513-6969,
FAX 03-3513-6979, e-mail: info@jcopy.or.jp）の許諾を得てください．

本書をスキャン・デジタルデータ化するなどの複製を無許諾で行う行為は,
著作権法上での限られた例外（「私的使用のための複製」など）を除き著作権
法違反となります．なお，大学・病院・企業などにおいて，内部的に業務上
使用する目的で上記の行為を行うことは，私的使用には該当せず違法です.
また私的使用のためであっても，代行業者等の第三者に依頼して使用する本
人以外の者が上記の行為を行うことは違法です.

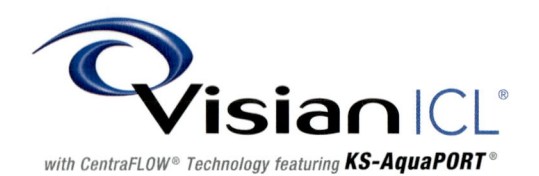

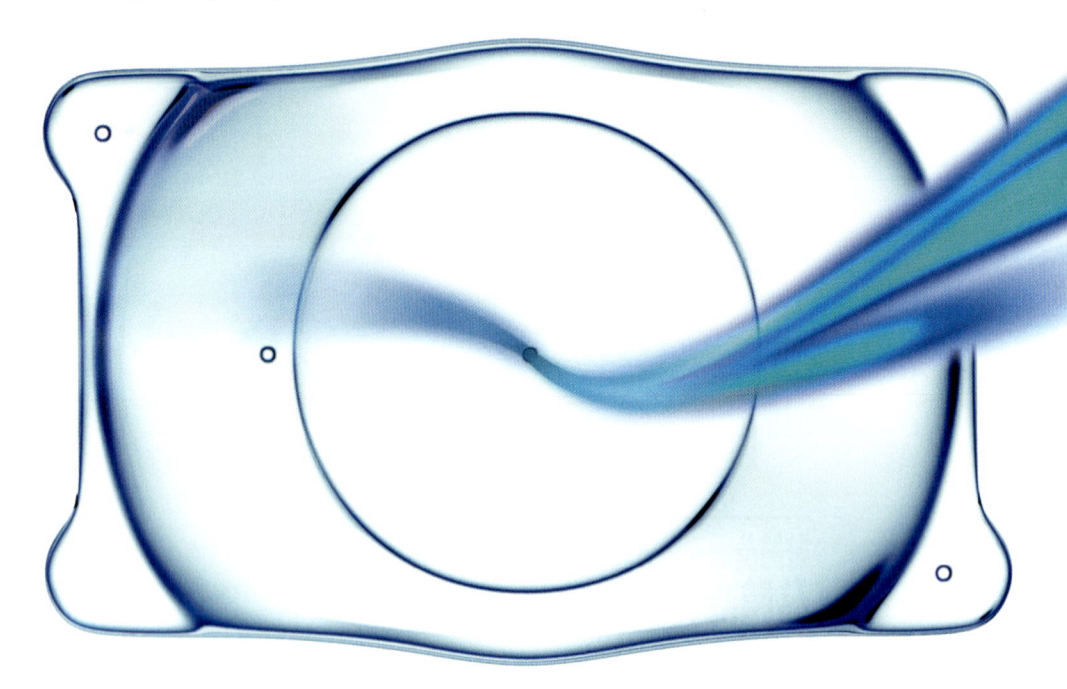

Visian ICL®
with CentraFLOW® Technology featuring **KS-AquaPORT®**

角膜を削らない屈折矯正手術
フェイキックIOL

■ アイシーエルの特徴**5**つ

● 色鮮やかな見え方　● 幅広い矯正範囲　● 長期安定性　● ドライアイの軽減　● 紫外線ブロック

追加特徴 1 房水流路の維持

追加特徴 2 虹彩切除不要化

追加特徴 3 粘弾性物質除去の簡易化

販売名：アイシーエルKS-AquaPORT
医療機器承認番号：22600BZX00085000

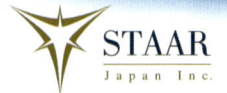

STAAR Japan Inc.　製造販売元 スター・ジャパン合同会社

〒272-0001 千葉県市川市二俣717-30　TEL.047-327-2501
ICLサポートダイアル 047-390-7306
http://www.staar.jp

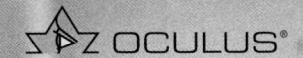

OCULUS Pentacam®, Pentacam® HR

眼内レンズ度数計算プログラム
A-P Calculator

A-P Calculator は、LASIK 術後眼で角膜に関する術前データが無い場合でも、眼内レンズの度数を精度良く計算するプログラムで、Pentacam プログラムと連動して作動します。本プログラムは、慶應大学の根岸准教授が中心となって研究している「anterior–posterior method (A–P method)[注1]」の計算式を用いています。

A-P method は double-K 法に一部修正を加え、LASIK 術後角膜後面の K 値を元に推定した術前角膜前面の K 値、および現在の角膜前面の K 値を用いて眼内レンズ度数を計算します。

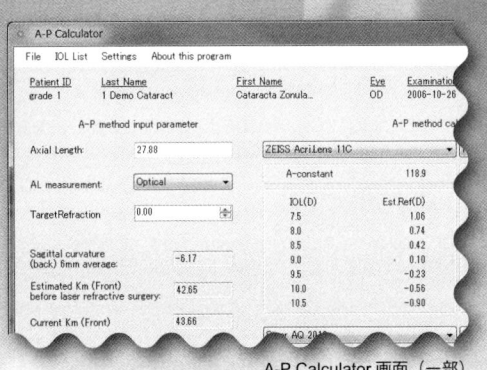

A-P Calculator 画面（一部）

白内障スクリーニングプログラム
Cataract Pre-OP display

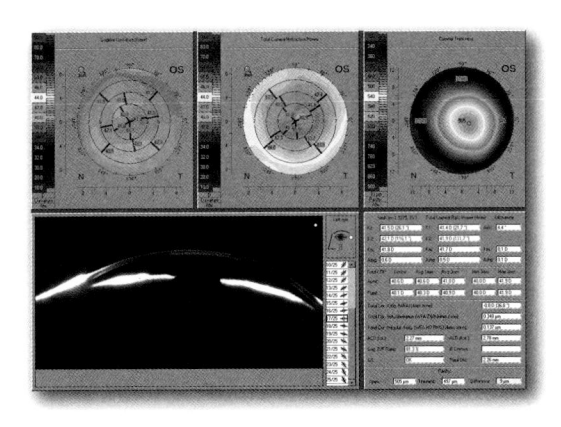

Cataract Pre-OP display は大阪大学大学院の前田直之教授と OCULUS が共同開発したソフトウェア機能で、白内障手術前のスクリーニングに大きな威力を発揮します。

画面には角膜前面 Axial Power、Total Corneal Refractive Power、Corneal Thickness の三つのトポグラフマップ、シャインプルーク画像及び定量的な評価に必要な数値情報がまとめて表示されます。

注1: Saiki M, Negishi K, Kato N, Ogino R, Arai H, Toda I, Dogru M, Tsubota K. Modified double-K method for intraocular lens power calculation after excimer laser corneal refractive surgery. J Cataract Refract Surg. 2013 Apr;39(4):556-62.

中央産業貿易株式会社

本　　　社	〒662-0977 兵庫県西宮市神楽町 4-7	TEL.0798-26-7889	FAX.0798-26-7858
東京営業所	〒110-0005 東京都台東区上野 1-10-8	TEL.03-5812-0825	FAX.03-5812-0824
名古屋営業所	〒456-0021 愛知県名古屋市熱田区夜寒町 4-10	TEL.052-682-5355	FAX.052-682-7277

http://www.chuosangio.co.jp/

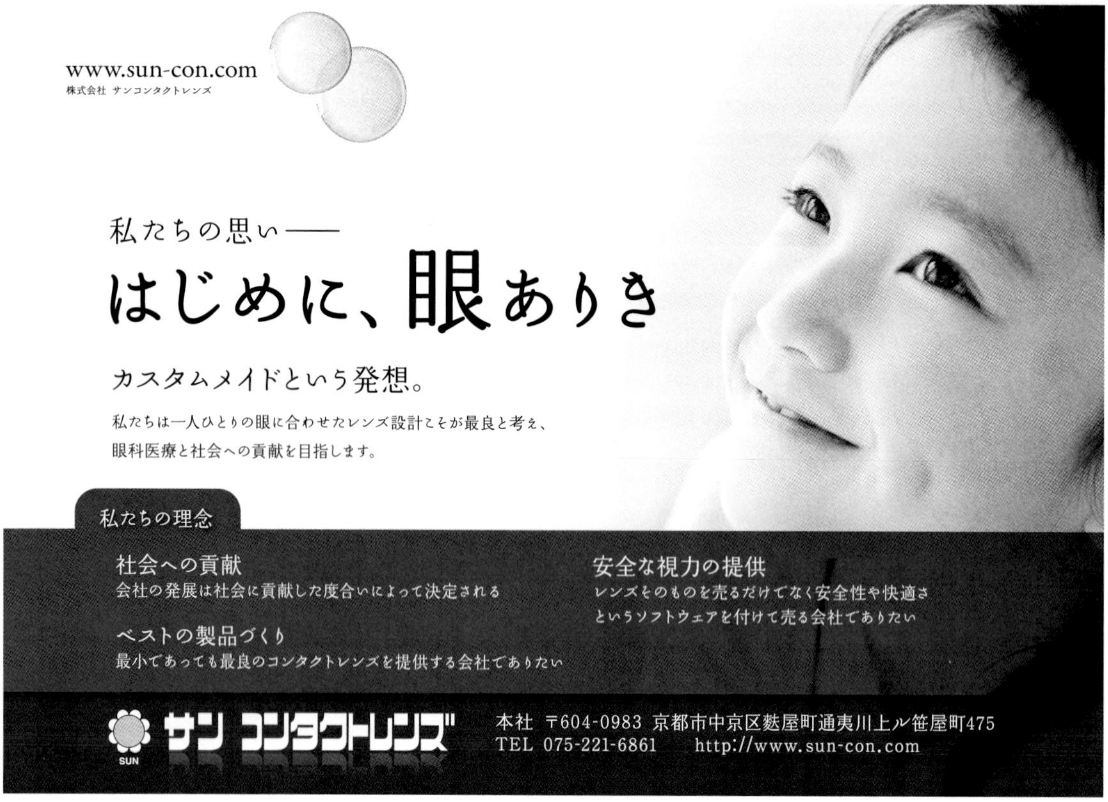

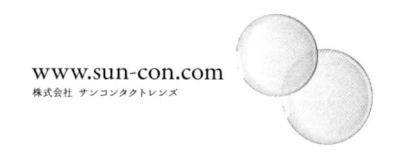

www.sun-con.com
株式会社 サンコンタクトレンズ

私たちの思い──
はじめに、眼ありき

カスタムメイドという発想。

私たちは一人ひとりの眼に合わせたレンズ設計こそが最良と考え、
眼科医療と社会への貢献を目指します。

私たちの理念

社会への貢献
会社の発展は社会に貢献した度合いによって決定される

安全な視力の提供
レンズそのものを売るだけでなく安全性や快適さというソフトウェアを付けて売る会社でありたい

ベストの製品づくり
最小であっても最良のコンタクトレンズを提供する会社でありたい

サンコンタクトレンズ
本社 〒604-0983 京都市中京区麩屋町通夷川上ル笹屋町475
TEL 075-221-6861　http://www.sun-con.com

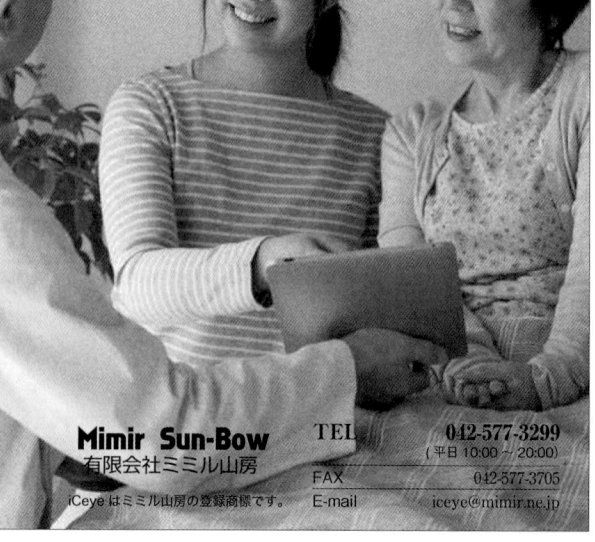

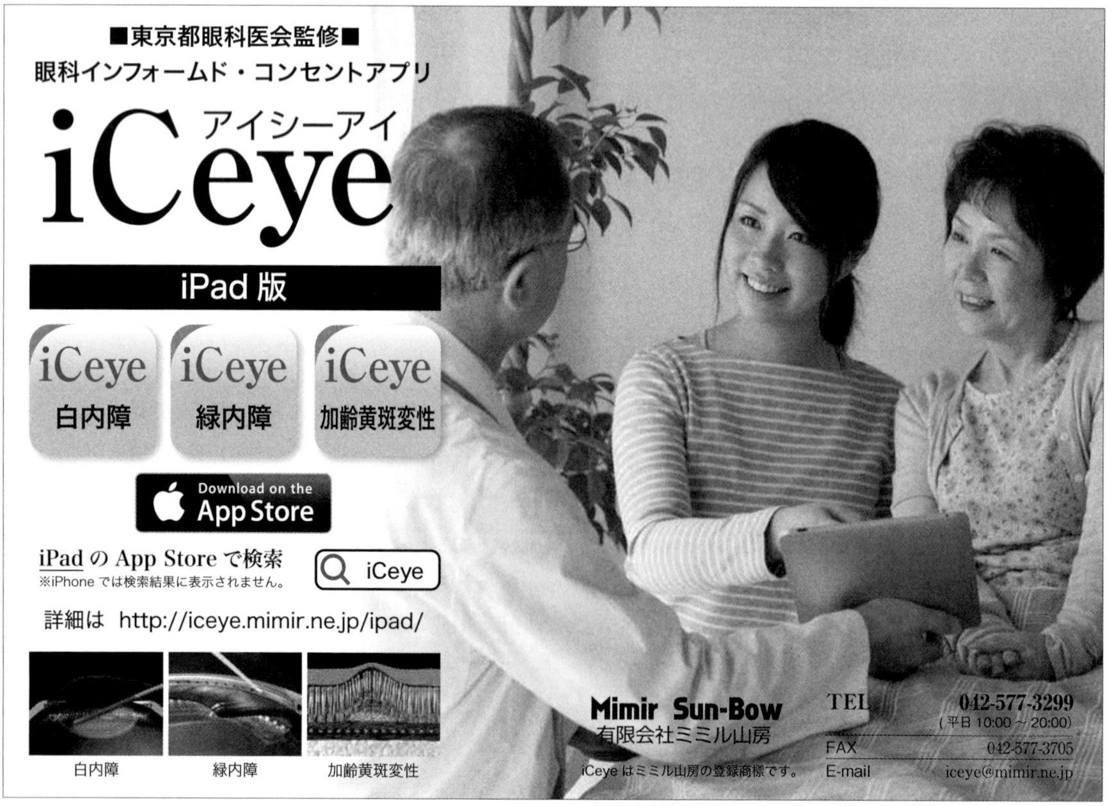

■東京都眼科医会監修■
眼科インフォームド・コンセントアプリ

iCeye
アイシーアイ

iPad 版

iCeye 白内障　iCeye 緑内障　iCeye 加齢黄斑変性

Download on the App Store

iPad の App Store で検索　🔍 iCeye
※iPhone では検索結果に表示されません。

詳細は http://iceye.mimir.ne.jp/ipad/

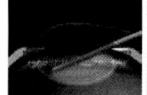

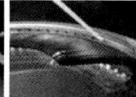

白内障　緑内障　加齢黄斑変性

Mimir Sun-Bow
有限会社ミミル山房

iCeye はミミル山房の登録商標です。

TEL　042-577-3299
（平日 10:00 ～ 20:00）
FAX　042-577-3705
E-mail　iceye@mimir.ne.jp

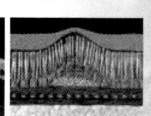

どうしたら「チーム医療」の直面する壁を乗り越えられるのか？

チーム医療を成功させる10か条

―現場に学ぶチームメンバーの心得―

著：**福原麻希**（医療ジャーナリスト）

チーム医療を実践しようとすると様々な困難や壁があり，思うようにいかないことも多い．本書では，医療ジャーナリストとしてチーム医療を長期に取材し，その推進を支援してきた著者が，これまでの取材から得られた「成功するチーム医療に共通する条件」を，チームメンバーの10の心得として提示．各メンバーの専門性や診療報酬加算を知るための資料も付した，チーム医療に携わる方の必携書！

第1章　チーム医療の意義とチーム作りのポイント
第2章　チーム医療を成功させる10か条
　　　　―現場に学ぶチームメンバーの心得―
第3章　チーム医療の教育―卒前教育の実際―
第4章　チーム医療の評価
第5章　チーム医療の課題―病院経営と患者参加―
第6章　チームメンバーの専門性とスキル
　　1　各職種の紹介
　　2　各チームにおける役割と仕事内容
付　録　診療報酬―「チーム医療」に関わる主な算定項目

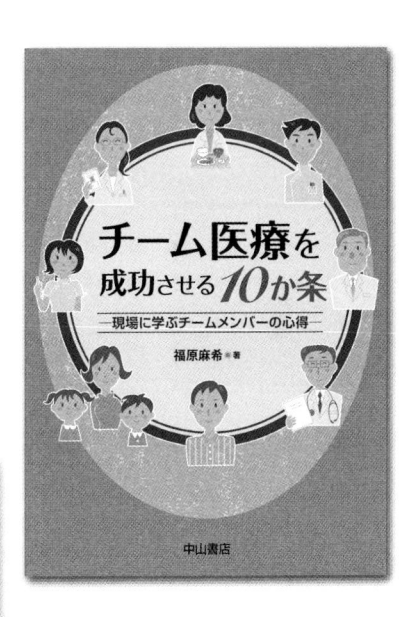

B5判　2色刷　248頁
定価（本体3,000円+税）
ISBN　978-4-521-73707-2

中山書店　〒113-8666　東京都文京区白山1-25-14　TEL 03-3813-1100　FAX 03-3816-1015
http://www.nakayamashoten.co.jp/

**起きてからでは間に合わない！
"万一"のための戦略集！**

動画DVD付

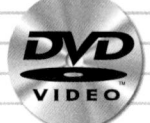

白内障
術中トラブルと
リカバリーの基本

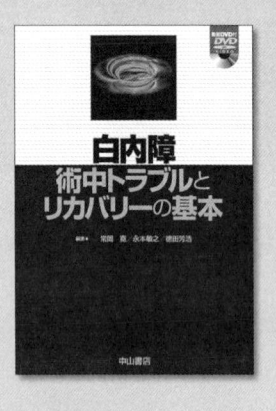

編集● 常岡　寛（東京慈恵会医科大学眼科学講座）
　　　永本敏之（杏林大学医学部眼科学）
　　　徳田芳浩（井上眼科病院）

白内障手術に関わる医師必携．もしも！ が起こる前に必読の一冊．白内障手術でのトラブルや合併症などのリカバリー法を図，写真，動画などで分かりやすく解説．各項の座談会では，現場での対応法や手技についての率直な意見も収載．

B5判／並製／200頁／DVD（約130分）／定価12,600円（本体12,000円＋税）　ISBN978-4-521-73120-9

CONTENTS
- 疼痛制御でのトラブル
- 切開時のトラブル
- CCC作製時のトラブル
- チン小帯脆弱例でのトラブル
- hydrodissection時のトラブル
- 核処理時のトラブル
- 後嚢のトラブル
- 核落下のトラブル
- IOLのトラブル
- IOL縫着時のトラブル

付属DVD収録項目（74症例より抜粋）
- 一面目の強角膜半層切開で早期穿孔をした場合の対処法
- 虹彩スピンデクトミー
- CCCが周辺に流れてしまったとき
- CTRを挿入しても水晶体偏位がなおせない症例
- インジェクターを使用したCTRの挿入
- 縫着リングによる対処法
- ICCEへのコンバートによる対処法
- CCCに亀裂が発生したとき
- hydrodissectionで後嚢破損が疑われたとき
- 後嚢破損時の破嚢処理
- エピヌクレウス処理中に後嚢破損した症例
- 核片除去後に後嚢破損に気づいた症例
- 皮質吸引中に小さく後嚢破損した症例
- 後嚢上の皮質を除去しているときに小さく後嚢破損した症例
- アクリソフシングルピースのロケット発射で後嚢破損した症例
- 核落下したら―水晶体摘出法

中山書店　〒113-8666 東京都文京区白山1-25-14　TEL 03-3813-1100　Fax 03-3816-1015
http://www.nakayamashoten.co.jp/

動画でベテランから眼科小手術を学ぶ！

動画でナットク！
眼科小手術の基本テクニック

編集●大木孝太郎(大木眼科)
B5判／並製／152頁
DVD(約110分)
定価(本体8,400円＋税)
ISBN4-521-69201-X

動画DVD付

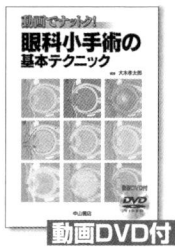

外来(日帰り)でできる手術(眼瞼内反症，霰粒腫，睫毛乱生，緑内障濾過胞再建など)やレーザーによる処置(網膜裂孔，緑内障など)の基本テクニックを，豊富なイラストや写真，DVDビデオでビジュアルに解説．ベテランの手技をわかりやすく紹介し，若手医師の技術の向上をアシスト．

臨床眼科医 必須の検査・診断スキル

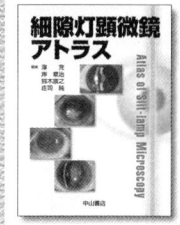

細隙灯顕微鏡アトラス

"「見えない所見」を見る力"を養う！
臨床で必須の症例を厳選．簡潔で要点をついた疾患解説．

編集●澤 充(日本大学) 岸 章治(群馬大学) 鈴木康之(帝京大学) 庄司 純(日本大学)
B5変型判／並製／224頁／定価(本体12,000円＋税)　ISBN978-4-521-73015-8

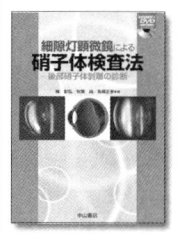

細隙灯顕微鏡による硝子体検査法
後部硝子体剥離の診断

コツを掴めば必ず見える！
ポイントは動的観察．80分のDVDビデオと豊富な症例で自分のものに．

編集●梯 彰弘(自治医科大学附属さいたま医療センター) 秋葉 純(環状通り眼科) 高橋正孝(高橋眼科医院)
B5変型判／並製／120頁／DVD(約80分)／定価(本体12,000円＋税)　ISBN978-4-521-73067-7

創意にみちたクリニカルガイド！

眼科診療のコツと落とし穴

編集●樋田哲夫(杏林大学前教授) 江口秀一郎(江口眼科医院院長)

眼科臨床の最前線で活躍する医師らが，めざましく進歩する診療技術を日常臨床のなかでいかに取り入れ，どのように工夫しているか，そのコツと落とし穴を開示．

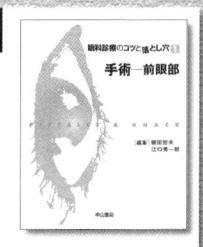

AB判／並製／平均240頁

① **手術──前眼部** 定価(本体10,000円＋税) ISBN978-4-521-73053-0
② **手術──後眼部・眼窩・付属器** 定価(本体10,000円＋税) ISBN978-4-521-73068-4
③ **検査・診断** 定価(本体11,000円＋税) ISBN978-4-521-73069-1
④ **薬物療法** 定価(本体9,000円＋税) ISBN978-4-521-73062-2

中山書店 〒113-8666 東京都文京区白山1-25-14 TEL 03-3813-1100 FAX 03-3816-1015
http://www.nakayamashoten.co.jp/

目次

はじめに 4

この本のルール
・計量の単位は1カップ＝200cc、大さじ1＝15g、小さじ1＝5gです。

1 ベース菜からの「ザ・展開！」

スペシャルミートソース 6
　ミートソーススパゲッティ 7
　シェパーズパイ 8
　本格ラザニア 9
茹で豚 10
　炙り豚 12
　炙り豚ラーメン 13
　卵スープ 14
ひじきドレッシング 15
　ごちそう冷ややっこ 15
　じゃがいもと
　ひじきの和えもの 16
　カラフルサラダ 17
ひと塩大根 18
　大根の梅＆しそ和え 18
　ホワイトサラダ 19
　大根のゆかり和え 19

きゅうりのさっぱり漬け 20
　ごまサラダ 20
　中華風和え 21
　梅じゃこ和え 21
玉ねぎ 22
　玉ねぎのステーキ 22
　玉ねぎの丸ごとスープ 23
　かき揚げ 24
　チーズフライ 25
　3色サラダ 26

column
1 冷凍庫、冷蔵庫の使い方 30
2 私のおすすめ市販調味料 42

2 なんとかなります これさえあれば！

ごふんでごはん①
ごはんのお供 28
　"きゅうりの
　　キューちゃん" 漬け 29
　梅じゃこのもと 29
　梅おかか 30
　のりの佃煮 30
　唐辛子みそ 31
　きゅうりの辛子漬け 32
　わかめのしょうが炒め 33
ごふんでごはん②
そそぐだけでお汁 34
まちがいない味
　きゃべつとツナの蒸し煮 36
　ごちそう卵焼き 37
　壺焼きスープ 38
　かんたん野菜グラタン 39
　ピーマンのラー油和え 40
　はりはり漬け 41

3 知っておきたい 献立術

朝食
洋食
① チーズトースト　44
② 100gのサラダ
③ ミルクコーヒー

昼食
和食
① 麺つゆ卵丼　46
② お箸が立つみそ汁

I
① 豚汁　48
② おにぎり
③ 大根のジュッ！サラダ

II
① 叩ききゅうり　50
② あんかけ焼きそば

夕食
I
① ふかひれもどきのスープ　52
② 牛丼　53
③ 大根のジュッ！サラダ　54

II
① 桜えびごはん　55
② 豚肉と紅しょうがの天ぷら　56
③ 春菊とにらのおひたし　58

4 いつでもできる おもてなし

バーニャカウダ　60
ズッキーニのグラタン　61
かんたんお煮しめ　62
黒豆　64
大根はさみ漬け　65
薬味たっぷり牛肉のたたき　66
じゃがいものガレット風　68
ポテトグラタン　69
ラタトゥイユ　70

5 作りおきOK！ デザート

パンナコッタ キャラメルソース　72
ジュースゼリー　73
コーヒーゼリー　74
いちごババロア　75
ヨーグルトゼリー
さつまいもと小倉あんのきんとん　76

6 かんたんがおいしい とっておき！

ごはん・麺
変わり冷やし中華　78
野菜たっぷり味噌ラーメン　79
ドライカレー　80
竜田揚げ丼　82
鶏汁　83

主菜
白身魚の磯辺揚げ　84
いかの長ねぎ炒め　85
さんまの南蛮漬け　86
豚のしょうが焼き　87
麻婆春雨　88
なめこ豆腐　89

野菜
丸ごぼうの煮物　90
かぼちゃのシンプル焼き　91
ルシアンサラダ　92
白菜とりんごのサラダ　92
カラフルピクルス　93

資料｜足立さんの定番　94
味の型紙（てりたれ、甘酢、麺つゆ、甘煮）
ベース菜（玉ねぎのドレッシング漬け）
ソース（ホワイトソース）

はじめに

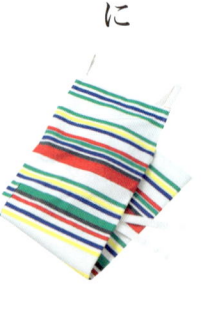

２０１３年９月に出版していただいた『かんたん が おいしい！』は、思いもかけぬほど大勢の方に読んで、作っていただくことができました。「皆さま、本当にありがとうございます」という、感謝の気持ちでいっぱいです。

そして、また新潮社さんから第２弾を出していただくことになりました。裏話をいたしますと、１冊目にはわたしの盛り付けが大雑把すぎて載せられなかった、もっと「かんたん が おいしい！」レシピが残っていたのです。今回、再度撮影していただき、載せることができました。

担当編集者の笠井麻衣さんが、あれも、これもと楽しい企画を出してくださったので、わたしの普段の食卓も大分お見せしています。

新潮社の担当者さんチームと、苫小牧のチーム足立の連携もとてもスムーズにいき、今回も本当に楽しい本作りができました。

前回も書きましたが、わたしは作るのも好きですが、おいしそうに食べている人の顔を見るのはもっと好きです。同じように毎日その顔を見たくて「何を作ろうか」と考えている方のお役に立てましたら……と願いを込めて今回もレシピを選びました。

そして、タイトルもやっぱり、『やっぱり、かんたん が おいしい！』にしました。

足立(あだち)洋子(ひろこ)

1 ベース菜からの「ザ・展開!」

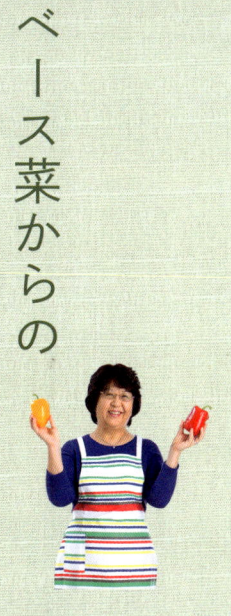

「足立さん、ベース菜をもっと教えてください」
お料理教室の生徒さんから、雑誌編集者さんから、
そして『かんたんがおいしい!』の読者の方から、
一番多くいただくリクエストが「ベース菜」です。
「ベース菜」は考え方です。常備菜のように仕上がったものではなく、その一歩手前、ここからさまざまな展開が可能なものということで、NHK「あさイチ」のディレクター伊豫部紀子さんが名付けてくれました。
ここでは、私のおすすめベース菜と、その展開をお伝えします。皆さんもいろいろ試して好きなベース菜を見つけてください。

スペシャルミートソース

ベース菜・一

独立した子どもたちが、いまだに「送ってほしい」と頼んできます。それほどおいしいので、「スペシャル」と名付けました。ベース菜にしては完璧な味なのですが、ぜひここからの展開をお伝えしたく、あえてベース菜としてご紹介します。わが家では大きなお鍋で一度に大量に作ります。冷凍し、保存しておくと本当に便利です。

a

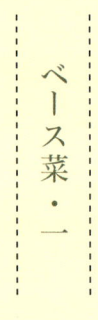

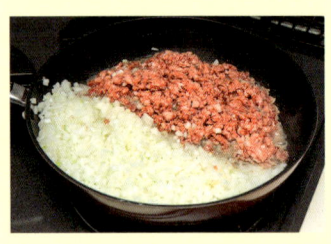

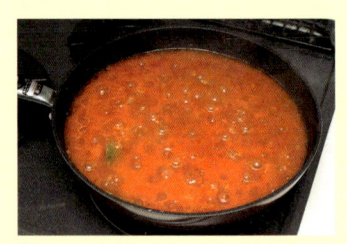

b　飛び散ることがあるので注意

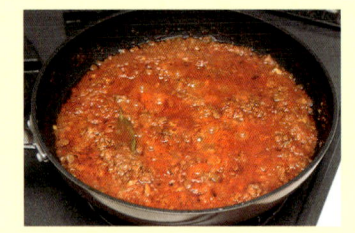

c

●作り方

1. 挽き肉に赤ワインをふりかけておく。臭味がとれ、うま味が増します。
2. フライパンにサラダ油をひき、みじん切りのしょうが、にんにくを弱火で焦がさないように炒め、香りが立ってきたら中火にし、みじん切りした玉ねぎを入れる。
3. 油がまわったら玉ねぎをフライパンの端に寄せ、挽き肉を入れて焼きつける（a）。
4. 肉に火が通ったら全体を混ぜ合わせ、コンソメスープ、トマトピューレ、ブラウンルー、塩、砂糖、ローリエを入れる。
5. 蓋をせず、弱火で煮つめていく（b）。
6. お肉と油が分離したら（赤黒い油が出てきたら）火をとめる（c）。

＊保存する場合は、1人分（100g）ずつ小分けしてビニール袋に入れ、冷凍すると便利です。

●材料（4人分）

合挽き肉…160g
赤ワイン…大さじ2
玉ねぎ…大1個
しょうが、にんにく…各1片
コンソメスープ…1カップ
　（水1カップにコンソメ固形1個／顆粒小さじ2）
トマトピューレ…150g
ブラウンルー（シチュードボーでも可）…20g
＊入れるとコクが増します。
塩…小さじ1
砂糖…小さじ1
ローリエ…1枚
サラダ油…適量

ミートソーススパゲッティ

スペシャルミートソース

展開①

子どものリクエストに応え、スペシャルミートソースを使って一番よく作ったレシピです。もちろん、マカロニやペンネでもおいしくいただけます。

●材料（1人分）
スペシャルミートソース…100g
スパゲッティ…100g
粉チーズ…適量
パセリ…お好みで

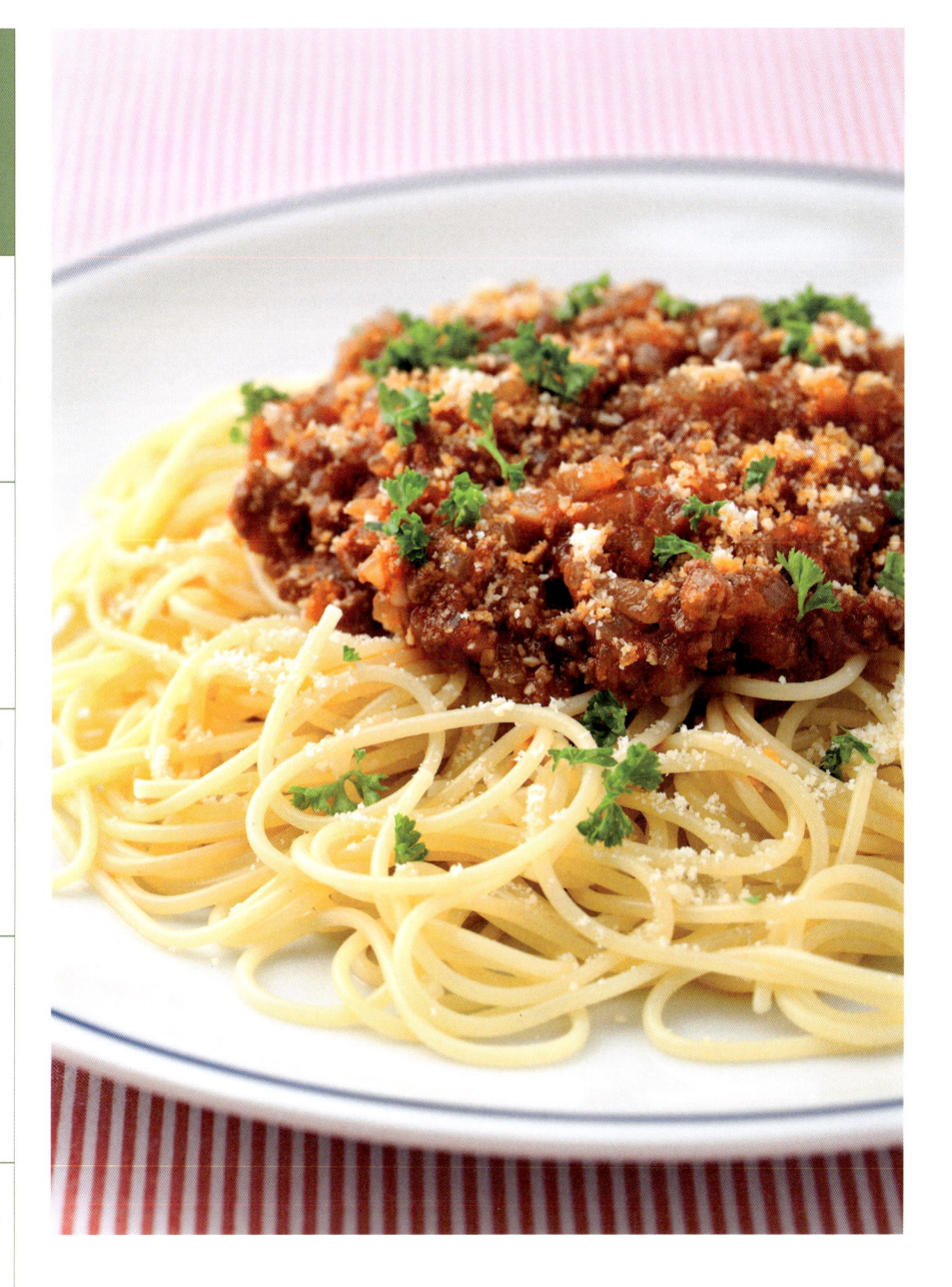

●作り方
1　冷凍のミートソースは自然解凍をし、鍋に入れてもう一度火を通す。このとき焦がさないように注意しましょう。自然解凍する時間がない場合は、（小分けした袋がよく破れるので）深さのある容器に入れ、電子レンジにかける。
2　茹でたスパゲッティの上に1を載せ、粉チーズをかける。お好みで刻んだパセリをふる。

1　ザ・展開！
スペシャルミートソース
茹で豚
ひじきドレッシング
ひと塩大根
きゅうりのさっぱり漬け
玉ねぎ

シェパーズパイ

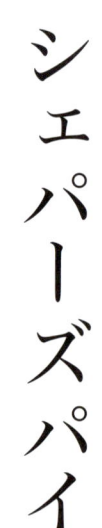

スペシャルミートソース 展開②

スペシャルミートソースとマッシュポテトを合わせた、ボリュームたっぷりの1品。育ち盛りのお子さまに、また、週末のランチにいかがでしょう?

●材料(4~5人分)
スペシャルミートソース…200g
じゃがいも…中4個
Ⓐ [バター…30g
　　牛乳…¼カップ
　　塩、こしょう…適量]

●作り方
1　冷凍のミートソースは自然解凍をし、鍋に入れてもう一度火を通す。自然解凍する時間がない場合は、深さのある容器に入れ、電子レンジにかける。
2　マッシュポテトを作る。じゃがいもは皮をむいてやわらかくなるまで茹でて湯を切り、鍋から水気をなくしてⒶを入れ、じゃがいもをつぶしながら混ぜていく。
3　耐熱皿にマッシュポテトの半量を敷き、ミートソースを載せる。その上から残りのマッシュポテトを平らに重ね、フォークを使って表面に飾りのすじをつける。
4　250℃のオーブンで20~30分ほど、表面に焼き色がつくまで焼く。焼く前に表面にハケで牛乳を塗ると、焼き上がったときにつやが出ます。

本格ラザニア

展開③ スペシャルミートソース

一度に何人分も作れて麺がのびる心配もないので、最近のおもてなしはもっぱらラザニアに。特にこのミートソースを使うと、とても喜んでいただけます。

●材料（4〜5人分）
スペシャルミートソース…400g
ホワイトソース…200g
ラザニア…12枚ほど（1人3枚）
とろけるチーズ…100g
サラダ油…適量

●作り方
1. 冷凍のミートソースは自然解凍をし、鍋に入れてもう一度火を通す。自然解凍する時間がない場合は、深さのある容器に入れ、電子レンジにかける。ホワイトソースを用意する（作り方はP95参照。缶詰でも可）。
2. 大きめの鍋に湯を沸かし、サラダ油と塩（分量外）を少し入れ、ラザニアを茹でる。くっつかないようにゆっくりかき混ぜながら表示時間通りに茹でる。
3. 茹で上がったらいったん冷水にとり、1枚ずつ取り出し、ふきんで挟み水気をとる。
4. 耐熱皿にサラダ油を塗り、ラザニアとミートソースを順に重ね、最後にホワイトソースと、とろけるチーズを載せる。
5. 250℃のオーブンまたはトースターで20分ほど、こんがりとした焼き色がつくまで焼く。

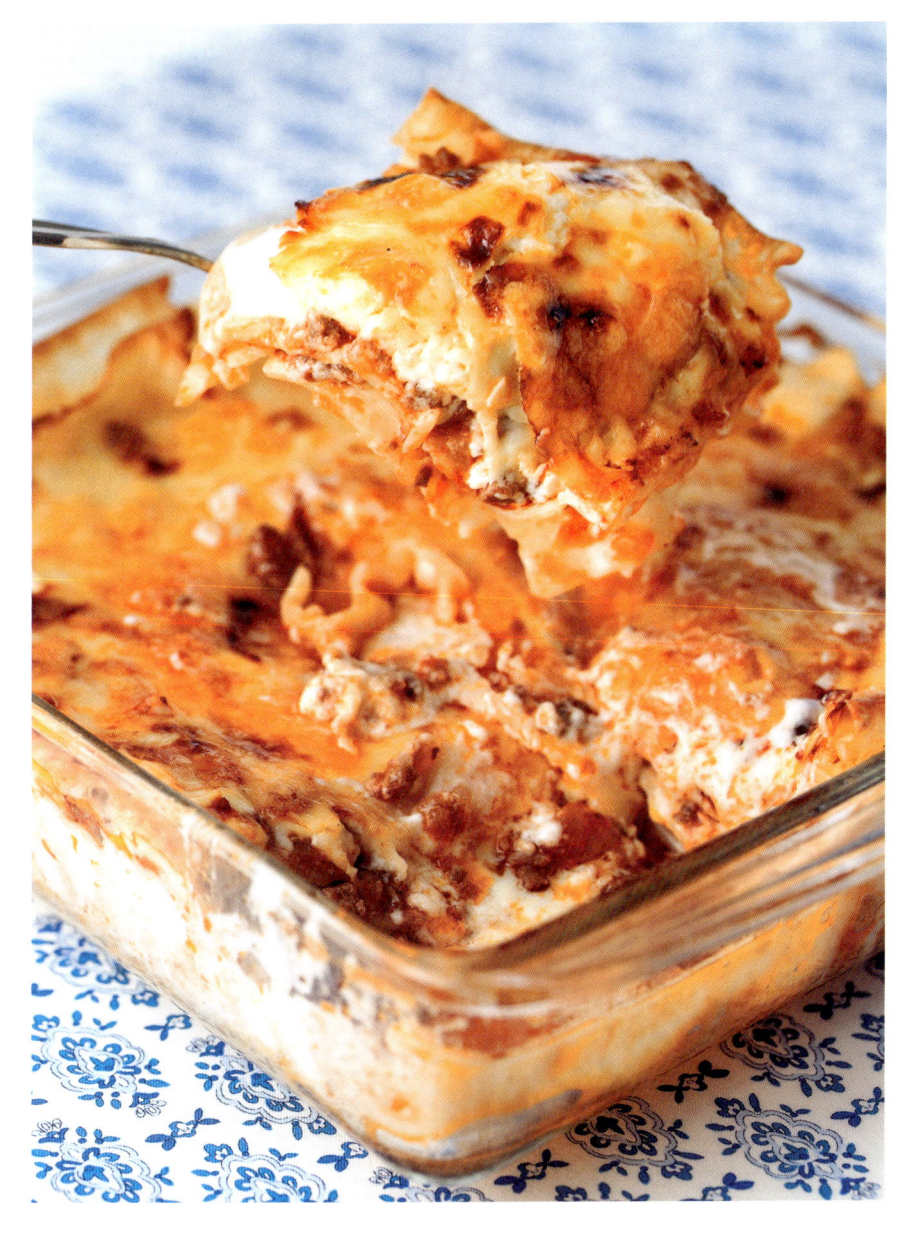

茹で豚

ベース菜・二

塊の肉を弱火でじっくりと茹でてたっぷり厚く切っていただく、お肉のおいしさがひときわ引き立つ1品です。自信を持っておすすめできる、最高においしい活用法もご紹介します。

●材料（4人分）

豚肩ロース塊肉…500g
長ねぎ…1本（緑の部分だけでも可）
しょうが…1片
にんにく…1片
塩…小さじ1弱
酒…大さじ3
長ねぎ…1本（白い部分）
きゅうり…1本
辛子…適量
しょう油…適量

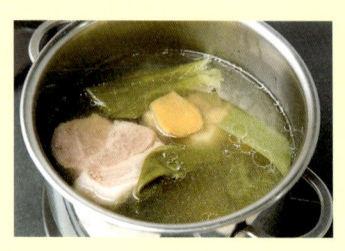

●作り方

1. 鍋に肉がかぶるくらいの水、大きめに切った長ねぎ、薄切りにしたしょうが、つぶしたにんにく、塩、酒を入れて沸かし、50〜60℃（指を入れたら熱くてすぐひくぐらい）になったら肉を入れる。
2. 沸騰したらごく弱火にし、肉に火が通るまで（竹串でさして赤い汁が出なくなるまで）、40分ほど火にかけておく（a）。あるいは、10分ほど茹でて鍋ごと新聞紙と毛布で包んで1時間ほど置く保温調理でも可。
3. 肉を取り出して厚めに切り、長ねぎの白い部分ときゅうりを細い千切りにして合わせたものを添える。辛子じょう油がよく合います。子どもはマヨネーズ＋ごま油＋しょう油のドレッシングなどでどうぞ。

a

10

1 ザ・展開！

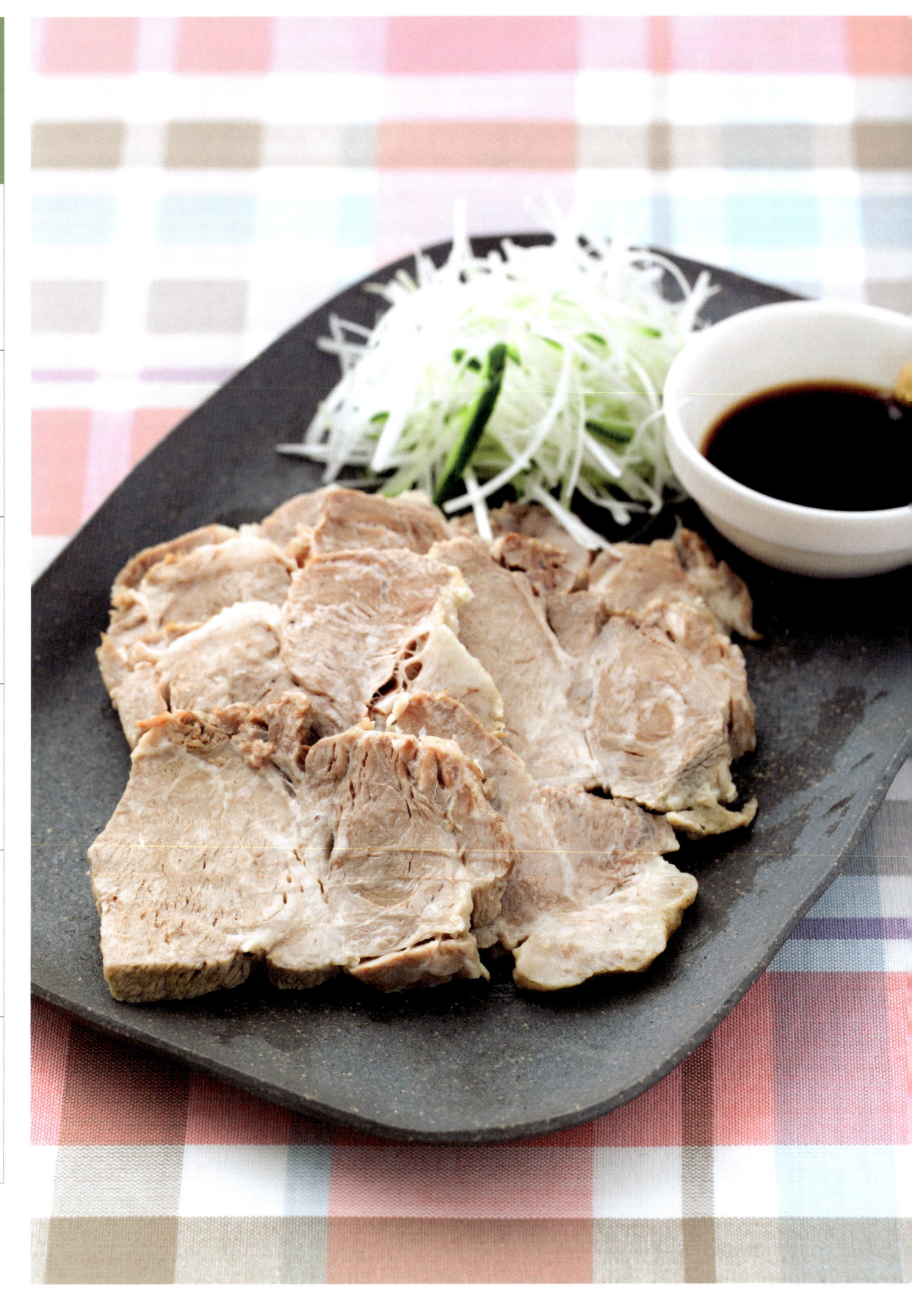

スペシャルミートソース ｜ 茹で豚 ｜ ひじきドレッシング ｜ ひと塩大根 ｜ きゅうりのさっぱり漬け ｜ 玉ねぎ

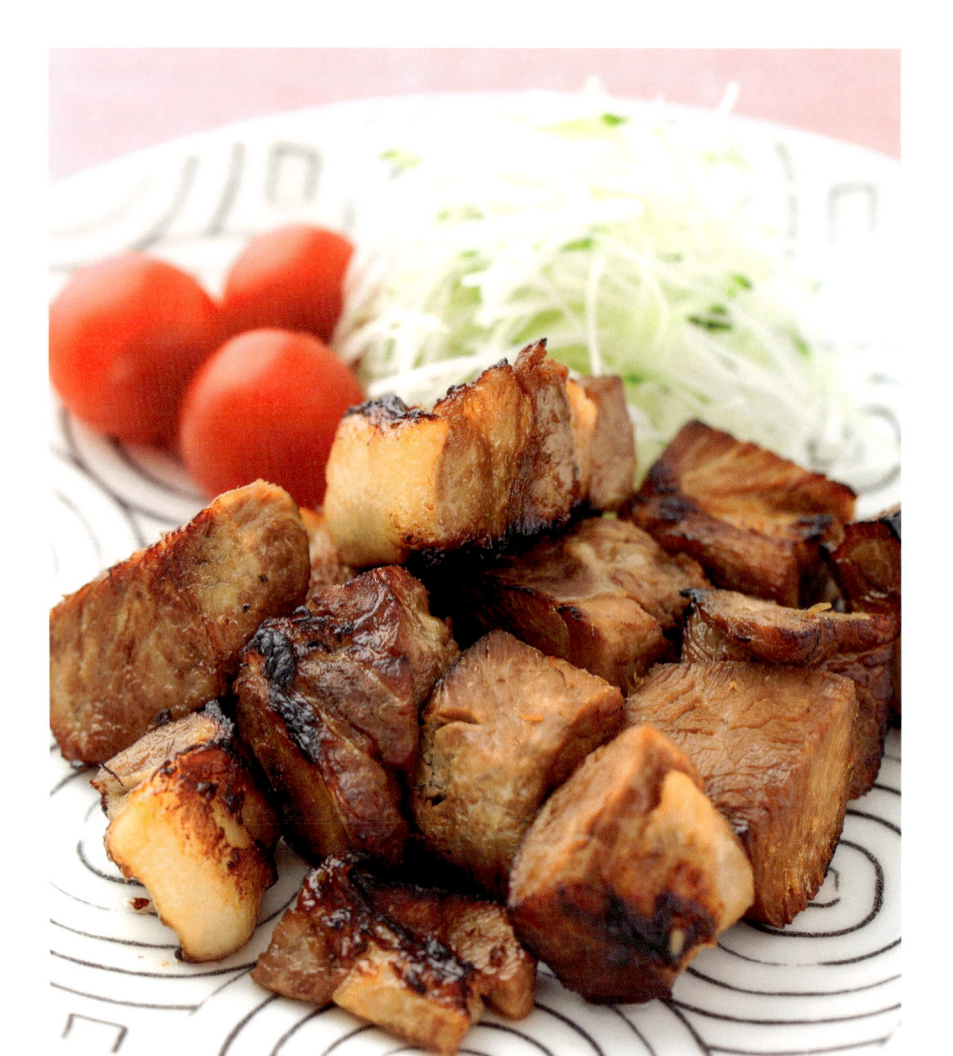

炙り豚

茹で豚 展開①

評判のラーメン屋さんが、チャーシューを炙っていると聞いて思いつきました。少し大きめに切ると、食べ応えのあるメインディッシュにもなります。

●材料（4人分）

茹で豚…500ｇ
てりたれ…大さじ3
長ねぎ…1本（白い部分）
きゅうり…1本
プチトマト…お好みで

●作り方

1　茹で豚を2.5～3cm角に切り、てりたれ（P 94参照）にからめる（a）。
2　魚焼きグリルに1を載せ、焼き色がつくまで焼く（b）。
3　長ねぎときゅうりを細い千切りにして合わせたものや、プチトマトを添えてどうぞ。

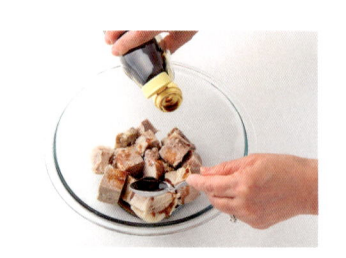

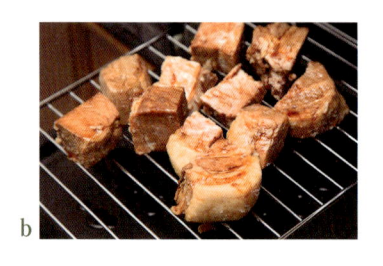

炙り豚ラーメン

［茹で豚　展開②］

切り方を変えた炙り豚で、ラーメンもお楽しみいただけます。

●材料（1人分）

茹で豚…2～3切れ
てりたれ…大さじ1
（P94参照）
中華麺…1玉
茹で豚のスープ…1½カップ
長ねぎ…5cm（白い部分）
塩、しょう油…お好みで

●作り方

1. 長ねぎは縦に切り込みを入れて黄色い芯を取り出す。周りの白い部分だけを広げて重ね、繊維に沿って細く切り、水にさらしてからふきんなどで水気を絞って白髪ねぎを作る。
2. 茹で豚を好みの厚さに切っててりたれをからめ、魚焼きグリルで焼き色がつくまで焼く。
3. 鍋に茹で豚のスープを入れて沸かし、塩、しょう油で味を調える。
4. 茹でた麺とスープを器に盛り、炙り豚と白髪ねぎを載せる。

卵スープ

茹で豚 展開③

お肉だけでなく、ねぎやしょうがのおいしいエキスがすべて入っているので、味つけの必要がありません。体がぽかぽか温まります。

●作り方
1　鍋に茹で豚のスープを入れ、ひと煮立ちさせる。
2　弱火にして、溶いた卵をまわし入れる。
3　器に盛り、お好みで小口切りにした長ねぎを載せる。

●材料（1人分）
茹で豚のスープ…1カップ
卵…1個
長ねぎ…お好みで

ベース菜・三 ひじきドレッシング

ひじきと言えば煮物を思い浮かべる人が多いと思いますが、生で食べてもおいしいのです。特にこのドレッシングを使うと、植物性の鉄分が豊富なひじきがたっぷり食べられます。

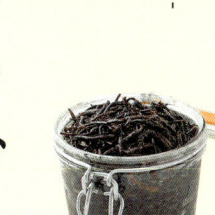

●材料（作りやすい分量）

乾燥ひじき…60g
サラダ油…½カップ
酢…¼カップ
しょう油…¼カップ
塩、こしょう…少々

●作り方

1 ひじきを水で戻す。時間は商品のパッケージに表示されている通り。
2 ひじきの水気を切り、材料の調味料と一緒に混ぜ、保存容器に入れて冷蔵庫へ。1～2ヶ月もちます。

ひじきドレッシング 展開① ごちそう冷ややっこ

副菜の代表格・冷ややっこも、こうすればボリュームのある1品に。

●材料（4人分）

木綿豆腐…1丁
きゅうり…1本
ハム…2～3枚
ひじきドレッシング…50g

●作り方

1 きゅうり、ハムは細切りにする。
2 1とひじきドレッシングを和え、豆腐の上に載せる。

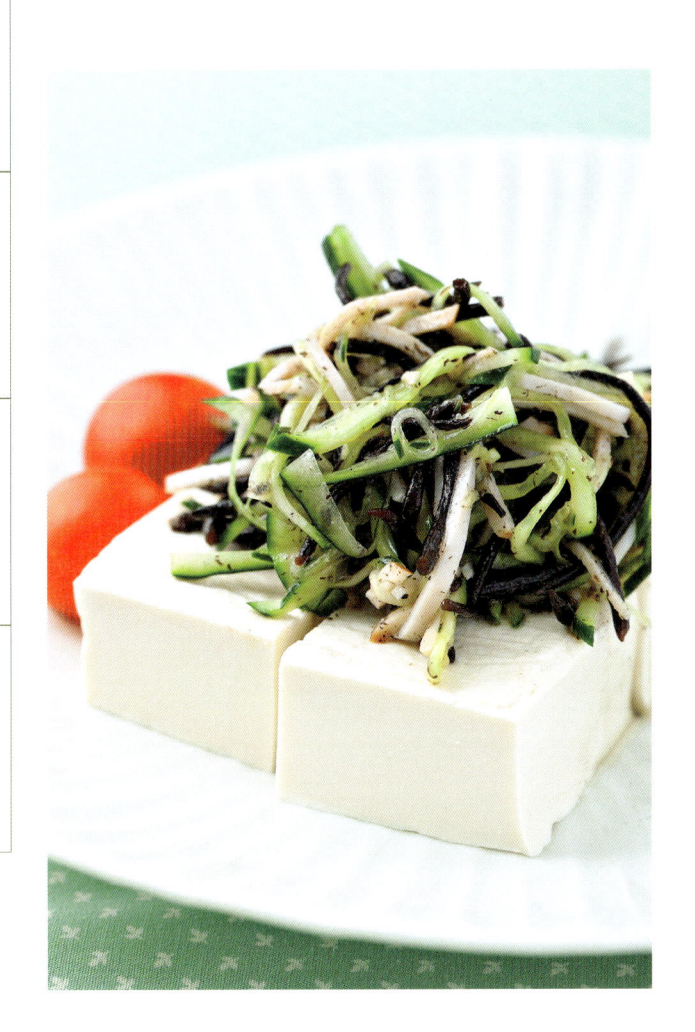

●作り方

1 じゃがいもは千切りにし、水にさらしてから、かために茹でる（熱湯に入れてひと煮立ちさせる）。湯から取り出したら熱いうちに塩、酢（分量外）を少々ふっておく。かにかまぼこは割いておく。
2 水気をよく切ったじゃがいもとかにかまぼこ、ひじきドレッシングをよく混ぜ、ごま油で香りをつける。器に盛り、みつ葉やかいわれを載せるとよい味に。

●材料（4人分）

じゃがいも…2個
かにかまぼこ…3～4本
ひじきドレッシング…30g
ごま油…少々
みつ葉／かいわれ…お好みで

じゃがいもとひじきの和えもの

ひじきドレッシング 展開②

あともうひと品……というときにピッタリのかんたん料理。
じゃがいものシャキシャキ感と、ほんのり香るごま油の味つけでごはんがすすみます。

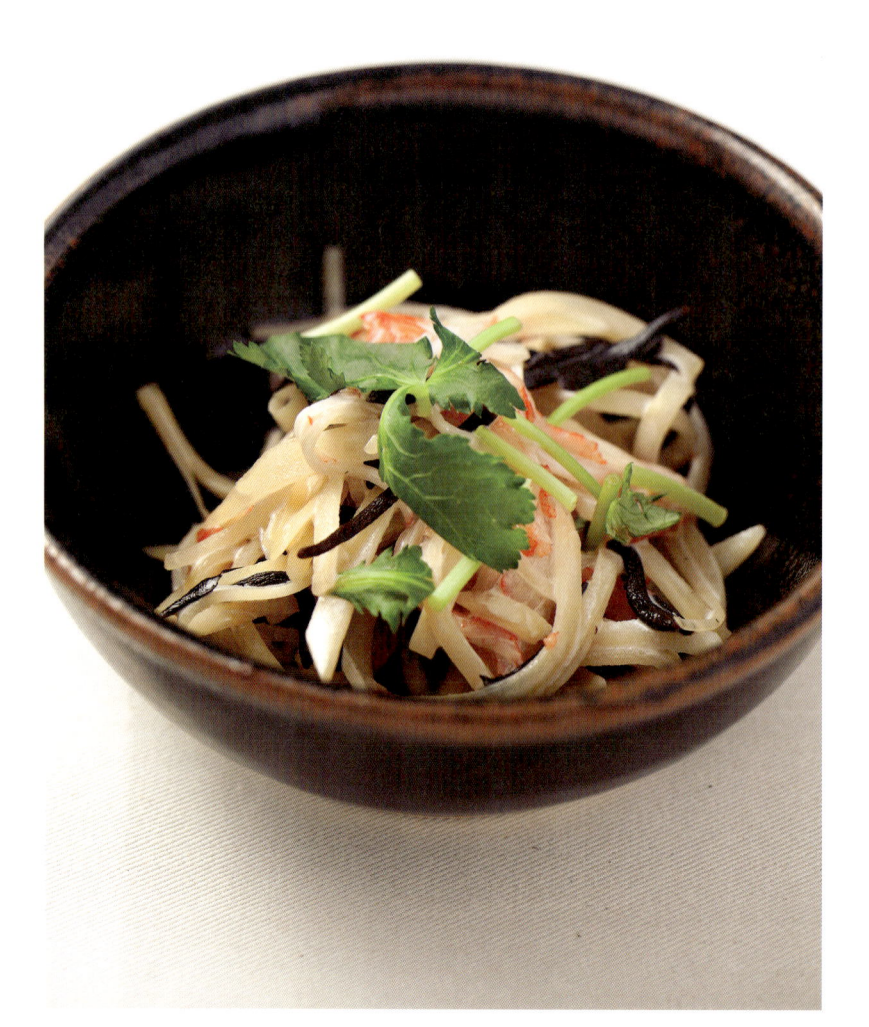

展開③ カラフルサラダ

[ひじきドレッシング]

くせのあるピーマン、にんじんと合わせてみてください。
体にイイ感じ満載で、ビックリのおいしさです。

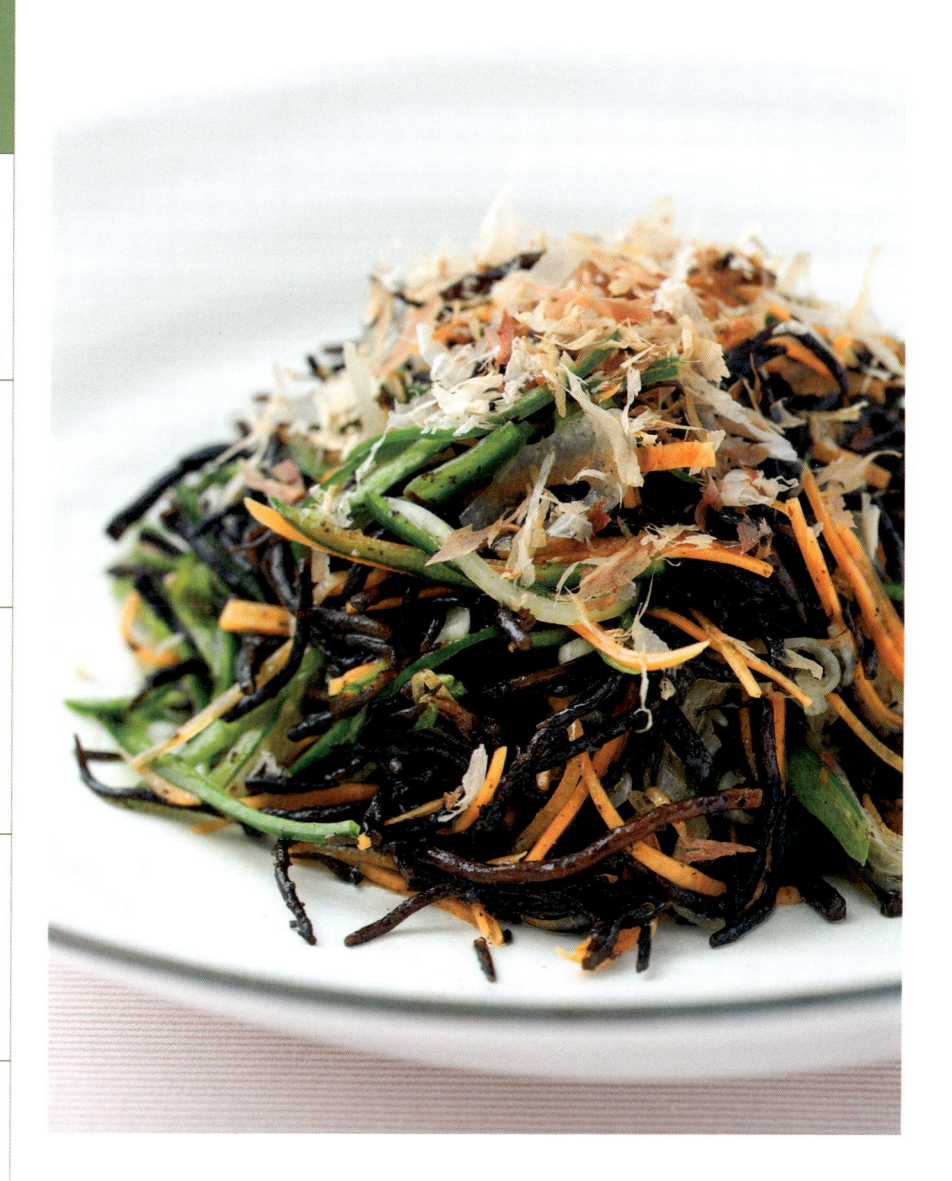

◉材料（4人分）
ひじきドレッシング…100g
玉ねぎ…½個
　（玉ねぎのドレッシング漬け〈P95〉½カップでも可）
ピーマン…2個
にんじん…40g
かつおぶし…適量

◉作り方
1　玉ねぎは繊維に対して直角に細切り、ピーマン、にんじんも細切りにする。
2　1とひじきドレッシングを和える。かつおぶしを散らす。

ベース菜・四

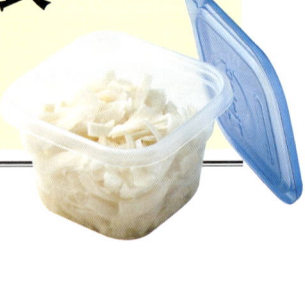

ひと塩大根

大根を生で食べたいときは、水分を出すとぐっとおいしくなります。『かんたん が おいしい！』で大好評をいただいた玉ねぎのドレッシング漬けに並ぶ、展開自在なベース菜です。

● 材料（作りやすい分量）
大根…500g（約½本）
塩…小さじ1

● 作り方
1. 大根は4cm長さの短冊切りにし、塩をふる。
2. 大根から水気が出てしんなりしたら食べられます。大根から出た水は絞らずにそのままでいいでしょう。保存容器に入れ、冷蔵庫で4〜5日保存可能です。

ひと塩大根　展開①

大根の梅＆しそ和え

● 材料（4人分）
ひと塩大根…200g
梅ぼし…2〜3個
青じそ…3〜4枚

● 作り方
1. ボウルにひと塩大根、種を取り除いてつぶした梅ぼし、千切りにした青じそを入れて和える。

ホワイトサラダ

[ひと塩大根 展開②]

●材料（4人分）
ひと塩大根…200g
帆立缶（ツナ缶でも可）…小1個
マヨネーズ…大さじ2
細ねぎ…適量

●作り方
1 ボウルにひと塩大根と帆立缶の身、マヨネーズを入れて和える。
2 器に盛り、小口切りの細ねぎを散らす。

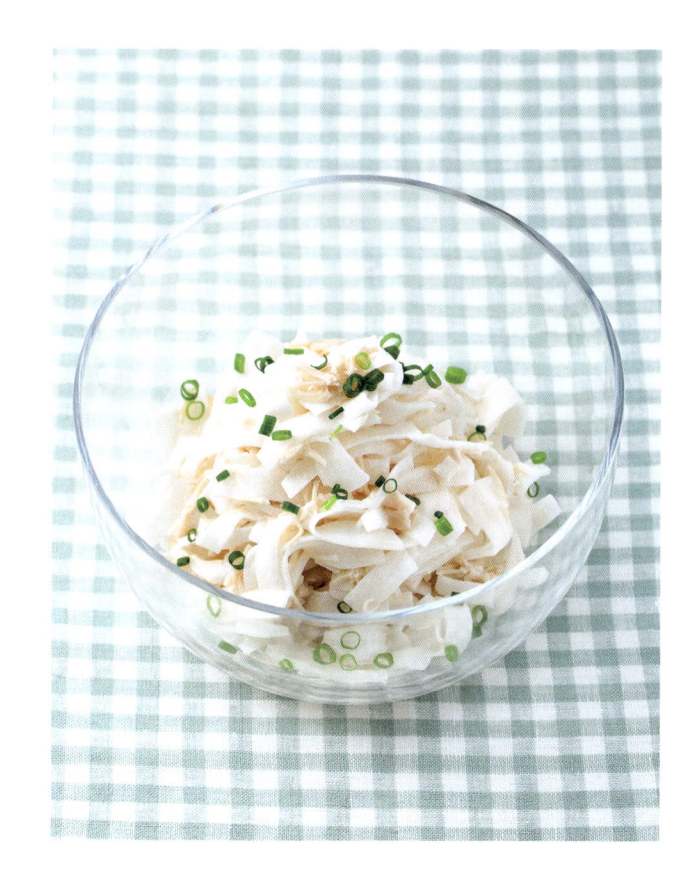

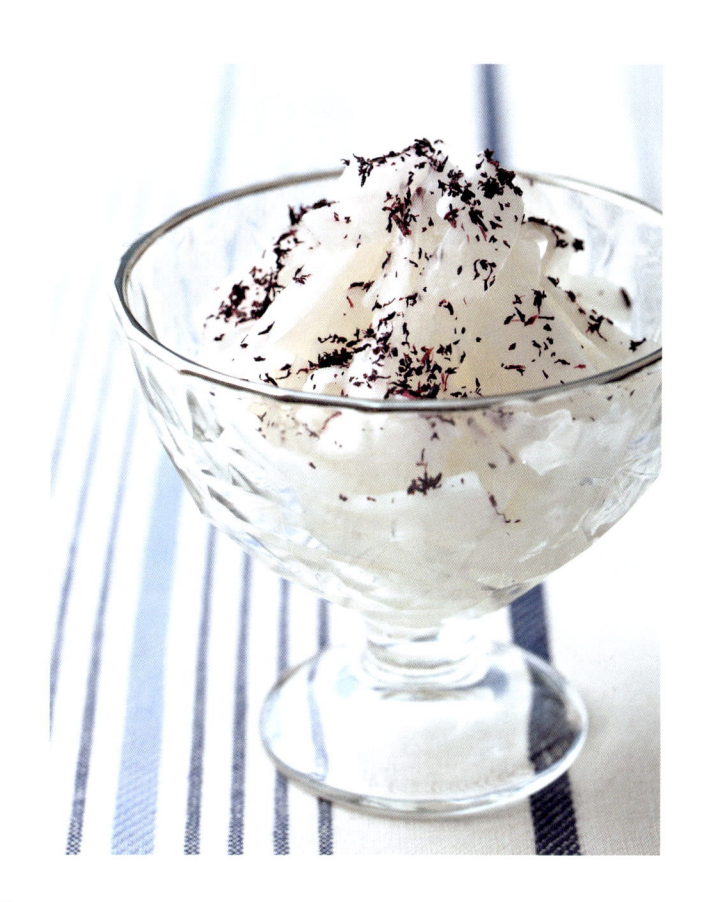

大根のゆかり和え

[ひと塩大根 展開③]

●材料（4人分）
ひと塩大根…200g
ゆかり…小さじ1

●作り方
1 ひと塩大根を器に盛り、ゆかりをふりかける。

ベース菜・五 きゅうりのさっぱり漬け

忙しいと、野菜不足になりがちです。そんな時、生野菜からかんたんに作れるこのベース菜が、とても役に立ちます。レシピは食べ切りの分量なので、もっと多めに作ることをおすすめします。

● 材料（4人分）
きゅうり…3本
塩…小さじ½

● 作り方
1 きゅうりは皮をむいて大きめの乱切りにし、ボウルに入れて塩をふり、軽く混ぜ合わせる。
2 20分ほど置き、水が出てきたら食べられます。保存容器に入れ、冷蔵庫で3〜4日もちます。

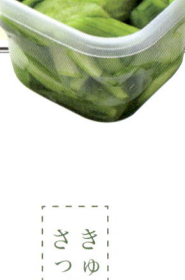

きゅうりのさっぱり漬け 展開① ごまサラダ

● 材料（4人分）
きゅうりのさっぱり漬け…3本分
炒り黒ごま、白ごま…各小さじ1
サラダ油…小さじ1
酢…小さじ2

● 作り方
1 ボウルにサラダ油、酢を入れて混ぜ、きゅうりのさっぱり漬けを加えて和える。
2 器に盛り、ごまをふる。

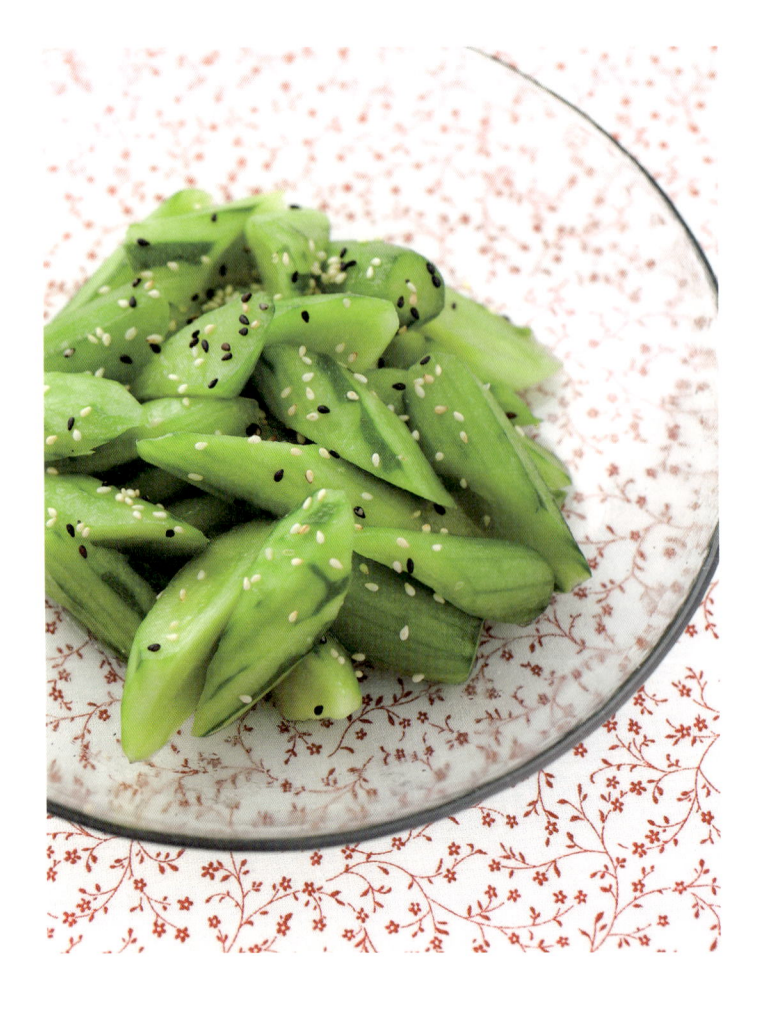

中華風和え

きゅうりのさっぱり漬け 展開②

●材料（4人分）
きゅうりのさっぱり漬け…3本分
しょうが…1片
ごま油…小さじ1

●作り方
1 ボウルにごま油、きゅうりのさっぱり漬け、しょうがの千切りを入れて和える。

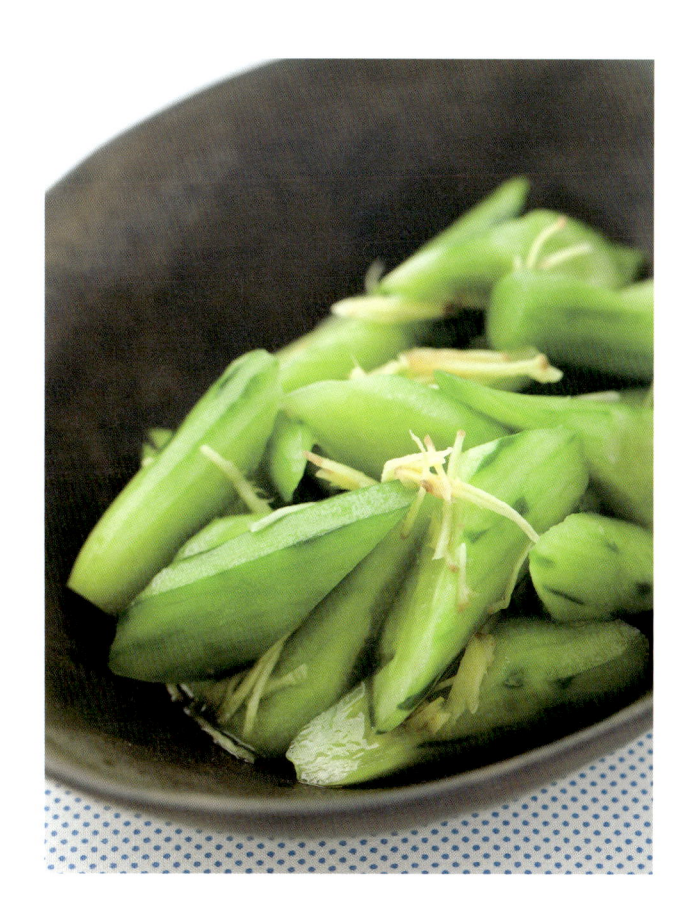

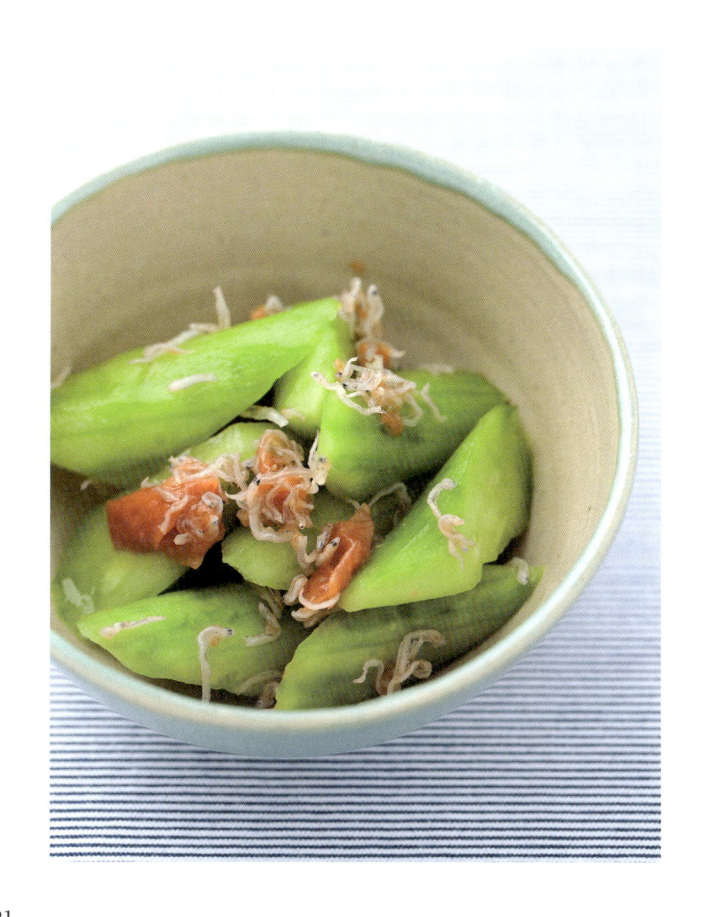

梅じゃこ和え

きゅうりのさっぱり漬け 展開③

●材料（4人分）
きゅうりのさっぱり漬け…3本分
梅ぼし…2個
ちりめんじゃこ…大さじ2

●作り方
1 ボウルにちりめんじゃこと、種を取り除いてつぶした梅ぼしを入れて混ぜ、きゅうりのさっぱり漬けを加えて和える。

特別編

素材からの展開

玉ねぎ

「玉ねぎのドレッシング漬け」は私にとって欠かせないベース菜ですが、生の玉ねぎもかなりの頻度でお料理しています。玉ねぎのうま味、甘味が味わえる、ぜひ試していただきたいレシピばかりです。

玉ねぎ　展開①

玉ねぎのステーキ

生で食べると少し辛い玉ねぎも、火を通すと、とても甘くなります。時間は少しかかるけれど、とってもかんたんで大人気です。

●材料（4人分）
玉ねぎ…2個
バター…10g
サラダ油…大さじ½
しょう油／だしじょう油…お好みで

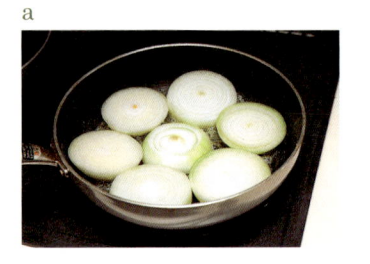

●作り方
1　玉ねぎを1.5～2cmの厚さに輪切りする。
2　フライパンを熱し、バターとサラダ油をひいて玉ねぎを並べる（バターだけだと焦げやすいです）(a)。
3　ときどき押しつけるようにしながら弱火で7～8分焼き、上下を返してさらに7～8分、両面良い色に焼きあげる。お好みで、しょう油やだしじょう油をかけてどうぞ。

a

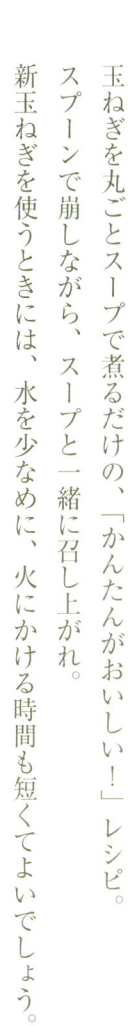

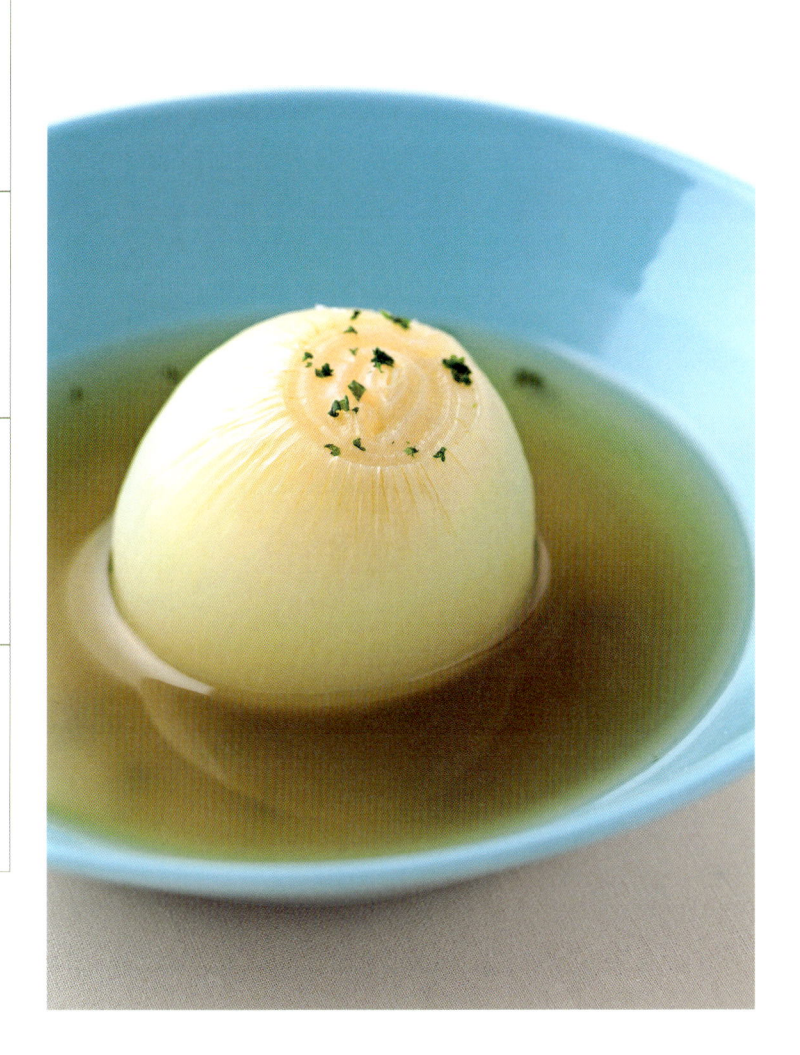

玉ねぎの丸ごとスープ

[玉ねぎ 展開②]

●材料（4人分）
玉ねぎ…4個
水…4カップ
鶏がらスープの素（顆粒）…大さじ1
塩…お好みで
パセリ…お好みで

●作り方
1 鍋に水、皮をむいた玉ねぎを丸ごと、鶏がらスープの素を入れて強火にかける。
2 沸騰したら弱火にし、蓋をして30〜40分ほど（新玉ねぎなら20分ほど）煮込む。
3 玉ねぎが透きとおってきたらスープの味をみて、必要なら塩を加える。
4 器によそってから、お好みでみじん切りのパセリをどうぞ。

玉ねぎを丸ごとスープで煮るだけの、「かんたんがおいしい！」レシピ。スプーンで崩しながら、スープと一緒に召し上がれ。新玉ねぎを使うときには、水を少なめに、火にかける時間も短くてよいでしょう。

かき揚げ

玉ねぎ　展開③

◉材料（4人分）

えび（無頭えびが扱いやすい）…大きめを10〜12尾
　（むきえびの場合は200gほど）
玉ねぎ…1個　　　　水…⅓カップ
にんじん…50g　　　サラダ油…適量
天ぷら粉…⅔カップ　ごま油…適量

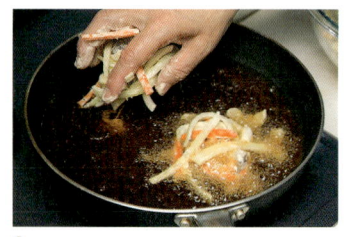

◉作り方

1　玉ねぎは縦半分に切ってから繊維に直角に5mm幅に切り、にんじんは4cm長さの太めの千切りにする。えびは殻をむいて3つほどに切る。
2　天ぷら粉を水で溶き、1を入れてさっくりと混ぜる。
3　2の8分の1ほどの量を手にのせ、かたちをまとめながら、サラダ油にごま油を少量入れた180℃の揚げ油にそっと落とす（a）。揚げている間はあまりいじらずに。
4　片面がカリッと揚がったら初めて裏返す。もう片面もカリッと揚がったら取り出し、油をよく切って塩味でどうぞ。

天ぷらは難しい、と敬遠する人が多いですが、市販の天ぷら粉を上手に使うと楽にできます。ポイントは、野菜から出る水分を考えて衣をかためにすること。

チーズフライ

玉ねぎ 展開④

なすを使ってよく作っていたのをアレンジしてみました。玉ねぎの甘さに、チーズ&ハムがよく合います。玉ねぎはあまり厚く切らず、ゆっくりと火を通すのがポイントです。

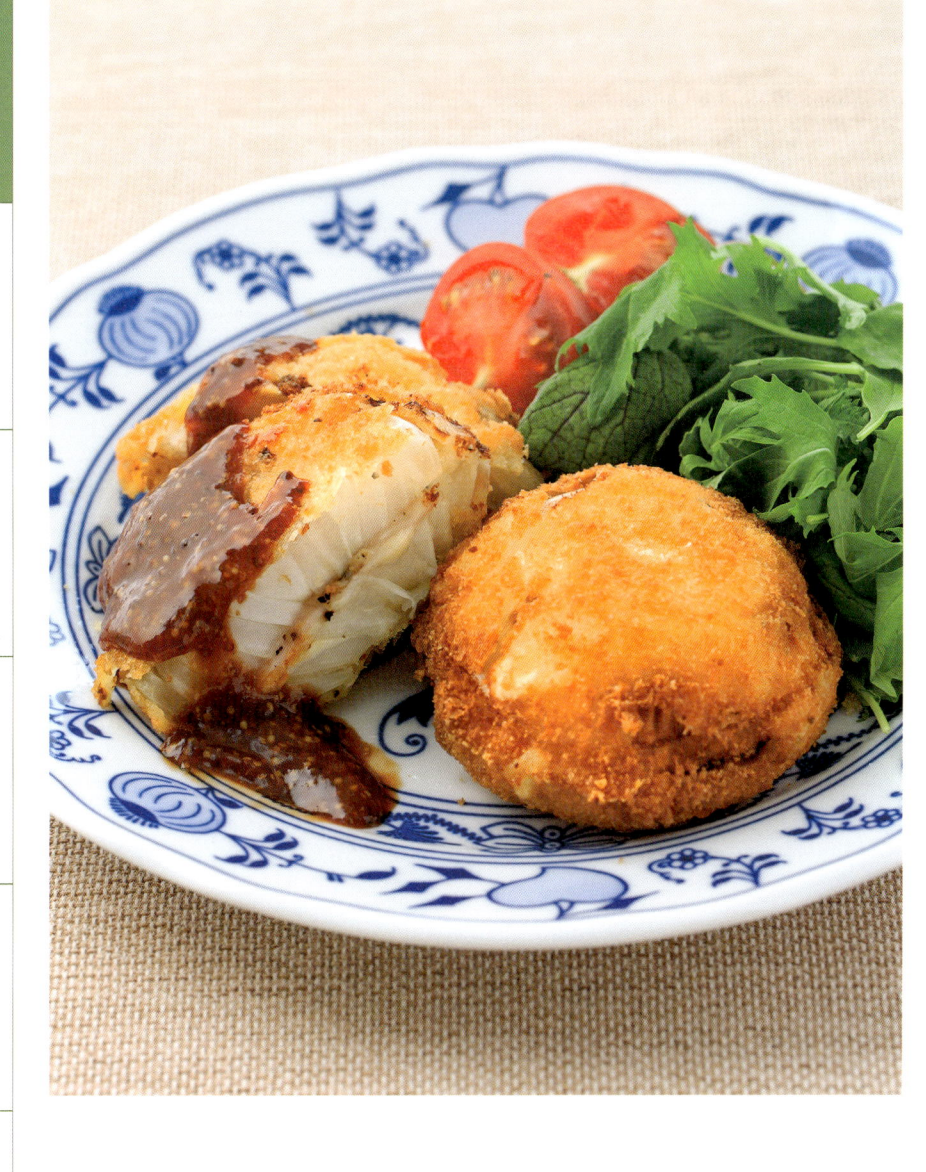

● 作り方

1. チーズ、ハムは半分に切る。玉ねぎは5〜7mm厚さの輪切りにし、間にチーズ、ハムを挟む（a）。
2. 水で溶いた天ぷら粉に、1をバラバラにならないように押さえながらくぐらせ、パン粉をつける。
3. 中温（170℃）のサラダ油でゆっくりとじっくりと揚げる。低温だと玉ねぎがばらけてしまい、高温だと中まで火が通る前に焦げてしまいます。
4. 同量のケチャップと中濃ソースを混ぜたソースがよく合います。お好みで粒マスタードも入れるとおいしいです。

● 材料（4人分）

玉ねぎ…4個
スライスチーズ…4枚
ハム…4枚
天ぷら粉…適量
パン粉…適量
ケチャップ、中濃ソース…各適量
粒マスタード…お好みで
サラダ油…適量

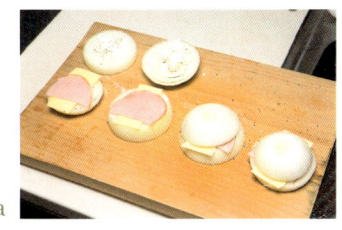

a

3色サラダ

玉ねぎ 展開⑤

見ているだけで元気が出てきそうなサラダです。材料も作り方もいたってシンプルですが、にらが何とも印象的な味に。料理教室で大人気の1品。おもてなしにもどうぞ。

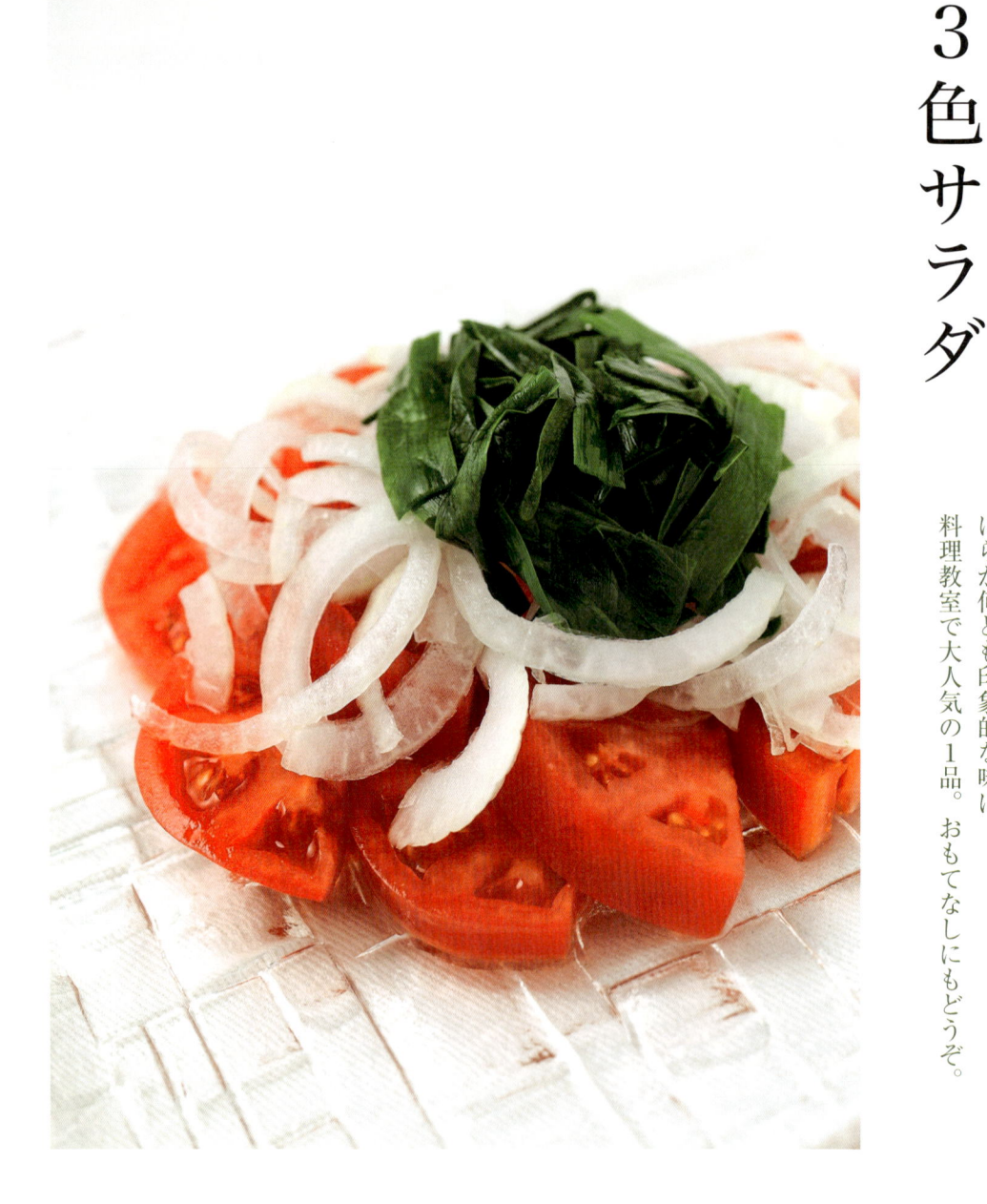

●作り方
1　トマトはへたをとって縦半分に切ってから1cmほどの厚さに切る。玉ねぎは薄切りにして水にさらす。にらは3～4cmに切り沸騰している湯にくぐらせて水につけ、ざるにあげて絞る。
2　下からトマト、玉ねぎ、にらの順に盛りつけ、ドレッシングをかける。ポン酢にサラダ油を入れたものでもよく合います。

●材料（4人分）
トマト…2個
玉ねぎ…1個
にら…1束
ドレッシング
　酢…大さじ1強
　サラダ油…大さじ3
　塩…小さじ½
　砂糖…1つまみ
　にんにく、こしょう…お好みで

2 なんとかなります これさえあれば！

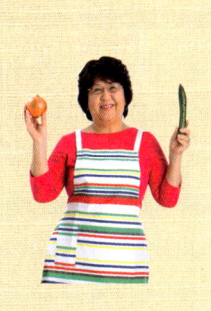

「一汁三菜なんてとてもムリ」。忙しいお母さんたちの悲鳴に、私はいつも「ごはんさえ炊けていたら、なんとかなるでしょう！」と答えます。

温かいごはんと、これから紹介する「ごはんのお供」、そして「そそぐだけでお汁」があれば、あっという間に食事になります。

缶詰や乾物も大活躍。素材からすべて自分の手で作るのではなく、あるものを上手に活用すると、お料理は楽しくなるでしょう。

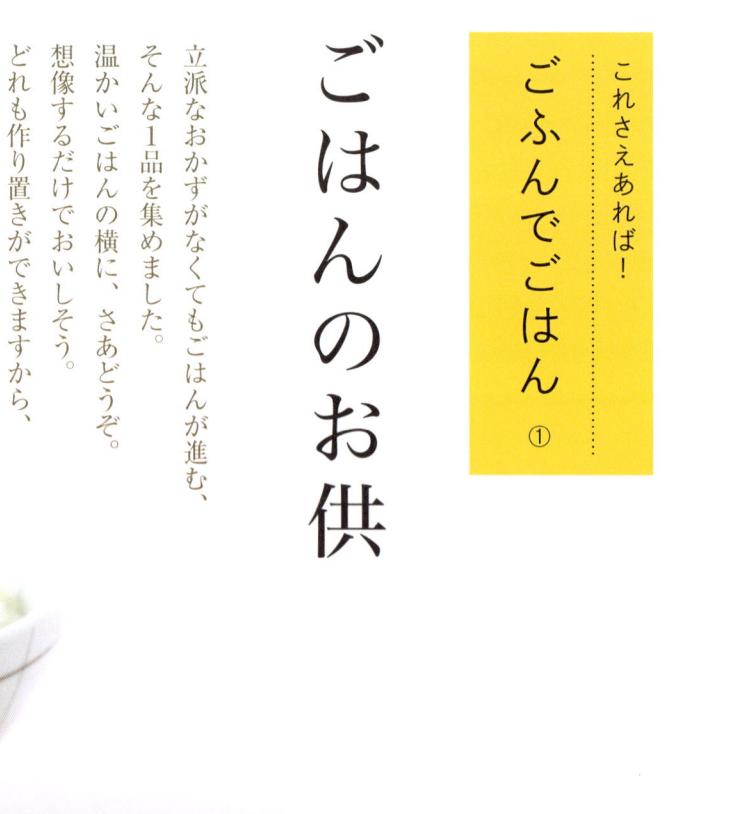

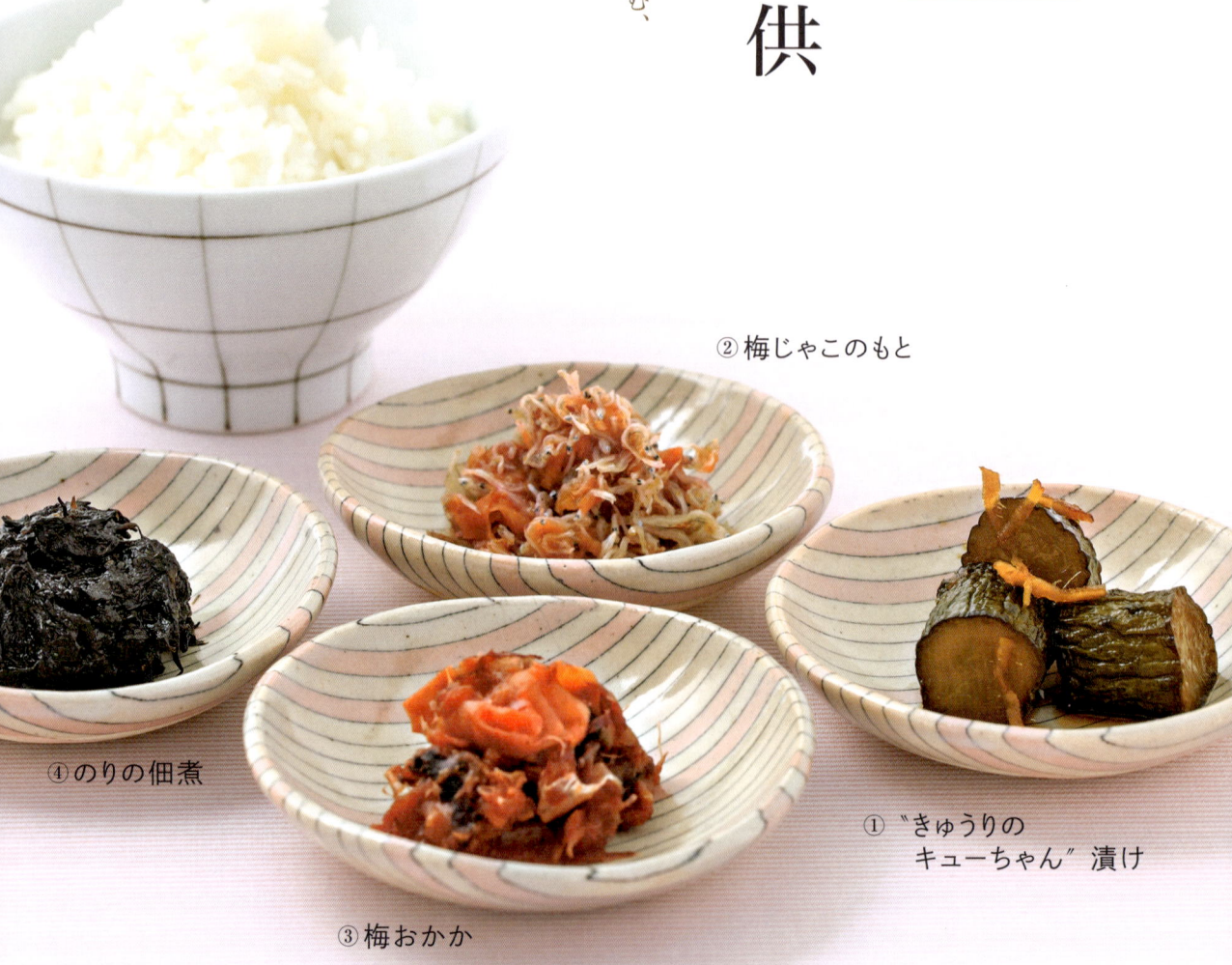

これさえあれば！
ごふんでごはん ①

ごはんのお供

立派なおかずがなくてもごはんが進む、そんな1品を集めました。
温かいごはんの横に、さあどうぞ。
想像するだけでおいしそう。
どれも作り置きができますから、冷蔵庫に常備しておくと便利です。

② 梅じゃこのもと

④ のりの佃煮

③ 梅おかか

① "きゅうりのキューちゃん" 漬け

ごはんのお供① "きゅうりのキューちゃん"漬け

友人がごちそうしてくれたのがおいしく、わが家の定番になりました。薄味に仕上がっているので、ぱりぱりと食べてしまいます。きゅうりが旬の時期、ぜひたくさんお作りください。

● 材料（作りやすい分量）

きゅうり…10本
しょうが…2片
調味液
　しょう油…½カップ
　酢…¼カップ
　みりん…大さじ2
　砂糖…60g
赤唐辛子…1本

● 作り方

1. きゅうりは2cm長さのぶつ切り、しょうがは千切り、赤唐辛子は小口切りにして種を取り除く。
2. 鍋に調味液、赤唐辛子を入れて火にかけ、煮立ったら、きゅうりとしょうがを入れる（a）。
3. 冷めたらきゅうり・しょうがをざるにあげ、調味液を再び煮立て、同じことを繰り返す。濃い味が好きな方は、さらにもう一度。
4. 冷めたら保存容器に入れる。冷蔵庫で1ヶ月はもちます。

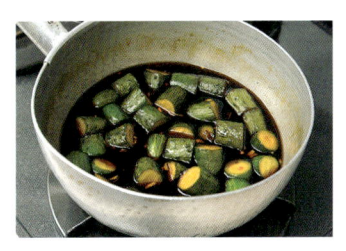

a

ごはんのお供② 梅じゃこのもと

白いごはんやおにぎりにはもちろん、きゅうりや大根など、野菜と和えてもおいしいです。

● 材料（作りやすい分量）

梅ぼし…4〜5個
ちりめんじゃこ…30g

● 作り方

1. 梅ぼしは種を取り除き、つぶす。
2. 梅ぼしとちりめんじゃこを和える。保存容器に入れ、冷蔵庫で1ヶ月ほどもちます。

ごはんのお供③ 梅おかか

熱々の白ごはん、おにぎり、冷ややっこ、素麺の薬味……使い道がたくさんあり、冷蔵庫にあるととても便利です。

●材料（作りやすい分量）

梅ぼし（しその葉もあれば一緒に）…5個
かつおぶし…20g

●作り方

1 梅ぼしは種を取り除いて細かくたたく。しその葉があれば細かく刻む。
2 梅ぼし、しそとかつおぶしを合わせる。

ごはんのお供④ のりの佃煮

お家に眠っているのりがあれば、ぜひお試しください。しけてしまったのや味つけのりでも作れます。

●材料（1カップ弱分）

焼きのり…5枚
麺つゆ（濃縮タイプ）…¼カップ
酒…¼カップ
水…½カップ
梅ぼし…2個（種は取り除く）
山椒の実…お好みで

●作り方

1 鍋に一口大にちぎった焼きのりと他の材料を入れ、しばらく置いてのりがやわらかくなったら弱火にかけ、焦がさないように混ぜていく（a）。
2 とろとろの状態を経て煮つまったらできあがり。保存容器に入れ、冷蔵庫で1ヶ月以上もちます。

a

---

column 1

冷凍庫、冷蔵庫の使い方

私にとっての冷凍庫・冷蔵庫は、「こう暮らしたい」を実現するための道具です。

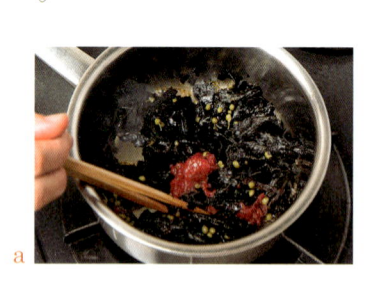

○夏に生きのよいアスパラガスをいただいた時は、きれいに洗ってすっかり水気を取り、食べやすい大きさに切ってビニール袋に入れ、冷凍します。
○長ねぎは用途に応じて切り方を変えて冷凍（1cmほどのぶつ切りは炒めもの、小口切りは薬味に……）。
○パセリは刻んで水気を絞り、瓶に入れて冷凍しておきます。
○ゆずの皮は削ぎ、間にラップを挟んで冷凍しておくととても便利です。
○きのこは一度に5種類のきのこを買い、全てをボウルで混ぜ合わせ、使わなかったものはミックスきのこにして冷凍します。

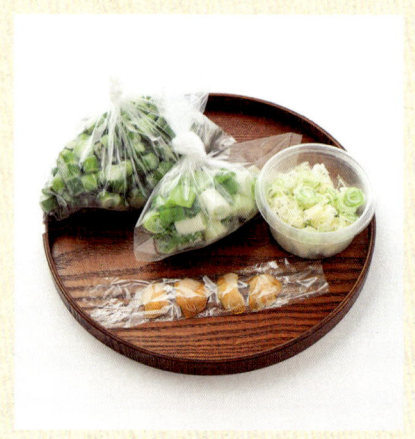

30

ごはんのお供⑤ 唐辛子みそ

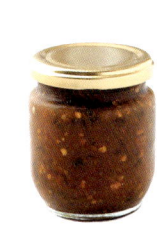

「みそフリーク」なので、旅先でもおいしそうなみそがあると、つい買ってしまいます。このみそは、辛い唐辛子で作るほうがおいしいですが、扱いにご注意を。素手で触るとやけどのような症状を起こすので、手袋を用意しましょう。

2 これさえあれば！ ごふんでごはん まちがいない味

●材料（作りやすい分量）

青唐辛子…1本
赤みそ…1カップ
砂糖…1カップ
酒…1カップ
サラダ油…大さじ½

●作り方

1 鍋にサラダ油をひき、小口切りにした青唐辛子を炒める。
2 火が通ったら他の材料を入れ、混ぜながら溶かす。沸々としてきたら弱火にして練り続ける。
3 持ち上げてみて、みそがひらひらと帯状におちるくらいの固さが目安。冷めると、ほどよい固さになります。冷蔵庫で半年以上もちます。

使うときは凍ったまま調理すると、フレッシュなものを調理したのと同じ味が再現できます。ムダなく、そして手間なくおいしい料理ができるなんて、なんとすばらしいのでしょう。

葉ものは、なるべくすぐに食べたほうがよいのですが、すぐに食べない時は冷蔵庫の出番です。水で洗って新聞紙などにくるみ、ビニール袋に入れておくと、何日かは鮮度が保てます。

きゅうりの辛子漬け

ごはんのお供⑥

とてもさっぱりとしていて、いくらでも食べられるお漬け物です。しかも、本当にかんたん。このために辛子粉を買ってもムダにならないでしょう。

●材料（作りやすい分量）

きゅうり…500g（5本程度）
砂糖…40g
塩…15g
辛子粉…小さじ2
　（練りがらしの場合は大さじ1）
焼酎（酒でも可）…大さじ1½

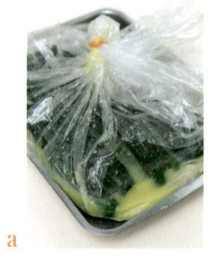

●作り方

1　きゅうりを板ずり（塩は分量外）する。
2　材料をすべてビニール袋に入れ、口を閉じ、冷蔵庫へ（a）。時々ビニール袋を転がし、均等に漬かるようにしましょう。次の日からおいしくいただけて、4〜5日はもちます。

ごはんのお供⑦
わかめのしょうが炒め

●材料（4人分）

塩わかめ…100ｇ
サラダ油…大さじ1
しょうが…1片
しょう油…大さじ2
酒…大さじ2
だしの素…少々

●作り方

1. 塩わかめは水で戻し、一口大に切る。
2. フライパンにサラダ油をひき、中火でわかめ、千切りしたしょうがを炒める。
3. しょう油、酒、だしの素を入れて味をつけ、さらに炒める。

とにかくおいしいのでお試しください！
ごはんにはもちろん、お酒にもぴったり。
ごま油を使ったり赤唐辛子を入れるなど、
お好みでアレンジを。

2 これさえあれば！

ごふんでごはん

まちがいない味

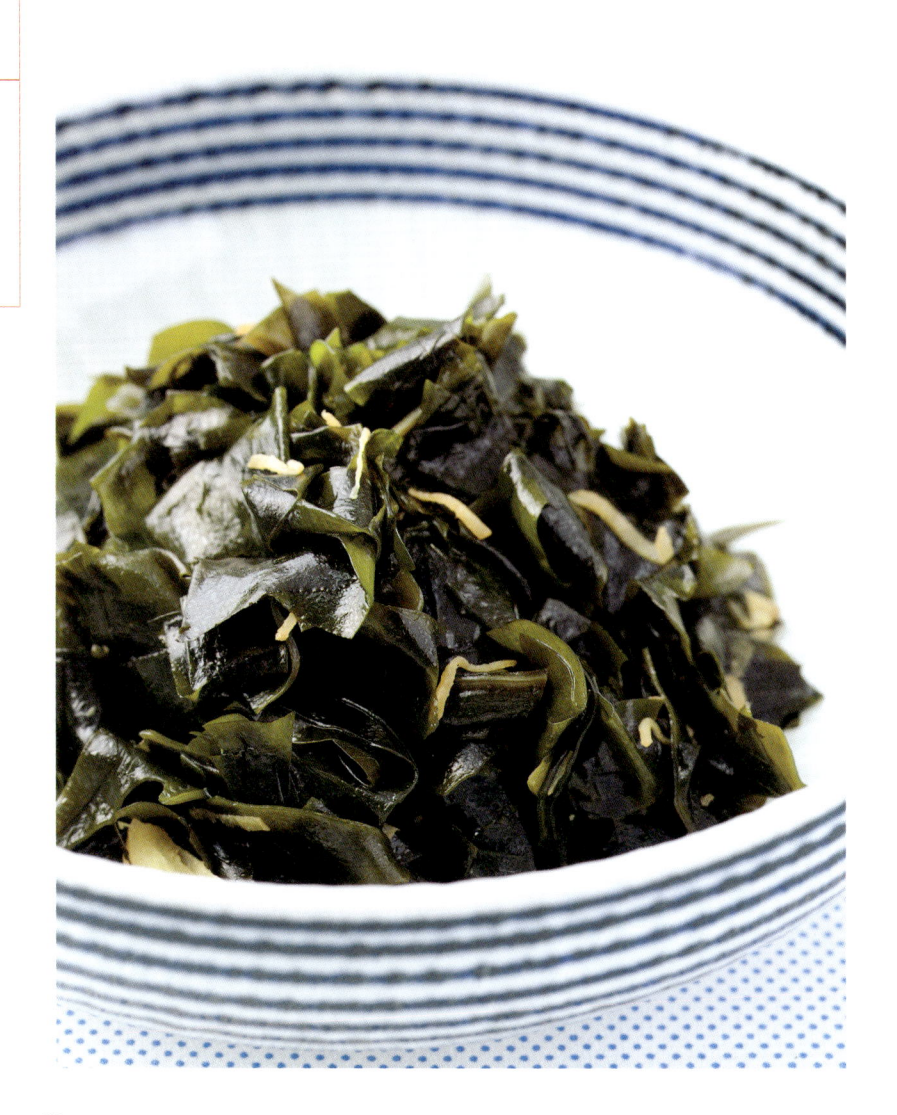

これさえあれば！
ごふんでごはん ②

そそぐだけでお汁

疲れて帰ってきて、
「これからだしをとっておみそ汁」
というのは大変ですね。
お湯をそそぐだけでおいしく飲める
汁ものがあったら！
と思ったことはありませんか。
そんな便利なお汁を考えてみました。
うま味もよく出る具材の
組み合わせをご紹介します。

●材料と作り方

分量はすべて1椀分、特記があるもの以外は1つまみ。
だしは顆粒です。

① ちりめんじゃこ ＋ きゅうり（細切り少々）＋ ゆかり ＋ だし
② あおさ ＋ ねぎ（細切り少々）＋ だし
③ とろろ昆布 ＋ 削りがつお ＋ 細ねぎ（小口切り少々）＋ だし
④ ちくわ（薄切り3切れ）＋ 梅ぼし（1個）＋ かいわれ ＋ だし
⑤ 乾燥カットわかめ ＋ 麩（適量）＋ みつ葉（刻む）＋ だし

お湯を150ccほどそそいで召し上がれ！

2 これさえあれば！

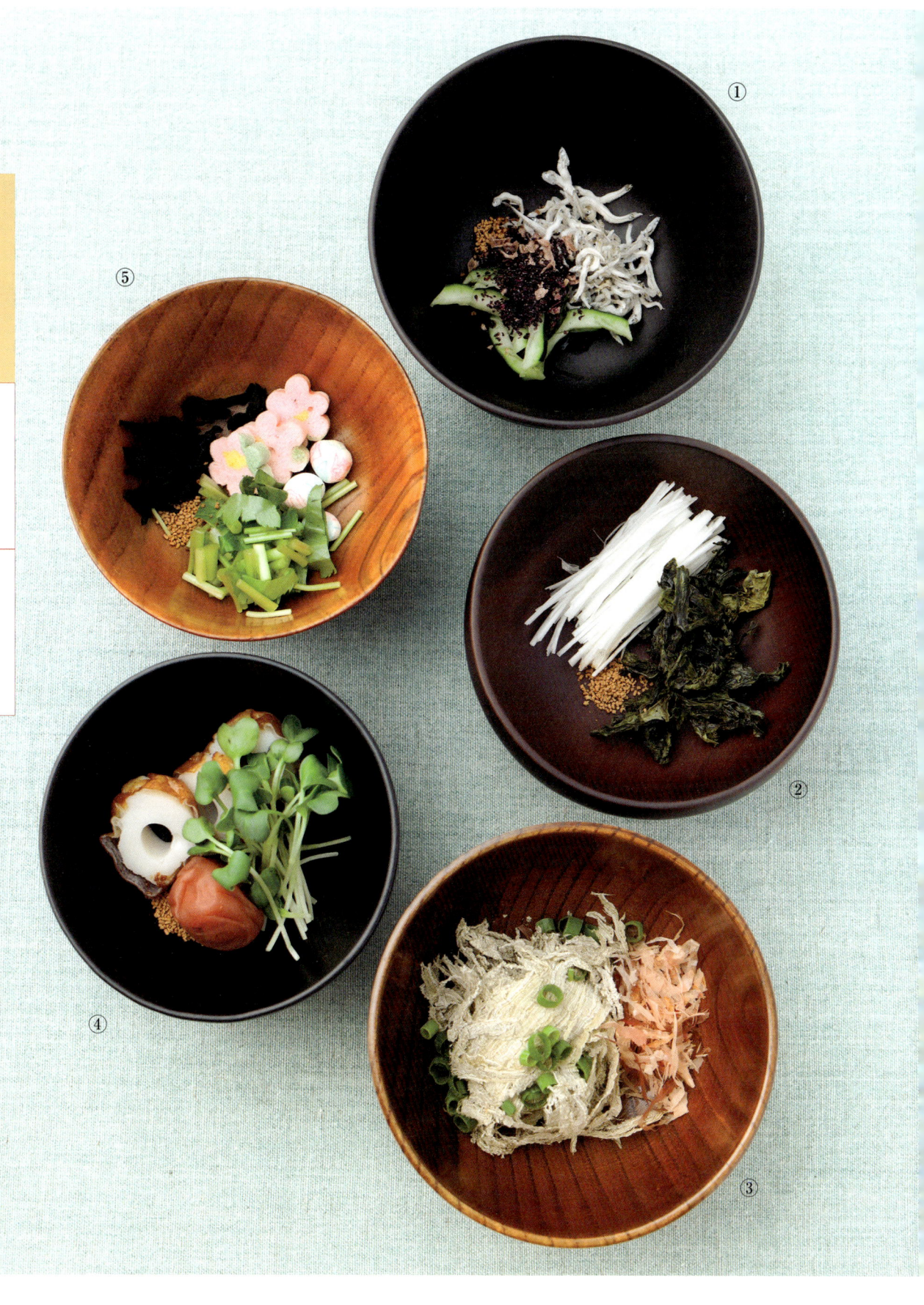

ごはんでごはん

まちがいない味

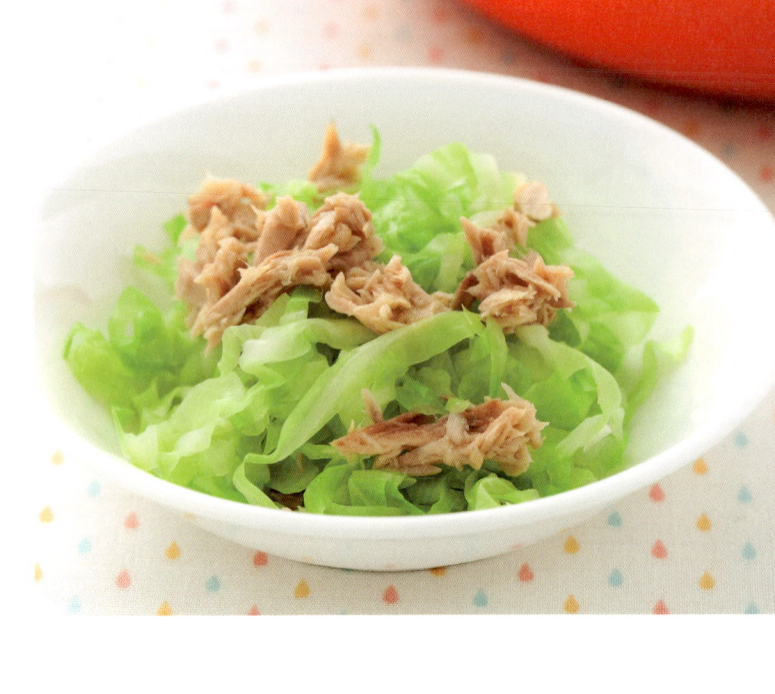

| これさえあれば！ **まちがいない味！** |

きゃべつとツナの蒸し煮

ツナ缶 を使って

どーんと存在感があるのに超かんたん。お料理教室で教えると、自分でまず作ってみたいレシピNo.1に。かんたんすぎる温菜です。きゃべつをたっぷり、おいしく食べられます。

◉材料（4人分）
きゃべつ…¼個
ツナ缶…1缶（80gほど）
酒…¼〜½カップ（お好みで）
ポン酢…お好みで

◉作り方
1　きゃべつは千切りにし、底の広い鍋やフライパンに広げる。
2　ツナ缶を汁ごときゃべつの上に載せる。
3　酒をふりかけ、強火にかけて蓋をし、中の水分が沸騰したら弱火にして5分ほど煮て火をとめる。
4　最後に軽ーく混ぜてできあがり。いただくときにはお好みでポン酢をかけてどうぞ。

ごちそう卵焼き

鮭缶 を使って

伯母宅に泊まったとき朝食に出た卵焼きを再現。豪華で、「ごちそう卵焼き」と呼んでいます。お弁当にもどうぞ。

●材料（4人分）

- 卵…4個
- 鮭缶…1缶（90gほど）
- 干ししいたけ…2枚
- 長ねぎ…40g
- 砂糖…大さじ1
- 塩…1つまみ
- 酒…小さじ1
- サラダ油…適量
- 大根おろし…お好みで

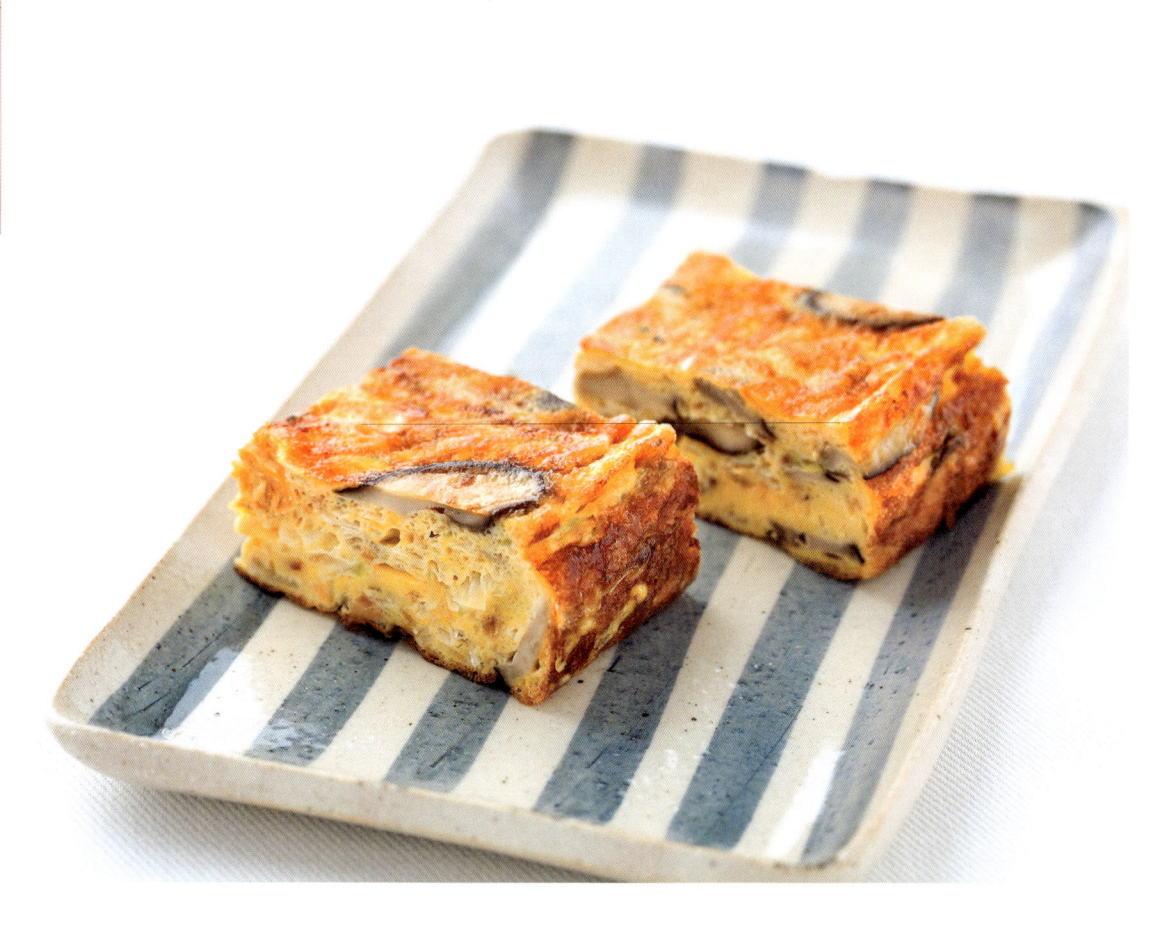

●作り方

1. 干ししいたけは水で戻して薄切り、長ねぎは4cm長さの千切りにしてボウルに入れる。卵、鮭缶、砂糖、塩、酒も入れて混ぜ合わせる。
2. フライパンにサラダ油をひいてよく熱し、1を流し入れ、弱火でじっくり火を通す。
3. 底面に焼き色がついたらひっくり返し、もう片面を焼く。
4. 適当な大きさに切って召し上がれ。大根おろしを添えると、お酒のおつまみにもなります。

2 これさえあれば！

ごふんでごはん ｜ まちがいない味

壺焼きスープ
スープ缶 を使って

●材料（2〜3人分）
<mark>クラムチャウダー濃縮缶スープ</mark>（キャンベル社製）…1缶
冷凍パイシート…1枚

●作り方
1　缶の表示通りにスープを作り、耐熱の器に入れる。
2　室温で5〜10分ほど解凍したかためのパイシートを1の器の大きさに切り、蓋のようにかぶせる。
3　200〜220℃のオーブンで15分ほど、パイシートに焦げ色がつき、膨らむまで焼く。

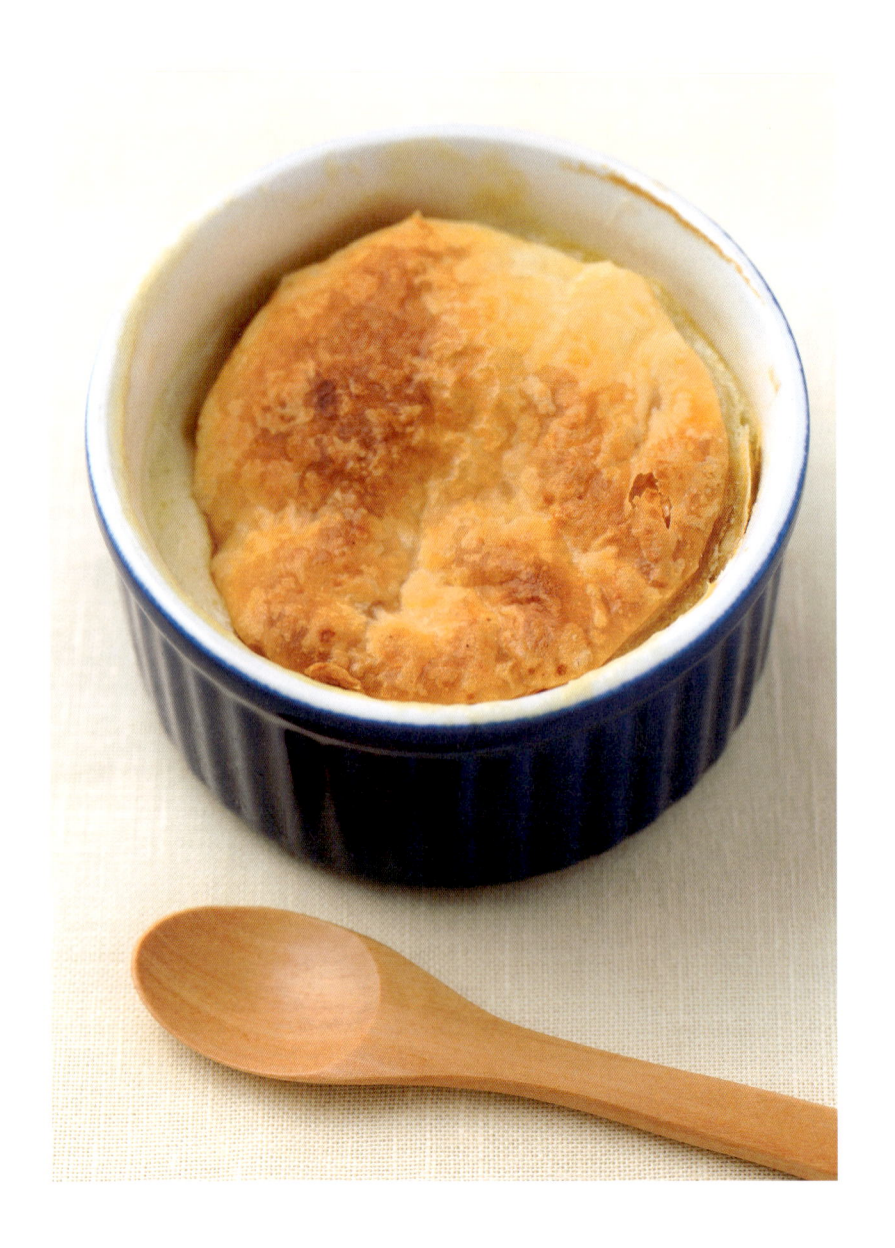

ぷーっと膨らんだパイ皮を破っていただく楽しさが、このスープの醍醐味です。クラムチャウダーで作りましたが、どんな種類のスープでも合います。

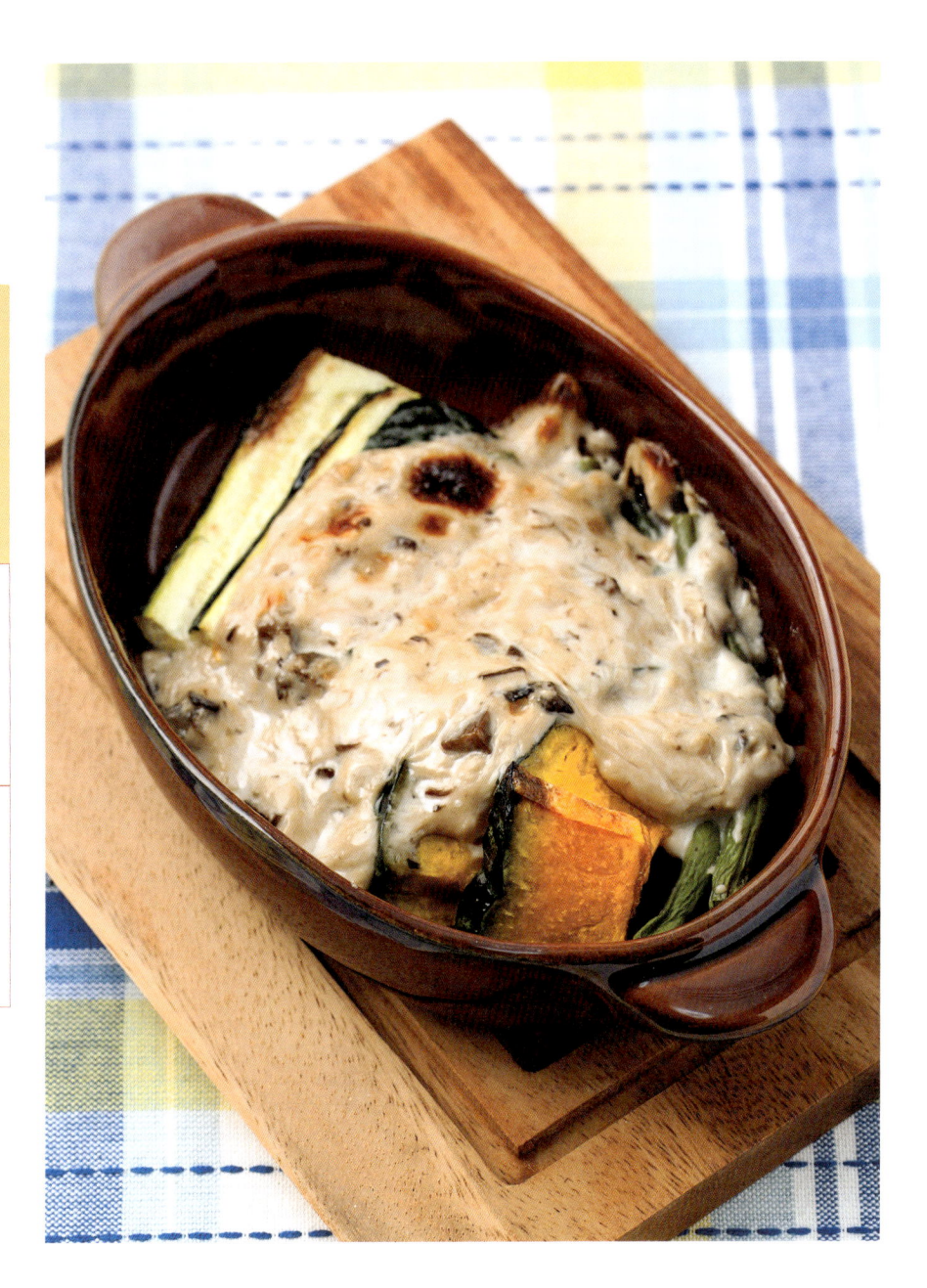

かんたん野菜グラタン

スープ缶 を使って

アメリカ人の神父さまから教わった、人気缶詰を使ったアイディアレシピ。
使う野菜はなんでもOKです。
お家にあるもので、ぜひお試しください。

2 これさえあれば！
ごふんでごはん
まちがいない味

●材料（4人分）

野菜 ｛ブロッコリー、カリフラワー、かぼちゃ、ズッキーニ、いんげんなど…計400g
クリームマッシュルーム濃縮缶スープ（キャンベル社製）…1缶

●作り方
1　野菜を好みの大きさに切って耐熱皿に並べ、3～4分電子レンジにかける。
2　クリームマッシュルームスープを1に載せ、250℃のオーブンで7～8分ほどこんがり焼き目がつくまで焼く。

ピーマンの ラー油和え

食べるラー油 を使って

冷蔵庫に眠っている、使いかけの「食べるラー油」を活用しましょう。辛いものが苦手な人は、ごま油にしてもよいでしょう。

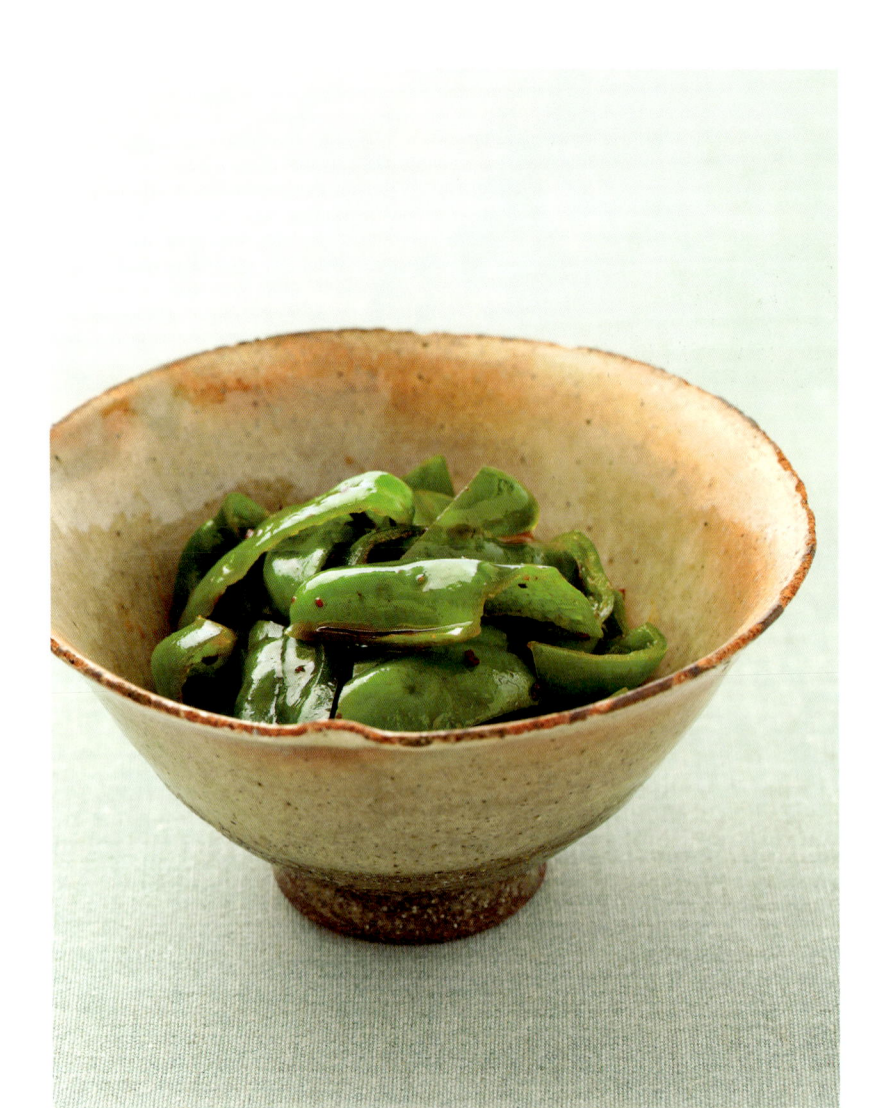

●材料（4人分）

ピーマン…4〜5個
食べるラー油…小さじ1
しょう油…大さじ1

●作り方

1　ピーマンはへたと種をとり、一口大の乱切りにする。
2　塩（分量外）を入れて沸かした湯に1のピーマンを入れ、再び沸騰したらざるにあげる。
3　ボウルに2とラー油、しょう油を入れて和える。

切り干し大根 を使って

はりはり漬け

煮物ではない、切り干し大根のおいしい食べ方をお届けします。とてもさっぱりしていて、箸休めにも最適。冷蔵庫で1ヶ月はもちます。

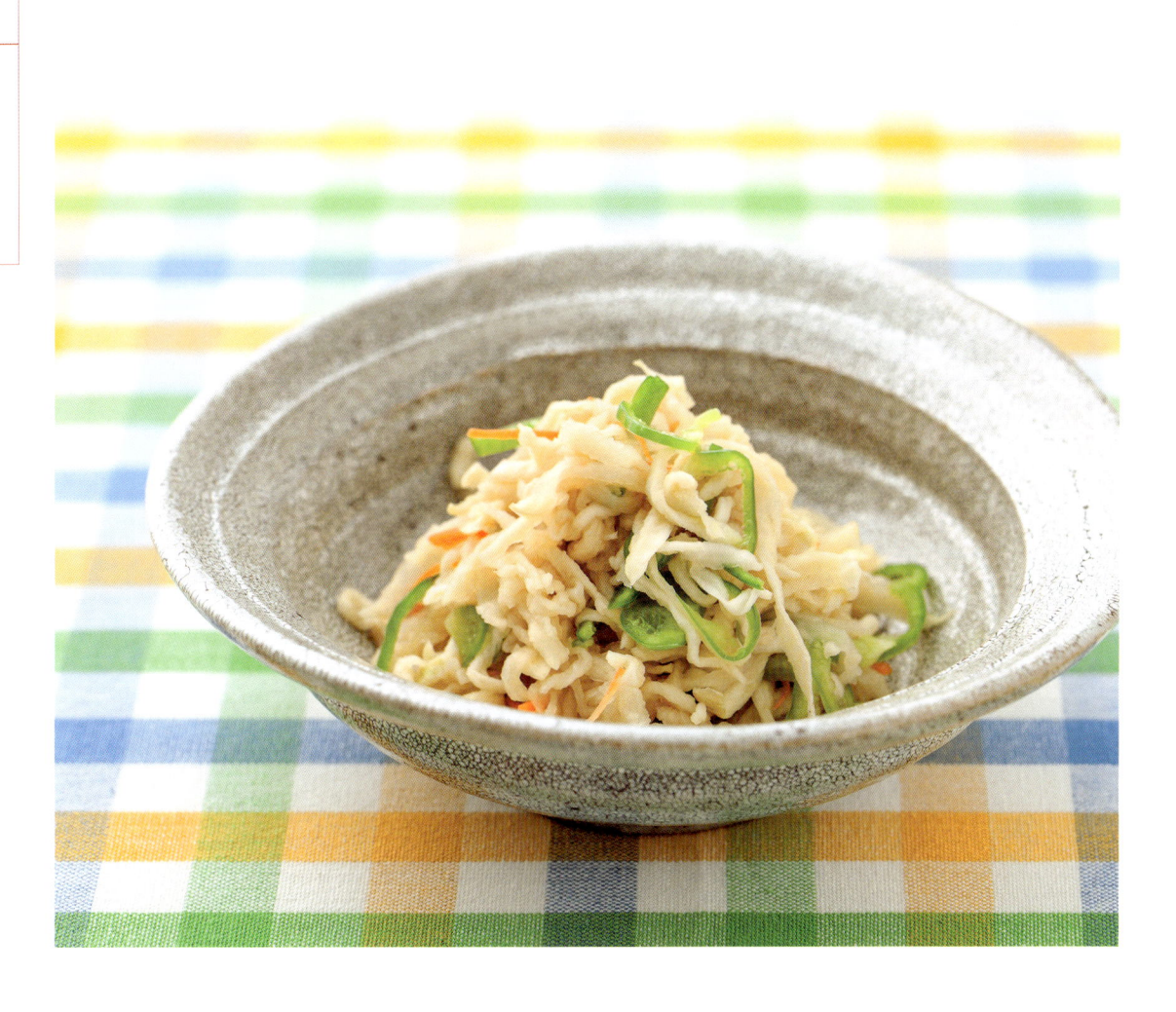

● 材料（4人分）
切り干し大根…30g
にんじん…10g
ピーマン…1個
ポン酢…大さじ2

● 作り方
1　切り干し大根を水で戻し、水気を切る。
2　1と細切りにしたにんじん、ピーマンを和え、ポン酢をかけてできあがり。

2 これさえあれば！

ごふんでごはん ｜ まちがいない味

column 2

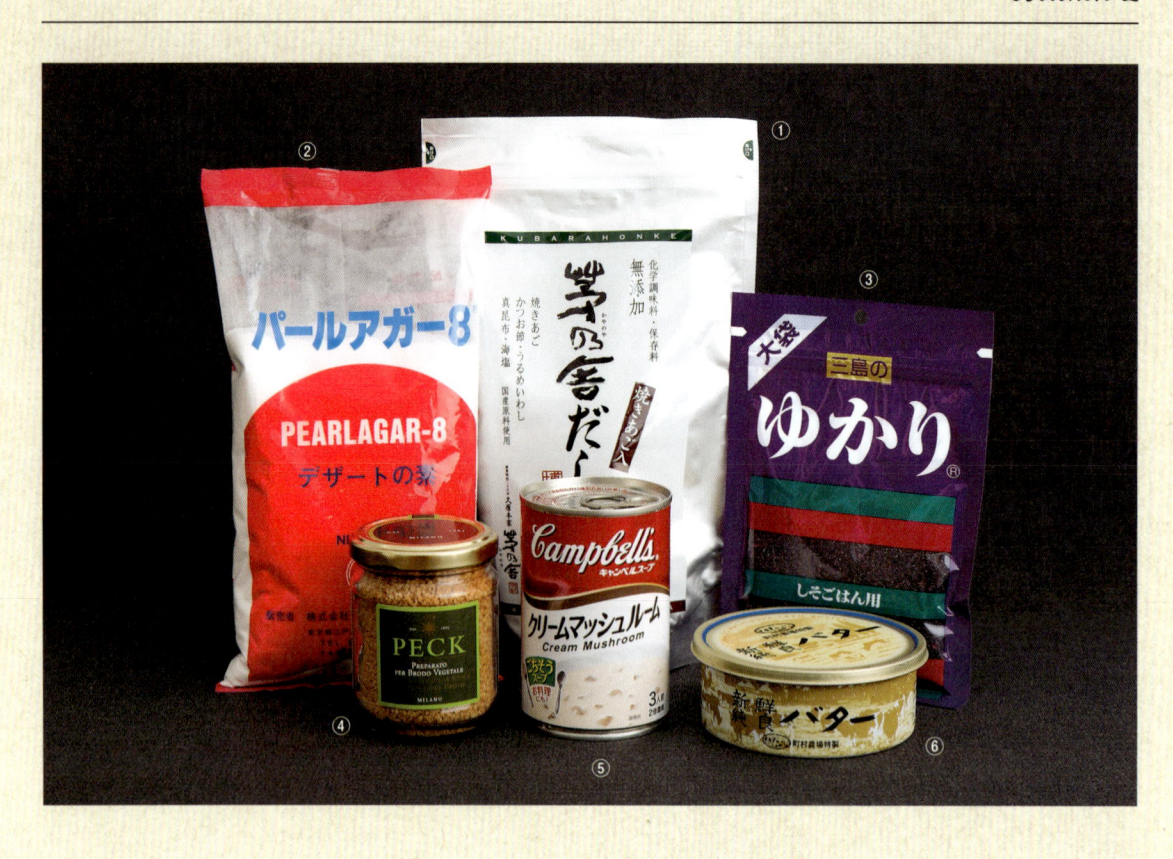

私のおすすめ市販調味料

前作でご好評いただいたお気に入りの調味料紹介を再び。味のよい調味料を使うと、結果的に複雑な味つけがいらなくなります。皆さんご参考にどうぞ。

① 茅乃舎だし （株）久原本家食品

だしのおいしさは永遠のテーマです。市販の物でおいしい!!のを、いつも探しています。最近、どんな料理にも、というぐらい使っているのがこれ。和風だしとしてだけでなく、追いがつおの役もしてくれます。市販の麺つゆに1袋入れるだけで、ぐんと味がよくなります。

② パールアガー8 （株）富士商事

ゼラチンや寒天と比べ、パールアガーは扱いやすいので、昔からよく使っています。常温で固まるのと、一度固まったら溶けにくいのが特長。かんたんにお菓子を作るための強い味方になってくれます。

③ ゆかり® 三島食品（株）

これも昔からよく使っています。ごはんにふりかけるだけでなく、茹で野菜、生野菜などにかけてもおいしいです。さっぱりといただきたいとき、ちょっとしたアクセントが欲しいときに頼れる優れもの。

④ 野菜スープの素 （株）グッドリブ

水1カップに小さじ1杯……この水を煮立て、好きな野菜を入れると、とてもおいしいスープができます。これだけで味が決まりますから、だれでも野菜スープがかんたんに作れます。野菜不足になりやすい方におすすめです。

⑤ クリームマッシュルーム キャンベルジャパン（株）

アメリカ人の神父さまの影響を受けてキャンベルのスープをよく使うようになりましたが、とても便利です。特にこれは、マッシュルームの味がよく出ていておいしい。スープで飲んでも、P39のように野菜にかけてもおすすめです。

⑥ 町村農場特製 新鮮純良バター （株）町村農場

主人がとてもお世話になった「町村さん」のバターです。結婚して初めていただいたとき、「本物!!」という味にびっくりしました。それ以来、トーストには必ずこのバター、と決めています。

3 知っておきたい献立術

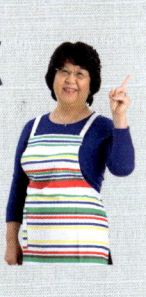

毎日の食事作りに悩んでいる方たちは、「献立を立てるのが面倒！」と言われます。

食事のたびに何にしようかと考えるのは、とても大変。そのときに、自分の献立のパターンを持っていると、とても便利です。

朝・昼・晩、それぞれの食事が持つ意味、栄養、味のバランス、そして彩りを見ながら、献立を考えてみましょう。

私の献立も登場します！

朝食

時間がない！
でも大切な

洋食

これは、私が毎朝食べている朝食です。
できるだけ朝に包丁は使いたくない、
と思っているので、
野菜はすぐに食べられる状態で2〜3日分、
冷蔵庫に入っています。
コーヒーのお湯が沸く間に準備ができます。

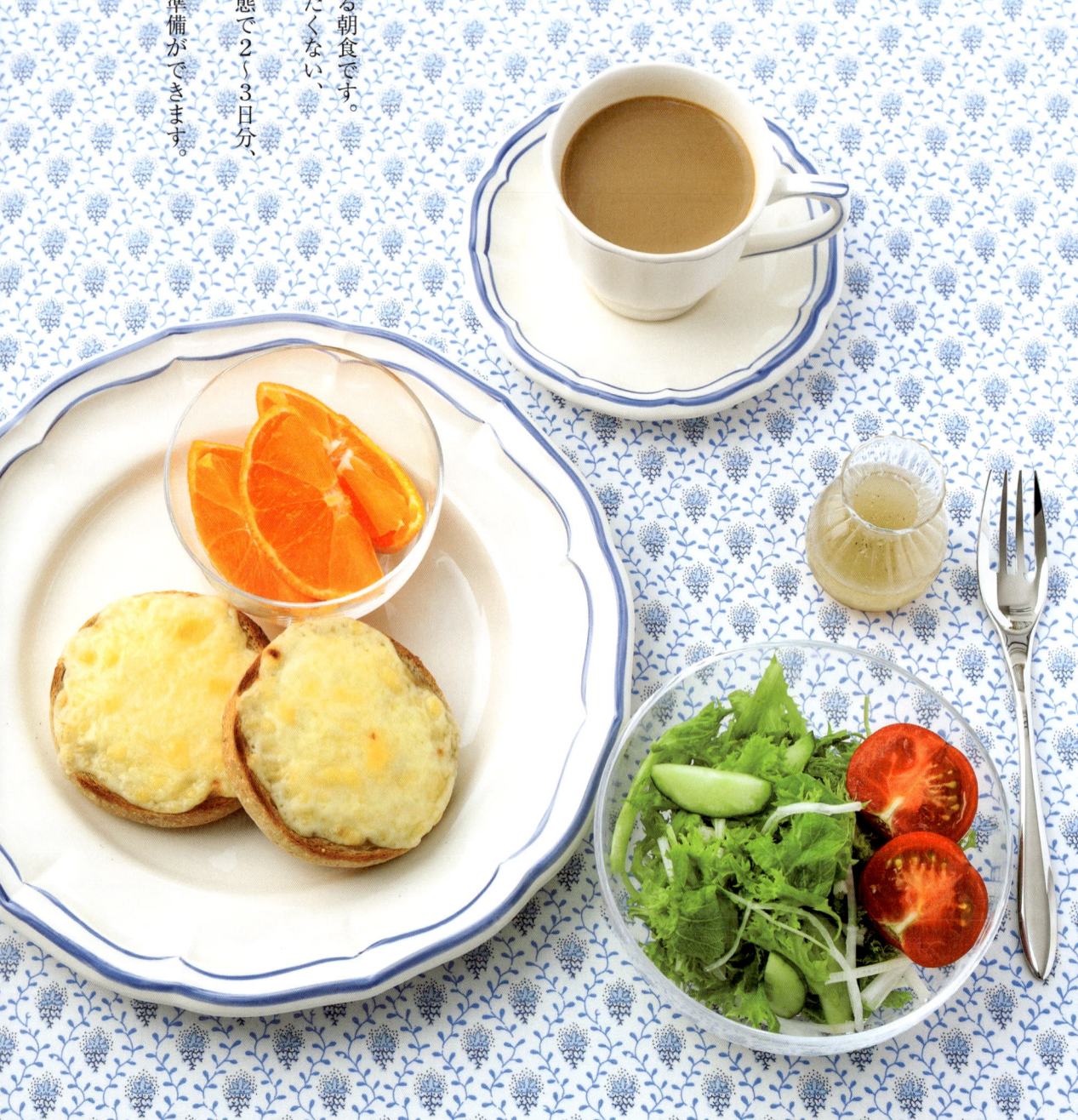

① チーズトースト

長い間、朝はパン党です。最近はこのトーストがマイブーム。マヨネーズとチーズがよく合い、ベーコンを載せることも。朝から食欲のない方には、できるだけ小さく切って出してあげると食べやすいようです。

◉材料（1人分）
イングリッシュマフィン…1個
（食パン・フランスパンなどでも可）
マヨネーズ…適量
とろけるチーズ…20g

◉作り方
1 マフィンは横に半分に切る。マヨネーズを絞り、その上にチーズを載せる。
2 トースターでチーズがこんがりするまで焼く。

② 100gのサラダ

わが家の昔からの定番サラダです。「1人100gのお野菜ね」と言いながら、食卓に並べていました。朝にしなくてもいいように、夕食を作るとき、2～3日分の朝用野菜も用意し、容器に入れておきます。

◉材料（1人分）
お好みの野菜
　大根、きゅうり、水菜、
　フリルレタス、セロリ、
　ルッコラ、トマトなど…計100g
ドレッシング
　玉ねぎのドレッシング漬け（P95参照）の液に、
　しょう油を少し足す。

◉作り方
1 野菜を切る。たとえば大根は千切り、きゅうりは縦半分の斜め薄切り、水菜は4～5cmの長さ、フリルレタスは食べやすい大きさにちぎる。
2 均等に混ぜるために、材料を合わせて水をはった大きめのボウルに入れる。水を切って保存容器へ入れ、冷蔵庫へ（a）。

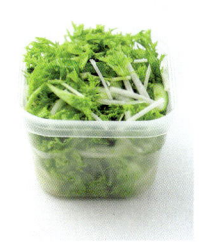

a

③ ミルクコーヒー

毎朝、牛乳を飲みたいと思っていますが、苦手なのでミルクコーヒーにしていただきます。1杯に100ccの牛乳を入れています。

④ 果物

できるだけ朝に食べたいと思っています。

朝食

和食

ごはん党の方が喜ぶ朝の献立をご紹介しましょう。これも、バランスのよい栄養、短い準備時間でできるのがコンセプト。

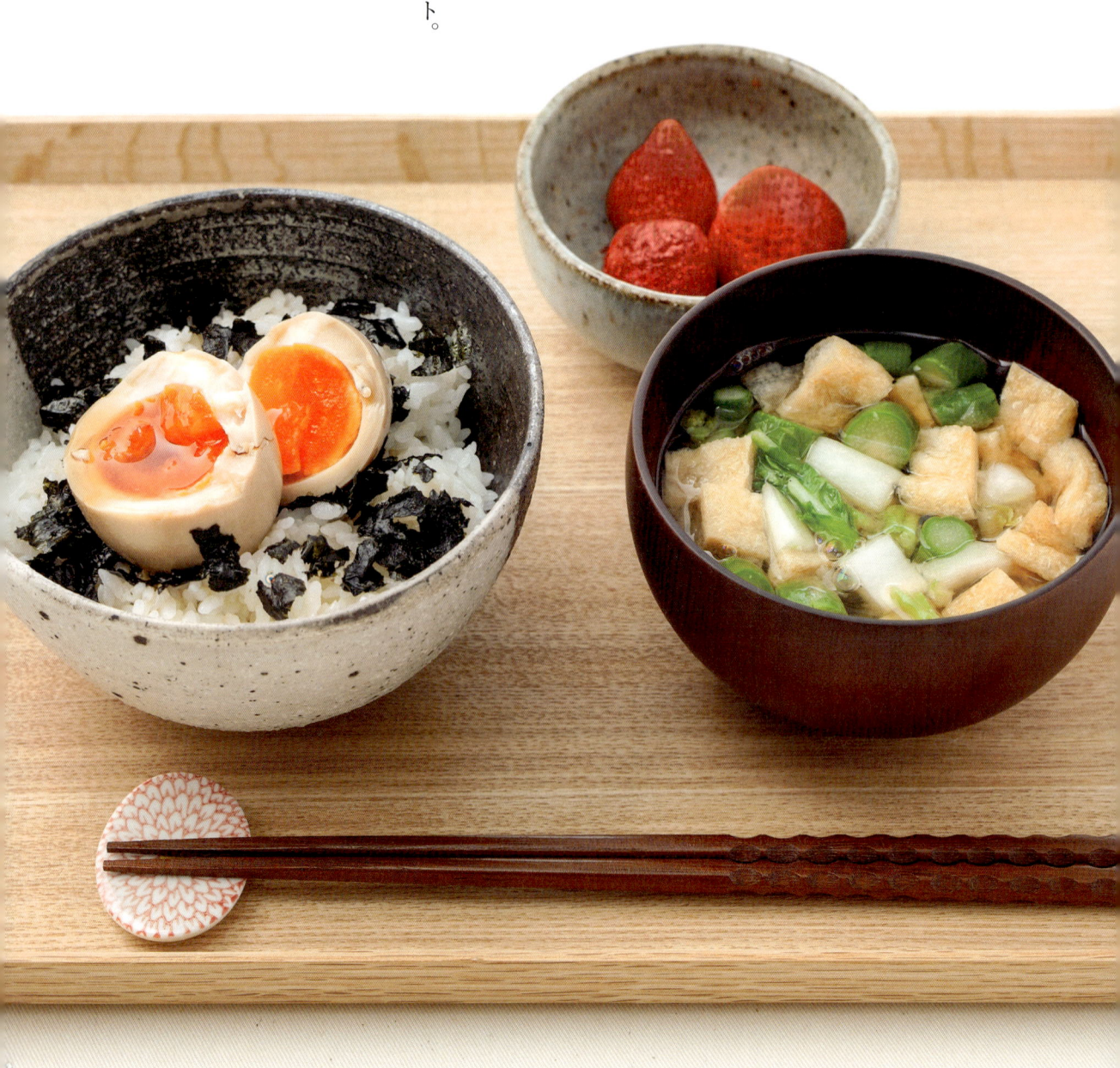

① 麺つゆ卵丼

1パックで買った卵を使い切れないときに作ってみたら……驚くおいしさになりました！ごはんにポンと載せるだけでOK。冷蔵庫で3〜4日はもつので、作り置きしておくと便利です。

●材料（1人分）
温かいごはん…150g
麺つゆ卵…1個
　卵、麺つゆ（P94参照）
　＊あるいは市販の濃縮タイプを2倍に薄める
焼きのり…適量

●作り方
1　麺つゆ卵を作る。室温に戻した卵を水から茹で、沸騰して5分経ったら取り出し、冷水につける。粗熱がとれたら皮をむき麺つゆに漬けこむ。冷蔵庫に入れ1晩したら味が染みています。
2　温かいごはんをお茶碗に盛り、のり、麺つゆ卵を載せる。

---

② お箸が立つみそ汁

子どもに野菜を食べさせたくて、つい具沢山になってしまう私のみそ汁を見て、夫が命名しました。
ポイントは、具を1cm角に小さく切ること。すぐに火が通ってあっという間にでき、食べやすいでしょう。

●材料（1人分）
お好みの具材
　じゃがいも、白菜、大根、
　アスパラガス、油揚げなど…計100g
だし汁…1カップ
みそ…大さじ1

●作り方
1　野菜ほか、材料はすべて1cmの角切りにする。
2　鍋にだし汁を入れ、材料を入れる。
3　沸騰したら弱火にし、みそを入れて溶かし、できあがり。

---

③ 果物

できるだけ朝に食べたいと思っています。

I

昼食 も

かんたんにすませやすい
ひと手間かけて！

おにぎりと豚汁は、まさに土曜日のわが家の定番ランチでした。作り置きができて、学校から帰ってくる子どもたちにすぐに出せるレシピは、忙しいお母さんの強い味方です。

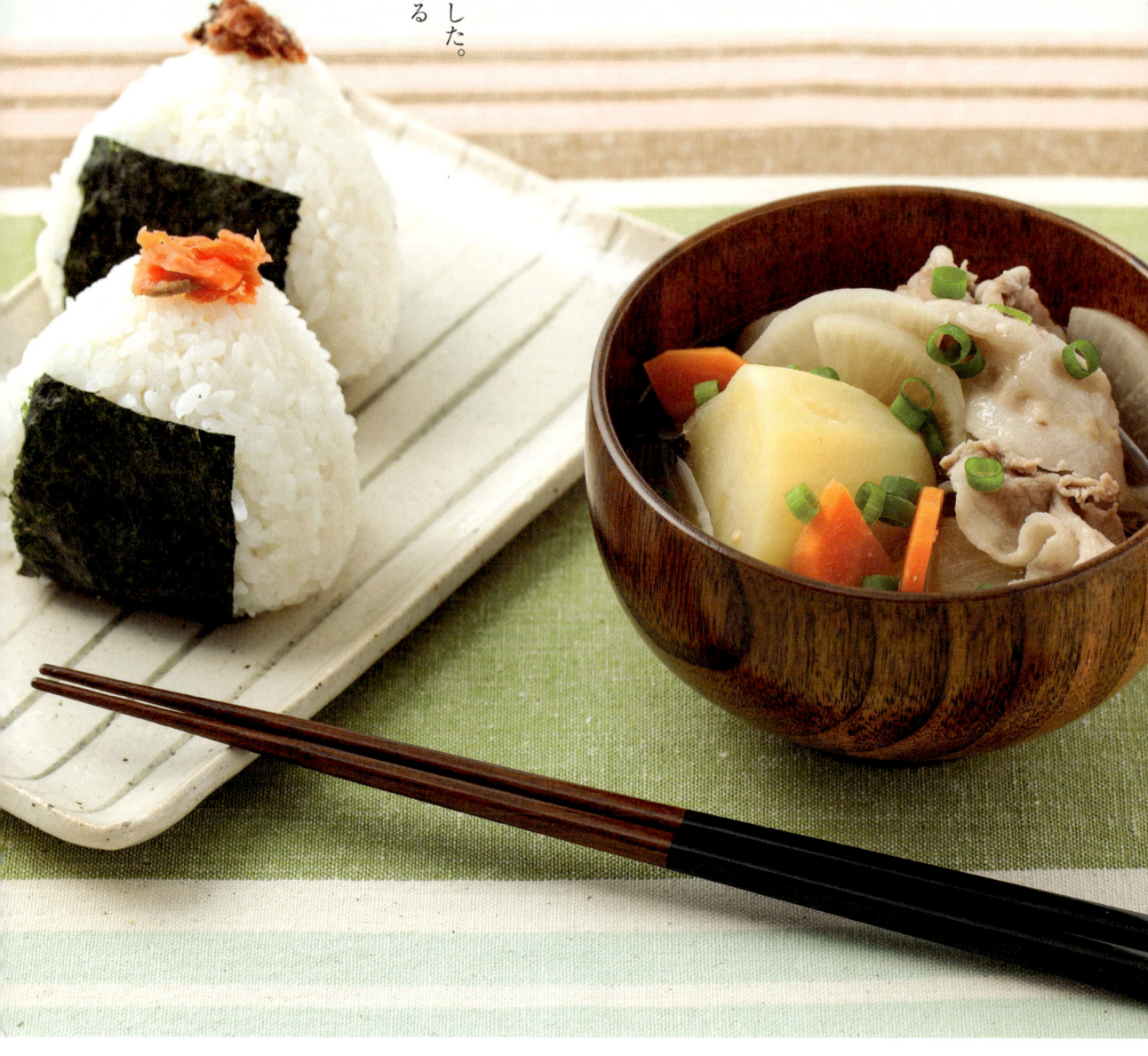

① 豚汁

炒めたりせずに野菜を大きめに切って鍋に入れるだけ。おいしくて、お腹が満たされる豚汁です。おみその加減は各家庭のお好みで調整してください。

●材料（4人分）

豚バラ薄切り肉…150g	長ねぎ…½本
大根…120g	こんにゃく…½袋
にんじん…40g	焼き豆腐…½丁
ごぼう…40g	みそ…40g
じゃがいも…中2個	だし汁…4カップ（顆粒だしで可）
玉ねぎ…½個	細ねぎ…適量

●作り方

1 大根、にんじんは3mm幅のいちょう切り、ごぼうはささがきにして水につけてアクを抜き、じゃがいもは大きめに乱切り、玉ねぎはくし形切り、長ねぎは1cmくらいのぶつ切りにする。こんにゃくは一口大にちぎる。
2 鍋にだし汁と野菜を入れて火にかけ、みそを7割方入れる。
3 野菜に火が通ったら一口大に切った豚肉、お好みの大きさに切った焼き豆腐を入れ、残り3割みそを入れて味を調える。お椀に注ぎ、細ねぎを散らす。

---

② おにぎり

母の作ってくれるおにぎりは今でも一番です。おにぎりのおいしさの決め手は塩加減。塩分が強いほうが、おにぎりは断然おいしいです。

●材料（1個）

温かいごはん…120g
鮭のフレーク…適量
焼きのり…⅓枚分
塩…適量

●作り方

1 手に水を適量つけ、ごはんを手に取って鮭のフレーク（左のレシピ参照）を載せて三角形ににぎる。
2 塩をまぶし、焼きのりを巻く。

鮭のフレーク

電子レンジであっという間にできる鮭フレークを、札幌友の会で教わりました。生臭くなく、しっとりとしているのでおススメです。

●材料（作りやすい分量）

塩鮭…2切れ
酒…小さじ2

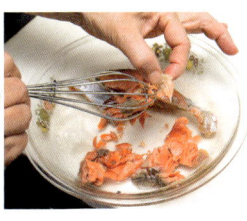

●作り方

1 耐熱皿に鮭を置き、酒をふりかけ、ふんわりとラップをかける（きっちりと閉じると魚臭さが残ります）。
2 電子レンジに2分かけ、一度取り出し、裏返して再びレンジに入れて40秒。
3 電子レンジから取り出してラップを外し、骨があったら外しながら泡だて器で身をほぐす（a）。

昼食

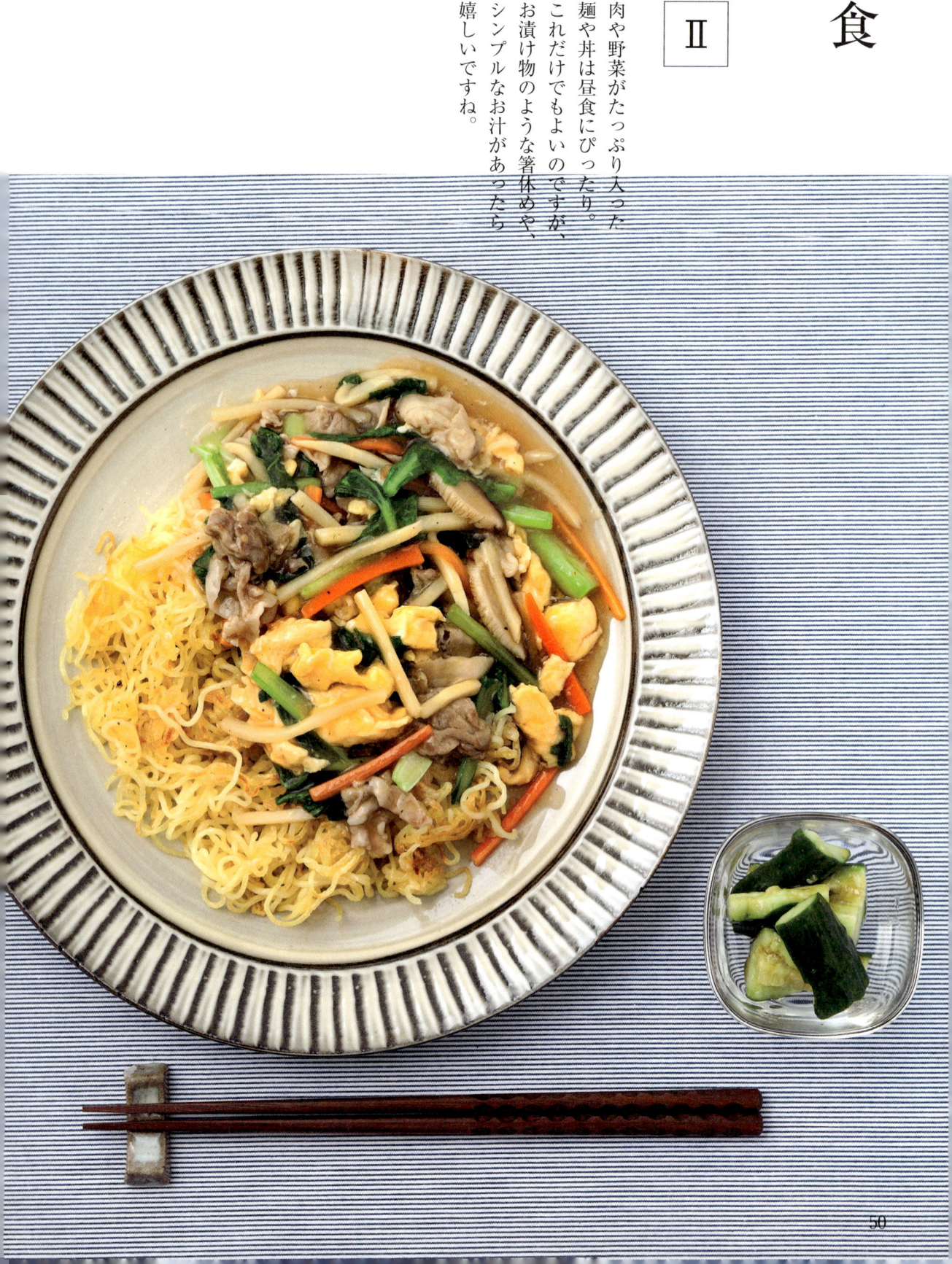

II

肉や野菜がたっぷり入った麺や丼は昼食にぴったり。これだけでもよいのですが、お漬け物のような箸休めや、シンプルなお汁があったら嬉しいですね。

① あんかけ焼きそば

50年以上も前、まだ珍しかったあんかけ焼きそばを母が作ってくれました。以来ずっと、私の定番メニューで、わが家の「お袋の味」です。

● 材料（4人分）

焼きそば麺…4玉
豚バラ薄切り肉…200g
たけのこ（水煮）…200g
干ししいたけ…4枚
小松菜などの青菜…200g
にんじん…40g
卵…2個
サラダ油…大さじ5～6

あん
- 水…3カップ
- 鶏がらスープの素（顆粒）…大さじ1
- しょう油…大さじ3
- 酒…大さじ3
- 砂糖…大さじ1
- 塩、こしょう…少々
- オイスターソース…大さじ2
- かたくり粉…大さじ3

ごま油…適量

● 作り方

1. 焼きそば麺は袋のまま、1袋につき電子レンジで1分温める。
2. 肉は食べやすい大きさに、たけのこ、干ししいたけは千切りに、小松菜は4cm長さに、にんじんは4cm長さの太めの千切りにする。
3. あんの材料をすべてボウルに入れて混ぜる。
4. サラダ油大さじ3～4を熱したフライパンで麺を焼きつける。あまり動かさず、底面がこんがり焼けたらひっくり返して両面焼く。
5. 麺を焼くのと同時に別のフライパンで卵を炒める。サラダ油大さじ2を入れて強火にかけ、熱くなったら溶いた卵を流し込み、箸で大きく混ぜる。ふわふわのやわらかい状態で皿にあける。
6. 5のフライパンを使って肉を炒め、たけのこ、干ししいたけ、にんじんを入れて一緒に炒め、最後に小松菜を入れる。3のあんを流し込み、とろみが出るまで火にかけ、最後に5の卵、ごま油を加える。
7. 麺をお皿に載せ、あんをかけて熱々を召し上がれ。

---

② 叩ききゅうり

とてもさっぱりとしたお漬け物です。麺棒がなかったら、瓶の底や中身の入ったペットボトルなどで叩いてください。

● 材料（4人分）

きゅうり…2本
塩…小さじ2
しょう油…大さじ1
ごま油…小さじ1

● 作り方

1. きゅうりは塩をふって板ずりし、味が染みやすいように、麺棒で叩き目を入れる。食べやすいように3～4等分にする。
2. しょう油、ごま油をかけてすぐに食べられますが、冷たくしていただくと、尚おいしいです。

夕食

工夫次第で立派な

I

ボリュームも見た目も満点の牛丼があるので、あとの2品はシンプルにしてみました。すべてのお皿がにぎやかにならないように。

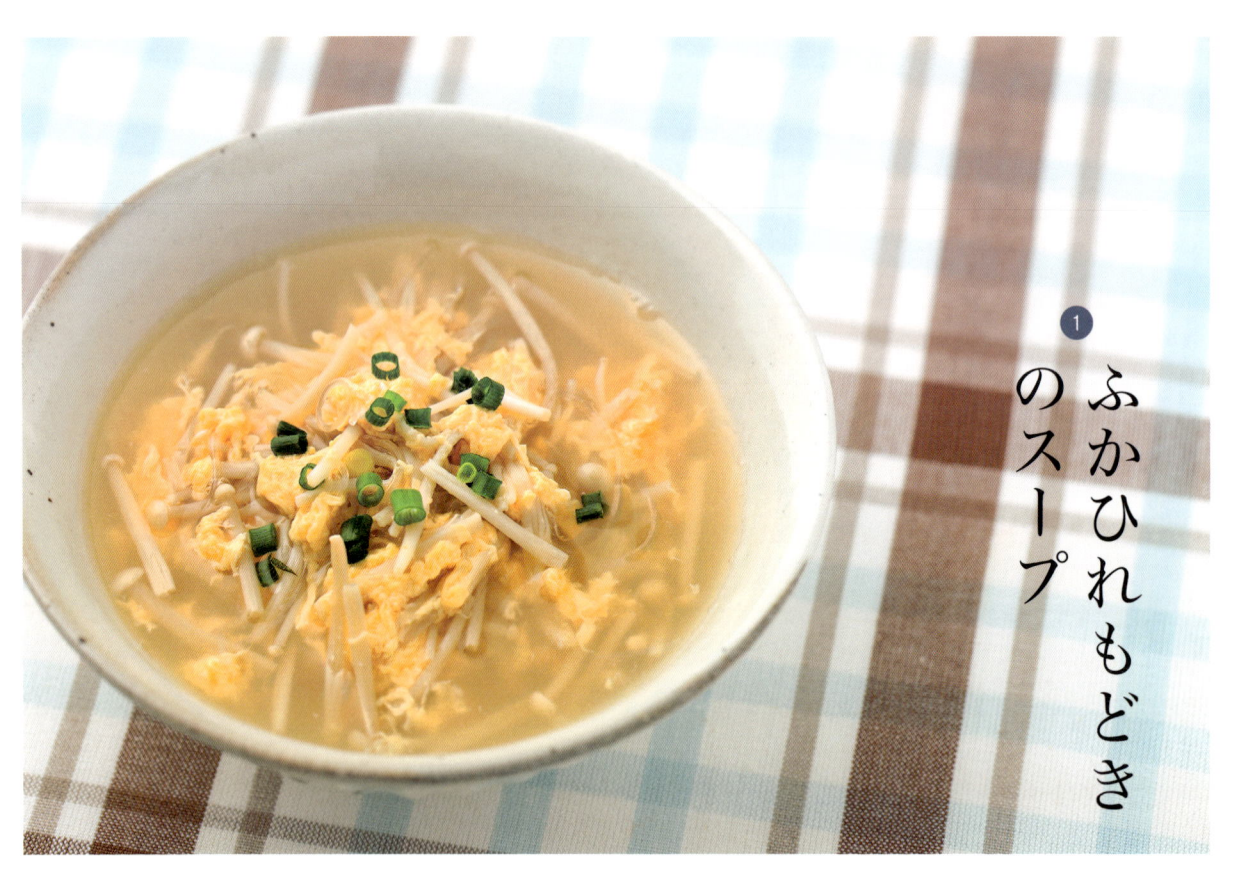

1 ふかひれもどきのスープ

見た目も味も、ふかひれスープにひけを取らない⁉スープです。ぜひお試しください。

●材料（4人分）

えのきたけ…1束（100gくらい）
緑豆春雨…20g
卵…2個
水…3カップ
鶏がらスープの素（顆粒）…大さじ1
かたくり粉…大さじ1
　（水¼カップで溶く）
あさつき…適量

●作り方

1　緑豆春雨を湯で戻し、透明になったらざるにあげ、ハサミで4cmほどの長さに切る。えのきたけは根元を切り落とす。
2　水を沸かし、鶏がらスープの素、1の春雨、えのきたけを入れる。
3　水溶きかたくり粉を入れてから、溶いた卵を回し入れ、数回大きく混ぜて火をとめる。
4　器に注ぎ、小口切りのあさつきを散らす。

❷ 牛丼

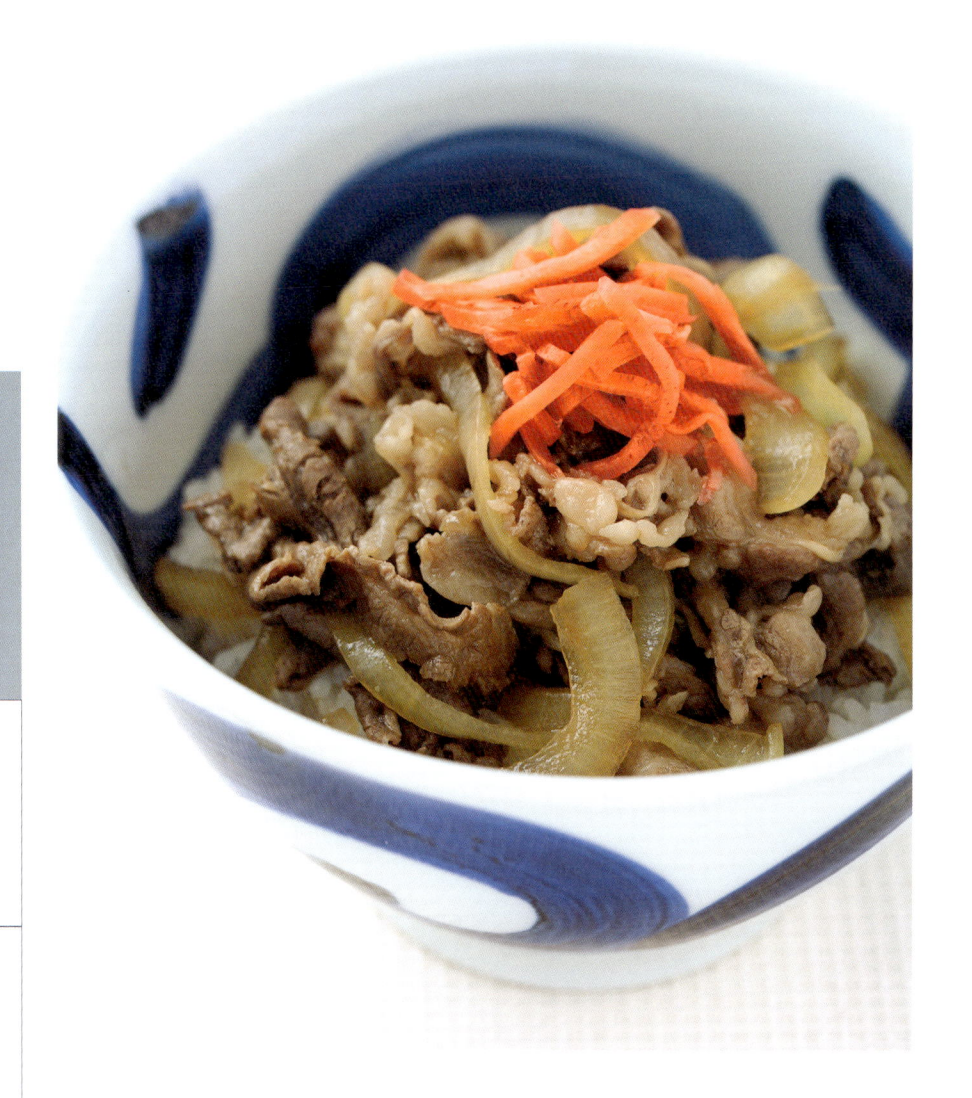

てりたれを使ってかんたんに仕上げる王道レシピです。適度に脂があるお肉のほうが、おいしくできるでしょう。

●材料（1人分）

温かいごはん…200g
牛薄切り肉（細切れ肉でもよい）…80g
玉ねぎ…中½個
だし汁…大さじ3〜4
てりたれ…大さじ2
（P94参照）
砂糖…小さじ1
紅しょうが…適量

●作り方

1　牛肉は一口大に切り、玉ねぎは縦半分に切ってから繊維に直角に薄切りにする。
2　だし汁とてりたれ、砂糖を鍋に入れて火にかける。
3　煮立ったら玉ねぎを入れ、火が通ったら肉を入れる。
4　肉に火が通ったらできあがり。ごはんにかけ、紅しょうがを載せてどうぞ。

③ 大根のジュッ！サラダ

仕上げのときに出る音から、この名前が生まれました。
シャキシャキの大根とごま油が、よく合います。

●材料（4人分）

大根…300g
ちりめんじゃこ…20g
青じそ…5枚
サラダ油…大さじ1
ごま油…大さじ1
ポン酢…適量

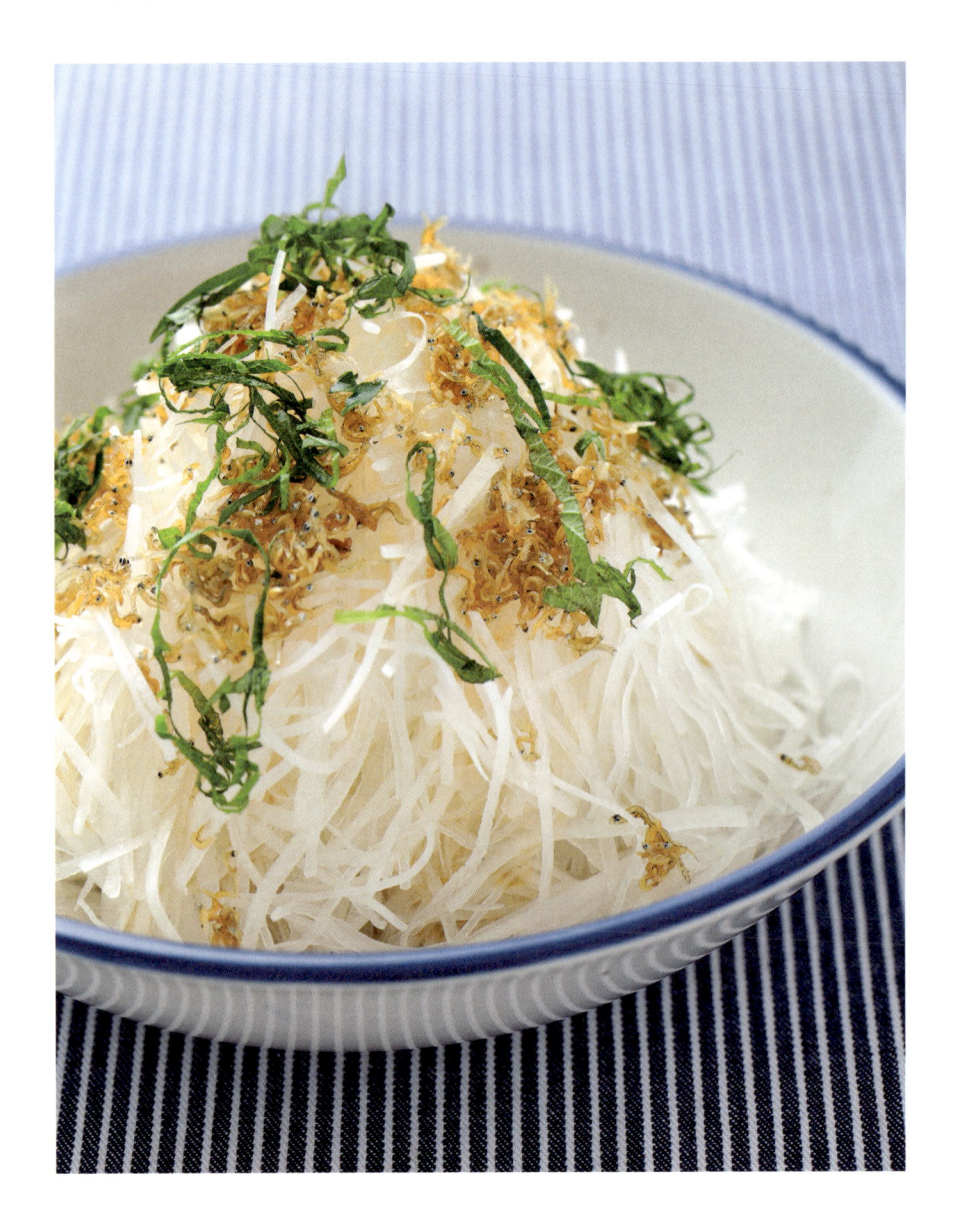

●作り方

1 大根は細めの千切りにし、水にさらしてざるにあげる。
2 フライパンにちりめんじゃこ、サラダ油、ごま油を入れて弱火にかけ、カリッとするまで揚げ焼きにする（焦げやすいので気をつけて）。
3 器に大根を盛り、熱々の2を上からジュッとまわしかける。
4 千切りにした青じそを載せる。食べるときは全体を混ぜ合わせ、ポン酢をかけていただく。

夕食

II

ごはん＋メイン＋副菜の典型的な献立です。
桜えびを入れることで、ごはんが立派な1品になりました。

1 桜えびごはん

食欲をそそる香り、きれいな色合いの、かんたん炊きこみごはんです。桜えびはたっぷり入れてください。

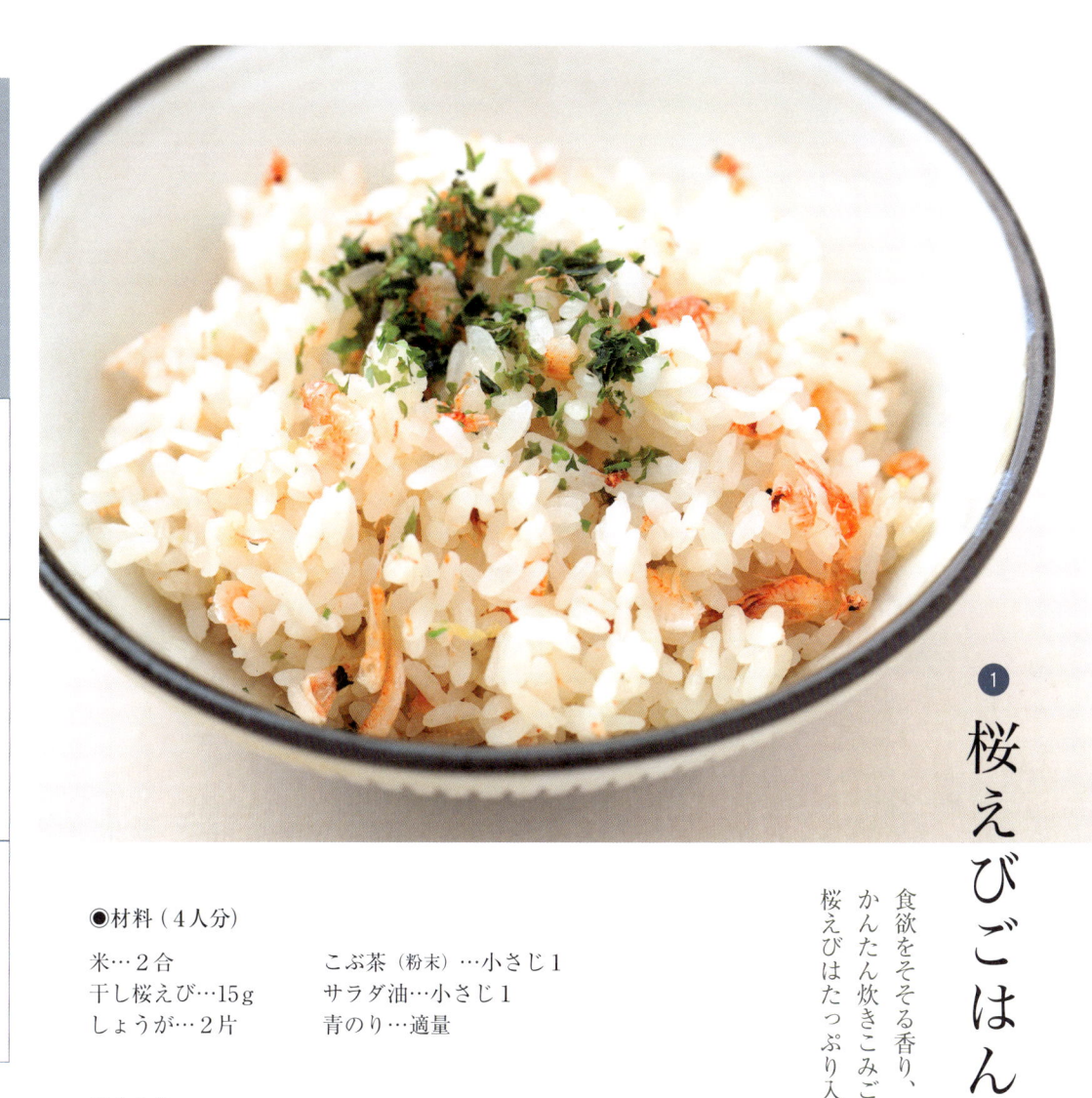

●材料（4人分）

米…2合
干し桜えび…15g
しょうが…2片
こぶ茶（粉末）…小さじ1
サラダ油…小さじ1
青のり…適量

●作り方

1 米をとぎ、30分ほどざるにあげておく。
2 炊飯器に米と分量通りの水を入れ、桜えび、みじん切りにしたしょうが、こぶ茶、サラダ油を入れ、さっと混ぜて炊く。
3 炊き上がったらさっくりと混ぜ、お茶碗に盛り、青のりをふる。

② 豚肉と紅しょうがの天ぷら

「めずらしい」とよく言われますが、紅しょうがの味がピリッとおいしい天ぷらです。中華風にふわっとさせるために卵を入れます。

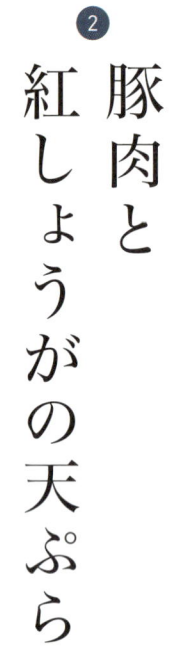

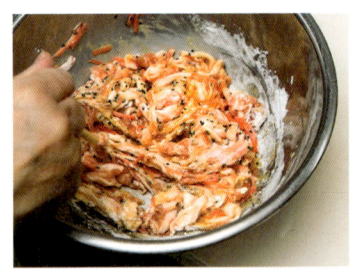

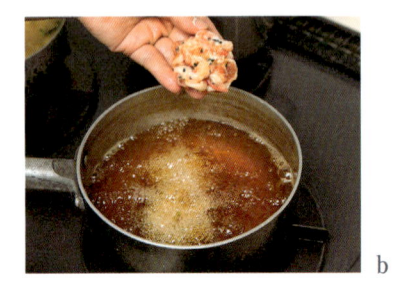

●作り方
1 豚肉は一口大に切る。
2 すべての材料をボウルに入れて混ぜる（a）。
3 サラダ油を中温に熱し、2を食べやすい大きさに形をまとめながら入れて揚げる（b）。味がついていて焦げやすいので、注意して下さい。
4 お皿に盛り、つけ合わせになにか野菜を。

●材料（4人分）

豚バラ薄切り肉…300g
紅しょうが…30g
炒り黒ごま…大さじ1
卵…1個
かたくり粉、小麦粉…各大さじ1½
しょう油…大さじ1
酒…大さじ1
サラダ油…適量

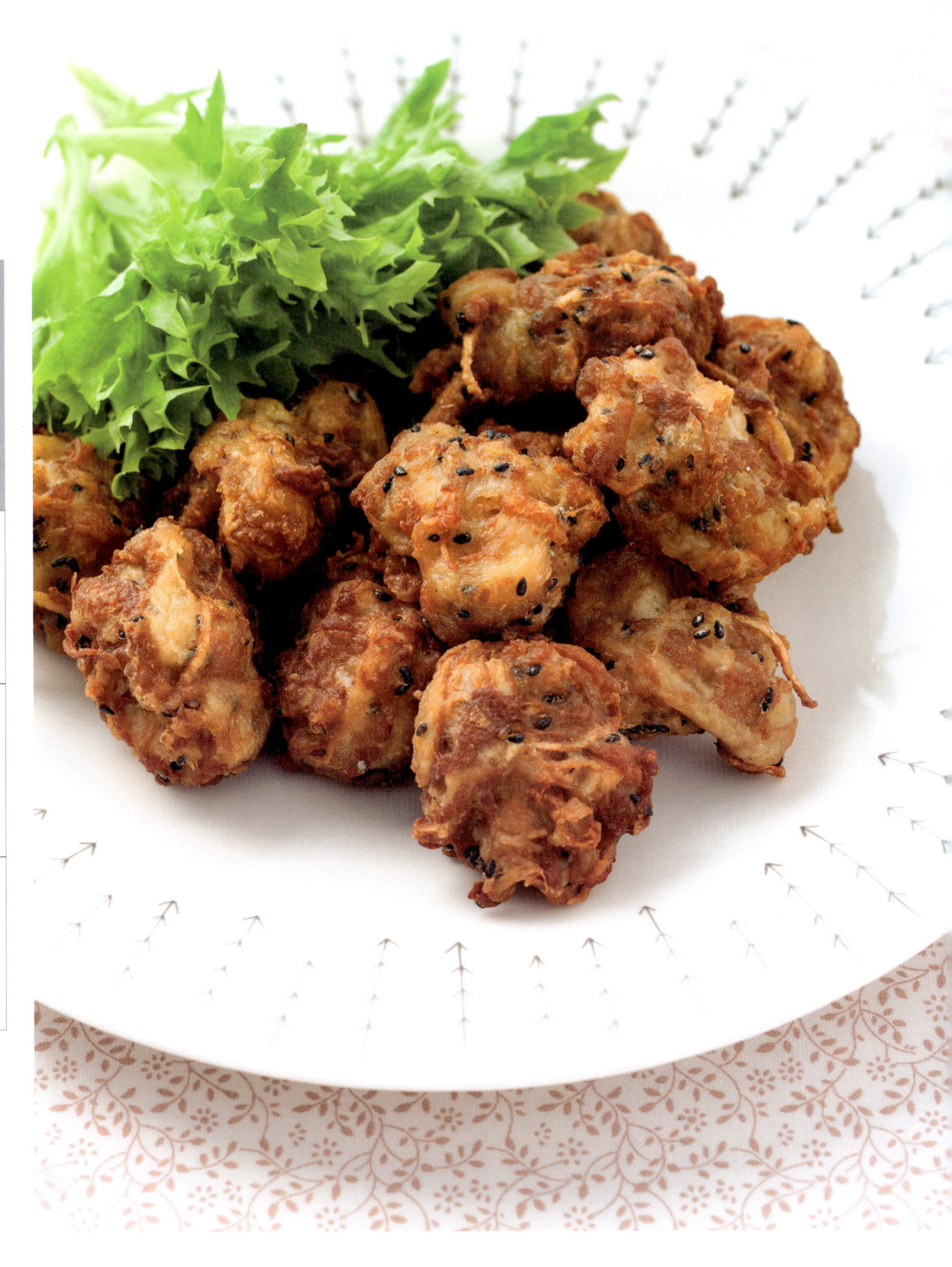

3 知っておきたい献立術 | 朝食 | 昼食 | 夕食

③ 春菊とにらのおひたし

どちらもニオイのある野菜ですが、合わせるとあら不思議、くせを感じずおいしくいただけます。

◉作り方

1 春菊とにらを3cm長さに切り、茎、葉の順で茹でる。
2 茹ですぎないように取り出し、冷水をはったボウルに入れ、取り出して絞る。
3 お皿に盛り、だしじょう油をふりかけ、かつおぶしを載せてどうぞ。

◉材料（4人分）

春菊…1束
にら…1束
だしじょう油…適量
かつおぶし…適量

4 いつでもできる おもてなし

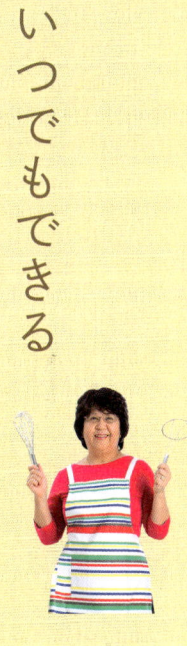

私は「おもてなし」が大好きです。何を作ろうか、と考えるだけで嬉しくなります。

おもてなしのコツは、慣れないものを作らないこと。得意な定番があったら、それで充分。

ちなみに、私の定番はおにぎりと豚汁(笑)。それをメインに肉・野菜料理を工夫したり、デザートをつけたりと……。

ここでは、お家での「おもてなし」のちょっとおすまし、でもかんたんで見栄えのよい、そして何よりおいしいものを選びました。

バーニャカウダ

クリスマスや新年のパーティーにぴったり。野菜は、お家にあるもの何でもOKです。ソースはにんにくが焦げないように注意して、ごく弱火で煮ていきましょう。

●作り方

1. ソースを作る。小鍋につぶしたにんにくとオリーブ油を入れて焦がさないようにごく弱火にかけ、にんにくがやわらかくなったらアンチョビを入れ、フォークでつぶしていく。オレガノを加えると、また一味違った味に。
2. 野菜を茹で、お皿にきれいに盛りましょう。1のソースにつけてどうぞ。

●材料（4人分）

野菜
- ブロッコリー、アスパラガス、かぶ、パプリカ、じゃがいも、さつまいも、スナップえんどう、きのこ類など…お好みの量

ソース
- にんにく…2片
- オリーブ油…½カップ
- アンチョビ…1缶
- オレガノ（乾燥）…少々

ズッキーニのグラタン

ズッキーニのおいしさを引き立たせるレシピです。特に焼きたてアツアツはたまりません。味つけはお好みで調節してください。

◉作り方

1. ズッキーニは短ければそのまま、長かったら半分に切り、5mmほどの厚さに切る。
2. 耐熱皿にズッキーニを断面が見えるように並べ、塩、こしょう、ガーリックパウダーをふりかけ、オリーブ油をかける。その上から粉チーズをふりかける。
3. 250℃のオーブンで約20分、チーズに焼き色がつくまで焼く。

◉材料（4人分）

ズッキーニ…2〜3本
粉チーズ…大さじ3〜4
オリーブ油…大さじ1〜2
塩、こしょう…適量
ガーリックパウダー…適量

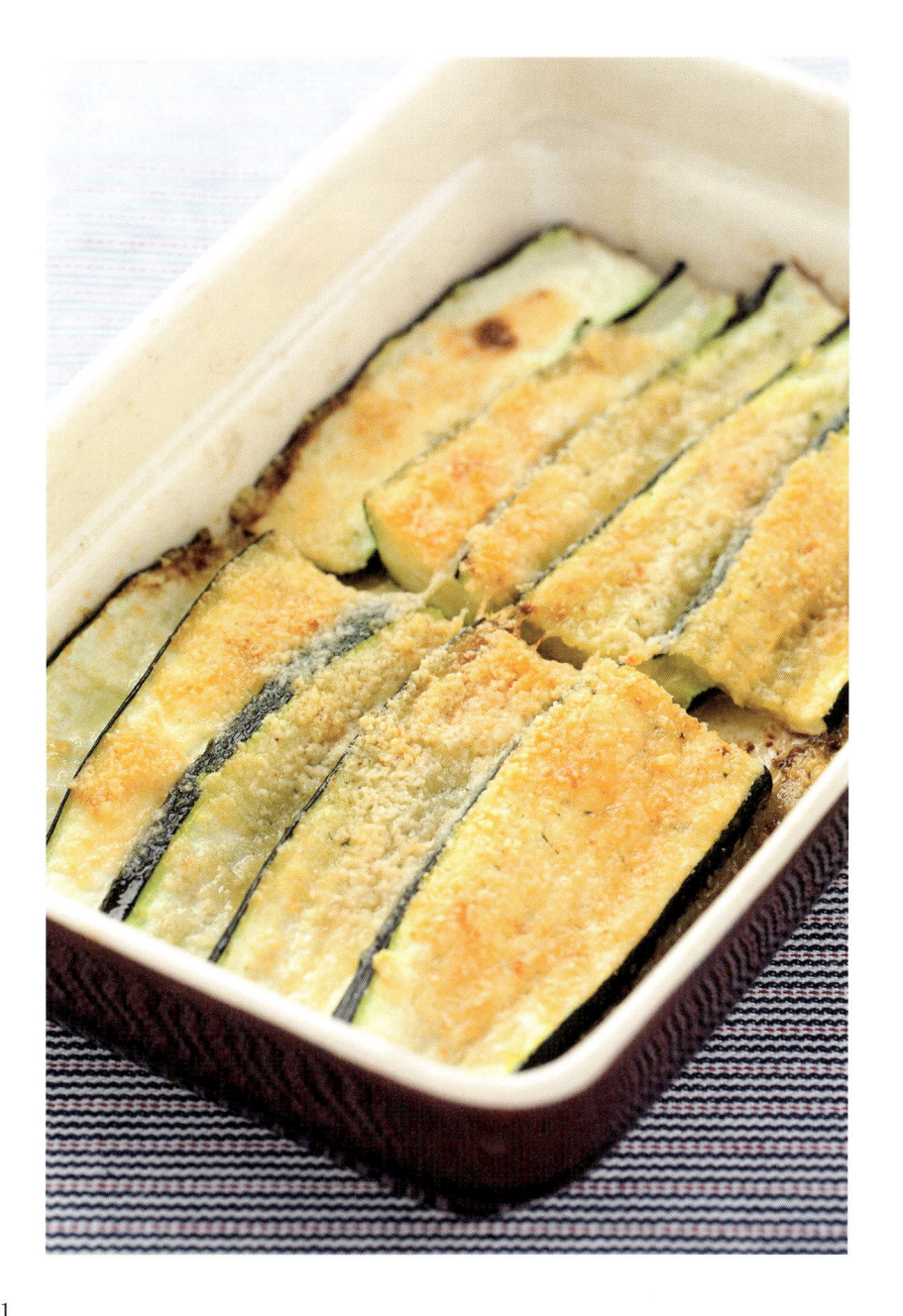

4 おもてなし

かんたんお煮しめ

材料とだしをすべて最初から入れて煮る、とてもお手軽なお煮しめです。
干ししいたけは、1晩冷蔵庫で戻すとびっくりするほどおいしくなります。

a

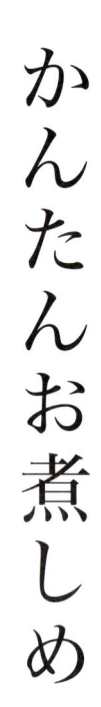

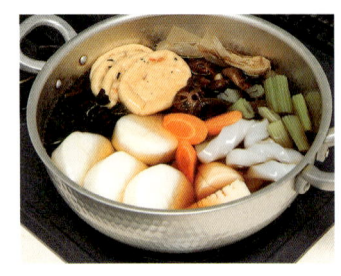

●作り方

1 　干ししいたけは前日から冷蔵庫で水に浸して戻しておく。
2 　大根は1cm厚さの半月切り、ふきは4cm長さ、たけのこはくし形切り、にんじんは大きめの斜め乱切りにする。こんにゃくは8mm厚さに切って真ん中に切り込みを入れ、片方の先端を切り込みに入れて裏返し、手綱結びにする。昆布は水で湿らせ、縦に2cm幅に切り、結び昆布を作る。
3 　鍋にすべての材料とだしパック、調味料を入れ、具がかぶるほどの水を加えて（干ししいたけの戻し汁もお好みで入れる）(a)、蓋をして中火で煮る。沸騰したら弱火に。大根に火が通ったらできあがり。

●材料（4人分）

大根…400g
こんにゃく…200g（1袋）
ふき（水煮）…200g
たけのこ（水煮）…100g
にんじん…100g
がんもどき…5〜6個
　（ちくわやさつま揚げでも可）
干ししいたけ…5〜6枚
昆布…10cm角2枚
だしパック…2袋
　（にぼし10〜15匹などでも可）

調味料
- しょう油…大さじ3
- 砂糖…大さじ3
- みりん…大さじ3
- 塩小さじ…1 1/3

4 おもてなし

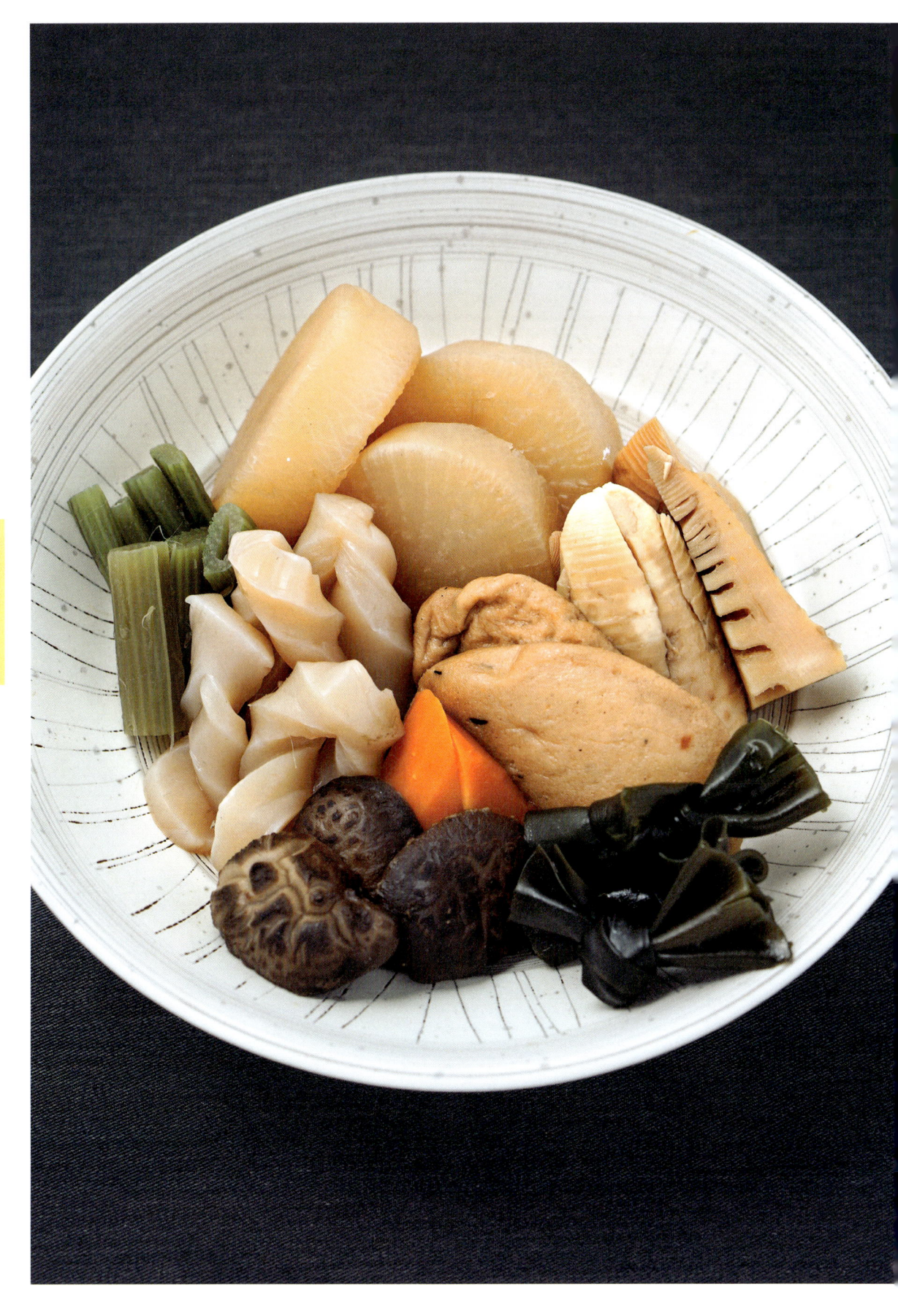

黒豆

お正月料理に限らず、わが家ではお豆があるといつでも作ります。時間は少々かかりますが、ゆっくりお豆を煮ている時間は至福のとき。たくさんできるので、小分けにして冷凍しておくと便利でしょう。

◉作り方

1. 黒豆をざるにあげ、よく洗う。
2. 鍋に湯を沸かし、砂糖、しょう油、塩、古釘を入れる。煮立ったら重曹を入れ、1の豆を入れてもう1回沸騰させて火をとめ、1晩置く。
3. 2を中火にかけ、沸騰したら弱火にし、アクを取りながら煮る。
4. 鍋の蓋をずらして弱火で8時間ほど、豆がやわらかくなるまで煮る。空気に触れると豆にしわができてしまうので、いつも煮汁がかぶっている状態にしておきましょう。

◉材料（作りやすい分量）

黒豆…2カップ
水…8〜10カップ
砂糖…200g
しょう油…大さじ1
塩…大さじ½
重曹…小さじ½
古釘…10本くらい（布袋に入れて）

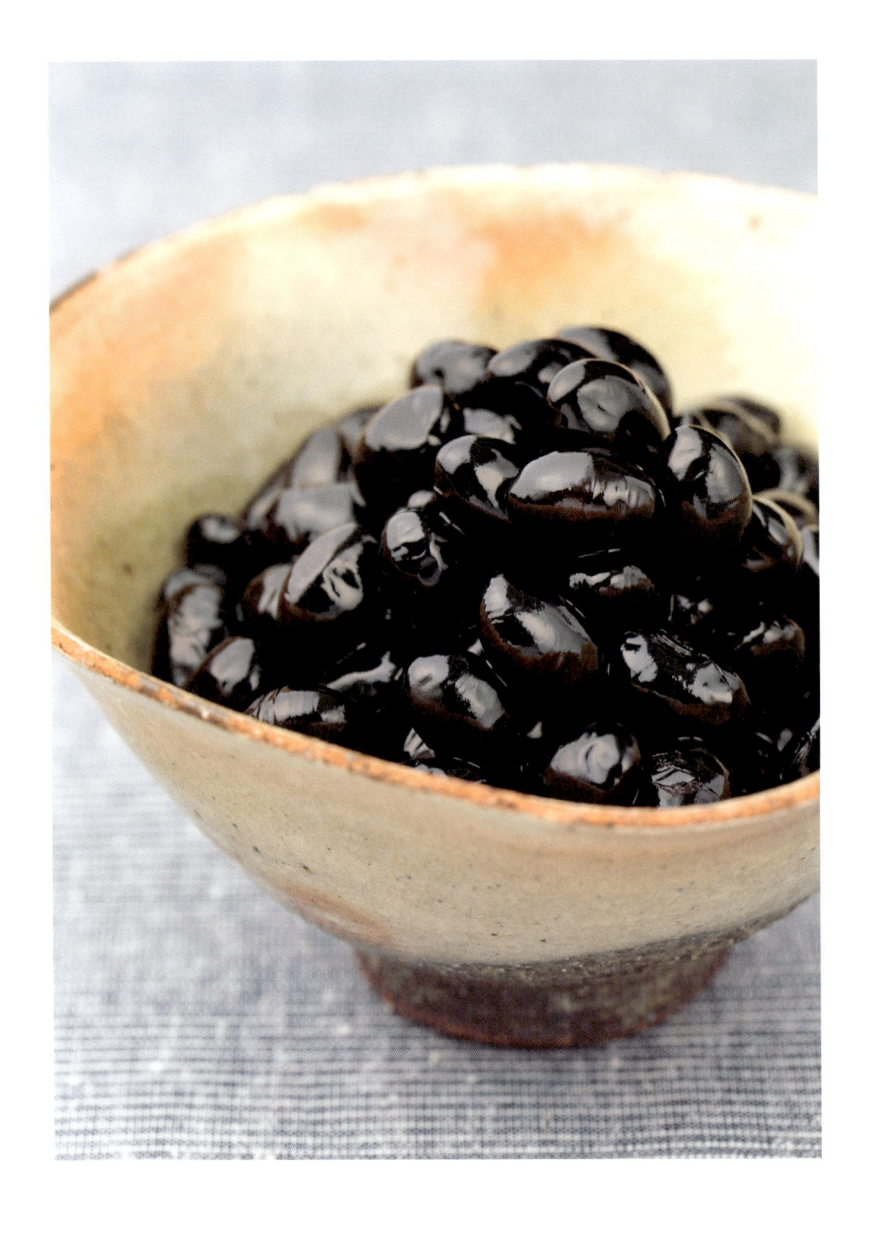

大根はさみ漬け

大根の白、サーモンのピンクと
青じその緑が爽やかな、しゃれたお漬け物です。
甘ずっぱい大根に、かすかなしょうががアクセント。

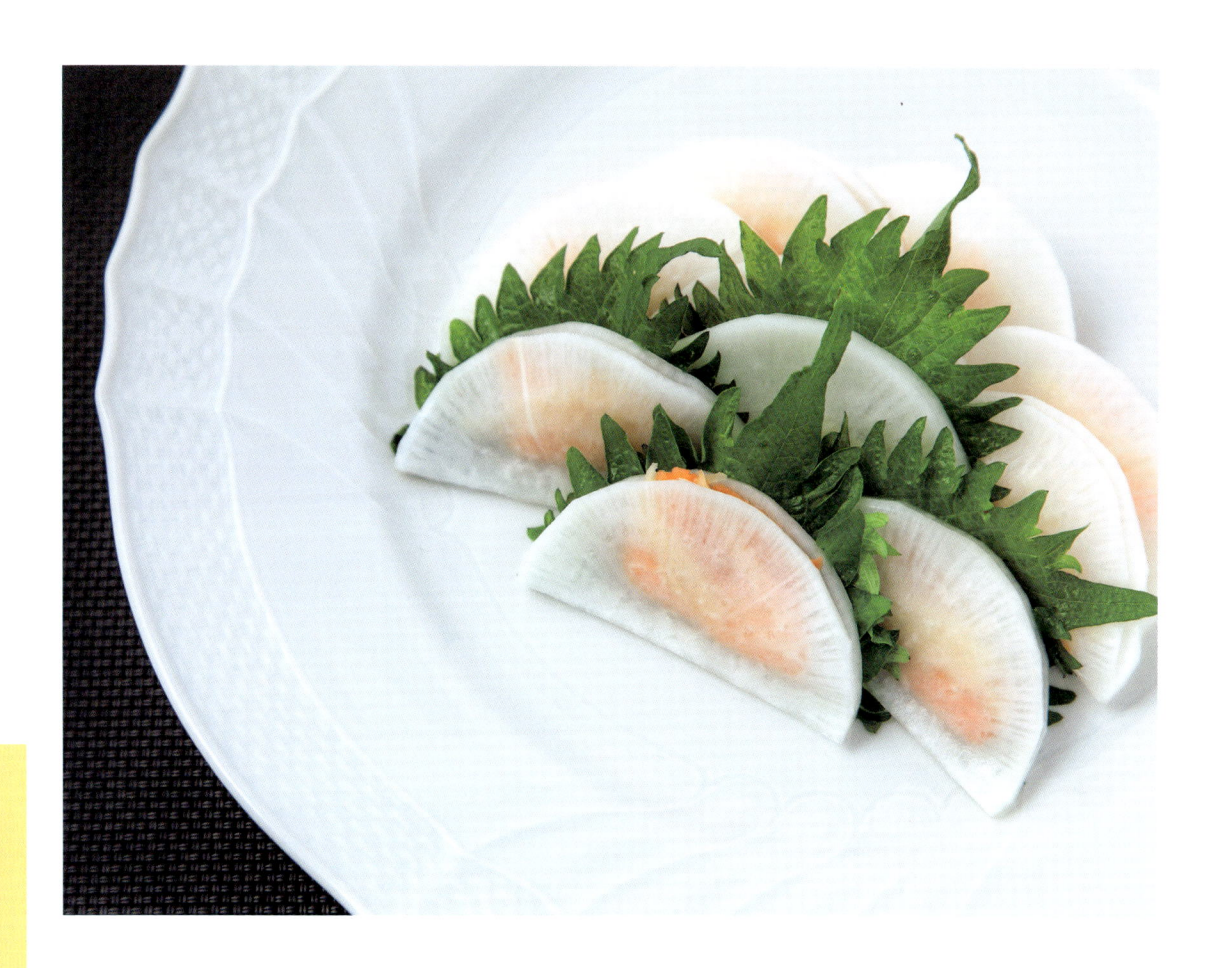

◉材料（作りやすい分量）

大根…200g
塩…小さじ½（大根に対して1.5%の分量）
スモークサーモン…2〜3枚
しょうが…適量
甘酢 ┌ 酢…大さじ3
　　 └ 砂糖…大さじ1½
青じそ…適量

◉作り方

1. 大根は皮をむいて縦半分に切り、切り口を下にして、真ん中に切れ目を入れながら2mm厚さの半月切りにする。
2. 塩をふり、20〜30分ほど置き、しんなりさせる。水は捨てますが絞らないように。
3. スモークサーモンは1枚を10切れほどにし、しょうがはごく細い千切りにする。大根の切れ目にスモークサーモン1切れとしょうがを数本入れる。
4. 3を保存容器に入れ、甘酢に漬ける。すぐに食べられますが、1時間ほど漬けると味がよく染みます。いただくときに青じそを添えてどうぞ。

薬味たっぷり牛肉のたたき

たっぷりの薬味を載せて、子どもも大人も大満足。食卓が華やぐので、おもてなしにぴったりです。

●作り方

1. 強火で熱したフライパンにサラダ油を薄くひき、牛肉を入れて、すべての面を焦げ目がつくまで焼き付ける。
2. 肉を火からおろし、ボウルに入れた氷水につける。こうすると、中まで火が通るのを防げます。
3. 5分ほど冷ましたら肉を取り出し、薄く切る（保存する場合は、水気をよく拭いて切らずにラップし、冷蔵庫あるいは冷凍庫へ）。
4. かいわれは根元を切り落とし、みょうがは斜め薄切りに、青じそは千切りにし、水をはったボウルに入れて混ぜ合わせ、水気を切る。
5. 肉に4を載せ、さらに小口切りにした細ねぎ、千切りにしたしょうがとにんにくを散らし、ポン酢でいただく。

●材料（4人分）

牛のたたき用もも肉…200g
サラダ油…適量
かいわれ…1パック
みょうが…3個
青じそ…5枚
細ねぎ…2〜3本
しょうが…1片
にんにく…1片
ポン酢…適量

4 おもてなし

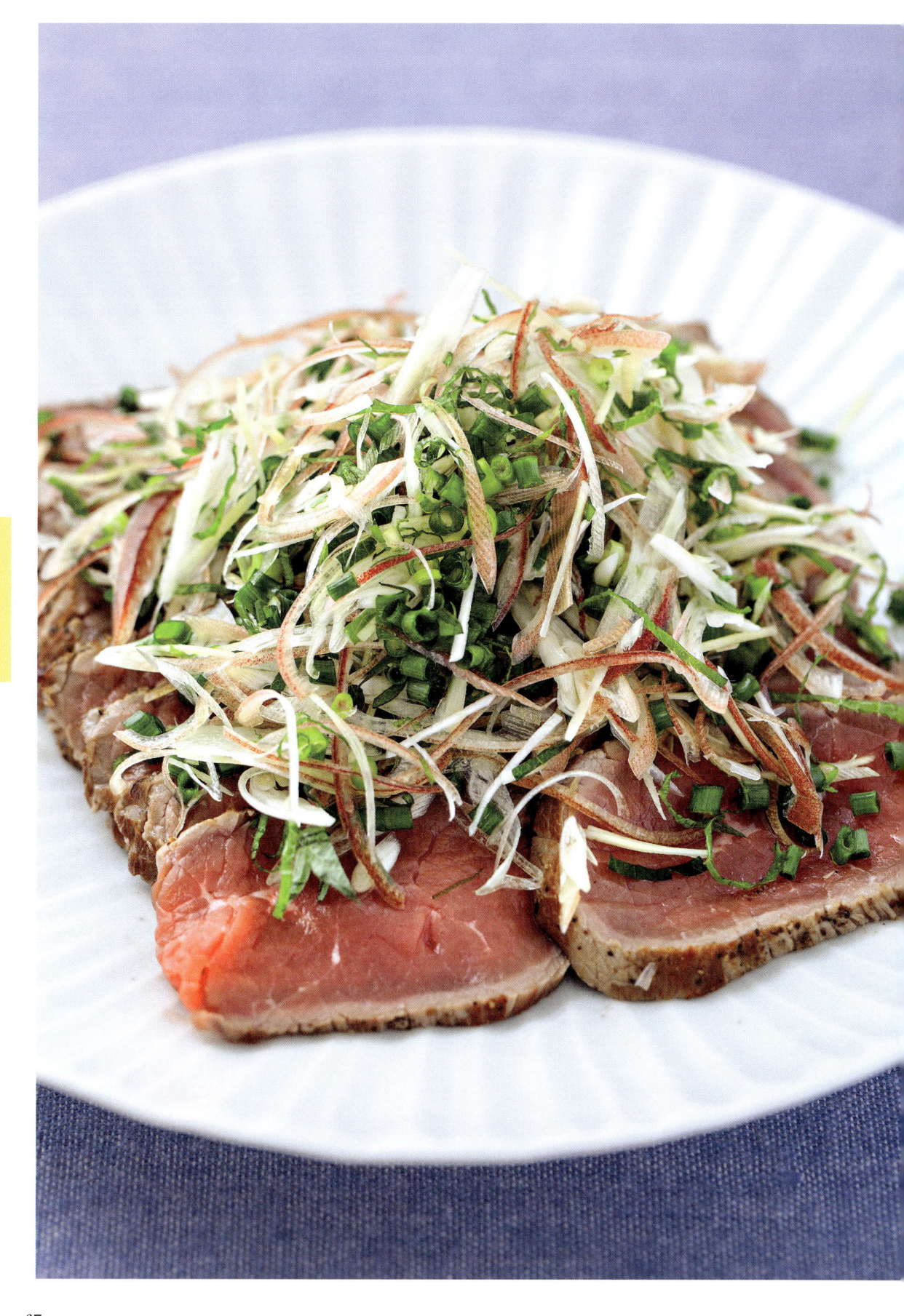

ポテトグラタン

ホワイトソースなしでできる、夢のようなグラタンです。手間がかからないのにコクのあるおいしさに。おもてなしには、大きめの耐熱皿で作るといいでしょう。

● 材料（4人分）

じゃがいも…大3個
生クリーム…1パック
にんにく…1片
（ガーリックパウダーでも可）
塩…適量

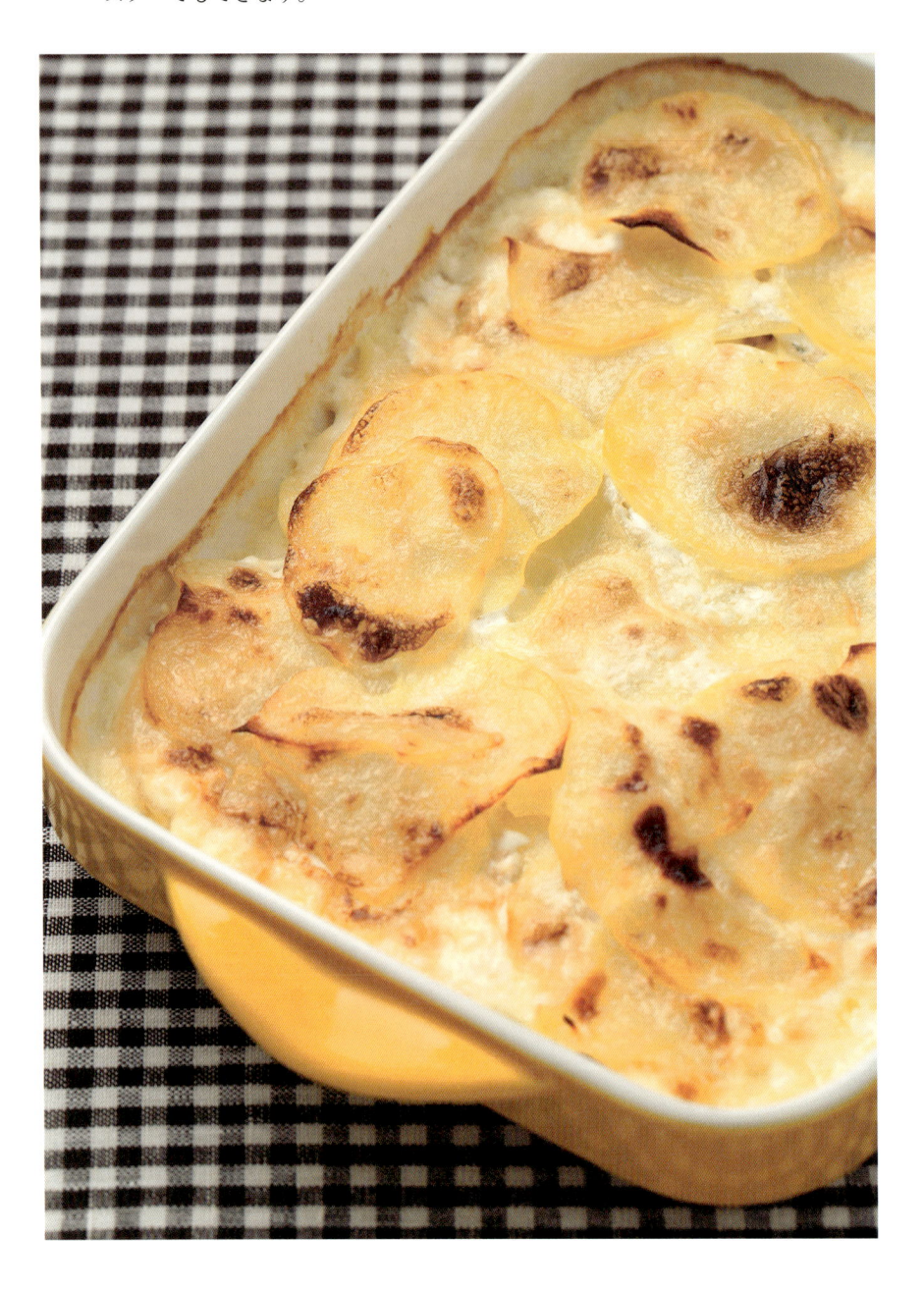

● 作り方

1 じゃがいもは皮をむき、スライサーなどで薄く切る。色が変わっても熱が通ると白くなるので大丈夫です。

2 耐熱皿の底ににんにくをこすりつけ（ガーリックパウダーの場合はふりかけ）、じゃがいもを一面に並べ、その上からみじん切りしたにんにく（ガーリックパウダー）を散らして塩をふる。その上にまたじゃがいもを重ねて……この作業を繰り返す。

3 重ね終えたら最後に生クリームを全体にまわしかけ、電子レンジに6〜7分かける。その後、250℃のオーブンで焦げ目がつくまで焼く。小さめの耐熱皿のときはオーブントースターでもできます。

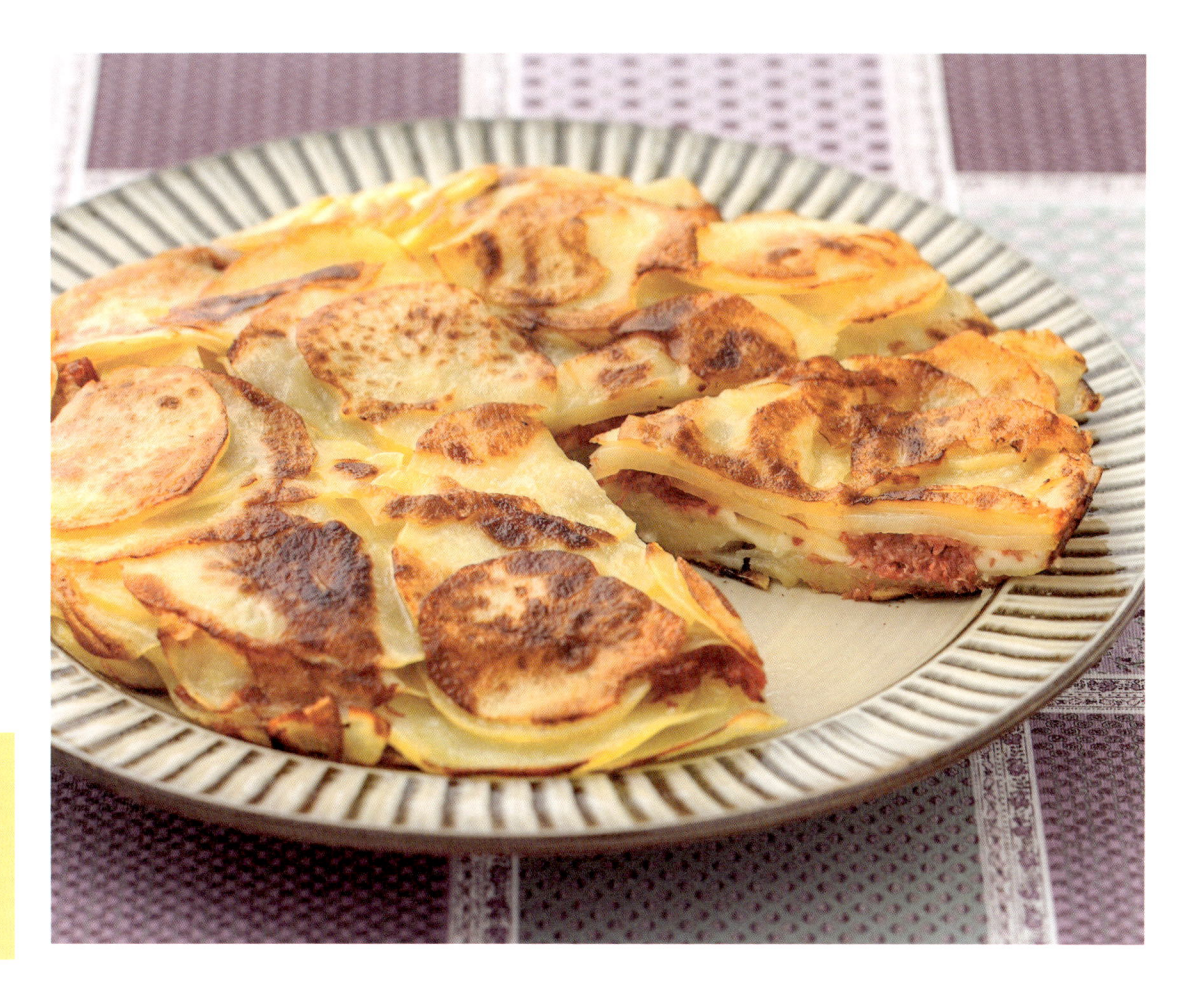

じゃがいものガレット風

じゃがいも料理は時間がかかって面倒！と思っていませんか。これは難しいこと抜き、おいしくてボリュームたっぷりです。じゃがいものでんぷんがつなぎの役割をはたすので、切って水にさらさないように。

●材料（4人分）

じゃがいも…4～5個
コンビーフ…100ｇ
　（ベーコンやサラミでも可）
オリーブ油…大さじ2
とろけるチーズ…80ｇ
ガーリックソルト…適量
こしょう…適量

●作り方

1　じゃがいもは皮をむき、スライサーなどで薄く切る。
2　フライパンにオリーブ油をひき、じゃがいもの半量を平らに広げ、コンビーフを散らす。その上からガーリックソルトとこしょうをふりかけてチーズを散らし、残りのじゃがいもをかぶせる。
3　弱めの中火にかけ、焼き色がつくまで10分弱、じゃがいもが透きとおったらひっくり返し、蓋をしてさらに7～8分焼く。

ラタトゥイユ

夏の定番ですが、野菜がたっぷり食べられるので1年中作っています。玉ねぎでなく長ねぎを入れることで甘味を抑えます。冷蔵庫で冷たくして、あるいはできたての熱々、どちらもおいしくいただけます。

◉作り方

1. なすは皮をむいて2cm幅の半月切りにし、水にさらしておく。しいたけは1枚を4つ切り、にんじんは5mm幅のいちょう切り、ズッキーニは1cmの輪切り、いんげんは筋を取って2cmの長さに、長ねぎは1.5cmのぶつ切り、ピーマンは2cm角に切る。
2. 鍋にオリーブ油をひき、みじん切りしたにんにくを焦がさないように炒める。香りが立ってきたら、なすの水気を切って入れ、炒める。
3. なすに油が回ったら、残りの野菜を炒める。
4. トマトの缶詰とⒶを加え、野菜がやわらかくなるまで火にかけ、最後にしょう油で味を調える。

◉材料（4人分）

なす…4本
生しいたけ…4枚
にんじん…¼本
ズッキーニ…1本
いんげん…5〜6本
長ねぎ…2本
ピーマン…赤、緑1〜2個ずつ
トマトホール缶…1缶
オリーブ油…大さじ4
にんにく…1片
Ⓐ｛ オレガノ（粉末）、バジル（粉末）、塩、こしょう、砂糖…各少々
顆粒だし…大さじ1⅓
しょう油…小さじ2

5 デザート

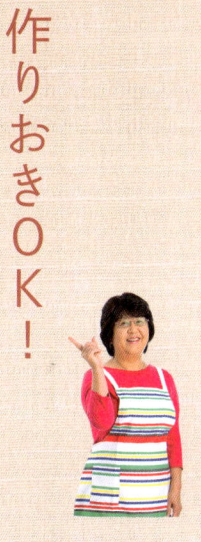

作りおきOK！

忙しい時ほど食後のデザートを作ります。ちょっとの時間でかんたんに作れるゼリーなどを。毎日お家で食べるのにも、おもてなしにも向いている「かんたん」で「おいしい」、代表的なデザートのレシピをご紹介しましょう。料理が苦手な人も、失敗なく作れるものばかりです。

パンナコッタ キャラメルソース

イタリアの代表的なデザートのパンナコッタ。
あれこれ試したすえにたどり着いた、ベスト・レシピです。

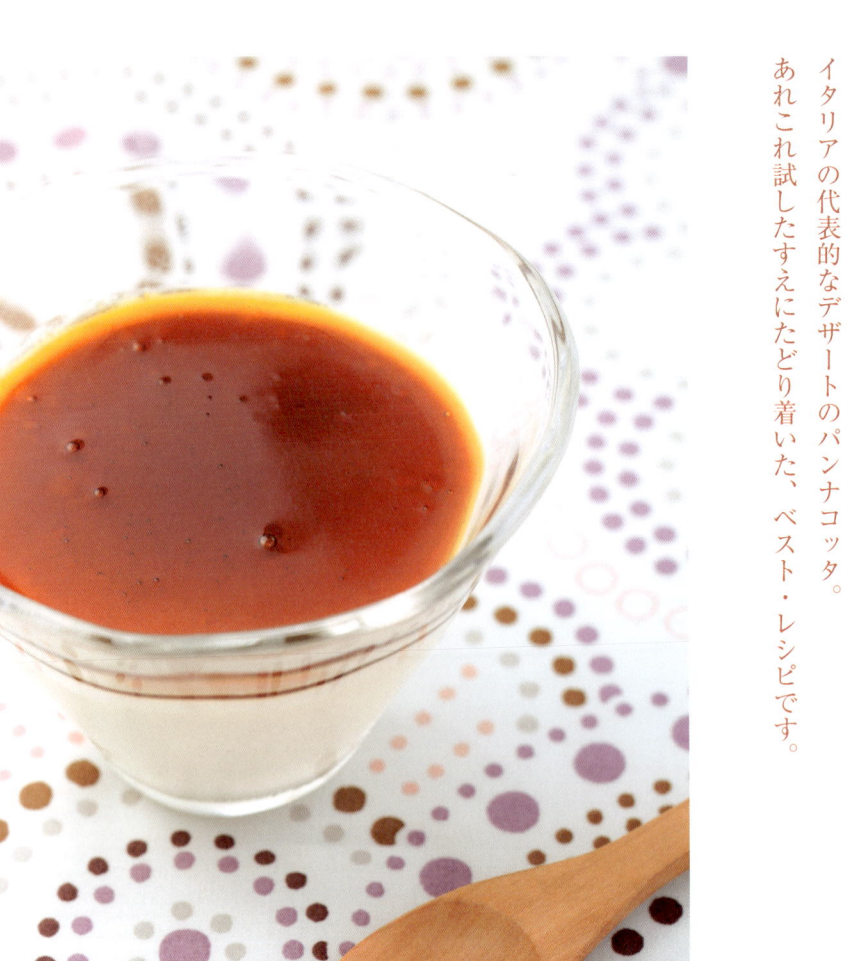

●材料（4〜5人分）

牛乳…1½カップ
生クリーム…1カップ
砂糖…30g
粉ゼラチン…大さじ1
水…大さじ3
バニラエッセンス…少々

キャラメルソース
砂糖…50g
水…大さじ3
湯…大さじ2

●作り方
1 水に粉ゼラチンを入れてふやかす（これを反対にすると粉ゼラチンが溶ける前に固まってしまいます）。
2 牛乳と砂糖を鍋に入れ、弱火にかける。
3 鍋のふちが沸々としてきたら（沸騰はさせない）火をとめ、1のゼラチンとバニラエッセンスを加えてよく混ぜる。
4 すっかり冷めたら生クリームを入れて静かに混ぜ合わせ、器に入れて冷蔵庫で冷やし固める。

キャラメルソース
1 鍋に砂糖と水を入れて中火にかけ、ゆっくりと砂糖を溶かしていく。
2 泡が立ち周りが茶色くなり始めたら、鍋をゆすって濃い色になるのを待つ。
3 ほどよく焦げたら火をとめ、湯を入れて全体に混ざるように鍋を動かす。
＊湯を入れるときにはねるので、顔を近づけたりしないように。

ジュースゼリー

ジュースさえあればできるので、
ぜひお試しください。
グレープフルーツやオレンジなど
酸味が強いジュースは固まりにくいので、
アガーを多めに入れましょう。

◉材料（4人分）

果汁100％ジュース…2カップ
アガー…大さじ2〜3
砂糖…大さじ2

◉作り方

1 鍋にジュースを入れて火にかけ、煮立つ寸前でとめる。
2 アガーと砂糖を混ぜておき、火をとめた1に入れ、溶けるまでよく混ぜる。
3 器に流し入れ、冷蔵庫で冷やし固める。

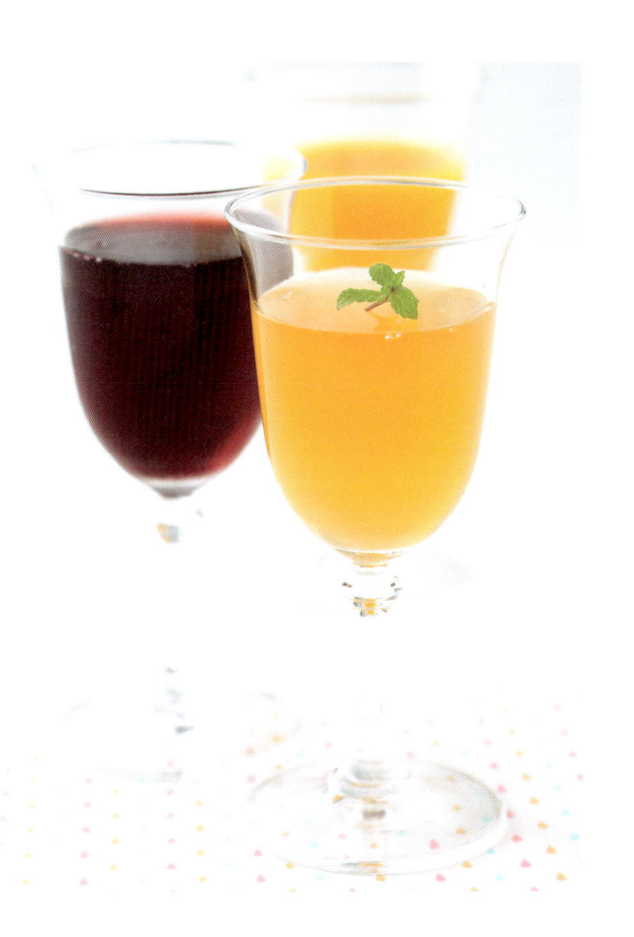

コーヒーゼリー

50年以上も前、母がスイス帰りの方から
教わった、シンプルだけれど、
本当においしいコーヒーゼリーです。
豆を挽いた本格的なコーヒーよりも、
インスタントの方がよく合います。

◉材料（4人分）

水…2カップ
インスタントコーヒー（粉末）…大さじ2
アガー…大さじ2
コンデンスミルク…適量

◉作り方

1 水を煮立てる。
2 インスタントコーヒーとアガーを混ぜておき、火をとめた1に入れ、溶けるまでよく混ぜる。
3 器に流し入れ、冷蔵庫で冷やし固める。
4 たっぷりのコンデンスミルクをかけて召し上がれ。

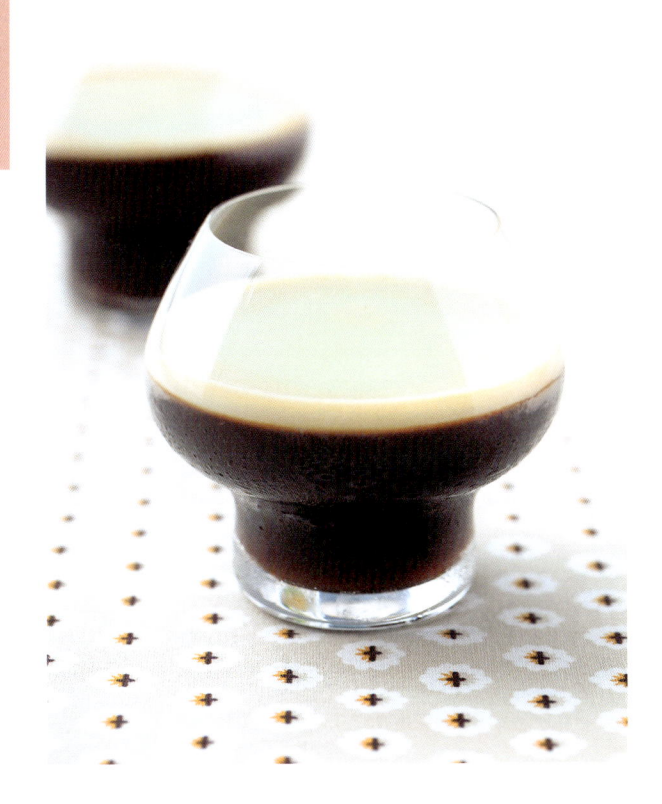

いちごババロア

最近は1年中あるいちごですが、やっぱり春に作りたくなります。生クリームをホイップして入れると、ふわっとした食感になります。

●材料（4〜5人分）

いちご…300gほど（1パック）
砂糖…40g
粉ゼラチン…大さじ1
水…大さじ3
Ⓐ 水…¾カップ
　 砂糖…40〜50g
生クリーム…½カップ

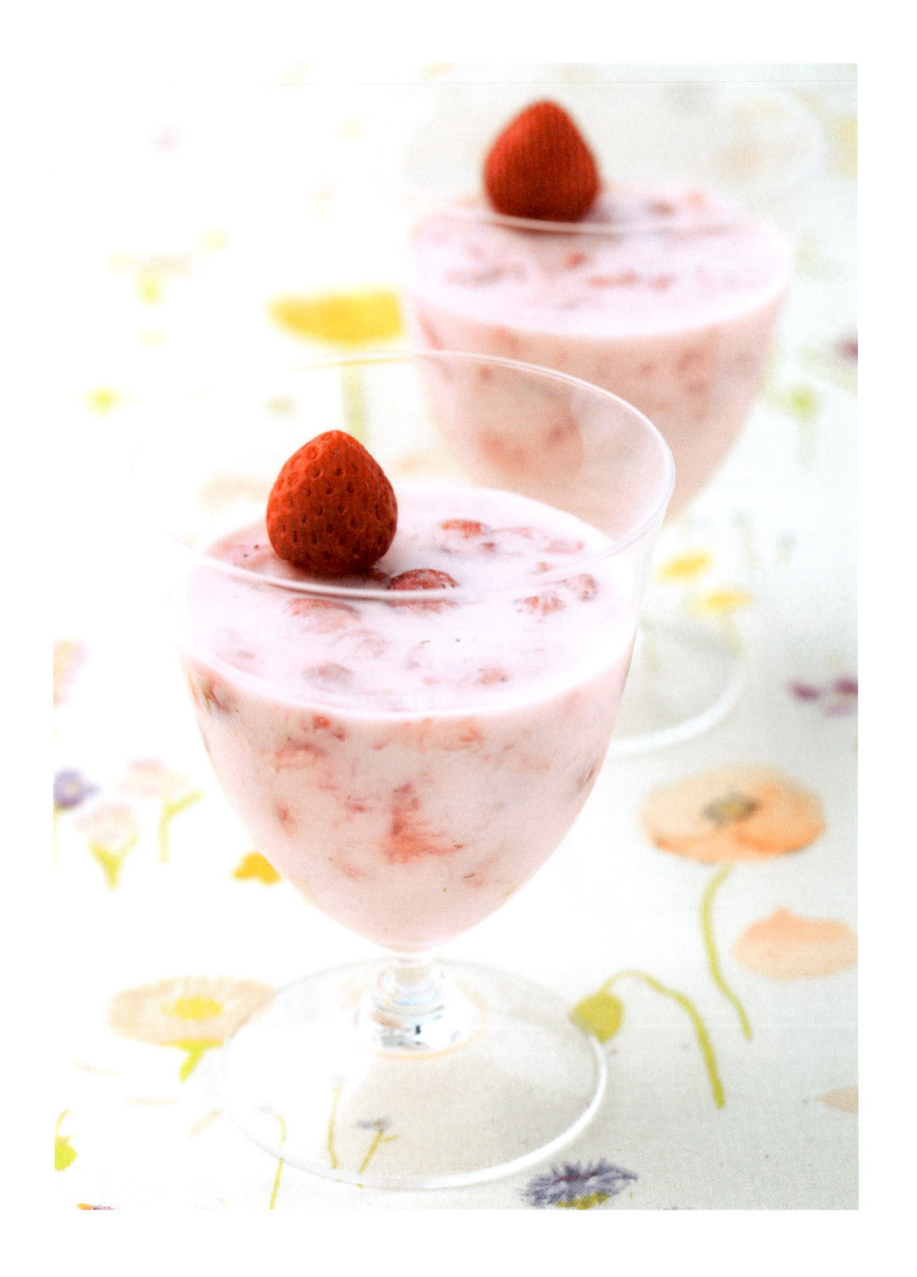

●作り方

1. 水に粉ゼラチンを入れてふやかす。
2. いちごを洗ってへたをとり、手やフォークでざっくりとつぶし、砂糖を混ぜる。
3. Ⓐを鍋に入れて火にかけ沸騰したら火をとめ、1のゼラチンを入れる。
4. すっかり冷めたら2のいちごを入れて混ぜ、生クリームも入れて静かに混ぜ合わせてから器に流し入れ、冷蔵庫で冷やし固める。

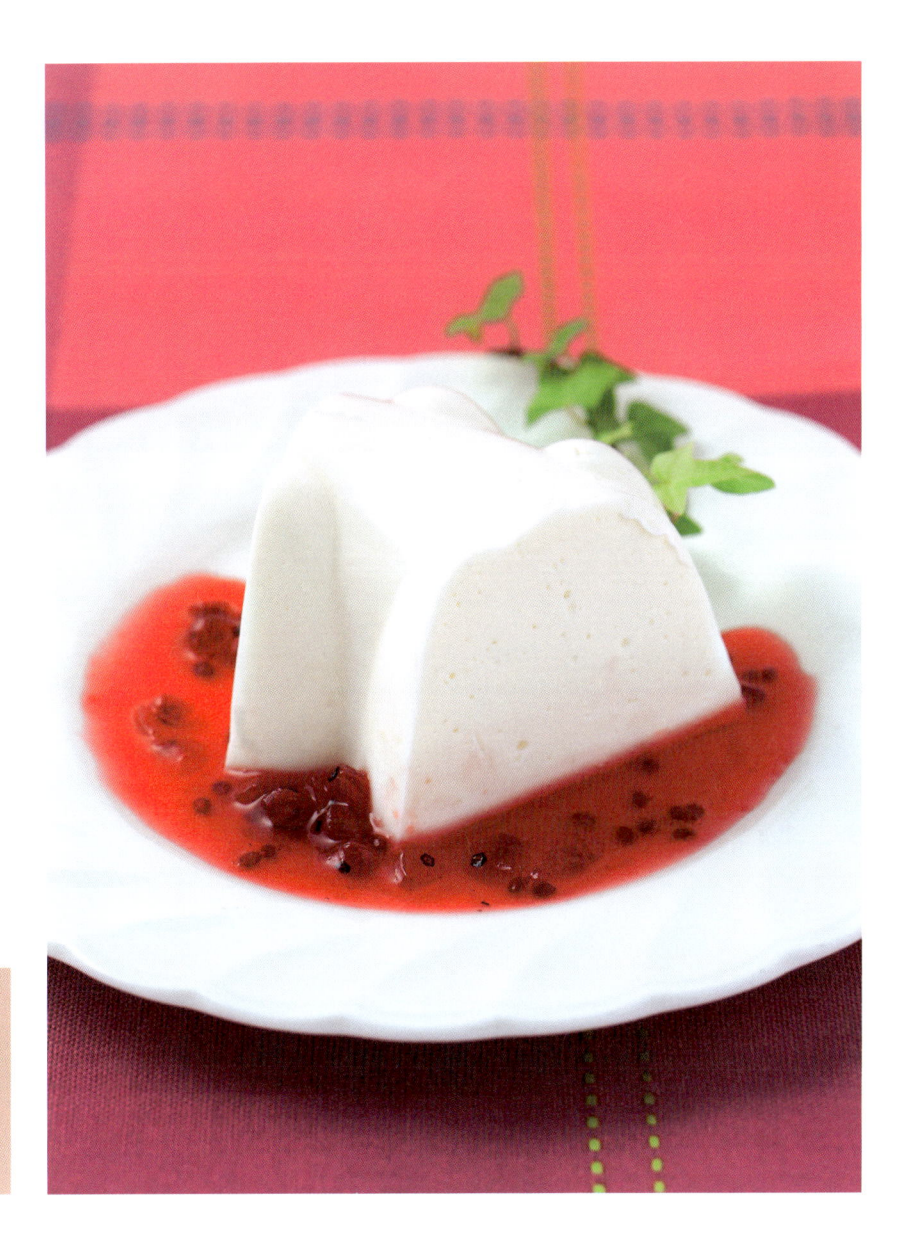

ヨーグルトゼリー

レアチーズケーキのような、ちょっとリッチな味ですが、作り方はとってもかんたん。お料理教室でも定番の人気デザートです。

●作り方

1. 水に粉ゼラチンを入れてふやかす。
2. Ⓐの材料を鍋に入れて火にかけ、煮立つ寸前に火をとめ、1のゼラチンを入れて混ぜる。
3. ヨーグルトとレモン汁をとろっとするまで混ぜる。
4. 2がすっかり冷めたら、3を入れてよく混ぜ、容器に入れて冷蔵庫で冷やし固める。
5. 切り分けてお皿に盛り、ベリーやフルーツソースをお好みで添える。

●材料（5～6人分）

Ⓐ
- 生クリーム…1カップ
- 牛乳…¾カップ
- 砂糖…60g
- バニラエッセンス…2～3滴

粉ゼラチン…大さじ1
水…50cc
プレーンヨーグルト…250g
レモン汁…大さじ1
ベリーやフルーツソース…お好みで

さつまいもと小倉あんのきんとん

「味の型紙」で作れる甘煮を応用してみました。きれいに切り分けて、お皿にも気を使ったら、おもてなし用デザートになりました。

●材料（6人分）

さつまいも…200g
砂糖…大さじ2
塩…2つまみ
レモン汁…少々
（甘煮の比率はP94参照）
ゆであずき…70〜80g

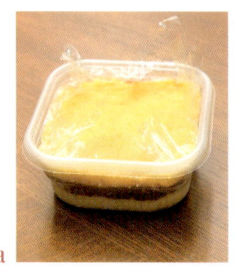

●作り方

1. さつまいもは皮をむき、一口大に切る。
2. 鍋にさつまいもとかぶるくらいの水、砂糖、塩、レモン汁を入れて強火にかける。
3. ぐつぐつしてきたら中火にし、水気がなくなったら甘煮のできあがり。マッシャーやすりこぎなどでつぶす。
4. 型にする容器（少し深さのあるもの）にクッキングペーパーかラップを敷き、3の半分を平らに敷く。その上にゆであずき、またその上に3の残り半分を敷き、軽く押さえて形を整え（a）、切り分けてどうぞ。

6 とっておき！
かんたん が おいしい

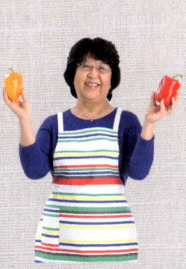

ごはんや麺、肉や魚を使った主菜、そして野菜のおかず……
とってもおいしいレシピが、まだまだあります。
きっとお役に立つ1品を大公開！
皆さま、ぜひおいしく作ってくださいね。

ドライカレー

イメージしているドライカレーとは違うかも？
りんごとレーズンが決め手、
フルーティーで野菜がたっぷりです。
多めに作って冷凍保存しておくと、
いつでもおいしくいただけます。

a

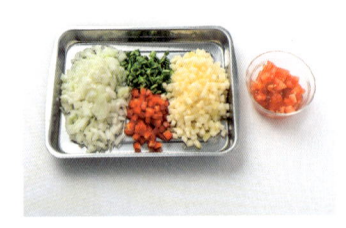

●作り方

1　湯むきしたトマト、りんご、赤パプリカ、ピーマンは5mm角、玉ねぎ、しょうが、にんにくはみじん切り（a）、赤唐辛子は種を取って小口切り、レーズンは洗って水で戻し、お好みで半分に切る。

2　鍋にサラダ油をひき、しょうが、にんにく、赤唐辛子を入れて火にかけ、焦がさないように炒める。香りが立ってきたら玉ねぎを入れて混ぜ合わせ、火が通ったら端に寄せる。空いたスペースに挽き肉を入れて動かさずに焼き、自然にほぐれてきたら混ぜ合わせる。

3　酒をふり入れて少し煮つめ、カレー粉、小麦粉を全体にまぶすように入れて炒める。

4　砂糖、塩、しょう油、あればチャツネで味を調えたら残りの材料を入れ、全体を混ぜ合わせるように炒めながら水分を飛ばす。しっとりとしたらできあがり。

●材料（4人分）

合挽き肉…300g
玉ねぎ…½個
トマト…½個
　（ホール缶½カップでも可。
　残りをすぐに使わない場合は冷凍）
りんご…½個
赤パプリカ…½個
ピーマン…1個
レーズン…大さじ1
しょうが、にんにく…各1片
赤唐辛子…1本
サラダ油…大さじ2
酒…大さじ2〜3
カレー粉…大さじ1〜2
小麦粉…大さじ1
砂糖…小さじ2
塩…小さじ1
しょう油…大さじ1
チャツネ（あれば）…大さじ1

6 とっておき！

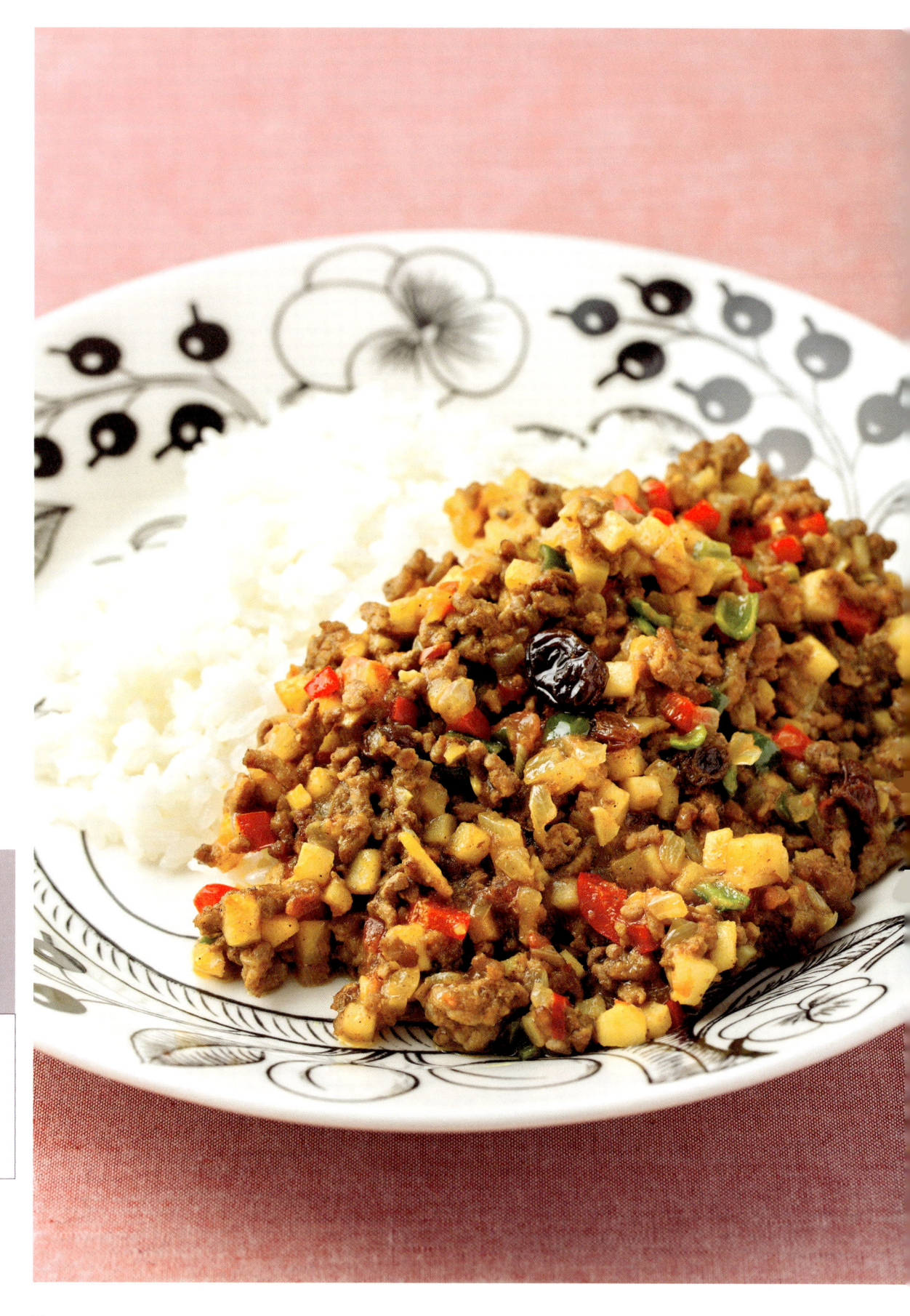

ごはん・麺

81

竜田揚げ丼

昔々、ごちそうになった竜田揚げ丼をアレンジしました。むね肉ですが、しっとりとした仕上がりに。青のりとアジシオが決め手です。

●作り方

1. 鶏肉を3等分に削ぎ切りし、酒、塩をふりかけて10分ほど置いたら、かたくり粉をまぶす。
2. フライパンに肉が浸るくらいのサラダ油を入れて中火にかけ、160℃の低温で1を揚げ焼きにする。こんがりしたら取り出し、油を切る。
3. 丼にごはんを盛り、アジシオ、青のりをふってから鶏肉を載せる。

●材料（1人分）

温かいごはん…200g
鶏むね肉…100g
酒…大さじ½
塩…1つまみ
かたくり粉…大さじ1～2
サラダ油…適量
アジシオ、青のり…各適量

鶏汁

豚汁のみそ汁に対して、鶏汁はすまし汁。
さっぱりといただきたいので、煮て甘味の出ない野菜がよいでしょう。
ダイエット中の方にも向いている、おいしさたっぷりで低カロリーの1品です。

◉作り方

1. 鶏肉は一口大に切り、酒、塩、少し多めのこしょうをふりかけておく。
2. ごぼうはささがきにして水につける。白菜は一口大のざく切り、にんじんは太めの千切り、長ねぎは斜め切り、ちくわは輪切り、しめじは小房に分けておく。きくらげ・春雨・高野豆腐はそれぞれ湯で戻し、春雨は食べやすい長さに、高野豆腐は1cm幅に切る（あらかじめ細く切ってあるものだと便利）。
3. 昆布だし汁を鍋に入れて火にかけ、沸いたら肉とごぼうを入れる。
4. アクを取りながら煮て、肉に火が通ったら他の材料を入れてひと煮立ちさせ、塩・酒（分量外）で味を調え、お好みでこしょうの味をピリッときかせて火をとめる。

◉材料（4人分）

- 鶏もも肉…200g
- 野菜〔白菜、長ねぎ、ごぼう、にんじんなど〕…計400g
- しめじ…100g（小1パック）
- 緑豆春雨…40g
- きくらげ…5g
- 高野豆腐…1枚
- ちくわ…1本
- 昆布だし汁…6カップ
- 酒…大さじ1
- 塩…小さじ1
- こしょう…適量

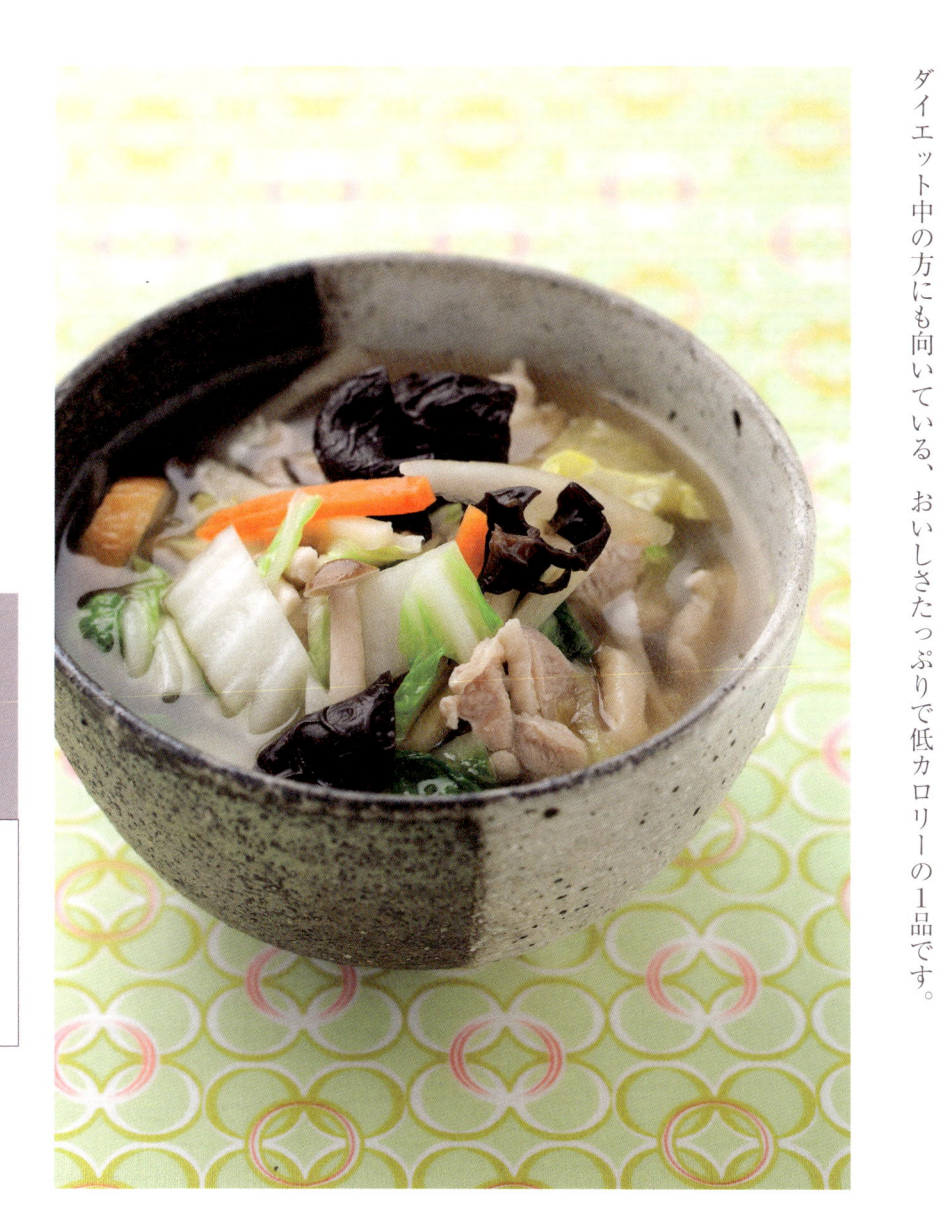

とっておき！

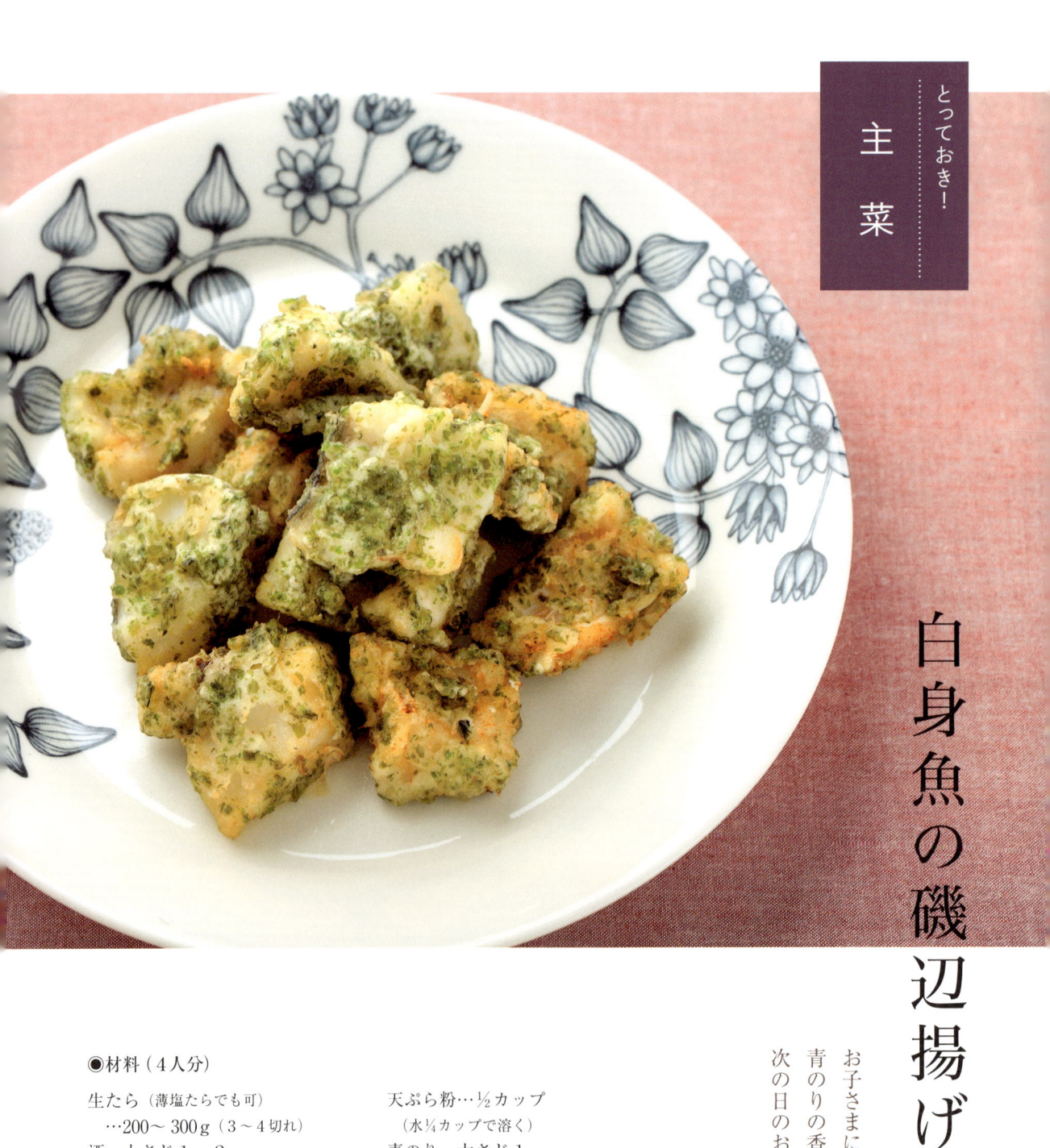

主菜

白身魚の磯辺揚げ

お子さまにも大人にも喜ばれる1品。
青のりの香ばしさが食欲をそそります。
次の日のお弁当に入れてもおいしいですよ。

◉材料（4人分）

生たら（薄塩たらでも可）
　…200〜300g（3〜4切れ）
酒…大さじ1〜2

天ぷら粉…½カップ
　（水¼カップで溶く）
青のり…大さじ1
サラダ油…適量

◉作り方

1　たらは1切れを3つに切り、軽く塩（分量外）をふる（薄塩たらの場合はそのまま）。水気が出てきたら拭きとり、魚の生臭さをとるため酒をふりかけておく。

2　水で溶いた天ぷら粉に1のたら、青のりを入れてさっくりと混ぜ、180℃の油でカラッと揚げる。

いかの長ねぎ炒め

冷凍いかでもおいしくできます。生いかを使う時は、わたを入れるとコクが出て大人の味に。ごはんの、そしてお酒のお供にぴったりです。

●材料（4人分）

いか…2杯
長ねぎ…1本
バター…10g
塩、こしょう…適量
サラダ油…適量

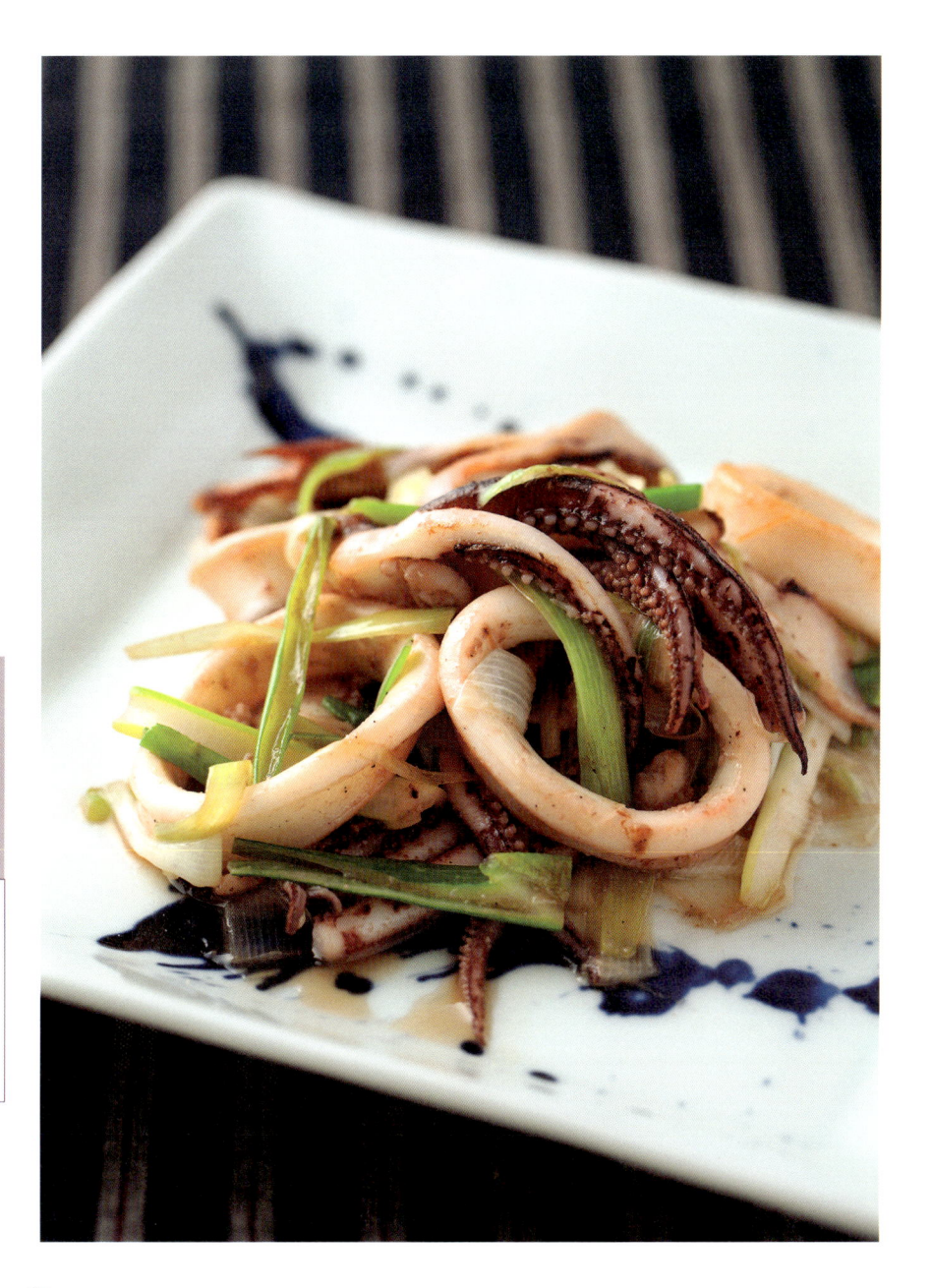

●作り方

1. いかは胴体を1～1.5cmの輪切りに、ゲソを食べやすい大きさに切る。長ねぎは4cm長さにして太めの千切りに。
2. 少量のサラダ油をひいたフライパンにいかを入れ、火が通ってふっくらしたらバターを加える。わたを入れる場合はここで入れる。
3. 全体がなじんだら長ねぎを入れ、塩、こしょうで味を調える。

6 とっておき！ 主菜

さんまの南蛮漬け

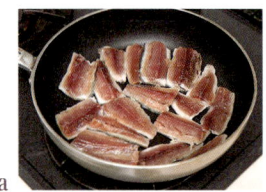

さんまの季節、塩焼きばかりで飽きてしまった方、ぜひお試しください。さんまから充分に油が出ますから、揚げる必要がなくさっぱりとした南蛮漬けができます。

◉材料（4人分）

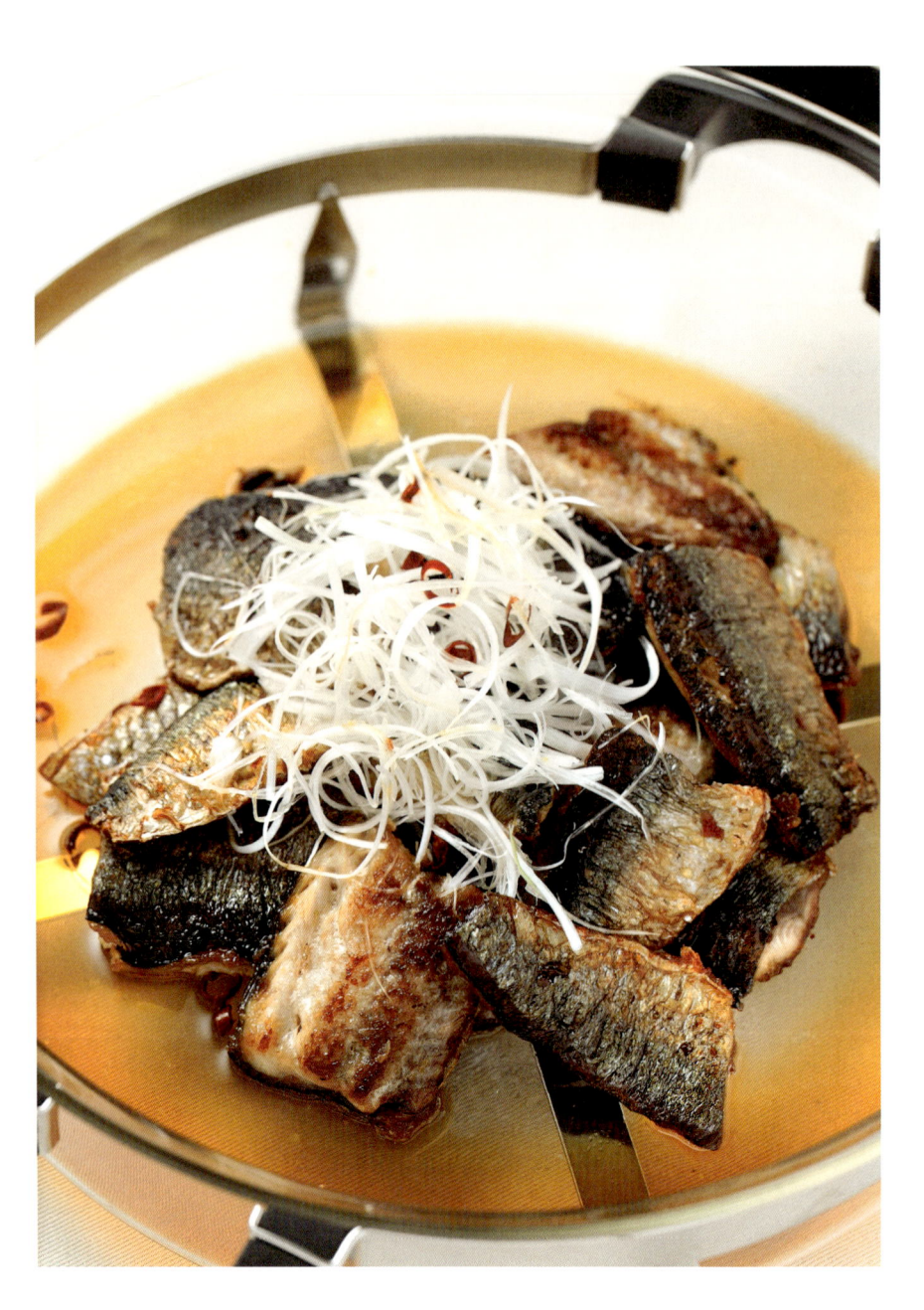

さんま…3尾
長ねぎ…1本（白い部分）
赤唐辛子…お好みで
ポン酢…適量

◉作り方

1. さんまは頭をとって内臓を出し、三枚に下ろす。横に3等分に切る。
2. 長ねぎは5cm長さに切り、縦に切り込みを入れて黄色い芯を取り出す。周りの白い部分だけを広げて重ね、繊維に沿って細く切り、水にさらしてからふきんなどに包んで水気を絞り白髪ねぎを作る。
3. 強火で熱したフライパンで、さんまを皮を下にして焼く（a）。両面にしっかりと焦げ目をつける。
4. 3のさんまを皿に載せ、お好みで小口切りの赤唐辛子を散らす。
5. ポン酢を全体にかけ、2の白髪ねぎを載せる。

a

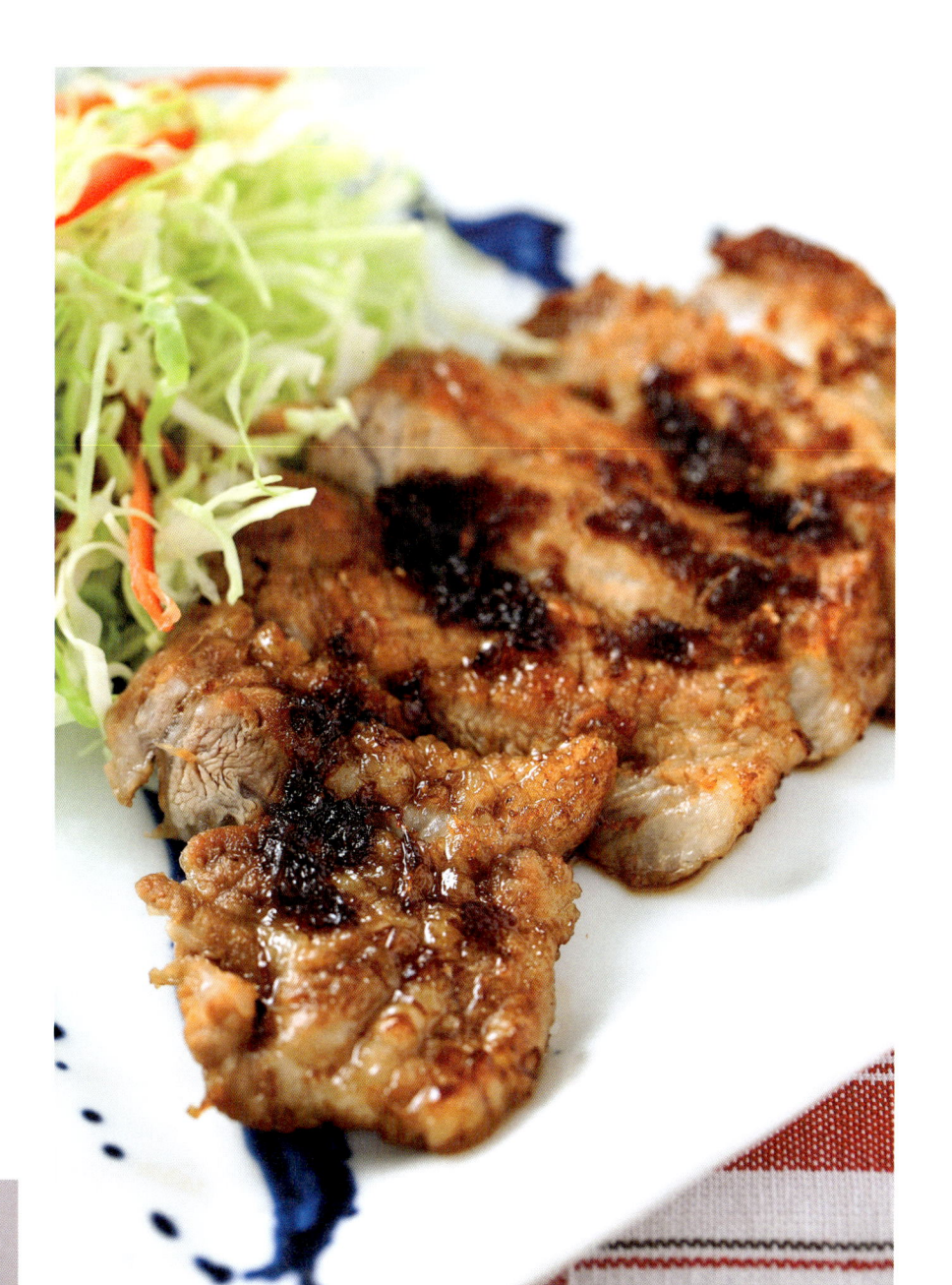

豚のしょうが焼き

お肉をたれに漬けこまないで作ります。
やわらかいお肉と、きりっとしたしょうがの味がとっても美味！

●作り方

1 しょうがはすりおろし、しょう油、酒、砂糖とあわせてたれを作る。
2 肉はすじがあれば切り、サラダ油をひいたフライパンに重ならないように置き、表面に焼き目がつくまで焼いて（中まで火が通らなくてもいいです）取り出す。
3 同じフライパンに1のたれを入れて中火にかけ肉を再び入れてたれを絡める。
4 肉のつけ合わせに、きゃべつとカラーピーマンを細く千切りにして混ぜるときれいです。

●材料（4人分）

豚肉（肩ロースがおいしい）…80〜100ｇを4枚
たれ
　しょうが…20ｇ
　しょう油…大さじ3
　酒…大さじ2
　砂糖…大さじ1
サラダ油…大さじ1
つけ合わせ野菜
　きゃべつ、カラーピーマン…適量

6 とっておき！　主菜

麻婆春雨

麻婆豆腐よりもずっとかんたんにできて主食にもなる、人気のレシピです。
キムチの素を使うのが、かんたんでおいしくできるコツ！

●作り方

1 春雨は湯で戻してから、ハサミで5cmくらいに切る。長ねぎは小口切りにする。
2 1cm幅に切った豚肉をフライパンに入れ（鉄のフライパンの場合はサラダ油を少しひいて）、中火で炒める。火が通ったらⒶを入れて味をつけ、春雨と長ねぎを加えて全体に味をなじませる。

●材料（4人分）

緑豆春雨…100g
豚バラ肉（挽き肉でも可）…100g
長ねぎ…1本
Ⓐ ┌ キムチの素…大さじ1
　├ しょう油…大さじ2
　└ 酒…大さじ1

なめこ豆腐

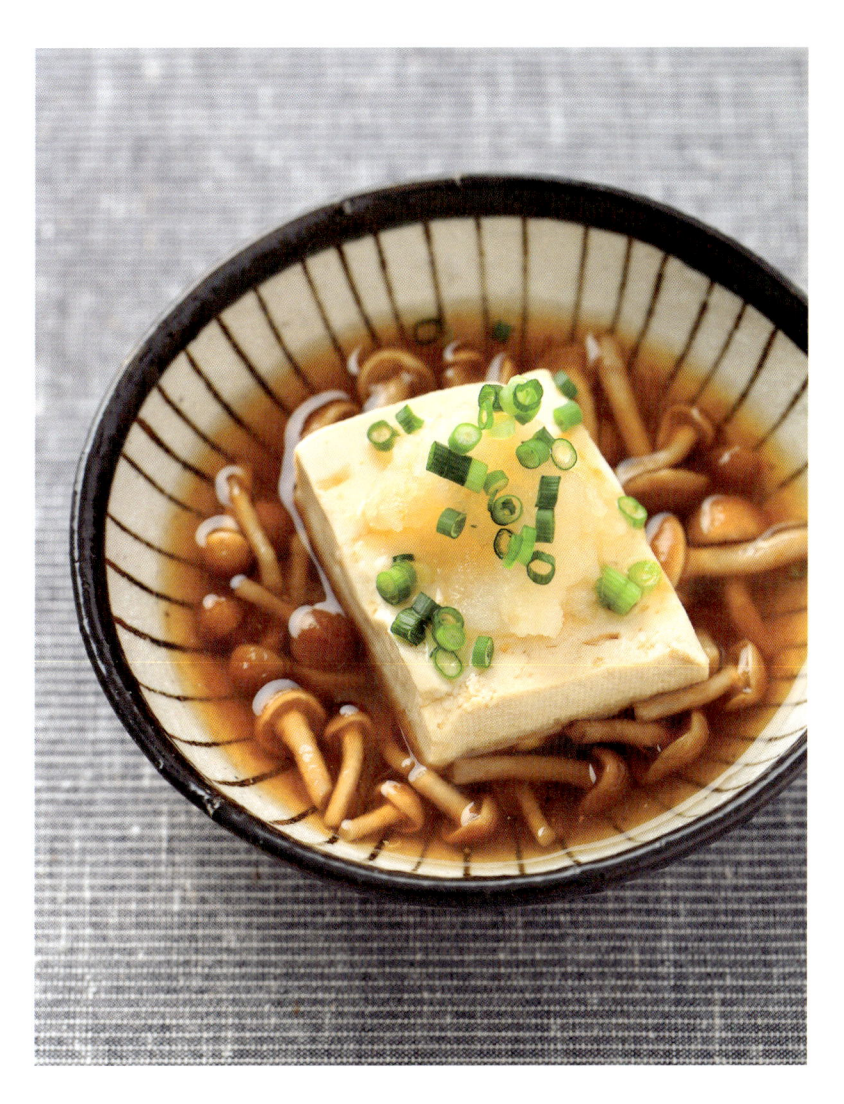

「あと何か1品！」というとき、あっという間にできるおすすめレシピです。あまりにかんたんでおいしいので、これぱかり作っていた時期がありました。

●材料（4人分）

木綿豆腐…1丁
なめこ…1袋
麺つゆ（かけつゆ）…1カップ
大根…200g
細ねぎ…適量

●作り方

1 豆腐は4つに切り、大根はおろす。
2 麺つゆを鍋に入れ、なめこ、豆腐を入れて中火にかける。
3 沸々としてきたら火をとめる。
4 器に盛り、大根おろしと小口切りした細ねぎを載せる。

6 とっておき！ 主菜

とっておき！野菜

丸ごぼうの煮物

まさにごぼう！ 皮もむかず、見た目はごついのに、味も食感もほっこりとやわらかい。保存がきくのでお弁当にもよいでしょう。

●作り方

1 ごぼうは皮のまま、たわしでよく洗って3cm長さに切り、酢水につけ、2～3回アク抜きをする。
2 鍋にごぼう、しょう油、みりん、砂糖、サラダ油、だし汁、小口切りの赤唐辛子を入れ、強火にかける。
3 沸騰したらごく弱火にし、蓋をして20分ほど煮含める。

●材料（4人分）

ごぼう…150g（中サイズ1本）
しょう油…大さじ1
みりん…大さじ1
砂糖…大さじ1
サラダ油…大さじ½
　（使用した油でも可）
だし汁…1カップ
赤唐辛子…少々

かぼちゃのシンプル焼き

かぼちゃの甘味とベーコンの塩気だけの、まさにシンプル焼きです。
色合いや食感のアクセントに、あればピンクペッパーを。

◉作り方

1. かぼちゃは1cmの厚さに、ベーコンは2cm幅に切る。
2. オリーブ油をひいたフライパンにかぼちゃを入れて焼き、半分くらい火が通ったらベーコンを入れて味をなじませながら炒める。
3. お皿に盛り、お好みでピンクペッパーをふりかける。

◉材料（4人分）

かぼちゃ…200g
ベーコン…3〜4枚
オリーブ油…大さじ1
ピンクペッパー…お好みで

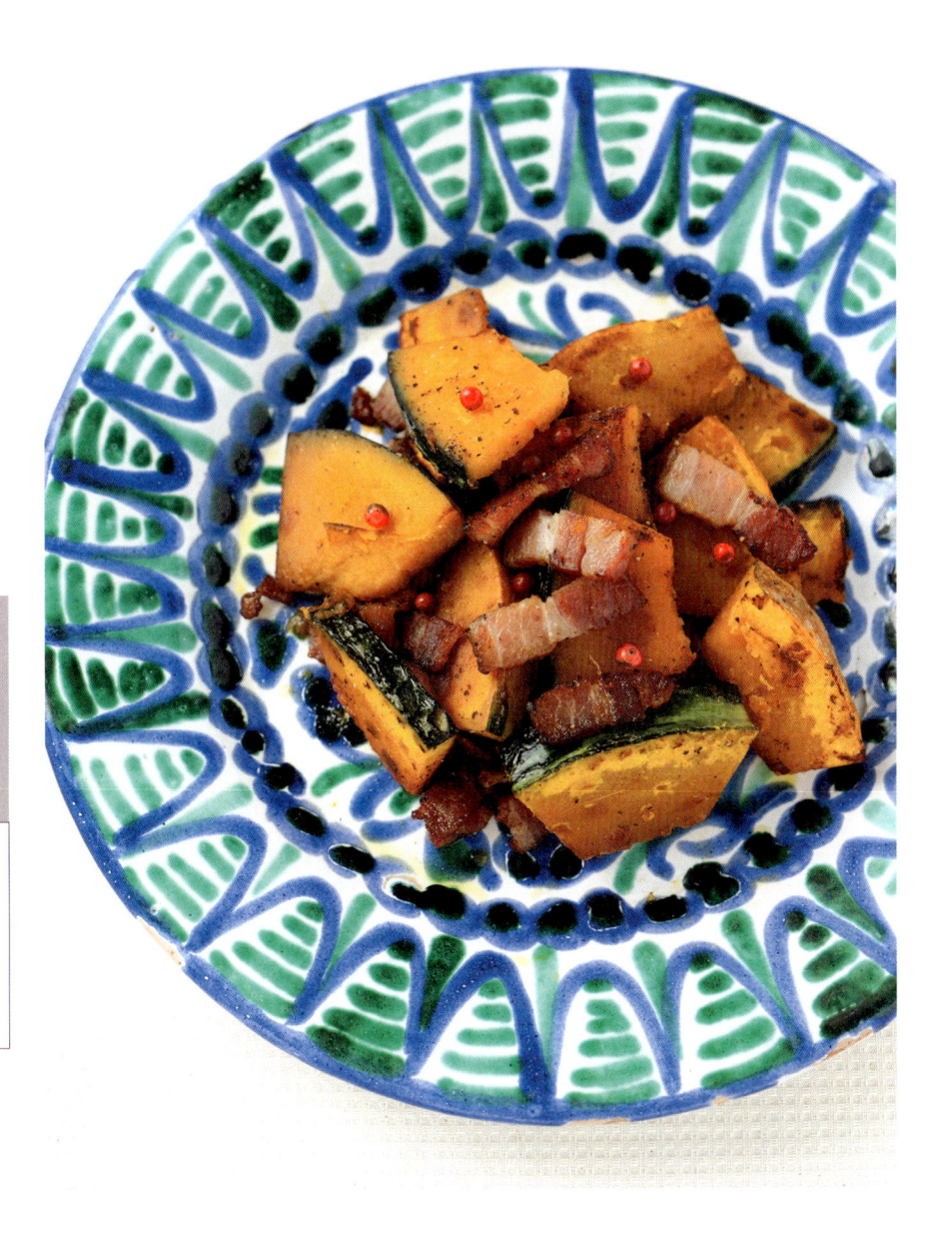

6 とっておき！

野菜

ルシアンサラダ

昔、母が鮭を酢でしめて
お正月に作ってくれたサラダです。
手に入りやすいスモークサーモンでどうぞ。

●材料（4人分）

きゃべつ…¼個
きゅうり…1本
玉ねぎ…½個
　（玉ねぎのドレッシング漬け〈P95〉½カップでも可）
スモークサーモン…100g
パセリ…少々（お好みで）
ドレッシング…お好みで

●作り方

1　きゃべつは手で大きめにちぎり（軸の部分は細く切って）、沸騰しているお湯にさっとくぐらせ、ざるにあげて冷ます。
2　きゅうりは縦半分に切ってから斜めに薄切りする。玉ねぎは縦半分に切って薄切りにする（もし辛かったら水にさらして）。
3　野菜をドレッシングで和える。
4　スモークサーモンを食べやすい大きさに切り、3の野菜と混ぜる。お好みでパセリを載せる。

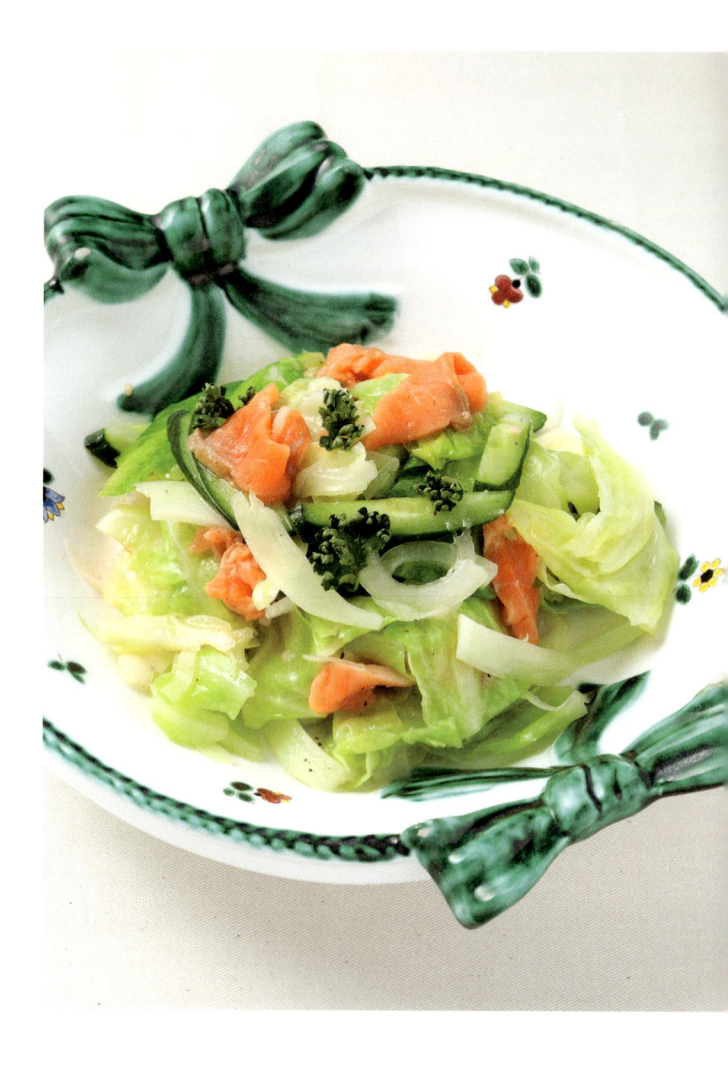

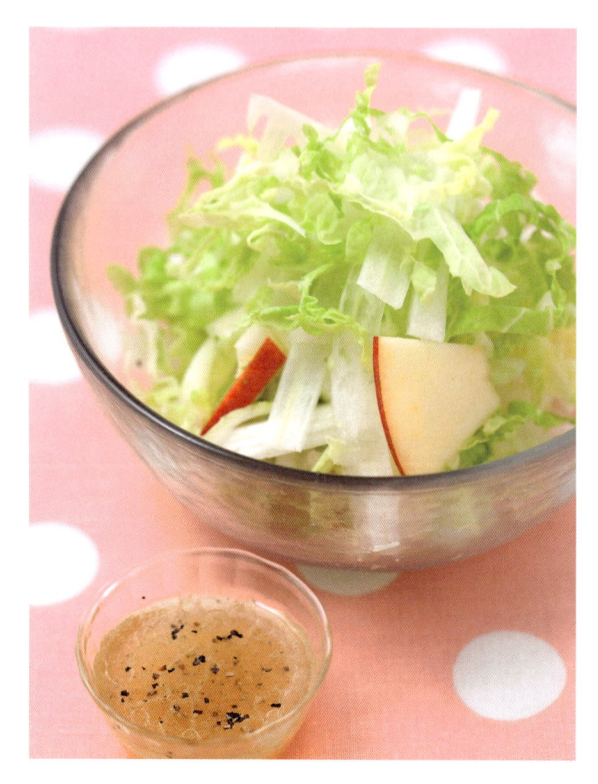

白菜とりんごのサラダ

「白菜の軸と葉っぱは別もの」と言われるように、まったく違う味わいですが、その両方を楽しめるサラダです。冬の果物、りんごとよく合います。

●材料（4人分）

白菜…200g（2〜3枚）
りんご…¼個
ドレッシング…お好みで

●作り方

1　白菜の葉の部分は横に千切り、軸の部分は繊維に沿って縦に千切りに。薄くいちょう切りにしたりんごと水の中で合わせる。
2　ざるにあげ、水気を切って器に盛りつけ、お好みのドレッシングでどうぞ。

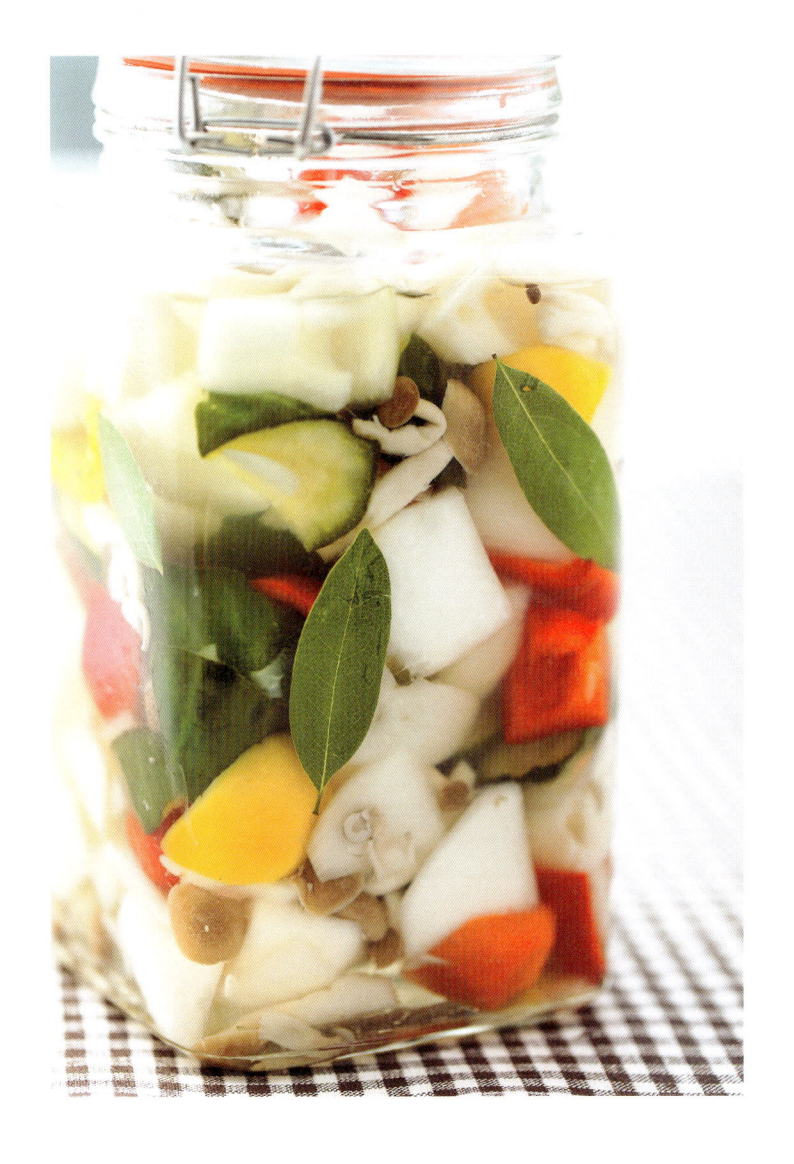

カラフルピクルス

色とりどりのピクルスはいかがでしょう？
食卓にあるだけで楽しい気持ちになります。
あっという間になくなってしまうのが難点……。

◉作り方

1. 乱切りにしたれんこんとにんじん、小房に分けたしめじをさっと茹でる。他の野菜は一口大の乱切りにし、1つまみの塩（分量外）をふって水を出す。
2. 甘酢を水で割り、1を和える。ベイリーフ、黒粒こしょうを入れると大人の味になります。

＊保存容器に入れて冷蔵庫で1週間はもちます。

◉材料（作りやすい分量）

野菜 ｛ 玉ねぎ、セロリ、にんじん、きゅうり、カラーピーマン、れんこん、しめじ、かぶなど…計約500g
甘酢（P94参照）…½カップ
水…1カップ
ベイリーフ…2〜3枚
黒粒こしょう…お好みで

足立さんの定番！

味の型紙

てりたれ

しょう油　：　みりん
　1　　　：　　2

◉材料（作りやすい分量）
・しょう油…1カップ
・みりん…2カップ

◉作り方
しょう油とみりんを鍋に入れ、強火にかけて沸騰したら弱火にし、アクを取りながら半分の量になるまで煮つめる。アクはこまめに取りましょう。

＊みりんはアルコール分を含むので、火が回り込んで引火することがあります。そのときは火をとめてください。
＊中身が飛び散ることがあるので、小さい鍋で作るのはおすすめしません。

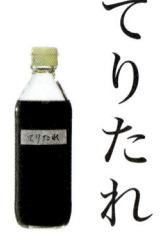

甘酢

酢　　　　：　砂糖　　：　塩
1カップ　：　大さじ5　：　大さじ1

を混ぜて溶かす。

＊これが作りやすい分量。時間がたっても酢が抜けることはないので多めに作って保存しておけます。
＊砂糖、塩が溶けるまでに時間がかかりますが、火にかけなくても大丈夫です。

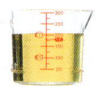

麺つゆ

しょう油　：　みりん　：　だし汁
　1　　　：　　1　　：　　4

の割合で合わせ、ひと煮立ちさせる。

＊水分を含むので3〜4日で使い切るようにしてください。

甘煮

かぼちゃ、さつまいもなど　：　砂糖　　：　塩
100g　　　　　　　　　：　大さじ1　：　1つまみ

の割合で煮る。

＊バターを加えると子ども向きの味になり、アクの強いさつまいもは酸味（レモンなど）を加えると色が鮮やかになります。

ベース菜

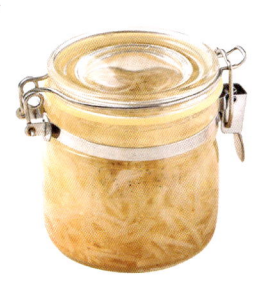

玉ねぎのドレッシング漬け

●材料（2カップ分）

玉ねぎ…1個
ドレッシング
　酢…¼カップ
　サラダ油…½カップ（酢1：油2の割合）
　塩…大さじ½
　こしょう…少々

●作り方

1　玉ねぎをスライスし（スライサーを使ってもよい）、さっと水につけ、水を切る。
2　ドレッシングの材料をボウルに入れて混ぜ、玉ねぎを入れる。
3　保存容器に入れて冷蔵庫に。1ヶ月以上もちます。

＊玉ねぎの匂いがつくので、プラスチック製でなくガラス製や瓶の専用保存容器を作るとよいです。

ソース

ホワイトソース

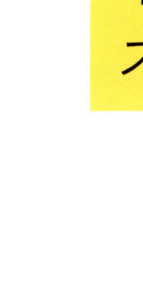

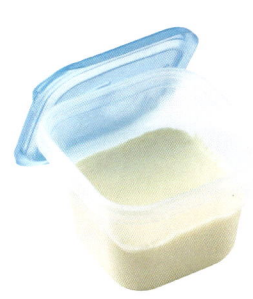

●材料（200g分）

バター…20g
小麦粉…大さじ2
牛乳…2カップ
コンソメ（顆粒）…小さじ½

●作り方

1　牛乳は鍋に入れて火にかけ温める。沸騰はさせず周りがぷつぷつしてきたら火をとめる。
2　弱火のフライパンでバターを焦がさないようにゆっくり溶かす。溶けてきたら小麦粉を入れよく混ぜる。
3　沸々としてきたらいったんボウルに移し、1の牛乳を一気に入れてかき混ぜる。
4　フライパンに戻し、中火にかけてコンソメを入れ、とろっとするまでかき混ぜていく。

＊白色を保つため、容器と調理器具の両方が金属製にならないように（泡だて器を使うならガラスボウル、フライパンにはゴムべらや木べらを使うなど）してください。
＊時間がたって固くなってしまったら火にはかけず、温めた牛乳でのばしましょう。
＊多めに作ったら100gずつ小分けにして冷凍しておくと便利です。

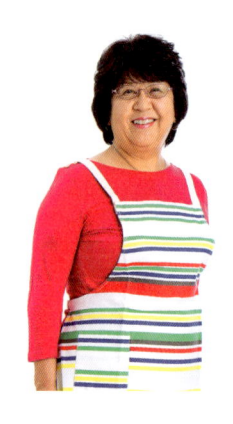

足立洋子（あだち・ひろこ）

1951年北海道函館市生まれ、苫小牧市在住。
自由学園女子最高学部卒業。
会員数2万人の「全国友の会」の〝料理の達人〟として、30年以上、小学生や新米ミセスにむけた料理教室、おもてなし料理講習の講師をつとめる。2013年9月に発行した初のレシピ本『かんたん が おいしい！』（新潮社刊）が10万部のベストセラーに。NHK「あさイチ」では、料理のスーパー主婦として登場する。

撮　　影　　青木登（新潮社写真部）
ブックデザイン　平木千草
撮影協力　　庄司桃子
Special thanks　石山美和子　辻村晴子

初出　yomyom pocket 連載より抜粋、再編集

やっぱり、かんたん が おいしい！
スーパー主婦・足立さんのお役立ちレシピ

発行　2014年11月30日

著　者　足立洋子
発行者　佐藤隆信
発行所　株式会社新潮社
　　　　〒162-8711　東京都新宿区矢来町71番地
　　　　電話　編集部　03（3266）5611
　　　　　　　読者係　03（3266）5111
　　　　http://www.shinchosha.co.jp
印刷所　大日本印刷株式会社
製本所　大口製本印刷株式会社

©Hiroko Adachi 2014, Printed in Japan
ISBN978-4-10-334592-3 C0077

乱丁・落丁本はご面倒ですが小社読者係宛お送りください。
送料小社負担にてお取替えいたします。
価格はカバーに表示してあります。